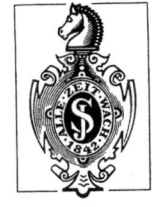

Hygiene in Krankenhaus und Praxis

Herausgegeben von
Ernst Gerhard Beck und Pavel Schmidt

Mit Beiträgen von

H.-H. Baetcke · H.G. Baumeister · E.G. Beck · D. Beyer
S. Bhakdi · G. Bierling · U. Börner · H. Bürger · J. Cseke
F. Daschner · H. Dennig · F. Durbin · H. Ecke · R. Ecker
U. Eigener · W.G. Fack · H. Fornfeist · R. Gähler · U. Gieler
E. Grundmeier · F. von der Haar · I. Harabacz · P. Haupenthal
H. Heckers · R. Heitmeier · G. Hempelmann · J. Hoborn
F. Hübner · W. Kästner · M. Kappner · B.F. Klapp · K.-H. Knoll
H. Kronsbein · S. Krüger · F. Labryga · H. Lipp · U. Niehues
W.-Chr. Püschel · J. Prucha · D. Rath · P. Renger · B. Reschmeier
H. Rettig · H.-J. Rheindorf · G. Roßkopf · P. Scheiber
H.G. Schiefer · A. Schmidt · P. Schmidt · P.R.M. Schmidt
J. Schrewe · K. Schwemmle · J. Slemmer · W. Steuer · H. Stickl
W. Stille · F. Tilkes · W.R. Willems · V. Wizemann · H. Wolf
T. Zickgraf · G. Zoulek

Springer-Verlag Berlin Heidelberg GmbH

Professor Dr. med. ERNST GERHARD BECK
Professor Dr. med. PAVEL SCHMIDT
Hygiene-Institut
Med. Zentrum für Ökologie
Klinikum der Justus-Liebig-Universität
Friedrichstraße 16
6300 Gießen 1

Mit 174 Abbildungen und 136 Tabellen

ISBN 978-3-642-70814-5   ISBN 978-3-642-70813-8 (eBook)
DOI 10.1007/978-3-642-70813-8

CIP-Kurztitelaufnahme der Deutschen Bibliothek
Hygiene in Krankenhaus und Praxis / hrsg. von Ernst Gerhard Beck u. Pavel Schmidt.
Mit Beitr. von H.-H. Baetcke ... - Berlin ; Heidelberg ; New York ; Tokyo : Springer, 1986.

NE: Beck, Ernst Gerhard [Hrsg.]; Baetcke, Hans-Hermann [Mitverf.]

Das Werk ist urheberrechtlich geschützt. Die dadurch begründeten Rechte, insbesondere die der Übersetzung, des Nachdruckes, der Entnahme von Abbildungen, der Funksendung, der Wiedergabe auf photomechanischem oder ähnlichem Wege und der Speicherung in Datenverarbeitungsanlagen bleiben, auch bei nur auszugsweiser Verwertung, vorbehalten. Die Vergütungsansprüche des § 54, Abs. 2 UrhG werden durch die „Verwertungsgesellschaft Wort", München, wahrgenommen.

© by Springer-Verlag Berlin Heidelberg 1986
Softcover reprint of the hardcover 1st edition 1986

Die Wiedergabe von Gebrauchsnamen, Handelsnamen, Warenbezeichnungen usw. in diesem Werk berechtigt auch ohne besondere Kennzeichnung nicht zu der Annahme, daß solche Namen im Sinne der Warenzeichen- und Markenschutz-Gesetzgebung als frei zu betrachten wären und daher von jedermann benutzt werden dürfen.

Produkthaftung: Für Angaben über Dosierungsanweisungen und Applikationsformen kann vom Verlag keine Gewähr übernommen werden. Derartige Angaben müssen vom jeweiligen Anwender im Einzelfall anhand anderer Literaturstellen auf ihre Richtigkeit überprüft werden.

Satz- und Bindearbeiten: Appl, Wemding; Druck: aprinta, Wemding
2127/3130-543210

Vorwort

Krankenhaus- und Praxishygiene ist Präventiv-Medizin mit der Aufgabe Krankenhaus- bzw. Praxisinfektionen zu verhindern. Infektiöser sowie nichtinfektiöser Hospitalismus als Komplikation des Heilungsverlaufes sind seit dem Bestehen von Krankenhäusern bekannt. Prototypen des klassischen infektiösen Hospitalismus in der vorbakteriologischen Ära waren der Gasbrand, das Kindbettfieber, die Wundrose und der Wundstarrkrampf. Durch die Entdeckung der Erreger, ihrer Übertragungsweise und der Erkennung von Kreuzinfektionen sowie den sich daraus entwickelnden Methoden der Hygiene sind seit jener Zeit entscheidende Erfolge erzielt worden. Die Art der Krankenhausinfektionen und das Keimspektrum haben sich allerdings verlagert. Der eigentliche Beginn des modernen infektiösen Hospitalismus fällt mit dem Zeitpunkt zusammen, der auch als Beginn der Antibiotika-Ära bezeichnet wird. Das Vertrauen in die umfassende Wirksamkeit dieser Mittel war so groß, daß die bis dahin mit Selbstverständlichkeit angewandten Methoden der Hygiene vernachlässigt wurden. Die Folgen dieser Fehleinschätzung, die inkonsequente Anwendung von Antibiotika, war die Heranzüchtung von antibiotikaresistenten Keimen, den sogenannten *Problemkeimen im Krankenhaus*.

Damit hat sich in den letzten Jahrzehnten das Erregerspektrum von Krankenhausinfektionen z. T. erheblich gewandelt. Zunehmend werden schwerste Infektionen von Keimen verursacht, die früher als apathogen galten. Neben dem Erregerwechsel sind „neue" Keime als Erreger von Krankenhausinfektionen aufgetreten. Gründe für diese Veränderung sind neben der Selektion durch Antibiotika eingreifendere und längerdauernde medikotechnische Maßnahmen auch bei immunsupprimierten Patienten. Überhaupt spielt der *Risikopatient*, dessen lokale und allgemeine Infektionsabwehr durch Alter, Grundleiden oder Therapiefolgen eingeschränkt sind, sowie die *Risikobereiche im Krankenhaus,* in denen ihre Behandlung erfolgt, eine zunehmend große Rolle.

Alle krankenhaushygienischen Bemühungen müssen sich vor allem auf die Risikopatienten und die Risikobereiche konzentrieren. Hier sind die krankenhaushygienischen Forderungen, einschließlich der laufenden Infektionsüberwachung, indiziert und ihr strenges Einhalten absolute Notwendigkeit.

Für alle anderen Krankenhausbereiche und ambulanten Einrichtungen (Poliklinik, ärztliche und zahnärztliche Praxis) gelten selbstverständlich ebenfalls hygienische Anforderungen. Sie unterscheiden sich in Zielsetzung und Konsequenz aber deutlich von den genannten streng indizierten Maßnahmen in den Risikobereichen.

Eine Krankheit stellt die Ursache für den Aufenthalt im Krankenhaus dar. Ziel der Behandlung sollte die Wiederherstellung des Gesundheitszustandes bzw. der Anpassungsfähigkeit des Menschen an die Bedingungen des Lebens und der Umwelt sein. Wege dafür sind in der ärztlichen Heilkunst und der pflegerischen Betreuung zu sehen. Unter dem Begriff „iatrogene Erkrankungen" ist eine mit der ärztlichen Behandlung im Zusammenhang stehende Gesundheitsstörung bzw. eine negative Beeinflussung des Heilungsverlaufes zu verstehen, selbstverständlich einschließlich derjenigen durch eine Krankenhausinfektion oder eine Infektion in der Praxis. Es gilt heute das Hygiene-Bewußtsein erneut zu wecken. Eine aktuelle Forderung der Krankenhaushygiene ist die *gezielte Infektionsüberwachung*.

Noch vor nicht langer Zeit und teilweise auch heute noch basierten bzw. basieren die Mehrzahl aller Maßnahmen auf dem Nachweis von Bakterien auf dem Boden und in der Luft von Krankenhäusern, in der Annahme, daß eine Bekämpfung von Krankenhausinfektionen allein durch die Eliminierung aller Mikroorganismen aus der Umgebung des Patienten möglich sei. Als Ärzte aber wissen wir, daß dies eine Fehleinschätzung war und ist; denn der Patient als empfindliches Individuum muß an erster Stelle aller hygienischen Untersuchungen stehen. Es ist bekannt, daß die Übertragung von krankenhausspezifischen Infektionserregern in der Hauptsache durch Kontakt- oder Schmierinfektionen erfolgt. Durch epidemiologische Untersuchungen sollen Infektketten unter Patienten oder dem Personal aufgedeckt werden. Die mit Hilfe von Infektionsüberwachungssystemen ermittelten Daten bilden dann die Basis für gezielte krankenhaushygienische Maßnahmen. Wichtig ist dabei die Zusammenarbeit zwischen Hygieniker und Kliniker bzw. dem Arzt in der Praxis. Es ist sicher, daß in Zukunft die Entwicklung der Krankenhaushygiene dahin geht, sich nicht mehr ausschließlich mit den infektiösen Faktoren zu beschäftigen, sondern zunehmend auch nichtinfektiöse Faktoren zu berücksichtigen.

Leitfaden der von uns durchgeführten Fort- und Weiterbildungsveranstaltungen und damit auch dieses Buches ist der Grundsatz, daß die Hygiene in Krankenhaus und Praxis ein untrennbarer Bestandteil der ärztlichen und pflegerischen Behandlung ist.

Das vorliegende Buch beruht im wesentlichen auf Beiträgen, die im Rahmen der von uns geleiteten Fortbildungs-Grundkurse für Hygiene-beauftragte Ärzte, Pflegedienst- und Verwaltungsleiter, der hygienischen Schwerpunkt-Fortbildungsveranstaltungen sowie der Weiterbildungskurse zur Hygiene-Fachkraft im Fortbildungszentrum der Landesärztekammer Hessen und der Deutschen Akademie für Medizinische Fortbildung in Bad Nauheim in Zusammenarbeit mit dem Hessischen Minister für Arbeit, Umwelt und Soziales und der Hessischen Krankenhausgesellschaft vorgetragen wurden und auf Beiträgen von Wissenschaftlern aus der für dieses Thema relevanten Industrie.

Die Herausgeber haben sich bemüht, die Referate und Beiträge nach Schwerpunkten in thematische Bereiche zu ordnen, um zu einem besseren Verständnis der komplexen Problematik beizutragen. Dabei werden aber durchaus unterschiedliche Meinungen und Auffassungen toleriert.

Die Herausgeber danken den zahlreichen Autoren für ihre Beiträge und die damit verbundene gute Zusammenarbeit. Sie hoffen, daß das vorliegende Buch dazu beiträgt, daß der Grundsatz: „die Hygiene in Krankenhaus und Praxis ist ein untrennbarer Bestandteil der ärztlichen und pflegerischen Tätigkeit", als Selbstverständlichkeit akzeptiert wird.

Abschließend sei dem Springer-Verlag und besonders Frau H. HENSLER, Herrn Dr. H. ALBRECHT und Herrn Dr. J. WIECZOREK sowie Herrn W. BISCHOFF für Entgegenkommen und Verständnis für die Wünsche der Autoren und Herausgeber bei der Gestaltung des Buches gedankt.

E. G. BECK, P. SCHMIDT

Inhaltsverzeichnis

A. Grundlagen

Hygiene. E. G. Beck und P. Schmidt 1
Medizinische Mikrobiologie. H. G. Schiefer. Mit 6 Abbildungen 4
Antimikrobielle Chemotherapie. H. G. Schiefer. Mit 9 Abbildungen 13
Virologie. W. R. Willems. Mit 1 Abbildung 18
Medizinische Parasitologie. H. Dennig 26
Infektionsimmunologie. S. Bhakdi. Mit 20 Abbildungen 47
Infektionsepidemiologie. E. G. Beck und P. Schmidt. Mit 5 Abbildungen . . . 62
Infektiöser Hospitalismus. E. G. Beck und P. Schmidt. Mit 5 Abbildungen . . 71
Nosokomiale Keime. E. G. Beck und P. Schmidt. Mit 3 Abbildungen 91
Unspezifische Infektionen. W. Stille 104
Anaerobe Keime. P. Scheiber. Mit 1 Abbildung 109
Tuberkulose. P. Scheiber 113
Pilzinfektionen. H. Bürger 115
Virusinfektionen. H. G. Baumeister. Mit 4 Abbildungen 118
Nichtinfektiöser Hospitalismus. B. F. Klapp 128

B. Ärztliche und zahnärztliche Praxis

Ärztliche Praxis. U. Gieler. Mit 5 Abbildungen 133
Zahnärztliche Praxis. R. Ecker 151
Wasserversorgung der zahnärztlichen Behandlungseinheit
   J. Prucha und F. Tilkes. Mit 2 Abbildungen 155

C. Risikobereiche

Operativer Bereich. K. Schwemmle. Mit 7 Abbildungen 159
Unfallchirurgie. H. Ecke 170
Orthopädie. H. Rettig und F. Durbin 173
Verbrennungen. A. Schmidt. Mit 2 Abbildungen 177
Zur Immunitätslage nach Operationen. H. Stickl und I. Harabacz 182
Anästhesiologie und operative Intensivmedizin
   U. Börner und G. Hempelmann 189
Intensivmedizin aus pflegerischer Sicht. B. Reschmeier 197

Kreißsaal und Kinderzimmer. W.-CHR. PÜSCHEL. Mit 1 Abbildung 202

Neonatologischer Intensivbereich. H. WOLF und W.-CHR. PÜSCHEL
Mit 2 Abbildungen 207

Dialyse. V. WIZEMANN 217

Dialysezentren aus hygienischer Sicht
E. G. BECK, J. PRUCHA, W.-CHR. PÜSCHEL, P. SCHMIDT und F. TILKES
Mit 3 Abbildungen 224

Endoskopie. H. HECKERS. Mit 2 Abbildungen 236

Harnwegskatheterismus. W.-CHR. PÜSCHEL. Mit 4 Abbildungen 254

Krankenhaushygienische Beispiele aus pflegerischer Sicht. J. SCHREWE 260

Krankenhausinfektionen aus der Sicht eines Pathologen. H. KRONSBEIN
Mit 6 Abbildungen 275

Infektionskontrolle. W.-CHR. PÜSCHEL. Mit 1 Abbildung 285

Laufende Infektionsüberwachung. F. DASCHNER 290

Infektionskontrolle aus pflegerischer Sicht. U. NIEHUES 298

Infektionsüberwachung und mikrobiologisches Monitoring. R. GÄHLER
Mit 1 Abbildung 303

D. Anwendung

Sanitation, Desinfektion, Sterilisation. F. TILKES. Mit 6 Abbildungen 313

Wirkungsmechanismus von Desinfektionsmitteln. U. EIGENER 353

Toxizität von Desinfektionswirkstoffen. W. KÄSTNER 357

PVP-Iod zur Desinfektion und Therapie. F. HÜBNER und H. LIPP
Mit 2 Abbildungen 363

Bioindikatoren für Sterilisationsverfahren. M. KAPPNER. Mit 1 Abbildung 368

Parenterale Therapie und Arzneimittelsicherheit. H.-H. BAETCKE
Mit 7 Abbildungen 371

Sicherheitskriterien bei der Hämodialyse
G. ROSSKOPF, D. RATH, R. HEITMEIER und F. VON DER HAAR
Mit 3 Abbildungen 383

Medizintechnik und Systeme für die künstliche Beatmung
E. GRUNDMEIER. Mit 4 Abbildungen 390

Einsatzmöglichkeiten von automatischen Formaldehyd-
Desinfektionskammern. J. SLEMMER 395

Die Rolle des Menschen in der OP-Aseptik. J. HOBORN. Mit 3 Abbildungen . . . 399

Funktionell-bauliche Anforderungen. F. LABRYGA. Mit 24 Abbildungen 402

Raumlufttechnische Anlagen im OP-Bereich. P. RENGER und P. R. M. SCHMIDT
Mit 14 Abbildungen 415

Trinkwasser. J. PRUCHA. Mit 4 Abbildungen 430

Bäder. J. PRUCHA. Mit 1 Abbildung 448

Krankenhausküchen. J. PRUCHA. Mit 4 Abbildungen 459

Dekontamination von Geschirr und Transportwagen in Reinigungs-
und Desinfektionsanlagen. S. KRÜGER. Mit 6 Abbildungen 472

Inhaltsverzeichnis

Versorgung und Entsorgung. K. H. KNOLL	481
Arbeitsmedizinische Vorsorge. J. CSEKE. Mit 3 Abbildungen	493
Immunprophylaxe. G. ZOULEK	501
Ökonomische Aspekte. W. G. FACK. Mit 1 Abbildung	508

E. Richtlinien und Verordnungen

Richtlinie für die Erkennung, Verhütung und Bekämpfung von Krankenhausinfektionen. W. STEUER	515
Ausbildung und praktische Tätigkeit der Hygienefachkraft. P. HAUPENTHAL	517
Meldepflichtige Infektionskrankheiten. H. FORNFEIST. Mit 1 Abbildung	523
Unfallverhütungsvorschrift (UVV) „Gesundheitsdienst". D. BEYER	531
Krankenhaushygiene aus der Sicht des Ministeriums. T. ZICKGRAF	534
Krankenhaushygiene aus der Sicht der ärztlichen Berufsvertretung H.-J. RHEINDORF	536
Rechtsfragen der Krankenhaushygiene. G. BIERLING	538
Sachverzeichnis	545

Autorenverzeichnis

Hans-Hermann Baetcke, Apotheker, Boehringer Mannheim GmbH, Postfach 310120, 6800 Mannheim 31

Dr. med. Horst Gerd Baumeister, Institut für Virusdiagnostik, Hyg.-bakt. Landesuntersuchungsamt „Westfalen", Von-Staufenberg-Str. 36, 4400 Münster

Prof. Dr. med. Ernst Gerhard Beck, Hygiene-Institut, Justus-Liebig-Universität Gießen, Friedrichstr. 16, 6300 Gießen

Dipl.-Ing. Dieter Beyer, Berufsgenossenschaft für Gesundheitsdienst und Wohlfahrtspflege, Schäferkampsallee 24, 2000 Hamburg 6

Prof. Dr. med. Sucharit Bhakdi, Institut für Med. Mikrobiologie, Justus-Liebig-Universität, Frankfurter Str. 107, 6300 Gießen

Götz Bierling, Rechtsanwalt, Karlstr. 13, 7500 Karlsruhe 1

Dr. med. Ulf Börner, Abteilung für Anästhesiologie und Intensivmedizin, Justus-Liebig-Universität, Klinikstraße 29, 6300 Gießen

Priv.-Doz. Dipl.-Chem. Dr. med. Heinz Bürger, Institut für Med. Mikrobiologie und Immunologie der DRK-Krankenanstalten Wesermünde, 2857 Langen-Debstedt

Josefine Cseke, Ärztin für Arbeitsmedizin, Personalärztliche Stelle, Justus-Liebig-Universität, Friedrichstr. 16, 6300 Gießen

Prof. Dr. med. Franz Daschner, Klinik-Hygiene, Albert-Ludwigs-Universität, Hugstetterstr. 55, 7800 Freiburg

Prof. Dr. med. vet. Hans Dennig, Institut für vergleichende Tropenmedizin und Parasitologie, Ludwig-Maximilians-Universität, Leopoldstr. 5, 8000 München 40

Dr. med. Faruk Durbin, Orthopädische Klinik, Justus-Liebig-Universität, Paul-Meimberg-Str. 3, 6300 Gießen

Prof. Dr. med. Hermann Ecke, Klinik für Unfallchirurgie, Justus-Liebig-Universität, Klinikstr. 29, 6300 Gießen

Dr. med. dent. Rolf Ecker, Zahnarzt, 5446 Kempenich

Dr. rer. nat. Ulrich Eigener, Schülke u. Mayr GmbH, Robert Koch Str. 2, 2000 Norderstedt

Dipl.-Kaufmann Werner G. Fack, Deutsche Krankenhausgesellschaft, Tersteegenstr. 9, 4000 Düsseldorf 30

Dr. med. Hans Fornfeist, Ltd. Medizinaldirektor, Gesundheitsamt Gießen, Ostanlage 45, 6300 Gießen

Roswitha Gähler, Hygienefachkraft, Abteilung für Anästhesiologie, Klinikum der Universität Münster, 4400 Münster

Dr. med. UWE GIELER, Medizinisches Zentrum für Hautkrankheiten, Philipps-Universität, Deutschhausstr. 9, 3550 Marburg

ELMAR GRUNDMEIER, KENDALL Medizinische Erzeugnisse GmbH, Postfach 1180, 8425 Neustadt

Prof. Dr. rer. nat. FRIEDRICH VON DER HAAR, B. Braun Melsungen AG, Postfach 110, 3508 Melsungen

Dr. med. Dr. med. vet. IHOR HARABACZ, Abteilung für Umwelthygiene und Impfwesen, Institut für Med. Mikrobiologie und Hygiene, Technische Universität, Lazarettstr. 62, 8000 München 19

PETER HAUPENTHAL, Hygienefachkraft, Kreiskrankenhaus, Brignoler Str. 21, 6080 Groß-Gerau

Prof. Dr. med. HERBERT HECKERS, Zentrum für Innere Medizin, Justus-Liebig-Universität, Klinikstr. 36, 6300 Gießen

Dipl.-Ing. ROLF HEITMEIER, B. Braun Melsungen AG, Postfach 110, 3508 Melsungen

Prof. Dr. med. GUNTER HEMPELMANN, Abteilung für Anästhesiologie und Intensivmedizin, Justus-Liebig-Universität, Klinikstr. 29, 6300 Gießen

Dr. JAN HOBORN, Mölnlycke AB Hospital Product Division, S-43501 Mölnlycke, Schweden

Dipl.-Chem. Dr. rer. nat. FRIEDHELM HÜBNER, B. Braun Melsungen AG, Postfach 110, 3508 Melsungen

Dr. med. vet. WERNER KÄSTNER, Henkel KGaA, Postfach 1100, 4000 Düsseldorf 1

Dipl.-Biol. Dipl.-Biochem. Dr. rer. nat. MANFRED KAPPNER, E. Merck, Frankfurter Str. 250, 6100 Darmstadt 1

Priv.-Doz. Dr. med. BURGHARD F. KLAPP, Zentrum für Innere Medizin, Justus-Liebig-Universität, Klinikstr. 36, 6300 Gießen

Prof. Dr. rer. nat. KARL-HEINZ KNOLL, Medizinisches Zentrum für Hygiene, Philipps-Universität Marburg, Bahnhofstr. 13 A, 3550 Marburg

Dr. med. HARTMUT KRONSBEIN, Städtische Kliniken Fulda, Pacelliallee 4, 6400 Fulda

Ing. SIGRID KRÜGER, Chemische Fabrik Dr. Weigert, Mühlenhagen 85, 2000 Hamburg 28

Prof. Dipl.-Ing. FRANZ LABRYGA, Institut für Krankenhausbau, Technische Universität Berlin, Straße des 17. Juni 135, 1000 Berlin 12

Dipl.-Chem. Dr. Ing. HARRY LIPP, B. Braun Melsungen AG, Postfach 110, 3508 Melsungen

ULRIKE NIEHUES, Klinikum, Ruprecht-Karls-Universität Heidelberg, Im Neuenheimer Feld 131, 6900 Heidelberg 1

Dr. med. WOLF-CHRISTIAN PÜSCHEL, Zentrum für Kinderheilkunde, Justus-Liebig-Universität, Feulgenstr. 12, 6300 Gießen

Dipl.-Ing. Dr. agr. JAROSLAV PRUCHA, Hygiene-Institut, Justus-Liebig-Universität, Friedrichstr. 16, 6300 Gießen

Dipl.-Ing. DIETER RATH, B. Braun Melsungen AG, Postfach 110, 3508 Melsungen

Dipl.-Ing. PETER RENGER, Weiss-Technik GmbH, Greizerstr. 41-49, 6301 Reiskirchen 3

Autorenverzeichnis

BÄRBEL RESCHMEIER, Klinikum Ingolstadt, 8070 Ingolstadt

Prof. Dr. med. HANS RETTIG, Orthopädische Klinik, Justus-Liebig-Universität, Paul-Meimberg-Str. 3, 6300 Gießen

Prof. Dr. med. HORST-JOACHIM RHEINDORF, Landesärztekammer Hessen, Broßstr. 6, 6000 Frankfurt 90

Dipl.-Chem. Dr. rer. nat. GERHARD ROSSKOPF, B. Braun Melsungen AG, Postfach 110, 3508 Melsungen

Dr. med. PETER SCHEIBER, M.Sc., Medizinaldirektor, Abteilung I, Humanmedizin, Seuchen- und Umwelthygiene des Lebensmittel- und Veterinäruntersuchungsamtes Südhessen, Außenstelle, Wilhelmstr. 2, 6100 Darmstadt

Prof. Dr. med. HANS GERD SCHIEFER, Institut für Med. Mikrobiologie, Justus-Liebig-Universität, Schubertstr. 1, 6300 Gießen

Prof. Dr. med. ALBRECHT SCHMIDT, Unfallchirurgische Klinik, Stadtkrankenhaus Offenbach am Main, Starkenburgring 66, 6050 Offenbach

Prof. Dr. med. PAVEL SCHMIDT, Hygiene-Institut, Justus-Liebig-Universität, Friedrichstr. 16, 6300 Gießen

Dr.-Ing. PETER RUDOLF MICHAEL SCHMIDT, Weiss-Technik GmbH, Greizerstr. 41–49, 6301 Reiskirchen 3

JUTTA SCHREWE, Hygienefachkraft, Hygiene-Institut, Justus-Liebig-Universität, Friedrichstr. 16, 6300 Gießen

Prof. Dr. KONRAD SCHWEMMLE, Klinik für Allgemein- und Thoraxchirurgie, Justus-Liebig-Universität, Klinikstr. 29, 6300 Gießen

Dipl.-Phys. Dr. rer. nat. JANOS SLEMMER, Dräger-Werke AG, 2400 Lübeck 1

Prof. Dr. med. WALTER STEUER, Ltd. Reg. Medizinaldirektor, Med. Landesuntersuchungsamt, Wiederholdstr. 15, 7000 Stuttgart

Prof. Dr. med. HELMUT STICKL, Abteilung für Umwelthygiene und Impfwesen, Institut für Med. Mikrobiologie und Hygiene, Technische Universität, Lazarettstr. 62, 8000 München 19

Prof. Dr. med. WOLFGANG STILLE, Zentrum für Innere Medizin, Johann-Wolfgang-Goethe-Universität, Theodor-Stern-Kai 7, 6000 Frankfurt 70

Dr. med. vet. FRIEDRICH TILKES, Akad. Rat, Hygiene-Institut, Justus-Liebig-Universität, Friedrichstr. 16, 6300 Gießen

Dr. med. WULF R. WILLEMS, Institut für Virologie, Justus-Liebig-Universität, Frankfurter Str. 107, 6300 Gießen

Prof. Dr. med. VOLKER WIZEMANN, Zentrum für Innere Medizin, Justus-Liebig-Universität, Klinikstraße 36, 6300 Gießen

Prof. Dr. med. HELMUT WOLF, Zentrum für Kinderheilkunde, Justus-Liebig-Universität, Feulgenstr. 12, 6300 Gießen

Dr. med. THOMAS ZICKGRAF, Ministerialdirigent, Hessisches Ministerium für Arbeit, Umwelt und Soziales, Dostojewskistr. 4, 6200 Wiesbaden

Dr. med. GERHARD ZOULEK, Max-von-Pettenkofer-Institut für Hygiene und Med. Mikrobiologie, Maximilians-Universität, Pettenkoferstr. 9a, 8000 München 2

A. Grundlagen

Hygiene

E. G. BECK und P. SCHMIDT

Hygiene ist medizinische **Primär-Prävention**[1]. Aufgaben sind die Erforschung der Wechselwirkungen zwischen Mensch und Umwelt und deren Einfluß auf die Gesundheit. Im Vordergrund steht dabei die Gesunderhaltung, Gesundheitsförderung und Krankheitsverhütung durch Verbesserung der Lebensbedingungen für den Menschen. Dazu gehört das Erkennen und Nutzen positiver Umwelteinflüsse sowie das Erkennen und Ausschalten von Risikofaktoren belebter und unbelebter Natur. Die Hygiene hat auf die Gesundheitsaufklärung und -erziehung Einfluß zu nehmen und wissenschaftliche Kriterien als Entscheidungshilfen für gesundheitspolitische Präventivmaßnahmen bei begründetem Verdacht auf Gesundheitsgefährdungen zu erarbeiten.

Beispiele der Aufgaben der medizinischen Primär-Prävention sind:

- Verhütung und Bekämpfung von Infektionskrankheiten durch epidemiologische Untersuchungen und durch hygienische Präventivmaßnahmen (Seuchen-, Krankenhaushygiene).
- Lebensmittelüberwachung zur Verhinderung ernährungsbedingter Infektionen und Vergiftungen.
- Produktionsbezogener Umweltschutz zur Bekämpfung gesundheitsschädlicher Emissionen.
- Maßnahmen zur Verminderung von Lärm.
- Epidemiologische und gruppendiagnostische Untersuchungen zur Frage der Beziehung zwischen Umwelt und gesundheitlichem Zustand.

---

[1] *Sekundär-Prävention* - Krankheitsfrüherkennung und nachfolgende Behandlung (Kurative Medizin).
Tertiär-Prävention - Verhinderung des Fortschreitens einer Krankheit und möglicher Rezidive (Rehabilitative Medizin).

- Experimentelle Untersuchungen an biologischen Modellen zur Erfassung toxischer, mutagener und kanzerogener Wirkungen von Umweltschadstoffen und ihrer kausalen Zusammenhänge.

Maßnahmen der primären Prävention erfolgen auf der individuellen, der gesellschaftlichen, der administrativen und legislativen Ebene. Im Gesamtrahmen spielt dabei das Gesundheitsverhalten des einzelnen insofern eine entscheidende Rolle, als Risiken, die einer gesundheitsorientierten Lebensweise entgegenstehen, von ihm begünstigt werden können wie z. B. durch Rauchen, Alkohol-, Medikamenten- und Drogenabusus aber auch durch Fehlernährung und Bewegungsarmut.

> Ziel der primären Prävention muß also die Schaffung einer intakten Umwelt (Ökosphäre) zum Erhalt der Gesundheit und als beste Vorbeugung gegen das Auftreten und die Verbreitung von Krankheiten sein.

Was verstehen wir nun unter Gesundheit?

Gesundheitsbegriffe

> Nach der Definition der WHO ist Gesundheit das völlige körperliche, geistig-seelische und soziale Wohlbefinden des Menschen.

Dieser mehr subjektive Begriff erscheint darüber hinaus zu statisch. Die Gesundheit ist kein bleibender Zustand und das sogenannte „Wohlbefinden" kann täuschen; es ist ein sehr äußeres Zeichen für Gesundheit, nicht diese selbst. Beispiele hierfür sind die Euphorie von Tuberkulosekranken oder das scheinbare Wohlbefinden von Krebskranken. Zur Definition der Gesundheit gehört die Betonung des Funktionellen und der biologischen Anpassungsfähigkeit, ein wesentliches Kriterium des Lebens überhaupt. Folgerichtig ist daher die Definition von ZIMMERMANN (1970):

> „**Gesundheit** ist die Fähigkeit, sich an eine gegebene – belebte und unbelebte – Umwelt sowohl in seelischer wie in körperlicher Hinsicht ständig neu und jeweils optimal anzupassen".

Biologische Nichtanpassung muß daher zwangsläufig zur psychischen oder physischen Krankheit führen. Weiterhin kommt zum Ausdruck, wie sehr die Gesundheit sowohl eines einzelnen Menschen als auch einer sozialen Gruppe nicht nur von ihm bzw. dieser selbst, sondern auch von der Umwelt abhängt.

Die Möglichkeit, auf Umwelteinflüsse zu reagieren, sich ihnen anzupassen und Schäden abzuwenden, ist eines der Kennzeichen des Lebendigen. Umwelteinflüsse sind aber durchaus in der Lage, diese Anpassungs- und Abwehrfähigkeit zu überwältigen und den Organismus zu schädigen bzw. krank zu machen.

Die Umwelt ändert sich, und auch der Mensch ändert seine Umwelt ständig. Um unter den sich ständig wechselnden Bedingungen der Umwelt überleben zu können, muß ein lebender Organismus fähig sein, sich den veränderten Bedingungen anzupassen. Gleichzeitig muß er aber stabil genug bleiben, damit die Umweltveränderungen nicht die **Homöostase** des inneren Milieus stören. Das Adaptationssyndrom ist ein Komplex von Anpassungsreaktionen des Organismus auf Einwirkungen der Umwelt, die nicht nur die üblichen physiologischen Reaktionen auslösen, sondern aufgrund ihrer Stärke und der anhaltenden Wirkung eine Umstellung und Intensivierung der neurohumoralen Regulationstechniken bewirken.

Adaptation = Vorgang der Anpassung
Angepaßtsein = erreichter Zustand

Die Adaptationsfähigkeit ist für alle lebenden Organismen typisch. Schon die einzelne Zelle ist in der Lage, ihren Metabolismus veränderten Lebensbedingungen anzupassen und umzustellen. Im menschlichen Organismus reguliert das zentrale Nervensystem die Anpassungsreaktionen. Häufigste Form der Adaptation sind Reaktionen des Organismus auf Veränderungen der Umwelt, die nicht die normale Grenze überschreiten. Sie werden als *Modifika-* *tionen* bezeichnet und sind nicht erblich. Sie verlaufen durch Rekombination der genetischen Faktoren. Sie sind Spielkarten vergleichbar, die ständig gemischt werden können, ohne daß sie sich selbst oder ihre Zahl verändern.

Veränderungen der genetischen Eigenschaften sind eine Folge veränderter Lebensbedingungen im Verlaufe von Generationen; sie werden als *Mutation* bezeichnet.

> Die **biologische Adaptation** ist als eine aktive Tätigkeit des Organismus zu verstehen; nicht etwa als eine einfache passive Anpassung des Organismus unter dem Druck der Außenbedingungen.

Die Adaptation wird durch eine Reihe von Regulationsmechanismen von einfachen bis zu komplizierten metabolischen und genetischen Veränderungen abgesichert.

Die Ausbildung derartiger Anpassungsreaktionen ermöglicht dem Menschen, sich nicht nur unterschiedlichen Umweltbedingungen anzupassen, sondern gibt ihm darüber hinaus die Fähigkeit, die gestörten Außenbedingungen in der Umwelt aktiv zu ändern.

> Unter **Streß** (Selye) werden Gesamtveränderungen im Organismus nach unterschiedlichen Einwirkungen (exogen/endogen) im Sinne einer Belastung zusammengefaßt.

Ein Faktor oder eine Ursache, die zu einem Streßzustand führen kann, wird als *Stressor* bezeichnet. Es kann sich dabei um einen Impuls aus der Außenwelt materieller Art handeln: traumatische (Verletzung), physikalische (Hitzebestrahlung) sowie chemische (Arbeitsplatz/Umwelt) Einwirkungen, oder symbolischer Art (psychische Belastung wie Drohung, Erpressung, Gefühl der Gefahr, schlechte Nachricht oder sehr erfreuliche Nachricht, Einweisung in das Krankenhaus).

Zu einem Streßzustand kann also jede Störung des inneren Gleichgewichtes bzw. der Homöostase führen. Die Reaktion und ihre Stärke hängt von der individuellen Belastbarkeit ab. Kleine Impulse können daher große Reaktionen verursachen, größere dementsprechend kleine.

Die Impulse der Außenwelt, die das innere Gleichgewicht nicht beeinflussen, rufen auch keine außergewöhnlichen Reaktionen des Organismus hervor und verlaufen als Teil der homöostatischen Mechanismen. Erst diejenigen Impulse, die das innere Gleichgewicht des Organismus, d. h. die Homöostase stören, bewirken das *Anpassungssyndrom* (Allgemeines Anpassungssyndrom nach Selye) und verursachen damit eine Reihe von Reaktionen.

Der Verlauf des allgemeinen Anpassungssyndroms ist von der Qualität und Quantität des Stressors sowie von der Zeit der Belastung und vom Zustand des Organismus abhängig. Ein gesunder oder trainierter Organismus wird also anders reagieren als ein geschwächter. Das allgemeine Anpassungssyndrom wird nicht immer gleichartig bis zum Stadium 3 der Erschöpfung verlaufen, sondern kann in Ausnahmefällen bereits im Stadium 1 (Alarmreaktion) oder 2 (Widerstandsstadium) zum Versagen des Organismus und zum Tode führen.

Definition der Gesundheit bzw. des Gesundheitszustandes (1) entsprechend den vorgenannten Erkenntnissen:

> **Gesundheit** ist ein objektiver, subjektiv empfundener Zustand des Menschen, der aufgrund seiner Fähigkeit zur aktiven Anpassung an potentielle Belastungen (Stressoren) als dynamisches Gleichgewicht zwischen Organismus und Umwelt charakterisiert ist.

Basierend auf dem Prinzip der Homöostase wird deutlich, daß Gesundheit nicht durch enge Grenzen festgelegt werden kann, vielmehr handelt es sich um einen dynamischen Zustand des Organismus, der, ausgehend von einem gewissen Reservepotential, eine Variationsbreite besitzt.

Durch regelmäßiges Training *(Abhärtung)* können der mediane Wert erhöht und die Grenzen der Oszillation verbreitert werden. Eine Schwächung des Organismus kann durch Verminderung der Oszillationsbreite das Gegenteil bewirken.

> **Krankheit** *(Morbus)*, als Gegenteil der Gesundheit, ist charakteristisch durch das gestörte Gleichgewicht zwischen Organismus und Umwelt (Homöostase) bzw. durch die verminderte Fähigkeit der aktiven Anpassung.

Krankheit ist das Resultat verschiedener exogen und endogen einwirkender Faktoren *(Exposition, Milieu)* in Abhängigkeit von der zeitweilig sich ändernden Anfälligkeit *(Disposition)* und der Reaktionseigentümlichkeit des Organismus *(Konstitution)* bzw. von der Anpassungsfähigkeit des Organismus.

Krankheit bedeutet eine oder mehrere Erscheinungen, die eine Abweichung vom physiologischen Gleichgewicht (Homöostase) anzeigen.

Die Kenntnisse über die Mechanismen des Stresses bzw. des allgemeinen Adaptationssyndroms sind die Voraussetzung für das Verständnis der allgemeinen Einwirkungen der Umwelt auf den Menschen und für eine daraus abzuleitende präventive Medizin.

Das medizinische Fachgebiet Hygiene gliedert sich entsprechend seinen Aufgaben in folgende Teilgebiete (Tab. 1):

Tabelle 1. Hygiene

Teilgebiete:	Allgemeine Hygiene
	Seuchenhygiene
	Tropenhygiene/Touristikhygiene
	Lebensmittelhygiene
	Umwelthygiene (Wasser, Luft, Boden)
	Krankenhaushygiene
	Wohnungs-, Siedlungs-, Städtehygiene
	Schulhygiene
	Arbeitshygiene (Industrie-, Produktionshygiene)
	Sozialhygiene (Psychohygiene)
Arbeitsmethoden:	(Praktische/experimentelle Hygiene)
	Klinische Untersuchungen (Gruppendiagnostik)
	Klinisch-chemische Laboruntersuchungen
	Mikrobiologische / Parasitologische Laboruntersuchungen
	Epidemiologische Untersuchungen (klinisch, mathematisch-/statistisch)
	Toxikologische Untersuchungen (Umwelttoxikologie)
	Physikalisch-chemische Untersuchungen
	Technische Untersuchungen (Klimaanlagen, Trinkwasser-, Abwasseraufbereitung, Müllbeseitigung, -verwertung (Recycling)
	Klimatologisch-meteorologische Untersuchungen

Interdisziplinäre Zusammenarbeit mit den verschiedensten Bereichen der Naturwissenschaften und der Technik = Teamarbeit
Bewertung potentieller gesundheitlicher Risikofaktoren durch den Hygieniker als Arzt.

Weiterführende Literatur

1. Beck EG, Schmidt P (1982) Hygiene - Präventivmedizin. Enke Verlag, Stuttgart
2. Borneff J (1982) Hygiene. Thieme Verlag, Stuttgart New York
3. Lutz-Dettinger U (1980/81) Gesundheitserziehung und Hygiene. Band 1-5, Schöningh Verlag, Paderborn München Wien Zürich
4. v Eiff AW (Hrsg) (1978) Streß - unser Schicksal. Fischer Verlag, Stuttgart, New York
5. Vester F (1981) Phänomen Streß. Deutsche Verlags-Anstalt (DTV), Stuttgart

Medizinische Mikrobiologie

H. G. SCHIEFER

Historisches

Die allgemeine Mikrobiologie als Lehre von den Mikroorganismen begann mit der Entdeckung der Bakterien durch Antonie van Leeuwenhoek (1632-1723), der bei der Beschäftigung mit Linsen die bakteriellen Hauptformen Kokken, Stäbchen und Spiralen fand. Als Experimentalwissenschaft begann die Mikrobiologie erst, nachdem das Problem der *Sterilität* durch Spallanzani und Pasteur gelöst war, da die minimale Kontamination von 1000 ltr Nährbouillon durch ein einziges Bakterium zur Verunreinigung des kulturellen Ansatzes genügt. Pionier der vor etwa 100 Jahren einsetzenden stürmischen Entwicklung der Mikrobiologie war Robert Koch. Die Mikrobiologie entwickelte sich prinzipiell in drei Richtungen: 1. **industrielle** Mikrobiologie (Bier-, Wein-, Käseproduktion); 2. **landwirtschaftliche** oder heute umfassender: **allgemeine naturwissenschaftliche Mikrobiologie** (Bodenbakterien; heute: sämtliche überhaupt vorkommenden Mikroorganismen); 3. **Medizinische Mikrobiologie** als Teilsektor der allgemeinen Mikrobiologie unter dem speziellen Aspekt der pathogenen Mikroorganismen. Sie ist die Lehre von der Ätiologie, Pathogenese, Epidemiologie, Therapie und Prophylaxe von Infektionskrankheiten, die durch Viren, Rickettsien, Chlamydien, Mykoplasmen, Eubakterien, Metazoen, Protozoen hervorgerufen werden. Zwischen der allgemeinen naturwissenschaftlichen Mikrobiologie und der Medizinischen Mikrobiologie bestehen viele Verbindungen, besonders bei der Erforschung und Entwicklung neuer Antibiotika

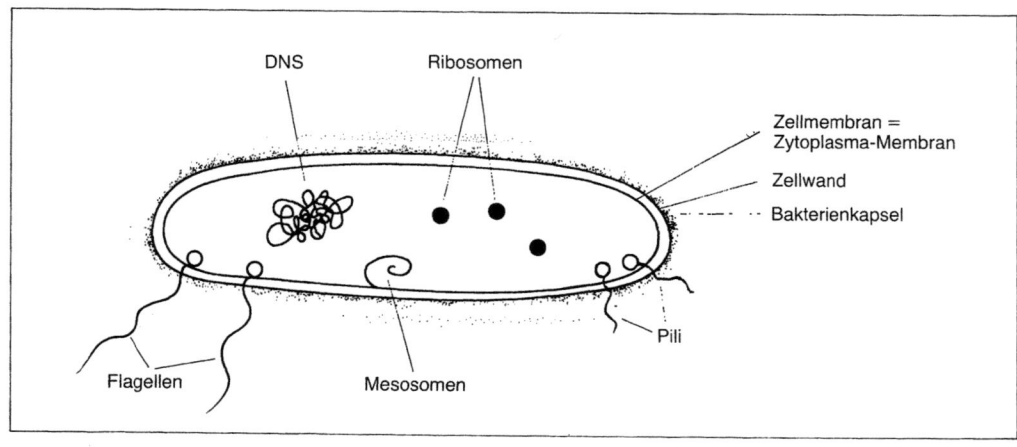

Abb. 1

Medizinische Mikrobiologie

sowie neu auftauchender, fakultativ pathogener Erreger, die früher in der Humanmikrobiologie keine Rolle spielten und erst unter dem Einfluß der modernen und z.T. aggressiven Verfahren der Medizin (u. a. Immunsuppression, Intensivmedizin) von humanpathogener Bedeutung wurden.

Eine Grundlage der Medizinischen Mikrobiologie sind die sog. *Koch'schen Postulate:* Ein Erreger kann dann als ätiologisches Agens für eine Infektionskrankheit angesehen werden, wenn er regelmäßig im erkrankten Organismus nachweisbar und daraus in Reinkultur anzüchtbar ist. Der angezüchtete Erreger muß bei experimenteller Infektion eine der ursprünglichen Erkrankung identische Krankheit auslösen.

Grundzüge der Bakterienstruktur

Aufgrund der Lichtmikroskopie (Hellfeld, Dunkelfeld, Negativkontrast, Phasenkontrast), der Elektronenmikroskopie und der Biochemie (Zellfraktionierung, Baustein- und Funktionsanalyse) kann man folgende schematische Darstellung der Bakterienstruktur entwerfen.

Die *Größe* einer Bakterienzelle liegt bei etwa $1\ \mu m = 10^{-6} m =$ ein Millionstel Meter (ungefährer Durchmesser einer Staphylokokkenzelle).

Alle Bakterien sind **prokaryot,** d.h., sie besitzen im Gegensatz zu den eukaryoten Zellen keinen morphologisch erkennbaren Kern, sondern nur ein Kernäquivalent.

Wesentliches Strukturelement aller Bakterien (Ausnahme: Mykoplasmen) ist die Zellwand, die sich nach Entfernung aller anderen Bestandteile der Bakterienzelle als Säckchen *(Sacculus)* darstellt, das noch immer die Form des ursprünglichen Bakteriums besitzt. Die Zellwand ist verantwortlich für den Schutz der Bakterienzelle vor mechanischer Verletzung, vor osmotischen Belastungen (die Bakterienzelle überlebt die Suspension in dest. Wasser!), ist Träger immunologischer Artspezifitäten und wesentlich für Form und Anfärbbarkeit der Bakterien.

Die am häufigsten durchgeführte Bakterienfärbung ist die **Gram-Färbung:** ein bakterienhaltiges Material wird ausgestrichen, an der Luft getrocknet und dann hitzefixiert. Nach Anfärbung (3 Min) mit Gentianaviolett (blau) sind fast alle Bakterien (wichtigste Ausnahme: Mycobacterium tuberculosis) blau gefärbt. Mit Lugol'scher Lösung (KJ/J_2-Lösung) wird gebeizt (3 Min.), d.h., die Farblösungen werden „entwickelt", fixiert und Lack gebildet. Danach wird mit 70% Äthanol differenziert (15 Sekunden bis 1 Min): viele Bakterien halten den blauen Farbstoff fest, andere werden entfärbt. Die entfärbten Bakterien sind nach Gegenfärbung mit Karbolfuchsin (1 Min) rot gefärbt. Die blau gefärbten Bakterien nennt man **grampositive** Bakterien, die rot gefärbten **gramnegative** Bakterien. Dicke und Struktur der Zellwand sind für dieses Differenzierungsphänomen verantwortlich.

Die Zellwände grampositiver Bakterien besitzen einen vielschichtigen *Murein-Sacculus* (150–800 Å = 0,015–0,08 µm dick), der aus einem Peptidoglykan-Gerüst besteht. Das Peptidoglykan-Gerüst besteht aus zwei Bausteinen, N-Azetyl-Glukosamin [A] und N-Azetyl-Muraminsäure [B] (Abb. 2).

Prinzip des Aufbaus und Bausteine

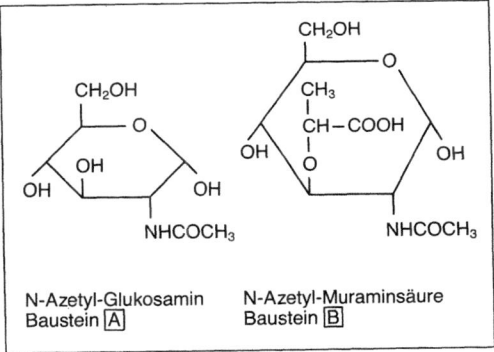

Abb.2. Bausteine des Peptidoglykan-Gerüstes

An der COOH-Gruppe der in [B] geätherten Milchsäure hängt eine Peptidseitenkette, die bei Staph. aureus aus L-Alanin – D-Glutamin – L-Lysin – D-Alanin besteht. Folgende Struktur bezeichnet man als *lineares Polysaccharid* (Abb. 3):

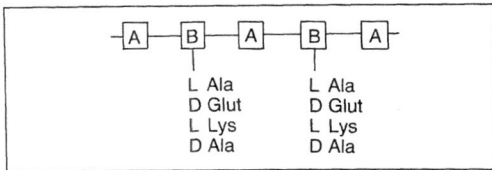

Abb.3. Lineares Polysaccharid mit Peptidseitenketten

Die linearen Polysaccharide sind durch Penta-Glycin quervernetzt (Abb. 4).

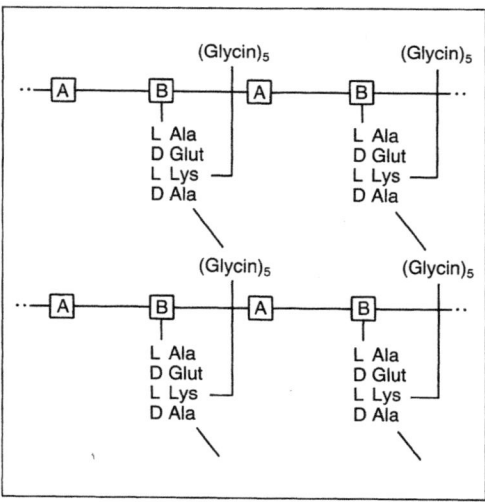

Abb. 4. Aufbau des Murein-Sacculus

Die Biosynthese dieser ungewöhnlich komplizierten Struktur erfolgt mit Hilfe komplizierter enzymatischer Reaktionen in vier Stufen:
1. Bildung löslicher Vorstufen im Bakterienzytoplasma. Hemmung durch Cycloserin und Phosphomycin.
2. Übertragung der löslichen Vorstufen auf einen zellmembrangebundenen Lipoid-Carrier (Undecaprenol-Phosphat)

$$H-(CH_2-\underset{\underset{CH_3}{|}}{C}=CH-CH_2)_{11}-O-P$$ und Verlängerung zum Grundbaustein:

Lipoid – P-P – N-Azetylmur- – N-Azetyl-
　　　　　　　aminsäure　　glukosamin
　　　　　　　　L Ala
　　　　　　　　D Glut
　　　　　　　　L Lys-(Glycin)$_5$
　　　　　　　　D Ala
　　　　　　　　D Ala

Durchschleusung durch die Zytoplasmamembran (Flip-Flop-Mechanismus des Lipoid-Carriers). Hemmung durch Bacitracin und Vancomycin.
3. Ankoppelung an das wachsende Ende einer Polysaccharidkette des Peptidoglykans unter Verwendung der in der Zucker – Phosphat-Bindung steckenden Energie.
4. Quervernetzung durch Transpeptidierungs-

reaktion. Die Transpeptidase im periplasmatischen Raum katalysiert die Abspaltung des endständigen D-Alanins und die Ankoppelung des Pentaglycins an das übrig bleibende D-Alanin unter Verwendung der bei der Spaltung des D-Alanin – D-Alanins freiwerdenden Bindungsenergie. Hemmung der Transpeptidase durch *β-Laktamantibiotika* (Penicilline, Cephalosporine).

Ein weiterer charakteristischer Bestandteil der Zellwände grampositiver Bakterien sind Lipo-Teichonsäuren (Poly-Ribitol- und Poly-Glycerin-Phosphat mit Fettsäure-, Zucker-, Cholin- und Alanin-Substituenten). Sie sind mit dem N-Azetyl-Muraminsäure-Rest verknüpft und tragen zur immunologischen Spezifität der Bakterien bei.

Die Zellwände gramnegativer Bakterien sind morphologisch und biochemisch komplizierter gebaut als die Zellwände grampositiver Bakterien. Sie bestehen aus einer einschichtigen (monomolekularen) Mureinschicht (Dicke etwa 100 Å = 0,01 μm, Aufbau ähnlich wie bei grampositiven Bakterien), die über ein Lipoprotein (Braun'sches Lipoprotein) mit der sog. „äußeren Membran" verbunden ist (Abb. 5).

Die äußere Membran vermittelt den Kontakt des Bakteriums zur Umgebung. Sie besteht wie alle biologischen Membranen aus Lipoiden und Proteinen. Proteine der äußeren Membran gramnegativer Bakterien sind u.a. spezifische Transportproteine für Nährstoffe (Vitamin B$_{12}$, Eisen), Rezeptoren für Phagen und Bakteriocine sowie Proteine (Porine), die zur Porenbildung durch die äußere Membran befähigt sind. Charakteristische Bausteine der äußeren Membran sind die Lipopolysaccharide, die auf Grund ihrer biologischen Wirkungen auch als

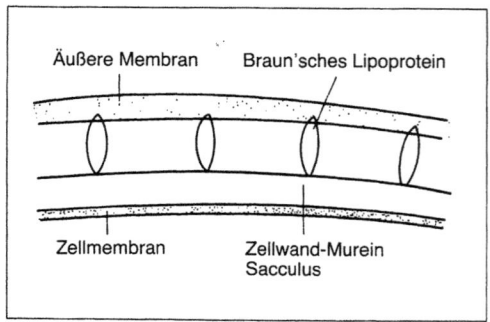

Abb. 5. Aufbau der Zellwand gramnegativer Bakterien

Endotoxin bezeichnet werden. Sie bestehen aus drei Bausteinen [1] – [2] – [3].

[1] *Lipoid A*, ein Diglukosamin mit Substitution aller freien OH-Gruppen mit Fettsäuren, Zuckerresten des Core und Phosphat- oder Pyrophosphatgruppen. Lipoid A ist die toxische Komponente des Lipopolysaccharids (Pyrogen, Endotoxin).

[2] *Core* = Rückgrat (Zucker; typischer Baustein: Ketodesoxyoctulonsäure = KDO).

[3] spezifische Zuckerseitenketten, die aus bis zu 40 identischen Untereinheiten von Tri-, Tetra- und Pentasachariden bestehen. Sie sind Träger immunologischer Spezifitäten.

Die Zellmembran = zytoplasmatische Membran der Bakterien begrenzt den zytoplasmatischen Raum der Bakterienzelle nach außen. Außer den Membranen der Mesosomen, die bei der Vermehrung der DNS beteiligt sind, ist die Zellmembran die einzige Membranstruktur der Bakterienzelle. Alle membrangebundenen Enzym- und Transportreaktionen der Bakterienzelle sind hier lokalisiert. Die molekulare Struktur und Organisation der Zellmembran ist sehr kompliziert.

Die *Kapseln* sind lockere, gelähnliche Strukturen, die in Dichte, Dicke und Haftung an der Zellwand erheblich variieren. Sie bestehen in der Regel aus mono- oder heteropolymeren Polysacchariden oder (beim Milzbranderreger) aus Polyglutaminsäure. Sie sind ein wichtiger Pathogenitätsfaktor *(Anti-Phagozytose-Faktor).*

Die *Flagellen* = Geißeln sind 3–12 μm lange, zarte, wellte und fädige Bewegungsorganellen, die entweder peritrich oder polar die Zelle begeißeln. Durch Rotation ähnlich einem Propeller oder einer Schiffsschraube erlauben sie die aktive Bewegung begeißelter Bakterienzellen, die sich mit großer Geschwindigkeit (z. B. bei Vibrio cholerae 200 μm/Sekunde = 50fache Länge der Bakterienzelle) fortbewegen können, wobei etwa 20 verschiedene Chemorezeptoren (Binde- und/oder Transportproteine für Zucker, Aminosäuren) für eine chemotaktische Steuerung sorgen.

Pili = Haare sind kürzer und weniger gewellt als Geißeln. Sie spielen eine wichtige Rolle als Pathogenitätsfaktoren bei der Anheftung der Bakterien an Wirtszelloberflächen und als Konjugationspili bei der Übertragung genetischer Information zwischen Bakterien.

Mikrobielle Genetik

Träger der genetischen Information der Bakterien ist die Desoxyribonukleinsäure (DNS), die als nackte, fadenförmige Doppelhelix mit zwei komplementär gebauten Polynukleotidsträngen vorliegt. Die Bakterienzelle besitzt in der Regel *ein* ringförmig geschlossenes „Chromosom" mit einem Molekulargewicht von $3 \cdot 10^9 = 5 \cdot 10^6$ Basenpaare und einer Gesamtlänge von 1 mm. Vor Beginn der Zellteilung wird die DNS an Mesosomen gebunden und mit Hilfe verschiedener DNS-Polymerasen semikonservativ repliziert, so daß zwei neue Doppelhelices gebildet werden, von denen jede identisch ist mit der originalen Doppelhelix. Die Trennung der Bakterienchromosomen erfolgt durch lokale Zellmembransynthese und Querwandbildung.

In einer Bakterienzelle können weitere DNS-Strukturen (**Plasmide**) vorkommen, die sich synchron oder asynchron zur Chromosomen-Replikation vermehren. Plasmide tragen die genetische Information u. a. für die Bildung von Hämolysinen, Toxinen und **Resistenzfaktoren** gegenüber Antibiotika.

Die DNS wird mit Hilfe einer DNS-abhängigen RNS-Polymerase = Transkriptase in Ribonukleinsäure (RNS) überschrieben. Beginn (Initiation), Verlängerung und Ende (Termination) der DNS→RNS-Transkription sind unter Beteiligung löslicher Initiations- und Terminationsfaktoren als spezielle Signale (Promotor, Terminator) auf der DNS festgelegt. Man unterscheidet ribosomale RNS (rRNS), Boten-RNS (mRNS) und Transfer-RNS (tRNS).

Die Übersetzung (Translation) der RNS →Protein erfolgt an Ribosomen, kugeligen Teilchen, von denen die einzelne Bakterienzelle etwa 10000 bis 15000 besitzt. Die durch die Basensequenz der mRNS bestimmte Aminosäuresequenz der Polypeptidkette und die daraus resultierende räumliche Struktur bestimmen die biologische Funktion und Spezifität des gebildeten Proteins.

Die einzelnen Aminosäuren werden enzymatisch unter Energieverbrauch (ATP) auf spezifische tRNS übertragen und aktiviert, wobei die einzelnen Aminosäuren mit mehreren spezifischen tRNS und mehreren spezifischen Aminoazyl-tRNS-Synthetasen in Wechselwirkung treten können (Code-Degeneration). Die tRNS verfügt über einen Bereich mit drei definierten Basen (Anticodon), der mit einem komplementären Triplett der mRNS (Codon) in streng spezifische Wechselwirkung tritt.

Bei der bakteriellen Proteinbiosynthese unterscheidet man drei Phasen, die Anfangs- (Initiations-), Verlängerungs- (Elongations-) und End- (Terminations-)Phase, bei denen jeweils spezifische Signale, Faktoren, Enzyme, Cofaktoren beteiligt sind. Zwei enzymatische Reaktionen der Elongationsphase werden durch Tetrazyklin bzw. Chloramphenicol blokkiert.

Die Genaktivität wird durch die Bakterienzelle reguliert, d. h., nicht alle auf der DNS vorhandenen Informationen werden jederzeit im Enzymbesatz der Bakterienzelle realisiert. Ein Operatorgen ist benachbart und verantwortlich für die Aktivität eines Strukturgens, das den Aufbau eines bestimmten Transport- oder Enzymproteins bestimmt. Ein Regulatorgen verhindert über die Synthese eines Repressors die Funktion des Operons. Induktoren wirken über die Inaktivierung von Repressoren.

Eine **Mutation** ist eine sprunghafte Erbänderung, d. h. die Veränderung eines Gens, welche zur Ausbildung eines abweichenden Merkmals führt. *Spontane Mutationen* treten mit einer Häufigkeit von $1:10^6$ Zellteilungen auf. Diese Zahl scheint gering, doch muß man berücksichtigen, daß aus einer Bakterienzelle innerhalb 24–48 Stunden 10^9 Bakterien = 1 Bakterienkolonie entstehen, so daß prinzipiell in 1 Kolonie bereits 1000 Mutanten vorhanden sein können. Die Mutanten unterscheiden sich durch veränderte Eigenschaften von der Wildtypzelle. Eine Mutation erfolgt spontan (z. B. Fehler bei der DNS-Replikation) oder induziert (z. B. UV- oder Rö-Bestrahlung, mutagene Stoffe). Wichtigste Ursache für Bakterienmutationen sind wahrscheinlich Insertionssequenzen (IS-Sequenzen). Sie sind genetische Einheiten, die im Bakterienchromosom keinen festen Platz haben, sondern ihn wechseln können, z. B. Chromosom$_{Ort 1}$ →Plasmid 1 →Plasmid 2 →Chromosom$_{Ort 2}$ →Plasmid 1 → ... IS-Sequenzen wirken wie Signale (Promotoren, Terminatoren). Diese *vagabundierenden Gene* können benachbartes genetisches Material mitschleppen. Sie werden damit Träger zusätzlicher genetischer Information (Transposons). **Transposons** sind medizinisch mikrobiologisch wichtig als Träger bakterieller Resistenzeigenschaften gegenüber Antibiotika.

Zwischen Bakterien ist ein **Gen-Transfer** möglich.

1. *Transformation:* Freisetzung und Aufnahme freier bakterieller DNS durch verwandte Bakterien. Dieser Prozeß ist relativ selten, bekannt u. a. bei Streptokokken, Pneumokokken, Haemophilus, und ineffizient.
2. *Transduktion:* Gentransfer durch temperente Bakteriophagen. Dieser Vorgang ist häufig, bekannt u. a. bei Staphylokokken und gramnegativen Bakterien, und effizient.
3. *Konjugation:* Übertragung genetischen Materials durch direkten Kontakt von Zelle zu Zelle. Genetisches Material wird von einer Spenderzelle („♂") auf eine Empfängerzelle („♀") übertragen. Der „♂"-Zustand ist an das Vorhandensein eines übertragbaren F (Fertilitäts-)-Faktors gebunden, der einem Plasmid entspricht, das die Ausbildung von Konjugationspili determiniert. Durch den Pilus wird das Bakterienchromosom vom Spender zum Empfänger übertragen: bei 37° pro Minute etwa 1% des Spenderchromosoms = 15 µm. Vor der Übertragung wird das Spenderchromosom repliziert, so daß jeweils eine Kopie in der Spenderzelle verbleibt. Die Übertragung kann durch kräftiges Schütteln unterbrochen werden. Die genetische Analyse erlaubt dann die *Genkartierung,* d. h. die Festlegung der Reihenfolge und der relativen Abstände in Minuten der einzelnen Gene auf dem Bakterienchromosom.

Wachstum der Bakterien

Bakterien benötigen im *Nährmedium* 1. Wasser, 2. Nährstoffe, z. B. Zucker, Aminosäuren, die als Energie-, Kohlenstoff- und Stickstoffquelle dienen, 3. Mineralien (Schwefel, Phosphat, Kalium, Natrium, Kalzium, Magnesium), 4. Wachstumsfaktoren (Purine, Vitamine, essentielle Aminosäuren). Die *Nährstoffbedürfnisse* einiger Bakterien sind außerordentlich komplex.

Nach Beimpfen eines flüssigen Nährdiums mit Bakterien unterscheidet man verschiedene *Phasen des Bakterienwachstums* (Abb. 6).

Das vermeintlich primitiv gebaute Bakterium muß eine komplizierte Organisation des Stoffwechsels besitzen, da es im Vergleich zu größeren Lebewesen eine Vielzahl ab- und aufbauender Enzymreaktionen mit Hilfe von Exo- und Endoenzymen als Einzelzelle gleichzeitig

Medizinische Mikrobiologie

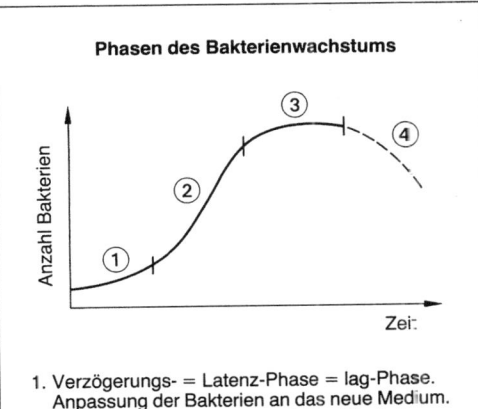

1. Verzögerungs- = Latenz-Phase = lag-Phase. Anpassung der Bakterien an das neue Medium.
2. Phase des raschen exponentiellen Wachstums = = log-Phase.
3. Stationäre Phase. Erschöpfung der Nährstoffe, Anhäufung von Stoffwechselendprodukten.
4. Absterbe-Phase. Wirkung autolytischer Enzyme.

Abb. 6

bewältigen muß. Beachtlich ist vor allem die sehr hohe *Wachstumsgeschwindigkeit*: E. coli verdoppelt sich unter optimalen Bedingungen in etwa 20 Minuten.

Ständig wechselnde Umweltbedingungen (Sauerstoffdruck, Temperatur, Nährstoffangebot) können durch Regulation der Gen-Aktivitäten (siehe Repressor) meist rasch bewältigt werden (Adaptation).

Zum Nachweis medizinisch wichtiger Bakterien dienen Kulturen in flüssigen und auf festen Nährmedien. Die Anzüchtung in Nährbrühe (Bouillon) genügt für eine optimale Diagnostik nicht, da mit diesem Verfahren *Reinkulturen* als Voraussetzung für die Bakterienidentifizierung selten erreicht werden. Reinkulturen können in der Regel nur auf festen Nährböden (Zusatz von Agar-Agar) erzielt werden.

Zur bevorzugten Anzüchtung bestimmter Bakterien dienen Anreicherungs-, Selektiv-, Indikatornährböden, zur Differenzierung Differenzierungsnährböden und *Bunte Reihen*.

Bakterien-Wirt-Beziehung

Das Studium dieser Wechselbeziehung ist Gegenstand der Medizinischen Mikrobiologie. Ihre Kenntnis ist wesentlich für das Verständnis der krankmachenden Wirkung pathogener Mikroorganismen.

Zur Terminologie: Als **Infektion** bezeichnet man jede Einbringung von Bakterien in einen Wirtsorganismus. Eine **Infektionskrankheit** entsteht daraus erst und nur dann, wenn der Wirt spezifisch oder unspezifisch auf diese Infektion reagiert. Zu seinem eigenen Schutz hat der Wirt eine Reihe von Mechanismen entwickelt. Bakterien, die diese Schutzbarrieren nicht überwinden können, bezeichnet man als nicht- oder *apathogen* im Gegensatz zu den *pathogenen* Erregern, die mit Hilfe verschiedener Pathogenitätsfaktoren und -mechanismen in den Körper eindringen. Der Grad der Pathogenität wird als **Virulenz** bezeichnet und ist meßbar z. B. als letale Dosis LD_{50}.

Schutzfaktoren des Wirts

Mechanische Schutzfaktoren

a. *Geschlossene Epitheldecke der Haut* (mehrschichtiges verhorntes Plattenepithel). Schädigung möglich durch Verletzung, Verbrennung, Aufweichen (Waschen, Sprays, Schweiß). →Folge: *Pyodermien*. Infektionen entlang den Haarfollikeln führen zu Follikulitis, Pustel, Furunkel, Karbunkel.

b. *Geschlossene Epitheldecke der Schleimhäute + Schleim* (Speichel, Magensaft, Darmsekrete). Die Bakterien sind normalerweise eingebettet in Muzine (klebrige Glykoproteine) und erreichen nicht die Wandepithelien des Hohlraumsystems. Die bakterienhaltigen Schleimmassen werden im Bronchialsystem durch gerichtete Zilienbewegung (Störung durch Zigarettenrauchen) und Expektoration nach außen befördert, abgehustet oder verschluckt.

c. Spüleffekte

1. Abschilferung der oberflächlichen, mit Bakterien besetzten Epithelzellen der Haut (Selbstreinigung der Haut). Störung z. B. bei Verhornungsanomalien der Haut.
2. Tränenfluß (Selbstreinigung der Augenoberfläche, Konjunktiva).
3. Speichelfluß: ca. 1500 ml täglich, überwiegend verschluckt, enthält ca. $10^9 = 1$ Milliarde Bakterien pro ml. Selbstreinigung des Mundes. Störung z. B. bei Intubation und Beatmung →Superinfektion mit Hospitalismuskeimen (Klebsiellen, Enterobacter, Pseudomonas).
4. Harnfluß: ca. 1500 ml täglich, verhindert durch Ab- und Ausspülen die aufsteigende Infektion durch Keime der Urethralflora.

Störung bei akutem Nierenversagen →aszendierende Zystopyelonephritis.

5. Defäkation: ca. 10^{11} = 100 Milliarden Bakterien pro Gramm Feuchtgewicht Stuhl. Störung z. B. bei paralytischem oder mechanischem Ileus→Durchwanderungsperitonitis.

Chemische Schutzfaktoren

a. *Saurer Magensaft*, pH 1,5–2, durch etwa 0,1 M Salzsäure. *Säurebarriere. Säureschranke.* Fast alle mit der Nahrung zugeführten Bakterien werden durch die Salzsäure des Magens abgetötet. Wichtigste Ausnahme: M. tbc (säurefeste Stäbchen). Störung der Säureschranke durch Hyp- und Anacidität (Folge: profuse Diarrhoen) und durch puffernde Nahrungsbestandteile, bes. Eiweiß- und Milchprodukte. →Folge: Möglichkeit der Aufnahme enteropathogener Erreger, z. B. Salmonellen.

b. *Säureschutzmangel der Haut*, pH 4–5, durch Aminosäuren, freie Fettsäuren (Carboxylgruppe). Störung durch zu häufiges Waschen, Körpersprays, Ersatz möglich durch rückfettende Seifen.

c. *Amphiphile* (seifenähnliche) Wirkung der freien Fettsäuren der Haut. Hydrophobe Kohlenwasserstoffkette + hydrophile Carboxylgruppe. Schädigende Wirkung auf Bakterien.

d. *Lysozym*: ubiquitäres Enzym (u.a. im Eiklar, in Tränenflüssigkeit, Speichel, Lysosomen), das das lineare Polysaccharid des Zellwandsacculus grampositiver Bakterien aufspaltet.

e. *Antikörper*: vor allem Immunglobuline G und A in den Körpersekreten.

Bakterielle Schutzfaktoren

Bis zur Geburt ist der Körper des Menschen keimfrei. Mit der Geburt beginnt jedoch die Besiedelung der äußeren Haut, der Schleimhäute der oberen Atemwege, des Magen-Darm-Traktes und der Vagina mit bestimmten, für die jeweilige Körperregion mehr oder minder typischen Mikroorganismen (**Standortflora**). *Die normale, als Standortflora vom Makroorganismus ohne Erkrankungszeichen tolerierte Keimbesiedlung ist auf Oberflächen einschließlich Hohlräume begrenzt, die mit der Außenwelt in direkter Verbindung stehen.* Nasennebenhöhlen, tiefe Bronchien, Harnwege (vom vorderen Ende der Urethra abgesehen) und die Organgewebe bleiben normalerweise keimfrei. Die Keime der Standortflora sind teils reine Kommensalen, teils leben sie in Symbiose mit dem Makroorganismus.

Quantität und Artenreichtum der Flora werden häufig unterschätzt, z. B. befinden sich auf der äußeren Haut bis zu 10^6 Keime/cm^2, in der Mundhöhle bis zu 10^9 Keime/ml Speichel, im Colon descendens bis zu 10^{11} Keime/g (Feuchtgewicht) Darminhalt und in der Vagina bis zu 10^7 Keime/ml Vaginalsekret. Die Keimzahlen in Duodenum und Jejunum sind geringer ($<10^4$/ml, hauptsächlich Streptokokken und Laktobakterien). In jedem der genannten Standorte überwiegen die Anaerobier, und zwar im Verhältnis 10:1 (Haut), 30:1 (Mundschleimhaut) und 100 bis 1000:1 (Kolon); die Lebensgemeinschaft mit anderen, sauerstoffzehrenden Keimen begründet dabei das für Anaerobier essentielle anaerobe Mikroklima.

In jeder normalen Standortflora kommen *fakultativ pathogene Keime* vor, die, sobald sie ihr angestammtes Biotop verlassen und Zutritt zu anderen, normalerweise abgegrenzten Körperregionen oder -geweben erlangen, gefährliche Krankheitserreger darstellen können.

So enthält der Dickdarm, der das größte Keimreservoir des Körpers mit mehreren Hundert verschiedener Bakterienarten beherbergt, u. a. R-Faktor-tragende, resistente Enterobacteriaceae und anaerobe Sepsis- und Eitererreger wie z. B. Bacteroides fragilis, Peptococcus asaccharolyticus, Peptostreptococcus anaerobius, Sphaerophorus varius, Clostridium perfringens. Die betreffenden Infektionen sind häufig polymikrobielle aerob-anaerobe *Mischinfektionen*, wobei, wie in der Standortflora, aerobe Keime als Sauerstoffzehrer die Voraussetzung für die Lebensfähigkeit der Anaerobier schaffen (mikrobieller Synergismus).

Der Begriff der „physiologischen Mundflora" ist unscharf und entspricht vor allem der „Speichelflora", die das Keimspektrum der Zungen- und Wangenschleimhaut widerspiegelt. Man muß in der Mundhöhle mehrere unterschiedliche Bakterienfloren unterscheiden, z. B. Zungenflora, Wangenschleimhautflora, Zahnfleischtaschenflora, Zahnplaqueflora. Eine Reihe von Bakterien ist in der Lage, als sog. „selbsthaftende Bakterien" mit Hilfe eigener Enzyme aus Nährstoffen Haftsubstanzen, z. B. Dextrane, zu bilden, mit denen sie sich auf Oberflächen festsetzen können (wichtig z. B. bei der bakteriellen Ätiologie der *Karies*). Nicht-selbsthaftende Bakterien können sich passiv an diese klebrigen Substanzen anlagern und sich so auf Oberflächen festsetzen. Wieder andere Bakterien, z. B. Gonokokken, besitzen für die Wechselwirkung mit Wirtszelloberflächen sog. *Haftpili,* die ein Abspülen, z. B. durch Urin, verhindern.

Die Bakterien der sog. Standortflora besetzen die epithelialen Oberflächen von Haut und Schleimhäuten. Untereinander und gegenüber eindringenden, z.T. hochvirulenten Krankheitserregern besteht ein sorgfältig ausbalanciertes Gleichgewicht durch 1. Konkurrenz um Platz, 2. Konkurrenz um Nährstoffe, 3. Hemmstoffe (Bakteriocine und Stoffwechselendprodukte, z. B. freie Fettsäuren bei Anaerobiern).

Bei intakter Standortflora ist es für eindringende, z. T. auch hochvirulente Krankheitserreger schwer oder sogar unmöglich, sich anzusiedeln.

Jede Chemotherapie, besonders eine exzessiv betriebene, bedeutet einen Eingriff in das der Standortflora zugrundeliegende, sorgfältig ausbalancierte, ökologische Gleichgewicht.

Keimwechsel finden statt mit Ausbildung eines neuen, dem Selektionsdruck angepaßten, für den Wirt häufig ungünstigeren Gleichgewichtes: z. B. Überwuchern von Pseudomonas aeruginosa→pseudomembranöse Kolitis; Sproßpilze→Soor; Clostridium difficile→Enterokolitis.

Interne Abwehr

Wenn Bakterien in größerer Zahl lokal in einen Wirtsorganismus eindringen, lösen sie eine komplizierte Antwort aus, die letztlich als **Entzündung** mit den klassischen Symptomen Rötung, Wärme, Schmerz, Schwellung imponiert. Es kommt in der Umgebung der Eintrittspforte zunächst zu einer kurzen Vasokonstriktion und einer anschließenden, langanhaltenden Vasodilatation mit erhöhtem Blutdurchfluß, gesteigerter Gefäßpermeabilität und Ödembildung. Leukozyten bleiben an der Gefäßwand hängen, und zwar zunächst nur an der Seite der Läsion, später auch ringsum an den Gefäßwänden. Die hängengebliebenen Leukozyten, vor allem Monozyten und polymorphkernige Granulozyten, verlassen die Blutgefäße und wandern durch die Interzellularspalten der Endothelzellen an den Ort der Läsion. Als mögliche chemotaktische Faktoren sind u.a. Bruchstücke von Komplementkomponenten und verschiedene bakterielle Stoffwechselprodukte beschrieben worden.

Eine typische Allgemeinreaktion bei bakterieller oder viraler Infektion ist das *Fieber.* Eine Vielzahl exogener *Pyrogene* (fiebererzeugende Stoffe, z. B. Lipoprotein aus Viren, Lipopolysaccharide gramnegativer Bakterien) induzieren vor allem in Monozyten und Makrophagen die Freisetzung eines wahrscheinlich einheitlichen endogenen Pyrogens von Proteinnatur (Interleukin I). Das zirkulierende Interleukin I scheint direkt oder über weitere Mediatoren (Prostaglandine, zyklisches AMP oder GMP) das Temperaturregulationszentrum im Hypothalamus zu verstellen.

Träger der *antibakteriellen Phagozytose,* bei dem die in den Körper eingedrungenen Bakterien aufgenommen, abgetötet und abgebaut werden, sind zwei Zellarten:
1. die Zellen des mononukleär-histiozytären Systems oder des retikulo-endothelialen Systems (RES),
2. die polymorphkernigen Granulozyten.

Die *mononukleären Phagozyten* entwickeln sich im Knochenmark aus einer sich rasch teilenden Stammzelle zum unreifen, kaum phagozytierenden Promonozyten mit einem Durchmesser zwischen 14 und 20 µm. Weitere Teilung und Differenzierung führen zum Monozyten mit einem Durchmesser von etwa 12 µm. Diese zur Phagozytose befähigte, aktiv bewegliche Zelle wird aus dem Knochenmark ins periphere Blut abgegeben. Etwa 3 bis 7% der zirkulierenden Leukozyten sind Monozyten. Im peripheren Blut bleibt der Monozyt weniger als zwei Tage. Er wandert dann aus ins Gewebe, wo er sich zum großen *Makrophagen* oder auch *Gewebshistiozyten* mit einem Durchmesser zwischen 25 und 50 µm entwickelt. Diese Gewebsmakrophagen, regelrechte Freßzellen, finden wir in der Haut, in den Lungen als Alveolarmakrophagen, in der Milz, in der Leber als von-Kupfer'sche Sternzellen, in Knochenmark und Lymphknoten. Diese Gewebsmakrophagen besitzen noch eine gewisse Teilungsfähigkeit. Sie sind sehr langlebige Zellen, die bei Stimulierung zur Neusynthese von Enzymen und Zellorganellen, insbesondere Lysosomen, befähigt sind. Die benötigte Stoffwechselenergie beziehen die Makrophagen aus Glykolyse und oxidativer Phosphorylierung.

Die *polymorphkernigen Granulozyten* entwickeln sich ebenfalls aus einer pluripotenten Stammzelle des Knochenmarks über verschiedene Zellteilungen und Stadien zunehmender Reife. Die reifen polymorphkernigen Granulozyten sind kurzlebige, nicht mehr teilungsfähige Endzellen. Sie enthalten zahlreiche Lysosomen, während Mitochondrien und endoplasmatisches Retikulum weitgehend verschwunden sind. Eine Neusynthese von Enzymen oder Lysosomen wie bei den Makrophagen findet nicht mehr statt. Die reifen Zellen sind beweglich und zur Phagozytose befähigt. Ein Teil der reifen Zellen wird ins periphere Blut abgegeben, wo die Granulozyten zwischen 30 und 70% der zirkulierenden Leukozyten ausmachen. Ein Teil bleibt als Reserve im Knochenmark. Die benötigte Stoffwechselenergie beziehen die Granulozyten überwiegend aus der Glykolyse.

Den **Phagozytose-Prozeß,** bei dem die Bakterien von bereits anwesenden oder eingewanderten Freßzellen aufgenommen, abgetötet und abgebaut werden, kann man in verschiedene Stadien trennen.

Im ersten Stadium der *Kontaktaufnahme* und *Adhärenz* von Mikroorganismus und Phagozyt wird die Bakterienzelloberfläche von der Zellmembran des Phagozyten als „fremd" erkannt.

Im zweiten Stadium, der Aufnahme von Bakterien in die Zelle, umschließen pseudopodienartige Ausstülpungen der Phagozytenzellmembran das angeheftete Bakterium und bilden eine Nische. Es kommt zu einer weiteren, tabaksbeutelähnlichen Einstülpung mit anschließender Abschnürung nach innen durch Verschmelzung der Pseudopodienenden bei ihrer gegenseitigen Berührung.

Mit Beginn der Phagozytose, unmittelbar nach der Kontaktaufnahme zwischen dem Bakterium oder Fremdpartikel und der phagozytierenden Zelle, ändert sich der Stoffwechsel der Phagozyten.

Der Glukoseabbau steigt gegenüber dem Ruhezustand um über 25%. Es wird vermehrt Milchsäure gebildet. In den intrazellulären lysosomalen Vakuolen fällt das pH auf Werte zwischen 5 und 4. Gleichzeitig werden Stoffwechselwege umgeschaltet. Zellatmung und Sauerstoffverbrauch steigen ums Doppelte bis Dreifache an.

Während der Phagozytose sondern mononukleäre Phagozyten und polymorphkernige Granulozyten lysosomale Enzyme, H_2O_2 und Superoxid-Radikale (O_2^-) in das umgebende Medium ab.

Im dritten Stadium wandert, wie man kinematographisch nachweisen kann, die phagozytotische Vakuole ins Zytoplasma. Die zytoplasmatischen Granula, die sogenannten Lysosomen, und die phagozytotische Vakuole nehmen miteinander Kontakt auf, ihre Membranen verschmelzen, der Inhalt der Lysosomen ergießt sich in die phagozytotische Vakuole. Es entsteht ein *Phagolysosom* oder *Phagosom*.

Im vierten Stadium werden die phagozytierten Bakterien mit Hilfe lysosomaler Faktoren und Enzyme abgetötet. Für die Biochemie dieses intrazellulären Abtötungsvorganges in einer sogenannten Verdauungsvakuole sind mehrere Faktoren verantwortlich.

Wir kennen erstens *chemische Faktoren:*
die gesteigerte Laktatproduktion führt zum Abfall des intraphagosomalen pH auf Werte zwischen 5 und 4. Säure ist als solche bereits toxisch für eine Reihe von Bakterienspezies.

Das von der NADH-Oxidase gebildete Wasserstoffperoxid ist bakterizid.

Die Lysosomen enthalten kationisch geladene Proteine, z. B. Phagozytin und das argininreiche Leukin, die bei grampositiven und -negativen Bakterien zu Permeabilitätsstörungen führen.

Lysosomen enthalten ferner Laktoferrin, ein eisenbindendes Protein, das als eisenfreies Apo-Protein bakteriostatisch wirkt.

Die *lysosomalen Enzyme* kann man in zwei Gruppen einteilen:
die bakteriziden Enzyme;
die sauren Hydrolasen.

Zu den *bakteriziden Enzymen* gehören
das *Lysozym* oder die Muraminidase, die durch Spaltung der β-(1,4)-glykosidischen Bindung zwischen N-Azetyl-Muraminsäure und N-Azetyl-Glukosamin den Sacculus zerstört und zur Lyse vor allem grampositiver, aber auch gramnegativer Bakterien führt;
die *Myeloperoxidase* als eigentliches „*Killer-Enzym*". Dieses bakterizid, fungizid und viruzid wirkende Enzym in den polymorphkernigen Granulozyten benötigt Wasserstoffperoxid und als oxidierbare Cofaktoren Chlor-, Brom- oder Jod-Ionen, die in Leukozyten konzentriert vorkommen. Bei saurem pH-Optimum katalysiert die Myeloperoxidase die Umwandlung der Halogenionen zum stark mikrobiziden Halogen und die direkte Halogenierung (Jodierung, Chlorierung, Bromierung) der bakteriellen Oberflächenproteine. Nach der Einwirkung dieses Enzyms sind phagozytierte Bakterien nicht mehr lebensfähig.

Die übrigen lysosomalen Enzyme, überwiegend Hydrolasen mit saurem pH-Optimum, sind wahrscheinlich Abbauenzyme für abgetötete Bakterien. Zu diesen sauren Hydrolasen zählen u.a. DNAse, RNAse, Phosphatase, Glykosidasen, Proteasen und Phospholipasen.

Soweit verwertbar, werden die entstandenen Bakterienabbauprodukte als Bausteine im Zellstoffwechsel verwandt. Einige bakterielle Polysaccharide, komplexe Wachse und Lipoide sind nicht oder nur sehr langsam abbaubar und werden von der Zelle entweder als sogenannte „residual bodies" gespeichert oder durch den Prozeß einer Exozytose oder Egestion nach außen abgegeben.

Pathogenitätsfaktoren des Bakteriums

Gegen dieses System von Schutzfaktoren des Wirtes setzen die Bakterien ihre **Pathogenitätsfaktoren:**
1. Fähigkeit zur *Adhärenz:* die Fähigkeit der Bakterien, sich mit Hilfe bakterieller Oberflächenstrukturen (z.B. Pili; Haftproteine; Lektine; enzymatisch synthetisierte Stoffe) auf Wirtszelloberflächen anzuheften und zu vermehren.
2. Fähigkeit zur *Invasivität:* die Fähigkeit, sich z.B. mit Hilfe von Hyaluronidase (z.B. Streptokokken) und/oder Kollagenase (z.B. Clostridien) im Gewebe des Wirts auszubreiten.
3. *Toxinbildung. Exotoxine,* z.B. Tetanus-, Botulismus-, Diphtherie-Toxin. *Endotoxine,* Lipopolysaccharide gramnegativer Bakterien. Die Gifte wirken enzymatisch oder physikalisch-chemisch oder nach intrazellulärer Aufnahme auf die Wirtszelle.
4. *Kapselbildung:* die Kapsel ist ein Anti-Phagozytose-Faktor. Solange keine spezifischen Antikörper gegen die Kapsel gebildet und angelagert sind, verhindert die Kapsel den Phagozytoseprozeß. Je dicker die Kapsel, desto leichter entgeht das Bakterium der Phagozytose.
5. Fähigkeit zur *intrazellulären Persistenz.* Eine Reihe von Erregern wird innerhalb der Phagozyten nicht abgetötet, sondern kann dank spezieller Oberflächenstrukturen intrazellulär überleben und chronische, evtl. sogar lebenslange Infektionskrankheiten verursachen. Dazu gehören M. tbc, Brucella abortus, Salmonella typhi, Legionellen, Chlamydien.

Die Auseinandersetzung des Menschen mit den ihn umgebenden Mikroorganismen ist lebenslang. Beim Gesunden überwiegen unspezifische und spezifische Schutzfaktoren des Wirts gegenüber Zahl und Virulenz der Bakterien. Störungen des empfindlichen Gleichgewichts haben oft lebensgefährliche Konsequenzen.

Antimikrobielle Chemotherapie

H. G. SCHIEFER

Historisches

Chinarinde wurde bereits vor vielen Jahrhunderten von südamerikanischen Indianern erfolgreich als Mittel gegen die Malaria eingesetzt. Als Vater der modernen, gezielten Chemotherapie gilt Paul Ehrlich, der 1907–1910 die gegen Trypanosomen und *Treponema pallidum* wirksame Arsenverbindung *Salvarsan* (Abb. 1) entwickelte. 1920 wurde durch die Firma Bayer *Germanin* als Heilmittel für die durch Trypanosomen verursachte afrikanische Schlafkrankheit in die Therapie eingeführt. 1929 entdeckte Alexander Fleming, daß eine

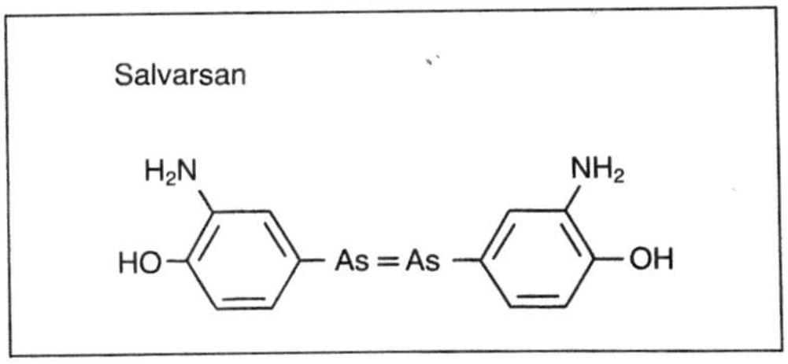

Abb. 1. Strukturformel von Salvarsan

Staphylokokkenkultur auf einer Agarplatte durch ein Stoffwechselprodukt einer verunreinigenden Schimmelpilzkolonie *(Penicillium no-*

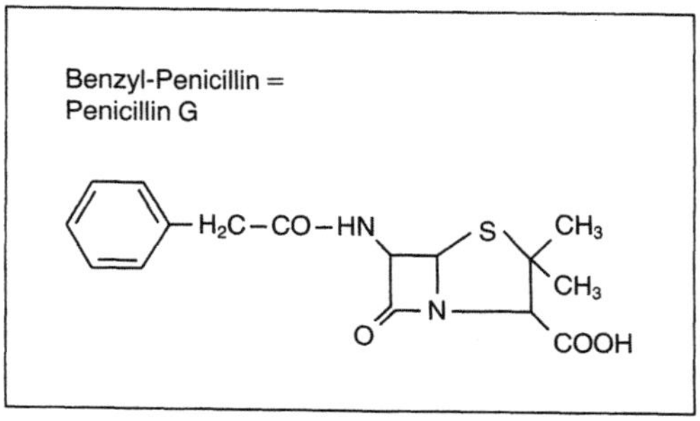

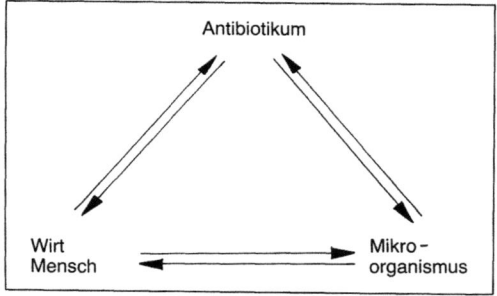

Abb. 2. Strukturformel von Penicillin G

tatum) im Wachstum gehemmt wurde. Dieses Stoffwechselprodukt *(Penicillin)* (Abb. 2) stand wegen Schwierigkeiten verschiedenster Art (Instabilität, Fehlen geeigneter Produktionsverfahren) erst gegen Ende des 2. Weltkrieges als Therapeutikum allgemein zur Verfügung.

1935 wurde als *Sulfonamid* der synthetische Azofarbstoff Prontosil (Abb. 3), dessen anti-

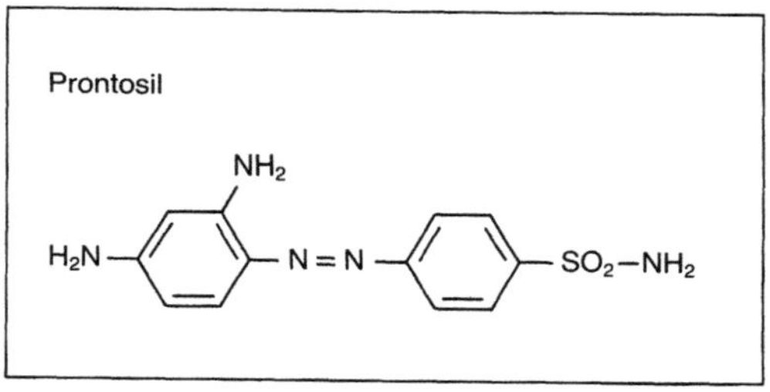

Abb. 3. Strukturformel von Prontosil

bakterielle Wirkung von Domagk entdeckt worden war, in die Therapie eingeführt.

Nach 1945 entwickelte sich die Antibiotikaforschung geradezu explosionsartig und führte in relativ kurzer Zeit zur Entdeckung der meisten heute therapeutisch verwendbaren Antibiotika. Gleichzeitig wurden auf dem Gebiet der Chemotherapeutika enorme Fortschritte erzielt.

Als **Chemotherapeutika** bezeichnete man ursprünglich synthetische Substanzen mit antimikrobieller Wirkung im Gegensatz zu **Antibiotika** als Stoffen mikrobiellen Ursprungs mit antimikrobieller Wirkung, jeweils bei Konzentrationen, die der Wirt toleriert *(selektive Toxizität)*. Eine begrifflich strenge Trennung ist nicht mehr sinnvoll, da viele Antibiotika jetzt chemisch synthetisiert oder modifiziert werden.

Der allgemein gebräuchliche Begriff lautet „*antimikrobielle Stoffe*" und „*antimikrobielle Therapie*".

Die *antimikrobielle Chemotherapie* beim Patienten beruht auf einer komplizierten Beziehung zwischen drei Partnern. Ihre Wechselwirkung in vivo ist komplizierter als in vitro (Abb. 4).

Abb. 4

Die wechselseitigen Beziehungen zwischen Antibiotikum und Wirt (Resorption, Verteilung, Ausscheidung, Umbau, Toxizität) sind Gegenstand der Pharmakologie (Pharmakokinetik). Die Beziehungen zwischen Mikroorganismus und Wirt und zwischen Mikroorganismus und Antibiotikum sind Gegenstand der Medizinischen Mikrobiologie und der Infektiologie.

Im Vordergrund dieser Einführung soll die Wechselwirkung zwischen Antibiotikum und Mikroorganismus stehen.

Wirkungstypen

Man unterscheidet grundsätzlich **bakterizide** von **bakteriostatisch** wirksamen antimikrobiellen Stoffen (Abb. 5).

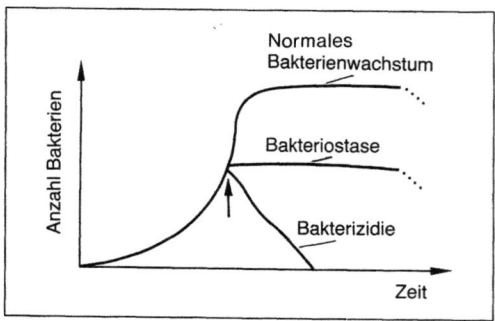

Abb. 5. Bakterienwachstum unter dem Einfluß bakterizider und bakteriostatischer Stoffe

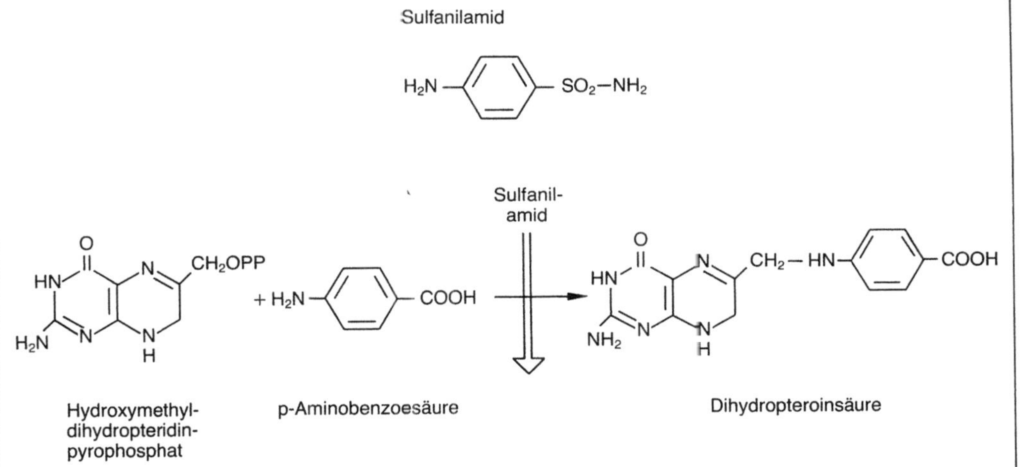

Antimikrobielle Chemotherapie

Abb. 6. Wirkung des Sulfamilamids

Bakterizide Stoffe töten Bakterien irreversibel ab (Beispiel: β-Laktamantibiotika). *Bakteriostatische Stoffe* blockieren das Wachstum der Bakterien; ihre Wirkung ist über lange Zeit reversibel, bis autolytische Bakterienenzyme oder körpereigene Abwehrmechanismen, z. B. Phagozyten des Wirts, die im Wachstum arretierten Bakterien zerstören.

Beispiele einzelner Substanzklassen

Sulfonamide

Hemmung der bakteriellen Biosynthese der Folsäure auf der Stufe des enzymatischen Einbaus der p-Aminobenzoesäure in Hydroxymethyldihydropteridinpyrophosphat (Abb. 6).

Der Stoffwechsel des tierischen Organismus wird durch Sulfanilamid nicht beeinflußt, da das vollständige Folsäuremolekül als Vitamin benötigt wird. Die Folsäure des tierischen Organismus ist für Bakterien nicht verwertbar, da die bakterielle Zellmembran für Folsäure undurchlässig ist. Die Wirkung ist bakteriostatisch. In vivo erreichbare Sulfanilamidspiegel reichen bei den meisten Bakterien nicht aus, um den Folsäurestoffwechsel zu blockieren. Heute noch angewandte Sulfonamide sind 1. Pyrimethamin (Daraprim); 2. Trimethoprim + Sulfonamid (Cotrimoxazol, Bactrim); 3. Azulfidine (z. B. bei Colitis ulcerosa); 4. Sulfone (z. B. bei Lepra).

β-Laktam-Antibiotika
Penicilline (Abb. 7)

Relativ instabile Substanzen. Neigung zu Umlagerungen, vor allem des sterisch gespannten und sehr reaktiven β-Laktamringes.

Sämtliche Penicilline sind biosynthetisch oder im Reagenzglas dargestellte Derivate der 6-Aminopenicillansäure, die immer biosynthetisch gewonnen wird, und unterscheiden sich nur in der Struktur der Seitenkette R.

Cephalosporine (Abb. 8)

Die technische, nicht biosynthetische Zugänglichkeit der 7-Aminocephalosporansäure erlaubt die Darstellung zahlreicher 7-N-Azyl- und 3-Methylderivate, u. a. säure- und β-laktamasestabiler Derivate, mit oft geringer Resorption aus dem Magen-Darm-Kanal.

Die β-Laktamantibiotika sind spezifische Hemmer beim letzten enzymatischen Schritt der Zellwandbiosynthese, der durch Transpeptidase katalysierten Quervernetzung des linearen Polysaccharidgerüstes. Die β-Laktamantibiotika besitzen eine sterische Konformation, die einer bestimmten Konformation des terminalen D-Alanin—D-Alanin der Pentapeptidseitenkette sehr ähnlich ist. Die β-Laktamantibiotika treten an die normalerweise durch D-

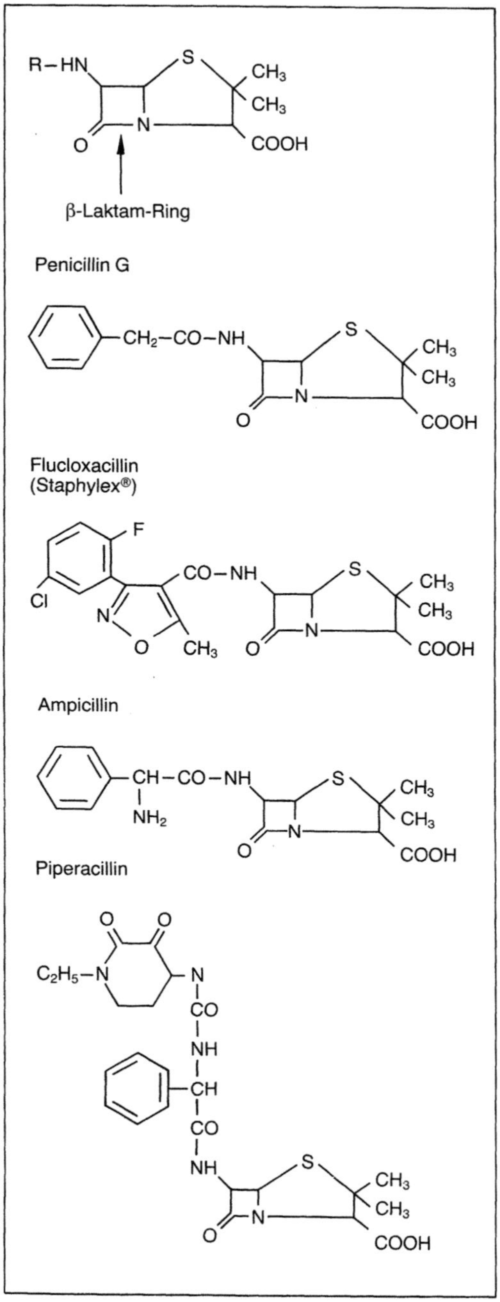

Abb. 7. Struktur einiger Penicilline

Ala–D-Ala besetzte Substratbindungsstelle der Transpeptidase, die dadurch irreversibel azyliert und inaktiviert wird. Die inaktivierte Transpeptidase ist nicht mehr in der Lage, die linearen Polysaccharidketten durch Quervernetzung zum dreidimensionalen Mureinsacculus zu formen und zu stabilisieren. Die Zellen werden osmotisch labil, ihre Zellmembranen platzen, die Zellen lysieren und sterben ab. Neuere Forschungen zeigten, daß weitere Faktoren bei der β-Laktamwirkung beteiligt sind (weitere Enzyme; Penicillin-Binde-Proteine).

Die Entwicklung der neueren β-Laktamantibiotika basiert auf folgenden Prinzipien und verfolgt folgende Ziele: 1. bessere Permeation durch die äußere Membran gramnegativer Bakterien, 2. raschere Hemmung bakterieller Zellwandsyntheseenzyme, 3. rasche Wirkung auf bestimmte Penicillin-Binde-Proteine, 4. hohe Stabilität gegen β-Laktamasen, 5. niedrige Toxizität für den Menschen.

Aminoglykoside (Abb. 9)

Die Aminoglykosid-Antibiotika, z. B. Gentamicin (aus Micromonospora-Arten) und Streptomycin (aus Streptomyces-Arten) besitzen durchweg eine Tri- oder Tetrasaccharidstruktur ohne größere Seitenketten. *Beispiel:* Gentamicin ist ein Wirkstoffkomplex aus drei Fraktionen

	R_1	R_2	Anteil
C_1	CH_3	CH_3	40%
C_2	CH_3	H	20%
C_{1a}	H	H	40%

Ihre Wirkung basiert auf folgenden Mechanismen. 1. Das basische Aminoglykosid wird an saure RNS (30 S Untereinheit der bakteriellen Ribosomen) gebunden→Störung oder Blockade der Wechselwirkung zwischen mRNS (Codon) und tRNS (Anticodon)→Ablesefehler→Nonsense-Produkte (fehlerhafte Enzyme oder Transportproteine)→bakterizide Wirkung. 2. Störung und Hemmung der Initiations- und Elongationsphase der bakteriellen Proteinsynthese, Zerfall der Komplexe und erfolgloser Neuaufbau unter Energieverbrauch→bakterizide Wirkung.

Resistenzeigenschaften der Bakterien gegenüber antimikrobiellen Stoffen entwickeln sich durch Spontanmutation (s. Bakterien-Genetik) oder Insertionssequenzen. Viele Resistenzeigenschaften sind durch Übertragung genetischen Materials von Bakterium zu Bakterium übertragbar (siehe Bakterien-Genetik, Stich-

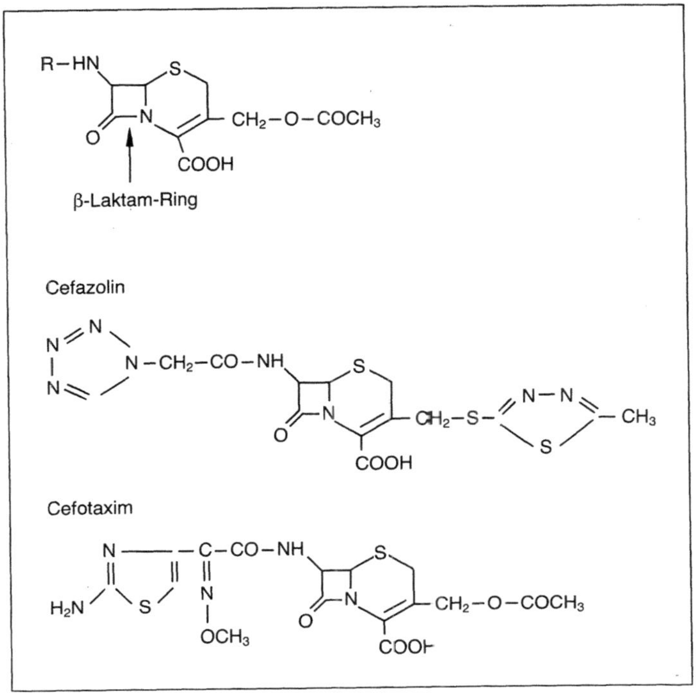

Antimikrobielle Chemotherapie

Abb. 8. Struktur einiger Cephalosporine

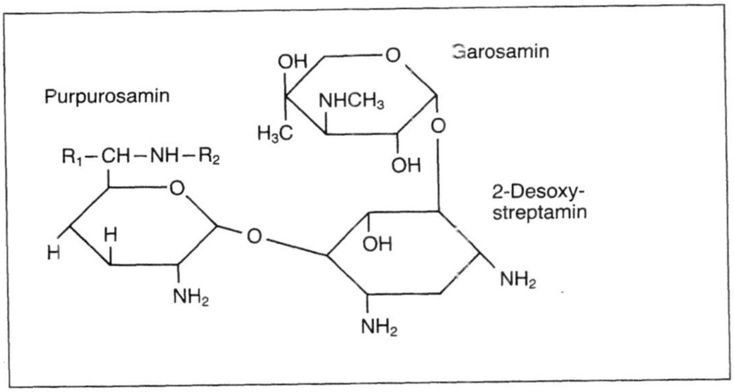

Abb. 9. Grundstruktur der Aminoglykoside

wörter: *Transformation, Transduktion, Konjugation, Resistenzplasmide, R-Faktoren, Transposons*).

Zu diesen genetisch fixierten bakteriellen *Resistenzmechanismen* gegen die bakterienschädigende Wirkung antimikrobieller Stoffe gehören

1. Bildung inaktivierender oder spaltender Enzyme,
   a. β-Laktamasen (Penicilline, Cephalosporine);
   b. enzymatische Phosphorylierung, Azetylierung, Adenylierung (Aminoglykoside).

2. Änderung der Membranpermeabilität und Änderung der Rezeptoren auf/in den bakteriellen Ribosomen (Chloramphenicol, Tetrazyklin, Aminoglykoside).

3. Änderung des Stoffwechsels, z. B. Folsäuresynthese (Sulfonamide).

Hinsichtlich der *praktischen Anwendung* der antimikrobiellen Stoffe gibt es von Klinik zu Klinik, von Arzt zu Arzt zahllose, z. T. gut, z. T. kaum begründete Unterschiede und Anschauungen. Einige *Grundsätze aus mikrobiologischer Sicht* (vgl. Prof. Knothe, Frankfurt) sollen hier kurz zusammengestellt werden:

1. Keine Therapie ohne möglichst *klare Diagnose*. *Vor* jeder antimikrobiellen Chemotherapie Proben entnehmen (Blutkulturen, Wundabstriche, Urin).
2. *Vor* Einsatz eines Antibiotikums folgende Überlegungen anstellen:
   a. welche/ *welcher Erreger* sind/ist zu erwarten?
   b. wo und wie ist die Infektion entstanden?
   c. Lokalisation und Schwere der Infektion;
   d. Vor- und Grunderkrankungen des Patienten (z. B. Diabetes, Tumoren);
   e. Alter des Patienten;
   f. Funktion wichtiger Organe (Niere, Leber, Knochenmark);
   g. Granulozytenzahl;
   h. Immunstatus.
3. Die Nebenwirkungen der Präparate und ihre Pharmakokinetik müssen bekannt sein und beachtet werden.
4. Der *gute* Arzt benötigt *in der Regel* nur *wenige* Präparate. Nach Prof. Knothe: Penicillin G; ein säurefestes Penicillin; ein β-laktamasestabiles Penicillin; Ampicillin oder Amoxicillin; Ureidopenicillin oder Piperacillin; ein Pseudomonas-Penicillin; Cefazolin; Cefotaxim oder Lamoxactam; ein Aminoglykosid (Gentamicin oder Tobramycin). Für *spezielle* Indikationen: Tetrazyklin; Chloramphenicol; Clindamycin; Erythromycin; Metronidazol; Vancomycin; Cotrimoxazol.

Ein besonders heikles Kapitel ist die *Antibiotikaprophylaxe*. Die früher betriebene Langzeitprophylaxe vor allem bei und nach chirurgischen Eingriffen und bei Schwerstkranken gilt wegen der *Gefahr der Resistenzentwicklung* als fragwürdig. Diese Gefahr besteht nicht bei Kurzzeit- und perioperativer Prophylaxe.

Indikationen zur *Antibiotikaprophylaxe:* Rheumatisches Fieber; Glomerulonephritis; Meningokokkenexposition; Keuchhustenexposition bei Säuglingen; Tbc-Exposition; Malaria; Reisediarrhoe; rezidivierende Harnwegsinfektionen; Immunmangel; Kolon-Chirurgie; Gallenwegschirurgie; kardiovaskuläre Chirurgie.

Virologie

W. R. WILLEMS

Viren im Organismus

Die Infektionswege

Viren müssen in den Organismus hineinkommen, d. h. sie müssen ihn infizieren, um eine Erkrankung verursachen zu können. Für die meisten wichtigen Viruserkrankungen **(Virosen)** ist bekannt, auf welche Art dies geschieht. Viren, die Krankheitserscheinungen vor allem an den Luftwegen verursachen *(grippale Infekte),* aber auch die Erreger der Kinderkrankheiten *(Windpocken, Masern, Röteln, Mumps)* halten sich in den Atemwegen des infizierten Menschen auf. Beim Husten, Niesen, Schneuzen, Weinen, aber wohl auch beim normalen Atmen, gibt der infizierte Mensch feinste, längere Zeit in der Luft schwebende Tröpfchen ab, sogenannte *Aerosole,* welche die entsprechenden Viren enthalten können. Gelangen solche Tröpfchen auf die Schleimhäute der Augen oder des Atmungstraktes eines anderen Menschen, können die Viren dort die Infektion in Gang setzen.

Viren, die mit dem Stuhl, Urin oder Speichel ausgeschieden werden, gelangen meist über *Schmierinfektionen* oder intensive körperliche Kontakte von einem Menschen zum anderen. Solche Viren verbreiten sich besonders gut in Gruppen, die unter Bedingungen mit einem niedrigen Niveau der allgemeinen Hygiene leben. Bekannte Beispiele sind die Erreger der *Kinderlähmung,* der *Hepatitis A* und von akuten Magen-Darmentzündungen. Im weiteren Sinne gehört hierher auch der Infektionsweg über *verunreinigtes Wasser* (Schwimmbäder) und über *Sexualkontakte,* durch die sehr wirksam z. B. die infektiöse *Mononukleose* (Kußkrankheit), das *Herpes simplex* Virus (HSV) Typ II (genitalis) und die Erreger des erworbenen Immunschwächesyndroms *(AIDS)* und der *Hepatitis B* (früher Serumhepatitis) übertragen werden.

Man vermutet, daß die Infektion durch Sexualkontakte oft über kleinste, kaum bemerkte Verletzungen erfolgt, daß also die Viren unter Durchbrechung der Körperoberflächen direkt ins Körpergewebe gelangen. Eine Möglichkeit für solche *parenteralen Infektionen* stellen auch medizinische Eingriffe dar oder das Injizieren in der Drogenszene. Die bekanntesten Beispiele meist parenteral übertragener Infektionen sind eben die Hepatitisformen B und non A non B und das AIDS. Hier müssen auch die durch z.B. Insektenstiche oder Zeckenbisse übertragenen Virosen genannt werden, von denen aber in Westeuropa nur die *Zeckenvirusencephalitis* eine allerdings zahlenmäßig untergeordnete Rolle spielt.

Die genannten **Infektionsarten** bezeichnet man als *horizontal*. Im Gegensatz dazu bezeichnet man als *vertikal* die Infektion des ungeborenen oder neugeborenen Kindes durch die Mutter, solange sie vor der Durchtrennung der Nabelschnur erfolgt.

Die Inkubationszeit

Dringt das Virus am Infektionsort in Zellen ein, kann es von diesen vermehrt werden. Die neuproduzierten Viren gelangen aus der Zelle zu den Nachbarzellen und in den Zwischenzellraum und dessen Abflußsystem, die Lymphbahnen, weiter in die Lymphknoten, von dort schließlich ins Blut *(erste Virämie)*, aus dem sie durch spezialisierte Zellen („monocytäres phagocytierendes System = MPS), die sich außer im Blut besonders im Knochenmark befinden, wieder herausgefiltert werden. Bis zu diesem Zeitpunkt treten beim infizierten Menschen normalerweise keine charakteristischen Krankheitszeichen auf, aber oft unspezifische Beschwerden wie z.B. Mattigkeit, Gliederschmerzen und evtl. allgemeines Krankheitsgefühl.

Bei den meisten Virusinfektionen kommt es allerdings nicht so weit, da schon an der Stelle der ersten lokalen Virusvermehrung und bei jedem weiteren Schritt die Abwehr des Körpers versucht, die Virusinfektion zu überwinden. Am Eintrittsort schon geschieht dies durch die *Interferone*. Das sind Proteine, die von den infizierten Zellen abgegeben werden und in den umgebenden Zellen die Virusvermehrung hemmen. Versagt dieser Mechanismus, bringt meist der regionale Lymphknoten mit seinen Freßzellen die Infektion unter Kontrolle. Spätestens hier trifft das Virus auch auf die Zellen, die zur Antikörperbildung angeregt werden können, die *B-Lymphozyten*. Diejenigen von ihnen, die mit dem Virus reagieren können, beginnen sich nach dem Kontakt zu teilen, die dabei entstehenden Tochterzellen werden von Teilung zu Teilung immer mehr zu *Plasmazellen* (sie „differenzieren") und produzieren dabei in zunehmender Menge gegen das Virus gerichtete Antikörper, die sie in den Blutstrom abgeben.

Die Viruserkrankung (Virose)

Wenn die Virusinfektion nicht schon in einem der Anfangsstadien unterdrückt wird, wenn also auch das MPS nicht die Oberhand behält, entsteht die *zweite Virämie*, wobei die Viren nun in längeren Kontakt mit allen durchbluteten Teilen des Körpers kommen. Je nach Virusart kann dann eine Vermehrung in den Zellen eines oder mehrerer Organe einsetzen. Meist werden die entsprechenden Zellen dadurch in ihren normalen Funktionen gestört, wodurch die Krankheitszeichen entstehen. Die direkte Beeinträchtigung von Zellen durch sich in ihnen vermehrendes Virus ist aber nicht der einzige Weg, auf dem eine Erkrankung entstehen kann. Ein anderer Mechanismus ist z.B. für die Hepatitis B wahrscheinlich und wird bei einer Reihe weiterer Virosen diskutiert. Dabei kommt die Zelle mit dem sich in ihr vermehrenden Virus ohne erkennbare Störung zurecht, aber die Immunreaktionen des Körpers gegen die infizierten Zellen führen zur Erkrankung.

Die Immunreaktionen

Man unterscheidet hier die durch Antikörper vermittelten *(„humoralen")* Reaktionen von denen, die direkt durch immunreaktive Blutzellen selbst hervorgerufen werden *(„zelluläre I.r.")*, obwohl beide so eng zusammenhängen wie die beiden Seiten einer Münze. Der bekannteste Mechanismus bei der zellulären Immunität ist die zytotoxische (= „zellgiftige") Aktivität der *T-Lymphozyten*. Sie können andere Zellen, die sie als virusinfiziert erkennen können, angreifen und zerstören. Die Antikörper dagegen können intrazelluläres Virus nicht erreichen, können aber aus den infizierten Zellen freigesetztes Virus im günstigsten Fall neutralisieren, d.h. so binden, daß es keine weiteren Zellen infizieren kann. Insgesamt kann auf diese Arten der Körper sowohl intrazelluläres als auch ex-

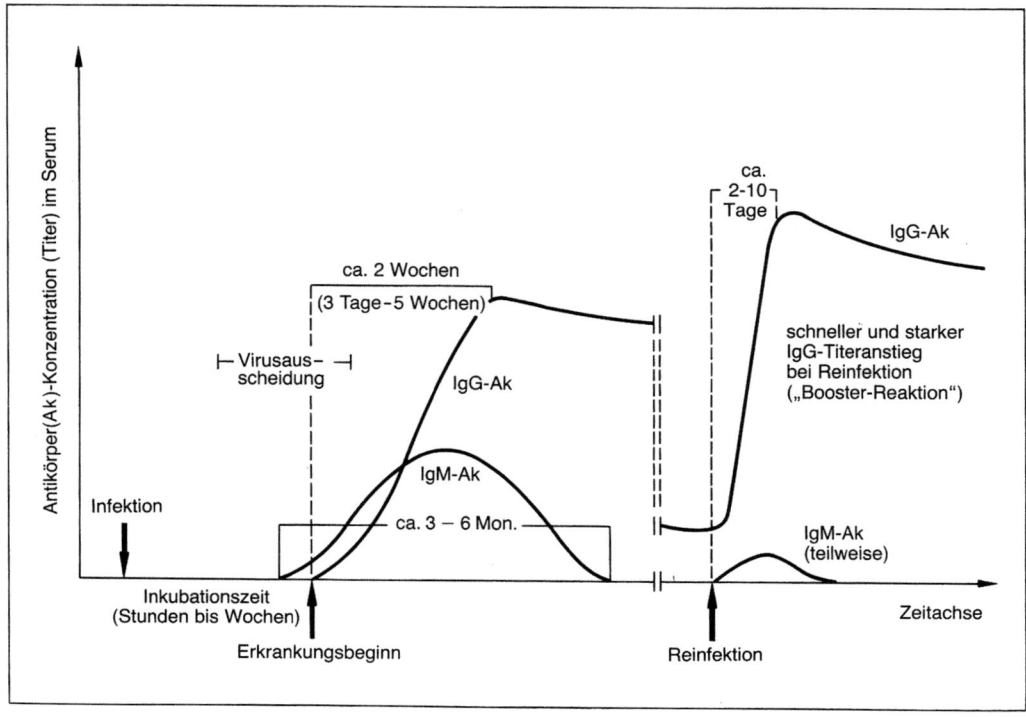

Abb. 1. Durchschnittliche Antikörperreaktionen und Virusausscheidung bei der normalen akut verlaufenden Virusinfektion (Erstinfektion und Reinfektion); die absolute Titerhöhe ist abhängig von der Empfindlichkeit des Nachweistests und außerdem individuell und mit dem Antigen variabel

trazelluläres Virus bekämpfen. Man weiß inzwischen, daß für das Überwinden einiger Virosen die zelluläre, in anderen Fällen die humorale Immunabwehr die größere Bedeutung hat. Allerdings bedürfen hier sehr viele Einzelheiten noch weiterer Aufklärung. Die Art und der zeitliche Verlauf der Antikörperreaktionen sind dagegen für die meisten bekannten Virosen gut untersucht. Man weiß, zu welchem Zeitpunkt im Krankheitsverlauf welche Art Antikörper in welchem Serumkonzentrationsbereich („Titerbereich") normalerweise zu erwarten ist (Abb. 1).

Die möglichen Endzustände von Virusinfektionen

Die meisten Virusinfektionen werden von den genannten Immunmechanismen überwunden, selbst wenn es nach der zweiten Virämie zu Organmanifestationen gekommen sein sollte. Normalerweise kommt es dann zur völligen Wiederherstellung der Gesundheit. Oft erkrankt der Betreffende in seinem ganzen Leben nicht noch einmal durch das gleiche Virus: Er ist dauerhaft immun. Handelt es sich um ein Virus, das sehr leicht nichtimmune Menschen (meist schon als Kinder) infiziert (ein hoch kontagiöses Virus), ist das Resultat die typische *Kinderkrankheit*.

In manchen Fällen bleiben trotz Ausheilung der Infektion lebenslang Restschäden bestehen. Dies ist vor allem bei Gehirn- und Rückenmarksentzündungen der Fall, die bei Infektionen vor und während der Geburt, aber auch im weiteren Leben als mehr oder weniger seltene Komplikationen meist harmloser Erkrankungen auftreten können.

Es gibt aber einige Viren, die, vor allem wohl bei Menschen mit besonderer körperlicher Veranlagung, der Immunabwehr dauerhaft zu entgehen und chronische Infektionen hervorzurufen in der Lage sind. Man schätzt beispielsweise, daß ungefähr 10% der manifesten Infektionen durch Hepatitis B-Virus (HBV) einen chronischen Verlauf nehmen, bei dem dann aber nicht immer Erkrankungszeichen vorhanden sind. Eine wichtige Ausnahme unter den Viren, die in diesem Zusammenhang genannt werden muß, stellt die Gruppe der *Herpesviren* dar. Dazu gehören beim Menschen außer den Herpes simplex Viren (HSV) Typ I und II das Cytomegalievirus, das Varizella-Zoster Virus und das Epstein-Barr Virus. Diese Viren bleiben nach einer ersten Infektion im infizierten Organismus verborgen („latent"), können aber abhängig von der Abwehrlage aus der *Latenz* wieder hervortreten und Symptome verursachen.

Daß Infektionen durch manche Viren beim Menschen die Entstehung von bösartigen Veränderungen *(Krebs)* mit herbeiführen können, ist inzwischen sicher. So dürfte das HBV oft an der Entstehung des primären Leberzellkrebses beteiligt sein und das Epstein-Barr Virus an der von Lymphzellkrebsen (Lymphomen). Epithelkrebse (Karzinome) werden z.T. von Papillomviren mitverursacht. Fest steht auch, daß eine in manchen Weltgegenden auftretende infektiöse Leukämie virusverursacht ist, und zwar durch das humane T-Zell Leukämievirus Typ I (HTLV I), das aber den bisherigen Untersuchungen zufolge in Deutschland nicht vorzukommen scheint.

Der Tod schließlich als Folge von Viruserkrankungen ist derzeit in Europa selten. Zu nennen sind hier akute Gehirnentzündungen, die manchmal auch durch HSV hervorgerufen werden können, zu nennen ist die leider zunehmende *Tollwut* und das Krankheitsbild des *AIDS.* Für außereuropäische Gebiete müssen der Vollständigkeit halber auch die Erkrankungen an hämorrhagischen Fiebern, an insektenübertragenen Gehirnentzündungen und das Gelbfieber genannt werden.

Diagnostik von Virusinfektionen

Es gibt grundsätzlich nur zwei Möglichkeiten, im virologischen Labor die ätiologische Diagnose einer Virose zu stellen. Entweder muß man dazu das Virus selbst bzw. seine Bestandteile nachweisen oder seine „Fingerabdrücke", d.h. die virusspezifischen Antikörper.

Das Virus selbst kann als infektiöses Teilchen erfaßt werden, indem vom Patienten gewonnenes Material auf empfängliche Wirtssysteme (Tiere, Eier, Zellkulturen) verimpft wird, die aber erst nach Tagen bis zu mehreren Wochen an krankhaften Veränderungen eine etwaige Virusvermehrung erkennen lassen. Will man Patientenmaterial zu diesem Zweck einsenden, kommt es für einen Erfolg ganz entscheidend darauf an, daß das richtige Material richtig gewonnen und richtig transportiert wird. Die optimalen Bedingungen müssen unbedingt mit dem kollaborierenden Labor abgesprochen werden. Allgemein gilt, daß Patientenmaterial zur *Virusisolierung* am besten bei Kühlschranktemperatur gehalten wird. Bei langen Transportzeiten (Postversand) muß das Material sogar u.U. tiefgefroren verschickt werden. Für Abstriche müssen immer spezielle Abstrichröhrchen benutzt werden, die beim virologischen Labor zu beziehen sind. Stuhl-, Urin- und Liquorproben werden nativ eingesandt.

Die *Verimpfung* solcher Proben *auf Wirtssysteme* ist die Methode der Wahl z.B. für den Nachweis des HSV (Abstrich), für die Enteroviren (Polio-, Coxsackie- und Echoviren) (Stuhlproben) und zur Diagnose der angeborenen Cytomegalievirusinfektion (Urin). In vielen anderen Fällen ist es besser, die Viren entweder als komplette Teilchen im *Elektronenmikroskop* oder ihre Bestandteile als Antigene in *serologischen Tests* nachzuweisen. Virusverursachte Diarrhoen sind z.B. am ehesten durch den elektronenmikroskopischen Virusnachweis aus Stuhlproben zu diagnostizieren. Bei bläschenförmigen Hauterkrankungen kann im Optimalfall innerhalb einer halben Stunde nach Probeneingang eine elektronenmikroskopische Diagnose gestellt werden. Serologisch wird seit langer Zeit das Oberflächenprotein des HBV, früher Australia-Antigen, heute HB_s-Antigen genannt, aus dem Blutserum nachgewiesen. Virus(-bestandteile) ohne vorherige Vermehrung in Wirtssystemen direkt aus Patientenmaterial nachzuweisen birgt mehrere Vorteile. Einmal kann man auf die aufwendigen Maßnahmen zur Erhaltung der Virusinfektiosität verzichten, weil Infektiosität zwar für eine Vermehrung, nicht aber für den direkten Nachweis notwendig ist. Zweitens dauert es Tage bis Wochen, bevor ein Ergebnis von Vermehrungsversuchen zu erwarten ist, während die direkten Verfahren eine Diagnose zum Teil schon im Bereich von wenigen Stunden nach der Materialgewinnung erlauben. Es ist dementsprechend zu erwarten, daß der direkte Nachweis von Virusbestandteilen im Patientenmaterial künftig wesentlich größere Bedeutung gewinnen wird.

Gegenwärtig ist leider für die Diagnose der meisten Virosen noch die Methode des *Antikörpernachweises* das einfachere und sicherere Verfahren. Wie man hier vorgehen muß, hängt von der abzuklärenden Fragestellung ab. Wenn herausgefunden werden soll, ob jemand gegen eine bestimmte Viruserkrankung immun ist, sei es nach einer Impfung, sei es nach einer natürlichen Infektion, genügt die Untersuchung einer einzigen Blutprobe. Sind darin Antikörper in ausreichender Konzentration (genügend hohem Titer) vorhanden, ist der betreffende Proband immun. Häufige praktische Beispiele sind die Untersuchung der Immunitätslage gegen Hepatitis A vor einer Tropenreise, gegen Röteln vor einer Schwangerschaft und gegen Hepatitis B Virus vor bzw. nach einer aktiven Impfung.

Die häufigere Fragestellung aber ist die nach der Ätiologie einer aktuellen Erkrankung. In diesem Fall werden für alle schon lange gebräuchlichen Antikörpernachweismethoden zwei Serumproben benötigt, die eine möglichst früh nach Erkrankungsbeginn, wenn noch keine oder nur sehr wenig entsprechende Antikörper vorhanden sind, und eine weitere, die je nach Art der vermuteten Virusinfektion mindestens drei, zum Teil aber sogar vierzehn Tage später gewonnen werden muß, und in der die entsprechenden Antikörper inzwischen in hohem Titer vorliegen (s. auch Abb. 1). Ist der Antikörperbefund im frühen Serum negativ, im späteren positiv, spricht man von einer *Serokonversion*, die in den meisten Fällen eine frische entsprechende Infektion beweist. Steigt der Titer von einem niedrigen auf einen hohen Wert an, so ist das Ausmaß dieses Anstiegs entscheidend dafür, ob er signifikant, d. h. beweisend für eine frische Infektion ist. Mit den klassischen Verfahren der *Komplementbindungsreaktion (KBR)*, des *Hämagglutinationshemmtestes (HHT)*, des *Neutralisationstestes (NT)* und mit allen anderen Verfahren, in denen der Titer durch das Austesten einer Serumverdünnungsreihe in Zweierschritten bestimmt wird, muß der Titer mindestens auf das Vierfache ansteigen. Selbst ein solcher *Titeranstieg* ist aber nur dann *signifikant*, wenn das frühe und das späte Serum im gleichen Testansatz untersucht worden sind, da die unvermeidliche Fehlerbreite der genannten Methoden mindestens eine Titerstufe, d. h. eine Zweiverdünnung, beträgt.

Angenommen, das frühe und das späte Serum besitzen beide einen Titer von 1:16, werden getrennt getestet, und das frühe Serum erbringt den Titer von 1:8, das späte Serum den Titer von 1:32, kann eine frische Infektion vorgetäuscht werden, weil der erste Test insgesamt zu niedrig, der zweite Test insgesamt zu hoch ausgefallen ist. Laboratorien, die Diagnosen mit den genannten Methoden stellen, müssen deshalb das zuerst eingesandte Serum aufheben, bis das Spätserum eintrifft, um dann beide gemeinsam zu testen.

Der Nachteil der Antikörperdiagnose mit Hilfe eines *Serumpaares* ist, daß frühestens nach Eintreffen des Zweitserums eine Diagnose gestellt werden kann, d. h. für die meisten Virosen ca. 14 Tage nach Erkrankungsbeginn. Oft ist die genaue Diagnose zu diesem Zeitpunkt für den Arzt und seinen Patienten nur noch von untergeordnetem Interesse. Die Antikörperdiagnostik wird deshalb mehr und mehr auf ein Verfahren umgestellt, das eine frühzeitigere Diagnose ermöglicht. Man testet dabei auf eine besondere Untergruppe virusspezifischer Antikörper, nämlich solche der IgM Klasse. Diese Antikörper vom IgM-Typ werden im allgemeinen etwas früher im Krankheitsverlauf nachweisbar als die Hauptgruppe der Antikörper (Typ IgG). Für die Diagnostik entscheidend ist aber, daß sie, je nach der Empfindlichkeit der Testmethode, zwischen drei und sechs Monaten nach dem Beginn der entsprechenden Virose in fast allen Fällen wieder unter die Nachweisgrenze absinken. Das bedeutet nämlich umgekehrt, daß ein eindeutiger Nachweis *virusspezifischer IgM-Antikörper* ein Beweis dafür ist, daß die entsprechende Infektion höchstens drei bis sechs Monate zurückliegen kann, bzw. daß eine aktuelle Symptomatik sehr wahrscheinlich durch das Virus hervorgerufen ist, gegen das die IgM-Antikörper nachweisbar sind. Mit dieser Methode läßt sich schon relativ früh im Krankheitsverlauf die Ätiologie einer Virose im Labor aufklären. Man braucht nicht auf eine Blutprobe aus der Rekonvaleszenzphase zu warten. Die Zeit vom Erkrankungsbeginn bis zur Diagnosestellung ist also mit dem IgM-Nachweisverfahren wesentlich kürzer als mit dem Titeranstiegsverfahren. Leider ist die Methodik des IgM-Nachweises noch nicht für alle Virusinfektionen gut etabliert.

Virologie

Aufbau und Vermehrung von Viren

Stellt man sich ein Bakterium so groß wie eine Banane vor, so hätte ein Virus relativ dazu etwa die Größe einer Erbse (und eine menschliche Zelle etwa die eines Kühlschrankes). Während im Bakterium noch eine Ausstattung Platz hat, die es ihm ermöglicht, sich selbständig aus seiner Umgebung zu ernähren und sich zu teilen, fehlt dem viel kleineren Virus nahezu alles, was dazu nötig wäre. Anders ausgedrückt: Viren haben keinen eigenen Stoffwechsel und können dementsprechend auch selbst nicht die Energie gewinnen, die sie zum Aufbau neuer Virusbestandteile bräuchten. Die Virusvermehrung geschieht deshalb ausschließlich innerhalb lebender Bakterien oder höherer Zellen (Pflanzen, Tiere), die nicht nur die chemischen Bausteine, sondern auch die Energie und fast die gesamte „Maschinerie" für die Vermehrung der Viren zur Verfügung stellen müssen. Dabei gilt im wesentlichen, daß die Virusvermehrung innerhalb der Zelle um so komplizierter ist, je größer und damit komplexer aufgebaut das entsprechende Virus ist. Insgesamt gesehen läuft die Virusvermehrung aber immer nach dem gleichen Schema ab. Das freie Virus (= Virion, Viruspartikel) lagert sich an eine infizierbare Zelle an *(Adsorption)*, dringt durch die äußere Umhüllung der Zelle entweder als ganzes ein oder bewerkstelligt zumindest das Eindringen des eigenen Erbgutes in die Zelle *(Penetration)*, in der es dann im weiteren Verlauf als Viruspartikel nicht mehr sichtbar ist, weil es sich in seine Bestandteile aufgelöst hat (Stadium der *Eklipse*). Das Erbgut des Virus (die Nukleinsäure) programmiert jetzt den Syntheseapparat der infizierten Zelle um auf Produktion von Virusmakromolekülen. Je nach Virus laufen dabei die zelleigenen Stoffwechselschritte ganz oder teilweise weiter ab. Im Extremfall wird jedoch die Synthese zellulärer Proteine ganz abgeschaltet. Dagegen werden jetzt in großen Mengen aus den Bausteinvorräten der Zelle Virusbestandteile zusammengesetzt. Wenn genügend davon hergestellt worden sind, lagern sie sich spontan zu neuen Partikeln zusammen (*Maturation* = Reifung) und werden schließlich von der Zelle freigesetzt. Dies kann geschehen, indem die Zelle platzt *(Lyse)*, kann aber auch durch einen Ausstülpungs- und Abschnürungsvorgang der Zellmembran geschehen *(Knospung)*, wobei die Zelle zunächst intakt bleibt. Die freigesetzten Viruspartikel können dann den Zyklus von vorn beginnen.

Die Bausteine, aus denen die Zelle die Makromoleküle der Viren zusammensetzt, würde sie ohne Virusinfektion zur Synthese ihrer eigenen Bestandteile benutzen. Wie man aber aus identischem Ausgangsmaterial Fertigteile einerseits für eine Hundehütte, andererseits für ein Mehrfamilienhaus machen könnte, unterscheiden sich auch die viralen „Fertigteile" = Makromoleküle von den zellulären. Gleiche Arten von Molekülen haben jedoch bei Viren und Zellen auch gleichartige Funktionen. So besteht das Erbgut (Genom) eines Virus wie das der Zelle aus Nukleinsäure, die wie diejenige der Zelle mit Proteinen (Eiweißstoffen) assoziiert ist. Die sogenannten *nackten Viren* bestehen nur aus diesen beiden Materialien. Andere haben zusätzlich eine *Lipidmembran* als äußere Umhüllung, die einer Membran der Wirtszelle entstammt. Sie wird vom Virus beim Knospungsvorgang erworben, ist mit virusspezifischen Proteinen bestückt und von zellulären Proteinen weitgehend befreit.

In den letzten etwa 30 Jahren hat man viel über die Virusvermehrung und den Aufbau der Viruspartikel gelernt. Das hat dazu geführt, daß man heute Gemeinsamkeiten bzw. Unterschiede in diesen Parametern zur Klassifizierung (Gruppeneinteilung) der Viren heranzieht und sie nicht mehr wie früher in z. B. neurotrope (das Nervensystem befallende), dermatotrope, viszerotrope usw. Viren einteilt. Besonders wichtige Merkmale sind dabei die Art und Größe der Nukleinsäure, die Art und Anzahl der Proteine und ob das Virion membranumhüllt ist oder nicht. Vom Partikelaufbau direkt abhängig ist natürlich die Größe: Die kleinsten Viren haben etwa 20 nm (Millionstel Millimeter), die größten etwa das Zehnfache als größte Ausdehnung.

Therapie und Prophylaxe der Virosen

Die Bakterien weisen in ihrem Stoffwechsel eine ganze Reihe von Unterschieden zum Stoffwechsel z. B. der menschlichen Zellen auf. Der Wirkungsmechanismus der antibiotischen Medikamente besteht darin, einen solchen Unterschied auszunutzen. Während so die therapeutisch genutzten Antibiotika einen bakteriellen Stoffwechselschritt stören, haben sie keinen oder nur einen geringen negativen Einfluß auf die menschliche Zelle. Aus dem vorigen Abschnitt geht nun hervor, daß die Situation bei den Viren grundsätzlich anders ist. Außerhalb der Zelle laufen im Viruspartikel keine chemischen Reaktionen ab, an denen antibiotikaanaloge Substanzen angreifen könnten. Innerhalb der Zelle ist es der umprogrammierte Zellstoffwechsel selbst, der für die Virusvermehrung sorgt. Ansatzpunkte für die Chemotherapie von Virusinfektionen können deshalb nur solche Reaktionen innerhalb der Zelle sein, die virusspezifisch ablaufen und deren Störung deshalb die Wirtszelle selbst nicht schädigen würde.

Um ein die Virusvermehrung hemmendes Medikament *(Virustatikum)* entwickeln zu können, muß man aus diesem Grunde den Vermehrungsmechanismus des jeweiligen Virus auf der Ebene der Moleküle sehr genau verstehen. Solche Detailkenntnisse konnten bisher nur in einigen Fällen in ausreichendem Maße erworben werden. Es ist dementsprechend nicht verwunderlich, daß die Chemotherapie der Virosen noch in ihren Anfängen steht. Das einzige neuerdings weithin angewendete und erfolgreiche Medikament ist eines zur Behandlung von HSV-Infektionen *(Acycloguanosin)*. Einige andere Stoffe, z. B. zur Behandlung von Pockenvirusinfektionen (Methisazon) oder der Influenza (Amantadin) haben aus verschiedenen Gründen bisher wenig Bedeutung erlangt.

Die Bekämpfung von Viruserkrankungen ist somit heute im wesentlichen noch eine Aufgabe der **Prophylaxe** (Vorsorge), d. h. hier der Verhinderung der Infektion. Dazu zählen zunächst die Maßnahmen der allgemeinen Hygiene, der Isolierung von Erkrankten, der Sterilisation von Ausscheidungen, Geräten und Räumen, die in anderen Kapiteln dieses Buches im Einzelnen abgehandelt werden. Hier soll nur eine für diesen Bereich interessante Besonderheit der Viren erwähnt werden, daß sie nämlich fast alle (Ausnahme: Pockenvirusgruppe) wesentlich empfindlicher gegen Umwelteinflüsse sind als die überwiegende Mehrzahl der Bakterien und Pilze. Sie verlieren ihre Infektiosität z. B. sehr schnell und unwiederbringlich, wenn sie trocken werden. Selbst in wässeriger Umgebung werden sie relativ schnell inaktiviert, und zwar umso schneller, je höheren Temperaturen sie ausgesetzt sind. Dies ist zum Teil auf Oxidation durch den Luftsauerstoff und zum Teil auf Abbau durch überall vorhandene Enzyme zurückzuführen. Entsprechend leicht lassen sich Viren auf Materialien jeder Art durch ziemlich alle *Desinfektionsmittel* „abtöten". Viren mit Lipidmembran verlieren ihre Infektiosität durch Lipidlösungsmittel wie z. B. Alkohol, alle sind sie oxidierenden Wirkstoffen wie Natriumhypochlorit (0,1% in Wasser) gegenüber hoch empfindlich. Jedes sachgerecht durchgeführte *Autoklavieren* inaktiviert u. a. auch alle Viren.

Im allgemeinen denkt man aber in der Virologie bei dem Stichwort Prophylaxe vor allem an eine vorsorgliche Immunisierung (= „**Impfung**"). Man unterscheidet dabei die *passive Immunisierung* (der Geimpfte bleibt passiv, er bekommt die fertigen Antikörper injiziert) und die *aktive Immunisierung* (der geimpfte Organismus muß selbst aktiv werden durch den Aufbau einer eigenen Immunantwort).

Die **passive Immunisierung** imitiert eine humorale Immunreaktion, die ja nur einen Teil der normalen Immunantwort darstellt (s. o.). Eine passive Immunisierung durch Verabreichung immunkompetenter Zellen, also der zellulären Immunität, ist aus verschiedenen Gründen wohl in näherer Zukunft nicht als Routinemaßnahme möglich.

Bei der **aktiven Immunisierung** dagegen reagiert der Geimpfte im Optimalfall sowohl mit einer humoralen als auch mit einer zellulären Immunantwort. Das kann wichtig sein, da die zelluläre Komponente für eine komplette Immunität bei einer Reihe von Erkrankungen (z. B. Masern) offenbar entscheidend ist.

Ein weiterer Nachteil der passiven Immunisierung ist ihre kurze Wirkungsdauer. Aus einem anderen Menschen stammende Antikörper haben im Organismus eine Halbwertzeit von ca. drei Wochen, man muß also mit sehr hohen Konzentrationen arbeiten, um einen länger dauernden Schutz, z. B. über drei Monate hin, zu erzielen.

Da heute zur passiven Immunisierung von Menschen nur noch von anderen Menschen stammende Antikörper verwendet werden, die in diesen durch eine Infektion oder entsprechende Impfung induziert worden waren, ist das Auftreten allergischer Reaktionen z. B. im Sinne der Serumkrankheit nicht mehr zu befürchten. Diese Komplikationen traten nur auf, als man noch in Tieren produzierte Antiseren zur passiven Immunisierung von Menschen verwandte, was heute in Deutschland völlig aufgegeben worden ist.

Der große Vorteil der passiven Immunisierung ist das sofortige Einsetzen der Schutzwirkung, während es nach einer aktiven Immunisierung mindestens 14 Tage bis drei Wochen dauert, bevor eine ausreichende Immunantwort aufgebaut worden ist. Sie besteht dann aber über Jahre bis Jahrzehnte in schützendem Maße fort. Oft kombiniert man die Vorteile der passiven und der aktiven Immunisierung, indem man beide gleichzeitig vornimmt *(Simultanimpfung)*. Der Impfling wird durch die verabreichten Antikörper sofort geschützt, während die eigene Immunantwort möglichst lückenlos im Anschluß die Schutzfunktion übernimmt. Bekannte Beispiele aus dem Bereich der Virologie sind die Tollwutprophylaxe nach Exposition und die Hepatitis B-Immunisierung von Neugeborenen infizierter Mütter bzw. von Personen, die sich evtl. auf andere Art (z. B. Nadelstich) infiziert haben.

Bei den aktiven Impfungen unterscheidet man die „Tot-" von der „Lebendimpfung". Bei der *Totimpfung* werden die immunisierenden Antigene in einer Form verabreicht, in der sie sich im Impfling nicht mehr vermehren können (Hepatitis B, Influenza, Tollwut, Zeckenencephalitis, Polio nach Salk, früher Masern). Bei der *Lebendimpfung* (Masern, Röteln, Mumps, Polio nach Sabin, Gelbfieber) wird das intakte Virus verabreicht, das sich im Geimpften vermehren soll. Man verwendet dazu *attenuierte* (abgeschwächte) Stämme, die zwar möglichst einen Infektionsverlauf im Körper wie das nicht abgeschwächte (Wild-) Virus verursachen und damit die Immunantwort optimal stimulieren, aber ihre pathogenen Eigenschaften möglichst vollständig verloren haben sollen. Im allgemeinen ist es so, daß tatsächlich die Lebendimpfung die bessere (Masern), zumindest aber länger anhaltende Immunität hervorruft.

Die Impfungen (passiv oder aktiv) sind nicht nur geeignet, im Einzelfall eine Erkrankung zu verhindern, sondern können auch zur Eindämmung von **Epidemien** Anwendung finden. Es ist beispielsweise übliches Vorgehen, ein ganzes Wohnquartier aktiv oral gegen Kinderlähmung zu impfen, wenn einzelne Fälle der Erkrankung dort aufgetreten sind. Das gleiche gilt für die passive Immunisierung bei der Hepatitis A. Analog geht man vor, wenn in einer Wohnstätte für geistig Behinderte oder ähnlichen Gruppen Hepatitis B auftritt.

Ausgewählte Beispiele für Hygieneprobleme durch Viren

Im Bereich der Krankenbetreuung erhebt sich in diesem Zusammenhang u. a. die Frage, inwieweit ein Patient für seine Umgebung infektiös ist. Bei der Beurteilung muß man natürlich den Infektionsmodus der jeweils infrage kommenden Viren berücksichtigen. Ganz entscheidend ist außerdem das Stadium der Erkrankung. Handelt es sich um *fäkal-orale Infektionen* wie bei den Enteroviren, zu denen auch das Hepatitis A Virus gehört, und den Gastroenteritisviren, ist natürlich fäkales Material die Hauptinfektionsquelle. Bei der Hepatitis A kommt als Besonderheit hinzu, daß mit Ausbruch der eigentlichen Erkrankung der Patient keine Viren mehr ausscheidet oder nur noch sehr wenig, während er in der Inkubationszeit normalerweise schon alle mit ihm in näherem Kontakt stehenden empfänglichen Personen infiziert hat.

Auf **Säuglingsstationen** wird oft nicht daran gedacht, daß die dort vorschriftsmäßigen Hygienevorkehrungen nicht nur dazu dienen, Infektionen der Säuglinge untereinander oder durch das Personal zu verhindern, sondern daß auch umgekehrt Rötelnvirus- oder Cytomegalievirus-infizierte Säuglinge eine sehr wirksame Ansteckungsquelle für das Personal darstellen können. Beide Viren werden in der Säuglingszeit vornehmlich im Urin, aber auch mit dem Speichel ausgeschieden.

Besondere Aufmerksamkeit verdienen die durch *Blut oder Blutprodukte* übertragbaren Infektionen: Die Hepatitis B, die Hepatitis non A non B und das erst seit 1981 bekannt gewordene AIDS. Da im Krankenhausbereich die äußere Körperoberfläche des Patienten ständig durchbrochen wird, und sei es nur zu Blutentnahmen, ist die Infektionsgefahr hier bekanntermaßen groß, vornehmlich in Bereichen wie **Dialyse** und **Intensivstationen.** Entscheidend wichtig ist es, daß soweit wie irgend möglich vermieden wird, daß auch nur winzigste Tröpfchen von Patientenblut bzw. -serum auf die Schleimhäute bzw. durch die Hautoberfläche anderer Personen gelangen. Eine kurze Rechnung mag zeigen, wie klein die Menge an Serum sein kann, die zur Infektion ausreicht. In einem Milliliter Serum eines Hepatitis B-Kranken können sich durchaus 100 Milliarden (10^{11}) infektiöse Viruspartikel befinden. Ein Mikroliter diesen Serums enthielte dann immer noch

100 Millionen (10^8) infektiöse Viruspartikel. Das bedeutet, daß ein mit Hepatitis B Virushaltigen Aerosolen benetzter Finger, der zum Ertasten der als nächstes zu punktierenden Vene benutzt wird, die Haut über dieser Vene so mit Hepatitis B Virus bedecken kann, daß die durchstechende Kanüle anschließend den Patienten infiziert.

Erfreulicherweise kann seit einigen Jahren die *Hepatitis B* durch eine rechtzeitige aktive Immunisierung so gut wie sicher verhindert werden. Ernsthafte Nebenwirkungen dieser Impfung sind bei inzwischen über einer Million Impfungen nicht bekannt geworden und auch von der Theorie her nicht zu erwarten. Die Impfung ist deshalb besonders für medizinisches Personal ausnahmslos dringend anzuraten. Da erfolgreich gegen HB Geimpfte dadurch natürlich nicht gegen die non A non B Hepatitiden geschützt sind, darf selbstverständlich das Bewußtsein des HB-Immunschutzes nicht zu nachlässigem Vorgehen verleiten.

Man sollte auch nicht vergessen, daß nicht nur der infizierte Patient seine Umgebung evtl. gefährdet, sondern daß auch etwa infiziertes Krankenbetreuungspersonal eine Gefahr für die Patienten darstellen kann. Es ist z. B. vorgekommen, daß eine in der Schwangerenberatung arbeitende Krankenschwester mehrere Schwangere mit Rötelnvirus infiziert hat. Die Konsequenz ist, daß besonders in solchen Abteilungen das Personal nachgewiesenermaßen (evtl. nach entsprechender Impfung) gegen *Röteln* immun sein muß.

Medizinische Parasitologie

H. Dennig

Einleitung

Die Disziplin der klinischen Parasitologie befaßt sich mit den Parasiten des Menschen, dem Krankheitsbild der Parasitosen sowie ihrer Prophylaxe und Behandlung.

Eine temporäre oder permanente Lebensgemeinschaft zwischen mehreren gleich- oder verschiedenartigen Individuen ist unter natürlichen Gegebenheiten bei Mensch, Tier und Pflanze weit verbreitet. Im Hinblick auf Beschaffenheit, Intensität und Lokalisation solcher symbiotischen Systeme entwickelten sich im Laufe der Zeit fachliche Begriffe, die zur Präzisierung parasitologischer Vorgänge unumgänglich wurden.

Unter **Parasitismus** und **Schmarotzertum** wird das Zusammenleben artverschiedener Partner verstanden, zum Nutzen des einen *(Parasit)* und zum Nachteil des anderen *(Wirt)*. Im allgemeinen ist dabei der Bestand beider gewährleistet. Der Parasit beeinträchtigt zwar seinen Wirt durch Entzug wichtiger Substanzen, ohne ihn jedoch lebensgefährlich zu schädigen. Störungen des biologischen Gleichgewichtes, beispielsweise durch zusätzliche Erkrankung, Verletzung, Unterernährung des Wirtes oder durch gravierende Verschlechterungen der Lebens-, Umwelt- oder hygienischen Bedingungen, können allerdings eine Streßsituation bewirken, in deren Gefolge es zur Massenvermehrung des Parasiten und u. U zur Zerstörung des Wirtes kommen kann. Ebenso sind Parasitenarten bekannt, bei denen gelegentlich schon ein einziges Exemplar zu lebensbedrohlichen Komplikationen beiträgt. Diesen Gegebenheiten entsprechend ist der **Parasit** als ein tierisches oder pflanzliches Lebewesen definiert, das sich in oder an einem Wirt aufhält, sich von dessen Körpersubstanz oder geformten Stoffen ernährt und gegebenenfalls klinische Krankheitserscheinungen verursacht. Parasiten, die ausschließlich auf Kosten eines Wirtes existieren, gehören zu den *obligaten,* andere, die lediglich für begrenzte Entwicklungsperioden wirtsabhängig sind, zur Gruppe der *fakultativen* Parasiten.

Ektoparasiten schmarotzen auf der Oberfläche, **Endoparasiten** in den Körperhöhlen, im Darm, den Organen oder im Blut des Wirtes. Nach der Dauer ihrer parasitären Lebensphase sind 3 Gruppen zu unterscheiden: *Permanente Parasiten,* die in allen aktiven Stadien auf oder in einem Wirt leben. Einige Arten, beispielsweise Zestoden, Plasmodien oder Filarien, sind hierbei einem Wirtwechsel unterworfen, andere Arten wie Läuse und Krätzmilben durchlaufen den gesamten Entwicklungszyklus am gleichen Wirt. *Temporäre Parasiten* benötigen den Wirt nur vorübergehend zur Nahrungsaufnahme. Zu dieser Gruppe gehören Stechmücken, Stechfliegen, Zecken, Flöhe, Wanzen u.a. *Periodische Parasiten* sind durch zwei unterschiedliche Entwicklungsphasen gekennzeichnet. Die jugendliche Entwicklungsform findet ihr Biotop im Freien, während der adulte Parasit an einen Wirt gebunden ist. Dies trifft vor allem bei den medizinisch wichtigen Saugwürmern zu, deren präinfektionale Larvenstadien im Erdreich oder im Wasser vorkommen. Diejenige Wirtstierart, die einem bestimmten Parasiten optimale Entwicklungs- und Vermehrungschancen gewährt, wird als **Hauptwirt** bezeichnet. Daneben kommen für verschiedene Parasitenspezies auch **Nebenwirte** in Frage, in denen die Entwicklung des betreffenden Parasiten zwar möglich ist, aber gehemmt und mit wesentlich ungünstigerem Resultat verläuft.

Zahlreiche Parasiten zeichnen sich durch einen **Wirtswechsel** aus. Im **Endwirt** findet die Entwicklung zur adulten, geschlechtsreifen Form statt, während sich im **Zwischenwirt** oder, bei entsprechenden Parasitenarten, in mehreren Zwischenwirten die jugendlichen Stadien entwickeln.

Neben der Beziehung von Wirt und Schmarotzer hat in der medizinischen Parasitologie auch der **Kommensalismus** seinen festen Platz. Hierbei handelt es sich um das gesetzmäßige Zusammenleben artverschiedener Organismen, ohne daß sich für das einzelne Mitglied des Verbandes ein ersichtlicher Nutzen ableitet. Demgegenüber verkörpert der **Mutualismus** ein symbiotisches System, das Vorteile für alle Partner beinhaltet.

Die morphologische und physiologische Wirtsanpassung eines Parasiten kann von unterschiedlicher Intensität sein. Bei *strenger Wirtsspezifität* erstreckt sich das **Wirtsspektrum** eines Parasiten (stenoxener P.) auf eine kleine, im allgemeinen nahe verwandte, bei *schwacher Wirtsspezifität* (oligoxener P.) auf eine weiterverwandte, größere Wirtsgruppe.

In zunehmendem Maße gewinnen auch **Hygieneschädlinge** medizinische Bedeutung. Hierbei handelt es sich um Tierarten, die zu einer mittelbaren Keimübertragung auf den Menschen fähig sind. Als wichtigste Vertreter dieser Gruppe sind Fliegen (Muscidae), Schaben (Blatella germanica, Blatta orientalis), Heimchen (Acheta domesticus) und Silberfischchen (Lepisma sacchaosina) zu nennen.

Aufgrund ihrer Lebens- und Vermehrungsgewohnheiten sowie ihrer meist synanthropen Lebensweise sind sie in der Lage, Keime aus dem Bereich ihrer Biotope – Müllkippen, Unrat, Fäkalien, Kanalisationssysteme u.a. – auf den Menschen, auf Nahrungsmittel oder auf das unmittelbare menschliche Umfeld zu übertragen. Hygieneschädlinge sind überall dort von Bedeutung, wo durch größere Menschenansammlungen – Massenquartiere, Heime, Krankenhäuser, Campingplätze – die gesteigerte Gefahr einer Keimverschleppung oder Keimeinschleppung besteht.

Übersicht über die medizinisch wichtigsten Parasiten

Die aus medizinischer Sicht am meisten interessierenden Parasiten werden Einzellern (Protozoa), parasitischen Würmern (Helminthes) und Gliederfüßern (Arthropoda) zugeordnet (Tabelle 1).

Die parasitischen **Protozoen** teilen sich ihrerseits in Wurzelfüßer (Rhizopoda), Geißeltiere (Flagellaten) und Sporentierchen (Sporozoa) auf, wobei letztere nach neuen taxonomischen Erkenntnissen unter dem Begriff Apicomplexa zusammengefaßt sind.

Bei **Helminthen** werden Saugwürmer (Trematoda), Bandwürmer (Cestoidea) und Fadenwürmer (Nematoda) unterschieden, während die parasitischen **Arthropoden** zu den Spinnentieren (Arachnida) und Insekten (Hexapoda) gehören.

Protozoa (Einzeller)

Allgemeines. P. sind Einzeller mit Eigenbewegung, geschlechtlicher oder ungeschlechtlicher Fortpflanzung und phagozytärer bzw. permeativer Nahrungsaufnahme.

Rhizopoda

Wurzelfüßer sind amorphe Einzeller, deren Lokomotion und Nahrungsaufnahme durch Vorstülpung des Zytoplasmas (Pseudopodien) charakterisiert sind.

Tabelle 1. Die medizinisch wichtigsten Parasiten

Einzeller (Protozoa)	Wurzelfüßer (Rhizopoda)	Parasitische Amöben
	Geißeltiere (Flagellata)	Trichomonaden; Lamblien; Trypanosomen; Leishmanien
	Sporentiere (Sporozoa)	Toxoplasmen; Hämosporidien
Parasitische Würmer (Helminthes)	Saugwürmer (Trematoda)	Asiatische Leber-, Darm-, Lungenegel; Pärchenegel
	Bandwürmer (Cestoda)	Rinderfinnen-, Schweinefinnen-, Hunde-, Fuchsbandwurm
	Fadenwürmer (Nematoda)	Spul-, Peitschen-, Maden-, Hakenwurm
Gliederfüßer (Arthropoda)	Spinnentiere (Arachnida)	Milben; Zecken
	Insekten (Hexapoda)	Wanzen; Flöhe; Läuse; Stech-, Sand-, Kriebelmücken; Tsetsefliegen; Raubwanzen

Ätiologie, Entwicklungszyklus, Morphologie

Entamoeba histolytica, der Erreger der **Amöbenruhr**, ist die wichtigste Vertreterin dieser Gruppe. Sie kommt vorwiegend in tropischen und subtropischen Gebieten vor und gewinnt mit wachsendem internationalen Tourismus zunehmend an Bedeutung.

Nach Aufnahme von Amöbenzysten in Verbindung mit mangelhafter Körperhygiene, kontaminierten Nahrungsmitteln (fäkaliengedüngtes Frischgemüse, Fliegen-bedingte Zystenübertragung auf Lebensmittel) oder durch verseuchtes Wasser, entwickeln sich apathogene, kommensale Trophozoiten (Minutaform), die sich im Dickdarm vermehren, enzystieren oder symptomlos mit dem Stuhl ausgeschieden werden. Unter bestimmten, die Wirtsresistenz vermindernden Voraussetzungen (bakterielle Einflüsse, klimatische und diätetische Veränderungen) wandelt sich die Minutaform zur pathogenen Magna- oder Gewebsform um, die nach Invasion der Darmwand zu schweren intra- und extratestinalen Schäden, wie Zellnekrosen, Organabszessen, Rektalgeschwüren und Amöbendysenterie führen kann. Beim akuten Verlauf der Amöbeninfektion kommt es neben der Zystenausscheidung auch zur Ausscheidung von vegetativen (beweglichen) Magnaformen.

Morphologie. *E. histolytica* weist in ihrem beweglichen Stadium eine kleinere und eine größere Form auf, die sich durch Lokalisation und Lebensweise deutlich voneinander unterscheiden. Die kleinere, harmlose Minutaform hat ihren Sitz im Darmlumen, die sich aus ihr entwickelnde größere Magnaform parasitiert in der Darmwand. Ausschließlich diese Form ist für das pathologische Bild der **Amöbiasis** verantwortlich. Morphologisch ist die Magnaform durch einen Kern mit streng zentral gelegenem Nucleolus gekennzeichnet. Häufig sind im Zytoplasma phagozytierte Erythrozyten erkennbar, die bei Minutaformen fehlen! Die Zyste von *E. histolytica* wird von einer deutlichen Membran umgeben. Ihrem jeweiligen Entwicklungsgrad entsprechend besitzt sie einen, zwei oder im ausgereiften Stadium vier Kerne. Daneben wird regelmäßig eine glykogenhaltige Vakuole unterschiedlicher Größe beobachtet.

Flagellata

Geißeltiere tragen zumindest während eines ihrer Entwicklungsstadien Flagellen, die der jeweiligen Spezies entsprechend schnelle, langsame, geradlinige oder rotierende Eigenbewegungen ermöglichen. Zur Formstabilisierung sind bei verschiedenen Flagellatenarten Stützelemente, sog. Achsenstäbe, ausgebildet. Die Parasiten kommen als Schmarotzer der Haut, des Blutes, der Gewebe, des Darmes und der Genitalorgane vor.

Ätiologie, Entwicklungszyklus, Morphologie. *Giardia intestinalis* (Syn. *Lamblia intestinalis, Giardia lamblia*) ist ein weltweit verbreiteter, vorwiegend in den Tropen und Subtropen vorkommender Darmflagellat. Die Infektion erfolgt oral durch Aufnahme von Zysten-kontaminierten Lebensmitteln oder fäkalverunreinigtem Wasser. Durch Epithelanhaftung siedelt sich der Parasit im Bereich des Dünndarms an.

Medizinische Parasitologie

Morphologie: *G. intestinalis* ist symmetrisch aufgebaut, dorsoventral abgeflacht (flunderförmig), birnenförmig, mit 2 gleichgroßen Kernen ausgestattet. Größe: 10–20 µm lang und 5–10 µm breit. Ventral findet sich eine nierenförmige Haftscheibe (Sauggrube), die zur Anheftung am Darmepithel dient. Darüber hinaus werden 8 freie Geißeln, ein den Körper durchziehender Achsenstab (Stützfibrille) und 2 meist dunkel angefärbte Parabasalkörper (Mediankörper) festgestellt. Die Vermehrung erfolgt durch längsverlaufende Zweiteilung.

Die Zyste (Ruhestadium), 10–14 × 7–10 µm, weist eine deutliche Zellwand und 2–4 polständige, nicht immer erkennbare Kerne auf. Geißelfibrille und Parabasalkörper sind nur an gut gelungenen, gefärbten Präparaten nachzuweisen.

Trichomonas vaginalis, weltweit verbreiteter Flagellat, der zur *Trichomoniasis* führen kann.

Morphologie: *T. vaginalis* (12 × 15–30 µm) ist birnenförmig, einkernig und weist ein spitzes Hinterende sowie 4 freie und eine Schleppgeißel mit undulierender Membran auf. Der Parasit wird von einem Achsenstab durchzogen, der am Zellende übersteht. Die Vermehrung erfolgt durch Zweiteilung, eine Zystenbildung fehlt.

Trypanosomen, Leishmanien

Die Trypanosomosen und Leishmaniosen des Menschen treten in tropischen und subtropischen Gebieten auf. Ihre Erreger gehören zu den Flagellaten und sind entsprechend der jeweiligen Spezies, permanent oder temporär begeißelt. Sie werden durch verschiedene Arthropodenarten übertragen, in denen sie sich vermehren.

Die durch *Trypanosoma rhodesiense* und *T. gambiense* verursachte **Schlafkrankheit** ist eine der wichtigsten Trypanosomeninfektionen. Sie wird durch Tsetsefliegen übertragen und kommt ausschließlich in tropischen Gebieten Afrikas vor. Als Reservoirtiere kommen Antilopen, Raubkatzen, Rinder u. a. in Frage. Die Gefahr der Übertragung von Schlafkrankheitserregern auf den Menschen muß in Gebieten mit großen Tieransammlungen, vor allem in Tierreservaten, besonders in Betracht gezogen werden.

Die **Chagas-Krankheit**, eine in Süd- und Mittelamerika weit verbreitete Infektionskrankheit wird durch *T. cruzi* verursacht und durch blutsaugende Raubwanzen übertragen.

Leishmaniosen werden durch 3 morphologisch ähnliche Parasiten verursacht: *Leishmania donovani*, Erreger der Kala-Azar; *L. tropica*, Erreger der Orientbeule; *L. braziliensis*, Erreger der amerikanischen Haut- und Schleimhaut-Leishmaniose.

Überträger sind Phlebotomenarten, kleine blutsaugende Mücken aus der Familie der Schmetterlingsmücken.

Sporozoa

Im Blut oder Gewebe parasitierende Einzeller ohne Eigenbewegung. Ausscheidung meist als Zyste (Oocyste) mit anschließender Teilung zu infektionsfähigen Sporozoiten. Entwicklung mit oder ohne Wirtswechsel.

Ätiologie, Entwicklungszyklus, Morphologie

Toxoplasma gondii, der Erreger der **Toxoplasmose**, kommt weltweit verbreitet bei der Katze, beim Menschen und zahlreichen Tierarten vor. Die Katze scheidet als spezifischer Wirt Zysten (Oocysten) im Kot aus, in denen sich nach Reifung im Freien Sporozysten mit infektionsfähigen Toxoplasmen (Sporozoiten) ausbilden. Nach oraler Aufnahme von *Toxoplasma*-infizierten Mäusen kommt es im Dünndarmepithel der Katze anfänglich zur ungeschlechtlichen, später zur geschlechtlichen Entwicklung mit folgender Zystenausscheidung (Oocysten) im Kot. Nur Katzen (Feliden) scheiden die infektionsfähigen Parasitenstadien aus! Im unspezifischen Zwischenwirt (Mensch, Haus-, Schlachttier, Geflügel, Wildtiere) findet im RES, in den Körperorganen und gelegentlich im ZNS eine Proliferations- oder Zystenphase statt, in deren Verlauf sich die Gewebszysten entwickeln. Diese beherbergen die sichelförmigen Einzelparasiten (etwa 7 µm) und verbleiben im Ruhestadium in der Muskulatur oder in den Zellen anderer Organsysteme. Die Infektion des Menschen erfolgt oral-fäkal durch Aufnahme von Oocysten aus dem Katzenkot (Fell, kontaminierte Kotstellen, Kindersandplätze u. a.) oder durch Verzehr von zystenhaltigem rohen oder halbgaren Fleisch (Tatar, „Hackepeter", Mett). Als weitere Infektionsmöglichkeit kommt während der Schwangerschaft von Erstinfizierten der diaplazentare Übertritt der Toxoplasmen von der Mutter auf den Foetus in Betracht *(intrauterine Infektion).* Die wichtigsten Vertreter der Hämosporidien sind die Erreger der **Malaria**, die durch 4 Plasmodienarten verursacht wird:

Plasmodium vivax (Malaria tertiana), *P. falciparum* (M. tropica), *P. malariae* (M. quartana), *P. ovale* (M. tertiana). Die Parasiten unterscheiden sich morphologisch deutlich im Blutstadium und durch die Form des jeweilig ausgelösten Krankheitsbildes. Die Mehrzahl der Malariafälle (ca. 95%) wird durch *P. falciparum* und *P. vivax* verursacht. Für die Mortalität der Malaria ist hauptsächlich letztere verantwortlich.

Die Infektion des Menschen erfolgt durch weibliche Stechmücken *(Anopheles* spp.). Die übertragenen Parasiten (Sporozoiten) dringen in Parenchymzellen der Leber ein (Gewebsinfektion), vermehren sich vegetativ (Schizogonie) zu ungeschlechtlichen Stadien (Merozoiten), die schließlich zur Invasion von Erythrozyten das Leberparenchym verlassen. Im Erythrozyten (Blutinfektion) kommt es durch Schizogonie zur Neubildung von Merozoiten, die nach Zerfall der Blutzelle wieder in rote Blutkörperchen eindringen. Dieser Vermehrungs- und Invasionsprozeß wiederholt sich in regelmäßigen Abständen und ist für den Fieberanfall des Wirtes verantwortlich. Einzelne Merozoiten bilden sich zu geschlechtlich differenzierten Gamonten um. Nach ihrer Aufnahme durch Stechmücken *(Wirtswechsel)* durchlaufen sie einen komplizierten geschlechtlichen und ungeschlechtlichen Vermehrungszyklus im Zwischenwirt, an dessen Ende sich die infektionsfähigen Plasmodien (Sporozoiten) in der Speicheldrüse festsetzen, um beim nächsten Saugakt dem menschlichen Körper eingeimpft zu werden.

Krankheitserscheinungen

Amöbiasis *(A. histolytica)*

Das klinische Bild der Amöbiasis tritt nach Befall des Dickdarmepithels mit Magnaformen auf. Im Anfangsstadium werden leichte, im fortgeschrittenen Stadium kolikartige Leibschmerzen beobachtet. Der Stuhl ist in diesen Fällen mit blutigem Schleim vermischt, dünnbreiig und häufig von himbeergeleeartiger Konsistenz und Farbe. Wäßrige Stühle sind selten. Bei der Rektoskopie fallen, dem jeweiligen Infektionsgrad entsprechend, kleinere oder größere, leicht blutende Geschwüre auf, die bei schwerer Erkrankung Ähnlichkeit mit dem Bild der Colitis ulcerosa haben. Als Komplikation kann die Bildung von Leberabszessen hinzukommen mit Fieber, Schmerzen im rechten Oberbauch und allgemeiner Abgeschlagenheit.

Giardiasis *(G. intestinalis)*

Der *Giardia*-Befall des Dünndarms verläuft im allgemeinen ohne klinische Symptome. Unter bestimmten Bedingungen (Verminderung der physischen Widerstandskraft u.ä.) kann *G. intestinalis* zu ausgeprägten Darmstörungen, abdominalen Schmerzen, Diarrhöen *(Lamblienruhr)* mit hellgelben, übelriechenden Stühlen oder Verstopfung führen. In jüngerer Zeit werden Lamblien vermehrt bei Tropenrückkehruntersuchungen nachgewiesen. Symptomlose Zystenausscheidung wird häufig beobachtet.

Trichomoniasis *(T. vaginalis)*

Die Übertragung des Parasiten erfolgt beim Geschlechtsverkehr mit einem infizierten Partner, seltener durch Schmierinfektion. Die Infektion kann symptomlos oder mit ausgeprägtem klinischen Bild verlaufen. Dabei steht beim Mann die akute Urethritis im Vordergrund, bei der Frau die Vaginitis. Im typischen Fall wird schaumiger Trichomonadenfluor festgestellt.

Toxoplasmose *(T. gondii)*

Die *erworbene Infektion* mit *T. gondii* verläuft bei Jugendlichen oder Erwachsenen meist symptomlos. Mehr als 50% der Bevölkerung waren mit dieser Form der Toxoplasmose konfrontiert. Bei klinisch apparenten Fällen kann das Erscheinungsbild gekennzeichnet sein durch Schwellung der Halslymphknoten, atypische fieberhafte Meningoenzephalitis, hohes Fieber, Leber-, Herz- und Lungenschäden. Die angeborene Form wird diaplazentar von der meist während der Schwangerschaft infizierten Mutter *(Erstinfektion)* auf den Foetus übertragen. Bei schweren Fällen wird in der Folge Tot-, Früh- oder Normalgeburt mit Hepatosplenomegalie-, Enzephalomeningitis, Krämpfen,

Hydro- oder Mikrozephalus oder Chorioretinitis beobachtet. (Literaturhinweis: 1, 5, 11, 12)

Malaria *(Plasmodien spp.)*

Eines der *Leitsymptome* ist neben Kopfschmerz das periodisch wechselnde Fieber (40-41 °C), das bei der Infektion mit *P. vivax* nach einer Inkubationszeit von ca. 2, bei *P. malariae* 3-6 und bei *P. falciparum* von 1-2 Wochen einsetzt. Bei Malaria tertiana *(P. vivax, P. ovale)* wiederholt sich der Fieberanfall an jedem 3., bei Malaria quartana *(P. malariae)* an jedem 4. Tag, während bei Malaria tropica *(P. falciparum)* Fieberattacken anfänglich M. tertiana-ähnlich, später unregelmäßig remittierend oder als Febris continua auftreten. Bei Überlagerung mehrerer Plasmodienpopulationen verändern sich die Fieberintervalle und erschweren den Erregerrückschluß. Das Krankheitsbild ist außerdem gekennzeichnet durch Schüttelfrost, Schweißausbruch, in schweren Fällen durch Hepato-, Splenomegalie, Nierenerkrankung, Herz-, Kreislaufbeschwerden (kardiale Form) und fortschreitende hämolytische Anämie. Bei Malaria tropica können als gefährlichste Symptome komatöse Zustände auftreten, bedingt durch Verstopfung der Gehirnkapillaren mit parasitierten Erythrozyten und Plasmodienpigment, Schwellung der Hirnhäute, Hirnödeme, Nekrosen und Hämorrhagien, häufig mit letaler Folge (M. cerebralis). Bei Malaria tertiana besteht Rezidivgefahr.

Labordiagnostik

Amöbiasis *(E. histolytica)*

Bei der *mikroskopischen Untersuchung* von Frischpräparaten (ungefärbt!) - Stuhlprobe, wenn möglich mit blutig schleimigen Flocken, Abszeßpunktat, Biopsiematerial - fallen Amöben durch kriechende Bewegungen auf. Die vegetative *E. histolytica*-Form (Magnaform) hat einen Durchmesser von etwa 20-30 μm und ist damit deutlich größer als die Minutaform (10-20 μm). Sie zeichnet sich durch ruckartige, schnelle Ausstülpungen der Pseudopodien aus. Phagozytierte Erythrozyten, die bei Minutaformen und den apathogenen Amöbenarten des Menschen stets fehlen, stellen sich im Nativpräparat als blaßgelbe Scheibchen im Zytoplasma dar. Zellkerne sind meist nicht erkennbar. Für die Amöben-Färbung kommen zahlreiche Farbsubstanzen und Färbemethoden in Betracht. Die Eisenhämatoxylin-Färbung (Heidenhain) ist die Methode der Wahl, da sie die Differenzierung des für *E. histolytica* charakteristischen Kerns und außerdem die Anfertigung von Dauerpräparaten zuläßt. Die Kernstruktur zeigt eine an der Innenseite der Kernmembran liegende Kette chromatischer Granula „Perlenrand") und einen kleinen, im allgemein zentral gelegenen Binnenkörper. Durch den Nachweis des typischen Kerns ist eine exakte Differenzierung gegenüber den anderen harmlosen darmbewohnenden Amöben des Menschen, *Entamoeba hartmanni, E. coli, Endolimax nana, Dientamoeba fragilis* und *Jodamoeba bütschlii*, möglich.

Zysten von *E. histolytica* weisen eine deutliche Membran und bis zu 4 Kerne mit der charakteristischen Struktur auf.

Zur schnellen Orientierung können *Anreicherungsverfahren* angewandt werden. Bewährt hat sich das M.I.F.C. (2). Spezielle Kulturmethoden des Parasiten spielen für die Diagnostik ebenfalls eine gewisse Rolle. Auch immunologische Verfahren finden bei der Amöbendiagnostik Verwendung. Der *Antikörpertiternachweis* ist z.B. zur Erkennung von Amöbenabszessen die Methodik der Wahl, da ein direkter Parasitennachweis im allgemeinen sehr schwierig ist. Es empfiehlt sich hierbei Kombinationsverfahren anzuwenden, beispielsweise ELISA, IHA, verbunden mit dem IFAT (7). Bei der akuten Amöbeninfektion hat dagegen die Immundiagnostik in erster Linie eine Hinweisfunktion, zur endgültigen Abklärung eines Falles müssen der direkte Parasitennachweis und das klinische Bild einbezogen werden.

Giardiasis *(G. intestinalis)*

Der Nachweis erfolgt mikroskopisch, vorwiegend in Stuhlproben, gelegentlich im Duodenalsaft. In dysenterischen Fäzes kommen häufig vegetative Stadien vor, die sich im Nativpräparat (evtl. versetzt mit physiologischer NaCl-Lösung) durch charakteristische Rollbewegungen auszeichnen. Bei gefärbten Zystenpräparaten stellt sich die Zystenwand meist als scheinbar ovaler, freier Raum um den Zysteninhalt dar.

Färbungsmethoden: Eisenhämatoxylin-, Jodfärbung.

Zystenanreicherung: Verschiedene Flotationsmethoden.
Kulturverfahren: Spezielle Nährsubstrate.
Literaturhinweis: 2, 3.

Trichomoniasis *(T. vaginalis)*

Diagnose: Mikroskopische Nativuntersuchungen von ausschließlich frischen Materialproben (Scheiden-, Urethralsekret oder Urin) bei starker Abblendung, wenn möglich im Dunkelfeld. Der Parasit ist wenig stabil und gegenüber Austrocknung sehr empfindlich. *T. vaginalis* fällt durch ruckartige, stoßende Bewegungen, die Geißelanordnung und seine charakteristische Form auf. Für fixiertes Material (Ausstrichpräparate) ist die Giemsa-Färbung die Methode der Wahl. Züchtung auf verschiedenen Trockennährböden.

Toxoplasmose *(T. gondii)*

Der direkte mikroskopische Parasitennachweis gelingt selten, indirekte *immundiagnostische Verfahren* haben den Vorrang. Als bewährte Methoden sind zu nennen: Der sehr spezifische Sabin-Feldman-Test (SFT), die häufig angewandte indirekte Immunofluoreszenz (IFAT) und der Double Sandwich IgM - Enzyme linked Immunosorbent Assay (DS-IgM-ELISA) (7).

Malaria *(Plasmodien spp.)*

Die sichere Erkennung der Malaria ist ausschließlich durch den mikroskopischen Nachweis möglich. Klinische Erscheinungen oder positive serodiagnostische Reaktionen können als wichtige Hinweise auf eine bestehende oder abklingende Infektion gewertet werden, sie stellen jedoch keinen Ersatz für den parasitologischen, mikroskopischen Untersuchungsgang dar.

Die Untersuchung erfolgt am gefärbten Blutausstrich oder durch Anreicherung im gefärbten dicken Tropfen (Giemsa). Die Blutentnahme sollte bei M. tertiana und M. quartana kurz vor Beginn der Fieberphase, bei M. tropica am Ende des Fieberanfalles vorgenommen werden. Zur *Differenzierung* der verschiedenen *Plasmodienarten* sind folgende morphologische Charakteristika zu beachten:

P. vivax

Befallene Erythrozyten stets vergrößert, häufig mit feiner, roter Tüpfelung (Schüffnersche Tüpfelung). Siegelringformen [schmaler Plasmarand, ca. ⅔ des Erythrozytendurchmessers (junger Schizont], reife Schizonten in stark vergrößerten Erythrozyten, meist mit 12-24 kernhaltigen Tochterzellen (Merozoiten). Anhäufung bräunlicher Pigmentkörperchen. Große Gamonten mit exzentrischem (♀) oder zentralem Kern (♂).

P. malariae

Siegelringformen mit breitem Plasmarand und dickem Kern (junger Schizont). Halbausgereifte Schizonten in typischer Bandform. Ausgereifte Schizonten mit 6-12 Merozoiten „gänseblümchenförmig". Gamonten wie bei P. vivax, jedoch deutlich kleiner. Keine Schüffnersche Tüpfelung.

P. falciparum

Siegelringform klein (⅕ des Erythrozyten), häufig mit Doppelinfektionen. Charakteristische, große, bananenförmige Gamonten. Keine Tüpfelung. Befallene Erythrozyten nicht vergrößert. (Literaturhinweis: 2, 3, 11)

Tabelle 2. Chemotherapeutika zur Behandlung von Protozoen-Infektionen

Amoebiasis	*Metronidazol*	(Flagyl, Rhone/Poulenc) (Clont, Bayer)
Lambliasis	*Tinidazol*	(Simplotan, Pfister)
	Metronidazol	(Flagyl, Rhone/Poulenc) (Clont, Bayer)
	Ornidazol	(Tiberal, Roche)
Toxoplasmose	*Pyrimethamin*	(Daraprim, Wellcome)
	+ Sulfamethoxydiazin	(Durenat, Bayer/Schering)
Trichomoniasis	*Metronidazol*	(Clont, Bayer)
	Clotrimazol	(Canesten, Bayer)
Malaria	*Chloroquin*	(Resochin, Bayer)
	Sultadoxin	(Fansidar, Roche)
	+ Pyrimethamin	(Daraprim, Wellcome)

(Literaturhinweis: 7, 9, 11, 12)

Medizinische Parasitologie

Helminthes (Würmer)

Unter diesem Begriff werden parasitische Würmer von Mensch und Tier zusammengefaßt, die in der Medizin und Tiermedizin eine überragende Bedeutung als Krankheitserreger haben. Ihrer Morphologie entsprechend werden sie wie folgt unterteilt: Bandwürmer (Cestoda), Saugwürmer (Trematoda) und Fadenwürmer (Nematoda) (vergl. Tab. 3).

Cestoda, Trematoda

Allgemeines

Band- und Saugwürmer (Egel) gehören zu den Plattwürmern (Plathelminthes). Der Bandwurm erreicht, je nach Artzugehörigkeit, eine Länge bis zu 20 m. Er parasitiert im Darmsystem von Vertebraten. Ein eigener Darm fehlt, die Aufnahme verflüssigter Nahrung vollzieht sich durch Absorption über die Körperoberfläche. Die Entwicklung ist stets mit Wirtswechsel verbunden.

Morphologisch sind Bandwürmer in den mit Haftorganen ausgestatteten Kopfabschnitt (Scolex) und die Gliederkette (Strobila) unterteilt. Die einzelnen Segmente (Proglottide) sind mit einem männlichen und weiblichen Geschlechtsapparat ausgestattet (Zwitter). Dabei kann die Uterusform diagnostisch als artspezifisches Charakteristikum angesehen werden. In den graviden Endproglottiden findet die Befruchtung der Eier statt, die nach Zerfall des Segmentes einzeln oder nach Ablösung der Proglottide zusammen mit dieser fäkal ausgeschieden werden. Die Eier sind abgerundet, dickschalig und mit mehreren Membranen umgeben. Eine mit Radiärstrukturen versehene Embryophore umschließt die mit 3 Hakenpaaren ausgestattete Larve (Oncosphaera).

Nach ihrer oralen Aufnahme durch den Zwischenwirt verläßt sie im Darm das Ei, durchdringt mit Hilfe der Embryonalhäkchen die Darmwand und gelangt lympho- oder hämatogen in die Skelettmuskulatur oder andere Organe. Nach mehrmonatiger Entwicklung entsteht die Finne *(Cysticercus, Echinococcus)*, eine flüssigkeitsgefüllte, unterschiedlich große Blase mit einer nach innen gestülpten Scolex-Anlage. Nach oraler Aufnahme entwickelt sich aus der Finne im Endwirt der adulte Bandwurm.

Trematoden zeichnen sich neben einem ungegliederten, abgeplatteten, oval-lanzettförmigen Körper durch Mund- und Bauchsaugnäpfe, den blindendenden Gabeldarm sowie – mit Ausnahme der Schistosoma spp. – einem hermaphroditen Geschlechtsapparat aus. Die Entwicklung verläuft ausnahmslos über die Wasserschnecke als 1. Zwischenwirt. Einige Saugwurmarten benötigen zusätzlich Krebstiere oder Fische als 2. Zwischenwirt. Im Trematodenei bildet sich die bewegliche, frei schwimmende Wimpernlarve (Miracidium) aus, die sich in der Schnecke über verschiedene weitere Larvenstadien (Sporozyste, Redie) zur Zerkarie umwandelt. Diese besitzt einen Ruderschwanz, 2 Saugnäpfe und einen Bohrmechanismus (Bohrdrüsen), mit dessen Hilfe sie aktiv die Haut des Endwirtes (Mensch) durchbohrt. Bei Trematoden mit zweiwirtigem Entwicklungsgang befallen die Zerkarien Fische oder Krebstiere. In Form enzystierter Metazerkarien werden sie vom Menschen in ungenügend gekochter oder roher Nahrung („Meeresfrüchte") aufgenommen und führen artspezifisch zum Befall des Darmes, der Lunge oder der Leber *(Clonor-*

Tabelle 3. Morphologische Charakteristika verschiedener Wurmgruppen

Wurmgruppe	Körperstruktur	Form
Fadenwürmer (Nematoda)	Ungegliederter Körper; ausgebildeter Darmkanal; Mundöffnung und Anus; getrennt geschlechtlich	Körper drehrund
Bandwürmer (Cestoda)	Körper in Kopf (Scolex) und Segmente (Proglottiden) gegliedert; einzelne Proglottide besitzt hermaphroditen Geschlechtsapparat (Zwitter); Mundöffnung, Darm und Anus fehlen	Körper dorsoventral abgeflacht
Saugwürmer (Trematoda)	Ungegliederte Körper; 2 Saugnäpfe; zwittriger Geschlechtsapparat (Ausnahme: Schistosoma spp.); Mundöffnung vorhanden; blindendender Darm; kein Anus	Körper dorsoventral abgeflacht

chis, *Opisthorchis, Fasciolopsis, Paragonimus* spp.).

Cestoda

Wegen ihrer besonderen klinischen Bedeutung für den Menschen werden im folgenden 4 kosmopolitische Bandwurmarten abgehandelt: *Taenia saginata* und *Taenia solium* sowie *Echinococcus granulosus* und *Echinococcus multilocularis*.

Ätiologie, Entwicklungszyklus, Morphologie. *T. saginata* (Rinderfinnenbandwurm) hat in Deutschland eine größere Verbreitung als *T. solium* (Schweinefinnenbandwurm). Beide Arten durchlaufen einen *Wirtswechsel* zwischen *Mensch - Wiederkäuer (T. saginata)* bzw. Mensch - Schwein *(T. solium).* Die Entwicklung zum adulten Wurm findet ausschließlich im Menschen statt, während vor allem das Rind und das Schwein als Zwischenwirt fungieren.

Die Infektion des Menschen erfolgt durch Verzehr von rohem oder ungenügend erhitztem, fleischbeschaulich mangelhaft geprüftem finnenhaltigem Rind- oder Schweinefleisch (Tatar, Mett, „Hackepeter", Grilladen u. ä.). Aus den Finnen - Cysticercus bovis *(T. saginata)* bzw. Cysticercus cellulosae *(T. solium)* - entwickelt sich im Dünndarm die jeweilige, nach etwa 3 Monaten ausgewachsene Bandwurmart.

Taenia saginata erreicht dabei eine Gesamtlänge von 6-10 m, *T. solium* von 4-6 m. Der Scolex ist bei ersterer mit 4 Saugnäpfen, bei der zweiten Art mit 4 Saugnäpfen und einem doppelten Hakenkranz ausgestattet, mit deren Hilfe sich der Wurm am Darmepithel anhaftet. Die Gliederkette besteht beim Rinderfinnenbandwurm aus 1500-2000, beim Schweinefinnenbandwurm aus 400-1000 Segmenten. Die bei *T. saginata* bis zu 150 000 Eier enthaltenden Endproglottiden werden nach Abtrennung mit dem Stuhl ausgeschieden oder verlassen spontan durch peristaltische Eigenbewegungen das Rektum. Die kontraktile Kriechbewegung kann mehrere Stunden anhalten. Nach Proglottidenzerfall im Darm kommt es auch zur Ausscheidung von einzelnen Eiern. Bei *T. solium* werden die graviden Proglottiden passiv mit den Fäzes abgegeben. Eine Eigenbewegung ist kaum ausgebildet. Nach oraler Aufnahme der Eier oder der Proglottiden in toto schlüpft im Dünndarm des Zwischenwirtes die Oncosphaere, die nach Penetration der Darmwand hämatogen oder lymphogen bevorzugt in die Skelettmuskulatur einwandert. Nach etwa 3-4 Monaten entwickelt sich die Oncosphaere zur invasionsfähigen Finne. Gelegentlich kann der Mensch nach Aufnahme von T. solium-Eiern (kontaminierte Nahrung, Autoinfektion) zum Finnenträger (Cysticercus cellulosae) werden und damit an **Zystizerkose** erkranken.

Durch die Larvenstadien der in Fleischfressern parasitierenden Bandwürmer *Echinococcus granulosus* und *Echinococcus multilocularis* wird die **Echinokokkose** des Menschen verursacht. In Deutschland ist das Vorkommen von *E. multilocularis* (fünfgliedrig) lokal auf bestimmte Gebiete Süd- und Südwestdeutschlands begrenzt, während *E. granulosus* (dreigliedrig) keine bevorzugte geographische Lokalisation aufweist.

Beide Bandwurmarten, ihre Länge beträgt maximal 3,5 bzw. 6 mm, sind zweiwirtig. *E. granulosus* ist gekennzeichnet durch einen *Wirtswechsel* zwischen Hund (hauptsächlicher Endwirt) und Schaf, seltener Rind und Schwein; *E. multilocularis* zwischen Fuchs (wichtigster Endwirt) und Mäusen. Menschen kommen als gelegentliche Zwischenwirte ebenfalls in Frage.

Die Infektion erfolgt durch orale Aufnahme von Bandwurmeiern mit kontaminierter Nahrung (Waldbeeren, Waldkräuter) oder bei mangelnder Körperhygiene durch intensiven Kontakt vor allem von mit Bandwurm befallenen Hunden. Die im Magen oder Dünndarm freiwerdenden Oncosphaeren breiten sich nach Penetration der Darmwand hämatogen vorwiegend in der Leber, aber auch in anderen Organsystemen aus. Die Oncosphaere entwickelt sich allmählich zur umfangreichen Finne, die bei *E. granulosus* als Echinococcus cysticus oder E. hydatidosus, bei *E. multilocularis* als Echinococcus alveolaris bezeichnet wird.

E. hydatidosus, die bis fußballgroße, blasige, mit Flüssigkeit gefüllte Finne *(Hydatide)*, kann Hunderttausende von infektionsfähigen Bandwurmköpfchen (Protoscolices) enthalten, die sich nach Platzen der Hydatide in Zusammenhang mit Laparotomie, Laparoskopie, Leberblindpunktion, traumatischer Einwirkung von außen u. ä. im gleichen Wirt zu neuen Zysten entwickeln können. E. alveolaris wächst weniger zu einer hohlräumigen Blase als vielmehr zu einem verzweigten, proliferativen Schlauchsystem aus, das tumorartig die befallenen Organe infiltriert. (Literaturhinweis: 1, 4, 14)

Trematoda

Humanmedizinisch sind 4 Trematodenarten von Bedeutung: *Schistosoma haematobium, S. mansoni, S. japonicum* und *S. intercalatum*. Mit ca. 200 Millionen befallener Menschen sind sie als Erreger einer der verbreitetsten und gefährlichsten Helminthosen anzusehen.

Die adulten Schistosomen (Pärchenegel) parasitieren in der Pfortader, im Venenbereich der Blase (*S. haematobium*) oder des Dick- und Enddarms, wo sie die Eier ablegen. Nach Penetration der Gefäßkapillaren mit Hilfe des dornartigen Anhangs gelangen die Eier in das Blasen- bzw. Darmlumen, aus dem sie mit dem Urin oder den Faezes ausgeschieden werden. Der weitere Zyklus verläuft im Wasser über das Miracidium und die Larvenentwicklung in der Schnecke. Die Infektion des Menschen erfolgt durch die ca. 0,5 mm lange Gabelschwanzzerkarie. Sie durchbohrt die Haut, verliert den Ruderschwanz und erreicht über die Körpervenen das Herz, Lunge und Lungenarterie. Nach weiterer Wanderung innerhalb der Blutgefäße gelangt sie in das Pfortadersystem, in dem sich die Larve zum geschlechtsreifen, 6–20 mm langen Wurm entwickelt. Nach Anheftung des weiblichen Wurms in der Ventralfalte des Männchens (lebenslang) kommt es zur Kopulation und nach Befall des vesikalen und mesenterialen Venenkomplexes zur Eiablage.

Die vorwiegend auf Asien beschränkten *Clonorchis-, Opisthorchis-, Fasciolopsis-* und *Paragonimus*arten (Leber-, Darm-, Lungenegel) sind in ihren Ursprungsländern von teilweise großer medizinischer Bedeutung. In Europa werden sie zuweilen als Tourismus-importierte Parasiten diagnostiziert. (Literaturhinw.: 11, 12)

Nematoda

Allgemeines. Nematoden haben von allen parasitischen Würmern die wurmähnlichste Gestalt. Bei fehlender Segmentierung sind sie zylindrisch, mit zugespitztem Vorder- bzw. Hinterende, haben Mund- und Analöffnungen sowie einen kompletten Verdauungsapparat. Sie sind von einer milchig-weißen Cuticula umgeben und getrenntgeschlechtlich. Männliche sind meist deutlich kleiner als weibliche Würmer. Ihre Entwicklung umfaßt die Eiphase, 4 Larvenstadien und den adulten Lebensabschnitt.

Entsprechend der jeweiligen Spezies entwickeln sich Nematoden ohne (monoxen) oder mit Wirtswechsel (heteroxen). Im ersten Fall verbleiben die Larven im abgesetzten Ei, um fäkaloral vom Menschen aufgenommen zu werden. Im zweiten Fall schlüpfen aus der Eihülle freilebende und -bewegliche Larven, die nach Beendigung dieser Entwicklungsphase perkutan den Wirt befallen. Bei heteroxenen Fadenwürmern fungieren als Zwischenwirte verschiedene Insektenarten oder Wasserkrebschen. Durch ihre akzidentelle orale Aufnahme gelangen die Larven in den Menschen, in dem sie zu geschlechtsreifen Würmern heranwachsen.

Das Vorkommen fäkal-oral übertragener Nematoden ist kosmopolitisch, bevorzugt in Ländern mit niedrigem hygienischen Standard. Wirtswechselnde Fadenwürmer treten hauptsächlich in tropischen und subtropischen Gebieten auf.

Nematoden werden in 2 Gruppen unterteilt: Erstere umfaßt die im Verdauungstrakt parasitierenden, die zweite Gruppe die gewebsschädigenden Arten.

Ätiologie, Entwicklung, Morphologie. *Ascaris lumbricoides* (Spulwurm) ist bei Menschen aller Altersklassen verbreitet. Die Infektion erfolgt durch orale Aufnahme von larvenhaltigen Eiern (fäkalgedüngte landwirtschaftliche Erzeugnisse, mangelnde Körperhygiene).

Die Wurmlarve verläßt im Dünndarm die Eihülle, durchdringt die Darmwand und gelangt hämatogen über Leber und Herz in die Lunge. Nach Übertritt in die Alveolen steigen die Larven über die Trachea zum Pharynx auf und werden schließlich etwa 10 Tage nach Beginn der Organwanderung abgeschluckt. Sie entwickeln sich im Dünndarm zu 20–40 cm langen, weißgrauen, bleistiftdicken Würmern. 2–3 Monate nach der oralen Eiaufnahme beginnt der weibliche Wurm mit der Eiablage. Der tägliche Ausstoß beträgt bis zu 200 000 Eiern. Die Lebensspanne adulter Würmer umfaßt 6–12 Monate. Die mit dem Faezes ausgeschiedenen derbwandigen, außerordentlich widerstandsfähigen Eier überleben unter günstigen Bedingungen mehrere Jahre.

Trichuris trichiura (Peitschenwurm) ist unter Bevorzugung feuchtwarmer Biotope weit verbreitet. Die Infektion des Menschen erfolgt unter ähnlichen Voraussetzungen wie bei Askariden durch orale Aufnahme larvenhaltiger Eier, die sich ohne Organwanderung im Blinddarm, seltener im Dickdarm zu geschlechtsreifen, etwa 3–5 cm langen Würmern entwickeln. Der adulte Peitschenwurm ist durch ein fadenähnliches, in die Darmschleimhaut eingebohrtes Vorder- und ein dickeres, herausragendes Hinterende gekennzeichnet. Als Nahrung wird enzymatisch abgebautes Epithelgewebe verwendet. Das Weibchen legt täglich etwa 3000–8000 Eier, die mit dem Stuhl ausgeschieden werden.

Enterobius vermicularis (Madenwurm) gehört zu den verbreitetsten intestinalen Wurmarten des Menschen, insbesondere des Kindes. Je schlechter die hygienischen Lebensbedingungen sind, desto intensiver kann es zur *Masseninfektion* von Populationskollektiven (Schulklassen, Kindergärten, Massenquartieren, Hospitälern u. ä.) kommen.

Nach oraler Aufnahme der Eier entwickeln sich die geschlechtsreifen Würmer im Enddarm. Die adulten, 2–5 mm langen Männchen sind durch ein eingerolltes Hinterende, die 9–12 mm langen Weibchen durch einen spitz auslaufenden Endteil (Pfriemschwanz) gekennzeichnet. Unter Auslösung starken Juckreizes kriechen die Weibchen vorwiegend während der Nacht aus dem After, um die klebrigen Eier im Analbereich anzuhaften. Schon nach wenigen Stunden sind diese invasionsfähig und werden häufig durch Selbstinfektion (ungewaschene Hände, kontaminierte Bettwäsche) aufgenommen.

Ancylostoma duodenale und *Necator americanus* sind die beiden gefährlichsten Vertreter der Hakenwürmer. Ihre medizinische Bedeutung ist erheblich. Trotz Intensivierung der sanitären Maßnahmen in den endemischen Gebieten dürften zum gegenwärtigen Zeitpunkt über 400 Millionen Menschen an **Ancylostomiasis** erkrankt sein. Das Verbreitungsgebiet erstreckt sich im wesentlichen auf die Tropen. *A. duodenale* ist auch im Mittelmeergebiet heimisch. Mit wachsender Touristik nahm der Prozentsatz infizierter Tropenrückkehrer deutlich zu.

Beide Wurmarten parasitieren bei hämophager Lebensweise im Dünndarm des Menschen. Mit Hilfe scharfer Mundwerkzeuge *(A. duodenale* 4 hakenartige Zähne; *N. americanus* 2 Schneideplatten) verletzen sie die Darmschleimhaut, um das austretende Blut abzusaugen. Täglich werden etwa 10 000 *(N. americanus)* bzw. 20 000 *(A. duodenale)* Eier mit dem Stuhl abgesetzt.

Die Infektion des Menschen erfolgt im Umfeld von Defäkationsstellen durch *perkutanes Eindringen* der Larven, insbesondere am ungeschützten Fuß und an den Beinen. Nach hämatogener Passage über das Herz zur Lunge gelangt die Larve über den Schlund in den Dünndarm, in dem sie sich innerhalb von 4–6 Wochen zum adulten, ca. 1 cm langen Wurm entwickelt. Bei der täglichen Blutaufnahme von annähernd 0,3 ml *(A. duodenale)* kann ein Massenbefall zu schwersten Krankheitserscheinungen führen. (Literaturhinweis: 1, 2, 5, 11, 12)

Klinische Symptome der Helminthosen

Der **Bandwurmbefall** (Taeniasis) des Menschen mit *T. saginata* und *T. solium* führt bei mäßiger Eosinophilie zu einem unspezifischen Krankheitsbild: Bauch- und Kopfschmerz, Übelkeit, Gewichtsverlust, Schwäche, Heißhunger, Schwindel, gelegentliche Verstopfung.

Das klinische Bild der **Echinokokkose** *(E. granulosus, E. multilocularis)* ist weitgehend unspezifisch und umfaßt wegen der Möglichkeit einer Vielzahl befallener Organe ein weitgespanntes Spektrum verschiedenartiger Krankheitserscheinungen.

Die **Zystizerkose** führt vor allem nach Invasion des ZNS zu lebensbedrohlichen Zuständen.

Bei leichtem **Egelbefall** der Leber und des Darmes *(Clonorchis, Opisthorchis, Fasciolopsis)* können unspezifische Symptome auftreten. Bei fortgeschrittenem Stadium und Massenbefall werden Leberzirrhose, Aszites und Ödembildung beobachtet. Bei der Lungeninfektion *(Paragonimus)* fallen bronchitische Prozesse, Zellinfiltrationen und Zystenbildung, verbunden mit Husten (Ausstoß von Sputum, Einachweis!), auf.

Bei der *Schistosomiasis* (**Bilharziose**) kann die starke und wiederholte Invasion von Zerkarien Dermatitis und unspezifische allergische Reaktionen verursachen. Schwere, nach dem Heranwachsen der Egel auftretende Krankheitserscheinungen sind vorwiegend durch toxische Stoffwechselprodukte der Parasiten und Schädigungen durch penetrierende oder hämatogen in andere Organe verschleppte Eier bedingt. Nach den hauptsächlichen Befallsorganen werden mehrere Formen der Schistosomiasis unterschieden:

Die *Urogenitalbilharziose (S. haematobium)* mit Schmerzen beim Harnabsatz, Hämaturie, Entzündung der Blasenschleimhaut, in komplizierten Fällen mit Abszeß- und Granulombildung (Pseudotuberkel), „Blasenkarzinom" sowie Schäden der Ureteren. Die *Dickdarmbilharziose (S. mansoni, S. japonicum,* gelegentlich *S. intercalatum* und *S. haematobium*) mit uncharakteristischen Symptomen bei leichten Fällen und ruhrartigen Diarrhöen, Darmgeschwüren und Darmgranulomen bei schwerer Erkrankung. Die *hepatolienale Bilharziose*, die gefährlichste Form der Schistosomiasis, die durch Eibefall der Leber und Milz zur massiven Vergrößerung dieser Organe, Leberzirrhose, hochgradiger Abmagerung, Aszites und Kreislaufschäden führen kann. Gelegentlich kommt es zur Zystenbildung im Gehirn, verursacht durch eingeschwemmte Eier.

Bei der **Ascariasis** *(A. lumbricoides)* kann es während der Lungeninvasion mit Spulwurmlarven zu toxisch-allergischen Reaktionen, Bronchitis und Lungeninfiltration (Tuberkulose-Verdacht!) kommen. Bei niedrigen Befallshöhen mit adulten Würmern treten im allgemeinen keine oder nur unspezifische Beschwerden (Leibschmerzen, Müdigkeit, Blässe, Übelkeit u.a.) auf. Schwere Krankheitserscheinungen, insbesondere bei Kindern, werden bei *Massenbefall* beobachtet: Kolikartige Schmerzen im Abdominalbereich, Nüchternerbrechen, Durchfälle (evtl. mit Beimischung von blutigem Schleim), Abmagerung sowie mechanische Störungen durch Verstopfung des Dünndarms (Ileus) oder der Gallen- und Pankreasgänge mit Spulwürmern. Als ernste Komplikation können Leberabszesse oder Darmperforationen vorkommen.

Die **Trichuriasis** *(T. trichiura)* zeichnet sich bei starkem Peitschenwurmbefall mit zeitweiligen Beschwerden in der rechten Unterbauchseite aus, die den Verdacht auf Appendizitis, für deren Auslösung der Wurm gelegentlich in Betracht kommt, nahelegt. Daneben werden Diarrhöe, Rektokolitis, Stuhldrang und in seltenen Fällen Analprolaps beobachtet.

Die **Enterobiasis** *(Enterobius vermicularis)* kommt bei Kindern häufiger als bei Erwachsenen vor. Bei starkem Befall werden als hauptsächliche Symptome beobachtet: Juckreiz und ekzematöse Entzündungen im Analbereich, abdominale Schmerzen, Tenesmen, Entzündungen des Mastdarmes, gelegentlich Madenwurm-Appendizitis.

Bei der **Ancylostomiasis** *(A. duodenale, N. americanus)* entstehen häufig an der Eintrittsstelle der Hakenwurmlarven an Füßen, Beinen und Händen sekundär infizierte Entzündungen, Pusteln, Juckreiz und Eryteme. Die bei starkem Befall durch adulte Würmer verursachten Schleimhaut-Läsionen des Dünndarms führen zu Magen-Darmbeschwerden, starken Schmerzen im Oberbauch, Völlegefühl und Erbrechen (Verdacht auf Gastritis oder Magengeschwür). Häufig wird Blut mit dem Stuhl ausgeschieden. In schweren Fällen entwickelt sich eine zunehmende Eisenmangelanämie mit Haut- und Schleimhautblässe, in deren Gefolge Kreislaufbeschwerden auftreten können. (Literaturhinweis: 1, 5, 11, 12, 14)

Labordiagnostik

Zum Nachweis von Helmintheneiern und -larven kommen mehrere *Anreicherungsmethoden* in Frage. Es werden 3 einfach auszuführende Standardtechniken empfohlen, mit denen Protozoenzysten und Wurmeier erfaßt werden (2):

M.I.F.C. (Merthiolate-Iodine-Formaldehyde-Concentration) für Protozoen und alle Wurmeier;

Flotationsmethode in einem Gemisch von Zinkchlorid- und Kochsalzlösung (220 g zu $Cl_2 + 210$ g $NaCl + 800$ ml H_2O) für Bandwurm- und Nematodeneier;

Sedimentationsverfahren in norm. H_2O für Trematodeneier und Wurmlarven.

Die **Taeniasis** *(T. saginata* und *T. solium)* wird koprologisch wie folgt differenziert:

Proglottiden von *T. saginata* und *T. solium* sind blaßgelb und mit etwa 20 × 7 mm bzw. 11 × 6 mm länger als breit. Frische *T. saginata*-Proglottiden fallen durch peristaltische Eigenbewegung auf. Die Uterusstruktur weist bei *T. saginata* auf jeder Seite 15–35, bei *T. solium* 7–12 Seitenäste auf. Eier sind nur nach selektiver Anfärbung unterscheidbar.

Da eine exakte Differenzierung der Proglottiden im Nativzustand nicht möglich ist, muß die Untersuchung des Uterus am gefärbten Präparat erfolgen. In der Praxis haben sich die Essigsäure-Karminfärbung nach Rausch und die Milchsäure-Karminfärbung nach Rukhadze und Blajin gut bewährt (2).

Abgetriebene Bandwürmer sollten unmittelbar nach abgeschlossener Therapie auf das Vorhandensein des Scolex überprüft werden, da beim Verbleib des Kopfes mit der Regeneration des Wurmes im Darm innerhalb weniger Wochen zu rechnen ist.

Bei der **Echinokokkose** ergeben die üblichen Laboruntersuchungen wenig charakteristische

Tabelle 4. Eier verschiedener Schistosomenarten

Spezies	Form	Stachel	Annähernde Größe (µm)	Deckel
S. haematobium	längs-oval	endständig	130	–
S. intercalatum	gestreckt-oval	endständig	170	–
S. mansoni	längs-oval	seitlich	150	–
S. japonicum	rund-oval	fehlt	90	–

Hinweise. Verläßliche Resultate vermitteln dagegen der indirekte Hämagglutinations-, der indirekte Immunofluoreszenz- sowie der ELISA-Test.

Schistosomiasis: Eine sichere Diagnose von *S. mansoni, S. japonicum, S. intercalatum* und ausnahmsweise von *S. haematobium* ist durch den Nachweis der charakteristischen Eier im Stuhl möglich (vergl. Tab. 4).

Bei der *S. haematobium*-Infektion werden die Eier in der letzten Urinportion nach Sedimentation (ca. 30 min.) oder Zentrifugation nachgewiesen. Bei wiederholt negativen Stuhlproben kann bioptisch entnommenes Schleimhautmaterial des Rektums bzw. der Blase mikroskopisch im Nativquetschpräparat auf das Vorkommen von Eiern geprüft werden.

Für die Immundiagnose werden verschiedene Techniken empfohlen (8).

Infektionen mit Darm-, Leber- und Lungenegel: Die typischen, gedeckelten Eier von *Chlonorchis-, Fasciolopsis-* und *Opisthorchis*arten werden im Stuhl nach Anreicherung nachgewiesen. Die in der Lunge parasitierenden *Paragonimus*arten scheiden die Eier über das Sputum aus. Der Einachweis erfolgt im frisch abgesetzten Sputum oder – sofern befallenes Sputum abgeschluckt wurde – im Stuhl (Morphologische Kennzeichen vergl. Tab. 5).

Enterobiasis *(E. vermicularis):* Eine Stuhluntersuchung hat im allgemeinen wenig Erfolg, da die Eier in der Analgegend (Ringfalte) angeheftet werden. Nachweis der Eier durch Klebeband-Methode. Eine transparente Klebefolie (10 × 5 cm) wird mit der Klebeseite gegen die Analregion gedrückt. Danach Aufkleben des Bandes auf einen Objektträger und Mikroskopie bei schwacher Vergrößerung. Charakteristische Eiform: Längs-oval, asymmetrisch (eine Seite abgeflacht), farblos, doppelt konturierte Schale. Im Inneren meist Larve vorhanden. Größe: ca. 25 × 55 µm.

Trichuriasis *(T. trichiura):* Eier im Stuhl nur spärlich vorhanden. Anreicherung (NaCl; M.I.F.C.). Typische Eiform: Zitronenförmig, gelb-braun, dicke Schale, 2 helle, polständige Schleimpropfen. Eizelle ungefurcht. Größe: ca. 50 × 25 µm.

Ascariasis *(A. lumbricoides):* Im allgemeinen Einachweis ohne Anreicherung möglich. Eier meist mit dicker, braun-gelber Schale, die eine charakteristische, gerunzelte Struktur aufweist. Größe: ca. 60 × 80 µm.

Ancylostomiasis *(A. duodenale, N. americanus):* Einachweis soll im frischen Stuhl durchgeführt werden, da nach kurzer Eientwicklung Verwechslungsgefahr mit anderen Nematodeneiern *(Trichostrongylus)* besteht. Eier der beiden Hakenwurmarten morphologisch nicht unterscheidbar! Sie sind oval, dünnschalig, nahezu farblos, durchsichtig, mit 2–8 Furchungszellen ausgestattet.

Tabelle 5. Eier von Darm-, Leber- und Lungenegel

Spezies	Größe µm (annähernd)	Deckel
Clonorchis sinensis	30 × 15	+
Fasciolopsis buski	140 × 80	+
Opisthorchis viverrini	30 × 15	+
Paragonimus westermani	80 × 50	+

Tabelle 6. Chemotherapeutika zur Behandlung von Helminthosen

Cestoden-Trematoden-infektionen	*Niclosamid* (Vomesan, Bayer) *Mebendazol* (Vermox, Janssen) *Praziquantel* (Biltricide, Bayer; Cesol, Merck)
Nematoden-infektionen	*Bephenium* (Alcopar, Wellcome) *Mebendazol* (Vermox, Janssen) *Piperazin* (Vermicopren, Merck; Tasnon, Tropon) *Pyrvinium* (Molerac, Parke-Davis) *Thiabendazol* (Minzolum, Sharp & Dohme)

(Literaturhinweis: 7, 8, 9)

Größe: *A. duodenale* etwa 60 × 40 μm, *N. americanus* 70 × 40 μm (Literaturhinweis: 2, 3, 10).

Arthropoda (Gliederfüßer)

Allgemeines

Arthropoden bilden den form- und artenreichsten Stamm des Tierreiches. Ihr Aufbau ist durch ein chitinöses Außenskelett, segmentierte Gliedmaßen, Kopf, Brust und Hinterleib (Abdomen) gekennzeichnet, wobei Kopf und Brust zum Kopf-Brustteil (Cephalothorax) verschmolzen sein können. Zu den Gliederfüßern gehören Krebs- und Spinnentiere (Arachnoidea) sowie Insekten (Hexapoda). Die Grundstruktur der Insekten zeichnet sich durch Kopf, Brustteil, Abdomen und 3 Beinpaare aus, die der Spinnentiere durch einen Cephalothorax und 4 Beinpaare (Larven zuweilen 3 Beinpaare). Die Atmung erfolgt durch Tracheen.

Parasitäre Spinnentiere (Arachnoidea)

Acarina (Milben, Zecken)

Milben, die medizinisch wichtigsten Vertreter der Arachnoidea, treten als Parasiten, Lästlinge, Krankheitserreger oder Krankheitsüberträger auf.

Die adulten Milben oder die Larvenstadien einiger Milbenarten befallen gelegentlich als *Ektoparasiten* den Menschen und verursachen unangenehme Hautreaktionen.

Die in den meisten Gebieten Europas vorkommende, freilebende, etwa 2 mm lange *Herbstgrasmilbe (Neotrombicula autumnalis)* legt im Frühsommer ihre Eier im Erdreich ab, aus denen im Hochsommer die sechsbeinigen, ektoparasitischen Larven schlüpfen. Zur Aufnahme von Körpergewebsflüssigkeit und aufgelösten Zellbestandteilen (kein Blut!) befallen die tagaktiven, etwa 0,1-0,2 mm langen Larven Kleinsäuger (Maus, Ratte, Igel, Kaninchen u.a.) oder den Menschen, sobald er mit in endemischen Gebieten häufig dicht mit Larven besetzten Pflanzen in Berührung kommt. Als Prädilektionsstellen kommen Arme, Beine, die Leistengegend und Stellen in Frage, an denen die Kleidung eng am Körper anliegt (Gummizüge, Gürtel u.ä.).

Krankheitserscheinungen: Um die Stichstelle *(N. autumnalis)* entwickelt sich unter starkem, langanhaltendem Juckreiz (evtl. mehrere Wochen) eine papulöse Dermatitis (Herbsterythem, Trombicularis, Trombidiose), die im Volksmund als „Herbstbeiße", „Erntekrätze" oder „Stachelbeerkrankheit" bezeichnet wird.

Die *rote Vogelmilbe (Dermanyssus gallinae)* kommt weitverbreitet beim Hausgeflügel, Wild- und vernachlässigten Ziervögeln oder verwilderten Tauben vor. Bei Kontakt mit infestierten Geflügelställen, Ziervögeln und ihren Käfigen, verwilderten Tauben und deren Nist- oder Ruheplätzen sowie verlassenen Vogelnestern und Nistkästen, kann der Ektoparasit auch den Menschen befallen. Nur die adulten, nachtaktiven, etwa 0,5-1,0 mm langen Milben saugen Blut. Die Stichwirkung ist ähnlich wie bei der Larven der Herbstgrasmilbe. Beide Milbenarten sind temporäre Ektoparasiten, die keine Krankheitserreger auf den Menschen übertragen!

Labordiagnostik: Mikroskopisch (schwache Vergrößerung). Konservierung der Milben in 75%igem Äthanol. Die Artbestimmung sollte von einem Fachmann vorgenommen werden.

Behandlung: Symptomatisch.

Die endoparasitären Milben (Sarcoptidae) kommen artspezifisch bei Mensch (Krätze) und Tier (Räude) vor. Sie graben in die Haut ihres Wirtes Bohrgänge (5-10 mm), in denen sie Nahrung aufnehmen (Gewebsflüssigkeit, aufgelöste Zellen) sowie Kot und Eier absetzen.

Sarcoptes scabiei ist der Erreger der *Krätze* des Menschen. Die Entwicklung des Parasiten verläuft ausschließlich auf dem Wirt. Die Übertragung erfolgt durch engen Kontakt mit befallenen Personen, eine indirekte Verschleppung (Kleidungsstücke, Bettwäsche u.a.) ist sehr selten. Die bevorzugten Hautpartien liegen zwischen den Fingern und am Handgelenk, darüber hinaus werden auch Fuß, Gesäß, Genitalien, Ellenbogen und die Brust befallen. Milben sind vorwiegend nachtaktiv.

Morphologisch zeichnet sich der etwa 0,3-0,5 mm lange Parasit durch einen ungegliederten, rundlichen Körper mit gerunzelter Oberfläche sowie 4 kurzen (Larven 3) kegelförmigen, gegliederten Beinpaaren mit Haftlappen und Borsten aus.

Krankheitserscheinungen: Hauptsächlichstes Krankheitssymptom ist der intensive Juckreiz, der erstmals ca. 30 Tage nach Befall und vorwiegend während der Nacht auftritt. Im weiteren Verlauf kommt es zur Exanthem-, Pustel-

und Krustenbildung, wobei häufiges Kratzen zusätzliche Hautläsionen (evtl. Superinfektionen) verursacht.

Labordiagnostik: Abgeschabtes Hautmaterial befallener Stellen wird in 10%iger Kalilauge mazeriert (120 min.) und mikroskopisch auf Larven oder adulte Milben untersucht.

Behandlung der Krätze: Auftragen einer 25%igen Emulsion von Benzylbenzoat und Abwaschen (warmes Wasser) nach 30 min. Eine Reihe gut wirksamer Schwefelverbindungen: Mitigal, Tetmosol; Insektizide: Hexachlorcyclohexan (1%).

Zecken können als große (5–15 mm) Milben angesehen werden mit charakteristischen Mundwerkzeugen (Capitulum), die sich im einzelnen aus dem rüsselartigen, mit Häkchen versehenen Hypostom und den seitlich anliegenden Pedipalpen zusammensetzen, spezifischen Sinnesorganen auf der Oberseite des 1. Beinpaares (Hallersches Organ) und einer derben, faltigen Haut (Kutikula). Als blutsaugende Ektoparasiten und Krankheitsüberträger spielen sie insbesondere in der tropischen Tiermedizin (Babesiose, Theileriose, Anaplasmose) eine erhebliche wirtschaftliche Rolle, aber auch aus humanmedizinischer Sicht haben sie als Lästlinge und Vektoren von Krankheitserregern eine große Bedeutung. Die Entwicklung zur adulten Zecke (Imago) verläuft über das Ei (Gelege stets im Boden abgesetzt), die sechsbeinige Larve und die achtbeinige Nymphe.

Bei einwirtigen Zecken findet, mit Ausnahme der Eiablage, der gesamte Entwicklungszyklus auf einem einzigen Wirtstier statt, das auch zur Häutung nicht verlassen wird. Bei zweiwirtigen Zecken parasitieren Larven und Nymphen auf demselben, die adulte Zecke auf einem anderen Wirt; bei dreiwirtigen suchen alle Entwicklungsstadien zur Blutmahlzeit einen neuen Wirt auf. Die Metamorphose von einem zum anderen Stadium wird jeweils durch eine Häutung eingeleitet. Die einzelnen Stadien vermögen Hungerpausen von Monaten bis Jahren zu überleben.

Aufgrund morphologischer Unterschiede werden Schild- (Ixodidae) und Lederzecken (Argasidae) unterschieden.

Bei *Schildzecken* befindet sich dorsal ein deutlich erkennbarer großer (Männchen) oder kleiner (Larven, Nymphen, adulte Weibchen) Rückenschild (Scutum), an der Vorderseite liegen die hervorstehenden Mundwerkzeuge (Capitulum). Die in Deutschland am häufigsten vertretene Schildzeckenart ist der dreiwirtige, gemeine *Holzbock (Ixodes ricinus)*. Seine Larven befallen kleine Säugetiere, Reptilien und bodenbrütende Vögel, die Nymphen nehmen größere Tierarten wie Kaninchen, Igel, Marder u. ä. an, während die geschlechtsreifen Zecken bevorzugt an Wild, großen Haustieren und am Menschen Blut saugen. Der Saugakt adulter Weibchen dauert 5–14 Tage, ihr Körperumfang vermehrt sich dabei auf Erbsengröße. Die kurz nach Beendigung der Blutmahlzeit ins Erdreich abgesetzten Gelege zählen ca. 2000–3000 Eier! Nach der Eiablage verendet die weibliche Schildzecke.

Bei *Lederzecken* (Argasidae) fehlt das Rückenschildchen. Die Mundwerkzeuge befinden sich an der Ventralseite des Körpers und sind von dorsal nicht zu erkennen. Die Körperoberfläche besteht aus einer faltigen, lederartigen und sehr dehnbaren Haut. Im Gegensatz zu Schildzecken, die sich bei der Nahrungsaufnahme tagelang am Wirt festsaugen, suchen die bewegungsaktiven Argasiden ihren Wirt meist während der Nacht zu der etwa 30–40 Minuten dauernden Blutmahlzeit auf, um danach in ihr Versteck zurückzukehren. Das Biotop der Lederzecke ist somit deutlich begrenzt und erstreckt sich im allgemeinen auf den Schlafplatz ihres Wirtes. Bei den hiesigen, vorwiegend an Geflügel parasitierenden Arten, kommen als Fundorte besonders Geflügelstallungen, Volieren, Vogelnester, Brutplätze verwilderter Tauben u. ä. in Frage. Gelegentlich, in Verbindung mit einer Massenvermehrung von Lederzecken oder beim Fehlen von Geflügel als natürliche Nahrungsquelle (verlassene Nester oder Brutplätze, aufgegebene Geflügelhaltung), dringen Lederzecken in Wohnbereiche ein und benützen den Menschen als Blutspender.

Im Gegensatz zu den Ixodiden stirbt das Lederzeckenweibchen nach der Eiablage nicht. Von den einheimischen Lederzeckenarten hat die Taubenzecke *(Argas reflexus)* in der Tiermedizin als Schmarotzer bei Hühnern und Tauben die größte Bedeutung. Unter den genannten Voraussetzungen befällt sie gelegentlich auch den Menschen. Das Weibchen legt im Laufe ihres Lebens mehrmals 20–100 Eier ab. Als Krankheitsüberträger sind Schildzecken in Europa von größerer epidemiologischer Bedeutung als Lederzecken. Ixodes ricinus spielt insbesondere als Vektor des Erregers der u. a. in Süddeutschland und Österreich verbreiteten

Zentraleuropäischen *Zeckenenzephalitis* (Frühsommer-Meningoenzephalitis) eine wesentliche Rolle. Die Virose ist durch Fieber, Müdigkeit, Kopfschmerz, in schweren Fällen durch Lähmungserscheinungen gekennzeichnet und weist eine Letalität von etwa 1% auf. Die in neuerer Zeit entwickelten Vakzinen bewirken einen guten prophylaktischen Schutz.

Schildzecken sind für die Übertragung einer Reihe anderer Infektionskrankheiten von Bedeutung, wie z. B. der *Tularämie (Pasteurella tularensis)*, des Fleckfiebers (Rickettsia spp.) und verschiedener Virosen. Auch für die *Zeckenparalyse* des Menschen, die während des Saugaktes durch neurotoxisch wirkende Substanzen des Zeckenspeichels ausgelöst wird, sind Ixodiden verantwortlich.

Krankheitserscheinungen: Die Stichwirkung von Zecken zeichnet sich vorrangig durch Juckreiz, später durch Erythem- und Quaddelbildung aus. Als Komplikationen können, vor allem in Verbindung mit Kratzreaktionen, Ödembildung, Erythema chronicum migrans, Hämorrhagien und Lymphadenosis benigna cutis hinzukommen. Bei unvollständiger Entfernung einer festgesogenen Zecke können Teile der Mundwerkzeuge in der Haut verbleiben und zu örtlichen, meist mit Eitererregern infizierten Entzündungen führen. Es empfiehlt sich deshalb, eine Zecke nicht gewaltsam durch Herausdrehen zu entfernen, sondern sie ca. 30 min nach Bestreichen mit Öl oder Salbe bzw. 5-10 min nach Bestreichen mit Nagellackentferner behutsam loszulösen.

Labordiagnostik: Mikroskopisch bei schwacher Vergrößerung. Konservierung der Zecken in 75%igem Äthanol.

Behandlung: Symptomatisch.

Läuse (Anoplura)

Beim Menschen kommen 2 Arten von Läusen vor. Die Kopf- *(Pediculus humanis capitis)* und Kleiderläuse *(P. h. corporis)*, die eine Art und zwei Rassen darstellen, und die Filz- und Schamlaus *(Phthirus pubis)*. Es sind permanente, stationäre Ektoparasiten mit einer Lebensdauer von 3-6 Wochen.

Kopf- und *Kleiderläuse* leben am Haupthaar, nur selten an Augenbrauen und Barthaaren bzw. an Kleidern und kleiderbedeckten Körperstellen des Menschen. Sie ernähren sich von Blut, das durch spezielle stechend-saugende Mundwerkzeuge aufgenommen wird. Läuse können auch in der Umgebung des Menschen angetroffen werden (Boden-, Schrank-, Bettritzen, unhygienische Kleiderablagen u. ä.), den sie zur Nahrungsaufnahme aktiv aufsuchen. Kleiderläuse nehmen täglich zwei- bis dreimal Blut auf. Vollgesogene Läuse haben eine rötliche, hungrige eine gelblich-braune bis schwarze Farbe. Die weibliche Kleiderlaus legt während ihres Lebens (30-40 Tage) etwa 200-300, die Kopflaus 80-100 ca. 1 mm lange Eier ab. Diese werden an Textilfasern und Kleidernähten bzw. an Haaren mit Drüsensekret wasserunlöslich festgekittet (Nissen) und sind nur mit Schwierigkeit zu entfernen. Die Larven schlüpfen nach 1 Woche und sind nach weiteren 2-3 Wochen geschlechtsreif. 20 000 Kleiderläuse pro Mensch werden als Höchstgrenze angegeben (2).

Die Übertragung erfolgt bei engem Zusammenleben mit verlausten Personen (unhygienische Unterkünfte und Schlafstätten, Massenquartiere, Kindergärten, Schulen etc.), gelegentlich durch Benutzung unsauberer Kleiderspinde (öffentliche Sportanlagen) oder Friseureinrichtungen.

Die *Filzlaus* parasitiert fast ausschließlich im Schambereich, nur selten werden Nissen oder Läuse an Achsel-, Brust- und Kopfhaaren oder Augenbrauen und Wimpern festgestellt. Sie zeigt wenig Bewegungsaktivität und hält sich weitgehend an der gleichen Körperstelle auf. Die Übertragung geschieht vorwiegend beim Geschlechtsverkehr. Bei Körperferne verendet die Filzlaus schon nach 10-12 Stunden. Insgesamt werden vom Weibchen 25-40 Eier abgelegt.

Im übrigen unterscheidet sich die Filzlaus in ihrer Entwicklung und Lebensweise nur wenig von Kopf- und Kleiderläusen.

Morphologie: Läuse gehören zu den flügellosen Insekten und sind somit in Kopf, Brust und Hinterleib unterteilt. Der Kopf ist immer schmaler als der Brustteil! Der Stech- und Saugrüssel liegt bei Ruhestellung in einer Kapsel innerhalb des Kopfes. Der Körper ist dorsoventral abgeflacht und 2-3 mm (Kopflaus), 3-4 mm (Kleiderlaus) bzw. 1-1,5 mm (Filzlaus) lang. Filzläuse sind von nahezu quadratischer Gestalt.

Krankheitserscheinungen: Der Stich beider Läusearten bewirkt einen mehr oder weniger heftigen Juckreiz, in dessen Gefolge, durch intensives Kratzen begünstigt, Ekzeme, Quaddeln, Erytheme und gelegentlich allergische Reaktionen entstehen. Filzläuse verursachen außerdem blaßblaue Flecken im Schambereich (Taches bleues). Läuse können Überträger des Fleckfiebers und anderer Rickettsiosen sein.

Labordiagnostik: Mikroskopisch (schwache Vergrößerung) insbesondere der an Gewebsfasern oder Haaren fixierten Nissen und der adulten Parasiten.

Behandlung: Symptomatisch.

Flöhe (Siphonaptera)

Flöhe sind kosmopolitisch in zahlreichen Arten vorkommende, seitlich abgeflachte, flügellose Insekten, die sich durch einen kleinen Kopf mit stechend-saugenden Mundwerkzeugen, 6 langen Krallen-bewehrten Extremitäten und einem relativ großen Hinterleib auszeichnen. Der 1–8 mm lange Körper ist mit rückwärts gerichteten Borsten und der Kopf bzw. das erste Brustsegment bei einigen Arten mit Stachelkämmen (Ctenidien) versehen. Adulte Flöhe sind wenig wirtsspezifische, temporäre Blutsauger an Säugetieren und Vögeln.

Die Entwicklung verläuft vom ovalen, etwa 0,5 mm langen Ei über die madenartigen, weißlichen, beborsteten Larven, die sich in Bodenritzen an Nest oder Schlafstellen des Wirtes, in feuchtem Staub und Kehricht aufhalten und nach 2–3 Wochen verpuppen. Nach einem Puppenstadium von 4–14 Tagen schlüpft der geschlechtsreife Floh, der bei ungünstigen Temperaturverhältnissen und mangelhaften Ernährungsmöglichkeiten noch monatelang inaktiv in seinem Kokon verharren kann. Die gesamte Entwicklung dauert bei artspezifischen Unterschieden etwa 4–6 Wochen.

Für den Menschen kommen der Menschenfloh und Flöhe verschiedener Tierarten als Lästlinge und Krankheitsüberträger in Frage.

Menschenfloh (Pulex irritans): Bedingt durch bewußte Körper- und Wohnungshygiene kommt bei uns *P. irritans* in menschlichen Behausungen nur noch sporadisch vor. Morphologisch fällt der 2–3,3 mm lange Ektoparasit durch seinen abgerundeten, äußerst schwach beborsteten Kopf und das Fehlen von Stachelkämmen auf. *P. irritans* ist weitgehend *wirtsneutral* und befällt neben dem Menschen auch Haustiere, insbesondere Schweine, bei denen unter günstigen Voraussetzungen Massenpopulationen beobachtet werden.

P. irritans kommt als Zwischenwirt für den Fleischfresserbandwurm *Dipylidium caninum* und als Pestüberträger in Frage.

Hunde- (Ctenocephalides canis) und *Katzenflöhe (Ctenocephalides felis)* halten sich bevorzugt an ihren Hauptwirten auf, befallen jedoch auch andere Tierarten und den Menschen. Sie unterscheiden sich von *P. irritans* durch jeweils zwei Stachelkämme. Beide Flöharten sind Zwischenwirte für *Dipylidium caninum* und Überträger der Pest.

Geflügelfloh (Ceratophyllus gallinae und *Ceratophyllus columbae)* gehen unter bestimmten Voraussetzungen auch auf den Menschen über und können zur Plage ausarten. Sie unterscheiden sich von *P. irritans* durch einen Stachelkamm am ersten Brustsegment (Pronotal-Ctenidium).

Sandfloh (Tunga penetrans): Er kommt weit verbreitet in tropischen und subtropischen Gebieten vor und wird gelegentlich durch Tropenrückkehrer eingeschleppt. In seinem biologischen Verhalten nimmt *T. penetrans* eine Sonderstellung ein. Der Floh ist etwa 1 mm lang und durch eine eckige Kopfform (keine Stachelkämme) gekennzeichnet. Das adulte, befruchtete Weibchen beißt sich beim Menschen und gelegentlich beim Schwein an weichen Hautpartien fest, insbesondere zwischen den Zehen und unter den Zehennägeln. Der Parasit bewirkt eine Wachstumsstimulation des umliegenden Gewebes, das ihn schließlich unter Freilassung einer kleinen, zur Atmung und Abgabe von Kot und Eiern bestimmten Öffnung, völlig umwuchert. Der Hinterleib des Flohweibchens erreicht während der Eiproduktion Erbsengröße. Die Flohlarven entwickeln sich außerhalb des Wirtes.

Krankheitserscheinungen der Floherkrankungen: Flohstiche fallen lästig durch heftigen Juckreiz und gerötete Papeln auf. Durch Kratzen können Flohstiche besonders bei Kindern zu Hautentzündungen führen. Eingewachsene Sandflöhe verursachen durch Sekundärinfektionen schwere, eitrige Entzündungen (Tetanusgefahr!).

Labordiagnostik: Mikroskopische Untersuchung (schwache Vergrößerung) des Parasiten, evtl. der Larven (Konservierung in 75%igem Äthanol).

Behandlung: Symptomatisch, verbunden mit einer systematischen Flohbekämpfung, in die Haustiere einzubeziehen sind! Bei Befall mit Sandflöhen müssen vor der symptomatischen

Medizinische Parasitologie

Behandlung der befallenen Hautpartien die Parasiten vorsichtig aus der Haut entfernt werden.

Bettwanze (Cimex lectularius): Der Parasit ist weltweit verbreitet, spielt jedoch seine Rolle als Lästling nur in Gebieten mit mangelnder Wohnhygiene. *C. lectularius* befällt neben dem Menschen auch Haustiere und Geflügel. Die Bettwanze ist dorsoventral stark abgeflacht, braun, ungeflügelt, mit einer Länge von etwa 9 mm. Der Kopf ist mit 2 Augen und 2 Fühlern ausgestattet. Der Stechrüssel liegt in Ruhestellung an der ventralen Brustseite und wird zur Blutaufnahme nach vorn ausgeklappt. Stinkdrüsen geben ein Sekret von charakteristischem Geruch ab. Die Bettwanze ist nachtaktiv und sucht zur Blutmahlzeit ihren Wirt auch über größere Entfernungen hinweg auf.

Krankheitserscheinungen: Geringe Stichwirkung, gelegentlich allergische Reaktionen.

Tabelle 7. Krankheitsübertragende Mücken und Fliegen spp.

Mückenarten	Übertragene Krankheiten
Anopheles spp. (Fiebermücken)	Malaria (*Plasmodium* spp.) Filariasis *(Brugia malayi)*
Aedes spp. (Gelbfiebermücken)	Gelbfieber; Filariasis *(Brugia malayi)*
Culex spp. (Stechmücken)	Filariasis *(Wucheria bancrofti);* verschiedene Virosen
Simulia spp. (Kriebelmücken)	Flußblindheit (Filariasis, Onchozerkose)
Phlebotomus spp. (Sandmücken)	Leishmaniasen: Kala-Azar; Orientbeule; Haut-Schleimhaut-Leishmaniose *(L. donovani; L. tropica; L. braziliensis)*
Fliegenarten	
Tabanus spp. *Chrysops.* spp. (Bremsen)	Filariasis (Loa-Loa)
Glossina spp. (Tse-tse-Fliegen)	Schlafkrankheit (Trypanosomiasis)
Musca spp. (Stubenfliegen)	Fakultative Überträger von: Ruhr; Trachom; Poliomyelitis; Abdominaltyphus
Calliphoridae (Schmeiß- und Fleischfliegen)	Myiasis

Tabelle 8. Bekämpfung von Ektoparasiten

Kopf- und Filzlaus	Lindan	Jacutin (Hermal-Chemie)
	Bromophos	Nexion (Celamerck)
	Pyrethrum	Hyganex (Hygan Chemie & Service)
Kleiderlaus	Lindan	Jacutin (Hermal-Chemie)
	Propoxur	Blattanex (Bayer AG)
	Carbaryl	Paral (Thompson-Siegel GmbH)
Krätzmilben	Lindan 0,3%ig + Jacutin-Emulsion (Hermal-Chemie) 2,5%ig Benzyliumbenzoicum	
	Crotamiton	Euraxil (Geigy)
Herbstgrasmilben	Lindan	Jacutin (Hermal-Chemie)
Vogelmilben	Pyrethrum	Hyganex (Hygan Chemie & Service)
Zecken (Schildzecken)	Dichlorvos + Pyrethrum	Zidil Dia-Konzentrat (Neudorff GmbH KG)
(Lederzecken)	Dichlorvos + Propoxur	Blattanex (Bayer AG)
Flöhe	Carbaryl	Paral (Thompson-Siegel)
	Dichlorvos + Propoxur	Blattanex (Bayer AG)
	Repellents: Autan (Bayer AG); Detia (Detia Freyberg GmbH); Bonomol (abschreckende Wirkung gegen Insekten und Zecken)	

Raubwanzen (Reduviidae): Große, blutsaugende, flugfähige Insekten, die in Mittel- und Südamerika die gefährliche Chagas-Krankheit *(T. cruzi)* übertragen.

Diptera (Zweiflügler)

Vertreter dieser Gruppe sind mit einem Paar normal ausgebildeter Vorderflügel und mit 2 zu Schwingkölbchen reduzierten Hinterflügeln ausgestattet. Innerhalb dieser Gruppe werden Mücken (Nematocera) und Fliegen (Brachycera) unterschieden, zu denen verschiedene Überträger und Zwischenwirte tropischer Krankheiten gehören. Sie werden im folgenden kurz zusammengefaßt (vergl. Tab. 7).

Für Angaben zum Krankheitsbild, zu den Krankheitserregern, zur Diagnostik, Übertragerbestimmung und Behandlung wird auf die entsprechende Fachliteratur hingewiesen (2, 3, 7, 8, 9, 11, 12, 13).

Präparate zur Bekämpfung von Ektoparasiten sind in Tabelle 8 zusammengefaßt.

Hygieneschädlinge

Schaben

Vorkommen und Biologie

Schaben oder Kakerlaken gehören zur Gruppe der Vorratsschädlinge und zählen darüberhinaus auch zu den wichtigsten und gefährlichsten Hygieneschädlingen. Sie zeichnen sich durch mannigfaltigen Artenreichtum, Genügsamkeit und eine erstaunliche Anpassungsfähigkeit aus. Die Mehrzahl der Schabenarten kommt freilebend in tropischen und subtropischen Gebieten vor, einheimische Arten wurden wahrscheinlich aus diesen Regionen eingeschleppt. In Deutschland sind vorrangig 2 Spezies von Bedeutung:

Blattella germanica L., die am häufigsten vertretene *"Deutsche Schabe"*. Sie zeichnet sich durch gelb-braune Färbung, eine Länge von 10-15 mm sowie bei Alt- und Jungstadien durch 2 dunkle Längsstreifen auf der Thoraxoberseite aus. Imagines besitzen, trotz geringen Flugvermögens, funktionsfähige, voll ausgebildete Flügel.

Blatta orientalis L., die allgemein als Küchenschabe bekannte 20-27 mm lange, schwarzbraune *"Orientalische Schabe"*.

Zwei weitere Arten werden selten beobachtet und spielen eine untergeordnete Rolle:

Supella longipalpa, die der Deutschen Schabe sehr ähnliche *"Braunbandschabe"*. Sie zeichnet sich durch eine Größe von 10-14 mm und 2 braune Querstreifen auf dem Rücken aus.

Periplaneta americana, die mit einer Länge von 35-40 mm größte einheimische Spezies. Die Vertreter dieser Arten sind temperaturempfindliche, meist mit dem Menschen eng vergesellschaftete (synanthrope), Gebäude bewohnende Schädlinge. Sie bevorzugen Lebensräume mit Temperaturbereichen von 20-30 °C. Ihre hauptsächlichsten Biotope wurden entsprechend der Befallsmeldungen während der Jahre 1970/71 (22) wie folgt klassifiziert: Gewerbliche Küchenbetriebe 34,6%, technische Gewerbebetriebe (Garderoben, Wasch- und Umkleideräume, Kaffee- und Teeküchen, Toiletten u. ä.) 11,4%. Danach folgten Alters-, Kinder-, Sozial- sowie Wohnheime für Gastarbeiter und Kasernen. Annähernd 7% machten Krankenanstalten, Kliniken, Entbindungsheime, Lazarette und Sanatorien aus, wobei die Schädlinge nicht nur in Keller- und Heizungsräumen, sondern häufig auch in Diät-, Spül- und Stationsküchen, Krankenzimmern, Operations- und Kreißsälen sowie bakteriologischen und serologischen Abteilungen vorkamen.

Schaben zählen zu den behenden, lichtscheuen, dämmerungs- und nachtaktiven Insekten, die sich während des Tages in geschützten Schlupfwinkeln wie Fußboden- und Wandritzen, Belüftungs- und Heizungsanlagen, Wasserrohr- und Leitungsschächten, Kabelkanälen, Mauerhohlräumen sowie schadhaften oder falschverlegten Isolierschichten aufhalten (18).

Nur ausnahmsweise und bei günstigen Temperaturverhältnissen werden Schaben der genannten Arten auch im Freien, beispielsweise auf Mülldeponien angetroffen.

Kakerlaken sind durch einen flachen, bei adulten Tieren meist beflügelten Körper, 3 lange behaarte Beinpaare, starke Mundwerkzeuge und 2 fadenförmige, sich meist in Tastbewegung befindliche Fühler gekennzeichnet. Die Weibchen setzen, artentsprechend, bis zu 50 Eier enthaltende Eikapseln (Oothoken) ab, aus denen kleine, unbeflügelte, schabenartige Larven schlüpfen.

Nach mehreren Häutungen entwickeln sich diese, je nach Spezies, im Laufe von 30-300 Tagen zu fortpflanzungsfähigen Adulttieren. Als Allesfresser ernähren sie sich von menschlichen, tierischen und pflanzlichen Stoffen und kommen bei ihrer nächtlichen Lebensweise sowohl mit Lebensmitteln in engste Berührung als auch mit Unrat und Abfällen jeglicher Art.

Schaben und insbesondere ihre dicht besiedelten Lebensräume fallen durch einen charakteristischen, ekelerregenden Geruch auf, der aus den Sekreten der Abdominaldrüsen und dem braunen, dünnflüssigen, überall verbreiteten Kot herrührt.

Hygienische Bedeutung

Die Bedeutung der Schaben ist im wesentlichen auf 2 Faktoren zurückzuführen:

Unmittelbarer und mittelbarer Transport von **Mikroorganismen.** Aufgrund ihrer Lebens- und

Verhaltensweise stehen Schaben regelmäßig und intensiv mit einem weiten Spektrum von Mikroorganismen in „hautnahem" Kontakt, so daß die Keimdichte auf den Schädlingen extrem hohe Werte annehmen kann. Der direkte Weitertransport pathogener Organismen oder toxinbildender Pilze auf Lebensmittel, Geschirr, Gerätschaften des Hygiene- und Medizinbereichs, Kleidung, Bettwäsche u. ä. ist damit unumgänglich.

Die orale Aufnahme von Keimen, die vor allem durch die gängige Koprophagie der Schaben gefördert wird, kann zu einer schnellen Durchseuchung des Einzeltiers bzw. der jeweiligen Schabenpopulation mit Krankheitserregern führen, die über die Kotausscheidung unmittelbar in das Umfeld des Menschen gelangen. Schaben kommen aus diesen Gründen nicht nur als Dauerausscheider von Mikroorganismen sondern auch als ihre Reservoirtiere in Betracht.

Untersuchungen der letzten Jahre haben eine Vielzahl pathogener Mikroorganismen auf oder in den Schaben nachgewiesen (19, 20, 21): *Pseudomonas aeruginosa, Staphylococcus aurea, Streptococcus faecalis, Escherichia coli, Salmonella* spp., *Shigella* spp., *Mycobacterium leprae, Klebsiella pneumoniae, Serratia marcescens, Proteus vulgaris* und *mirabilis, Yersinia pestis, Entamoeba histolytica,* Hepatitis- und Poliomyelitis-Virus, *Aspergillus fumigatus,* Eier verschiedener Helminthenarten des Menschen u. a. m.

In zahlreichen Untersuchungen wird vermutet, daß der Schaben-bedingte Transport von Krankheitserregern auf Nahrungsmittel insbesondere zu Ausbrüchen von Darminfektionen geführt hat (20, 21, 22).

Erreger spezifischer Krankheiten. Schaben, die über lange Zeit hinweg lediglich als Lästlinge betrachtet wurden, erwiesen sich nach neueren Erkenntnissen, vor allem im Bereich der Allergie-Krankheiten, auch als echte Krankheitserreger (23, 24).

Bekämpfung und Prophylaxe

Die Bekämpfung von Schaben erweist sich in der Praxis meist als außerordentlich schwierig, da im allgemeinen die Brutplätze der Schädlinge nicht eng begrenzt sind, sondern sich auf weitläufige, gelegentlich gebäudeverbindende Bausysteme wie Installations- und Kanalisationsschächte, Heizungs- und Belüftungsanlagen u. ä. erstrecken. Erschwerend kommt die meist „schabenfreundliche" Inneneinrichtung moderner Gebäude hinzu, die häufig für den Menschen schwer- oder unzugängliche Schabennistplätze in Verbindung mit hohlraumbildenden Einbauten oder der Verkleidung von Großgeräten, Wänden oder Böden bietet. Die schnelle Vermehrung und die leichte Verschleppbarkeit der Schädlinge sind ein weiterer Grund für ihre problematische Bekämpfung.

Die Maßnahmen zur Durchführung der Schädlingsbekämpfung werden durch gesetzliche Vorschriften geregelt. Die Grundlage bildet das Bundesseuchengesetz in seiner Neufassung von 1979 (25). In diesem Gesetz werden zusätzlich auch bindende Vorschriften hinsichtlich der Mittel zur Schädlingsbekämpfung gegeben, die in einer speziellen Aufstellung veröffentlicht sind (17). Weitere Bestimmungen, die im wesentlichen die besonderen Bedürfnisse der einzelnen Länder betreffen, wurden von den verschiedenen Landesregierungen in Form von Landes-Verordnungen herausgegeben.

Zur *Schabenbekämpfung* stehen eine Vielzahl chemischer Präparate mit Sofort- oder Langzeitwirkung zur Verfügung, die als Kontakt-, Fraß- oder Atemgifte Verwendung finden. Als gut wirksame Präparate haben sich Verbindungen mit Pyrethrum, Lindan, Chlorpyrifos, Diazinor, Propoxur, Dichlorvos u. a. bewährt, die als Sprüh-, Vernebelungs-, Suspensions-, Stäube-, Streich- oder mit Wasser zu verdünnende Mittel zum Einsatz kommen. Als Verbindungen mit Langzeiteffekt sind u. a. insektizide Lacke zu nennen, die wie z. B. bei der „Ketolac-Methode" (26) auf Schaben kontaktierte Areale verbracht werden, und teilweise über Monate hinweg zur Reduzierung der Schädlinge beitragen bzw. ihre Tilgung bewirken.

Literatur

1. Tischler W (1982) Grundriß der Humanparasitologie. Gustav Fischer Verlag, Jena
2. Mehlhorn H, Peters W (1983) Diagnose der Parasiten des Menschen. Gustav Fischer Verlag, Stuttgart New York
3. Hallmann L, Burkhardt F (1974) Klinische Mikrobiologie. Georg Thieme Verlag, Stuttgart
4. Wurmbach H, Siewing R (1985) Lehrbuch der Zoologie. Band 2, Systematik. Gustav Fischer Verlag, Stuttgart New York

5. Donaldson RJ (1979) Parasites and Western Man. UTP Press Ltd., Falcon House, Lancaster, England
6. Ahrens U (1983) Hygieneschädlinge, ihre Bedeutung für den Krankenhausbereich und ihre Bekämpfung. Hyg Med 8: 345–354
7. v. Sonnenburg F, Prüfer L (1983) Fortschritte in der Immundiagnostik und Chemotherapie der Protozoeninfektionen. Internist, 24: 599–609
8. Löscher Th (1983) Fortschritte in der Immundiagnostik und Chemotherapie der Wurminfektionen. Internist 24: 610–618
9. Lang W, Löscher Th (1983) Parasitosen. In: Riecker G (Hrsg) Therapie innerer Krankheiten. Springer, Berlin Heidelberg New York, 595–602
10. Böckeler W, Wülker W (1983) Parasitologisches Praktikum. Verlag Chemie Weinheim, Deerfield Beach Florida Basel
11. Nauck EG (1975) In: Mohr W, Schumacher H-H, Weyer F (Hrsg) Lehrbuch der Tropenkrankheiten. Georg Thieme Verlag, Stuttgart
12. Granz W, Ziegler K (1976) Tropenkrankheiten. Johann Ambrosius Barth, Leipzig
13. Geigy R, Herbig A (1955) Erreger und Überträger tropischer Krankheiten. Acta Trop Suppl 6, Verlag für Recht und Gesellschaft AG, Basel
14. Gothe R (1980) Durch Parasiten bedingte Zoonosen in Deutschland. Z Allgemeinmed 56: 1109–1136
15. Maier W (1983) Die Bedeutung von Schaben in der Krankenhaushygiene. Hyg Med 8: 356–360
16. „Kopflausbefall" (Pediculosis capitis). Verhütung und Bekämpfung (1983) Bundesgesundhbl 6: 25
17. Liste der vom Bundesministerium geprüften und anerkannten Entwesungsmittel und -verfahren zur Bekämpfung tierischer Schädlinge (Gliedertiere (Arthropoden) (1983) Bundesgesundhbl 26: 17
18. Telle HJ (1967) Vorkommen und Verbreitung von Schaben in Kurorten Niedersachsens. Bundesgesundhbl 2: 22–24
19. Sixl W, Sixl B (1983) Schaben in Krankenhäusern; Möglichkeiten der Keimverschleppung; Keimanalyse und Antibiogramme. Hyg Med 8: 362–63
20. Burgess NRH (1981) Association of cockroaches with an outbreak of dysentry. Trans R Soc Trop Med Hyg 75: 332–333
21. Burgess NRH (1984) Hospital design and cockroach control. Trans R Soc Trop Med Hyg 78: 293–294
22. Anonymus (1973) Die deutsche Schabe: Schaben in Deutschland. Umweltmedizin 1: 51–52
23. Kang B, Vellody D (1976) Specifity of cockroach antigen as a causative antigen in bronchial asthma. J Allergy Clin Immunol 57: 237
24. Bernton HS, Brown H (1970) Insect allergy: The allergenicity of the excrement of the cockroach. Ann of Allergy 28: 543–547
25. Bundes-Seuchengesetz vom 18.12.1979. Bundesgesetzblatt Teil I, Nr. 75, 1979
26. Schreiber A (1984) Völlig schabenfrei nach der „Ketolac-Methode". Die Molkerei-Zeitung Welt der Milch 6: 26–30

Infektionsimmunologie

S. BHAKDI

Definitionen

Antigen: Eine Substanz, die die Bildung von Antikörpern im Makroorganismus anregt und *in vitro* mit dem gebildeten Antikörper reagiert.

Antikörper: Eiweißmoleküle, die im Makroorganismus gebildet werden und die passenden Antigene spezifisch binden.

Komponenten des Immunsystems

Das *Immunsystem* des Menschen dient der Abwehr gegen eindringende Mikroorganismen und deren wirtschädlichen Produkte. Zu den Hauptkomponenten des Immunsystems gehören:
- *zelluläre Faktoren:* Lymphozyten und Phagozyten;
- lösliche *(humorale) Faktoren:* Antikörper und das Komplementsystem.

Lymphozyten und Antikörper wirken spezifisch, d.h. ihre Wirkung ist stets gegen ein bestimmtes Ziel (Mikroorganismus, Virus, Toxin) gerichtet. Die spezifische Wirkweise dieser Komponenten ist auf das Vorhandensein differenzierter Erkennungsmechanismen zurückzuführen. Phagozyten und das *Komplementsystem* wirken hingegen unspezifisch. Sie neigen dazu, recht wahllos anzugreifen und müssen daher zu den richtigen Zielzellen hingelenkt werden.

Lymphozyten

Lymphozyten entwickeln sich aus Knochenmarksstammzellen, die entweder im Thymus oder in einem der Bursa fabricii von Vögeln entsprechenden Organ „geschult" werden und sich dort zu *T-* bzw. *B-Zellen* differenzieren. T- und B-Lymphozyten sind morphologisch identisch, lassen sich aber voneinander aufgrund typischer, auf der Zelloberfläche vorhandener Markermoleküle *(Oberflächenantigene)* unterscheiden. Lymphozyten befinden sich vorwiegend in der Blutbahn (T-Lymphozyten: 70-80%, B-Lymphozyten: 20-30% der Blutlymphozyten) und in Organen des Retikuloendothelialen Systems (Lymphknoten, Milz). Lymphozyten kommen aber auch in praktisch allen anderen Organen vor und überwachen durch ständiges Patrouillieren unseren Organismus. Lymphozyten werden durch relativ niedrige Dosen von Röntgenstrahlen abgetötet.

B-Lymphozyten haben einzig die Aufgabe, Antikörper zu produzieren. Man schätzt, daß unser Organismus über 1-10 Mill. verschiedene Antikörpermoleküle verfügt, die jeweils auf die spezifischen Antigene „passen" *(Schlüssel-Schloß-Prinzip).* Eine B-Zelle und die von ihr abstammende B-Zell-Linie *(„Klon")* kann Antikörpermoleküle von jeweils nur einer einzigen Spezifität herstellen. Die Aktivierung einer B-Zelle geschieht, wenn sie mit dem jeweiligen Antigen in Kontakt kommt. Für den Ablauf dieses B-Zell-„Aktivierungsvorgangs" ist in der Regel das gleichzeitige Vorhandensein von T-Lymphozyten und Phagozyten notwendig (Zell-Kooperation bei Antikörperbildung). Durch Zellteilung vergrößert sich die betreffende B-Zell-Familie *(Klon-Expansion);* ein Teil der Tochterzellen produzieren den passenden Antikörper, wobei sie sich in Plasmazellen umwandeln.

T-Lymphozyten tragen auf ihrer Oberfläche bestimmte Merkmale (z.B. „Thy-Antigene"), die eine Unterscheidung von B-Zellen erlauben. Anders als bei B-Zellen gibt es verschiedene Subpopulationen von T-Zellen, die jeweils spezifische Funktionen erfüllen. Unter anderem unterscheidet man
T_h = *T-Helferzellen,* welche bei der Zell-Kooperation die B-Zell-Aktivierung unterstützen;
T_s = *T-Suppressor-Zellen,* welche diesen Aktivierungsprozeß hemmen;
T_c (CTL) = *zytotoxische T-Lymphozyten,* welche die Abstoßung (Abtötung) von Transplantationsgewebe bewirken.

Darüber hinaus erfüllen T-Lymphozyten eine wichtige Funktion bei der Aktivierung von

Phagozyten: Sie geben Stoffe *(Lymphokine)* ab, welche die Phagozyten „stärken".

Milz und Lymphknoten sind die Hauptstätten der „Immunfabrik". Hier treffen sich B- und T-Lymphozyten und die Makrophagen (Gewebs-Phagozyten), um ein Antigen zu verarbeiten und die *Antikörperbildung* in Gang zu setzen. Eine *Lymphknotenschwellung* erfolgt häufig als Resultat einer solchen Auseinandersetzung des Immunsystems mit einem Antigen.

Antikörper

Antikörper *(Immunglobuline = „Ig")* sind Eiweißkörper mit konstanter Grundstruktur, bestehend aus vier Polypeptidketten (2 leichten = L-, 2 schweren = H-Ketten), die durch Disulfidbrücken miteinander verbunden sind:

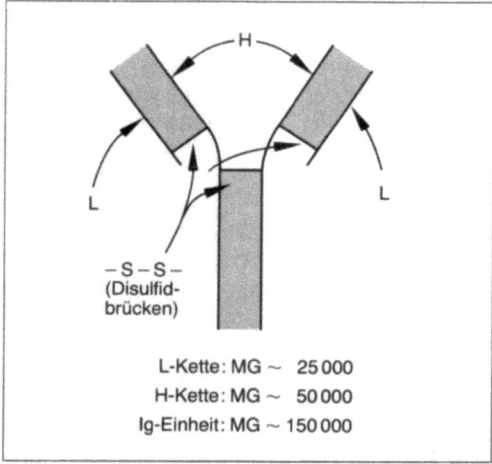

Abb. 1

Funktionell lassen sich bei jeder Ig-Einheit zwei Regionen unterscheiden: Die Fab-(antigenbindendes Fragment) Region enthält zwei identische Bindungsregionen für das Antigen, während das Fc-Fragment (kristallisierbares Fragment) für wichtige biologische Aktivitäten der Antikörpermoleküle zuständig ist.

Die zwei Fab-Fragmente haben die Aufgabe, das passende Antigen zu binden. Die biochemische Grundlage für die Vielfalt der Bindungsspezifitäten von Antikörpern liegt in den unterschiedlichen Aminosäuresequenzen der Polypeptide im Fab-Anteil (Abb. 3).

Hieraus ist abzuleiten, daß die in unserem Organismus befindlichen Antikörper zwar sämtlich eine *gemeinsame Grundstruktur,* im einzelnen jedoch verschiedene Proteine darstellen mit unterschiedlichen Aminosäuresequenzen. In dieser Hinsicht unterscheiden sich Immunglobuline von allen anderen Serumproteinen (Abb. 4).

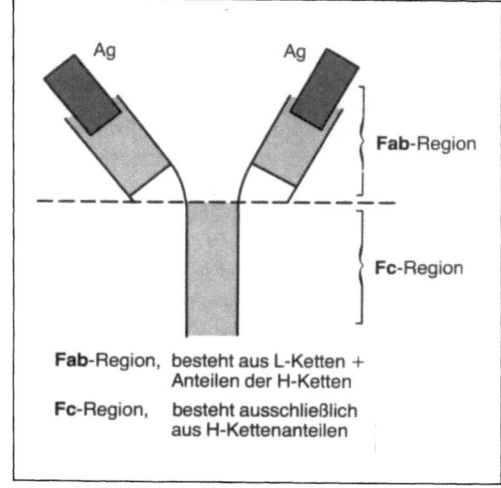

Abb. 2

Aufgrund dieser großen Vielfalt in den Aminosäuresequenzen stellen die Immunglobuline auch im elektrophoretischen Wanderungsverhalten eine sehr heterogene Population dar (Abb. 5).

Beim *Plasmozytom* kommt es zur Entartung einer einzigen B-Zell-Familie (Klon) und zur Überschwemmung des Plasmas mit dem Immunglobulinprodukt dieses einen Klons *(Monoklonale Vermehrung)* (Abb. 6).

Monoklonale Antikörper können auch künstlich hergestellt werden. Hierzu werden einzelne B-Lymphozyten mit Myelomzellen verschmolzen. Somit wird die Eigenschaft einer Antikörperbildung gepaart mit der Unsterblichkeit einer Tumorzelle. Solche *„Hybridoma-Zellen"* können in Kultur gehalten werden und stellen eine praktisch ewige Quelle des betreffenden Antikörpers dar. Monoklonale Antikörper werden aufgrund ihrer großen Spezifität zunehmend in der Humanmedizin angewandt.

Der Fc-Anteil. Die Fc-Anteile von Immunglobulinen weisen recht konstante Aminosäurese-

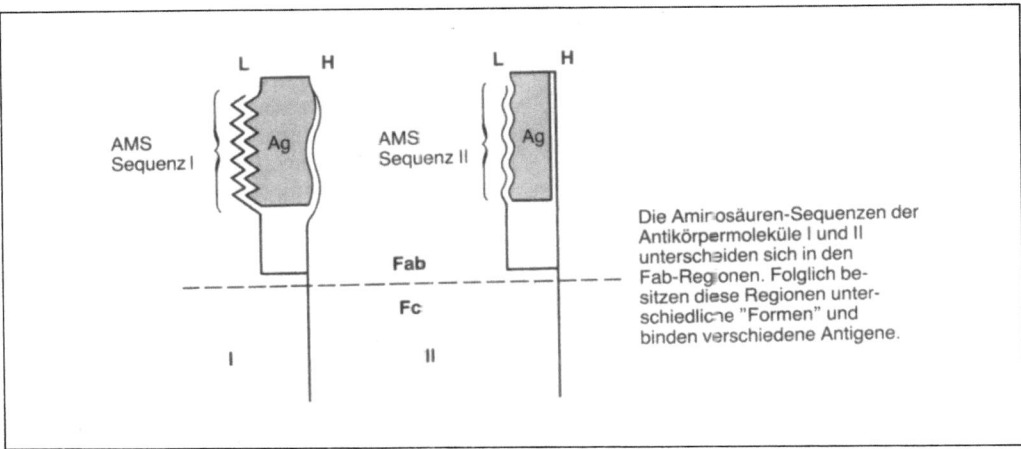

Abb. 3

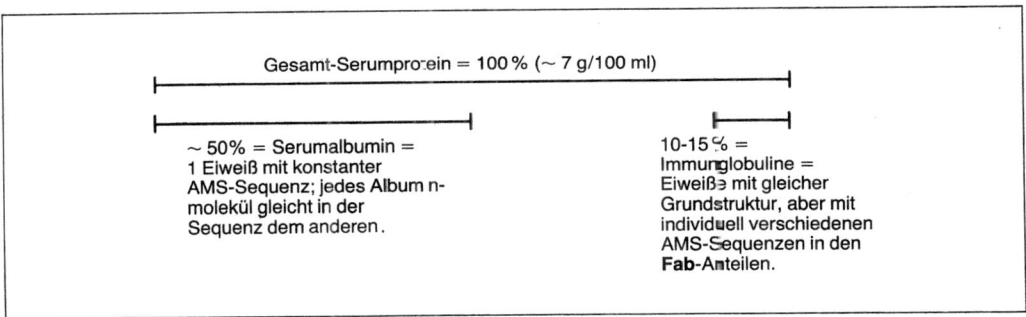

Abb. 4

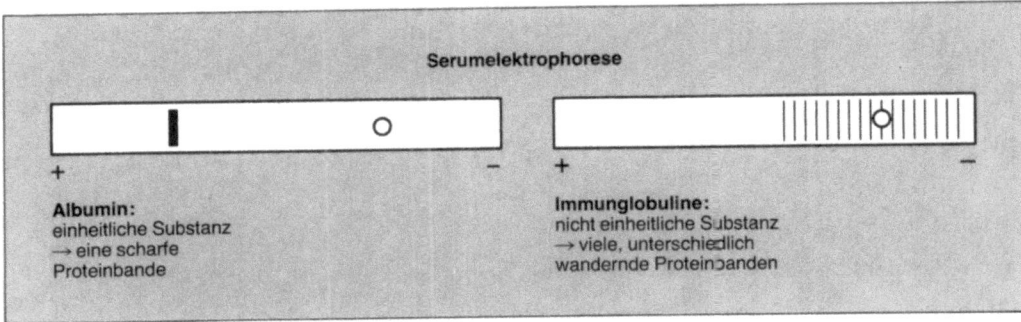

Abb. 5

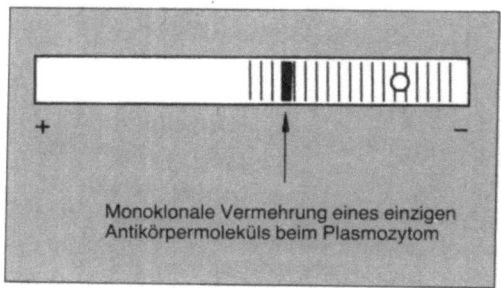

Abb. 6

quenzen auf; in diesen Anteilen unterscheiden sich die Immunglobuline untereinander relativ wenig. Unterschiede in der Struktur der jeweiligen H-Ketten sind allerdings auch gegeben und zwar derart, daß jedes Serum-Immunglobulinmolekül eine von 4 verschiedenen „Formen" einnimmt. Diese verschiedenen Strukturen werden vom Kaninchen als fremd erkannt. Wird ein Kaninchen mit einem Gemisch menschlicher Antikörper immunisiert, so reagiert das Kaninchen mit einer Antikörperbildung gegen diese Strukturen: in diesem Falle stellen die menschlichen Antikörpermoleküle Antigene für das Kaninchen dar.

Die verschiedenen Antigenstrukturen auf den Fc-Anteilen menschlicher Immunglobuline werden $\mu, \gamma, \alpha, \varepsilon$ genannt. Je nachdem, welche dieser Strukturen auf einem jeweiligen Antikörpermolekül auftritt, werden unsere Antikörper in vier Klassen eingeteilt:

Die Antikörperklassen:
IgM-Antikörper tragen die μ-H-Kette
IgG-Antikörper tragen die γ-H-Kette
IgA-Antikörper tragen die α-H-Kette
IgE-Antikörper tragen die ε-H-Kette.

Diese verschiedenen Antikörperklassen können mittels spezifischer tierischer (z. B. Kaninchen) Seren einzeln erfaßt und bestimmt werden (IgG-, IgA-, IgM-Bestimmung im immunologischen Labor, z. B. bei Verdacht auf *Antikörpermangelsyndromen*).

Die Antikörper dieser verschiedenen Klassen weisen ihnen *charakteristische biologische Eigenschaften* auf:
- IgM-Antikörper werden als erste Antikörper nach Kontakt des Organismus mit dem Antigen gebildet. Sie machen etwa 10–15% der Antikörper im Blut aus.
- IgG-Antikörper treten als Zweitantikörper nach den IgM-Antikörpern auf. Ihre Produktion hält länger an. IgG-Antikörper machen etwa 70–80% der Blutantikörper aus.
IgG- und IgM-Antikörper sind demnach die Hauptimmunglobuline im Blut.
- IgA-Antikörper machen etwa 10–15% der Blutantikörper aus. IgA ist jedoch der Hauptantikörper in Körpersekreten (Speichel, Darmflüssigkeit, Vormilch = Kolostrum) und dient unserer Abwehr in allen Schleimhautbereichen.
- IgE-Antikörper sind vorwiegend an Gewebsmastzellen gebunden und spielen eine Schlüssel-Rolle bei der *Auslösung* bestimmter *allergischer Reaktionen* (siehe Abb. 13).

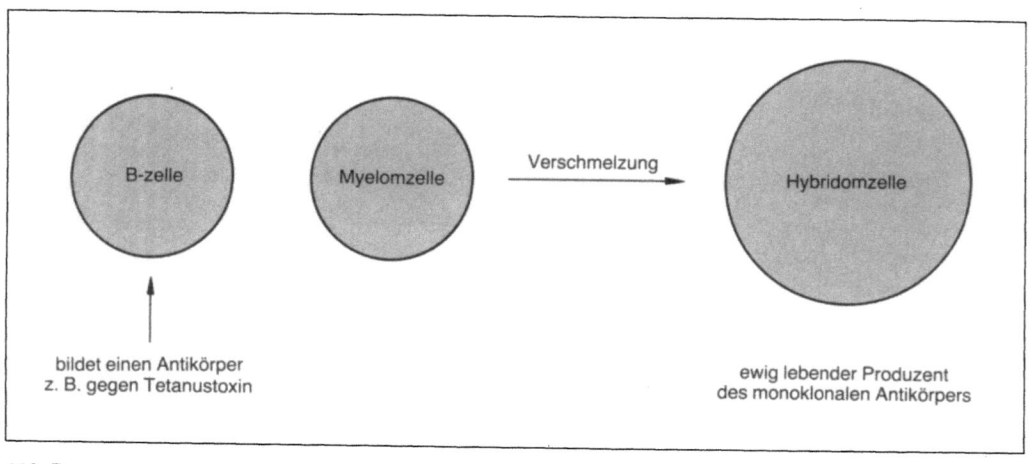

Abb. 7

Infektionsimmunologie

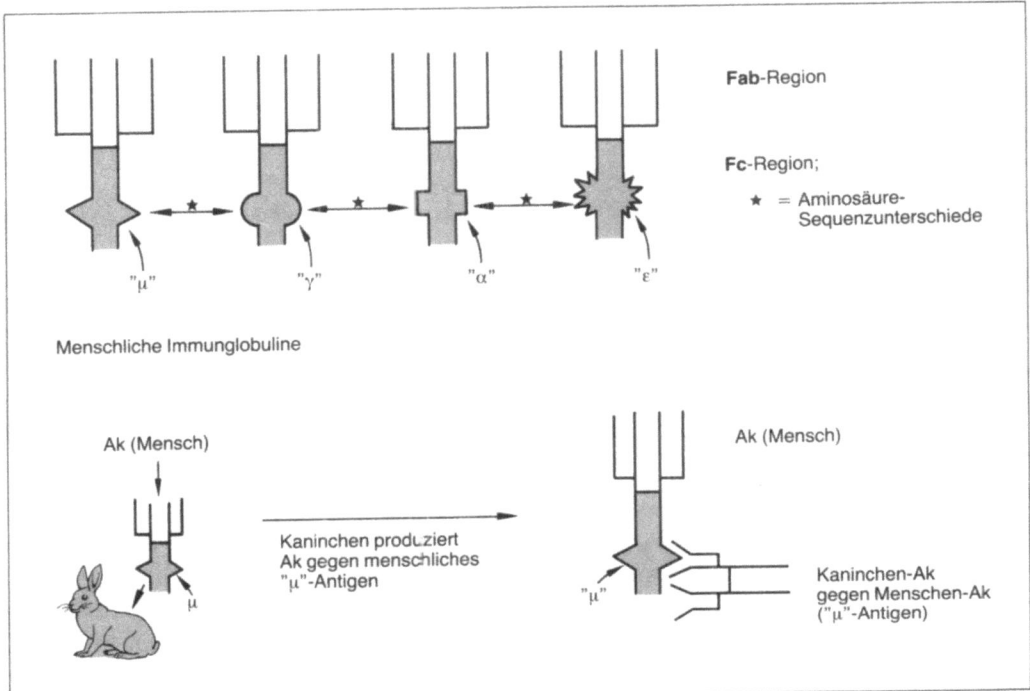

Abb. 8

Immunisierung

Man unterscheidet „aktive" und „passive" Immunisierung.

Aktive Immunisierung ist die Verabreichung von Antigen an den Wirtsorganismus und die Bildung körpereigener Antikörper gegen das gegebene Antigen.

Passive Immunisierung ist die Verabreichung vorgefertigter Antikörper eines immunisierten Organismus an den Empfänger.

Ablauf einer aktiven Immunisierung. Bei einer einmaligen Gabe eines (toten) Impfstoffes (z. B. Tetanustoxoid = Tetanol) kommt es nach 7 bis 14 Tagen zur Bildung von spezifischen IgM-Antikörpern, danach zum IgM-Abfall und zur nachfolgenden IgG-Bildung.
 Eine wiederholte Gabe des Impfstoffes („Booster-Gabe") bedingt einen raschen, steilen Wiederanstieg der IgG-Produktion, der auch länger anhält. Folgt in einem geeigneten zeitlichen Abstand eine weitere Immunisierung, so

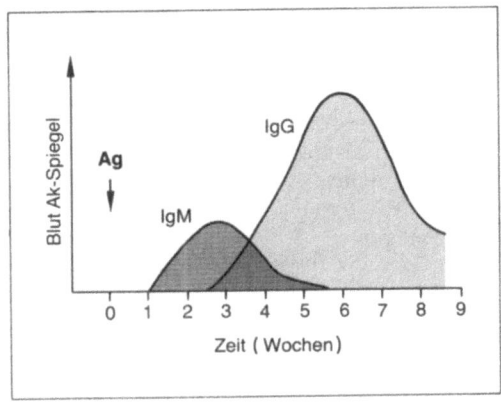

Abb. 9

wird eine optimale, langanhaltende Produktion der IgG-Bildung erreicht.

Empfohlene Impfungen in der Bundesrepublik Deutschland. Unbedingt empfohlen werden Impfungen gegen *Tetanus, Diphtherie* und *Poliomyelitis*. Diese Impfungen sind am Anfang des 4. Monats vorzunehmen; die Zweit- und Drittimpfung erfolgen ein bzw. zwölf bis drei-

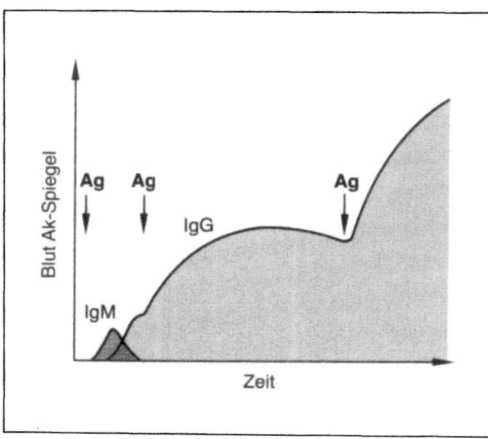

Abb. 10

zehn Monate nach der Erstimpfung. Vor dem 4. Monat ist von einer Impfung gewöhnlich abzuraten, weil Säuglinge spezifische mütterliche Antikörper erhalten, die erst nach drei Monaten verschwunden sind. Das Vorhandensein mütterlicher Antikörper kann zum „Nichtangehen" einer Impfung führen.

Geimpft wird mit einem Stoff, der zwar noch als Antigen wirkt, aber nicht krank macht. Durch Behandlung vieler bakterieller Gifte mit Formol läßt sich diese Wirkung erzielen. Die entsprechenden „entgifteten" Substanzen (z. B. Tetanol = Formol-behandeltes Tetanus-Toxin) bezeichnet man als „*Toxoid*" (giftähnlich). Impfungen gegen Viruskrankheiten werden meistens mit lebenden, aber nicht mehr krankmachenden Viren durchgeführt (z. B. *Polio-Schluckimpfung*).

Eine passive Immunisierung = Gabe von fertigen Antikörpern hat den Vorteil eines sofortigen Schutzes, der allerdings nur relativ kurz anhält (Halbwertszeit von Antikörpern im Blut etwa 3 Wochen). Man ist heute bestrebt, grundsätzlich menschliche Antikörper zu verabreichen (z. B. Tetagam = Immunglobuline von Menschen, die gegen Tetanus geimpft wurden), um Überempfindlichkeitsreaktionen beim Empfänger zu vermeiden.

Eine *Simultanimpfung* beinhaltet die gleichzeitige passive und aktive Immunisierung. Sie wird vor allem zur *Tetanus-Prophylaxe* durchgeführt, wenn die immunologische Lage (Vorhandensein von Tetanus-Antikörpern) nicht gesichert ist. Hierbei müssen Tetanol und Antikörper an verschiedenen Körperteilen verabreicht werden, um eine gegenseitige Neutralisation zu vermeiden.

Funktionen von Antikörpern

1. **Neutralisation.** Manche Antigene werden durch die Bindung an die spezifischen Antikörper neutralisiert, d. h. sie können ihre wirtschädliche Wirkung nicht mehr ausüben. Träger dieser unmittelbar neutralisierenden Funktion ist der Fab-Anteil des Immunglobulins. Antigen-Neutralisationen treten vor allem auf bei bakteriellen Exotoxinen (z. B. Tetanus-Toxin, Diphtherie-Toxin) und bei Viren. Die erfolgreiche Neutralisation ist gleichzeitig Voraussetzung für den Erfolg einer Impfung.

Die Bindung von Antikörpern an Bakterien oder Parasiten (Würmer) bewirkt hingegen nie deren Abtötung oder Neutralisation. Zur Vernichtung der zu bekämpfenden Zellen benötigt der Makroorganismus die zusätzliche Teilnahme von weiteren Faktoren des Immunsystems, in der Hauptsache des Komplementsystems und der Phagozyten. Die Antikörper haben dabei die Aufgabe, diese unspezifischen Komponenten auf die Zielzellen hinzulenken. Es ergeben sich somit weitere wichtige Funktionen von Antikörpern, die sämtlich durch die Fc-Anteile vermittelt werden (Abb. 11).

2. **Aktivierung des Komplementsystems.** Binden sich Antikörper der IgM- oder IgG-Klassen an zellständige Antigene, so bewirken ihre Fc-Anteile in der Regel eine Aktivierung des Komplementsystems (siehe unten), dessen Wirkung auf diese Weise zum Ziel hingelenkt wird.

3. **Immunadhärenz.** Unter *Immunadhärenz* versteht man die bessere Anhaftung und Aufnahme von Zellen durch Phagozyten. Zusätzlich zur Komplementaktivierung dienen die Fc-Anteile zellgebundener Immunglobuline der *Verbesserung der Phagozytose* (Abb. 12).

4. Als spezifische Funktion von IgE-Antikörpern ist die **Degranulation von Mastzellen** zu nennen: Die IgE-Antikörper haften mit ihren Fc-Anteilen an der Membran von Mastzellen. Die Bindung der Antigene bewirkt eine Freisetzung von biologisch sehr wirksamen Substanzen wie Histamin, Serotonin und Produkte der Arachidonsäure-Kaskade (Mastzell-Degranulation). Diese Substanzen sind wahrscheinlich

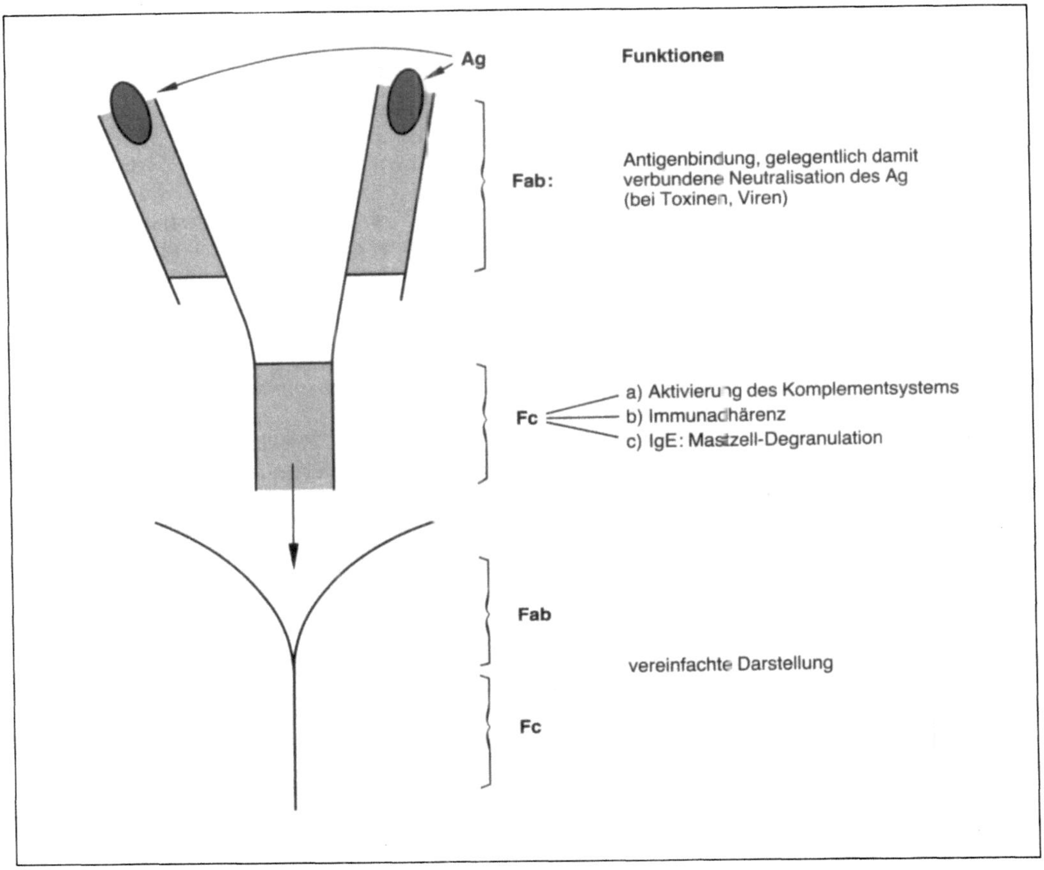

Infektionsimmunologie

Ag — **Funktionen**

Fab: Antigenbindung, gelegentlich damit verbundene Neutralisation des Ag (bei Toxinen, Viren)

Fc:
a) Aktivierung des Komplementsystems
b) Immunadhärenz
c) IgE: Mastzell-Degranulation

Fab — vereinfachte Darstellung

Fc

Abb. 11

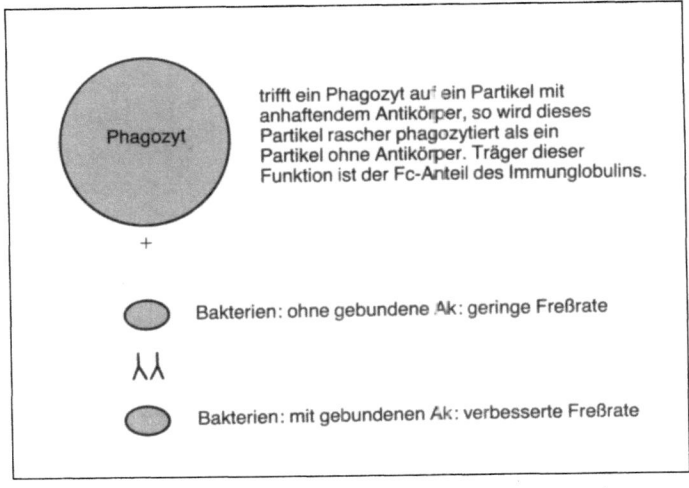

Phagozyt

trifft ein Phagozyt auf ein Partikel mit anhaftendem Antikörper, so wird dieses Partikel rascher phagozytiert als ein Partikel ohne Antikörper. Träger dieser Funktion ist der Fc-Anteil des Immunglobulins.

Bakterien: ohne gebundene Ak: geringe Freßrate

Bakterien: mit gebundenen Ak: verbesserte Freßrate

Abb. 12

von Nutzen in der Abwehr gegen Parasiten (Würmer). In ungünstigen Fällen rufen sie jedoch immunpathologische, *allergische Reaktionen* hervor (Asthma bronchiale, Heuschnupfen, siehe unten).

Das Komplementsystem

Das Komplementsystem umfaßt eine Reihe von Proteinen, die im Plasma jedes gesunden Individuums vorkommen und ähnlich dem Gerinnungssystem kaskadenartig aktiviert werden. Die neun klassischen Komplementkomponenten werden C1 bis C9 genannt. Die Aktivierung von C1 geschieht in der Regel durch Bindung dieses Proteins an das Fc-Stück von Antigen-gebundenem IgM oder IgG (siehe Abbildung). Über eine Sequenz von proteolytischen Spaltungen werden daraufhin die nächsten Komponenten C2 bis C5 aktiviert. Die entstehenden Bruchstücke werden mit kleinen Buchstaben versehen, z. B. C3 Spaltung →C3a + C3b; C5 Spaltung →C5a + C5b.

Wird C5 zu C5a und C5b gespalten, so bindet C5b die letzten Komponenten C6, C7, C8, C9 und bildet mit ihnen einen großen Proteinkomplex (C5b-9 Komplex).

Funktionen des Komplementsystems. Das Komplementsystem erfüllt mannigfaltige *biologische Funktionen,* von denen 3 besonders wichtig sind:
1. Auslösung von *Entzündungsreaktionen.*
Entzündungsreaktionen treten auf als Folge einer gesteigerten Durchlässigkeit der Gefäßwände mit Austritt von Plasmaproteinen (Exsudation) sowie von Zellen des Immunsystems (Lymphozyten, Phagozyten) ins Gewebe. Diese Prozesse werden durch die kleinen Spaltprodukte C3a und C5a angeregt. Außerdem wirkt C5a als Lockstoff und Aktivator von Phagozyten. Auf diese Weise gelangen humorale und zelluläre Komponenten des Immunsystems aus dem Blut an den Ort der Auseinandersetzung zwischen Wirtsorganismus und Antigen (z. B. Bakterien). *Die Entzündung ist demnach als günstige Reaktion* für den Makroorganismus aufzufassen, solange sie maßvoll bleibt.
2. Vermittlung von *Immunadhärenz;* Besserung der *Phagozytose.*
Wie oben bereits erwähnt, steigern gebundene Antikörpermoleküle die Aufnahme und Vernichtung von Zielzellen durch Phagozyten. Eine weitere Steigerung der Phagozytose tritt ein, wenn das Hauptbruchstück von C3, das sog. C3b, auf die Zelle abgelagert wird. Diese Eigenschaft von C3b ist lebenswichtig: Patienten, die über kein funktionsfähiges C3b verfügen, leiden an lebensbedrohlichen bakteriellen Infektionen.
3. *Zellmembranschädigung* und *Zelluntergang.*
Durch das Eindringen des C5b-9 Eiweißkomplexes in die Zielzellmembran wird letztere durchlöchert: Es entstehen wäßrige Kanäle, die die Intaktheit der Membran zerstören. Im einfachsten Fall führt dies zur Lyse (Platzen) der Zielzelle. Eine solche Reaktion findet man beispielsweise bei schweren *Transfusionszwischenfällen* (intravasale Hämolyse der falsch transfundierten Erythrozyten durch Antikörper und Komplement).

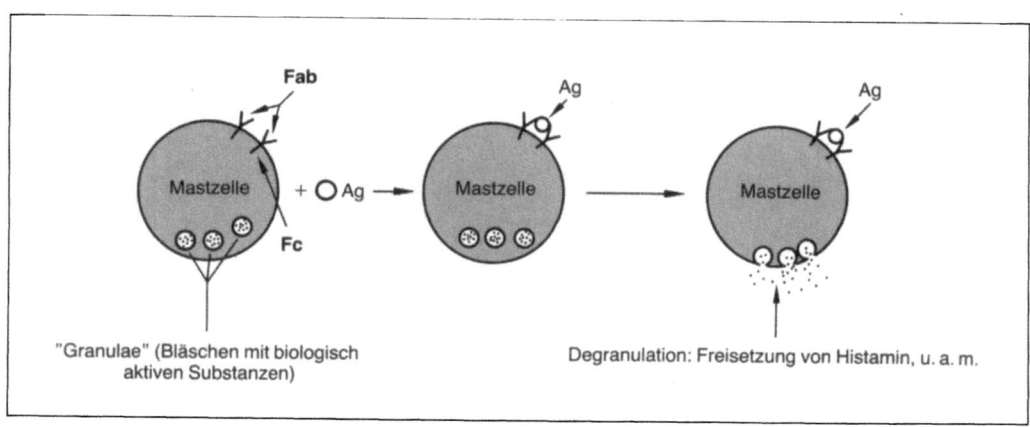

Abb. 13

Infektionsimmunologie

Im nachstehenden Schema werden die Hauptreaktionsschritte bzw. Funktionen des Komplementsystems vereinfacht dargestellt (Abb. 14).

Phagozyten

Im Blut zirkulierende Phagozyten sind die polymorphkernigen Neutrophilen und die Monozyten, während die im Gewebe sitzenden und als *Makrophagen* bezeichneten Phagozyten verschiedene Zelltypen umfassen. Phagozyten sind Freßzellen; sie neigen dazu, recht wahllos partikuläre Fremdsubstanzen aufzunehmen und zu verdauen. Der *Vorgang der Phagozytose* umfaßt:
1. Die Kontaktaufnahme von Phagozyt mit dem zu fressenden Partikel;
2. das Einverleiben des Partikels; Ausbildung des Phagosoms = Bläschen mit aufgenommenem Inhalt;
3. die Verschmelzung des Phagosoms mit den sog. Lysosomen; letztere sind intrazelluläre Bläschen, die Enzyme enthalten, welche in ihrer Gesamtheit der Vernichtung des phagozytierten Partikels dienen;
4. die Zerstörung des Partikels im Phagolysosom.

Insbesondere für den ersten Schritt - Kontaktaufnahme des Phagozyten mit dem zu fressenden Partikel - ist das Vorhandensein von gebundenem Antikörper und C3b auf dem Substrat von großer Bedeutung. Fehlen diese Substanzen, so ist der Phagozyt wenig geneigt, ein Partikel aufzunehmen. Hierin liegt also eine wichtige Funktion von Antikörpern und C3b: Durch sie wird der Phagozyt zum Ziel hingesteuert.

Bakterien versuchen ihrerseits häufig, durch Ausbildung von Kapseln diesen Vorgang zu stören; Kapseln erschweren allgemein die Kontaktaufnahme des Phagozyten mit dem Partikel. Bei manchen Bakterien ist die Ausbildung einer Kapsel daher von großer Bedeutung für die *Virulenz* der Bakterien (z.B. bei Pneumokokken).

Phagozytenaktivierung durch T-Zellen. Manche Bakterien bringen es fertig, in den Phagozyten zu überleben, beispielsweise durch Verhinderung einer Verschmelzung des Phagosoms mit den Lysosomen (z.B. Tuberkulose-Bakterien). Darüber hinaus verfügen Tuberkulose-Bakterien über eine besonders widerstandsfähige Zellwand (wachshaltig), welche die Einwirkung der lysosomalen Verdauungsenzyme teilweise widerstehen kann. Die Fähigkeit von Tuberkulose-Erregern, in den Phagozyten zu überleben, stellt die Grundlage für diese bakte-

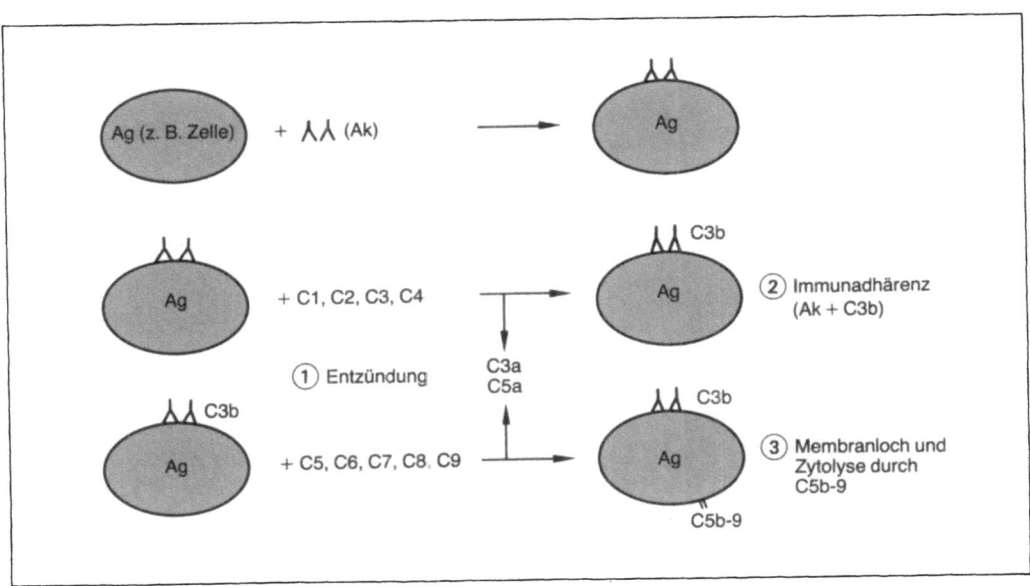

Abb. 14

Partikel
(Bakterium)
Phagozyt
Lysosom
1
Lysosom
2
Zerstörung des
Partikels im
Phagolysosom
Lysosom
2
4
Phagosom
Phagolysosom
Lysosom
3
Phagosom
Lysosom

Abb. 15

TBC-Bakterium
T-Zelle
TBC-Bakterium
T
Abgabe von Lymphokinen
"zorniger"
Makrophage
Macrophage

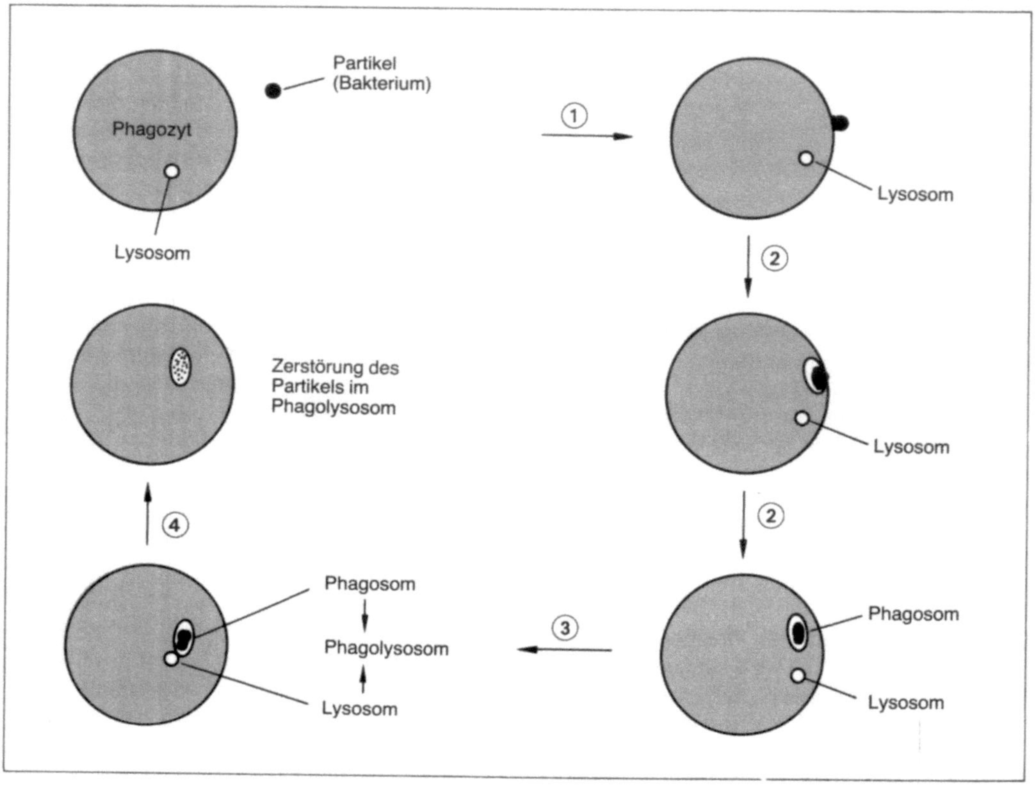

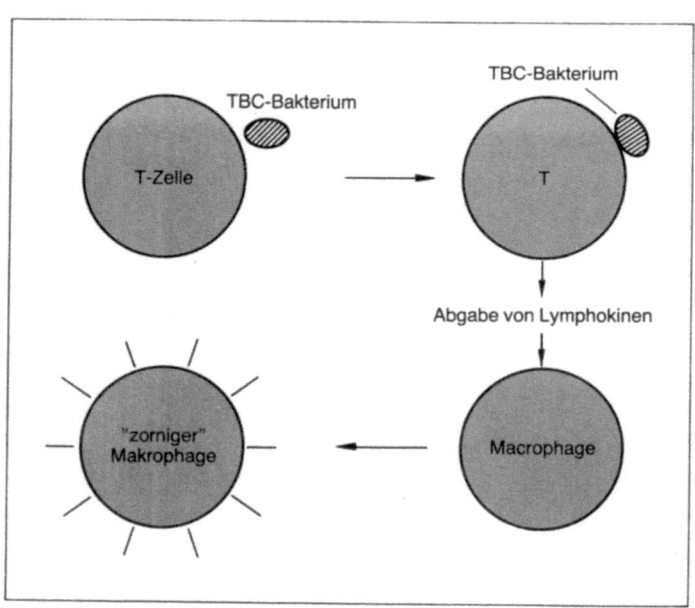

Abb. 16

Infektionsimmunologie

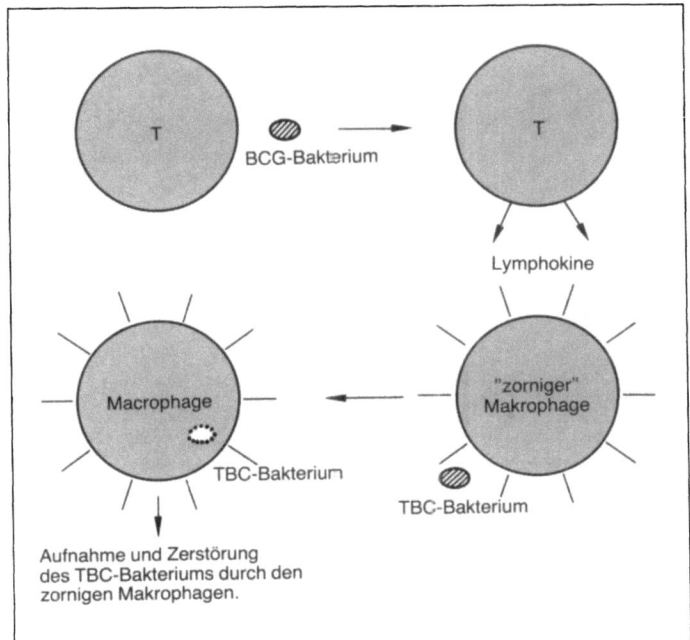

Abb. 17

rielle Infektionskrankheiten dar. Unser Organismus ist darauf angewiesen, besonders aktive Phagozyten auszubilden, um die Ausbreitung dieser Keime zu verhindern. Hierzu rekrutiert der Organismus bestimmte T-Zellen, die bei Kontakt mit den Erregern lösliche Faktoren („Lymphokine") abgeben, welche die Phagozyten stärken. Auf diese Weise gestärkte Phagozyten („zornige Makrophagen") sind besser imstande, die Tuberkulose-Erreger abzutöten.

Anders als bei der Impfung gegen Diphtherie, Tetanus und Polio beruht ein Erfolg der *BCG-Impfung* nicht auf der Bildung von spezifischen Antikörpern, sondern auf der Aktivierung von T-Zellen. Diese Zellen geben Makrophagen-aktivierende Stoffe ab, so daß der Organismus mit einer echten Tuberkulose-Infektion besser fertig wird. Die BCG-Impfung ist eine Lebendimpfung mit einem nicht mehr virulenten Stamm von Tuberkulose-Bakterien.

Da Neugeborene keine mütterlichen T-Zellen erhalten, kann die BCG-Impfung am ersten bis zweiten Tag nach der Geburt bereits vorgenommen werden.

Zusammenwirken der verschiedenen Komponenten des Immunsystems bei der Immunabwehr. Eine zusammenfassende Darstellung der zwischen zellulären und humoralen Abwehrfaktoren bestehenden Hauptinteraktionen ist im folgenden Schema gegeben.

Erläuterung: Ein Antigen gelangt über dem Lymphfluß in einen Lymphknoten oder über die Blutbahn in die Milz, wo es auf die B- und T-Lymphozyten und die Phagozyten trifft. Bei einer darauffolgenden Zellkooperation kommt er zur Aktivierung spezifischer B-Zellen. Die B-Zellen vermehren sich und differenzieren sich zu antikörperbildenden Plasmazellen, während aktivierte T-Zellen Lymphokine abgeben, die unter anderem die Makrophagen aktivieren. Die spezifischen Antikörper sind manchmal imstande, das Antigen zu neutralisieren (Beispiel: Viren und bakterielle Exotoxine); dieses bildet die Grundlage für eine aktive Immunisierung, z. B. gegen Tetanus, Diphtherie und verschiedene Viruskrankheiten (Polio). Die Neutralisation stellt also die erste Möglichkeit dar, ein schädliches Antigen zu beseitigen. Antikörper vermögen jedoch nicht, lebende Zellen abzutöten. Hierfür rekrutieren sie die Hilfe des Komplementsystems und der Phagozyten. Die Antikörper fungieren hierbei als „Wegweiser" für diese ansonsten recht unspezifisch wirkenden Komponenten: sie lenken den Angriff des Komplementsystems und der Phagozyten auf das gewünschte Ziel hin. Über ihre Fc-Anteile

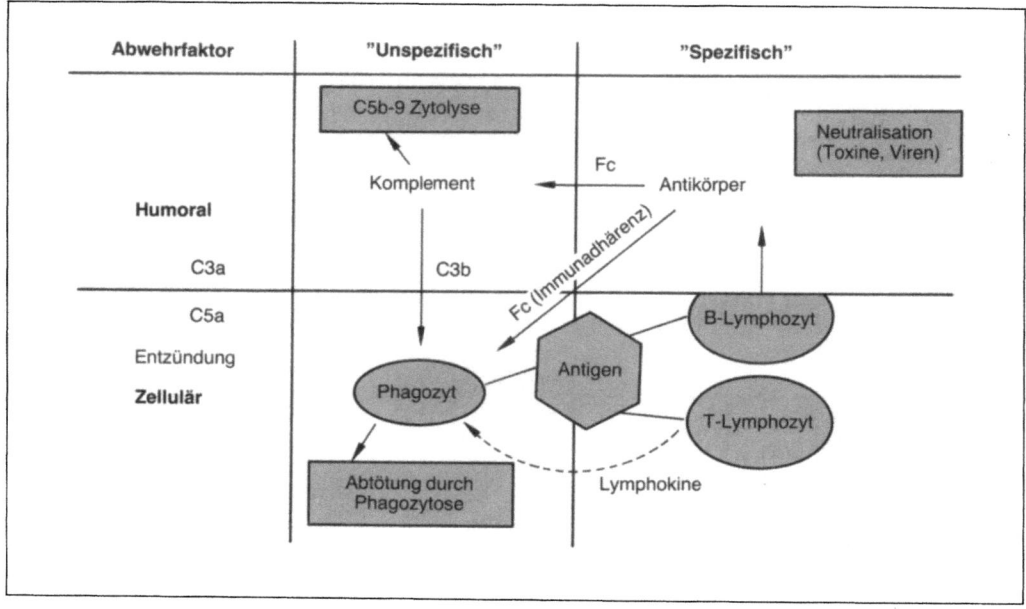

Abb. 18

bewirken sie eine Immunadhärenz sowie die Aktivierung des Komplementsystems. Letzterer Vorgang bewirkt eine entscheidende Stärkung des Immunsystems durch:
a) Auslösung von Entzündungsreaktionen und damit das Herbeiholen weiterer Zellen und Plasmabestandteile an den Ort des Geschehens;
b) Verstärkung der Immunadhärenz durch Anhaften von C3b an die Partikel;
c) Schädigung der Membran der Zielzellen durch C5b-9.

Die Abtötung durch C5b-9 stellt die zweite Möglichkeit des Immunsystems dar, ein Antigen auszuschalten. Die Wirksamkeit des letzteren Vorgangs ist jedoch nur auf bestimmte gramnegative Bakterien beschränkt; grampositive Bakterien besitzen dank ihrer dicken Mureinschicht eine effektive Schutzmauer gegen C5b-9. Für die Abwehr gegen diese und viele andere menschenpathogene Mikroorganismen bleibt die Phagozytose daher das letzte und zugleich wichtigste Mittel unseres Immunsystems. Eine unentbehrliche Hilfe für die Tätigkeit der Phagozyten stellt das C3b dar. Zusätzlich werden das Besiegen intrazellulärer Parasiten (Tuberkulose-Bakterien) die von T-Lymphozyten produzierten Lymphokine benötigt, welche die Makrophagen in einen hyperaktiven Zustand versetzen (zornige Makrophagen). Die Phagozyten bedeuten für die meisten Bakterien die Endstation im Immunsystem; noch lebende und durch C5b-9 abgetötete Zellen werden hier abgeräumt und vernichtet.

Ohne Phagozyten ist ein Überleben des Organismus auf die Dauer nicht möglich.

Patienten, die beispielsweise weniger als 500 polymorphkernige Neutrophile pro mm³ Blut aufweisen (z.B. Leukämie-Patienten) sterben trotz massiver Antibiotikagaben oft an nicht beherrschbaren bakteriellen Infektionen.

Immundefizienzen

Angeborene Mängel an einer Komponente des Immunsystems sind relativ selten. Hingegen sind erworbene Mangelzustände sehr häufig die Grundlage für die Entwicklung lebensbedrohlicher Infektionskrankheiten im Krankenhaus. Das Immunsystem kann unter anderem durch folgende Ursachen beeinträchtigt bzw. geschwächt werden:

1. **Tumorerkrankungen,** insbesondere Leukämien.
   Durch die unaufgehaltene Wucherung der entarteten Zellen werden gesunde Zellen aus dem Knochenmark verdrängt. Es können schwerste Mängel an B- und T-Lymphozyten sowie an Phagozyten entstehen.
2. **Röntgenbestrahlungen:** Da Lymphozyten strahlensensibel sind, führen Röntgenbestrahlungen manchmal zu bedrohlichen Verminderungen der Lymphozytenzahl.
3. **Viruserkrankungen:** Manche Viren befallen unmittelbar die Zellen des Immunsystems (AIDS-Virus befällt T_h-Lymphozyten, so daß schwerste Immundefektzustände entstehen; auch andere Viren, z. B. Mumpsviren können T-Lymphozyten befallen →Ausbruch von Tuberkulose-Erkrankungen bei Mumpspatienten).
4. **Schlechter Allgemeinzustand** des Wirtsorganismus.
5. **Behandlung mit Steroiden (Kortison);** solche Substanzen wirken allgemein hemmend auf die Zellen des Immunsystems.
6. **Hormonale Entgleisungen** (insbesondere Diabetes mellitus) führen ebenfalls zu mannigfaltigen Beeinträchtigungen der Funktion von Immunzellen.
7. **Behandlung mit Zytostatika.**

Ersatztherapie

Gabe von Immunglobulin: Der Wert der *ungezielten Immunglobulin-Therapie* bei schwerstkranken, infektgefährdeten Patienten ist umstritten. Auf einigen Intensivstationen werden Immunglobulinpräparate verabreicht in der Vorstellung, daß die im Serum gesunder Menschen natürlich vorhandenen Antikörper dem Patienten zugute kommen.

Aus den obigen Überlegungen wird allerdings klar, daß Immunglobuline alleine nie ausreichen werden, um bakterielle Infektionen zu verhindern, sondern daß ein intaktes gesamtes Immunsystem hierzu notwendig ist. Oft sind bei schwerstkranken Patienten auch die Plasmaspiegel von Komplementkomponenten vermindert und die Phagozytenfunktion herabgesetzt. Zur allgemeinen Therapie solcher Schwerstkranken wird daher Frischplasma oft verabreicht. Leider bestehen kaum Möglichkeiten, über einen längeren Zeitraum einem Patienten funktionstüchtige Phagozyten zu verabreichen, zumal die Halbwertzeit fremder Phagozyten im Blut sehr kurz ist.

Diagnostik

Bei Verdacht auf eine Immundefizienz können unter anderem folgende Untersuchungen durchgeführt werden:
1. **Blutbild:** Bestimmung der Zahl von polymorphkernigen neutrophilen Leukozyten und Lymphozyten; evtl. Differenzierung der Lymphozyten in T- und B-Zell-Subpopulationen.
2. **Sternalpunktion** zur Beurteilung des Knochenmarks.
3. **Immunglobulinbestimmung** im Plasma; evtl. auch Bestimmung von Komplementkomponenten.
4. Bei gezieltem Verdacht evtl. Überprüfung der **Phagozytenfunktion** der polymorphkernigen neutrophilen Leukozyten.

Immunpathologische Reaktionstypen

Manchmal schlagen die Auswirkungen immunologischer Reaktionen ins Negative um: Der Makroorganismus wird selber geschädigt. Man spricht von immunpathologischen (allergischen) Reaktionen und unterscheidet dabei vier Haupttypen, die hier kurz umrissen werden.

Typ I: Soforttyp, bedingt durch die Bindung von Antigen an IgE-Antikörper und darauffolgende Mastzelldegranulation mit Freisetzung biologisch wirksamer Substanzen (Histamin, Serotonin, Metaboliten der Arachidonsäurekaskade). Diese Reaktionen sind ursächlich für die Auslösung von *Asthma bronchiale* und *Heuschnupfen*anfällen. Die IgE-beladenen Mastzellen befinden sich in der Schleimhaut des Respirationstraktes.

„Desensibilisierung": Hierbei wird der Patient mit dem auslösenden Antigen immunisiert. Man hofft dabei, die Bildung von antigen-spezifischem IgG und IgA anzuregen; diese Antikörper sollen dann mit den IgE-Antikörpern um das Antigen konkurrieren. Die Erfolge solcher Desensibilisierungen sind leider sehr unterschiedlich.

Typ II: Antikörper-vermittelte zytotoxische Reaktionen. Bei diesen Reaktionen sitzen die Antigene auf Zelloberflächen; die Zellen werden durch die Bindung von Antikörper und Komplement geschädigt. Zu diesen Immunpathologischen Reaktionen gehören beispielsweise die *Bluttransfusionsreaktionen*, aber auch eine Reihe „*Autoimmunkrankheiten*", bei denen Antikörper gegen körpereigene Zellen auftreten. Die Zielzellen werden durch Antikörper und Komplement entweder durch Fc+C3b bedingte Phagozytose und/oder durch direkte C5b-9 abhängige Membranschädigung zerstört.

Typ III: Immunkomplexkrankheiten. Bei diesen immunpathologischen Reaktionen sind die Antigene nicht zellgebunden, sondern löslich. Erhält ein Patient beispielsweise tierisches Serum (z. B. Pferdeserum bei einer passiven Tetanus-Impfung), so stellen die darin enthaltenen Proteine Fremdkörper dar, gegen die der Empfänger Antikörper bildet. Diese Antikörper bilden mit den Fremdeiweißen Immunkomplexe, die in verschiedenen Organen abgelagert werden und dort über die Komplementaktivierung Entzündungserscheinungen auslösen (Beispiel: *Arthritiden* = entzündliche Gelenkschwellungen, *Glomerulonephritis* = Nierenentzündung).

Typ IV: Zellvermittelte Zytotoxizität. Diese Reaktionen gehen einher mit einem direkten Angriff von T_c-(CTL) Lymphozyten auf Zielzellen; sie stellen einen Hauptmechanismus der *Transplantatabstoßung* dar. T_c-Lymphozyten greifen nur solche Zellen an, die falsche, nicht wirtseigene Oberflächenantigene aufweisen.

Diese „*Histokompatibilitätsantigene*" befinden sich auf fast allen Gewebszellen des Organismus; sie können ähnlich den Blutgruppensubstanzen mittels spezifischer Antikörper bestimmt werden. Da die Antigene auch auf Leukozyten vorkommen, werden sie auch HLA-Antigene genannt (*H*uman-*L*eukozyten*a*ntigen). Jedes Individuum verfügt über einen typischen „Satz" von HLA-Antigenen. Eine komplette Übereinstimmung dieses HLA-Satzes findet man nur bei eineiigen Zwillingen. Hier sind die Erfolge von Gewebstransplantationen optimal, weil das Gewebe nicht von den T-Zellen des Empfängers angegriffen wird. In allen anderen Fällen versucht man, durch vorherige Bestimmung der HLA-Antigene von Spender und Empfänger eine möglichst große Übereinstimmung zu erreichen. Der langfristige Erfolg einer Organtransplantation hängt zusätzlich von den unterstützenden medikamentösen

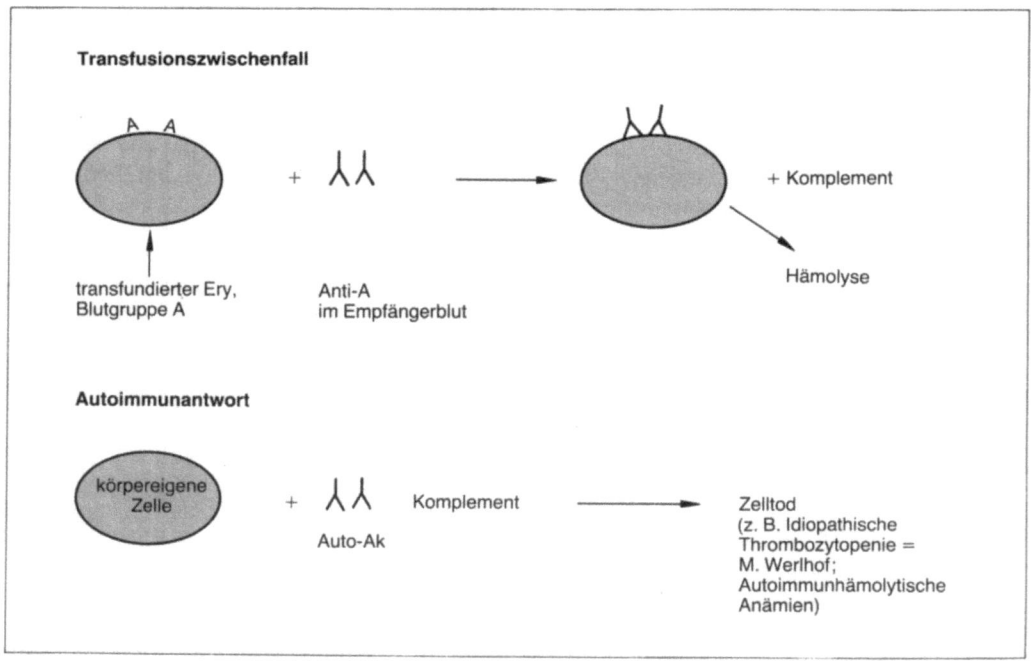

Abb. 19

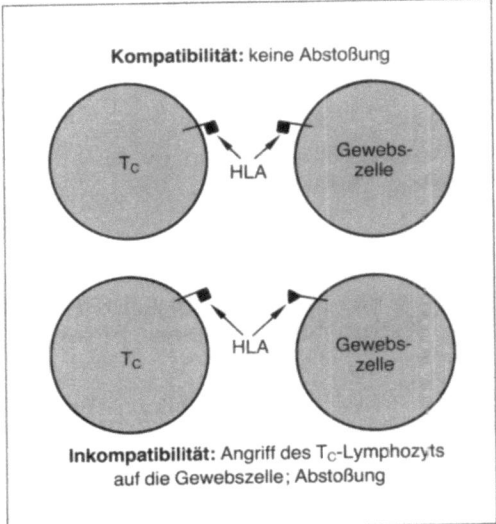

Abb. 20

Maßnahmen ab. Man versucht z. B., die aggressive T-Zell-Reaktion mittels Medikamenten wie Kortikoide, Azathioprine und Zyklosporin A (Unterdrückung der T-Zell-Aktivität) zu mildern.

Graft versus Host-(GvH) Reaktionen

Knochenmarktransplantationen werden mit zunehmender Häufigkeit bei verschiedenen Erkrankungen, insbesondere bei akuten Leukämien durchgeführt. Hierbei wird einem Spender gesundes Knochenmark entnommen und dem Patienten i.v. verabreicht. Bei Leukämie-Patienten werden die Empfänger vorher bestrahlt, um die Tumorzellen zu zerstören. Hierbei gehen auch die gesunden Lymphozyten und die Stammzellen zugrunde. Der Patient erhält anschließend das gesunde Knochenmark. Knochenmarkzellen besiedeln die Organe des RES und des Knochenmarks und übernehmen die Immunabwehraufgaben im Organismus.

Eine große Gefahr geht leider von den mittransfundierten, reifen T-Lymphozyten im Knochenmark aus. Diese Zellen (Graft-Zellen) erkennen den Wirt (Host) als fremd an; der darauf folgende Angriff der T-Lymphozyten auf die Gewebszellen des Wirtsorganismus kann für den Empfänger sogar tödlich ausgehen. Man ist heute deswegen bemüht, die reifen T-Lymphozyten vorher zu entfernen; eine Graft versus Host = GvH-Reaktion wird dadurch verhindert.

Die GvH-Reaktion bleibt natürlich aus, wenn ein Empfänger die autologen, d.h. eigenen Knochenmarkzellen bekommt. Hierzu wird dem Patienten während einer krankheitsfreien Phase (Remission) Knochenmark abgenommen und später dem bestrahlten Patient zurückgeführt.

Immunsuppression

Eine Reihe von Medikamenten steht für die Immunsuppression zur Verfügung. Deren Einsatz verbessert den Verlauf bzw. Erfolgschancen einer Transplantation. Als Beispiel für solche Substanzen seien das Zyklosporin A (Hemmung von T-Zell-Funktion) und Kortison (allgemein immunsupprimierende Wirkung) genannt. Die Verwendung solcher Substanzen geht allerdings stets mit einer erhöhten Gefahr für Infektionskrankheiten einher, weswegen die antibiotische Abdeckung häufig eine wichtige Komponente der Behandlung darstellt.

> Es sei zum Abschluß jedoch betont, daß auch die massivste Antibiotika-Prophylaxe letztendlich nicht ausreicht, das Immunsystem zu ersetzen und einen Menschen vor dem Angriff pathogener Mikroorganismen und Viren zu schützen.

Infektionsepidemiologie

E. G. BECK und P. SCHMIDT

Die **Epidemiologie** ist die Lehre über die Entstehung, Verbreitung bzw. Verteilung einer Krankheit in Raum und Zeit innerhalb der Bevölkerung. Die Infektionsepidemiologie beschäftigt sich speziell mit den Infektionskrankheiten. Ursprung epidemiologischer Untersuchungen ist die Seuchen- bzw. Infektionsepidemiologie. In früheren Zeiten bedeutete **Seuche** das massenhafte Auftreten einer Krankheit (Pest, Pocken, Cholera). Die heutige Definition einer Seuche ist die Massenausbreitung eines lebenden, vermehrungsfähigen Erregers in der Bevölkerung und die daraus resultierende epidemische bzw. pandemische Erkrankung.

Der menschliche Organismus steht in ständiger Wechselwirkung mit den ihn umgebenden Mikroorganismen. Seine Oberfläche, d. h. Haut und Schleimhäute sind jeweils mit einer für den entsprechenden Körperteil typischen Mikroflora besiedelt: z. B. Hautflora, Mundflora, Darmflora, Vaginalflora (Tab. 1).

Kolonisation

Physiologische Besiedlung der äußeren Oberfläche des Organismus als Normal- bzw. Standortflora

Residente Flora: ständige Keimflora in den o. g. Körperregionen

Transiente Flora: Anflug-, Kontakt- bzw. Schmutzkeime, die die Zusammensetzung der residenten Flora ständig verändern können

Hautflora: zahlreiche Bakterienarten, deren Zusammensetzung auch abhängig von Umweltbedingungen ist. Besonders grampositive und im Hinblick auf den *Fettsäuremantel* (un-

Tabelle 1. Mikrobielle Besiedlung des gesunden Menschen: Die häufigsten Bakterien der einzelnen Mikrobiotope (aus BRANDIS und OTTE, 4)

Bakterien	Haut	Auge/Ohr	Mundhöhle	Magen/Darm	Respir.-Trakt	Genitaltrakt
Staphylokokken	+	+	+		+	+
Mikrokokken	+					
Peptokokken	+					
Streptococcus faecalis	+			+		+
Streptococcus pneumoniae			+	+	+	+
vergrünend wachsende Streptokokken			+	+	+	
anaerobe Streptokokken			+	+		+
Laktobakterien			+	+		+
apathogene Neisserien		+	+	+	+	+
Veillonellen			+	+	+	+
apathogene Corynebakterien	+	+	+	+	+	+
Clostridien			+	+		+
aerobe Sporenbildner	+					
Haemophilus/Moraxella		+	+		+	
Enterobakterien	+		+	+	+	+
Bacteroides			+	+	+	+
Pseudomonas			+	+		
Vibrionen			+	+		+
apathog. Mykobakterien	+			+	+	+
Aktinomyceten	+		+	+		
Spirochäten			+	+	+	+
apathogene Treponemen			+			+
Mycoplasmen			+	+	+	+
Trichomonaden			+	+		
Hefen	+		+	+	+	+

Infektionsepidemiologie

spezifischer Abwehrmechanismus) lipidspaltende Keime, wie der saprophytische *Staphylococcus epidermidis*, andere Kokken und Sarcinen.

Zu den *Kontaktkeimen* (transiente Flora) können *Staphylococcus aureus*, Sporenbildner (*B. subtilis*, Gasbrand- und Tetanusbakterien), aber auch Darmbakterien gehören. Bei Verletzungen (Verbrennungen) ist die Schutzfunktion der Haut lokal aufgehoben.

Mundflora: Standortflora, wie z. B. Streptokokken, Laktobazillen, Corynebakterien, Neisserien und auf Tonsillen und in Zahntaschen anaerobe Mikroorganismen wie z. B. Borrelien, Treponemen, Fusobakterien und Aktinomyzeten.

Durchgangsflora wie z. B. Colibakterien, *Proteus*, Pseudomonaden, Klebsiellen, Fäkalstreptokokken, Clostridien und Pneumokokken sowie *Candida*-Arten und Herpesviren. Die Keimzahlen unterliegen *tageszeitlichen Schwankungen;* nachts kommt es zur stärksten Vermehrung. In der vorderen Mundhöhle werden z. B. hämolysierende Streptokokken weniger häufig nachgewiesen als in der Rachenenge. Bei einer trockenen Mundschleimhaut (Mundatmer, Schnarcher) steigt die Keimzahl um das Dreifache. Zähneputzen und Mundspülungen führen zu einer Keimreduktion für etwa 1-2 Stunden. Bei einer Erkrankung oder nach einer ungezielten Behandlung mit z. B. lokal wirksamen Antibiotika kommt es zu einer Vermehrung selektiver Art. Dann können *Staphylococcus aureus* sowie hämolysierende Streptokokken überwuchern (z. B. gesunde Keimträger).

Intestinalflora: Im Magen nur bei Sub- und Anazidität, besonders Laktobakterien. Im Darmtrakt nimmt die Keimzahl von proximal nach distal zu und ist nahrungsabhängig; auch eine Antibiotikabehandlung kann sie verändern. Im Dickdarm ist die Keimzahl am höchsten, ca. 10^{12} Keime/ml Stuhl. Nur ca. 1% der *Stuhlflora* sind Aerobier, meist Fäkalstreptokokken; nur ca. 0,3% sind *Enterobakterien (Escherichia coli, Proteus* und *Klebsiella)*. Hauptkomponente der Colonflora sind verschiedene Anaerobier, wie *Bakteroides*-Bakterien (60%), Clostridien: Tetanus, Gasbrand (1-5%) sowie Aktinomyzeten. Darüber hinaus finden sich Staphylokokken, aerobe Laktobakterien und apathogene Protozoen (Amöbenarten) und Hefen. *Escherichia coli* hat aus epidemiologischer Sicht nur eine Funktion als Indikator einer fäkalen Kontamination, die Darmflora als Erregerreservoir für fakultativ pathogene Keime (Standortwechsel von der physiologischen zur unphysiologischen Lokalisation, z. B. bei Verletzungen und Gasbrand sowie bei Krankenhausinfektionen).

Vaginalflora: Vorwiegend Laktobakterien (Döderleinsche Stäbchen), daneben auch Bakteroides-Arten, Pepto-Streptokokken, Fäkal-Streptokokken, B-Streptokokken, selten auch Staphylokokken, *Candida albicans* und andere.

Durch die Anwendung von Antibiotika und Kortikosteroiden, aber auch bei Stoffwechselerkrankungen (z. B. Diabetes mellitus) und bei konsumierenden Leiden (z. B. Tumor) kann das ökologische Gleichgewicht *(Homöostase)* der Standortflora gestört sein. Folge ist häufig die Besiedlung *(Kontamination)* durch pathogene Keime.

Beispiel: Durch ein lokal wirksames Antibiotikum kommt es zur Störung der Standortflora der Mundhöhle und damit zum Überwuchern durch einen Kontaktkeim, z. B. *Staphylococcus aureus;* nun besteht die Möglichkeit der Übertragung von Staphylokokken durch den Operateur (gesunder Keimträger/Infektionsquelle) über den Mund-Nasenschutz in die offene OP-Wunde und damit die der Häufung von Sekundär-Heilungen und evtl. Septikämien. Bei der Infektionskontrolle wird der Tatbestand aufgedeckt; der Operateur wird bis zur Sanierung bzw. Wiederherstellung des Gleichgewichtes der Standortflora vom OP-Dienst freigestellt (s. Infektionskontrolle).

Kontamination

Im Gegensatz zur Kolonisation bedeutet Kontamination die Besiedlung von Oberflächen, wie Gegenständen, Arbeitsflächen, Fußböden, Geräten, Wasser, Lebensmitteln, Haut und Haar, durch Anflug bzw. Kontaktkeime. Kontaminationsquellen stellen Erregerreservoire dar.

Infektion

Im Gegensatz zur Kontamination handelt es sich hierbei um das Eindringen von Mikroorganismen in den menschlichen Organismus, ihr

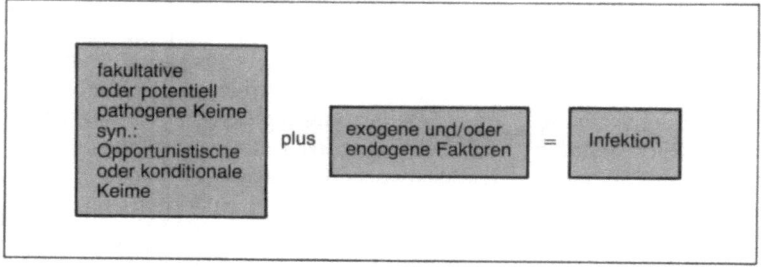

Abb. 1. Erreger und Faktoren, die auf ihre Pathogenität Einfluß nehmen (aus GROSSGEBAUER K. Klinische Synopse. Lysoform, Berlin 1979, S. 8)

Haftenbleiben (Adhäsion) und ihre Vermehrung. Infektion ist aber nicht gleichbedeutend mit Infektionskrankheit. Von einer Infektionskrankheit kann erst dann gesprochen werden, wenn bereits eine Erkrankung vorliegt bzw. Symptome (klinisch, labordiagnostisch) vorhanden sind.

Es wird unterschieden zwischen:
- Exogener und endogener Infektion (Abb. 1)
- Lokaler Infektion
- Allgemeiner Infektion
- Zyklischer oder systemischer Infektion
- Sepsis

Inkubationszeit

Der Zeitraum, in dem die eingedrungenen Mikroorganismen versuchen, die allgemeinen und speziellen Abwehrmechanismen des Organismus zu überwinden bis zum Auftreten erster Krankheitszeichen (s. Tab. 2).

Körpereigene Abwehrmechanismen:
- mechanische Abwehrfaktoren (Haut, Schleimhäute)
- unspezifische Faktoren (Fettsäuremantel der Haut, Schweiß, Speichel, Talg)
- nicht spezielle zelluläre Immunitätsfaktoren: (Phagozyten, Makrophagen, Monozyten, polymorphkernige Granulozyten, Thrombozyten) = Paramunität
- nicht spezielle humorale Immunitätsfaktoren: (Interferon, Lysozym, Properdinsystem, Komplementsystem)

Tabelle 2. Inkubationszeit einiger Infektionskrankheiten

Erkrankung	Erreger	Inkubationszeit
Staphylokokken-Enterotoxikose	Staphylococcus aureus (Exotoxin)	wenige Stunden
Puerperalsepsis	Peptostreptokokken Staph. aureus E. coli	wenige Stunden
Botulismus	Clostridium botulinum (Exotoxin)	Stunden–Tage
Cholera	Vibrio cholerae	Stunden–Tage
Tetanus	Clostridium tetani	Stunden–21 Tage
Influenza	Influenzavirus A, B, C	1–3 Tage
Bakterienruhr	Shigella spez.	1–8 Tage
Virale Gastroenteritis	Rota-Virus	2–4 Tage
Diphtherie	Corynebacterium diphtheriae	2–5 Tage
(Pocken	Variolavirus	5–14 Tage)
Poliomyelitis	Poliomyelitis Virus I, II, III	7–14 Tage
Keuchhusten	Bordetella pertussis	7–21 Tage
Masern	Masernvirus	9–14 Tage
Hepatitis A (Infektiöse H.)	Hepatitis A-Virus (HAV)	2–9 Wochen
Tollwut	Rabiesvirus	2–14 Wochen
Tuberkulose	Mycobacterium tuberculosis, M. bovis	4–6 Wochen
Hepatitis B (Inokulations H.)	Hepatitis B-Virus (HBV)	9–23 Wochen
Lepra	Mycobacterium lepra	2–4 Jahre

Infektionsepidemiologie

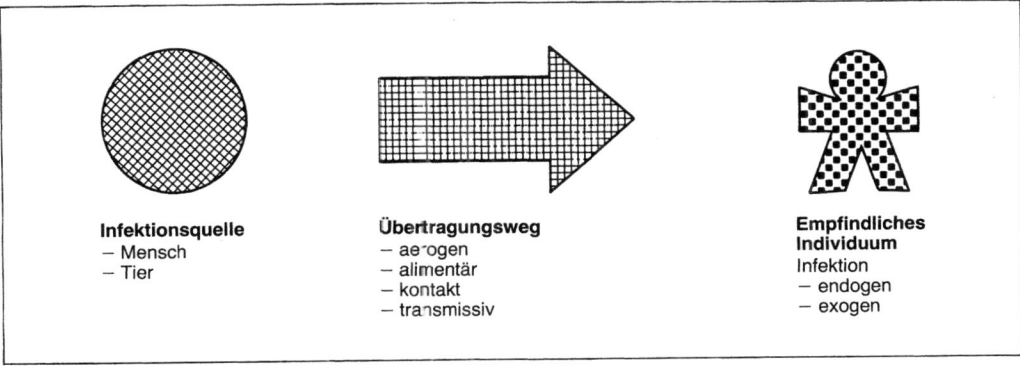

Abb. 2

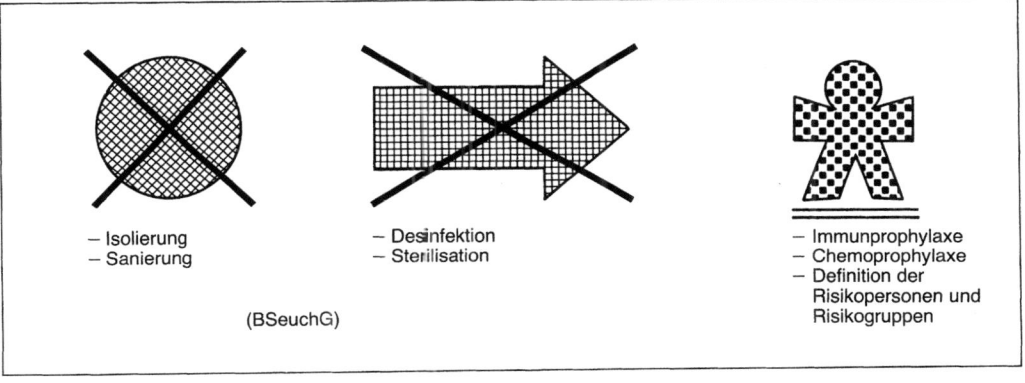

Abb. 3

- spezielle zelluläre Immunitätsfaktoren: (T-Lymphozyten, Helfer-T-Zellen, Supressor-T-Zellen, Killer-T-Zellen; B-Lymphozyten = Produzenten von humoralen Antikörpern, aktivierte Makrophagen)
- spezielle humorale Immunitätsfaktoren: (Immunglobuline IgG, IgM, IgA u.a.)

Infektionskrankheit

Es werden drei Formen unterschieden:
- *manifeste Form*, mit den für die Krankheit typischen klinischen Symptomen, aufgrund derer die Diagnose gestellt werden kann;
- *abortive Form*, hier fehlen ein oder mehrere der typischen klinischen Symptome; die Diagnose wird eher aufgrund von Laboruntersuchungen möglich, z.B. anikterische Form der Virushepatitis;
- *inapparente Form*: ohne klinische Symptome. Für das Bestehen einer Infektionskrankheit spricht nur z.B. der Nachweis des erhöhten Antikörpertiters.

Abb. 2. Eine komplette Infektionskette ist die Voraussetzung für eine Infektion. Jede Unterbrechung führt zur Verhinderung der Infektion

Abb. 3. Bekämpfung = Unterbrechung der Kette

Infektionskette

Grundvoraussetzung für die Entstehung der Infektionskrankheit ist eine ununterbrochene Infektionskette.

Infektionsquelle: nur der Mensch oder das Tier, lebend oder auch tot (Leiche).
Übertragungsweg: Von der Infektionsquelle ausgeschiedene Mikroorganismen bzw. Viren

Tabelle 3. Patientenisolierung

Die Patientenisolierung erfolgt in Abhängigkeit vom Krankheitserreger

Strikte Isolierung (=Quarantäne)	*Standardisolierung*	*Keine Isolierung*
Diphtherie	Brucellose	Aktinomykose
Eczema vaccinatum	Cholera	Amoebendysenterie
Lassa-Fieber	Diarrhoen unklarer Genese	Aspergillose
Milzbrand (Lungenmilzbrand)	Enteropathogene E. coli	Candidiase
Pest	Herpes simplex (nur bei Kindern)	Cryptokokkose
(Pocken)	Herpes zoster	Histoplasmose
Streptokokken Gruppe A	Hepatitis (Virus)	Katzenbißkrankheit
Tollwut	Influenza	Leptospirose
	Keuchhusten	Malaria
	Lepra	Meningitis (Pneumokokken)
	Masern	Nocardiose
	Meningokokkenmeningitis	Pneumonien (außer Staphylokokken)
	Meningo-Encephalitis (Virus)	Rheumatisches Fieber
	Mumps	Toxoplasmose
	Ornithose	Trichomoniase
	Poliomyelitis	Tuberkulose (geschlossene)
	Wochenbettfieber	Wurminfektionen
	Q-Fieber	
	Tollwut	*Protektive Isolierung*
	Röteln	Agranulozytose
	Salmonellosen (Enteritis salmonellen)	Immundefizienz (primär u. sekundär)
	Staphylokokkeninfektionen	Verbrennungen
	Streptokokkeninfektionen (Scharlach, Erysipel)	
	Syphilis	
	Tuberkulose (offen)	
	Typhus (einschl. Ausscheider)	
	Paratyphus	
	Wundinfektionen (Prävention von Krankenhausinfektionen = septische Station)	

können auf aerogenem, alimentärem, transmissivem Wege und durch Kontakt übertragen werden bzw. zu einer Infektion führen.

Empfindliches Individuum: Verminderte lokale und allgemeine Infektionsabwehr durch endogene oder exogene Faktoren *(Risikopatient)* (Abb. 2, 3).

Die Entstehung und Verbreitung einer Infektionskrankheit kann durch Unterbrechung der Infektionskette an einer beliebigen Stelle bekämpft und behindert werden:

Ausschaltung der Infektionsquelle, (Beseitigung des Krankheitserregers und damit seiner möglichen Ausscheidung) durch Quarantäne bzw. Absonderung (Isolierung s. Tab. 3; Abb. 4) des Erkrankten und durch kausale Therapie.

Verhinderung der Übertragung auf weitere empfindliche Individuen durch Beseitigung des Erregers in der Umwelt, durch z.B. Entwesung, Desinfektion und Sterilisation.

Stärkung der Infektionsabwehr des empfindlichen Individuums oder von Populationen durch Immunisierung sowie Hemmung der Vermehrung des Infektionserregers nach erfolgter Infektion durch gezielte Chemoprophylaxe oder -therapie (Abb. 3).

Einteilung der Infektionskrankheiten nach der Infektionskette bzw. dem Übertragungsweg

Alimentäre Infektionskrankheiten: Zu dieser Gruppe gehören diejenigen Infektionskrankheiten, bei denen die Eintrittspforte für die Krankheitserreger der Verdauungstrakt ist und es zu einer Ausscheidung durch Stuhl und evtl. Urin kommt. Es wird unterschieden zwischen Lebensmittelinfektionen (z. B. Typhus abdominalis), Toxi-Infektionen (z. B. andere Salmonellen) und Intoxikationen (z. B. Staphylokokken-Enterotoxikose).

Aerogene Infektionskrankheiten: Sie stellen ein wichtiges medizinisches und sozialpolitisches Problem dar, da die damit verbundenen Erkrankungen wesentlich an der allgemeinen Morbidität beteiligt sind. Eintrittspforten sind die Atemwege, zur Ausscheidung kommt es durch die Sekrete. Einige der typischen Infektionserreger der Atemwege können auch durch andere Übertragungswege verbreitet werden, z. B. alimentäre Übertragung der Tuberkulose mit der Milch. An der Ätio-Pathogenese der durch aerogene Infektionen verursachten Erkrankungen sind Bakterien (z. B. Tuberkulose) und Viren (z. B. Influenza) beteiligt.

Kontakt-Infektionskrankheiten: Im Gegensatz zu den anderen Infektionsübertragungswegen, bei denen ein Medium, ein Vehikel oder ein Vektor zwischengeschaltet sind, kommt es hier durch Kontakt zwischen Mensch und Mensch zum Eindringen der Infektionserreger durch die Haut oder Schleimhäute. In einigen Fällen kann es direkt an der Infektionsstelle zur Erkrankung kommen (z. B. Scabies), in anderen Fällen stellen Haut oder Schleimhaut nur die Eintrittspforte für die Infektion dar, die Erkrankung verläuft dann an anderer Stelle (z. B. Tetanus). *Die Mehrzahl der Krankenhausinfektionen stellen Kontakt-Infektionen dar* (z. B. sekundäre Wundheilung). Eine besondere Gruppe der Kontakt-Infektionskrankheiten sind die Geschlechtskrankheiten (s. AIDS).

Transmissive Infektionskrankheiten: Bei der Verbreitung dieser Infektionskrankheiten spielt die Umwelt eine entscheidende Rolle. Daher sind für die Seuchenepidemiologie die ökologischen Einflüsse von besonderer Bedeutung. Zur Übertragung kommt es ausschließlich aktiv; die Krankheitserreger vermehren sich im Organismus des Zwischenwirts, in welchem der Teil des Entwicklungszyklus des Krankheitserregers verläuft, der zur weiteren Übertragung notwendig ist. Aus ökologischer *(Biozönose)* Sicht stellt der Mensch dann nur einen Teil des Entwicklungszyklus dar (z. B. Malaria). Zu den transmissiven Infektionskrankheiten gehören in Mitteleuropa die Zeckenenzephalitis und in den subtropischen und tropischen Ländern Malaria, Gelbfieber, Schlafkrankheit u. a.

Bedingt hinzuzurechnen sind aber auch die *Zoonosen*, die nach der Definition der WHO jene Infektionen und Krankheiten sind, die auf natürliche Weise zwischen Wirbeltieren (Haustiere) und dem Menschen übertragen werden.

Die Häufigkeit des Auftretens einer Infektionskrankheit wird durch räumliche und zeitliche Angaben charakterisiert:

Sporadisches Auftreten: seltenes und gelegentliches Vorkommen einer Infektionskrankheit ohne zeitliche und räumliche Begrenzung bzw. ohne sichtbare epidemiologische Zusammenhänge (z. B. Auftreten von Herpes zoster).

Endemie: Das Auftreten einer Infektionskrankheit räumlich begrenzt, zeitlich unbegrenzt (z. B. Gelbfieber, Cholera).

Epidemie: Gehäuftes Auftreten einer Infektionskrankheit örtlich und zeitlich begrenzt.
— Explosivepidemie: charakterisiert durch ein sprunghaftes Ansteigen von Infektionskrankheiten, z. B. Typhus, Cholera, innerhalb eines kurzen Zeitraumes, wenn z. B. die Kontaminationsquelle ein Lebensmittel ist (Wasserwerk, Molkerei) und viele Menschen gleichzeitig erreicht.
— Tardivepidemie: charakterisiert durch einen langsamen Anstieg der Erkrankungshäufigkeit, typisch für Kontaktinfektionen (z. B. Geschlechtskrankheiten, Masern).

Pandemie: Verbreitung einer Infektionskrankheit über Länder bzw. Kontinente, zeitlich begrenzt, räumlich unbegrenzt (z. B. früher Pest, Cholera, heute Influenza).

Für manche Infektionskrankheiten ist eine **jahreszeitliche** (saisonale) oder **säkulare** Schwankung charakteristisch:
Jahreszeitliche Häufung, z. B. Viruserkrankungen im Sommer (Coxsackie-Echo-Virosen) oder die im Winter und Frühjahr auftretenden Erkältungskrankheiten, auch die Virusgrippe.
Säkulare Schwankung: Es gibt Jahre, in denen bestimmte Infektionserkrankungen häufiger auftreten und Jahre, in denen die Erkrankungshäufigkeit seltener ist (z. B. Masern, Diphtherie). Andererseits gibt es Perioden, in denen

z. B. Komplikationen im Vergleich zu anderen Perioden häufiger sind (z. B. Masern, Keuchhusten).

Arbeitsmethoden in der Epidemiologie

Induktive Epidemiologie: Aus der Summe von Einzelbeobachtungen bei sporadisch, endemisch, epidemisch und pandemisch auftretenden Infektionskrankheiten wird versucht, empirisch aufgrund von Analogieschlüssen durch Erkennen allgemeingültiger krankheitsspezifischer Ergebnisse, Infektionsquellen und -zustände qualitativ, quantitativ sowie lokal und zeitlich zu erfassen (örtliche Disposition).

Deduktive Epidemiologie: Im Vordergrund steht hier die Untersuchung der Eigenschaften der Mikroorganismen (Pathogenität, Virulenz, Abb. 5) und der befallenen Individuen (Kontagiösität (Ansteckungsfähigkeit), Kontagions-Index[1], um die Entstehung sowie Verbreitung von Infektionen (Epidemien, Pandemien) zu erforschen und Präventivmaßnahmen (Schutzisolierung, Desinfektion, Schutzimpfung) zu ergreifen. Voraussetzung für die deduktive Epidemiologie ist die Kenntnis des Erregers und seines Verhaltens in der Außenwelt (Umwelt) und im lebenden Organismus.

Experimentelle Epidemiologie: Überprüfung einer prophylaktischen oder therapeutischen Maßnahme in einem sogenannten Feldversuch oder Doppelblindversuch, wobei eine definierte Gruppe den Wirkstoff (z. B. Impfstoff), eine weitere definierte Gruppe einen Plazebo (z. B. physiologische Kochsalzlösung) erhält.

Surveillance: Epidemiologisches Überwachungsprogramm. Mit diesem Programm werden die Ergebnisse epidemiologischer Untersuchungen über Ursachen und Gründe für die Entstehung, die Ausbreitung, den Wandel und das Erlöschen von Krankheiten auf nationaler (öffentliches Gesundheitswesen) und internationaler (Weltgesundheitsorganisation) Ebene erfaßt und koordiniert (z. B. Weakly Epidemiological Report).

---

[1] Kontagions-Index: Das Verhältnis (%) der Anzahl der manifest Erkrankten zur Anzahl der inapparent Infizierten (z. B. Pocken 95%, Masern 95%, Poliomyelitis 1%).

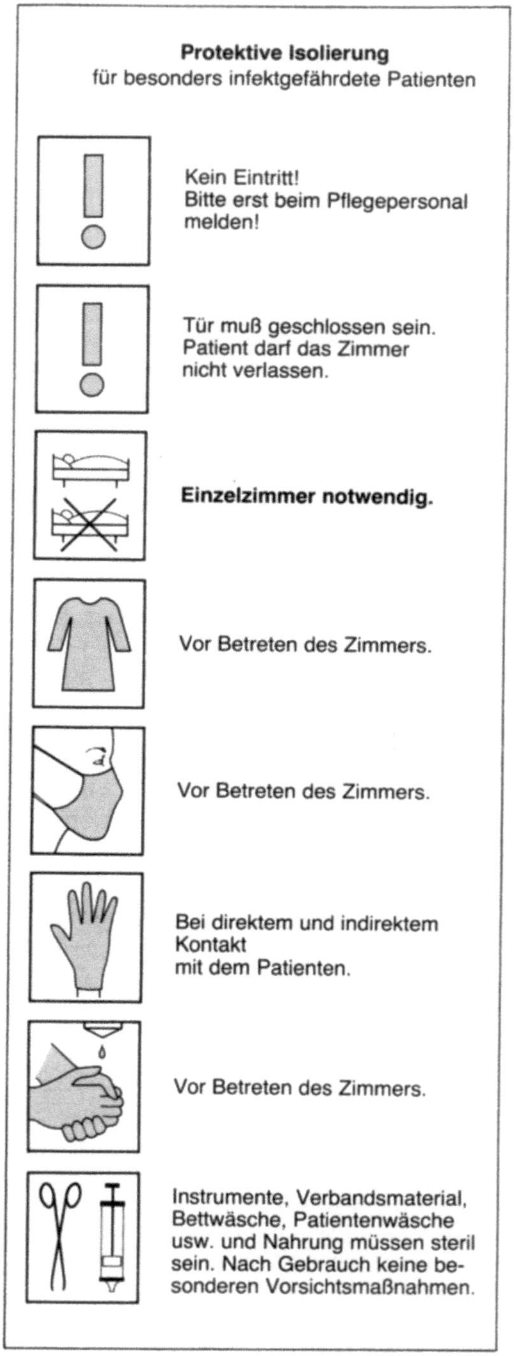

Abb. 4. Verschiedene Arten der Isolierung (Aus: DASCHNER, F. Hygiene auf Intensivstationen. Springer-Verlag Berlin, Heidelberg, New York 1981)

Infektionsepidemiologie

	Standardisolierung Patient mit einer Infektionskrankheit		Strikte Isolierung Patient mit einer Infektionskrankheit
❗	Kein Eintritt! Bitte erst beim Pflegepersonal melden!	❗	Kein Eintritt! Bitte erst beim Pflegepersonal melden!
❗	Tür muß geschlossen sein. Patient sollte das Zimmer nicht verlassen.	❗	Tür muß geschlossen sein. Patient darf das Zimmer nicht verlassen.
🛏️❌	Nur bei Infektionen, die durch die Luft übertragen werden.	🛏️❌	**Einzelzimmer notwendig.**
👕	Bei Kontakt mit dem Patienten.	👕	**Bei Betreten des Zimmers.**
😷	Nur bei Infektionen, die durch die Luft übertragen werden.	😷	**Bei Betreten des Zimmers.**
✋	Nur bei direktem Kontakt mit infizierten Körperregionen, Exkreten und Sekreten, die infektiös sind.	✋	**Bei direktem und indirektem Kontakt mit dem Patienten.**
🤝	Vor Verlassen des Zimmers.	🤝	**Bei Betreten und Verlassen des Zimmers.**
✂️💉	Instrumente, Verbandsmaterial, Wäsche usw. in dichten Behältern oder Plastiksäcken zur Desinfektion, Sterilisation, Wäscherei oder Verbrennung.	✂️💉	Instrumente, Verbandsmaterial, Wäsche, Nahrung usw. in dichten Behältern oder Plastiksäcken zur Desinfektion, **Sterilisation oder Verbrennung.**

Retrospektive Epidemiologie: Rückwirkendes Erfassen von größeren Gruppen Kranker oder Gestorbener, z. B. im Hinblick auf Erkrankungen und Todesursache.

Prospektive Epidemiologie: Erfassen einer größeren Gruppe gesunder oder kranker Personen mit der Absicht, sie über einen bestimmten Zeitraum zu beobachten.

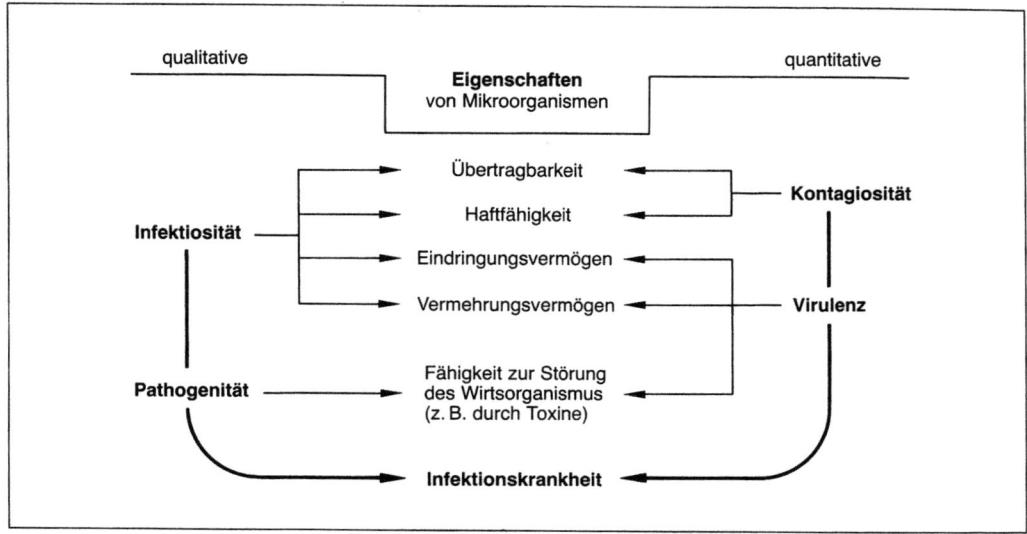

Abb. 5. Für das Zustandekommen einer Infektion (-skrankheit) wichtige Eigenschaften von Mikroorganismen (nach H. KLIEWE und E. v. WASIELEWSKI)

Laufende Infektionsüberwachung (I.-Kontrollsystem). Dabei handelt es sich um eine prospektive Infektionsepidemiologie in Krankenhaus-Risikobereichen mit dem Ziel, nosokomiale Infektionen frühzeitig zu erkennen, den Erreger zu identifizieren (Antibiogramm, Sero-, Lyso-Typisierung), seine Herkunft (Infektionsquelle, gesunder Keimträger) und seinen Übertragungsweg (Kreuzinfektionen) zu ermitteln. Daraus werden gezielte hygienische Maßnahmen abgeleitet, um die Infektions-, bzw. Keimträgerquelle zu isolieren und gegebenenfalls zu sanieren sowie den Übertragungsweg, z. B. durch Ausschaltung der Kontaminationsquelle zu unterbrechen (Desinfektion, Sterilisation). Für die laufende Infektionsüberwachung muß ein praktikabler und durch die EDV erfaßbarer Fragebogen zur Verfügung stehen. Er muß die Besonderheiten jedes einzelnen Risikobereiches berücksichtigen. Interne Meldepflicht (s. BGSeuch § 8).

Epidemiologische Begriffe zur Erfassung von Krankheitshäufungen für z. B. die Medizinalstatistik:

Morbidität. Anzahl der Erkrankungen z. B. an einer bestimmten Infektionskrankheit, bezogen auf 100 000 Personen der Bevölkerung, u. U. in Abhängigkeit von Geschlecht und Alter, in einem bestimmten Zeitraum (meist 1 Kalenderjahr).

Inzidenz. Anzahl der Neuerkrankungen in einer Bevölkerungsgruppe während eines bestimmten Zeitraums (meist 1 Kalenderjahr).

Prävalenz. Zahl aller Krankheitsfälle, z. B. an einer bestimmten Infektionskrankheit zu einem gegebenen Zeitpunkt (Stichtag).

Mortalität. Anzahl der Todesfälle an einer bestimmten Krankheit, bezogen auf 100 000 Personen der Bevölkerung, u. U. in Abhängigkeit von Geschlecht und Alter, in einem bestimmten Zeitraum (meist 1 Kalenderjahr).

Letalität. Anzahl der Todesfälle, z. B. an einer bestimmten Infektionskrankheit, bezogen auf die Anzahl der entsprechenden Erkrankungen (meist in Prozent ausgedrückt).

Weiterführende Literatur

1. Beck EG, Schmidt P (1982) Hygiene, Präventivmedizin. Enke Verlag, Stuttgart
2. Potell J (1982) Klinische Mikrobiologie. Gustav Fischer Verlag Stuttgart, New York
3. Stille W (1982) Unspezifische Infektionen. Georg Thieme Verlag Stuttgart, New York
4. Brandis H, Otte HJ (Hrsg) (1984) Lehrbuch der medizinischen Mikrobiologie. Gustav Fischer Verlag Stuttgart, New York

Infektiöser Hospitalismus

E. G. Beck und P. Schmidt

> „Eine Krankenhausinfektion ist jede durch Mikroorganismen hervorgerufene Infektion, die in kausalem Zusammenhang mit einem Krankenhausaufenthalt steht, unabhängig davon, ob Krankheitssymptome bestehen oder nicht.
>
> Eine epidemische Krankenhausinfektion liegt dann vor, wenn Infektionen mit einheitlichem Erregertyp in zeitlichem, örtlichem und kausalem Zusammenhang mit einem Krankenhausaufenthalt nicht nur vereinzelt auftreten." (Richtlinie für die Erkennung, Verhütung und Bekämpfung von Krankenhausinfektionen, Bundesgesundheitsamt Berlin, 1976).
>
> Im weiteren Sinne sind Infektionen dazuzurechnen, die in kausalem Zusammenhang mit einer Behandlung in der Arztpraxis, in der Poliklinik und in der zahnärztlichen Praxis stehen.

Hospitalinfektionen bzw. nosokomiale Infektionen als Komplikationen des regelrechten Heilungsverlaufs sind seit dem Bestehen von Krankenhäusern bekannt (Tab. 1). In der vorbakteriologischen Ära war das Kindbettfieber (Puerperalsepsis) besonders in Gebärkliniken der bekannteste infektiöse Hospitalismus. Semmelweis konnte in diesem Fall ohne Kenntnis der Erreger die Infektionskette darstellen. Infektionsquelle waren Leichen in der Pathologie. Der Übertragungsweg erfolgte durch die Hände von Ärzten und Studenten, die nach der Sektion als Geburtshelfer tätig waren. Die Unterbrechung der Infektionskette durch Waschung der Hände in Chlorwasser bestätigte die Erfahrung von Semmelweis. Diese antiseptische Maßnahme reduzierte die Häufung dieser meist letal verlaufenden Hospitalinfektion deutlich.

Durch die Entdeckung der Erreger, ihrer Übertragungsweise, der Erkennung von Kreuzinfektionen und den sich daraus entwickelnden Methoden der *Antisepsis*, keimreduzierende Maßnahmen, mit dem Ziel der *Asepsis* (Keimarmut), sind seit jener Zeit entscheidende Erfolge erzielt worden.

Trotz des massiven Einsatzes von Chemotherapeutika, Antibiotika und modernster medizinischer Technologien erleiden auch heute noch zahlreiche Patienten nosokomiale Infektionen. Die Problematik des infektiösen Hospitalismus und dessen Keimspektrum hat sich allerdings verlagert. Über die Häufigkeit von Krankenhausinfektionen liegen in der Bundesrepublik keine Gesamtstatistiken vor.

Die WHO (1976) berichtet über eine Feldstudie (National Nosocomial Infections Study), die bei 2,6 Millionen Patienten, die in der Zeit von 1975 bis 1976 erfaßt wurden, 92000 (=3,5%) Krankenhausinfektionen ermittelte. Nach eigenen epidemiologischen Untersuchungen im Klinikum Gießen und Einzeluntersuchungen anderer Autoren in verschiedenen Krankenhäusern liegt die Krankenhausinfektionsrate in der Bundesrepublik insgesamt in der Größenordnung von 5–10%, für einzelne Risikobereiche bei 30% und mehr.

Für die meisten der Patienten bedeutet dies eine *Verlängerung der Liegedauer*. Köppke und Mitarbeiter (1976) sprechen von 14–15 Tagen, Daschner (1979) schätzt, daß etwa 10% aller Pflegetage für die Versorgung im Krankenhaus infizierter Patienten aufgewendet werden müssen. Bei Betrachtung der Todesursachenstatistiken von Krankenhäusern sind 8% aller Sterbefälle auf Infektionen zurückzuführen (Löwe 1977, Daschner 1976), von denen mindestens ein Drittel (WHO 1976) erst im Krankenhaus erworben wurde. 1977 führten in den USA 0,6% aller Krankenhausinfektionen zum Tode. Bei weiteren 2,3% war eine Krankenhausinfektion die Mitursache für den Tod des Patienten (Daschner 1981, US-Center for Disease Control 1979). Eine Untersuchung in der Bundesrepublik Deutschland an ausgewählten Patienten weist auf eine noch ungünstigere Situation hin; bei 7,4% waren nosokomiale Infektionen Todesursache, bei 6,3% war diese nosokomiale Infektion am Tod beteiligt (Daschner 1978, 1981).

Nach Köppke und Mitarbeiter (1976) erkranken in der Bundesrepublik Deutschland 0,8–1,3 Millionen Patienten pro Jahr an einer Hospitalinfektion. 30000 Todesfälle pro Jahr sind direkt auf eine nosokomiale Infektion zu-

Tabelle 1. Aus (1)

Hospitalismus
infektiös
nichtinfektiös   Problemmilieu

Hospitalinfektion   **Komplikation des Heilungsverlaufes**
                              Seit Bestehen von Krankenhäusern
                              Prototypen des klassischen infektiösen Hospitalismus in der
                              vorbakteriologischen Zeit
                              - Kindbettfieber
                              - Wundrose
                              - Wundstarrkrampf
                              - Gasbrand
                              Entdeckung der Erreger (Koch, Pasteur u. a.)
                              Entwicklung der Methoden der Asepsis und Antisepsis

Beginn des modernen infektiösen Hospitalismus
Zeit nach dem Zweiten Weltkrieg
Beginn der Antibiotika-Ära
Fehleinschätzung und inkonsequente Anwendung der Antibiotika
- ohne wirkliche Indikation
- ungezielt
- ohne Antibiogramm
- wahllos in zu niedriger Dosierung
- über zu kurze Zeit, über zu lange Zeit.

Heranzüchtung antibiotikaresistenter Keime
Problemkeime im Krankenhaus

Selektionsdruck
Behandlung und Verfütterung von Antibiotika (Masthilfe) an Schlachtvieh
Infektionsprophylaxe im Krankenhaus

Problemmilieu   = **Standortwechsel des Erregers** von der physiologischen zur unphysiologischen Lokalisation durch diagnostische und therapeutische Maßnahmen (z. B. Reanimation, Intubation, Katheterismus, Inkorporation körperfremden Materials)

Problempatient   = Lokale und allgemeine Abwehr eingeschränkt
Risikopatient

Problembereich   = Funktionseinheiten im Krankenhaus mit erhöhtem Infektionsrisiko
Risikobereich   (- **Kreuzinfektionen** -) und besonderen aseptischen Anforderungen

Infektionskontrolle   = Kenntnis über Herkunft der Erreger und über ihren Verbreitungsweg
                                (Infektionskette, **Infektionsepidemiologie**)

---

rückzuführen. Dies bedeutet, daß die Zahl der Erkrankungen bzw. Todesfälle durch Hospitalinfektionen mehr als doppelt so hoch ist wie die Zahl der Toten im Straßenverkehr.

Die *Häufigkeit der nosokomialen Infektionen* ergibt sich nach folgender Reihenfolge:

- Harnwegsinfektionen
- Atemwegsinfektionen
- Wundinfektionen
- Sepsis

Zur effektiven Erkennung von Krankenhausinfektionen, d.h. zur Ermittlung der Infektionsquelle und des Erregers, des Übertragungsweges bis zum empfindlichen Individuum *(Risikopatient)* und damit zu ihrer Verhütung und Bekämpfung, sind epidemiologische Untersuchungen unumgänglich *(Prospektive Infektionsüberwachung).*

Ohne rechtzeitige Erkennung der Krankenhausinfektionen ist deren Bekämpfung und Verhütung nicht denkbar. Maßnahmen zu ihrer Erkennung haben deshalb Vorrang.

Infektiöser Hospitalismus

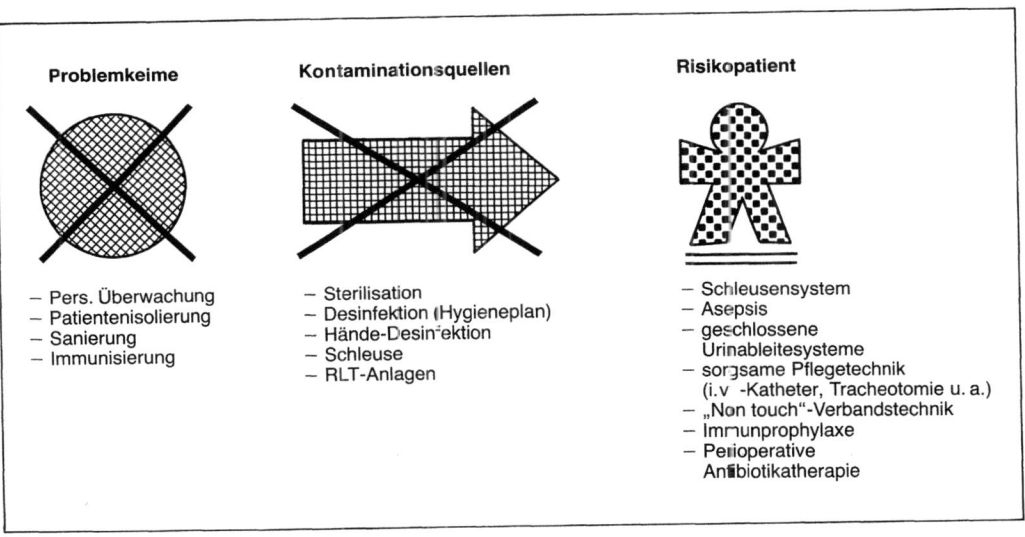

Abb. 1. Infektionskette

Abb. 2. Bekämpfung = Unterbrechung der Kette. Aus (1)

In diesem Zusammenhang sind Obduktionen zur Objektivierung der klinischen Diagnose und zur Bestätigung oder zum Ausschluß von Folgen der nosokomialen Infektion Voraussetzung.

Die Zusammenarbeit zwischen Kliniker, Pathologen und Hygieniker, z. B. in den Befundbesprechungen *(„Patho-Konferenzen")* ist die Basis zur Ausarbeitung gezielter Maßnahmen einer kausalen Prävention und dient nicht zuletzt der Erweiterung des ärztlichen Wissens.

Infektionskette in der Krankenhaushygiene

Auch bei der Entstehung und Verbreitung einer nosokomialen Infektion gilt die Voraussetzung der kompletten Infektionskette.

Wie bereits mehrfach betont, bedeutet jede Unterbrechung der Infektionskette an einer beliebigen Stelle die Verhinderung des Auftretens einer Krankenhausinfektion (Abb. 1 und 2).

Die Entstehung einer Infektionskrankheit hängt einerseits von der Anzahl der in den Organismus eingetretenen Mikroorganismen *(Infektionsdosis)*, andererseits von der Abwehrlage des Organismus ab. Es gibt heute nahezu keine Keimart, welche nicht in der Lage wäre, eine Infektionskrankheit bei Risikopatienten zu verursachen. Hier kommt dem *Standortwechsel der Erreger* von der physiologischen zur unphysiologischen Lokalisation durch diagnostische und therapeutische Maßnahmen eine besondere Bedeutung zu (z. B. endogen erworbene Infektionen).

Problemkeime

Während vor 15-20 Jahren grampositive Bakterien („Staubkeime"), hauptsächlich Koagulase-positive Staphylokokken, seltener Streptokokken, was auch in dem Begriff „Staphylokokken-Hospitalismus" zum Ausdruck kam, den Hauptanteil der Erreger für Krankenhausinfektionen darstellten, hat sich in den letzten Jahren ein *Erregerwandel* zugunsten gramnegativer Keime („Naß-/Pfützenkeime") eingestellt (Ausnahme: OP-Bereiche), wie *Escherichia coli, Klebsiella, Enterobacter, Proteus, Pseudomonas,* aber auch *Acinetobacter, Alcaligenes* und *Legionella* (Legionärskrankheit) sowie *Clostridium difficile* (Tab. 2).

Tabelle 2. Infektionsquellen und Erregerreservoire von krankenhauserworbenen Infektionen

Erreger	Infektionsquelle Mensch				Erregerreservoir Krankenhaus		Außerhalb des Krankenhauses (Natur)
	Körpereigene Flora	endogene Infektion	Übertragung Mutter/Kind b. d. Geburt	Inf. v. and. Personen (z. B. Personal)	Trockenes Milieu Staub Oberfl.	Feuchtes Milieu Flüssigk. usw.	
Staph. aureus	ja	+	+	+	+	−	−
A-Streptokokken	ja	+	+	+	−	−	−
B-Streptokokken	ja	+	+	+	−	−	−
Enterokokken	ja	+	?	?	+	−	−
Anaerobe Kokken und andere nicht-hämolyt. Streptokokken	ja	+	?	?	+?	−	?
Clostridien	ja	+	−	−	+	−	ja
Listerien	ja	?	+	?	+	−	ja
Escherichia coli	ja	+	+	+	−	Ü	nein
Proteus Spezies	ja	+	−	+	−	Ü	?nein
Klebsiellen Spezies	ja	+	−	?	−	nur Ü?	?nein
Enterobacter, Serratia	ja	+	−	+	−	V	ja
Pseudomonas aeruginosa	ja	+	−	+	−	V	ja
Andere Pseudomonaden	nein	−	−	−	−	V	ja
Pseud. cepacia	nein	−	−	−	−	V	ja
Flavobakterien	nein	−	−	−	−	V	ja
Acinetobacter							
Bacteroides fragiles	ja	+	?	?	−	?	?
						?	ja

Ü = Überleben + = Überleben gut
V = Vermehrung − = Überleben schlecht
Nach: WHO Regional Publications European Series No. 4, Hospital-acquired Infections: Guidelines to Laboratory methods (1978). Aus (3)

Sepsiserreger der vergangenen Jahrzehnte waren vorwiegend grampositiv, d.h. Staphylokokken; seit Beginn der sechziger Jahre sind sie zu über 50% gramnegativ. Diese Entwicklung ist umso erstaunlicher, als die meisten gramnegativen Sepsiserreger nur fakultativ pathogen sind (sog. Opportunisten), d.h. zur physiologischen Flora des Darmtrakts gehören.

Resistenzphänomene sind eine wesentliche Ursache für die Schwierigkeiten bei der praktischen Therapie bakterieller Infektionen.

> Bakterienstämme gelten als resistent, wenn sie sich bei einer mittleren, im Körper erreichbaren Antibiotika-Konzentration noch vermehren.

Resistenzen und Mehrfach-Resistenzen gegenüber Antibiotika sind zuerst bei Staphylokokken und später auch bei gramnegativen Keimen nachgewiesen worden. Es handelt sich dabei um die Folge eines Antibiotika-Selektionsdruckes durch Selektion und Mutation. Entscheidend hierbei ist die Ausbreitung der sogenannten Resistenz- oder R-Faktoren, die innerhalb der Bakterienzelle enzymatische Reaktionen ermöglichen, mit denen Antibiotika inaktiviert werden. Diese R-Faktoren können von Bakterienzelle auf Bakterienzelle übertragen werden und dies nicht nur innerhalb einer Bakterienspezies, sondern auch zwischen unterschiedlichen Bakterienarten. Über eine Resistenz gegenüber Wirkstoffen von Desinfektionsmitteln liegen ebenfalls Ergebnisse vor. Diese Resistenz ist aber nicht mit derjenigen bei Antibiotika vergleichbar.

Zu den Problemkeimen im Krankenhaus müssen heute auch die opportunistischen Sproßpilze, darunter besonders *Candida albicans,* zugerechnet werden.

Darüber hinaus werden *Virusinfektionen* im Krankenhaus und bei der ambulanten ärztlichen Behandlung verbreitet:
- Influenzaviren bei Epidemien und Pandemien
- sogenannte respiratorische Viren
- Adenoviren der Konjunktivitis epidemica (Augenabteilung)
- Herpes simplex- und Varizellen-Viren
- Viren der Hepatitis A und B
- Rota-Viren (Kinderkliniken)
- Chlamydien (Ornithose)

Nosokomiale Infektionsquellen (Tab. 3)

Patient, Personal und Besucher können *Infektionsquelle* als gesunde Keimträger (z.B. Inkubationskeimträger), Rekonvaleszenz- und Dauerausscheider sein. Jeder einweisende oder aufnehmende Arzt sollte bereits bei der Anamneseerhebung und bei der folgenden Untersuchung die Möglichkeit einer bestehenden Infektion oder Infektionskrankheit versuchen auszuschließen.

Auch bei der *Neueinstellung von Ärzten und Pflegepersonal* sollte im Rahmen der Einstellungsuntersuchung versucht werden, mögliche Infektionsquellen auszuschließen (Thoraxaufnahme, Rachenabstrich, mikrobiologische Untersuchungen von Urin und Stuhl, Hepatitis B-Immunstatus sowie allgemeine klinische Labordiagnostik).

Die *allgemeinen Besucherregelungen* in Krankenhäusern sollten überdacht und zwischen wirklichem Risiko und Nutzen (siehe nichtinfektiöser Hospitalismus) abgewogen werden, besonders im Hinblick auf die direkten Verwandten und unabhängig von ihrem Alter (s. Rooming-In-System).

Selbstverständlich muß bei Verdacht auf eine Infektionskrankheit (Keimausscheidung während der Inkubationszeit, z.B. Hepatitis, Influenza) und bei Bestehen derselben bzw. während einer Epidemie oder Pandemie (Influenza) sowie bei bekannten Keimausscheidern das Besucherverbot aufrechterhalten bleiben. Eine *Besuchsbeschränkung* liegt also mehr oder weniger im Ermessen des Einzelnen, sicherlich abhängig von seiner Gesundheitsaufgeklärtheit bzw. von seinem Hygiene-Bewußtsein.

Übertragungswege der nosokomialen Infektionen

Nosokomiale Kontaktinfektionen

Häufigster Übertragungsweg der nosokomialen Infektionen ist die Kontaktinfektion *(Schmierinfektion).* Mehr als 90% der nosokomialen Infektionen werden auf diesem Wege übertragen. Folgende Übertragungsmöglichkeiten bestehen:
- direkter Kontakt mit der Infektionsquelle als „Kreuzinfektion" (Patient, Personal, Besucher)

Tabelle 3. Aus (1)

Infektiöser Hospitalismus	
Krankenhausinfektionen – nosokomiale Infektionen –	
	Problemkeime
Infektionsquelle	**Mensch** (Patient, Personal, Besucher)
	– gesunder Keimträger
	– Inkubations-Ausscheider
	– (Rekonvaleszenten-Ausscheider, Dauer-Ausscheider)
Übertragungsweg	**Erreger-Reservoir**
	Kontaminationsquelle
	– Cross-Infektion – Endogen + Exogen – (Kreuzinfektion durch Personal)
(Hygieneplan –	– Vektoren (Zwischenwirte)
gezielte Maßnahmen)	– Autoinfektion – Endogen –
Übertragungsart	**Kontakt** (Patient, Personal, Gerät)
	– Aerogen (Klimaanlage) – Tröpfchen –
	– Alimentär (Lebensmittel)
	– Transmissiv (Fliegen, Ungeziefer)
Empfindliches Individuum	**Risiko-Patient/Risiko-Bereich**
(Abwehrschwäche – erhöhtes	– Alter (frühgeborene, alte Menschen)
Infektionsrisiko)	– Grundleiden
	– Operation (Medizintechnik)
	– Behandlung (Bestrahlung, Zytostatika, Kortikosteroide)
	– nicht-infektiöser Hospitalismus
Infektionskontrolle	**Laufende epidemiologische Überwachung**
	– Kenntnis über Herkunft der Erreger und über ihren Verbreitungsweg – Infektionskette
	– interne Meldepflicht (s. a. BSeuchG § 8)
Motivation – „Hygiene-Bewußtsein"	
Selbstdisziplin – persönlicher Einsatz	
organisatorische, baulich-funktionelle Maßnahmen	

- direkte Übertragung durch eine Kontaminationsquelle (medizinisches Instrumentarium, Infusionen)
- indirekte Übertragung über eine Kontaminationsquelle (kein mittelbarer Kontakt zum Patienten).

Nosokomiale aerogene Infektionen

Ein Übertragungsweg der relativ selten, bei nur etwa 10% der nosokomialen Infektionen, auftritt. (Ausnahme: eine defekte kontaminierte Klimaanlage, die erheblich zur Infektionshäufigkeit beitragen kann. Eine Übertragung kann direkt aus der Zuluft kommen oder aber durch typische Tröpfcheninfektion bzw. Übertragung durch Staub.)

Nosokomiale alimentäre Infektionen

Eintrittspforte der alimentären Infektion ist der Mund. Bei der Verbreitung dieser Infektionen stehen die Nahrung und das Trinkwasser im Vordergrund, bedingt durch schlechte hygienische Verhältnisse in der Krankenhausküche bzw. beim Essentransport.

Nosokomiale transmissive Infektionen

Dieser Übertragungsweg hat eine untergeordnete Bedeutung, obwohl bei Fliegen und Kakerlaken (Schaben) krankenhaushygienische Problemkeime nachgewiesen werden konnten.

Infektiöser Hospitalismus

Kontaminationsquellen (Keimreservoire)

Ausgehend von der Kontaminationsquelle kann es sich um eine direkte (z. B. Infusionsflaschen) oder eine indirekte Übertragung (z. B. Beatmungsgeräte, Befeuchter von Narkosegeräten) handeln. Übertragen werden vorwiegend „Naßkeime", d. h. gramnegative Keime wie Pseudomonaden, Klebsiellen und E. coli. Indirekte Übertragungsmöglichkeiten mit geringem Stellenwert bestehen bei Fußboden, Putzutensilien und Waschbeckenausläufen.

Empfindliches Individuum – Risikopatient

Eine Krankenhausinfektion und die damit verbundene Beeinträchtigung des Heilungsverlaufes oder die Entstehung einer Infektionskrankheit hängt nicht zuletzt von der *Abwehrlage* des betroffenen Menschen ab.

Eine Krankheit oder Verletzung, aber auch die ärztliche Behandlung (Operation) stellt eine kurz- oder langfristige Belastung für den menschlichen Organismus dar. Er ist dann im ungünstigen Falle nicht mehr imstande, sich mit einem derartigen Streß auseinanderzusetzen; sein Reservepotential zur biologischen Anpassung ist begrenzt. Damit ist ein erhöhtes Risiko für eine nosokomiale Infektion gegeben, zumal nachgewiesen werden konnte, daß ein operativer Eingriff, aber auch Antibiotika immunsuppressiv wirken können.

Bei **Risikopatienten** sind die lokale und/oder allgemeine Infektionsabwehr eingeschränkt. Ein erhöhtes Infektionsrisiko besteht durch:
- Alter (Frühgeborene, alte Menschen)
- Grundleiden (bösartige Neubildungen, Immundefizit, Diabetes, Verbrennungen, geschwächte Personen, Polytraumen)
- Behandlung (Bestrahlung, Zytostatika, Kortikosteroide, Dauerkatheter)
- Operation (Medizintechnik, Operationsdauer)
- nicht-infektiöser Hospitalismus.

Nicht-infektiöser Hospitalismus

Voraussetzung für das Wohlbefinden des Patienten im Krankenhaus ist der persönlich-menschliche Kontakt zwischen Patient und Arzt bzw. Pflegepersonal, ein wesentlicher Faktor zur positiven Beeinflussung des Heilungsverlaufes. Aus der „Einlieferung" in die „Krankenanstalt" können *psycho-soziale Wirkungen* resultieren und den erwünschten Heilungsver-

Abb. 3. Einwirkungskette

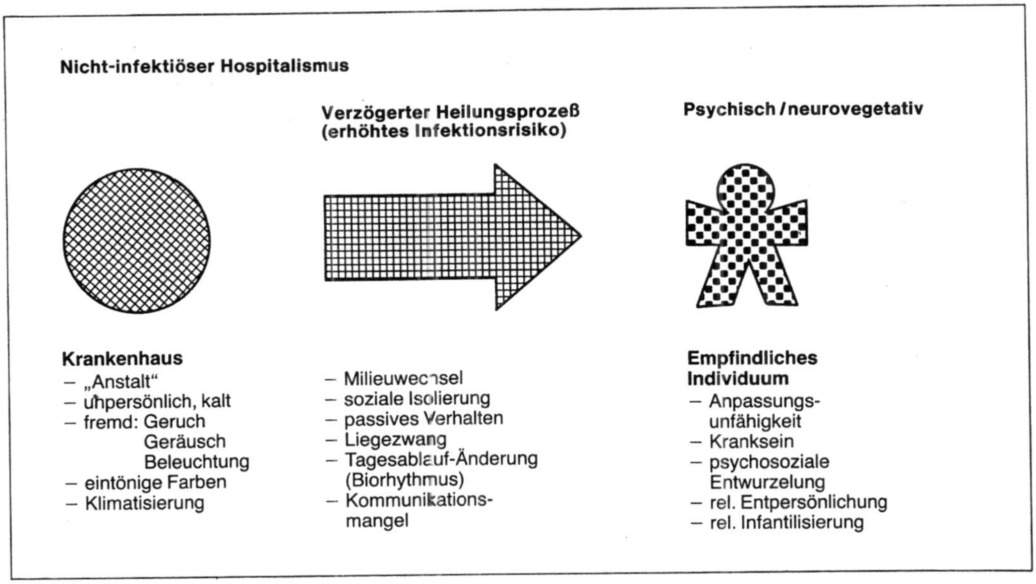

Nicht-infektiöser Hospitalismus

Krankenhaus
- „Anstalt"
- unpersönlich, kalt
- fremd: Geruch
  Geräusch
  Beleuchtung
- eintönige Farben
- Klimatisierung

Verzögerter Heilungsprozeß (erhöhtes Infektionsrisiko)
- Milieuwechsel
- soziale Isolierung
- passives Verhalten
- Liegezwang
- Tagesablauf-Änderung (Biorhythmus)
- Kommunikationsmangel

Psychisch / neurovegetativ

Empfindliches Individuum
- Anpassungsunfähigkeit
- Kranksein
- psychosoziale Entwurzelung
- rel. Entpersönlichung
- rel. Infantilisierung

lauf beeinträchtigen, auch bezüglich der Infektionsabwehr (Abb. 3 und 4).

> Als nicht-infektiöser Hospitalismus werden Reaktionen bezeichnet, die durch die Konfrontation mit dem Krankenhausaufenthalt entstehen.

Einschneidende Veränderungen des Lebensrhythmus, eine fremde unpersönliche „sterile" Umgebung mit monotoner sensorischer Reizüberflutung (Lärm, Licht, Gerüche) und Angst vor einer nicht überblickbaren Zukunft, können neurovegetative, seelische und soziale Störungen verursachen. *Die Notwendigkeit einer inneren Gesundungsbereitschaft auf der Grundlage eines seelischen und sozialen Wohlbefindens (WHO 1946)* wird durch den logisch-zwingenden Ablauf einer technischen Maximaltherapie häufig zu wenig Rechnung getragen.

Die Art der Bewältigung solcher Streßmomente, u.a. mit der Krankenhaussituation fertig zu werden, ist einerseits von der aktuellen Anpassungsfähigkeit des Patienten abhängig, sie wird aber andererseits auch durch das Verhalten des Behandlungsteams und die Organisation der Station (Funktionsabläufe, räumliche Gestaltung) mitbestimmt.

Abb. 4. Bekämpfung = Unterbrechung der Kette. Aus (1)

Wesentlich ist dabei die aktive Beteiligung des Patienten an der Behandlung, aber auch die Stärkung der verminderten Infektionsabwehr durch eine Immunprophylaxe, soweit sie heute möglich ist.

Aus diesem Grunde ist auch aus krankenhaushygienischer Sicht das *Rooming-in-System*, d.h. die gemeinsame Unterbringung von Kind und Mutter im Krankenhaus, vor allem in pädiatrischen Abteilungen (Ein-Zimmer-Programm) und auf Wochenstationen zu befürworten. Besonders dem kompletten Rooming-in-System kommt für eine ungestörte psychische und somatische Entwicklung des Kindes große Bedeutung zu. Das Stillen wird als zentrales Ereignis der Mutter-Kind-Beziehung angesehen, wobei das Stillen nach Bedarf (self-demand-feeding) beim Rooming-in auf Wochenstationen im Vordergrund steht.

Immunprophylaxe

Für die Entstehung und Verbreitung einer Infektionskrankheit ist die *komplette Infektionskette* Voraussetzung. Zur Unterbrechung der Kette bzw. zur Verhütung und Bekämpfung der Infektion bzw. einer Infektionskrankheit, sind die Absonderung des Erkrankten (Isolierung, Quarantäne) und Desinfektion allein keine ausreichenden Maßnahmen, um einen zuverlässigen Schutz zu erlangen. Erst die Unterbre-

Nicht-infektiöser Hospitalismus

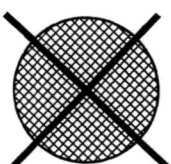
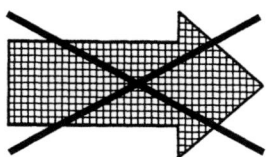

Krankenhaus
- persönlich, behaglich
- ansprech. Farben und Beleuchtung
- Schalldämmung
- natürliche Belüftung
- Zwei-Bett-Zimmer
- Kommunikationsräume

- adäquater Tagesablauf
- Kommunikationsförderung
- Bewegungszwang
- Rooming-in
- Psychosomatik
- Besucherregelung

- Unterstützung der Anpassung
- aktive Teilnahme an der Behandlung

chung der Infektionskette an der dritten Stelle durch „Stärkung" des empfindlichen Individuums mit *Schutzimpfungen* macht es möglich, einen zuverlässigen Schutz aufzubauen. Für nosokomiale Infektionen gilt dies bis heute, leider, nur bedingt.

Die Impfung bringt den Organismus mit den Erregern oder ihren Stoffwechselprodukten in Kontakt. Die Reaktion des Körpers auf diese Auseinandersetzung ist Vorbedingung für ihren Erfolg.

Es ist gelungen, die meisten Impfungen wirksam, gut verträglich und fast risikolos und handlich zu gestalten. Die Schutzimpfungen führten durch die weltweite Ausrottung der Pocken und der Ausrottung der Kinderlähmung und Masern in einigen Ländern zu einem großen Erfolg der Präventivmedizin.

Zur Vorbeugung von Krankenhausinfektionen bei Risikopatienten ist, neben der streng indizierten z. B. perioperativen Antibiotikaprophylaxe, eine Immunprophylaxe in Erwägung zu ziehen.

So haben polyvalente Standard-Immunglobuline (16%ig) einen wichtigen Indikationsbereich in der Immunprophylaxe vor dem Kontakt oder in der frühen Inkubationsperiode einer Infektionskrankheit und zur zusätzlichen Unterstützung der Immunabwehr bei schweren Infektionskrankheiten, wie z. B. bei schwerer Sepsis immunologisch normaler Patienten sowie bei Neugeborenen-Sepsis und Meningitis.

Zudem ist eine Immunglobulin-Substitution z. B. bei Antikörpermangelsyndrom indiziert. Wo immer möglich, sollte jedoch die aktive Immunisierung (z. B. HBV-Vakzine) der passiven Prophylaxe vorgezogen werden. Eine neue immunogene Toxoid-Vakzine gegen Pseudomonas aeruginosa ermöglicht eine aktive Immunisierung. Impfstoffe gegen andere nosokomiale Problemkeime sind in Vorbereitung (z. B. Rota-Virus-Vakzine).

Aktive Immunisierung

Aktive Auseinandersetzung des Organismus (Immunsystem) nach Kontakt (Impfung) mit lebenden (aktiven) virulenzgeschwächten (attenuierten) Erregern (Antigene) bzw. deren Teil-produkten (Toxoide, Spalt-Antigene) mit dem Ziel der Antikörperproduktion. Verzögert einsetzender, aber lang anhaltender Schutz.

- *Lebensimpfstoffe (Aktiv-Impfstoff):* BCG, Gelbfieber, Poliomyelitis (Sabin), Masern, Mumps, Röteln, Typhus, Varizella-Zoster.
- *Totimpfstoffe (Inaktiv-Impfstoffe):* Autovakzinen (Staph, aureus), Cholera, Hepatitis-B (HB_sAg), Pertussis, Poliomyelitis (Salk), Tollwut (HDC-Vakzine), Typhus, Paratyphus A+B, (parenteral), Zeckenenzephalitis (FSME).
Totimpfstoffe werden zum Teil als Kombinations-Impfstoffe eingesetzt.
- *Teilprodukt-Impfstoffe (Toxoid-Spalt-Antigen):* Diphtherie, Influenza, Meningokokken, Pneumokokken, Tetanus, (Tuberkulin).

Passive Immunisierung

Verabreichung von Antikörpern, die von immunisierten Spendern gebildet und aus deren Blut gewonnen bzw. isoliert worden sind (Polyvalente Standard-Immunglobuline, Hyper-Immunglobuline). Sofortiger Schutz, aber mit zeitlicher Begrenzung durch Abbau der übertragenen Antikörper.

Immunseren

Polyvalente Standard-Immunglobuline (früher Gammaglobuline). Hyper-Immunglobuline: Botulismus, Diphtherie, Gasbrand, Hepatitis-B (Hb_sAg), Tetanus (z. B. Tetagam), Tollwut (z. B. Hyperab), Frühjahr-Sommer-Meningoenzephalitis (z. B. FSME-Bulin), Masern, Mumps, Pocken-Immunglobulin (Vaccinia-Immunglobulin), Röteln.

Problem- oder Risikobereiche

Therapiebereiche, in denen die Behandlung (Operation) erfolgt bzw. der Risikopatient untergebracht ist. Es handelt sich um Funktionseinheiten im Krankenhaus mit erhöhtem Infektionsrisiko und den entsprechend erhöhten aseptischen Anforderungen (Tab. 4).

Tabelle 4. Abgrenzung von Bereichen unterschiedlichen Infektionsrisikos (nach K.O.Gundermann aus GROSSGEBAUER K. Klinische Synopse, Krankenhausinfektionen, Lysoform, Berlin 1979. S.14).

←——————— Asepsis ———————

A	B	C	D
Besonders hohe Anforderungen an die Keimarmut	Hohe Anforderungen an die Keimarmut	Im Krankenhaus normale Anforderungen an die Keimarmut	Bereiche mit erhöhter Gefahr der Freisetzung pathogener Keime
z. B. Operations- und Intensivabteilung für Transplantationen, Herzoperationen, Schwerverbrannte u. ä.	z. B. allgemeine OP-Abteilung, Entbindungs-Abteilung, Intensivstationen	normale Bettenbereiche	Infektionsabteilung, septische Stationen

Gefahren der Keimverschleppung

← ← ←

Erforderliche Richtung der Luftströmung

→ → →

Stellen für notwendige bauliche und organisatorische Maßnahmen zur Begrenzung des freien Personen- und Materialverkehrs

---

Operations-Bereiche	– Knochenchirurgie (Endoprothetik) – Neuro-Chirurgie – Gefäßchirurgie (Herzchirurgie) – Allgemeinchirurgie – Gynäkol. u. Geburtshilfliche Chirurgie
Intensiv-Pflegebereiche	– Verbrennungs-, Transplantations-Einheiten – geschlossene (operativer Bereich) und nicht-geschlossene (nicht-operativer Bereich) Intensiv-Stationen – Frühgeborenenbereiche – Dialysestationen – Zentral-/Milchküchen

Hohe Anforderungen an die Keimarmut
= *Asepsis*

Für alle anderen Krankenhausbereiche und ambulanten Einrichtungen (Poliklinik, ärztliche und zahnärztliche Praxis) gelten selbstverständlich auch hygienische Anforderungen. Sie unterscheiden sich in Zielsetzung und Konsequenz aber deutlich von den Maßnahmen in den Risikobereichen, d.h. alle krankenhaushygienischen Bemühungen müssen sich auf die *Risikopatienten* und die *Risikobereiche* konzentrieren. Hier sind die krankenhaushygienischen patientenbezogenen Forderungen, einschließlich der prospektiven Infektionsüberwachung, indiziert und ihr strenges Einhalten absolute Notwendigkeit.

Tabelle 5. Grundsätze. Aus (1)

1. **Begehung**
   Hygienische Bestandsaufnahme – Situationsanalyse
2. **Hygieneplan:**
   Desinfektionsmittel und -verfahren (Liste)
   Sterilisatoren-Kontrolle
   Schutzkleidung (stationsgebunden)
   Ver- und Entsorgung
   Einweisung durch laufende Fortbildungen auf der Station
   Überprüfung der angeordneten Maßnahmen:
   Umgebungsuntersuchung
3. **Infektionsüberwachung** (Kontrollsystem)
   Kliniker →Personal
   Hygieniker
   Mikrobiologe
   Pathologe
   Datenerfassung

   gezielte Hygiene
   Maßnahmen →Patient

Tabelle 6. Desinfektionsplan: Station einer Kinderklinik mit Hepatitis B-Epidemie

Was	Wann	Womit z. B.	Wie	Verantwortlich
Händedesinfektion hygienisch	- nach jeder möglichen Kontamination am Patienten oder Gegenständen - vor Punktionen, Injektionen und Manipulationen an Kathetersystemen	Sterillium	ca. 5 ml sorgfältig bis zum Eintrocknen verreiben, Einwirkzeit: 30 Sekunden bei HBV entsprechend mehr Flüssigkeit, Einwirkzeit: 3-4 Min.	Ausführende
Händewaschen	bei makroskopischer Verschmutzung nach hyg. Händedesinfektion	Seraman	aus Wandspendern benutzen, Einmalhandtücher verwenden	Ausführende
Hautdesinfektion	vor Injektionen, Punktionen	Kodan Tinkt. forte, Webcol-Alkoholtupfer	betreffende Stelle besprühen, mit sterilisiertem Tupfer verreiben, bzw. einreiben. Einwirkzeit: 1 Minute!	Ausführende
Schleimhautdesinfektion	z. B. vor Blasenkatheterismus bei der Katherpflege	Braunol	mit sterilen Tupfern auftragen und verreiben	Ausführende
Flächen, Inventar, Fußboden	1 × tägl. und bei Bedarf im Bereich der Station	Buraton 10F, 0,5%, bei Bedarf Zusatz von Persofix 1%ig	Wischdesinfektion, für jedes Zimmer frischen Mop bzw. Einwegtücher verwenden	Hausangestellte
Badewanne	nach Benutzung	Buraton 10F, 0,5%ig	Wischdesinfektion, vor Benutzung ausspülen	Pflegepersonal
Waschschüsseln	nach Gebrauch, nach Patientenwechsel	Buraton 10F, 0,5%, Buraton 10F, 0,5%ig	1 Std. einlegen, abspülen, trocken lagern	Pfl. Helferin
Bettpfannen, Urinale	tägl. und nach Pat.-wechsel	Buraton 10F, 0,5%ig	1 std. einlegen, abspülen, trocken lagern	Pfl. Helferin
Instrumente	nach Gebrauch	Kohrsolin iD 2,5%ig bei HBV 4%ig, 2 Std.	1 Std. einlegen, reinigen, abspülen, sterilisieren Lsg. bei makroskopischer Verschmutzung, spätestens nach 1 Woche wechseln	Pflegepersonal, Spätschicht
Bettendesinfektion	nach Pat.-wechsel		Betten abziehen, abgedeckt in die Bettenzentrale fahren, Betten von Patienten mit meldepflichtigen, ansteckungsfähigen Erkrankungen sind besonders zu kennzeichnen	Pflegepersonal
Bettwäsche-Wechsel	bei Bedarf, mind. 1 × wöchentl.		am Entstehungsort sortieren, in gelben Wäschesäcken zur Wäscherei geben	Pflegepersonal
Fieberthermometer	nach Gebrauch nach Pat.-wechsel	Sterillium, Kohrsolin iD 2,5%ig	mit einem Sterillium getränkten Papiertuch abwischen, in Standgefäß 1 Std. einlegen, abspülen, trocken lagern	Ausführende
Vernebler-, Sauerstoff-, Befeuchtersysteme	1 × tägl.	Kohrsolin iD 2,5%ig	Töpfe und Schläuche 1 std. einlegen, aus- bzw. abspülen, abtrocknen, dampfsterilisieren	Ki. Kr. Schwester
Absaugsystem, Gefäß und Sauger, Gerät	1 × tägl. 1 × tägl.	Kohrsolin iD 2,5%ig Buraton 10F, 0,5%ig	ausleeren, 1 std. einlgen, Wischdesinfektion	Ki. Kr. Schwester

Tabelle 6. (Fortsetzung)

Was	Wann	Womit z. B.	Wie	Verantwortlich
Blutdruckmeßgerät	wöchentl. und bei Bedarf	Kohrsolin iD 2,5%ig Buraton 10F, 0,5%ig	Stoffmanschette abziehen, waschen, Wischdesinfektion der Gummimanschette	Ki. Kr. Schwester
Kühlschrank	1 × wöchentl.	Incidur, 0,75%ig	ausräumen, evtl. abtauen, Wischdesinfektion	Pfl. Helferin
Eßgeschirr, Einmalgeschirr	nach Gebrauch		Abwurf in die Abfalltonne	entsorgende Person
Notfallwagen	alle 14 Tage	Buraton 10F, 0,5%ig	ausräumen, Wischdesinfektion, Sterilgut und Medikamente kontrollieren	Ki. Kr. Schwester
Raumdesinfektion	bei bestimmten meldepflichtigen Erkrankungen (s. Merkblatt)		Wisch- und Scheuerdesinfektion durch den Desinfektor	Desinfektor

Tabelle 7. Beispiele für bewiesene und unbewiesene Methoden in der Hospital-Infektions-Kontrolle (bewiesene Methoden führen zu einer Verminderung bestimmter Hospitalinfektionen) (nach F. DASCHNER, et al. 1978)

Bewiesen	**Unbewiesen**
Sterilisation	Desinfektion von Flächen, Wänden und Waschbeckensiphons
Hände-Waschen/-Desinfizieren	UV-Licht
Desinfektion von Beatmungs- und Inhalations-Zubehör	Laminar air flow-Systeme
Isolierung infizierter oder kolonisierter Patienten	Desinfektions-Matten
Geschlossene Urindrainage-System	Plastik-Überschuhe
Sorgsame Pflegetechniken (Harnweg-Katheter, intravenöse Katheter, Tracheotomie usw.)	Antibiotikaprophylaxe bei aseptischen Eingriffen
„Non-touch" Verbandstechnik	
Perioperative Antibiotika-Prophylaxe bei bestimmten operativen Eingriffen mit hoher Wahrscheinlichkeit einer bakteriellen Kontamination der Operationswunde	

Prioritätenliste der Maßnahmen zur Verhütung von Krankenhausinfektionen

- Gründliche Aufnahmeuntersuchung mit gezielter Anamnese, Personal-Einstellungsuntersuchung mit Erhebung des Immunstatus (z. B. HBV).
- Unterstützung der Abwehrkräfte des Risikopatienten (Infektions-, Immunprophylaxe)
- Organisatorische Maßnahmen (Hygiene-Plan Tab. 6)
  Sterilisationsverfahren
  Sorgfalt bei pflegerischen, diagnostischen und therapeutischen Eingriffen unter Beachtung der hygienischen Regeln (Tab. 7)
  Reinigungs- und Desinfektionsverfahren
- Baulich-funktionelle Gesichtspunkte
  Für die laufende Infektionskontrolle (prospektives Infektionsüberwachungssystem) muß ein praktikabler und durch EDV erfaßbarer Fragebogen zur Verfügung stehen. Er muß die Besonderheiten jedes einzelnen Risikobereiches berücksichtigen (siehe Infektionskontrolle).

Meldepflicht in besonderen Fällen nach § 8 BSeuchG: (s. a. Fornfeist: Meldepflichtige Infektionskrankheiten) Wenn durch Krankheitserreger verursachte Erkrankungen in Krankenhäusern, Entbindungsheimen, Säuglingsheimen, Säuglingstagesstätten zur vorübergehenden Unterbringung von Säuglingen, nicht nur

Maßnahmen zur Erkennung und Bekämpfung bereits vorliegender Krankenhausinfektionen.
- Erkennung des Infektionserregers,
- Sanierung der Krankenhausinfektion beim empfindlichen Individuum,
- Ermittlung und Isolierung bzw. Sanierung der Infektionsquelle
- Ermittlung des Übertragungsweges und seine Unterbrechung durch Ausschaltung oder Sanierung der Kontaminationsquelle (Desinfektion/Sterilisation)
- Infektionsüberwachung (Kontrollsystem) über prospektive epidemiologische Erhebungen,
- Keimidentifizierung (Antibiogramm, Sero-Typisierung, Phago-Typisierung)

vereinzelt auftreten (!), so sind diese Erkrankungen unverzüglich als Ausbruch zu melden, es sei denn, daß die Erkrankten schon vor der Aufnahme an diesen Krankheiten erkrankt oder dessen verdächtig waren. § 4, Abs. 2 ist entsprechend anzuwenden.

BSeuchG § 8, 4. NeändG - zu Absatz 1:
Aus seuchenhygienischen Gründen erscheint es erforderlich, die Meldepflicht, Absatz 1, um die Krankenhausinfektion zu erweitern und auch Säuglingsheime und andere Gemeinschaftseinrichtungen für Säuglinge in die Meldepflicht einzubeziehen. Mit diesen Bestimmungen sollen die Krankenhausinfektionen gesondert erfaßt werden.

Im Vordergrund jeder ärztlichen Tätigkeit steht die Sorgfaltspflicht gegenüber dem Patienten. Die ärztliche Behandlung sollte nach bestem Wissen und Gewissen durchgeführt werden, eine Gesundheitsschädigung des Patienten muß vermieden werden. Jede nosokomiale Infektion stellt in diesem Sinn eine Gesundheitsbeeinträchtigung des Patienten dar und somit eine Vernachlässigung der ärztlichen Sorgfaltspflicht. Krankenhaushygiene ist Bestandteil der ärztlichen und pflegerischen Behandlung. Der behandelnde Arzt sollte dabei durch die Hygienekommission, den Hygienebeauftragten und die Hygienefachkraft unterstützt werden.

Tabelle 8. Information für Klinikpersonal. Aus (F. DASCHNER, Klinikarzt 14, 814, 1985)

AIDS – keine besondere Gefahr in der Klinik

Warum?
- bisher kein Beweis einer gehäuften Übertragung durch nichtsexuelle Kontakte von Patient zu Klinikpersonal und umgekehrt
- bisher kein Beweis für eine aerogene Übertragung oder durch Speisen
- bisher nur Beweise für eine sexuelle Übertragung sowie seltener parenterale Infektion oder Übertragung während der Schwangerschaft

Wer bekommt am häufigsten AIDS?
- Homosexuelle oder bisexuelle Männer mit sehr häufigem Geschlechtsverkehr und sehr häufig wechselnden Intimpartnern
- Fixer
- Einwanderer aus Haiti
- Hämophiliepatienten (häufiger Erhalt von Faktorenkonzentrat)

Wovor besteht keine Gefahr?
Bei gleichzeitiger Benützung von:
- Toiletten und Badezimmern
- Wartezimmern
- Verkehrsmitteln
- Eß- und Trinkgeschirr

Vor was sollte man sich schützen?
- vor Blut und Sekreten

Wie sollte man sich schützen?
- Obwohl bisher keine besondere Gefährdung von Klinikpersonal bekannt ist, sollte eine Berührung mit kontaminierten Instrumenten, Blut und Sekreten, mit Schleimhautoberflächen und offenen Wunden unbedingt vermieden werden
- Desinfektionsmaßnahmen sind die gleichen wie bei Hepatitis B
- Händedesinfektion ist routinemäßig notwendig nach Kontakt mit Patienten
- Handschuhe sind nur bei Kontakt mit Blut, Sekreten und Körperflüssigkeiten notwendig
- Das Tragen von Masken ist nur bei intubierten oder stark hustenden Patienten nötig
- Augenschutz und Schutzkleidung sind nur bei Verspritzen von Blut und Sekreten notwendig (z. B. endotracheale Intubation, Bronchoskopie, Endoskopie)
- Einweggeschirr ist nicht notwendig
- Isolierung in einem Einzelzimmer ist nicht notwendig, es sei denn, der Patient ist selbst stark infektionsgefährdet.

Um Krankenhausärzten und Krankenhausverwaltungen einen Leitfaden zur Lösung des Problems an die Hand zu geben, hat das Bundesgesundheitsamt 1976 die „Richtlinie für die Erkennung, Verhütung und Bekämpfung von Krankenhausinfektionen" herausgegeben. Diese Richtlinie ist rechtlich nicht bindend für die Betroffenen, sie hat aber empfehlenden Charakter. Wegen fehlender gesetzlicher Regelungen ist sie fachliche Grundlage für die am Gesundheitswesen Beteiligten.

Rechtsprobleme: (s. a. Bierling: Rechtsfragen der Krankenhaushygiene) Verpflichtung des Krankenhausträgers zur Verhütung und Bekämpfung von Krankenhausinfektionen durch:
Bestellung von Ärzten als Hygiene-Beauftragte
Aufstellung einer Hygiene-Kommission
Erstellung von Hygiene-Plänen (Tab. 9)
Schaffung personeller und sachlicher Voraussetzungen, z. B. durch Einstellung einer Hygiene-Fachkraft
Überprüfung des Personals: Gesundheitszustand, Verhalten
Durchführung hygienischer Maßnahmen und Überwachung von:
- Reinigung
- Desinfektion
- Wasseranlagen
- Wäscherei
- Küche
- Ver- und Entsorgung
Beachtung der Krankenhaushygiene bei Planung von Neu- und Umbauten bzw. Sanierungsmaßnahmen
Aufklärung des Personals (Weiterbildung, Fortbildung)
Aufklärung des Patienten.

Die im Oktober 1982 in Kraft getretene BG-UVV-VBG 103 Gesundheitsdienst mit Durchführungsanweisungen, gibt dem Betriebsarzt und dem Hygieniker eine Handhabe für die Durchsetzung von arbeitsmedizinischen und hygienischen Maßnahmen zum Schutze des Personals (Schutzkleidung, Hygiene-Pläne, Immunprophylaxe), indirekt aber auch des Patienten. Da es sich um eine Vorschrift mit gesetzlichem Charakter handelt, besteht hier die Möglichkeit erforderliche Hygiene-Maßnahmen durchzusetzen.

Nach den Erläuterungen zur Anwendung der Richtlinie des Bundesgesundheitsamtes für die „Erkennung, Verhütung und Bekämpfung von Krankenhausinfektionen" durch die entsprechende Kommission des BGA (März 1981), bestehen folgende Aufgabenbereiche für:
den ärztlichen Leiter eines Krankenhauses,
den Krankenhaushygieniker (Arzt für Hygiene, Arzt für Mikrobiologie und Infektionsepidemiologie),
den hygienebeauftragten Arzt,
die Hygienefachkraft,
die Hygienekommission (Abb. 5)

Der ärztliche Leiter

Der ärztliche Leiter eines Krankenhauses sorgt, um seiner Verantwortung auch für die Krankenhaushygiene gerecht zu werden (Ziff. 5.3.1 der Richtlinie), für die notwendige Information im Hinblick auf die Hygiene innerhalb des Krankenhauses. Hierzu ist erforderlich, daß
1. jeder im Krankenhaus Beschäftigte auf Mängel der allgemeinen Hygiene sowie Mängel in der Durchführung dieser Richtlinie hinweist und – wenn möglich – Verbesserungsvorschläge macht,
2. in jedem Krankenhaus sichergestellt ist, daß Hinweise, die die Krankenhaushygiene betreffen, vom ärztlichen Leiter oder einer von ihm ausdrücklich beauftragten Person entgegengenommen werden,
3. eine gegenseitige Information aller im Krankenhaus Beschäftigten über Probleme der Krankenhaushygiene gewährleistet wird, z. B. in Dienstbesprechungen, durch Bildungsveranstaltungen, Rundschreiben oder dergleichen.

Der Krankenhaushygieniker

Die Empfehlung, für jedes Krankenhaus einen Hygieniker oder medizinischen Mikrobiologen, der auf dem Gebiet der Krankenhaushygiene Kenntnisse besitzt, zur Betreuung hinzuzuziehen, stößt gegenwärtig noch wegen des Mangels an geeigneten Kräften auf Schwierigkeiten. Es ist dringend erforderlich, hier mehr für die Nachwuchsförderung zu tun, insbesondere ist die Schaffung von Abteilungen für Krankenhaushygiene an Hygiene-Instituten, an Instituten für Medizinische Mikrobiologie oder an Medizinaluntersuchungsämtern notwendig. In diesem Zusammenhang wird auch

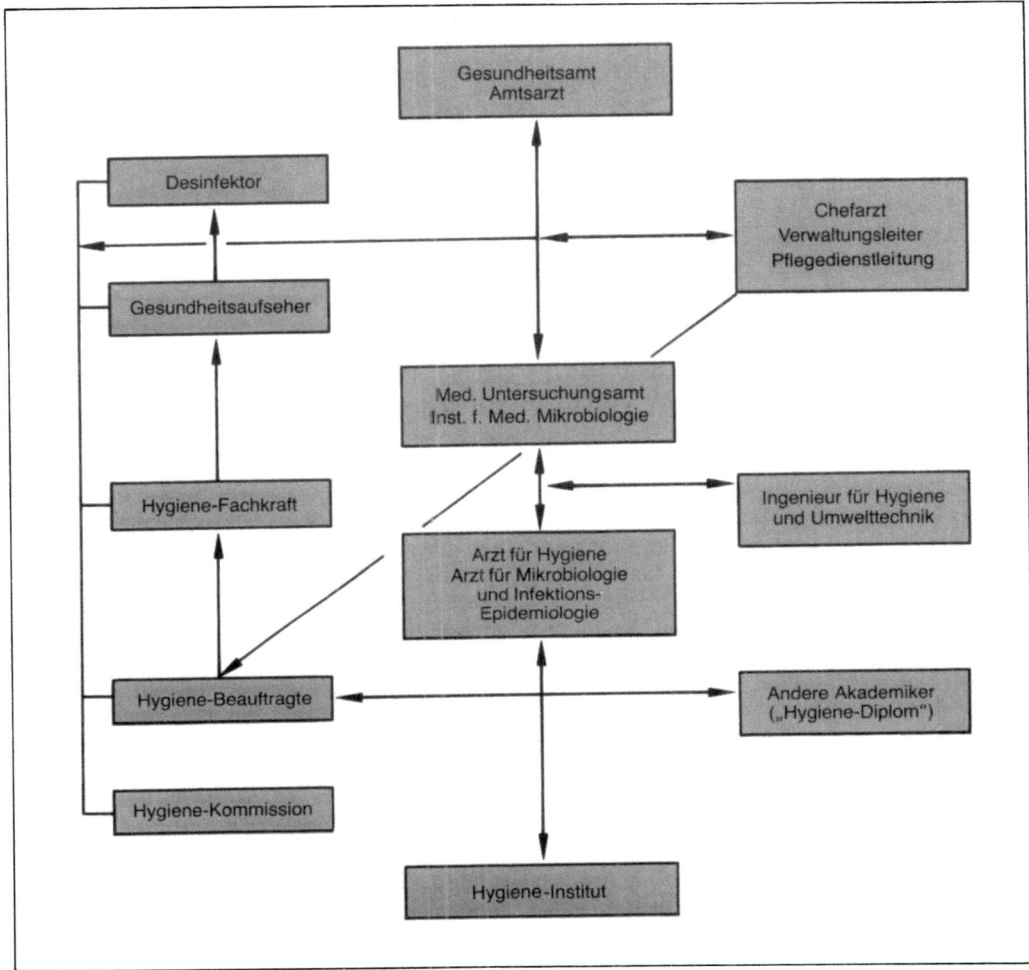

Abb. 5. Organogramm der für die Krankenhaushygiene notwendigen Institutionen

auf die Entschließung der Gesundheitsminister-Konferenz vom 19./20.3. 1980 „Förderung des Fachgebietes Hygiene in der Medizin" hingewiesen. Die Förderung des Nachwuchses und die Hinführung zu den hier geschilderten Aufgaben erscheint bei der ständigen Zunahme der Studentenzahl möglich und sollte durch hierfür geeignete Maßnahmen realisiert werden. Großkrankenhäuser sollten abwägen, ob die Einrichtung selbständiger Abteilungen, in denen die hygienischen und mikrobiologischen Untersuchungen unter Aufsicht eines entsprechend qualifizierten Leiters vorgenommen werden, zweckmäßig ist.

Die Krankenhäuser, denen kein Krankenhaushygieniker zur Verfügung steht, sollten sich der fachlichen Beratung leistungsfähiger externer Hygiene-Institute unter qualifizierter ärztlich-fachlicher Leitung oder ihres zuständigen Medizinaluntersuchungsamtes versichern.

Der Hygienebeauftragte

Die Berufung von Hygienebeauftragten (Ziff. 5.3.5 der Richtlinie) ist unabdingbar. Jeder Hygienebeauftragte muß seinen umgrenzten Zuständigkeitsbereich haben, wenn in einem Krankenhaus mehrere Hygienebeauftragte bestellt sind. Bei entsprechender Größe und Gliederung eines Krankenhauses ist anzustreben, für jede Fachabteilung einen besonderen Hygienebeauftragten zu bestimmen.

Die Hygienefachkraft

Die Hygienefachschwester bzw. der Hygienefachpfleger[1,2] ist für die praktische Durchführung der Hygienemaßnahmen im Krankenhaus außerordentlich wichtig.

Art und Umfang der in der Richtlinie (Ziffer 5.3.7) aufgeführten Aufgaben erfordern viel Zeit sowie Unabhängigkeit.

Die in der Richtlinie des Bundesgesundheitsamtes aufgeführte Verhältniszahl von 300 Betten für eine Hygienefachkraft gilt lediglich für bestimmte, besonders infektionsrelevante Bereiche. Hierzu gehören z. B. Pflegeeinheiten für Chirurgie, Orthopädie, Urologie, Gynäkologie und Geburtshilfe, Kinderheilkunde, Infektionskrankheiten einschließlich Tuberkulose, Intensivmedizin, Dialyse und Maximalversorgung in der Inneren Medizin.

Für die übrigen Fachbereiche der Krankenhäuser für Akut-Kranke (einschl. Neurologie) wird eine Hygienefachkraft für 600 Betten und für Sonderkrankenhäuser (einschl. Krankenhäuser für Psychiatrie) eine Hygienefachkraft für 1000 Betten empfohlen.

Grundsätzlich sollte für alle Krankenhäuser einer Größenordnung oder einer Bettenzahl bzw. einer Fachgliederung, bei denen nach den obigen Verhältniszahlen eine vollbeschäftigte Hygienefachkraft notwendig ist, die hauptamtliche Beschäftigung einer Hygienekraft angestrebt werden.

In Krankenhäusern, in denen danach eine Hygienefachkraft nicht vollbeschäftigt werden kann, sind folgende Alternativen möglich.

Teilzeitbeschäftigung einer hauptamtlichen Hygienefachkraft,

---

1 Weitergebildete Krankenschwestern, Krankenpfleger oder Kinderkrankenschwestern (ggf. Kinderkrankenpfleger)
2 Vorschlag der Herausgeber:
   1. Größere Krankenhäuser (ab 800 Betten): 1 übergeordnete Hygiene-Fachkraft planmäßig (z. B. Oberschwester/-pfleger), Vergütung entsprechend Unterrichtsschwester/-pfleger.
   2. Für jeden krankenhaushygienischen Risikobereich (Operations-, Intensivpflege-, Dialyseeinheiten, Infektionsstationen): Weiterbildung einer planmäßigen Pflegekraft (z. B. Schichtleiter/-in) zur Hygiene-Fachkraft als zusätzliche Funktion. (Vergütung: Funktionszulagen)
   3. Kleinere Krankenhäuser: Zusätzliche Weiterbildung der Oberschwester/-Pfleger zur Hygiene-Fachkraft.

Beschäftigung einer hauptamtlichen Hygienefachkraft für mehrere Krankenhäuser (z. B. einem gemeinsamen Krankenhausträger),

Beschäftigung von integrierten Hygienefachkräften; in diesem Falle sollte diese zusätzliche Aufgabe jedoch nur Schwestern oder Pflegern übertragen werden, die eine leitende Funktion innerhalb des Krankenhauses ausüben.

Hierbei verdeutlicht der Begriff „Integrierte Hygienefachkraft", daß die in der Richtlinie verankerten Aufgaben zur Erkennung, Verhütung und Bekämpfung von Krankenhausinfektionen bezogen auf den jeweiligen Arbeitsbereich der Hygienefachkräfte unabhängig neben den ihnen zugewiesenen originären Aufgaben unter ausreichender zeitlicher Freistellung wahrgenommen werden sollen.

Dem Krankenhausträger muß die Entscheidung überlassen bleiben, in welcher der obengenannten Organisationsformen er die Erfüllung der in der Richtlinie verankerten Aufgaben der Hygienefachkraft zur Erkennung, Verhütung und Bekämpfung von Krankenhausinfektionen sicherstellt. Die Entscheidung des Krankenhausträgers über die Organisationsform hängt dabei von den individuellen Gegebenheiten des Krankenhauses ab, wie z. B. Zweckbestimmung, Größe, bauliche Struktur, Schwere der Krankheitsbilder, Verweildauer der Patienten, Vorbildung und praktische Erfahrung des Hygienebeauftragten usw.

Um eine ausreichende Effektivität ihrer Arbeit zu sichern, sollte die Hygienefachkraft folgende Zuordnung erhalten:

In einem Krankenhaus mit einem hauptamtlichen Krankenhaushygieniker sollte die Hygienefachkraft diesem unterstellt sein.

In Krankenhäusern ohne hauptamtlichen Krankenhaushygieniker ist die Hygienefachkraft dem ärztlichen Leiter des Krankenhauses direkt unterstellt. Der ärztliche Leiter kann die Weisungsbefugnis auf diesem Gebiet an den Hygienebeauftragten delegieren.

Die Hygienekommission

Die Berufung einer Hygienekommission (Ziff. 5.4 der Richtlinie) ist für die Verhütung und Bekämpfung von Krankenhausinfektionen vordringlich erforderlich. Dieser Hygienekommission gehören die in der Richtlinie (Ziff. 5.4.1) aufgeführten Funktionsträger an. Die Verantwortlichen für die Bereiche, deren Angelegen-

Infektiöser Hospitalismus

heiten besprochen werden sollen, sollten hinzugezogen werden.

Die ärztliche Überwachung des Krankenhauspersonals (s. a. Cseke: Arbeitsmedizinische Vorsorge)

Die gesundheitliche Überwachung der Beschäftigten des Krankenhauses ist unter anderem durch Arbeitsschutzgesetze und Unfallverhütungsvorschriften geregelt.

Die Hygienekommission empfiehlt nach den epidemiologischen Erfordernissen, ob zusätzliche mikrobiologische Untersuchungen notwendig sind. Sie schlägt bei Keimträger-Nachweis vor, ob und unter welchen Voraussetzungen eine Weiterbeschäftigung möglich ist.

Tabelle 9. Hygiene-Plan – Station einer Kinderklinik mit Hepatitis B-Epidemie

Allg. Vorwort	Die Patienten, die auf der Station liegen, sind in hohem Maße infektionsgefährdet und stellen eine Infektionsquelle für andere Patienten dar.
Immunprophylaxe	Bei HBsAg. negativem Immunstatus aktive und/oder passive Immunisierung.
1 *Schutzkleidung*	
1.1 Zimmergebunden	Der zimmergebundene Schutzkittel wird bei Arbeiten am Patienten im Zimmer getragen. Material: Kochbare Baumwolle oder Einmalmaterial. Der Schutzkittel wird bei Bedarf, spätestens 1 × tägl. gewechselt.
1.2 Besuchergebunden	Dieser Kittel wird von Angehörigen im Zimmer getragen, die engen Kontakt zu den Kindern pflegen und dem Pflegepersonal bei pflegerischen Maßnahmen behilflich sind. Der Schutzkittel wird bei Bedarf, spätestens 1 × tägl. gewechselt
1.3 Stationsgebunden (Papier od. Stoff)	Konsiliarisch tätige Ärzte, Ärzte der Visite, Laborpersonal usw., die nicht regelmäßig auf der Station tätig sind und andere Abteilungen der Klinik mit versorgen, müssen sich am Eingang einen stationsgebundenen Schutzkittel überziehen, der bei Verlassen der Station mit der Innenseite nach außen am Eingang aufgehängt wird. Die Schutzkittel werden bei Bedarf, spätestens 1 × tägl. gewechselt.
2 *Händehygiene*	
2.1 Händedesinfektion, hygienisch	Die Händedesinfektion geschieht mit einem alkoholischen Präparat (siehe Desinfektionsmittelliste). 3–5 ml werden 30 Sekunden lang (bis zum Eintrocknen) sorgfältig verrieben. Bei Hepatitis B verlängert sich die Einwirkzeit auf 3–5 min., wobei die Desinfektionsmittelmenge entsprechend erhöht wird. Das Präparat wird aus Wandspendern entnommen, die mit Originalgebinden bestückt sind. Ein Umfüllen großer Gebinde in spendergängige Flaschen darf nicht stattfinden. Eine hygienische Händedesinfektion sollte durchgeführt werden: – nach jeder möglichen Kontamination an Patienten oder Gegenständen, d.h. nach engem Patienten-Kontakt, nach Baden, Waschen, Hilfestellung beim Zähneputzen, nach dem Füttern und Umgang mit dem Eßgeschirr, nach dem Bettenmachen, nach Windelwechsel, nach Umgang mit Ausscheidungen, vor und nach Manipulation am Infusionssystem, vor und nach Injektion, Punktion, nach Umgang mit den Blutröhrchen usw. Eine Aufklärung der Besucher hat zu erfolgen.
2.2 Händewaschen	Nur bei makroskopischer Verunreinigung *im Anschluß* an die Desinfektion sollen die Hände gewaschen werden. Dazu wird eine Waschlotion aus Wandspendern benutzt, *keine* Stückseife. Zum Abtrocknen dürfen nur Einmalhandtücher, keine Gemeinschaftshandtücher verwendet werden.
2.3 Sterile Schutzhandschuhe	Sie werden bei jedem Eingriff am Patienten getragen, der aseptisches Arbeiten erfordert, z. B. Venen- und Blasenkatheterismus. Die Handschuhe werden mit der Innenseite nach außen in die Abfalltonnen abgeworfen.

2.4 Nichtsterile Schutzhandschuhe	Diese sollen bzw. müssen zum Schutz vor Kontamination mit möglicherweise infektiösen Substanzen wie Blut, Stuhl, Urin, Sputum, bei hautschädigenden Substanzen wie Desinfektionsmittel und bei Reinigungsarbeiten getragen werden.
2.5 Handpflege	Nach mehrmaliger Händedesinfektion ist eine Hautpflege mit Creme oder Lotion erforderlich. Keine Salbentiegel verwenden!

3 Laufende Desinfektion

3.1 Fußboden	Der gesamte Fußboden der Station muß mindestens 1 × tägl. mit einem Flächendesinfektionsmittel (siehe Desinfektionsplan) behandelt werden. Dabei wird die 1-Eimerwischmethode neueren Systems angewendet. Für jedes Zimmer wird ein frischer Mop (bzw. Mops) genommen. In die Desinfektionslösung dürfen nur saubere Mops getaucht werden. Bitte beachten Sie, daß es nicht zulässig ist, einem Desinfektionsmittel ein *beliebiges* Reinigungsmittel zuzusetzen, da die Wirkstoffe inaktiviert werden können. Hier sind die Angaben des Desinfektionsmittelplanes zu beachten.
3.2 Horizontale Flächen, Inventar, Bettgestelle, Konsolen, Infusionsständer usw. Sanitäre Anlagen	Mindestens 1 × tägl. und bei Bedarf erfolgt hier eine Wischdesinfektion mit dem im Desinfektionsmittelplan angegebenen Mittel. Für jedes Zimmer wird die Lösung und das Einmaltuch gewechselt. Zum Eigenschutz müssen (siehe UVV*) beim Umgang mit Desinfektionsmittel (außer Haut-, Schleimhaut-, Händedesinfektionsmittel) Handschuhe getragen werden.
3.3 Bettendesinfektion	Das Bett wird nach Patienten-Wechsel komplett abgezogen und abgedeckt in die Bettenzentrale gefahren. Betten von Patienten mit meldepflichtigen, ansteckungsfähigen Erkrankungen sind besonders zu kennzeichnen.
3.4 Bettwäsche	Die Bettwäsche wird bei Bedarf, mindestens aber wöchentlich gewechselt. Klinikseigene wie auch private Bettwäsche wird in der Wäscherei gewaschen. Für den Transport schmutziger Wäsche wird ein gelber, stationsgebundener Wäschesack verwendet (gelb für infektiöse Wäsche). Persönliche Wäsche der Kinder darf von den Eltern nicht zu Hause gewaschen werden.
3.5 Patientenwäsche, Feinwäsche	Wäsche, die bei einer Temperatur unter 60 °C behandelt werden muß, wird einer chemischen Reinigung in der Wäscherei (Zentraldesinfektion) unterzogen. Der Transport zur Wäscherei erfolgt in gelben, gut beschrifteten Kunststoffsäcken mit der normalen Wäsche.
3.6 Schaf-Felle	Sie werden bei Bedarf, mindestens alle 2 Tage gewechselt. Die Reinigung und Desinfektion erfolgt in der Wäscherei (Zentraldesinfektion). Der Transport erfolgt ebenfalls in gelben, gut beschrifteten Kunststoffsäcken.
3.7 Lagerungsmaterialien, z. B. Sandkissen, Wärmeflaschen, Eiskrawatten	Die mit Stoff bezogenen Lagerungsmaterialien werden patientengebunden verwendet. Der Bezug wird bei Bedarf erneuert. Bei Patienten-Wechsel werden die Lagerungsmaterialien einer Wischdesinfektion unterzogen.
3.8 Schlußdesinfektion	Sie wird vom Desinfektor durchgeführt nach Patientenentlassung bzw. -verlegung.
3.9 Reinigung und Desinfektionsmaßnahmen einzelner Gegenstände Notfallwagen	Die Oberfläche wird bei der täglichen Wischdesinfektion mitbehandelt. Alle 14 Tage sollte der Notfallwagen ausgeräumt und wischdesinfiziert werden. Auf Verfallsdatum von Sterilgut und Medikamenten ist zu achten.
Untersuchungsliege	Sie ist mit einer Papierunterlage abgedeckt, die nach Gebrauch gewechselt wird. Tägl. Wischdesinfektion, siehe Punkt 3.2.

---

* UVV = Unfallverhütungsvorschrift VBG 103 Gesundheitsdienst (Berufsgenossenschaft)

4 Instrumente und Geräte

4.1 Einmalinstrumente, Kanülen
Nach Gebrauch in die Abfalltonne werfen. Kanülen kommen nach Gebrauch in eine durchstoßungssichere, verschlossene Kunststoffbox, die mit einer Instrumentendesinfektionslösung gefüllt ist. Hierzu kann eine leere Desinfektionsmittelflasche genommen werden, die dann verschlossen über die Abfalltonne entsorgt wird. Glasflaschen sind wegen ihrer Bruchgefahr nicht zu verwenden.

4.2 Wiederverwendbares Material
Instrumente werden nach Gebrauch sofort in die Instrumentendesinfektionslösung eingelegt (siehe Desinfektionsplan), nach der angegebenen Einwirkzeit gereinigt, abgespült, abgetrocknet und sterilisiert. Arbeitsgang: Desinfektion, Reinigung, Sterilisation.
Bei Materialien, die unbedingt gassterilisiert werden müssen, ist darauf zu achten, daß das Material gut gesäubert und trocken ist (besonders Hohlräume und kleine Lumina).
Wegen einer möglichen Geruchsbelästigung sind Desinfektionsmittelwannen mit Deckel zu verwenden.
Ein Wechsel der Desinfektionsmittellösung ist bei makroskopischer Verschmutzung, spätestens nach 1 Woche angezeigt. Falls die Desinfektionslösung mit einem geeigneten Reiniger (siehe Desinfektionsmittelliste des Klinikums) kombiniert wird, beträgt die Haltbarkeit nur 1 Tag.

4.3 Vernebler-, Sauerstoff-, Befeuchtungssysteme
Sämtliche Töpfe und Schläuche müssen 1 × täglich gewechselt werden, anschließend einlegen in Desinfektionsmittellösung, ausspülen, austrocknen, einschweißen und Dampfsterilisation (Herstellerangaben beachten).
Erst unmittelbar vor Gebrauch aus der Verpackung nehmen und mit sterilem Aqua dest. aus Original-Flasche befüllen.

4.4 Fieberthermometer
Nach Gebrauch mit einem Desinfektionsmittel (z. B. Händedesinfektionsmittel) getränkten Papiertuch abwischen, im Standgefäß feucht aufbewahren und vor Gebrauch unbedingt abspülen. Die Standgefäßlösung sollte wöchentlich gewechselt werden. Nach Patienten-Wechsel wird das Thermometer und das Standgefäß in Desinfektionslösung eingelegt (siehe Desinfektionsplan), abgespült und trocken gelagert.

4.5 Bettpfannen, Urinflaschen
Sie werden patientengebunden verwendet, täglich und nach Patienten-Wechsel in Desinfektionsmittellösung eingelegt, abgespült, abgetrocknet mit Einmal-Papiertuch und trocken gelagert.

4.6 Waschschüsseln
Wegen ihrer glatten Oberfläche ist das Material Edelstahl vorzuziehen. Waschschüsseln patientengebunden verwenden, nach Gebrauch Wischdesinfektion, trocken lagern und vor Gebrauch ausspülen. Nach Patienten-Wechsel werden die Waschschüsseln in Desinfektionslösung eingelegt (siehe Desinfektionsplan), abgespült und trocken gelagert.

4.7 Kühlschrank
1 × wöchentlich wird der Kühlschrank ausgeräumt, evtl. abgetaut und wischdesinfiziert (siehe Desinfektionsplan).

5 Maßnahmen am Patienten

5.1 Hautdesinfektion
Sie wird durchgeführt vor Injektionen, Punktionen usw. Die Desinfektion wird mit einem Hautdesinfektionsmittel (siehe Desinfektionsplan) und mit einem sterilisierten Tupfer durchgeführt.
Der Verwendung einzeln verpackter Alkohol-Tupfer ist der Vorzug zu geben. Auf eine Einwirkzeit von 1 Min. ist zu achten. Die Einstichstelle wird mit einem wasserundurchlässigen Pflaster Strip versehen, welches nur vom Pflegepersonal entfernt wird.

5.2 Schleimhautdesinfektion
Sie wird durchgeführt z. B. vor Blasenkatheterismus, bei der Katheterpflege. Das Schleimhautdesinfektionsmittel (siehe Desinfektionsplan) wird mit sterilem Tupfer aufgetragen und verrieben.

5.3 Maßnahmen bei der Blutabnahme
Wenn möglich, sollten die Blutentnahmen in einem getrennten Raum stattfinden. Das Kind wird durch eine Einmalunterlage geschützt, der Durchführende trägt sterile Schutzhandschuhe und einen besonderen Schutzkittel. Die Blutröhrchen müssen direkt nach der Blutentnahme, auch wenn sie außen noch makroskopisch sauber erscheinen, in ein Transportgefäß gestellt werden, so daß sie von niemandem auf der Station und während des Transportes berührt werden können.

5.4 Umgang mit Infusionen	Vor jeder Manipulation am Infusions- oder Kathetersystem müssen die Hände desinfiziert werden. Es muß darauf geachtet werden, daß Infusionssysteme mindestens alle 24 Std., bei hochkalorischen Lösungen und Transfusionen bei jeder Flasche gewechselt werden. Die Infusionsflaschen sind vor dem Anstich mit einem alkoholischen Hautdesinfektionsmittel zu desinfizieren. Medikamente dürfen frühestens 1 Std. vor der Verabreichung zugemischt werden.
Stechampullen	Möglichst kleine Gebinde wählen, vor Anstich desinfizieren, keine offene Kanüle steckenlassen. Angebrochene Stechampullen müssen nach spätestens 12 Stunden und nach jedem Patienten erneuert werden.
5.5 Umgang mit dem Venenkatheter	Das Legen eines Venenkatheters muß nach streng aseptischen Bedingungen vorgenommen werden. Für den Eingriff sind sterile Handschuhe und eine sterile Abdeckung nach der Desinfektion der Einstichstelle notwendig. Die Einstichstelle wird nach Anlegen des Katheters mit sterilen Kompressen verbunden. Sie sollte täglich desinfiziert und neu verbunden werden, um eine Inspektion der Einstichstelle zu ermöglichen. Die Verwendung eines transparenten, sterilen Pflasterverbandes ermöglicht die Inspektion der Einstichstelle, ohne daß diese täglich neu verbunden werden muß.
5.6 Umgang mit dem Blasenkather	Das Legen eines Blasenkatheters muß unter aseptischen Bedingungen stattfinden: Schleimhautdesinfektion, Verwendung von sterilen Handschuhen, sterilen Utensilien und des geschlossenen Urinableitungssystems. Beim Blasen-Dauerkatheter muß der Harnröhreneingang täglich mit einem Schleimhautdesinfektionsmittel und sterilen Tupfern gereinigt werden.
Blasenspülung	Sie wird nur bei strenger ärztlicher Indikationsstellung mit einer neutralen Flüssigkeit durchgeführt.
Urin zur bakt. Untersuchung	Urin wird nach vorheriger Desinfektion der Entnahmestelle durch Punktion gewonnen, ohne dabei das System zu öffnen.
Urin zum Urinstatus	Urin mit Urin-Monovette (incl. Kanüle) aus dem Auffanggefäß aufziehen.
6 *Eßgeschirr*	Eßgeschirr von HBsAg-positiven Kindern ist als kontaminiert zu betrachten und muß desinfiziert werden. Zu empfehlen ist die Verwenden von Einmalgeschirr, welches nach Gebrauch mit den Essensresten in die verschließbare Abfalltonne gegeben werden kann.

Literatur

1. Beck EG, Schmidt P (1982) Hygiene – Präventivmedizin. F. Enke Verlag, Stuttgart
2. Burkhardt F, Steuer W (Hrsg) (1980) Infektionsprophylaxe im Krankenhaus. G. Thieme Verlag, Stuttgart New York
3. Daschner F (1981) Hygiene auf Intensivstationen. Springer Verlag, Berlin Heidelberg New York
4. Püschel WCH (1984) Untersuchungen zum Aufbau eines Infektions-Kontrollsystems. Zbl Bakt Hyg. I Orig B 178: 464–501
5. Steuer W (1983) Krankenhaushygiene
6. Thofern E, Botzenhart (Hrsg) (1983) Hygiene und Infektionen im Krankenhaus. G. Fischer Verlag, Stuttgart New York
7. Daschner F, Borneff J, Jackson GG, Parker MT (1978) Proven and Unproven Methods in Hospital Infection Control, Conclusions. G. Fischer Verlag, Stuttgart New York, 106

Nosokomiale Keime

E. G. Beck und P. Schmidt

Nosokomiale Keime besitzen nach Grün (7) und Lebek (18, 20) einige **charakteristische Eigenschaften**:
  Sie müssen außerhalb des Makroorganismus lebensfähig sein und sich im Krankenhausbereich ausbreiten lassen. Sie sind an zahlreichen, z. T. schon typischen Biotopen des Krankenhausmilieus zu finden.
  Sie müssen sich auf Haut und Schleimhäuten ansiedeln und vermehren können, ohne Krankheiten zu verursachen. Gesunde Keimträger spielen deshalb eine besondere Rolle bei der Ausbreitung der Erreger, weil sie meist unerkannt bleiben und nicht verdächtigt werden.
  Grün (7) fand bei gesunden Personen 2,7% Pseudomonaden-Stuhlkeimträger, bei hospitalisierten Patienten dagegen 60%; Aerobacter konnte sogar aus 78% der Patientenstühle gezüchtet werden, wobei kein Zweifel besteht, daß die Pseudomonas- und die Aerobacterkontamination im Krankenhaus erfolgten.
  Pfeiffer und Mitarb. (25) konnten bei hygienisch-mikrobiologischen Vergleichsuntersuchungen in 50 Krankenhäusern einen Anteil an Staphylococcus aureus-Trägern von mehr als 25% des Gesamtpersonals auf chirurgischen Stationen ermitteln.
  Frey-Quitte und Mitarb. (6) fanden bei 48% gesunder Schulkinder, dagegen bei 61% hospitalisierter Kinder Staphylokokken im Nasen-Rachen-Raum.
  Die nosokomialen Keime sind klinikgebunden, können jedoch von Klinik zu Klinik verschleppt und über die örtliche Praxis bis ins häusliche Milieu Ursachen neuer Infektionsketten werden.
  Sie müssen zur Variabilität durch Änderung ihrer Erbanlagen fähig sein, um schädlichen Milieueinflüssen ausweichen zu können.
  Sie müssen ohne Verlust ihrer Pathogenität mehrfach resistent gegen antibakterielle Mittel sein.
Die Anspruchslosigkeit der Erreger, ihre natürliche oder erworbene Resistenz gegen die gebräuchlichen Antibiotika und ihre hohe Kontagiosität geben nach Reber (27) zusammenfassend dem modernen infektiösen Hospitalismus sein charakteristisches Gepräge.

> „Dies bedeutet nicht, daß Antibiotikaresistenz und Virulenz gekoppelt sind; jedoch sind die resistenten Stämme meist diejenigen, welche in den Eiterungen infizierter Patienten überleben und in den Circulus vitiosus in Anwesenheit von Antibiotika übertragen werden. Die Selektion liegt somit im Überleben der zugleich resistenten wie auch virulenten Stämme" (7).

Nach der Definition des Normenausschusses Medizin (DIN 58940, Teil 1, 1977) liegt Unempfindlichkeit (Resistenz) eines Erregers vor, wenn die zu seiner Hemmung oder Abtötung notwendige Wirkstoffkonzentration höher ist als die in vivo realisierbare.

> Es werden vier **Resistenztypen** unterschieden
> - natürliche Resistenz
> - primäre Resistenz (Resistenz durch Mutation)
> - sekundäre Resistenz (Selektion resistenter Bakterien, Vielschrittresistenz)
> - infektiöse Resistenz (Resistenz bzw. Mehrfachresistenz durch R-Faktoren bei gramnegativen Stäbchen)
> - Parallelresistenz (komplette und inkomplette Kreuzresistenzen).

Während sich die natürliche Resistenz als konstante Eigenschaft einer Bakterienspezies im Sinne einer Lücke im Wirkungsspektrum eines Chemotherapeutikums darstellt (12, 16, 18, 29), ist die erworbene chromosomale Resistenz das Ergebnis einer oder mehrerer hintereinander folgender spontaner Mutationen von im Bakterienchromosom lokalisierten Genen (16, 18, 20).
  Nach Lang (16) weist die Bezeichnung primär oder sekundär erworbene chromosomale Resistenz nur auf den Zeitpunkt der mutanten Selektion vor oder während der Chemotherapie hin.
  Ein besonderes Problem ist, daß resistente Keime ihre Widerstandsfähigkeit weitergeben

Tabelle 1. Häufigste bakterielle Erreger krankenhauserworbener Infektionen

Grampositive:	Staph. aureus	12%[a]	11%[b]
	Enterokokken	10%	11%
	Staph. epidermidis	–	10%
	Streptokokken spp.	4%	4%
	Pneumokokken	1%	1%
Gramnegative:	E. coli	22%	12%
	Proteus	10%	5%
	Klebsiellen	10%	12%
	Pseudomonas	10%	12%
	Enterobacter	5%	2%

[a] nach Angaben des Center for disease-control, 1977, Atlanta, Georgia, USA
[b] Untersuchungen der Infektionskontrollstudie Gießen, 1982 (30)

können (9, 15, 19). Extrachromosomales Genmaterial (Plasmide, Episome) als Träger von Resistenzeigenschaften *(R-Faktoren)* wird durch direkten Zell-zu-Zell-Kontakt (Konjugation) übertragen. Von epidemiologischer Bedeutung ist dabei, daß diese Resistenzübertragung sich keineswegs nur innerhalb einer Bakterienspezies abspielt (10). Außerdem werden häufig Resistenzen gegen mehrere Antibiotika gleichzeitig übertragen, ein Vorgang, der die sehr oft beobachteten *Mehrfachresistenzen* bei Krankenhausinfektionen erschwert (24). Im Krankenhaus gibt es ein großes Reservoir von Resistenzplasmiden; die am besten angepaßten finden ihren Weg in die am besten angepaßte Bakterienspezies (17). Zudem werden seit Jahren Antibiotika bei der Viehfütterung verwendet, wodurch sich der Selektionsdruck für resistente Erregerstämme noch erhöht (2, 14, 15].

Während vor 15 bis 20 Jahren Staphylokokken, seltener Streptokokken, was auch in den Begriff „Staphylokokken-Hospitalismus" zum Ausdruck kam, die häufigsten Erreger von Hospitalinfektionen waren (1, 11, 23), hat sich im Verlauf der letzten beiden Jahrzehnte ein Erregerwechsel zugunsten der gramnegativen Keime vollzogen, dessen Gründe in der Züchtung resistenter Keime zu sehen sind (1, 2). Nach GSELL (8) zeigt die Epidemiologie schon ab

Tabelle 2. Beispiele von Hospitalismuserregern die direkt oder indirekt nur vom Mensch übertragen werden

Erreger	Standort	Übertragung
Mycobacterium tuberculosis	Respirations- und Urogenitaltrakt	Tröpfchen- oder Schmierinfektion
Mycoplasma pneumoniae	Nasopharynx	Tröpfchen- oder Schmierinfektion
Neisseria meningitidis	Nasopharynx	Schmierinfektion, Tröpfcheninfektion (über 1 m Distanz)
Streptococcus pyogenes (A-Str.)	Nasopharynx	Tröpfchen- oder Schmierinfektion
Streptococcus agalactiae (B-Str.)	Darm, Vagina	Schmierinfektion
Streptococcus pneumoniae	Nasopharynx	Tröpfchen- oder Schmierinfektion
Treponema pallidum	Generalisiert	Genitale oder parenterale Infektion (Bluttransfusion)
Adenoviren	Respirations- und Intestinaltrakt	Schmier- oder Tröpfcheninfektion
Coronaviren	Respirations- und Intestinaltrakt	Schmier- oder Tröpfcheninfektion
Enteroviren	Respirations- und Intestinaltrakt	Schmier- oder Tröpfcheninfektion
Hepatitis-A-Viren	Intestinaltrakt	Schmierinfektion
Hepatitis-B-Viren	Generalisiert	Parenterale Infektion
Hepatitis non-A-non-B-Viren (?)	Generalisiert	Parenterale Infektion
Lassa-Fieber-Virus u. ähnliche Arenaviren als Ursache hämorrhagischen Fiebers	Generalisiert	Schmierinfektion (?)
Myxo-Paramyxoviren	Respirationstrakt	Tröpfchen- oder Schmierinfektion
Norwalk-Agent u. ähnliche wie County-, Hawaii-, Marcy-, oder Montgomery-Agent	Intestinaltrakt	Schmierinfektion
Rotaviren	Intestinaltrakt	Schmierinfektion
Rötelnviren	Respirationstrakt	Tröpfchen- oder Schmierinfektion
RS-Viren	Respirationstrakt	Tröpfchen- oder Schmierinfektion

Aus: SONNTAG H.-G., H. E. MÜLLER (Hrsg): Infektionserreger in Praxis und Krankenhaus, H. E. MÜLLER, Die verschiedenen Gruppen hospitalismus-relevanter Erreger, S. 1-4, MHP-Verlag, Mainz, 1981

1950 eine anhaltende Zunahme der Erkrankungen durch gramnegative Bakterien, vor allem durch Escherichia coli und Proteus, Pseudomonas und Aerobacter aerogenes (Tab. 1). Neu waren besonders bei Risiko-Patienten früher kaum bekannte Infektionen durch sogenannte opportunistische Keime, die gewöhnlich auf der Haut oder den Schleimhäuten saprophytär leben und als Erreger von Sepsis und schweren Komplikationen in Erscheinung traten. Diese Opportunisten sind Bakterien mit niedriger Pathogenität bzw. fakultativ pathogen (Tab. 2–4).

Zum besseren Verständnis der nosokomialen *Problemkeime* werden einige Grundbegriffe der Identifizierung von Mikroorganismen und Viren behandelt (Abb. 1).

Mikrobiologische Identifizierungs-Merkmale:
Form (mikroskopische Morphologie)
- Sporen-, Kapselbildung
- Beweglichkeit
- Feinbau, molekulare Struktur

Färbeverhalten
- Monofärbung/Vitalfärbung
- Differentialfärbung

Kulturelles Verhalten
- Elektiv-, Selektiv-, Differentialnährböden (flüssig, fest)

Physiologische (Biochemische) Eigenschaften (Biotypie)
- Differentialnährböden, z. B. „Bunte Reihe"

Antigene Eigenschaften (Serotypie)
Antigen-Antikörper-Reaktion
- Agglutinationsreaktion
- Präzipitationsreaktion

Verhalten gegenüber Bakteriophagen (Lysotypie)
Tierversuch

Form (Abb. 2)
Mikroskopische Darstellung (Ölimmersion ca. 1000-fach)
- *Hellfeld-Mikroskopie:* Nativpräparat, z. B. Hängender Tropfen, Vitalgefärbtes Deckglaspräparat, gefärbter Objektträgerausstrich, Tuscheausstrich
- *Phasenkontrast-Mikroskopie:* Nativpräparate, z. B. Deckglaspräparate
- *Dunkelfeld-Mikroskopie:* Nativpräparate
- *Fluoreszenz-Mikroskopie:* Materialanfärbungen mit Fluoreszenzfarbstoffen, z. B. Deckglaspräparat, Objektträgerausstrich

Tabelle 3. Beispiele von Hospitalismuserregern: a) Trocken- oder Luftkeime, b) Naß- oder Pfützenkeime. Aus: s. Tab. 2

Erreger	Standort	Übertragung
a) Trocken- oder Luftkeime		
Staphylococcus aureus	Haut, Nasopharynx	Schmierinfektion, aerogene Infektion
Staphylococcus epidermidis	Haut, Schleimhäute	Schmierinfektion, aerogene Infektion
Staphylococcus saprophyticus	Haut, Schleimhäute	Schmierinfektion, aerogene Infektion
Micrococcus luteus und ähnliche Keime	Haut	Schmierinfektion, aerogene Infektion
Aerococcus viridans	Haut	Schmierinfektion, aerogene Infektion
Corynebacterium spec.	Haut, Schleimhäute	Schmierinfektion, aerogene Infektion
Streptococcus faecalis und verwandte Keime	Intestinum	Schmierinfektion, aerogene Infektion
Candida albicans und verwandte Keime	Haut, Schleimhäute	Schmierinfektion, aerogene Infektion
b) Naß- oder Pfützenkeime		
Providencia stuartii	Außenwelt	Aerogene Infektion, Schmierinfektion
Acinetobacter calcoaceticus	Außenwelt	Aerogene Infektion, Schmierinfektion
Klebsiella pneumoniae und andere Klebsiellen	Respirations- und Intestinaltrakt	Schmierinfektion
Enterobacter spec.	Intestinal- und Respirationstrakt	Schmierinfektion
Serratia marcescens	Außenwelt	Schmierinfektion
Pseudomonas aeruginosa	Afterschleimhaut, Intestinaltrakt, Außenwelt	Schmierinfektion
Enterobacteriaceae wie E. coli, Citrobacter spec. Proteus spec. Salmonella spec. u. v. a.	Intestinaltrakt	Schmierinfektion

Tabelle 4. Beispiele von Hospitalismuserregern: Außenweltkeime mit speziellem Infektionsmodus. Aus: s. Tab. 2

Erreger	Krankheitsbild	Voraussetzungen und Art der Infektion
Aspergillus fumigatus	Lungenaspergillose	Aerogene Infektion bei vorgeschädigter (kavernöser) Lunge
Bacillus spec. (aerobe Sporenbildner)	Lokalisierte oder generalisierte Infektionen	Abwehrschwäche, Kachexie, Corticosteroid- oder Cytostatica-Therapie, parenterale Infektion
Clostridium perfringens und andere Clostridien der Gasödem-Gruppe	Gasbrand, Gasgangrän oder Gasödem, unspezifische Infektionen	Infektion tiefer Wunden unter anaeroben Milieu
Clostridium tetani	Wundstarrkrampf	Infektion tiefer Wunden unter anaerobem Milieu
Legionella pneumophila und andere Legionella spec.	Pneumonia („Legionärskrankheit")	Aerogene Infektion; meist über das Aerosol nicht nach DIN 1964/4 ausgelegten Klimaanlagen
Listeria monocytogenes	Generalisierte, selten lokalisierte Infektionen	Abwehrschwäche, Kachexie, Corticosteroid- oder Cytostatica-Therapie
Mycobacterium spec. („atypische Mykobakterien")	Lokalisierte Infektionen	Abwehrschwäche, Kachexie, Corticosteroid- oder Cytostatica-Therapie
Pseudomonas- und Aeromonas spec.	Generalisierte oder lokalisierte Infektionen	Abwehrschwäche, Kachexie, Corticosteroid- oder Cytostatica-Therapie; parenterale Infektion
Thermophile Actinomyceten und Fadenpilze	Interstitielle Pneumonie, Fibrose	Aerogene Aufnahme der Conidien bzw. Erreger über längere Zeit

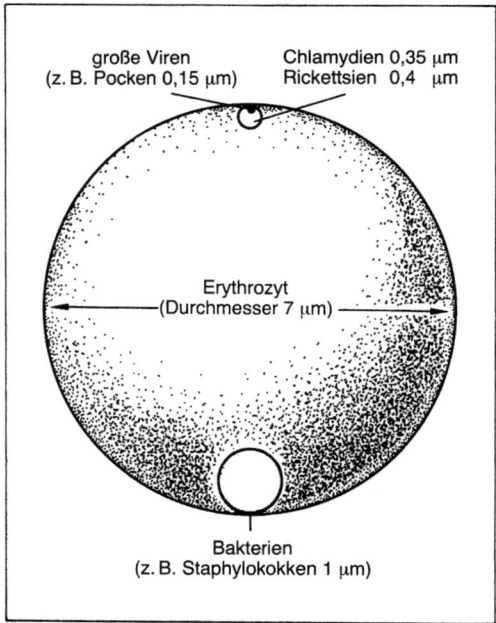

- *Transmissions-Elektronenmikroskopie (TEM):* Ultradünnschnitte, Semidünnschnitte von in Kunststoff eingebettetem Untersuchungsmaterial (Mikroorganismen)
- *Raster-Elektronenmikroskopie (REM):* Auf Objektträger fixierte, metallbedampfte Ausstriche von Mikroorganismen bzw. als Monolayer (3-dimensional)

Färbeverhalten

Ausstrich des Untersuchungsmaterials auf gekennzeichneten, fettfreien Glasobjektträger mit z. B. Platinöse oder Tupfer.

Monofärbungen
- Native Vitalfärbung
- Methylenblau-, Fuchsinfärbung

◄ **Abb. 1.** Größenverhältnisse zwischen menschlichen Erythrozyten, Bakterienzelle bzw. Bakterienzelle und Viren. Aus: F. DASCHNER (Hrsg.) Hygiene auf Intensivstationen. Springer Verlag, Berlin Heidelberg New York 1981

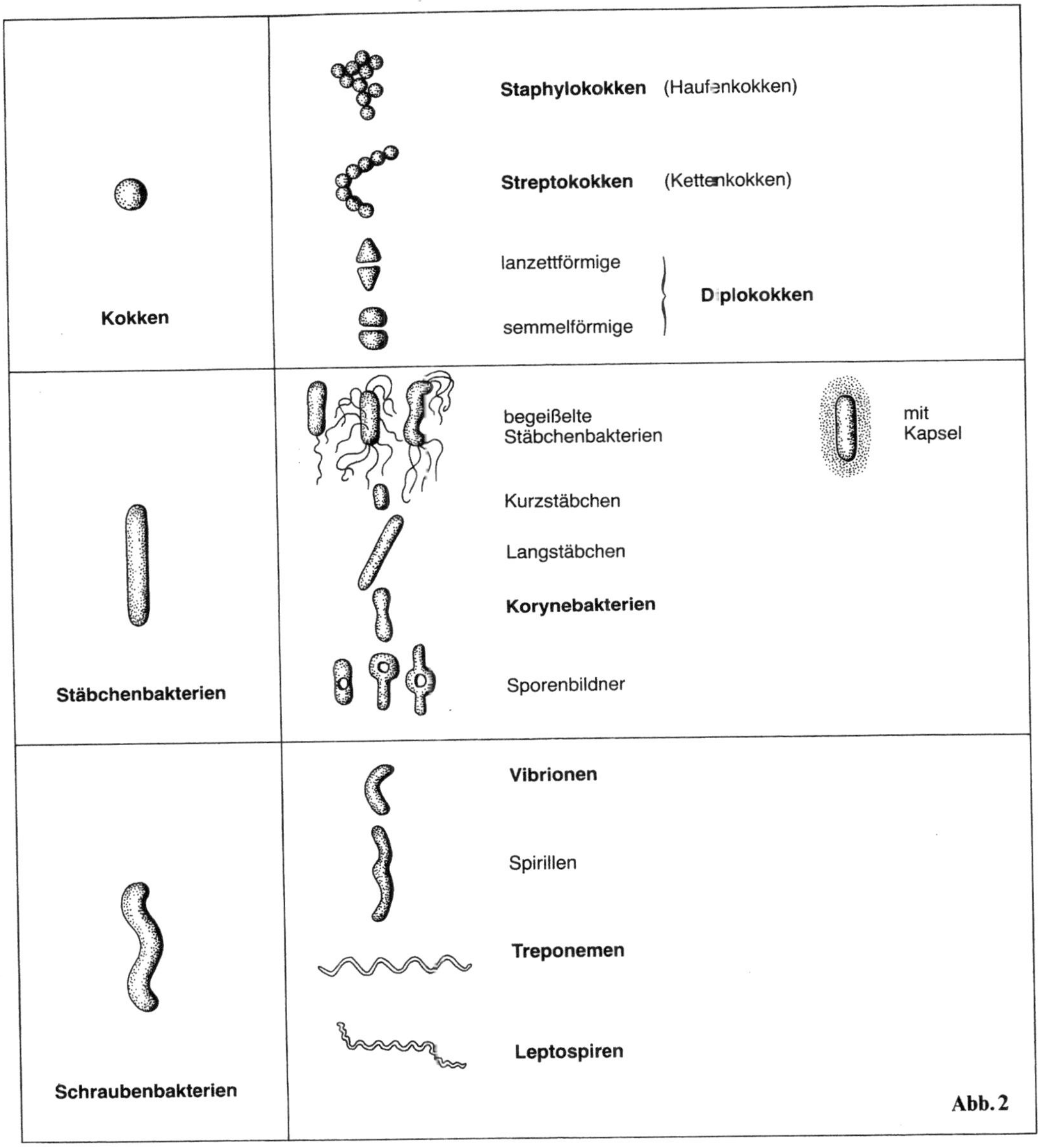

Nosokomiale Keime

Kokken		
	Staphylokokken	(Haufenkokken)
	Streptokokken	(Kettenkokken)
	lanzettförmige semmelförmige	Diplokokken

Stäbchenbakterien		
	begeißelte Stäbchenbakterien	mit Kapsel
	Kurzstäbchen	
	Langstäbchen	
	Korynebakterien	
	Sporenbildner	

Schraubenbakterien	
	Vibrionen
	Spirillen
	Treponemen
	Leptospiren

Abb. 2

Differentialfärbungen

Gram-Färbung (Nutzen des unterschiedlichen Aufbaues der Bakterienwand und des damit verbundenen Färbverhaltens)
- **Lufttrocknung** des Objektträgerausstriches
- **Hitzefixierung** über Bunsenbrenner
- **Färbung** mit z. B. Gentianaviolett
  = *alle Bakterien sind blauviolett gefärbt*
- **Beizung** mit Lugol'scher Lösung (Jodjodkalilösung)
  = *Fixieren des blauvioletten Farbstoffes*
- **Differenzierung** bzw. Entfärben mit z. B. absolutem Alkohol
  = *grampositive Bakterien behalten die blauviolette Färbung, gramnegative werden entfärbt*
- **Gegenfärbung** mit, z. B. Safranin oder Fuchsin
  = *gramnegative Bakterien werden rot gefärbt, grampositive bleiben weiterhin blauviolett.*

Ziehl-Neelsen-Färbung für säurefeste Stäbchen (Tuberkel-, Leprabakterien)

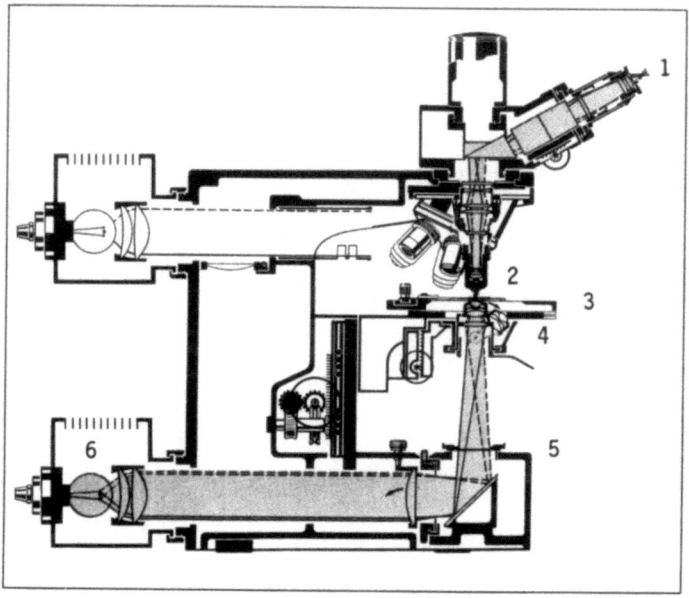

Abb. 3. Strahlengang im Mikroskop (ORTHOPLAN, Fa. Leitz). *1*, Okular (Auge); *2*, Objektiv; *3*, Kreuztisch (Objektträger); *4*, Kondensor (Aperturblende); *5*, Leuchtfeldblende; *6*, Lichtquelle

Von den wichtigsten Bakterien verhalten sich:

grampositiv	*gramnegativ*
Staphylokokken	Gonokokken
Streptokokken	Meningokokken
(Enterokokken)	Colibakterien
Pneumokokken	Klebsiellen
Corynebakterien	Ruhrbakterien
Listerien	Proteusbakterien
Gasbranderreger	Salmonellen
Tetanuserreger	Pseudomonaden
Milzbranderreger	Pestbakterien
Milchsäurebakterien	Vibrionen

Kulturelles Verhalten

In ihrer Grundzusammensetzung enthalten die flüssigen und festen Nährmedien Pepton, Fleischextrakt, Hefeextrakt, Kohlenhydrate (Saccharide), Blut (defribiniertes *Schaf-* Kaninchen-, Pferde-, Menschen-Blut) und Kochsalz. Um die Nährböden zu verfestigen wird der Nährbouillon flüssig gemachter Agar-Agar hinzugegeben. Nach Erkalten ist der Nährboden verfestigt.

Flüssige Nährmedien. Nach einem Abstrich wird der Tupfer in das Röhrchen mit Nähr-, Erhaltungs- bzw. Transportmedium eingebracht, der Stil abgebrochen und das Röhrchen verschlossen. Sie dienen dem Transport, der Erhaltung und der Anreicherung von Mikroorganismen. Einzelne Bakterienarten können nur bedingt voneinander getrennt werden, z. B. durch sogenannte Elektiv-Nährmedien mit chemischen Hemmstoffen. Tupferausstriche dienen daher nur als qualitativer Nachweis.

Feste Nährmedien. Das Untersuchungsmaterial wird mit z. B. einer Platinöse oder einem Tupfer (Drei-Ösen-Ausstrich) auf dem Nährboden aufgetragen.

Beispiel: Vermehrung von Bakterien.

Pro Stunde = 2 Teilungen	
Anfangskeimzahl	1
1 Stunde	4
2 Stunden	16
3 Stunden	64
4 Stunden	256
5 Stunden	1 024
6 Stunden	4 096
7 Stunden	16 384
8 Stunden	65 536
9 Stunden	262 144
10 Stunden	1 048 576
11 Stunden	4 194 304
12 Stunden	16 777 216
13 Stunden	67 108 864
14 Stunden	268 435 456
15 Stunden	1 073 741 824
16 Stunden	4 294 967 296
17 Stunden	17 179 869 184

Selektivnährmedien zur selektiven Unterdrückung unerwünschter Mikroorganismen durch chemische Hemmstoffe (z.B. Sobouraud-Pilzagar)

Indikator- bzw. Differentialnährböden zur weiteren Differenzierung der gewonnenen Bakterienstämme durch ihr unterschiedliches physiologisches (biochemisches) Verhalten gegenüber z.B. Kohlenhydraten und Proteinen oder ihrer Fähigkeit zur Hämolyse. (z.B. Endoagar: E.coli spaltet Lactose und bewirkt durch das im Nährboden enthaltene Fuchsin eine Rotfärbung, S.typhi spaltet Lactose nicht, der Nährboden bleibt ungefärbt.)

Fakultativ pathogene Problemkeime

Praxisrelevante Einteilung nach Physiologie und Morphologie:

aerob   **anaerob** (Tab. 5)
grampositiv (blauviolett)   **gramnegativ** (rot)
Stäbchen (länger als breit)   **Kokken** (kugelförmig)

Aerobier: Mikroorganismen, die zu ihrer Entwicklung molekularen Luftsauerstoff benötigen. Dabei wird zwischen obligaten Aerobiern unterschieden, die sich nur in Anwesenheit von Sauerstoff vermehren können und fakultativen

Tabelle 5a. Einteilung der wichtigen aeroben fakultativ pathogenen Bakterien. Nach (28)

grampositive Kokken:	Staphylokokken, Streptokokken, Pneumokokken, Enterokokken
gramnegative Kokken:	Meningokokken, Gonokokken
gramnegative Stäbchen:	Enterobakterien (Escherichia coli, Klebsiellen, Proteus sp., Serratia u.a.), Pseudomonas aeruginosa, Haemophilus influenzae
grampositive Stäbchen:	Listerien, Corynebakterien

Tabelle 5b. Einteilung der anaeroben fakultativ pathogenen Bakterien

grampositive Kokken:	Peptostreptokokken, Peptokokken
gramnegative Kokken:	Veillonellen
gramnegative Stäbchen:	Bacteroides sp., Fusobacterium sp.
grampositive Stäbchen:	Laktobakterien, Clostridien

Anaerobier, die dies sowohl mit als auch ohne Sauerstoff dazu in der Lage sind. Die meisten nosokomialen Keime sind Aerobier.

Anaerobier: Mikroorganismen, die sich nur in völliger Abwesenheit von molekularem Luftsauerstoff entwickeln können. Die vegetativen Formen der obligaten Anaerobier gehen bei Anwesenheit von Sauerstoff zugrunde (z.B. Gasbranderreger).

Aerobe und anaerobe Bakterien können in Symbiose zusammenleben. Eine Infektion durch sauerstoffverbrauchende Aerobier kann die Bedingung für eine Infektion durch Anaerobier bereiten.

Zu den Problemkeimen im Krankenhaus müssen neben den grampositiven und gramnegativen Bakterien auch andere opportunistische Keime wie die Sproßpilze, besonders Candida albicans und Viren zugerechnet werden.

Nosokomiale Pilzinfektionen

Candida albicans (häufigster Keim der o.g. Gießener Studie). Problematisch ist, daß weniger die Kontamination mit Candida als vielmehr das Pathogenwerden der opportunistischen Saprophyten in besonders ungünstigen Resistenzsituationen für die Infektion verantwortlich ist.

Nosokomiale Virusinfektionen

Influenza-Viren bei Epidemien und Pandemien
sogenannte respiratorische Viren
Adenoviren der Konjunktivitis epidemica (Augenabteilung)
Herpes simplex- und Varizellen-Viren
Viren der Hepatitis A und B
Rotaviren

Beispiele von fakultativ pathogenen Hospitalkeimen (sog. Opportunisten)

Grampositive Kokken: Staphylokokken

Staphylokokken sind ubiquitär verbreitet. Sie sind besonders anspruchslos sowie umweltresistent und werden deshalb auch als Trocken-, Luft- oder Staubkeime bezeichnet. Darüber hinaus neigen sie zur Antibiotikaresistenz. Diese Eigenschaften prädisponieren sie als Hospitalproblemkeime. Ein besonders virulenter und antibiotikaresistenter Staph. aureus-Stamm führte zwischen Mitte 1950 und Ende 1965 zu einem epidemieartigen Auftreten von Krankenhausinfektionen. Damals wurde der Begriff „Staphylokokken-Hospitalismus" geprägt. Aber auch heute noch stehen durch Staphylokokken verursachte Krankenhausinfektionen besonders bei operativen Abteilungen im Vordergrund. Die als Hautkeime bekannten Staph. epidermidis und saprophyticus gewinnen bei Risikopatienten auf Intensivstationen als endogene, fakultativ pathogene Keime zunehmend an Bedeutung.

Staphylococcus epidermidis

Gehört weitgehend zur normalen Hautflora (Standortflora) und ist fakultativ pathogen. Ausnahme: Standortwechsel von der physiologischen zur unphysiologischen Lokalisation durch diagnostische und therapeutische Maßnahmen (Risikopatienten).

Staphylococcus aureus

Kugelförmig in traubenähnlichen Verbänden (Haufenkokken). Eine Unterscheidung zu anderen Staphylokokkenarten durch Form und Färbung ist nicht möglich. Erst der Koagulase-Nachweis ermöglicht eine Abgrenzung:
Diagnostisch besteht neben der Mikroskopie (Form, Gramfärbung), dem kulturellen Verhalten (goldgelbe runde Kolonien) und den physiologischen Eigenschaften (Koagulase-Nachweis), die Möglichkeit der Phagentypisierung (Lysotypie) für epidemiologische Untersuchungen (Infektionskontrolle).
Referenzlaboratorium: Institut f. Med. Mikrobiologie und Immunologie Universität Bonn.
Primäres Erregerreservoir (Infektionsquelle) sind gesunde Keimträger. Neben Haut- und Schleimhäuten wird besonders der vordere Nasenraum bereits beim Neugeborenen besiedelt. Die Keimträgerrate der Bevölkerung wird mit 30–40% angegeben, diejenige bei Personal und Patienten im Krankenhaus zwischen 60–100%. Die Verbreitung erfolgt durch direkten Kontakt.
Kohlenhydrat- und eiweißhaltige Nahrungsmittel (Kartoffelsalat, Speiseeis) stellen ein ideales Nährmedium für *Staph. aureus* dar. Die Kokken vermehren sich und produzieren ein Exotoxin, das nach dem Genuß des „vergifteten" (kontaminierten) Lebensmittels schwere Brechdurchfälle verursacht (meldepflichtige Staphylokokken-Enterotoxikose).
Staphylokokken-Erkrankungen (Tab. 6) sind z.B. Furunkel (Haarfollikelentzündung), puerperale Mastitis, Pemphigus neonatarum, Nebenhöhleneiterung, Staphylokokken-Pneumonien (z.T. sekundäre Infektionen), -Osteomyelitis, -Endokarditis, sekundäre Wundheilung (Tab. 7, 8, 9, 10) und Sepsis (Tab. 11, 12).

Gramnegative Stäbchen: Enterobakterien

Die Enterobakterien sind normale Darmbewohner von Mensch und Tier und damit in der Umwelt weitverbreitet. Sie sind aerob und fakultativ anaerob. Da sie besonders in stagnierenden Flüssigkeiten nachzuweisen sind, werden sie auch als *Naß- oder Pfützenkeime* bezeichnet. Neben den nosokomial wichtigen fakultativ pathogenen Opportunisten wie Esche-

Tabelle 6. Durch Staphylokokken hervorgerufene Erkrankungen. Aus POTEL (26)

Lokale Erkrankung[a]

Hautorgan:	Schleimhäute und Drüsen:
Eiterungen→Lymphangitis	Angina
Entzündungen der Haarfollikel Furunkel, Karbunkel	Otitis media Conjunctivitis Parotitis
Entzündungen des Unterhautgewebes Schweißdrüsenabszeß, Mastitis	Pneumonie→Pleuraempyem (oft verbunden m. Virusinfektion) Zahnapparat
Impetigo contagiosa Pemphigoid d. Neugeborenen	

nach hämatogener Streuung isolierter Organbefall
Osteomyelitis
paranephrit. Abszeß

Allgemeinerkrankung
Sepsis
Endocarditis
Meningitis

durch Enterotoxin bedingt
Enterokolitis

---
[a] Bei gangränösen/fötiden Entzündungsprozessen: anaerobe Staphylokokken = Peptokokken

Tabelle 7. Typische Befunde bei Wundinfektionen. Aus STILLE (28)

Erreger	Eiter	typischer mikroskopischer Befund	typische Konstellation
Staphylococcus aureus	gelbrahmig	grampositive Haufenkokken	Operationen von Knochen, Muskeln, Gelenken; Implantationen von Fremdkörpern
A-Streptokokken	dünnflüssig	grampositive Kettenkokken, kurz bis mittellang	Bagatelltraumen bei Kindern; selten nach Operationen, Verbrennungen (1. Woche)
anaerobe Mischinfektionen (Bacteroides)	stinkend, meist dünn, z. T. hämorrhagisch	buntes Bild mit polymorphen gramnegativen Stäbchen, grampositive Kokken	nach HNO-, Kolon- und gynäkologischen Operationen; bei fäkal kontaminierten Wunden, Menschenbißverletzungen, Gangrän
Pseudomonas	dünnflüssig, selten grün	zarte gramnegative Stäbchen, oft wenig Leukozyten	meist Sekundärerreger bei Abwehrschwäche, Verbrennungen (3. Woche), Dekubitus, chronischen Ulzera
Enterobakterien	dünnflüssig	plumpe gramnegative Stäbchen	nach urologischen Operationen, offenen Frakturen; oft Sekundärerreger
Gasbrand-Clostridien	dünnflüssig. Gas	plumpe grampositive Stäbchen, oft Mischinfektionen	kontaminierte Wunden; nach Operationen wegen arteriosklerotischer Gangrän
Pasteurelle multocida	dünnflüssig, oft hämorrhagisch	zarte gramnegative Stäbchen	Katzenbiß, seltener Hundebiß
Tuberkulose	z. T. krümelig, z. T. dünnflüssig	keine Keime im Grampräparat; säurefeste Stäbchen (spärlich)	fistelnde Eiterung nach Inzision eines Lymphknotens bzw. eines Senkungsabszesses

richia coli, Klebsiella, Enterobacter, Serratia, Proteus und Pseudomonas, gehören zu den Enterobakterien auch obligat pathogene Erreger wie Salmonellen, Shigellen und Yersinien. Infektionen durch Enterobakterien sind häufig auf den Standortwechsel von der physiologischen zur unphysiologischen Lokalisation (endogene Infektion) durch diagnostische und therapeutische Maßnahmen zurückzuführen. Im Vordergrund stehen dabei Harnwegsinfektionen und Septikämien bei Risikopatienten.

Escherichia coli

gehört zur normalen Darmflora (1–3% der Standortflora), kommt gelegentlich im Respirationstrakt vor und ist fakultativ pathogen. Die gramnegativen Kurzstäbchen sind morphologisch nicht von anderen Enterobakterien zu unterscheiden. Die Identifizierung erfolgt nach biochemischen (physiologischen) Kriterien (z. B. Endo-Agar) oder mit Hilfe der Serotypisierung. *E. coli* ist Indikatorkeim für eine fäkale Verunreinigung besonders im Trinkwasser.

Wichtigste Merkmale:
gramnegative Kurzstäbchen
fakultativ pathogen
Ausnahmen:
- Enteropathogene E. coli = Produzent eines Enterotoxins.
- Haupterreger der Reisediarrhoe in warmen Ländern (30–50% der Touristen = „Montezumas Rache")
- Invasive E. coli-Stämme, Erreger der Coli-Dyspepsie (Säuglingsdyspepsie) in Kinderkliniken.
- Antibiotika-Mehrfachresistenz
- Haupterreger von Harnwegsinfektionen (70–90% primärer, 30–40% posturologischer Harnwegsinfektionen), Gallenblasen- und Gallenwegsentzündungen, Appendizitis, Peritonitis, Wundinfektionen sowie Septikämien (10–25%).
- Intermittierendes Fieber bei schweren Coli-Infektionen mit Schüttelfrost und Leukozytose, z. T. auch mit septischem Schock, aber ohne hämatogene Ansiedlung.

Tabelle 8. Typisches Erregerspektrum postoperativer Wundinfektionen. +++, Haupterreger; ++, häufig; +, selten; (+), Rarität; ?, extreme Rarität. Aus STILLE (28)

	Wundinfektionen nach							
	Abdominaloperationen	Thoraxoperationen	gynäkologischen Operationen	HNO-Operationen	Knochen- und Weichteiloperationen	Gallenoperationen	neurochirurgische Operationen	urologische Operationen
Staphylococcus aureus	++	+++	++	+++	+++	+	++	+
Staphylococcus epidermidis	+	+	+	+	++	(+)	+	(+)
A-Streptokokken	(+)	(+)	+	+	(+)	(+)	(+)	(+)
Enterokokken	+	(+)	++	+	(+)	+	(+)	++
Peptostreptokokken	++	+	++	+++	+	++	++	(+)
Escherichia coli	++	+	+	(+)	(+)	+++	(+)	+++
Klebsiella sp.	+	+	+	+	(+)	++	+	+++
Proteus sp.	+	(+)	+	(+)	(+)	+	+	+++
Pseudomonas	+	(+)	(+)	+	+	+	+	+++
Bacteroides fragilis	+++	+	+++	+	+	+	(+)	+
Bacteroides melaninogenicus	+	++	+	+++	(+)	(+)	+	(+)
Gasbrand-Clostridien	(+)	?	+	(+)	(+)	+	?	?
Mischinfektionen	+++	+	+++	+++	+	+	+	++

Tabelle 9. Erregerspektrum von tiefen Wundinfektionen nach 17 170 Hüftgelenksimplantationen. Aus FRANCO und ENNEBING (31)

Erreger	Frühinfektionen	Spätinfektionen	total
S. aureus	58%	39%	50%
S. epidermidis	21%	41%	29%
gramnegative Keime	17%	10%	14%
andere[a]	4%	5%	7%

[a] Enterokokken, Streptokokken der Gruppe A, Peptokokken, Streptokokken der Gruppe B, Peptostreptokokken, anaerobe Corynebakterien

Pseudomonaden

Obligat aerobe, anspruchslose gramnegative Stäbchen.

Pseudomonas aeruginosa

Medizinisch und nosokomial wichtigster Vertreter der Pseudomonas-Gruppe.
Vorkommen auf Haut und Schleimhäuten. Gelegentlich Darmbewohner.

Ubiquitäre Verbreitung als Naß- oder Pfützenkeim besonders in Krankenhaus-Feuchtzonen (Aerosollösungen, Luftbefeuchterwasser, zahnärztlichen Behandlungseinheiten, Salben, Augentropfen, stagnierendes Wasser in Kunststoffleitungen (in E. Wasser dient der Kohlenstoff des Kunststoffes als Nährstoffquelle), zentrale Desinfektionsanlagen, -leitungen.
- fakultativ pathogen (Opportunist)
- negative Stäbchen ohne spezielle Formation

- auf festen Nährböden charakteristische Kolonien (flach, unregelmäßig metallisch schimmernd, typische Färbung (blaugrün) und typischer Geruch (aromatisch).
- Mehrfachresistenz gegenüber Chemotherapeutika und Antibiotika.
- Häufig Erreger von Harnwegsinfektionen, sekundär bei Ekzemen, Verbrennungen, chronische Ohrenentzündung (blaugrüner Eiter mit typischem Geruch).

Legionella pneumophilia

gramnegative, unbewegliche Stäbchen, sehr anspruchsvoll
- kleine, transparente Kolonien
- Verbreitung nosokomial durch kontaminiertes Wasser (Klimaanlagen, Kühlwasser)
- Aerogene Infektion
- Pneumonie
- Erregernachweis im Sputum, Blut, Trachealsekret, Lungengewebe

- Nosokomiale Infektion bei verminderter Abwehrlage (Altersdisposition = Legionärskrankheit)
- Antibiotische Therapie (Erythromycin, Rifampicin).

Fakultativ pathogene Pilze

Unter den nosokomialen Keimen spielt hauptsächlich der Sproßpilz Candida albicans eine besonders Rolle (90% der Candidamykosen).

Candida albicans (Soorpilz)

Bestandteil der Standortflora der menschlichen Schleimhaut (Mundhöhle, Darmtrakt, Vagina).

Mikroskopischer Nachweis der grampositiven Hefezellen (Pseudomycelien) und kultureller Nachweis auf Nährböden; runde weißstumpfe Kolonien.

Gegen Antibiotika und Chemotherapeutika weitgehend resistent.

Typisches klinisches Bild: Oberflächliche Lokalinfektionen, weißlicher Belag der Mund- und Vaginalschleimhaut; seltener schwere systemische Infektionen (Pneumonie, Endocarditis nach Herz-Op, Meningitis, Mund-, Vaginal- Perianal-Soor, Sepsis).

Standortwechsel von der physiologischen zur unphysiologischen Lokalisation durch diagnostische und therapeutische Maßnahmen, bzw. unter der Geburt (s. Mundsoor bei Neugeborenen)

Klinische Manifestation bei reduziertem Allgemeinbefinden (Störung lokaler bzw. allgemeiner Abwehr) oder bei Störung des mikrobiellen Gleichgewichts besonders durch Infektionsprophylaxe oder Behandlung mit lokal wirksamen Antibiotika.

Tabelle 10. Erreger von Infektionen an künstlichen Herzklappen und Arterienprothesen. Nach National Nosocomial Infection Study; Januar 1970–August 1973

Erreger	künstliche Herzklappen	Arterienprothesen
S. aureus	9	1
S. epidermidis	5	1
Enterokokken	0	1
diphtheroide Stäbchen	1	0
Acinetobacter	0	1
Enterobacter	0	1
Serratia	1	0
Proteus	1	0
Pseud. aeruginosa	1	1
Candida	0	1
Nocardia	1	0
andere	2	2

Tabelle 11. Asymptomatische Bakteriämie nach diagnostischen und therapeutischen Eingriffen. Aus DASCHNER (32)

Eingriff	asymptomatische Bakteriämie (%)	max. Keimzahl pro ml Blut	max. Dauer (min)	häufigste Erreger
Zahnextraktionen	90	130	10	Anaerobier: Aerobier 3:1
urologische Eingriffe	66	n.u.	n.u.	Enterokokken, Klebsiellen
Koloskopie	27	n.u.	30	Anaerobier
Leberbiopsie	13	60	15	E. coli Pneumokokken
Barium-Kontrasteinlauf	11	102	15	Enterokokken
Rektoskopie	9,5	51	15	Enterokokken

Tabelle 12. Erregerspektrum bei den wichtigsten klinischen Formen der Sepsis. O = sehr selten, △ = selten, ▲ = mäßig oft, ● = Haupterreger. Aus STILLE (28)

	Streptococcus pyogenes (A)	Streptococcus faecalis (D)	Streptococcus viridans	Pneumokokken	Staphylococcus aureus	Staphylococcus epidermidis	Escherichia coli	Klebsiella/Enterobacter	Proteus mirabilis	Proteus vulgaris	Pseudomonas aeruginosa	Salmonella	Bacteroides-Spezies	Haemophilus influenzae	Meningokokken	Gonokokken	Sonstige Erreger
Urosepsis		△					●	△	▲	△	△						Serratia
cholangitische Sepsis		△	△				●	▲	△	△			△	●			Clostridien
postoperative Sepsis	O	△			●		△	△	△	△	△		△				
dentogene/tonsillogene Sepsis	▲			△	▲		O	O						●	O		
hämatogene Osteomyelitis	O				●									O		O	Brucella
Infektion intravasaler Fremdkörper (Endoplastitis)			O		●	▲		△			▲						Hefen
Sepsis bei myeloischer Insuffizienz	O	O			O	▲	▲	▲	△	△	●	O	O			O	Pilze
Sepsis bei Heroinsucht	O	O			●		△	O	O	O	▲						Pilze
Infusionsseptikämie						O	O	△	△	△	△	▲					„Wasserkeime"
subakute bakt. Endokarditis (Endokarditis lenta)		▲	●			△											
akute (septische) Endokarditis		△		△	●		O	O	O	O	▲	O	O				
postoperative Endokarditis (Frühform)			O	O	●	▲	O	▲	O	▲							Serratia
postoperative Endokarditis (Spätform)		▲	●		▲	▲	O	O	O	O							Pilze
Sepsis mit Hautmetastasen		△			▲						△		△		●	▲	
Sepsis mit Lungenabsiedlungen		△			●								▲				
metastatische Herdenzephalitis		△	△		●												
hämatogene Meningitis	O			●	△		O	O				O	O	▲	●	O	Listerien
Sepsis bei Verbrennungen	△	△			▲		△	△	△	△	●						Pilze
septischer Schock	△				△		●	●	●	●	▲	O	△		△		
Sepsis post partum/post abortum	▲	△			△		●	▲	▲	▲	▲		△			O	

Mikrobiologische Untersuchungstechniken

Bei Umgebungsuntersuchungen, besonders im Rahmen der Infektionskontrolle, werden mikrobiologische Untersuchungen durchgeführt:

Abklatschuntersuchungen: Es werden sogenannte Rodac-Platten oder Kanz'sche Abklatschplatten (bis zum oberen Rand mit Nährboden ausgegossene Petrischalen) mit üblicherweise Blutagar verwendet. Die Abklatschuntersuchung stellt einen Abdruck bzw. spiegelbildliche Momentaufnahme der untersuchten Fläche dar.

Tupferabstriche: Hierbei handelt es sich um eine qualitative mikrobiologische Untersuchung mit sterilen Tupfern die nach Möglichkeit in Transportgefäßen mit sogenannten Transportmedien aufbewahrt werden. Die Transport- oder Erhaltungsmedien dienen der Keimerhaltung und Keimvermehrung während des Transportes (Ausschaltung schädlicher Milieuveränderungen). Zu beachten sind die Transporttemperaturen (Kühlen oder Wärmen in Thermosgefäßen). Die Deklarierung der Proben hat gut sichtbar und evtl. *infektiös* (Begleitschreiben) zu erfolgen.

Tabelle 13. Probenahmen für hygienisch-bakteriologische Untersuchungen. Nach E. KANZ, Materialgewinnung und -untersuchung. Aus: E. THOFERN und K. BOTZENHART (Hrsg.) Hygiene und Infektionen im Krankenhaus. Gustav Fischer Verlag, Stuttgart New York, 1983

	Probenahmen	Vorteile	Nachteile
1. Tupferabstriche	f. alle Materialproben i. d. Med. Mikrobiologie geeignet	– qualitativ (f. Diagnose) ausreichend	– nicht quantitativ
– Wattetupfer (in Pufferlösung pH 8,1 getaucht)		– f. Ecken, Kanten, Rillen, d. h. überall wo Abklatsche nicht möglich sind: einzige Möglichkeit der Probenahme – billig	
– Calciumalginat-Wolle[a]		– löst sich in üblichen Konservierungsflüssigkeiten auf, dann quantitative Auswertung möglich.	
2. Abklatschkulturen	Personen: – Hände – Kittel – Schuhe – Haare – Mundmasken (innen und außen) Alle kontaminierten Gegenstände	– hygienisch quantitativ + qualitativ – geeignet für Demonstration d. Originalkulturen – Motivation – Dokumentation (Fotos) – f. Lehrzwecke (Farbfilm) – f. Publikation	– nicht geeignet für Ecken, Kanten, Rillen, Spalten etc.
3. Flüssigkeiten	Bereich der „Naß- und Pfützenkeime"	– quantitativ + qualitativ	

[a] Colab Laboratories, Tuc. Chicago, Heights Ill. USA.

Die Zeit zwischen Probenahme und Verarbeitung ist so kurz wie möglich zu halten, besonders wenn es sich um feste Nährböden handelt.

Die Abklatschplatten werden direkt bei 37 °C bebrütet, die Tupfer aus Nährböden (u. a. Selektivnährböden) ausgestrichen und dann ebenfalls bei 37 °C bebrütet. Diagnosen sind frühestens nach 24 Stunden, besser nach 48 Stunden möglich (mikroskopischen Präparat, Kolonieform, Bunte Reihe).

Literatur

1. Alexander M (1977) Erregerwechsel in verschiedenen Krankenhausbereichen im Verlauf der letzten 20 Jahre unter Einfluß der Antibiotikabehandlung. Immunität und Infektion 5: 62–65
2. Beck EG, Schmidt P (1982) Hygiene, Präventivmedizin. F. Enke-Verlag, Stuttgart
3. Brandis, H, Otte HJ (Hrsg) (1984) Lehrbuch der Medizinischen Mikrobiologie. Gustav Fischer Verlag, Stuttgart New York
4. Borneff J (1982) Hygiene – Ein Leitfaden für Studenten und Ärzte. G Thieme Verlag, Stuttgart. 4. Aufl
5. Daschner F (1975) Nosokomiale Infektionen – der sogenannte infektiöse Hospitalismus. Med Klin 70: 1065–1070
6. Frey-Quitte C, Grün L, Lange A, Merbach W (1968) Die Häufigkeit von Staphylokokkenträgern bei gesunden und hospitalisierten Kindern. Med Welt 19: 2078–2082
7. Grün L (1970) Entwicklung und Stand der Infektionen im Krankenhaus. Arch Hyg 154: 181–187
8. Gsell O (1972) Neue Infektionen durch Bakterien mit niedriger Pathogenität. Dtsch med Wschr 97: 315–321
9. Haschek H (1978) Neue Aspekte der antibakteriellen Chemotherapie von Harnwegsinfektionen. Med Klinik 45: 1565
10. Heinrich S (1976) Hospitalismuserreger und Anti-

biotika. In: „Hygiene im Krankenhaus". Hygieneforum Athen, Henkel, Düsseldorf, 73–90
11. Kikuth W (1960) Der moderne Hospitalismus aus mikrobiologischer und hygienischer Sicht. Dtsch med Wschr 85: 1920–1925
12. Knothe H (1974b) Mikrobiologische Grundlagen der Chemotherapie. In Frey R (Hrsg) Antibiotika – ein Leitfaden für die Therapie in Praxis und Klinik. 2. Aufl, Aesopus-Veralg, Milano München Lugano 11–27
13. Knothe H (1976a) Keimwandel unter Chemotherapie. Münch med Wschr 118: 521
14. Knothe H (1976b) Antibiotika im Viehfutter. Umweltmedizin 1: 18
15. Kuckei H, Rödger J (1980) Hygiene im Krankenhaus. Umwelt und Medizin Verlagsgesellschaft Frankfurt, 7–20 (a)
16. Lang E (1975) Antibiotika-Therapie. Werk-Verlag Dr Edmund Banaschewski, München-Gräfelfing
17. Laufs R, Fock R (1981) Zur Rolle der Plasmide bei der infektiösen Antibiotikaresistenz im Krankenhaus. Hyg u Med 6: 527–531
18. Lebek G (1973) Mikrobiologie des Hospitalismus. Therapiewoche 23: 4806–4812
19. Lebek G (1975) Die infektiöse (plasmidische) bakterielle Antibiotikaresistenz. Internist 16: 416
20. Lebek G (1976) Hospitalismus in moderner Sicht. Hygiene und Medizin 2: 13–19
21. Lebek G (1981) Resistenzmechanismen gegen Desinfektionsmittel. Hyg u Med 6: 455–457
22. Linzenmeier G (1974) Experimentelle Grundlagen der Chemotherapie bei Problemkeimen. In Holtmeier H-J, Weisbecker L (Hrsg): Chemotherapie der Problemkeime. 11. Symposium der Deutschen Gesellschaft für Fortschritte auf dem Gebiet der Inneren Medizin, Freiburg i. Br. 1973. G. Thieme Verlag, Stuttgart 124–131
23. Naumann P (1961) Bakteriologische Gesichtspunkte beim Hospitalismus. Münch med Wschr 103: 659–662
24. Peters HJ (1979) Behandlung von mehrfachresistenten Erregern einer Harnwegsinfektion mit Dibekacin. Med Klinik 74: 1063–1066
25. Pfeiffer EH, Werner H-P, Wittig JR, Dunkelberg H (1976) Hygienisch-bakteriologische Vergleichsuntersuchungen an 50 Krankenhäusern. II. Zur Bedeutung des Personals für die Ausbreitung von Krankheitserregern auf chirurgischen Stationen. Zbl Bakt Hyg, I Abt Orig B 161: 399–407
26. Potel J (1982) Klinische Mikrobiologie. Gustav Fischer Verlag, Stuttgart New York
27. Reber H (1967) Infektionshospitalismus. Chirurg 38: 154–158
28. Stille W (Hrsg) (1982) Unspezifische Infektionen. Klinik der Problemkeime. G Thieme Verlag, Stuttgart New York
29. Wundt W (1975) Empfindlichkeit und Resistenz gramnegativer Bakterien gegen Antibiotika. Fortschr Med 93: 511–513
30. Püschel WCH (1984) Untersuchungen zum Aufbau eines Infektions-Kontrollsystems. Zbl Bakt Hyg, I Orig B. 178: 464–501
31. Franco JA, Ennebing JF (1979) Infections of skeletal prostheses. In: Bennett JV, Brachmann PS (eds) Hospital infections. Little Brown and Co, Boston, p 321
32. Daschner F (1984) Bakterielle Erreger von Krankenhausinfektionen. Immun Infekt 12: 139–142

Unspezifische Infektionen

W. STILLE

Klassische bakterielle Infektionskrankheiten, wie Typhus, sind in den letzten Jahrzehnten zu relativ seltenen Raritäten geworden, deren Behandlung heute nicht mehr allzu problematisch ist. Dennoch sind bakterielle Infektionen in der Praxis des niedergelassenen Arztes und in Kliniken keineswegs selten.

> Harnwegsinfektionen, Wundinfektionen, Pneumonien, Sepsis und Gallenwegsinfektionen, stellen nach wie vor häufige medizinische Probleme dar.

Eine zunehmende Zahl von Patienten mit schweren Grundleiden sowie neue invasive Techniken (Hämodialyse, Organtransplantation, implantierte Fremdkörper) hat zu neuartigen und schwer behandelbaren Organinfektionen geführt. Die Erreger derartiger Infektionen stellen ausnahmslos *fakultativ pathogene Keime* dar. Die Bakterien entstammen dabei der normalen Körperflora des Patienten, eventuell auch der unbelebten Umwelt; sie werden nur unter besonderen Umständen pathogen. Die klassischen Koch-Henleschen Postulate für Infektionserreger gelten nicht für Infektionen durch fakultativ pathogene Bakterien. Gleichartige Erkrankungen (z. B. Pyelonephritis) können durch unterschiedliche Bakterien *E. coli, Proteus mirabilis)* hervorgerufen werden. Für definierte Organerkrankungen gibt es jedoch ein durchaus *typisches Erregerspektrum*. So werden Harnwegsinfektionen durch *E. coli*, Klebsiellen, *Proteus, Pseudomonas* und Enterokokken verursacht – nahezu nie aber durch Staphylokokken, Pneumokokken oder *Hämophilus influenzae*.

Das Erregerreservoir fakultativ pathogener Keime stellt in der Regel die normale Bakterienflora des Patienten dar. Dabei spielt die Darm-, Mund- und Hautflora eine wichtige Rolle. Seltener entstammen Bakterien der unbelebten Umwelt des Patienten (Nahrung, Wasser, Schmutz). Eine direkte Übertragung von Patient zu Patient kommt insbesondere im Krankenhaus vor; sie stellt aber generell eher die Ausnahme dar. Meist erfolgt hierbei erst eine Kolonisierung des Patienten mit einer sekundären Organinfektion. Viele fakultativ pathogene Bakterien wie *E. coli* und Klebsiellen sind auch im Tierreich weit verbreitet. Die häufige Tetracyclinresistenz steht offenbar im Zusammenhang mit Tetracyclin-haltigem Tierfutter. Bestimmte Bakterien wie Listerien, Pasteurellen oder B-Streptokokken sind wichtige fakultativ pathogene Bakterien bei Tieren; sie haben so eine Zwischenstellung zwischen echten Anthropozoonosen und herkömmlichen fakultativ pathogenen Bakterien.

> Nur unter besonderen Voraussetzungen werden fakultativ pathogene Bakterien zu Erregern von Lokalinfektionen.

Den wichtigsten Mechanismus stellt hierbei die Verschleppung von Bakterien in normalerweise sterile Hohlraumsysteme dar (Meningen, Harntrakt, Gelenke). Nach Inokulation in den Liquorraum können so auch Keime von sehr geringer Pathogenität wie Bacillus subtilis zu einer Meningitis führen. Vorausgegangene morphologische Schädigungen (Operation, Trauma, aber auch Fremdkörper sowie Mangeldurchblutung) begünstigen das Auftreten von Infektionen. Einen wichtigen Prädilektionsfaktor stellen die unterschiedlichen Formen einer generalisierten Abwehrschwäche dar. Hypogammaglobulinämie, Granulocytopenie sowie Störung der Lymphocytenfunktion, sind hierbei die wichtigsten Faktoren. Störungen der lokalen Elimination sind wichtig bei der chronischen Bronchitis, bei Pneumonie, Brochiektasen und chronischen Harnwegsinfektionen.

> Die Pathogenität von fakultativ pathogenen Bakterien kann überaus verschieden sein.

Von de facto apathogenen Keimen wie Bacillus subtilis, gibt es ein weites Spektrum über wenig invasive Erreger wie Pseudomonas aeruginosa, bis hin zu relativ gefährlichen invasiven Bakterien, wie Staphylokokken, A-Streptokokken und Gasbrand-Clostridien. Daneben gibt es pathogenetisch noch weitgehend unklare Organtropismen. Nicht alle Bakterien führen zu allen Organinfektionen. Der erheblichen Pathogenität von Pneumokokken, Staphylokokken und Klebsiellen für die Lunge, steht eine nahezu fehlende Pathogenität von *E. coli* und Enterokokken gegenüber. Die unterschiedlichen Bakterien können zu durchaus unterschiedlichen Lokalmanifestationen führen. Staphylokokken haben eine ausgeprägte Tendenz zur lokalen Nekrose. Bei Pseudomonas aeruginosa findet sich ein charakteristischer Befall kleiner Gefäße. Clostridien, Peptostreptokokken und Klebsiellen können zur Bildung von Gas im Gewebe führen. Auch die *Altersabhängigkeit* bei fakultativ pathogenen Bakterien ist schwer zu verstehen. So werden Neugeborene bevorzugt von B-Streptokokken, Listerien und *E. coli* infiziert. Im Kindesalter gibt es eine Prädilektion für Hämophilus- und Meningokokken-Infektionen, das bevorzugte Auftreten von Pneumokokken-Pneumonien der jüngeren männlichen Erwachsenen ist hierbei ebenfalls zu nennen. Für die wichtigen fakultativ pathogenen Bakterien gelten freilich recht gut charakterisierte Regeln.

Infektionen durch Enterobakterien

Die in der Darmflora von Mensch und Tieren, aber auch in der Umwelt weitverbreiteten Enterobakterien haben eine Vielzahl von Gemeinsamkeiten. Durch Ansiedlung von Enterobakterien in normalerweise sterilen Organen können schwere Krankheitserscheinungen auftreten (Pyelonephritis, Cholezystitis, Wundinfektionen, Meningitis). Septikämien durch Enterobakterien führen oft zu einem septischen Schock, bei dem eine Freisetzung von Endotoxin entscheidend mitbeteiligt ist. Wundinfektionen sowie Pneumonien durch Enterobakterien sind relativ selten. Dabei haben insbesondere Klebsiellen eine höhere Pathogenität. Enterobakterien liegen häufig in Mischinfektionen vor. Der Nachweis von *E. coli* bei einer Peritonitis beweist keinesfalls, daß es sich um eine monobakterielle Peritonitis handelt. Im allgemeinen liegt gleichzeitig eine wesentlich gefährlichere Mischinfektion mit Bacteroides fragilis, Peptostreptokokken und auch Clostridien vor. Enterobakterien können Resistenzeigenschaften episomal untereinander austauschen; mit hochresistenten Stämmen muß daher gerechnet werden. Eine Durchführung von Antibiogrammen ist daher generell sinnvoll.

E. coli ist der Haupterreger von Harnwegsinfektionen. 10-25% aller Septikämien werden durch *E. coli* verursacht. Bestimmte Stämme von *E. coli* können ein Enterotoxin bilden; sie sind die Haupterreger der sogenannten Reisediarrhoe. Invasive Stämme von *E. coli* können auch zu einem ruhrartigen Krankheitsbild führen. *E. coli* ist darüberhinaus der Haupterreger der hämatogenen Meningitis bei Früh- und Neugeborenen. Eine Pneumonie durch E. coli ist aber eine extreme Rarität (Leukämie!). Während Normalstämme von *E. coli* im allgemeinen mit Ampicillin bzw. Cotrimoxazol behandelt werden können, müssen resistente Stämme mit Cefalosporinen oder Aminoglykosiden behandelt werden.

Klebsiella pneumoniae ist ebenfalls ein normaler Darmbewohner; eine Selektion im Respirationstrakt unter einer Antibiotikatherapie (Ampicillin!) ist häufig. Klebsiellen haben im Gegensatz zu *E. coli* eine erhebliche Pathogenität für die Lunge. Neben der seltenen primären Klebsiellen-Pneumonie sind Infektionen im Rahmen schwerer Grundleiden (Beatmung, Abwehrschwäche, Aspiration) relativ häufig. Klebsiellen sind weiterhin wichtig als Erreger schwerer Harnwegsinfektionen, Gallenwegsinfektionen, daneben aber auch von Wund- und Gewebsinfektionen. Als Rarität können Klebsiellen zu einer Vielzahl von Organinfektionen führen. Eine Rolle bei Enteritiden haben sie freilich im Gegensatz zu *E. coli* nicht. Klebsiellen sind generell wesentlich resistenter als *E. coli*, so daß eine Therapie mit modernen Cefalosporinen, Aminoglykosiden oder Gyrasehemmern erfolgen muß.

Enterobacter-Arten ähneln Klebsiellen; sie selektieren sich häufig unter Antibiotikatherapie. Die in letzter Zeit häufig nachzuweisenden Stämme von *Enterobacter cloacae* sind meist nur Zeichen einer oberflächlichen Kolonisation. Harnwegsinfektionen, gelegentlich auch Sepsis und Gewebsinfektionen sowie Infektionen präformierter Höhlen sind möglich. Die Atemwegspathogenität von *Enterobacter*-Stämmen ist im Gegensatz zu Klebsiellen gering. *Enterobacter*-Stämme können durch starke Betalaktamasen eine weitgehende Therapieresistenz gegen Penicilline und Cefalosporine haben, die Therapie muß je nach dem Antibiogramm erfolgen.

Serratia-Stämme ähneln in ihrer Biologie den *Enterobacter*-Arten. Sie sind jedoch noch weiter verbreitet in der unbelebten Umwelt und gehören nicht zur normalen Körperflora. Epidemisches Auftreten in urologischen Kliniken, aber auch im Zusammenhang mit kontaminierten Inhalationslösungen ist möglich.

Proteus-Gruppe. Die Keime der *Proteus*-Gruppe sind nahe miteinander verwandt. *Proteus mirabilis* und *Proteus vulgaris* sind die wichtigsten Spezies. *Proteus*-Stämme sind in der unbelebten Natur weit verbreitet wo sie als Fäulniskeime eine wichtige Rolle spielen. Sie sind eine häufige Komponente der normalen Darmflora des Menschen. Sie finden sich oft bei alten Frauen im Rahmen einer senilen Kolpitis. Ein endemisches Auftreten durch Fehler in der Krankenhaushygiene ist möglich. *Proteus mirabilis* findet sich bei 10-20% aller Harnwegsinfektionen; Indol-positive *Proteus*-Stämme sind bei Harnwegsinfektionen dagegen wesentlich seltener. *Proteus*-Harnwegsinfektionen sind relativ gefährlich; durch Harnstoffspaltung kommt es zu einer starken Alkalisierung des Urins mit Entwicklung von Nieren- und Blasensteinen. Indol-positive *Proteus*-Stämme finden sich typischerweise bei ulzerierenden, nekrotisierenden Prozessen, meist in Mischkultur mit Klebsiellen, Staphylokokken, *Bacteroides*-Arten und anaeroben Streptokokken. Die Sensibilität der einzelnen *Proteus*-Arten variiert erheblich. Generell ist *Proteus mirabilis* weniger resistent als Indol-positive Stämme. Mit Cefotaxim, Acylaminopenicillinen, Aminoglykosiden und Gyrasehemmern, lassen sich jedoch *Proteus*-Infektionen zuverlässig behandeln.

Pseudomonas aeruginosa ist weit verbreitet in der unbelebten Umwelt. Ein kleiner Prozentsatz gesunder Personen trägt *Ps. aeruginosa* in geringer Anzahl im Stuhl, evtl. auch im Respirationstrakt mit sich. Epidemische Ausbrüche in Kliniken lassen sich gelegentlich auf die Klinikküche zurückführen. Eine Vermehrung ist aber ebenfalls möglich in unsterilen Lösungen. Die typische Hautmanifestation von *Pseudomonas*-Infektionen ist das Ekthyma einer ausgestanzten Ulzeration mit rotem Rand. Wundinfektionen, Superinfektionen von Verbrennungen, Dekubitalulcera sowie Ulcera cruris, sind weitere typische Infektionen, z. T. mit typischem grün gefärbtem Eiter. Die Erreger spielen weiterhin eine große Rolle als Erreger von posturologischen und chronischen Harnwegsinfektionen. *Pseudomonas*-Septikämien sind in den letzten 15 Jahren häufig geworden; meist liegen schwere Abwehrstörungen (Leukämie) vor. Metastatische Absiedlungen, aber auch septischer Schock sind möglich. *Pseudomonas*-Pneumonien sind häufig bei mechanischer Beatmung, bei myeloischer Insuffizienz, aber auch im Spätstadium der Mukoviszidose. *Pseudomonas aeruginosa* kann zu Nahrungsmittelvergiftungen, aber auch zu Enteritiden bei Frühgeborenen führen. Eine wichtige Sonderform ist die Otitis externa maligna des Diabetikers, die zu einer gefährlichen Osteomyelitis der Schädelbasis führt. Die Behandlung von *Pseudomonas*-Infektionen ist schwierig. Acylaminopenicilline (Azlocillin, Piperacillin) Cefsulodin, Ceftazidim sowie Aminoglykoside und neuerdings auch Gyrasehemmer sind gut wirksam.

Staphylococcus aureus kann eine normale Komponente der Haut- und Nasenschleimhautflora darstellen. Übertragungen durch Tröpfchen- und Schmierinfektionen sind möglich. *Staphylococcus epidermidis* ist dagegen eine bei allen Personen vorhandene Komponente der Hautflora. Epidemische Ausbreitungen durch Krankenhausstämme sind möglich; einer Manifestinfektion gehen häufig lokale Schädigungen voraus. Einige Staphylokokken-Infektionen sind klinisch so typisch, daß sie bereits vom Aspekt her diagnostiziert werden können (Furunkel, Panaritium, puerperale Mastitis, Hidradenitis). Staphylokokken sind die wichtigsten Erreger einer grampositiven Sepsis; Eintrittspforten hierbei sind eine Lymphadenitis, oft eine Venenkatheterinfektion. Hierbei entwickeln sich oft metastatische Absiedlungen, klassisch als hämatogene Osteomyelitis, aber auch Nierenabszesse; septische Endokarditiden sind nicht selten. Staphylokokken-Pneumonien entstehen häufig als Komplikation nach Influenza, aber auch postoperativ. Eine Vielzahl von anderen selteneren Staphylokokken-Infektionen ist möglich. Relativ harmlose Lokalinfektionen bestimmter toxin-bildender Staphylokokken-Stämme können zu einem Toxic-Shock-Syndrom führen. Auch Nahrungsmittelvergiftung durch enterotoxin-bildende Stämme sind möglich. *Staphylococcus epidermidis* hat dagegen eine wesentlich geringere Pathogenität. Sie finden sich freilich relativ häufig bei Venenkatheter-Infektionen. Auch unkomplizierte Harnwegsinfektionen durch koagulase-negative Staphylokokken *(S. saprophyticus)* sind möglich. Staphylokokken können erheblich in ihrer Empfindlichkeit variieren. Die Sensibilitätstestung bei allen Betalaktam-Antibiotika ist relativ unzuverlässig, da Oxacillin-resistente und tolerante Stämme in vitro sensibel erscheinen können, klinisch jedoch nur ungenügend erfaßt werden. Schwere Staphylokokken-Infektionen sollen heute nicht mehr allein mit einem Betalaktam-Antibiotikum behandelt werden. Kombinationen eines Basis-Cefalosporins z. B. Cefazedon mit Clindamycin, Fusidinsäure, Rifampicin oder auch Monotherapie mit Vancomycin stellen günstige Behandlungsformen dar.

Streptokokken-Infektionen können zu einem weiten Spektrum klinischer Manifestationen führen. A-Streptokokken sind die typischen Erreger von Angina, Erysipel und Impetigo, selten auch bei Wundinfektionen, klassischem Kindbettfieber. Typische Komplikation sind eine Glomerulonephritis oder ein rheumatisches Fieber. Eine Vielzahl von selteneren Organinfektionen ist möglich. A-Streptokokken sind praktisch immer Penicillin-sensibel; nur bei Allergie kommen Erythromycin, evtl. auch Cefalosporine in Betracht.

B-Streptokokken sind weit verbreitet im Tierreich, sie können ohne klinische Manifestation, aber auch in der Vaginalflora gefunden werden. Am wichtigsten sind Infektionen von Neugeborenen, die als Sepsis und Meningitis in den ersten 2 Monaten auftreten. Die Infektion erfolgt dabei am häufigsten während der Geburt. Bei Erwachsenen kommt es gelegentlich zu puerperalen Infektionen, Harnwegsinfektionen, Sepsis (bei Abwehrschwäche). Auch B-Streptokokken sind praktisch immer penicillin-sensibel.

Vergrünende Streptokokken sind inhomogen, sie sind die Hauptkomponente der normalen Mundflora, können aber auch im Darm, am Genitale und der Haut vorkommen. Vergrünende Streptokokken sind die typischen Erreger der Endokarditis lenta, sie sind aber offenbar auch bei der Pathogenese der Karies beteiligt. Sie finden sich häufig auch als Komponente von Mischinfektionen. *Streptococcus milleri* kann freilich auch zu monobakteriellen Abszessen im Mundbereich und in der Gallenregion führen. Vergrünende Streptokokken sind nahezu stets penicillin-sensibel. Verwechslungen mit Enterokokken sind jedoch möglich.

D-Streptokokken sind unterteilbar in die weitgehend penicillin-resistenten Enterokokken und die viel selteneren Non-Enterokokken *(Sc. bovis)*.

Enterokokken. Als Enterokokken bezeichnet man im allgemeinen *Streptococcus faecalis,* die wichtige Bestandteile der normalen Intestinalflora bei Mensch und Tier darstellen. Infektionen erfolgen überwiegend durch endogene Selektion, häufig im Rahmen einer Therapie mit modernen Antibiotika. Die klinisch wichtigste Form ist eine symptomarme und relativ gutartige Harnwegsinfektion. Die gefährlichste und problematischste Form stellt die Enterokokken-Endokarditis dar. Sie spielen weiterhin eine Rolle als schwer beurteilbare Komponenten von Mischinfektionen. Enterokokken sind resistent gegen viele Antibiotika; die Therapie der Wahl ist Penicillin G oder Ampicillin in hoher Dosierung. Wegen paradoxen bakteriziden Effekten muß bei einer Endokarditis Penicillin stets mit einem Aminoglykosid kombiniert werden.

Pneumokokken gehören ebenfalls zu den Streptokokken; sie können eine normale Komponente im oberen Respirationstrakt darstellen. Bedingt durch ihre Kapsel haben sie eine besonders große Pathogenität für den Respirationstrakt. Sie sind nach wie vor die Haupterreger von Lobär- und Segmentpneumonien. Auch bei Bronchopneumonien und Exazerbationen der chronischen Bronchitis sind Pneumokokken wichtige Erreger. Augeninfektionen, Otitis, Sinusitis sind häufig. Eine Sonderform ist die Peritonitis präpubertärer Mädchen. Als Rarität kommt es gelegentlich zu anderen Infektionen. Die Therapie von Pneumokokken-Infektionen ist generell recht unproblematisch, Mittel der Wahl ist generell Penicillin G; neuerdings sind jedoch hochresistente Stämme vereinzelt beschrieben.

Hämophilus influenzae läßt sich relativ häufig ohne klinische Symptomatik im oberen Respirationstrakt nachweisen. Klinische Infektionen stellen so fast immer endogene Aktivierungen dar. Die klinische Hauptmanifestation ist die Exazerbation einer chronischen Bronchitis. Auch Superinfektionen bei akuter Bronchitis können durch *Hämophilus* bedingt sein. Bei Kindern kann eine gefährliche Epiglottitis auftreten; auch *Hämophilus*-Pneumonie ist möglich. Die Keime sind eine wichtige Ursache von Meningitiden im Kindesalter, nicht jedoch im Erwachsenenalter. Auch bei Konjunktivitiden und HNO-Infektionen läßt sich recht häufig *Hämophilus* nachweisen. Andere Organinfektionen durch *Hämophilus* sind jedoch eine Rarität; Mittel der Wahl für die Therapie leichterer Hämophilus-Infektionen sind Amoxicillin, Tetracyclin oder Cotrimoxazol. Bei Meningitiden kommt eine Therapie mit Cefotaxim, evtl. auch mit Chloramphenicol in Frage.

Anaerobier-Infektionen werden durch eine große Gruppe inhomogener Erreger verursacht. Nur ausnahmsweise liegen Mono-Infektionen vor. Peptostreptokokken, *Bacteroides melaninogenicus, Bacteroides fragilis* und Clostridien sind die wichtigsten Erreger. Alle fakultativ pathogenen Anaerobier sind Komponenten der normalen Darmflora und Mundflora des Menschen. Die Infektion setzt üblicherweise massive lokale Schädigungen und Nekrosen voraus. Anaerobier-Infektionen sind charakterisiert durch Entwicklung von stinkenden Nekrosen bzw. stinkendem Eiter. Eine schnelle Identifizierung der einzelnen Komponenten derartiger Mischinfektionen ist praktisch nicht möglich. Anaerobier-Infektionen aller Körpersysteme sind möglich. Dabei können freilich bestimmte Komponenten überwiegen. *Bacteroides melaninogenicus* ist so der Haupterreger von eitrigen Infektionen, die von der Mundhöhle ausgehen, wie Zahninfektionen, Zahnabszesse, Tonsillarabszessen aber auch Anaerobier-Pneumonien und Lungenabszessen. *Bacteroides fragilis* ist dagegen der Haupterreger bei eitrigen Infektionen, die vom Kolon ausgehen (Appendizitis, Peritonitis, subfrenische Abszesse, Genitalinfektionen). Das Auftreten von Gasbildung im Wundbereich kann Zeichen einer Clostridien-Infektion sein, kommt aber auch bei Peptostreptokokken-Infektion vor. Die Therapie einer klinisch typischen Anaerobier-Infektion muß das gesamte potentielle Spektrum berücksichtigen. Kombinationen breiter Cefalosporine oder Penicilline mit Metronidazol oder Clindamycin erscheinen am günstigsten.

Neben den genannten fakultativ pathogenen Haupterregern kommen als Raritäten noch weitere Erreger vor, die jedoch keine größere klinische Bedeutung haben.

Regelmäßige bakteriologische Kontrolluntersuchungen, genaue klinische Beobachtung sowie Kenntnisse in der auch für fakultativ pathogene Bakterien geltenden klinischen Regeln sind eine wichtige Voraussetzung für eine richtige Beurteilung und optimale Behandlung von Infektionen durch fakultativ pathogene Bakterien.

Literatur

1. Stille W (1982) Unspezifische Infektionen. Thieme, Stuttgart

Anaerobe Keime

P. SCHEIBER

Infektionen durch anaerobe Keime spielen im Krankenhausmilieu eine erhebliche Rolle. Sie sind nicht nur sehr häufig für die Verzögerung von Heilungsverläufen verantwortlich, sondern nicht selten Ursache schwerer Komplikationen mit unter Umständen tödlichem Ausgang.

Anaerobe Keime wachsen bei Zutritt von Sauerstoff nicht in Oberflächenkulturen. Für strikt anaerobe Keime ist Sauerstoff toxisch.

Die Fähigkeit, unter anaeroben Verhältnissen zu wachsen ist jedoch nicht auf strikte Anaerobier beschränkt; viele Keime vermögen unter anaeroben und aeroben Verhältnissen zu wachsen *(fakultative Anaerobier)*.

Zur Anzüchtung im Labor muß anaeroben Keimen ein sauerstofffreies Milieu geboten werden. Im infizierten Organismus entsteht ein anaerobes Mikroklima entweder dort, wo sich Anaerobier gemeinsam mit aeroben sauerstoffzehrenden Keimen vermehren, oder wo der Sauerstoffpartialdruck soweit erniedrigt ist, daß anaerobe Verhältnisse bestehen.

Standorte

Die sporenbildenden Anaerobier leben fast ausschließlich in der Außenwelt und sind für Mensch und Tier apathogen; einige anaerobe Sporenbildner allerdings haben ihren Standort sowohl im Erdboden als auch im Darm von Mensch und Tier. Hierzu gehören die Erreger von *Tetanus* und *Gasbrand*.

Die grampositiven und gramnegativen sporenlosen Anaerobier sind in der Außenwelt nicht vermehrungsfähig; ihr Standort sind die Schleimhäute von Mensch und Tier.

Anaerobier übertreffen in Zahl und Artenreichtum im Darminhalt, auf den Schleimhäuten und selbst auf der Haut die der aeroben Keime um ein Vielfaches.

Infektionen durch sporenbildende Anaerobier

Toxiinfektionen durch sporenbildende Anaerobier sind seit alters her bekannt. Die Krankheitsbilder sind typischerweise akut lebensbedrohlich.

Die Diagnose muß in erster Linie aufgrund des klinischen Bildes gestellt werden, denn der Nachweis der Keime z. B. in einer Wunde allein läßt die Diagnose der Infektion nicht zu. Clostridien, vor allem *C. perfringens,* lassen sich

Tabelle 1. Nach WERNER (3)

Keimgruppen	Wachstum unter verschiedenen Kulturbedingungen		
	aerob	10% CO_2/Luft	sauerstoffreie Bebrütungssysteme
Strikte Anaerobier gramnegative Stäbchen (Bacteroidaceae)			
Bacteroides-Arten Fusobakterien	–	–	+
grampositive Stäbchen			
Propionibacterium acnes Actinomyces	–	–	+
grampositive Kokken (Peptococcaceae)			
Peptococcus-Arten Peptostreptococcus-Arten	–	–	+
fakultative Anaerobier Escherichia coli Staphylococcus aureus u. a.	+	+	(+)
Aerobier Pseudomonas aeruginosa u. a.	+	–/+	–

+, Wachstum;   –, kein Wachstum

Tabelle 2. Anaerobierinfektionen. Nach WERNER (3)

Clostridiale Toxiinfektionen	*Eitrige und septische Anaerobierinfektionen*
A *Toxiinfektionen* Tetanus Gasödem/Gasbrand (durch Clostridium perfringens, C. septicum, C. histolyticum, C. novyi) B *Alimentäre (enterale) Toxiinfektionen* Nahrungsmittelvergiftung durch C. perfringens, Enteritis necroticans (Darmbrand) durch C. perfringens, Antibiotika-induzierte pseudomembranöse Kolitis durch C. difficile	durch Bacteroidaceae, Peptococcaceae u. a., z. B. dentalmedizinische Infektionen im HNO-Bereich, ZNS-Infektionen, pleuropulmonale Infektionen, abdominale und perineale Infektionen, Infektionen des weiblichen Genitaltraktes, Harnwegsinfektionen, Knochen- und Gelenksinfektionen Infektionen von Haut, Unterhaut u. Muskulatur, Pädiatrische Infektionen, Sepsis/Endokarditis

häufig als Verunreiniger aus Wundabstrichen anzüchten. (Nach Smith kam es nur bei 1,5% von Kriegswunden, aus denen sich Anaerobier anzüchten ließen, zu klinischem Gasbrand (1).

Unter den durch Clostridien hervorgerufenen Toxiinfektionen spielt im Krankenhaus Gasbrand auch heute noch die größte Rolle, obgleich die Häufigkeit der Erkrankungen, auch aufgrund der antibiotischen Therapie sehr stark zurückgegangen ist (Ausnahme C. difficile-Infektion, s. u.).

Nach Verkehrsunfällen bei denen es zu Gewebszerstörungen und Verschmutzungen der Wunde mit Erde kommt, nach kriminellen Aborten, kann es leicht zu den Bedingungen kommen, die eine Vermehrung von anaeroben Sporenbildnern begünstigen.

Zu Clostridieninfektionen kann es nach Operationen im Abdominalbereich besonders nach Operationen von Karzinomen, sowie nach Amputationen, die vor allem an den unteren Extremitäten eines Gangräns wegen vorgenommen werden, kommen.

Man unterscheidet klinisch die clostridiale Myositis, die eigentliche Gasgangrän von der anaeroben Zellulitis, der Gasbrandphlegmone.

Tabelle 3. Infektionslokalisationen und anaerobe Leitkeime. Aus WERNER (3)

Krankheitsbild	Häufigste Erreger
Sepsis	Bacteroides fragilis
Hirnabszesse	Peptococcus- und Peptostreptococcus-Arten
Meningitis nach otogenem Hirnabszeß	Bacteroides fragilis, B. Thetaiotaomicron
Otolaryngologische Prozesse	Fusobacterium fusiforme; Bacteroides melaninogenicus; B. asaccharolyticus; Peptostreptococcus-Arten
Dentogene Eiterungen	Bacteroides melaninogenicus, B. asaccharolyticus, Peptococcaceae (neben Actinomyces israelii)
Pleuropulmonale Anaerobierinfektionen	Sphaerophorus necrophorus; Fusobacterium fusiforme, Peptococcus- und Peptostreptococcus-Arten
Leberabszesse	Peptococcaceae; Sphaerophorus necrophorus
Appendizitis	Bacteroides fragilis z. B. thetaiotaomicron
Peritonitis	Bacteroides fragilis
Intraabdominale Eiterungen	Bacteroides fragilis
Postoperative Wundinfektionen (nach Laparotomie)	Bacteroides fragilis
Septischer Abort	Peptostreptococcus anaerobicus, Peptococcus asaccharolyticus; Bacteroidaceae
Pyometra; eitrige Adnexprozesse	Bacteroides fragilis
Endometritis	Bacteroides oralis, B. bivius, B. fragilis, Peptococcaceae
Zervizitis	Peptostreptococcus anaerobius und andere Peptococcaceae, B. oralis, B. bivius.

Die *Gasbrandmyositis*, die Toxiinfektion der Muskulatur, führt zu einem schweren Krankheitsbild, wenn nicht behandelt, meist rasch zum Tode.

Die *Gasbrandphlegmone* entwickelt sich in der Regel langsam im bindegewebigen Raum ohne Befall der Muskulatur.

Die Erreger sind nicht nur gegen Penicillin sondern auch gegen die meisten anderen Antibiotika empfindlich.

Gegen Penicillin, Clindamycin und viele andere Antibiotika resistent ist *C. difficile*. Nach Antibiotikatherapie kommt es in seltenen Fällen zum Überwuchern der Dickdarmflora, zur Toxinbildung und zur Entwicklung des Krankheitsbildes der pseudomembranösen Colitis.

Im Krankenhaus haben Maßnahmen der Asepsis die Bedeutung der grampositiven sporenbildenden Anaerobien auch in der Krankenhaushygiene zurücktreten lassen.

Infektionen durch sporenlose Anaerobier

Eitrige und septische Infektionen durch sporenlose Anaerobier, die ihren normalen Standort auf Schleimhäuten, auf der Haut von Mensch und Tier haben, erzeugen in der Regel kein typisches klinisches Bild; die Diagnose ist nur durch Erregernachweis möglich, es besteht eine hohe Dunkelziffer.

Unter den zahlreichen haut- und schleimhautbewohnenden Spezies sind nur wenige Arten, die eitrige Prozesse oder Sepsis hervorrufen können; die Keime mit der höchsten Virulenz sind quantitativ durchaus nicht vorherrschend.

Bei Septikämien, die durch anaerobe gramnegative sporenlose Stäbchen hervorgerufen werden, ist in 80–90% der Fälle *Bacteroides fragilis* als Erreger nachweisbar. Der Keim wird aber nur in 12% der Isolierungen aus normalem Stuhl angetroffen.

Pathogenese und Prädisposition

Die Sauerstoffspannung des gesunden Gewebes ist normalerweise ein wirksamer Schutz gegen Anaerobierinfektionen.

Ansiedlung und Vermehrung von Anaerobier erst bei Erniedrigung des Redoxpotentials. Auch im Gewebe kann das Wachstum strikter Anaerobier durch die Gegenwart sauerstoffzehrender Bakterien gefördert werden.

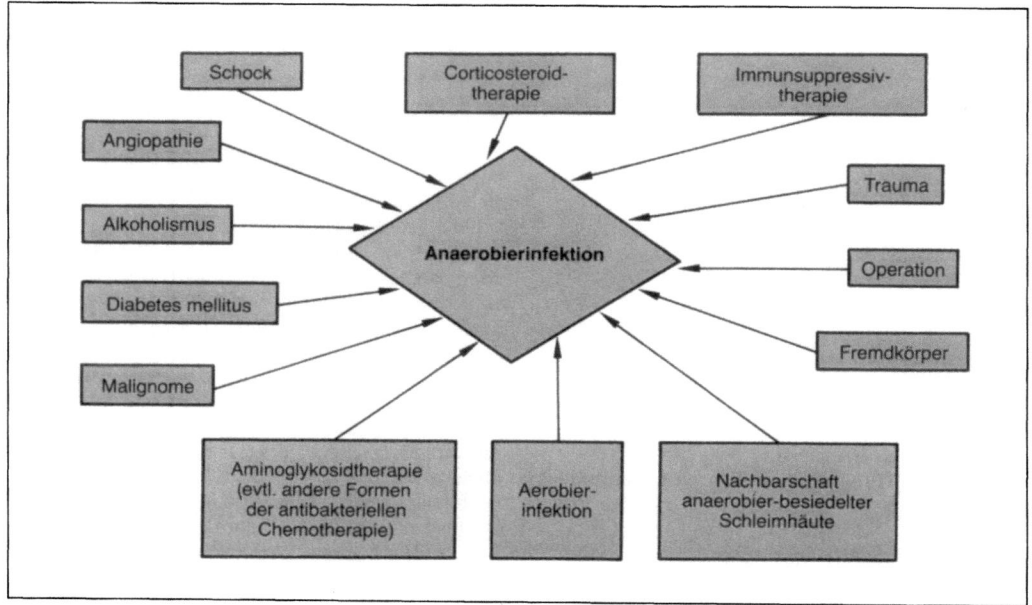

Abb. 1. Prädisposition – Das Zusammentreffen mehrerer Faktoren erhöht die Begünstigung. Nach WERNER (3)

Die Entstehung von Anaerobierinfektionen wird durch Faktoren begünstigt, die zu lokaler und allgemeiner Erniedrigung des Sauerstoffpartialdrucks führen.

Diagnostik

Die Anzucht der Keime setzt Entnahme geeigneten Materials voraus, Schutz des Materials vor Sauerstoffzutritt sowie schnellen Transport. Transport bzw. Versand muß in speziellen Transportmedien erfolgen.

Therapie

Die Resistenzbestimmung ist schwierig und langwierig, deshalb einige Anhaltspunkte:

Die große Gruppe der Aminoglykoside (Gentamycin, Tobramycin, Sisomycin, Amicacin u. a.) ist gegen strikt anaerobe Bakterien generell unwirksam (3).

B. fragilis ist resistent gegen Penicillin G, Ampicillin und gegenüber allen Cephalosporinen (2).

Nach Werner (3) wird gegen Infektionen mit diesen Keimen am besten Clindamycin und Metronidazol eingesetzt.

Bei Mischinfektionen sind die übrigen Keime bei der Therapie entsprechend zu berücksichtigen.

Wichtig ist, wo immer möglich, zusätzlich eine chirurgische Intervention, vor allem bei lokalisierten Prozessen, verbunden mit ausgiebiger Drainage.

Literatur

1. Smith JWG, Smith G (1984) Gas gangrene and other clostridial infections of man and animals. In: Topley and Wilson's Principles of bacteriology, virology and immunity, 7. Auflage, Edward Arnold, London
2. Stille W (1982) Unspezifische Infektionen. Georg Thieme, Stuttgart New York
3. Werner H (1981) Anaerobierinfektionen. Georg Thieme, Stuttgart New York

Tuberkulose

P. SCHEIBER

Es gibt heute noch auf der Welt etwa 20 Millionen ansteckender Tuberkulosekranker. Dreiviertel von ihnen leben in Entwicklungsländern. In den Industrieländern kam es mit der Verbesserung der Lebensbedingungen, also schon vor Entwicklung der Chemotherapeutika, zu einem sehr starken Rückgang.

Trotz dieser günstigen Situation *bleibt die Tuberkulose eine Gefahr* in unseren Breiten,
1. wegen der sehr großen Zahl von Tuberkulinpositiven in den älteren Jahrgängen, bei denen die Tuberkulose wieder zum Ausbruch kommen kann,
2. wegen des seit Jahren andauernden erheblichen Zustroms Erkrankter aus weniger entwickelten Regionen,
3. wegen des bei uns außerordentlich überwiegenden Anteils Nichtimmuner in der Bevölkerung.

Aus diesen Gründen ist stets an die Möglichkeit der Tuberkuloseinfektion zu denken. Der öffentliche Gesundheitsdienst und im Krankenhaus Tätige sollten nicht versäumen, Herkunft und Lebensumstände ihrer Patienten in Erfahrung zu bringen.

Tuberkelbakterien *(Mycobacterium tuberculosis, M. bovis)* sind obligate Parasiten. Es handelt sich um Stäbchenbakterien, die gelegentlich Verzweigungen aufweisen, schlangenartig gekrümmt sein können; Größe $0,3 \times 1-4\ \mu$. Sie zeichnen sich durch Säurefestigkeit aus, d.h. sie überstehen Behandlung mit 20% Schwefelsäure plus Alkohol. Diese Eigenschaften macht man sich bei Färbung (Ziehl-Neelsen) und bei der Vorbereitung zur Anzucht auf künstlichen Medien (Abtötung der Begleitflora mit Säuren) zunutze; an diese Eigenschaften muß bei der Desinfektion gedacht werden. Die Keime sind außerordentlich resistent gegen Austrocknung (mehr als 200 Tage), sie sind empfindlich gegen Sonnenlicht.

Zur **Übertragung** kommt es ganz überwiegend durch die Luft, durch infektiöse *Aerosole* aus Hustenstößen. An die *Möglichkeit der Schmierinfektion* besonders bei Kindern muß bei besonders unhygienischen Verhältnissen gedacht werden (⅔ der an offener Tuberkulose Leidenden scheiden die Bakterien im Stuhl aus).

Die *Fütterungsinfektion* durch Milch *(M. bovis),* früher überaus häufig, ist heute bei uns kein Problem mehr (Pasteurisierung der Milch, veterinärmedizinische Maßnahmen), existiert aber weiterhin in weniger entwickelten Gebieten.

Die Tuberkulose wurde zu Recht früher assoziiert mit Armut, Unhygiene, beengten Wohnverhältnissen. Unter diesen Verhältnissen, besonders in den Slums der rasant wachsenden Städte, wird sie in den Entwicklungsländern auch weiterhin angetroffen.

Die epidemiologische Situation bei uns ist durch Einzelfälle oder kleine lokale Epidemien gekennzeichnet. Die Fälle lassen sich stets auf einen Ausgangsfall zurückführen.

Im Vordergrund steht die Lungentuberkulose, es können jedoch auch alle anderen Organe befallen werden.

Wenn die Bakterien Lungenalveolen empfänglicher Wirte erreichen, kommt es zur Herdinfektion, zunächst zur unspezifischen entzündlichen Reaktion und zur Ausbreitung der Infektion bis zu den Regionallymphknoten.

In aller Regel wird die Infektion beim Menschen hier wirksam begrenzt. Es kommt zur Heilung und zur Verkalkung. Die übergroße Mehrzahl der Erstinfektionen verheilt spontan.

Maßgeblich für die *in der Regel spontane Ausheilung* ist die Ausbildung einer zellulären Immunität. Die ersten Anzeichen der Immunität treten nach etwa 4 Wochen auf.

Durch Kontakt mit dem Antigen sensibilisierte T-Lymphozyten bilden Lymphokine, diese veranlassen B-Lymphozyten zur Antikörper-Bildung und aktivieren Makrophagen. Es kommt zur Begrenzung der Vermehrung der Bakterien und zu ihrer fast vollständigen Beseitigung. Befallene Lymphknoten verkalken, enthalten aber in der Regel noch vermehrungsfähige Keime.

Wenn die Immunantwort des Organismus zu spät kommt oder nicht ausreicht, kommt es zur fortschreitenden Erkrankung. Es ist wesentlich, daß es aber auch zu einer fortschreitenden Erkrankung noch nach Jahren und Jahrzehnten nach einer *Reaktivierung des verkalkten Primärherdes* kommen kann.

Die Infektion verleiht eine relative Immunität. Der Tuberkulintest wird positiv.

Die *BCG-Impfung* (Bacille Calmette-Guérin) mit einem schon lange attenuierten *M. bovis*-Stamm führt, wie die natürliche Infektion, jedoch ohne das Risiko der Krankheit, zur Ausbildung einer zellulären Immunität und ebenfalls dazu, daß der Tuberkulintest positiv wird. Der Schutz ist wahrscheinlich nur für wenige Jahre relativ zuverlässig, wenn nicht Boosterung durch natürliche Infektion erfolgt.
In Deutschland, wo die BCG-Impfung nicht mehr routinemäßig bei allen neugeborenen Kindern durchgeführt wird, weil das Risiko der Infektion inzwischen so gering geworden ist, ist der Tuberkulintest zum wichtigsten diagnostischen Hilfsmittel geworden.
Weitere Hilfsmittel: Röntgenuntersuchung, mikroskopischer Nachweis aus Sputum (sehr wichtig bei offener Tuberkulose), Tuberkulosekultur, Meerschweinchenversuch. (Der Tierversuch wird heute nur noch durchgeführt, wenn die zu untersuchenden Materialien nicht noch einmal gewonnen werden können).

Behandlung

Im Prinzip erfolgt Behandlung zu Beginn mit 2 oder 3 verschiedenen Präparaten gleichzeitig, um meist vorhandene gegen jeweils ein Medikament resistente Mutanten miterfassen zu können. (Vor und während der Behandlung werden Resistenzbestimmungen durchgeführt).
Die Behandlung erfolgt über einen längeren Zeitraum von ca. 1 Jahr wegen der relativ langsamen Vermehrung der Keime. Die Chemotherapie führt im allgemeinen zu einer sehr schnellen Reduktion der Bakterienpopulationen, zu einem Nachlassen der Symptome und der Beseitigung der Ansteckungsgefahr. Längere Absonderung ist heute nicht mehr nötig. Die schnelle Beseitigung der Symptome schafft häufig ein Problem: manche Patienten nehmen die Medikamente nicht mehr oder nicht mehr regelmäßig, werden so nicht ausgeheilt und erscheinen zu Unrecht als Therapie-Versager.
Im gefährdeten Milieu ist die BCG-Impfung der beste Schutz neben den Hygienemaßnahmen. Nachteil: ein positiver Tuberkulintest ist dann ohne diagnostische Bedeutung.
Aus diesem Grunde bleibt bei uns die Impfung gefährdeten Personenkreisen, zu denen Krankenhauspersonal aber in den meisten Fällen gehört, vorbehalten.

Da unsere nichtimmune Bevölkerung durch offen Tuberkulöse sehr gefährdet ist, kommt es
1. darauf an, derartige Fälle schnell zu entdecken (mikroskopische Sputumuntersuchung, Röntgenbild) und zu behandeln und
2. die Kontaktpersonen zu schützen.

Im Durchschnitt kommen auf einen offen tuberkulösen Patienten 7 Kontaktfälle, wenn es sich aber um den Fahrer eines Schulbuses, um einen Lehrer oder eine Kindergärtnerin handelt, kann es zu wesentlich mehr Kontaktfällen kommen.

Maßnahmen

Sofortiger Tuberkulintest aller Kontaktpersonen, Präventivbehandlung der Tuberkulinnegativen für 3 Monate; dann nochmals Testung, bei positivem Test weitere Behandlung bis zu einem Jahr. Falls positiver Test bei der Testung, weitere Untersuchung und Behandlung.

Desinfektion

Die Bakterien werden durch Erhitzen auf 60 °C über 15–20 Minuten abgetötet. Es besteht Resistenz gegen viele Desinfektionsmittel. Bei der Tuberkuloseerkrankung sind laufende und Schlußdesinfektionen, bei offener TB erweiterte Schlußdesinfektion vorgeschrieben. *Maßgeblich ist die Liste der vom Bundesgesundheitsamt geprüften und anerkannten Desinfektionsmittel und -verfahren*, erhältlich beim Bundesgesundheitsamt sowie die *Richtlinie des Deutschen Zentralkomitee zur Bekämpfung der Tuberkulose, Hamburg*.
An gewerbliche Wäschereien darf die Wäsche Tuberkulöser nur nach erfolgter Desinfektion abgegeben werden. Beide Schriften sollten zur Verfügung stehen.

Zur Zeit gültig:
Liste der vom Bundesgesundheitsamt geprüften und anerkannten Desinfektionsmittel und -verfahren. Stand vom 1. Dezember 1983 (9. Ausgabe), veröffentlicht im Bundesgesundheitsblatt 1984 Nr. 3 Seite 82–91. Erhältlich beim Bundesgesundheitsamt, Robert-Koch-Institut, A-Verw., Nordufer 20, 1000 Berlin 65.
Desinfektionsmaßnahmen bei Tuberkulose, herausgegeben vom Deutschen Zentralkomitee zur Bekämpfung der Tuberkulose, Poppenhusenstr. 14 c, 2000 Hamburg 60.

Pilzinfektionen

H. BÜRGER

Seit dem Aufkommen der Antibiotika, der Entwicklung der Intensivmedizin und erweiterter Transplantationsmöglichkeiten wird vermehrt über solche Pilzinfektionen, die vorher kaum eine Rolle spielten, wie Mykosen des Herzens, der Niere, des Gehirns, der Knochen und Gelenke und Fälle von Pilzsepsis berichtet.

Bei dem Versuch, die allgemeine klinische Bedeutung der Erreger endogener Mykosen und ihren prozentualen Anteil an den Hospitalinfektionen abzuschätzen, ergibt sich ein Wert unterhalb 4% [2, 6, 15, 16, 18]. Dabei kommt den Sproßpilzen eine weit größere medizinische Bedeutung zu als den vorwiegend in der Luft und im Staub zu findenden Schimmelpilzen wie *Alternaria, Aspergillus, Chrysosporium, Cladosporium, Fusarium, Mucor, Penicillium, Rhizopus* u.a.m. [22].

Gemessen an diesem Durchschnittswert scheint der Anteil der Pilze an den Hospitalinfektionen von untergeordneter Bedeutung zu sein. Das Bild ändert sich, wenn man einzelne Klinikbereiche gesondert betrachtet. Dies liegt darin begründet, daß Pilzinfektionen eine besondere Prädisposition voraussetzen, wie sie sich aus lokaler oder allgemeiner Abwehrschwäche ergeben kann.

Mykologische Hygienekontrollen verschiedener Untersucher beweisen, daß Pilze in den Klinikbereichen, in denen sie einen Risikofaktor darstellen, mit einer Häufigkeit von 20-40% aus Proben aus der Umgebung des Patienten isoliert werden können [siehe z. B. 4, 19].

Ihre Bekämpfung bereitet wegen relativ hoher Resistenz gegenüber Desinfektionsmitteln Schwierigkeiten [21]. Wie aus den Listen des BGA und der DGHM ersichtlich ist, sind zur Pilzbekämpfung gewöhnlich die darin angegebenen Höchstkonzentrationen anzuwenden. Demgegenüber besteht im Krankenhaus die Tendenz, möglichst niedrige Desinfektionsmittelkonzentrationen, und diese auch nur in Risikobereichen, einzusetzen. Damit nimmt man in Kauf, daß pilzwirksame Konzentrationen bei der Flächendesinfektion nicht oder nur gelegentlich erreicht werden.

Diese Verhältnisse berechtigen zu der Forderung, in Risikobereichen mykologische Kontrollen zukünftig vermehrt durchzuführen und bei erheblicher Verunreinigung durch Pilze diese gezielt mit höher konzentrierten Desinfektionsmitteln zu bekämpfen.

Bei der Anwendung thermischer Desinfektionsverfahren liegen die Verhältnisse günstiger als bei den chemischen. Gegen thermische Desinfektionsverfahren sind die klinisch wichtigsten Pilze, die Sproßpilze, nicht weniger empfindlich als Bakterien. Sie lassen sich in 10 Min. bei 50°-60 °C in feuchter Hitze abtöten.

Unbehandelt bleiben auf Gegenständen haftende Zellen von Candida albicans bei mittlerer Luftfeuchtigkeit länger als eine Woche, bei Austrocknung unter Lichteinwirkung jedoch nur einige Stunden vermehrungsfähig. In destilliertem Wasser bei Dunkelheit, können sie sich jahrelang halten [14].

Neben den Erregern endogener Mykosen ist noch eine dritte Gruppe von Pilzen, die Dermatophyten, zu berücksichtigen. Da Hefen, Schimmelpilze und Dermatophyten unterschiedlich im Krankenhausmilieu verteilt sind und auch ihre klinische Bedeutung verschieden ist, werden sie am besten gesondert betrachtet.

Dermatophyten

Gezielte Hygienemaßnahmen zur Bekämpfung von Dermatophytosen im Krankenhausbereich richten sich fast ausschließlich gegen **Fußpilze.** An der Wirksamkeit der dabei angewandten Desinfektionsverfahren ist zu zweifeln, da die zum Eintritt einer Wirkung notwendige Einwirkungszeit, falls diese überhaupt für das eingesetzte Präparat bekannt ist, gewöhnlich nicht eingehalten werden kann [7, 9].

Es ist nicht damit zu rechnen, daß sich das die Dermatophyten betreffende Hygieneproblem mit den gegenwärtig zur Verfügung stehenden Mitteln lösen läßt, wenn nicht bereits bei der Krankenhausaufnahme der Verdacht auf eine Mykose festgehalten wird, und wenn nicht der behandelnde Arzt vor dem Besuch eines Bades oder eines Bereiches der physikalischen Therapie gezielt pilzbekämpfende Maßnahmen anordnet.

Gegenstände, auf denen sich Pilze lange halten können und die zugleich schlecht desinfizierbar sind, wie rohe Holzoberflächen von Bänken, Rosten und Badepantinen, sollten aus der Badeabteilung, Stationsbädern und dem Bereich für physikalische Therapie entfernt werden.

Es ist derzeit nicht bekannt, wie häufig Dermatophyten im Krankenhaus übertragen werden.

Schimmelpilze

An den Hospitalinfektionen sind Schimmelpilze nur mit einem Bruchteil eines Prozentes beteiligt. Ihr Anteil liegt mindestens eine Zehnerpotenz niedriger als der der Sproßpilze [16].

Als Erreger von Schimmelpilzmykosen stehen die Vertreter der Gattung Aspergillus zahlenmäßig ganz im Vordergrund und unter ihnen an erster Stelle *A. fumigatus* [1].

Schimmelpilzmykosen kommen gewöhnlich sporadisch vor. Es gibt dabei immer wieder Überraschungen, wenn Pilze, die vorher als harmlos galten, als Erreger von Hospitalinfektionen nachgewiesen werden. Gelegentlich entstehen postoperativ Organmykosen, verursacht durch verunreinigtes Nahtmaterial [5], verunreinigte Implantate [17] oder Verbandsmaterialien [11].

> Zu den besonders häufig durch Pilze kontaminierten Materialien und Gegenständen gehören Lösungen unterschiedlicher Art (z. B. das Wasser in Befeuchtern), Beatmungsschläuche, Verbandsmaterialien, Luftfilter, u.a.m.

Zu einer massiven Verunreinigung in der Umgebung des Patienten kann es bei der Versorgung pilzinfizierter Operationshöhlen kommen. Man sollte deshalb einen Verbandswechsel in Räumen vornehmen, die man danach sofort desinfizieren kann, denn eine Sekundärinfektion von offenen Wunden, bei ausgedehnten Verbrennungen und Hauttransplantationen durch Schimmelpilze ist möglich [5].

Hefen

Sproßpilze gelten als besonderer Risikofaktor auf Neugeborenen- und geburtshilflichen Stationen, in der Intensivmedizin und in der Chirurgie im Zusammenhang mit Transplantationen und bei jeder länger dauernden immunsuppressiven Therapie.

Häufig ist es nicht einfach zu entscheiden, ob eine Hospitalinfektion vorliegt, oder ob der Patient nur Träger saprophytischer Sproßpilze ist. Solange die beobachteten Zellzahlen der Sproßpilze niedrig sind, beim Träger keine besondere Disposition vorliegt und serologische Kontrollen keinen Anstieg des Antikörpertiters zeigen, erscheinen weder der Patient noch seine Umgebung besonders gefährdet.

Steigen Keimzahl und Antikörpertiter an, so kann das als Hinweis auf die Entwicklung einer Mykose gedeutet werden. Hierbei ist zu berücksichtigen, daß durch Immunsuppressiva die Antikörperbildung beeinflußt werden kann.

> Eine Organmykose ist letztlich nur durch den Erregernachweis im Biopsiematerial zu sichern.

Wird das mykologische Gleichgewicht der Darmflora durch Antibiotika gestört, so kann es zu einer starken Vermehrung von Hefen und damit auch zu einer erhöhten Persorption mit Ausscheidung der Sproßpilze durch die Niere kommen [10]. Bei den meisten dieser Patienten findet man allerdings keine Krankheitserscheinungen und falls die Antibiotikabehandlung der einzige zu einer Mykose disponierende Faktor war, sinken die Keimzahlen nach dem Absetzen der Antibiotika wieder.

Für die durch Sproßpilze besonders gefährdeten Neugeborenen gilt, daß normalgewichtige Neugeborene weniger anfällig sind als Frühgeborene im Inkubatormilieu oder untergewichtige Neugeborene [4, 13].

Infektionsquelle für das Neugeborene kann die pilzinfizierte Mutter sein, welche die Pilze bei der Geburt überträgt, oder und letzteres ist wohl überwiegend der Fall, Hände und Kleidung des Pflegepersonals. Aus diesem Grunde ist es wichtig, besonders die Methoden der Säuglingspflege zu beobachten und Übertragungswege aufzuklären. Beispiele dafür sind Salbentöpfe, aus denen Salbe mit den Fingern entnommen wird, mangelhaft desinfizierte Badewannen, das Baden in Spülbecken, zu seltener Wechsel der Berufskleidung u.s.w.

> Als Faustregel kann man sich merken, daß Sproßpilze ähnlich verteilt sind wie Pseudomonaden.

Zur Kontrolle des Hygienezustandes ist zu empfehlen, neben der Probennahme von Flächen und Geräten, wöchentlich Abstriche aus der Mundhöhle und anorektale Abstriche bzw. Stuhlproben untersuchen zu lassen.

Um zu vermeiden, daß Hefen durch Speichel, fäkale Verunreinigungen oder Urin in der Umgebung der Neugeborenen verteilt werden und sich hohe Keimzahlen entwickeln, kommt als erste und wichtigste Maßnahme die Reduktion der Zellzahlen im Darmtrakt mit fungistatischen Dosen des nicht resorbierbaren Antimykotikums Nystatin in Frage.

Es wird nicht für sinnvoll gehalten, diese prophylaktische Pilzbekämpfung ungezielt auf alle Neugeborene anzuwenden.

Zeichen einer **Pilzinfektion bei Neugeborenen** sind sehr häufig ein Mundsoor, ein gluteales und perigenitales Erythem (häufig als Windeldermatitis mißdeutet), Diarrhöen und im Stuhl eine Zellzahl von mehr als 10^5 Sproßpilzen pro Gramm [8, 13].

Ergibt sich ein Verdacht auf eine **Pilzsepsis,** die evtl. nur mit leichtem Fieber und ohne andere auffällige Symptome einhergeht, so sollte man die Untersuchung des Augenhintergrundes nicht vergessen. Es kann zu einer Absiedlung von Hefen unter Ausbildung von diffusen, wolkigen Herden, sogenannten Cotton-wool-Herden kommen.

Die *Kontrolle des Augenhintergrundes* ist ganz allgemein eine auch auf Intensivstationen im Falle längerer Behandlung zu empfehlende diagnostische Maßnahme. Falls eine sich entwickelnde, durch Pilze verursachte Endophtalmitis nicht rechtzeitig behandelt wird, führt sie zur Erblindung [20].

Im Verlaufe länger dauernder immunsuppressiver Behandlung, wie z.B. bei Leukämiepatienten oder nach Organtransplantationen, empfiehlt sich die orale Verabreichung fungizider Dosen eines Antimykotikums, wie z.B. Amphotericin B [3, 12].

Das allgemeine Infektionsrisiko nach einer Organtransplantation hängt von der chirurgischen Technik, der Intensität und Dauer der immunsuppressiven Behandlung und der intensivmedizinischen Maßnahmen ab.

Bei diesen Patienten ist eine ständige Überwachung des Pilzwachstums erforderlich.

> Pilze sind ein krankenhaushygienisches Problem,
> weil ihre Desinfektionsmittelresistenz höher ist als die der bakteriellen Hospitalismuserreger,
> weil die Früherkennung von Pilzinfektionen wegen häufig uncharakteristischer Anfangsphasen schwierig sein kann,
> weil die zu einer Pilzinfektion prädisponierenden Faktoren sehr vielfältig sind und
> weil durch Pilze verursachte Infektionen schlechter zu therapieren sind als bakterielle.

Literatur

1. Ajello L (1980) Natural habitats of the fungi that cause pulmonary mycoses. In: Preusser H-J Medical Mycology. Zbl Bakt Suppl 8. G Fischer Verlag, Stuttgart New York, p 31–42
2. Daschner F (1983) Infektionskrankheiten. Springer Verlag, Berlin Heidelberg New York
3. Donnelly JP, Starke ID, Galton DAG, Catovsky D, Goldman JM, Darrell JH (1984) Oral ketoconazole and amphotericin B for the prevention of yeast colonization in patients with acute leukaemia. Journal of Hospital Infection 5: 83–91
4. Drouhet E, Borderon J-C (1980) Dynamics and control of fungal flora in newborn infants collectives. In: Preusser H-J Medical Mycology, Zbl Bakt Suppl 8. G Fischer Verlag, Stuttgart New York, p 97–105
5. Gemeinhardt H (1976) Endomykosen des Menschen. G Fischer Verlag, Stuttgart New York, S 81–82
6. Gloor F, Wegemann T (1976) Pathologie und Klinik der einheimischen Systemmykosen Chemotherapie 22: 31–52
7. Götz H, Strude H-C (1974) Die Häufigkeit der Pilzkrankheiten bei verschiedenen Berufen, insbesondere bei Soldaten. In: Heinke E, Schaller KF Mykologische Fortbildung Schwarzeck Verlag, München, S 67–76

8. Grigoriu A, Grigoriu D, Delacrétaz J (1984) Die genito-gluteale Candidosis des Kleinkindes Behandlung mit Trosyd (tioconazol). Mykosen 27: 290-294
9. Hansen P (1974) Mykoseprophylaxe in Industriebetrieben. In: Heinke E, Schaller KF Mykologische Fortbildung Schwarzeck Verlag, München, S 87-94
10. Hantschke D, Olbricht J (1976) Häufigkeit des Sproßpilznachweises im Urin in Abhängigkeit von der Sproßpilzkeimzahl im Stuhl bei antibakteriell und nicht antibakteriell behandelten Kindern. Mykosen 19: 193-212
11. Hernanz A, Del P, Fereres J, Garraus SL, Rodriguez-Noriega A, Sanz FS (1983) Nosocomial infection by Rhizomucor pusillus in a clinical haematology unit. Journal of Hospital Infection 4: 45-49
12. Hofstra W, De Vries HG, Van der Waaij D (1982) Concentrations of amphotericin B in faeces and blood of healthy volunteers after the oral administration of various doses. Infection 10: 223-227
13. Hoogkamp-Korstanje JAA, Cats B, Senders RC, Van Ertbruggen I (1982) Analysis of bacterial infections in a neonatal intensive care unit. Journal of Hospital Infection 3: 275-284
14. Kashbur IM, Ayliffe GAJ, George RH The survival of Candida albicans in moist and dry environments. Journal of Hospital Infection 1: 349-356, 1980
15. Kehrer E, Brandt G (1979) Mykosen im Autopsiematerial: Häufigkeit, Lokalisation und Ursachenspektrum. Mykosen 22: 280-288
16. Meers PD, Ayliffe GAJ, Emmerson AM, Leigh DA, Mayon-White RT, Mackintosh CA, Stronge JL (1984) National survey of infection in hospitals, 1980 Journal of Hospital Infektion 2, (Supplement) 1-53
17. Otčenášek M, Jirousek Z, Nožička Z, Mencl K (1983) Mykosen 27: 242-251
18. Seeliger HPR, Vögtle-Junkert U (1976) Die aktuelle Bedeutung der Systemmykosen in Mitteleuropa. Chemotherapie 22: 1-30
19. Seeliger HPR, Voegtle-Junkert U (1980) Fungal contamination in hospital areas of risk and measures of control. In: Preusser H-J Medical Mycology, Zbl. Bakt Suppl 8, G Fischer Verlag, Stuttgart New York, p 107-114
20. Völcker HE, Haas K, Meythaler F-H (1984) Mykotische Endophthalmitis - Signal für eine Candidasepsis. Deutsches Ärzteblatt B, 81, 1785-1790
21. Van de Voorde H, Reybrouck G, Van Dijck P, Vranckx MJ (1984) The choice of fungi as test organisms in disinfectant testing. Zbl Bakt Hyg I Abt Orig B 179: 125-129
22. Wallhäuser KH (1978) Sterilisation - Desinfektion - Konservierung. Georg Thieme Verlag Stuttgart, S 133

Virusinfektionen

H. G. BAUMEISTER

Wenn man sich Veröffentlichungen über die epidemiologische Situation in der Bundesrepublik Deutschland während der letzten Jahre ansieht, so gehören die Hepatitis, die akute infektiöse Enteritis und die Encephalitis/Meningitis-Erkrankungen zu den häufigsten meldepflichtigen Infektionskrankheiten. Ein großer Teil dieser Infektionen wird - wie auch die Infektionen des Respirationstraktes - von Viren verursacht. Insbesondere bei Kleinkindern, wo etwa 70% der akuten Gastroenteritis-Fälle und respiratorischen Erkrankungen virusbedingt sind, sieht man die große Bedeutung, die diesen Erregern zukommt.

Ein großer Teil der respiratorischen Infekte und der Gastroenteritis-Erkrankungen wird sicherlich ambulant behandelt, aber Patienten mit Infektionen des Zentralnervensystems, mit Pneumonien, Hepatitiden und schweren Verlaufsformen der Gastroenteritis werden in der Regel stationär behandelt. Bei allen viralen Erkrankungen handelt es sich um infektiöse Erkrankungen, und Krankenhaus-Infektionen sind deshalb möglich und spielen - wie auch in der Literatur immer wieder beschrieben - eine nicht unbedeutende Rolle. Vor allem Frühgeborenen-, Säuglings- und Kinderstationen und Stationen oder Heime geistig behinderter Patienten sind besonders gefährdet. Oft ist der Übertragungsmodus nur sehr schwer aufzuspüren, jedoch führt in vielen Fällen die Nichtbeachtung hygienischer Maßnahmen zur Ausbreitung solcher nosokomialen Infektionen.

Während bei schweren viralen Erkrankungen - wie z. B. bei akut auftretenden Poliomyelitisfällen - die hygienischen Maßnahmen gut eingehalten werden, sind oft subklinische Infektionen eines Patienten oder Pflegers die Ursache für Kontaktinfektionen die sich schnell über ganze Stationen ausbreiten, wobei Krankheitsbilder in großer Variationsbreite vom harmlosen Fieber bis zum Tod beobachtet werden. Welche Gefährdung durch solche Kontaktinfektionen inapparent Infizierter ausgeht, wird besonders deutlich, wenn man bedenkt, daß bei vielen Virusinfektionen ein großer Teil der Infektionen klinisch unauffällig oder nur mit leichten unspezifischen Symptomen verläuft. Bei der Poliomyelitis z. B. beträgt dieser inapparente Anteil etwa 95%, und nur etwa 1% der Erkrankten zeigen die typischen schweren Krankheitssymptome. Bei Viren handelt es sich immer um Krankheitserreger, die zu ihrer Vermehrung lebende Organismen benötigen und sich somit in der Außenwelt, auch im Krankenhaus nicht selbständig vermehren können. Humanpathogene Viren können deshalb nur direkt von Mensch zu Mensch, vom Tier auf den Menschen oder indirekt mit Hilfe kontaminierter Gegenstände und Luft, Wasser oder Nahrung übertragen werden. Die folgende Tabelle faßt die wichtigsten Erreger, ihr Vorkommen im Organismus und den jeweiligen Übertragungsmodus zusammen (Tabelle 1).

Im folgenden soll nicht jede mögliche Virusinfektion, sondern nur die im klinischen Bereich häufigsten viralen Infektionen besprochen werden. Es sind die akute virusbedingte Gastroenteritis, die insbesondere auf Frühgeborenen-, Säuglings- und Kinderstationen eine bedeutende Rolle spielt, und die Hepatitis, insbesondere die Hepatitis B, die zudem eine der häufigsten Berufskrankheiten für die im klinischen Bereich tätigen Personen darstellt. Die aus diesem Beispiel abzuleitenden Schlußfolgerungen können dann sinngemäß auf die anderen viralen Hospitalinfektionen übertragen werden.

Die akute, infektiöse Gastroenteritis

Die akute Gastroenteritis tritt in allen Lebensaltern, vorwiegend jedoch im Säuglings- und Kleinkindalter auf. In der Regel sind die kennzeichnenden Krankheitssymptome: Nach kurzer Inkubationszeit von 8 Stunden bis 4 Tagen einsetzende Diarrhöen mit Erbrechen, die von Fieber, krampfartigen Leibschmerzen und allgemeinem Krankheitsgefühl begleitet sein können. Es kommt nicht selten zu einer epidemischen Erkrankungshäufung in Familien, Gemeinschaftseinrichtungen u. ä.

Bis vor wenigen Jahren konnte über die Ätiologie dieser Erkrankung wenig ausgesagt werden. In Arbeiten, die seit der Jahrhundertwende erschienen sind, konnten zwar verschiedene bakterielle Ursachen der Enteritis aufgedeckt werden, jedoch machten die durch Salmonellen, Shigellen und enteropathogene *E. coli* hervorgerufenen Darminfektionen nur einen relativ geringen Anteil an den akuten Ga-

Tabelle 1. Übersicht über die wichtigsten, als Hospitalismus-Erreger in Frage kommenden Viren. Nach MÜLLER HE: Infektionserreger in Praxis und Krankenhaus

Erreger	Standort	Übertragung
Adenoviren	Respirations- und Intestinaltrakt	Schmier- oder Tröpfcheninfektion
Coronaviren	Respirations- und Intestinaltrakt	Schmier- oder Tröpfcheninfektion
Enteroviren	Respirations- und Intestinaltrakt	Schmier- oder Tröpfcheninfektion
Hepatitis A-Viren	Intestinaltrakt	Schmierinfektion
Hepatitis B-Viren	Generalisiert	Parenterale Infektion
Hepatitis non-A-non-B-Viren (?)	Generalisiert	Parenterale Infektion
Lassa-Fieber-Virus u. ähnliche Arenaviren als Ursache hämorrhagischen Fiebers	Generalisiert	Schmierinfektion (?)
Myxo-Paramyxoviren	Respirationstrakt	Tröpfchen- oder Schmierinfektion
Norwalk-Agent u. ähnliche wie Country-, Hawaii-, Narcy-, oder Montgomery-Agent	Intestinaltrakt	Schmierinfektion
Rotaviren	Intestinaltrakt	Schmierinfektion
Rötelnviren	Respirationstrakt	Tröpfchen- oder Schmierinfektion
RS-Viren	Respirationstrakt	Tröpfchen- oder Schmierinfektion

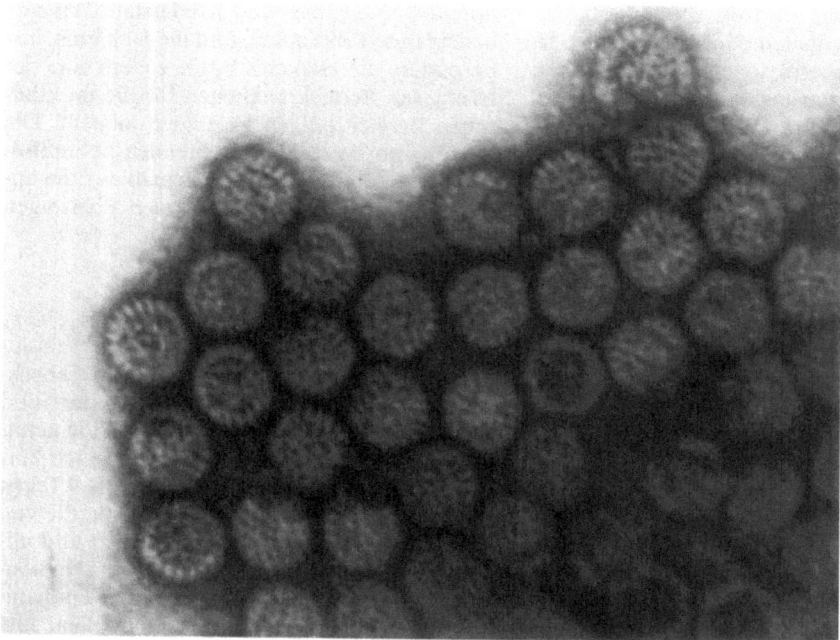

Abb. 1. Rotaviren aus dem Stuhl eines an akuter Gastroenteritis erkrankten Kindes. (Vergr.: × 200 000)

stroenteritis-Erkrankungen aus. So schwanken z. B. die Anzahl der bakteriologisch geklärten Gastroenteritis-Erkrankungen bei verschiedenen in USA und Europa durchgeführten Studien zwischen 4% und 36% [1].

Seit 1973 konnten **Rotaviren** *als ätiologisches Agens der akuten Gastroenteritis* in allen Teilen der Welt nachgewiesen werden [8]. Nachdem der elektronenmikroskopische Direktnachweis von Viruspartikeln in Stühlen Gastroenteritis-Kranker zunehmend eingesetzt wurde, fand man neben den Rotaviren zahlreiche andere Viren in den Stühlen Gastroenteritis-Kranker, deren ätiologische Bedeutung entweder bewiesen (Norwalk-Agens, Adenoviren) oder zumindest wahrscheinlich gemacht werden konnte – Coronaviren, Astroviren und Caliciviren. Als Ursache der akuten Gastroenteritis kommen neben den bereits erwähnten Bakterien somit eine Vielzahl von Viren in Frage. Untersuchungen über die jahreszeitliche Verteilung zeigen im übrigen eine deutliche Häufung von Rotavirus-Nachweisen im Winterhalbjahr, während die anderen Viren relativ gleichmäßig das ganze Jahr hindurch nachgewiesen werden.

Unbestritten kommt den Rotaviren als Ursache der akuten Gastroenteritis die größte Bedeutung zu und auch die Übertragung und Ausbreitung ist hier am besten bekannt. Rotaviren haben bei einem Durchmesser von ca. 60–68 nm ein typisch radförmiges Aussehen (Abb. 1). Sie besitzen eine segmentierte doppelsträngige RNS und werden der Familie der Reoviridae zugeordnet. Es existieren 4 Serotypen. Mit den humanen Rotaviren eng verwandt sind verschiedene animale Viren, die ebenfalls als Erreger von Gastroenteritis bei entsprechenden Tierarten, insbesondere neugeborenen Tieren auftreten. Für den Menschen scheinen jedoch nur die menschlichen Rotaviren pathogen zu sein. Rotavirus-Infektionen werden vor allem bei Kleinkindern bis zu 3 Jahren gefunden. Kinder über 6 Jahren werden nur noch selten befallen, aber auch bei Erwachsenen werden Rotavirus-Infektionen beobachtet, insbesondere wenn sie Kontakt mit infizierten Kindern hatten. Auch auf Neugeborenen-Stationen kommen Infektionen mit Rotaviren immer wieder vor und sind die Ursache für zeitweilig häufig auftretende meist leichte Durchfälle. Wie vielfach beobachtet wurde, ist der Verlauf bei gestillten Kindern leichter oder symptomlos im Gegensatz zu Neugeborenen, die durch Flaschennahrung aufgezogen werden oder im Vergleich zu älteren Kindern. Zur Zeit kann noch nicht gesagt werden, ob dieser Schutzeffekt durch Antikörper, z. B. sekretorisches IgA, die mit dem Colostrum oder der Muttermilch aufgenommen werden oder durch unspezifische Hemmfaktoren, die im Colostrum oder der Muttermilch vorhanden sind, hervorgerufen wird [1].

Eine Durchseuchung mit Rotaviren erfolgt schon sehr früh, jedoch kommt es offensichtlich zu Reinfektionen Erwachsener, wobei die Mehrzahl dieser Infektionen asymptomatisch oder mit nur geringen klinischen Symptomen abläuft.

Rotaviren zählen zu den gegen Umwelteinflüsse stabilen Viren. Neben der Resistenz gegen Äther und Cloroform sind sie gegen Hitze (50°C für 1 Std.) und pH-Werte zwischen pH 3 und pH 10 stabil. Kochen und Autoklavieren inaktiviert Rotaviren. Im Wasser besitzen Rotaviren etwa die gleiche Stabilität wie sie von Enteroviren bekannt ist.

> Als Desinfektionsmittel sind Halogene (Chloramin T), Chlor, hochprozentiger Alkohol (95%) und Phenole als wirksam anzusehen, während Formaldehyd erst bei längerer Einwirkungszeit sicher desinfizierende Wirkung aufweist.

Ein gründliches Händewaschen mit fließendem Wasser und Seife scheint mehr eine lediglich verdünnende Wirkung zu haben und ist als nicht sicher anzusehen. Als Übertragungsweg wird im allgemeinen eine anal-orale Übertragung (Schmierinfektion) angenommen [3]. Da Rotaviren im Nasen-Rachenraum bisher nicht gefunden wurden, scheint der Weg der Tröpfcheninfektion auszuscheiden. In erster Linie kommt es zur Übertragung der Rotaviren unmittelbar oder mittelbar von Mensch zu Mensch. Durch direkten Kontakt von Patient zu Patient und vom Patienten zum Pflegepersonal oder möglicherweise durch kontaminierte Gegenstände kann es leicht zu nosokomialen Infektionen und damit zur Ausbreitung innerhalb des Krankenhauses insbesondere der Kinder- und Säuglingsstation kommen [9]. Eine Übertragung der Rotaviren von erkrankten Kindern auf Erwachsene, insbesondere auf die Mütter und auf das Pflegepersonal des Krankenhauses ist nicht selten, und kann zu schweren Gastroenteritis-Erkrankungen dieser Personengruppe führen [2]. Gruppenerkrankungen bei Erwachsenen scheinen selten zu sein, kommen jedoch auch vor, wie wir selbst bei einem Rotavirus-Ausbruch in einem Altenheim beobachten konnten. Da bei Erwachsenen das klinische Bild oft wenig ausgeprägt ist, kann hier jedoch mit einer hohen Dunkelziffer der Infektionen gerechnet werden. Hier besteht auch die Gefahr der Übertragung der Rotaviren von inapparent erkrankten Pflegepersonen oder Besuchern (insbesondere Kindern) auf Patienten und Neugeborene.

Der Übertragungsweg der Rotavirus-Infektion läßt sich oft nur sehr schwer verfolgen. Auch bei inapparent verlaufenden Infektionen werden Rotaviren ausgeschieden, die dann weiter übertragen werden können. Oft ist ein Virusnachweis bei diesen klinisch gesunden Übertragern nicht möglich, da die Partikel meist nur kurzzeitig im Stuhl nachweisbar sind und die Probenentnahme zur Untersuchung zu spät erfolgt. Trotz der offensichtlich leichten Übertragbarkeit der Viren sind für die Auslösung einer klinischen Erkrankung offenbar große Virusmengen erforderlich [5]. Da analog den Verhältnissen bei NCDV (Rotaviren der Kälber) eine Infektiosität bei Aufbewahrung der Fäzes bei Raumtemperatur für mehrere Monate auch bei menschlichen Rotaviren angenommen werden muß, ist auf sorgfältige Desinfektion der eventuell kontaminierten Gegenstände zu achten, wenn möglich durch Autoklavieren oder Auskochen (thermische Desinfektion). Insbesondere sollte das Pflegepersonal der Kinderstation jedesmal gründlich die Hände waschen und desinfizieren, bevor es zum nächsten Patienten geht [11]. Strenge hygienische Pflege ist zur Vermeidung der direkten und indirekten Virusübertragung sowie der fäkal-oralen Infektion notwendig. Auf Säuglingsstationen sollte eine einwandfreie Flaschenhygiene selbstverständlich sein. Treten Rotavirus-Infektionen wiederholt in Säuglings- und Neugeborenen-Stationen auf, so ist es zweckmäßig, räumlich getrennt mit anderem Pflegepersonal eine neue Säuglings-Station mit neu aufgenommenen Kindern zu belegen und das alte Zimmer erst dann wieder zu benutzen, wenn alle bisherigen Kinder entlassen sind, die Räume gründlich desinfiziert wurden und gewährleistet ist, daß keine der Pflegepersonen Rotaviren überträgt.

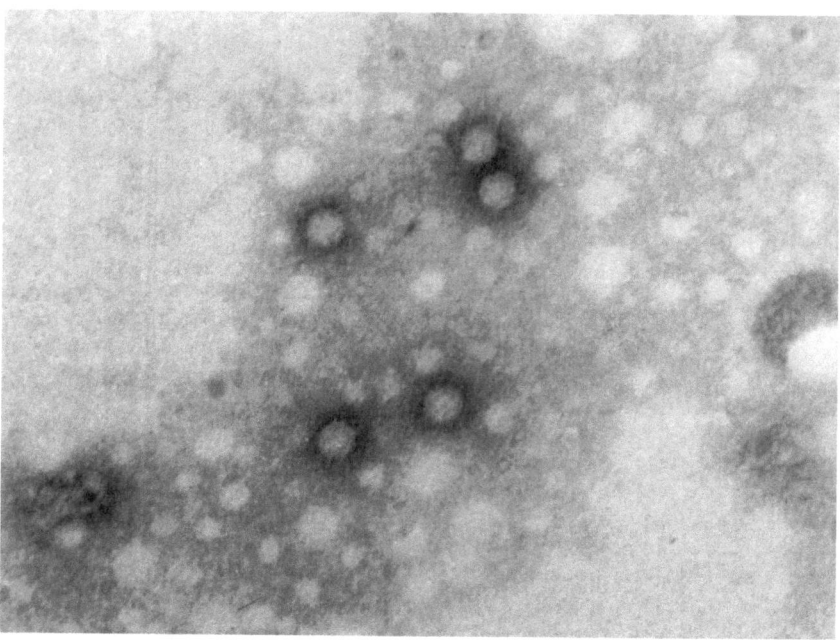

Abb. 2. Norwalk Agent aus dem Stuhl eines an akuter Gastroenteritis erkrankten Patienten. (Vergr.: ×200000)

Um Rotavirus-Infektionen zu diagnostizieren, wird in erster Linie Stuhl von Erkrankten untersucht.

> Da die maximale Virusausscheidung zwischen dem dritten und fünften Tag nach Erkrankungsbeginn liegt, sollte spätestens bis zum fünften Erkrankungstag eine Stuhlprobe zum Untersuchungslabor gesandt werden.

In den meisten Untersuchungslabors wird der Rotavirus-Nachweis mit Hilfe des ELISA-Testes durchgeführt. Als weitere, sehr verbreitete Untersuchungsmethode steht der direkte Nachweis im Elektronenmikroskop zur Verfügung (vgl. Abb. 1). Andere Nachweismethoden wie Radioimmunteste und die Überwanderungselektrophorese sind weniger verbreitet.

Nach dem fünften Krankheitstag werden in der Regel weniger Rotaviren im Stuhl ausgeschieden, und Untersuchungen sind nur noch in Ausnahmefällen sinnvoll. Serologischen Nachweisen von Antikörpern kommt bei der Rotavirus-Diagnostik nur eine untergeordnete Bedeutung zu, da die Dauer der Erkrankung meist sehr kurz ist, die Antikörper aber erst nach 10-20 Tagen signifikant ansteigen. Bei der Entwicklung wirksamer prophylaktischer Maßnahmen, mit dem der einzelne Proband geschützt werden kann, stehen wir zur Zeit ganz im Anfang. Möglichkeiten zur Schutzimpfung gegen Rotavirus-Infektionen gibt es zur Zeit noch nicht. Es wird jedoch über Versuche berichtet, einen Impfstoff gegen die am häufigsten auftretenden Rotaviren (Typ 2) herzustellen [6].

Auch beim **Norwalk-Agens** konnte wie bei Rotaviren ein ursächlicher Zusammenhang zur akuten Gastroenteritis bewiesen werden. Diese Viren sind kleine, etwa 27 nm im Durchmesser große DNS-Viren (Abb. 2), die ebenfalls gegen Säure und Hitze bis 60 °C stabil sind. Die Viren werden als Parvovirus-ähnlich eingestuft. Es existieren mindestens 2 Serotypen, die keine Kreuzreaktion zeigen. Die Inkubationszeit beträgt 8 bis 48 Std. und die Erkrankung beginnt akut mit Diarrhöe, Schwindelgefühlen, Erbrechen, krampfartigen Bauchschmerzen, Kopfschmerzen und allgemeinem Krankheitsgefühl. Nach 24 bis 48 Std. klingen diese klinischen

Symptome wieder ab, und auch eine Virusausscheidung ist anschließend nicht mehr zu beobachten. Der in der Regel milde und kurzzeitige Verlauf der Erkrankung rechtfertigt meist eine klinische Aufnahme des Patienten nicht.

> Beim Auftreten der Erkrankung im Klinikbereich ist jedoch zu beachten, daß die Stuhlausscheidungen hoch infektiös sind und deshalb die gleichen Vorsichtsmaßnahmen zu beachten sind wie bei Rotaviren.

Das gleiche gilt für Desinfektionsmaßnahmen. Wie alle hochinfektiösen Erkrankungen breiten sich die durch Norwalk-Agens hervorgerufene Gastroenteritis sehr rasch aus und tritt oft epidemieartig auf. Die Durchseuchung erfolgt langsamer als bei Rotaviren, und etwa 40% der Erwachsenen besitzen noch keine Antikörper gegen Norwalk-Agens, und so werden Erkrankungen in jedem Lebensalter ohne Bevorzugung von Altersgruppen beobachtet.

Als Nachweismethode steht der elektronenmikroskopische Direktnachweis der Partikel im Stuhl zur Verfügung. Wegen der kurzen Ausscheidungsdauer ist aber nur die Untersuchung von Stuhl aus den ersten beiden Tagen der Erkrankung sinnvoll.

> Während der Erkrankung gebildete Antikörper schützen vor einer Reinfektion.

Auch bei den anderen Viren, z. B. Adenoviren Typ 40 und 41, Astroviren und Coronaviren, die mit der akuten Gastroenteritis in ursächlichen Zusammenhang gebracht werden, kommen Infektionsausbrüche auf Früh- und Neugeborenen-Stationen, Säuglings- und Kinder-Stationen vor. Auch bei diesen Erregern ist mit einer hohen Infektiösität zu rechnen. Oft bleibt ein großer Teil der Infektionen inapparent (z. B. bei Astroviren ca. 40%).

Eine Zusammenstellung sämtlicher bei akuter Gastroenteritis in Frage kommender Viren und ihre nosokomiale Bedeutung zeigt die folgende Tabelle (Tabelle 2).

Die Hepatitis-Infektionen

Auch bei der Hepatitis kommen verschiedene Erreger als Ursache in Frage, die sich jedoch

Tabelle 2. Zusammenstellung der bei akuter Gastroenteritis in Frage kommenden Viren und ihre nosokomiale Bedeutung. Aus BAUMEISTER HG: Rotaviren und andere Gastroenteritis induzierende Viren

Virusart (Serotypen)	Größe (nm)	Empfindlichkeit geg. Umwelteinflüsse (s. Text)	Durchschnittl. Ausscheidungsdauer (Tage)	bevorzugt befallene Personengruppen	Häufigkeit (% aller Erkrankten)	jahreszeitl. Auftreten	Kontagiosität	Vorkommen nosokomialer Infektionen
Rotaviren (4)	60–68	stabil	4–8	Kinder bis 3 Jahre (selten ältere Kinder u. Erwachsene)	Durchschnittlich 15–20%, im Winter bis 80%	besonders im Winter	sehr hoch	vielfach nachgewiesen, besonders auf Säuglings- u. Kleinkinderstationen
Norwalk-Agens (2)	ca. 28	stabil	2	alle	nicht bekannt	das ganze Jahr	sehr hoch	nachgewiesen
Coronaviren (?)	80–230	weniger stabil	5–8	bei Kindern im Zusammenhg. m. Gastroenteritis wahrscheinlich	10–14	das ganze Jahr	nicht bekannt	auf Früh- u. Neugeborenen-Stationen nachgewiesen
Astroviren (?)	28	stabil	8–10	Kinder	1	das ganze Jahr	anscheinend hoch	auf Säuglingsstationen nachgewiesen
Adenoviren (2 ?)	80	stabil	4–8	Kinder	3–4	das ganze Jahr	nicht bekannt	nicht bekannt
Caliciviren	30	?	?	Kinder	in Japan und Norwegen	?	anscheinend hoch	auf Kinderstationen nachgewiesen
Minirotaviren	32	?	?	Kinder ?	?	?	anscheinend hoch	auf Kinderstationen nachgewiesen

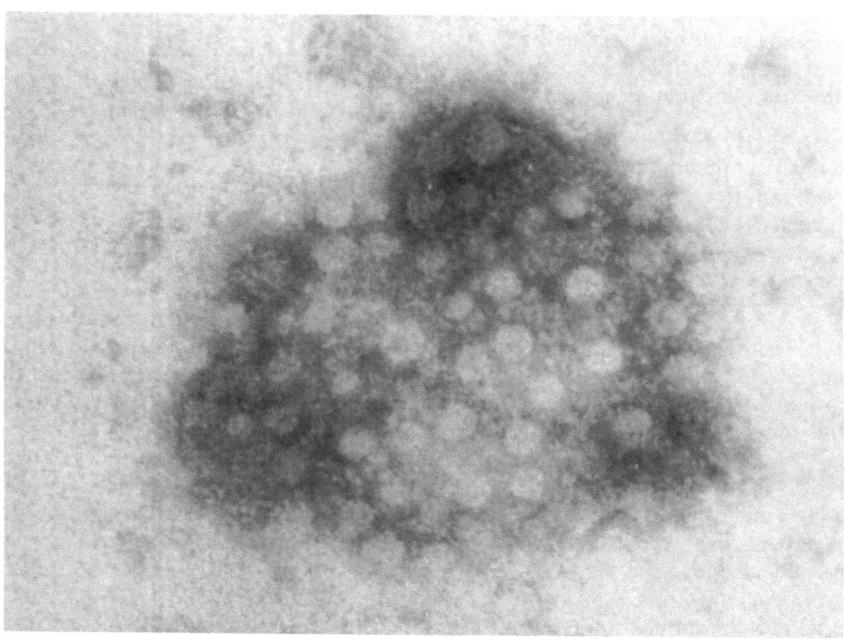

Abb. 3. Hepatitis A-Viren aus dem Stuhl eines an Hepatitis A erkrankten Patienten. (Vergr.: ×200000)

im Gegensatz zu den Gastroenteritis-Erregern in ihrer Epidemiologie grundsätzlich unterscheiden. Die folgende Tabelle faßt die in Frage kommenden Erreger, die Inkubationszeiten, den Übertragungsweg und die wichtigsten Kennzeichen der einzelnen Virushepatitiden zusammen [13] (Tabelle 13).

Die Erreger der Hepatitis A sind kleine, im Durchmesser 27 bis 29 nm große RNS-Viren, die zur Familie der Enteroviren gerechnet werden (Abb. 3). Sie sind wie alle Enteroviren gegen Umwelteinflüsse sehr stabil, ebenso gegen Äther und Erhitzen bis 60°C. Die Virusausscheidung beginnt schon 1–2 Wochen vor Erkrankungsbeginn und ist manchmal schon beim Erkrankungsbeginn – meist aber nach 1–2 Wochen – beendet. Virusausscheider sind nicht bekannt. Eine parenterale Übertragung ist bei Hepatitis A nicht bekannt, die anal-orale Übertragung, meist bei engem Kontakt, bewirkt die Ausbreitung. Wie wiederholt beschrieben wird, kann das Virus auch mit verschiedenen fäkal kontaminierten Speisen oder Getränken und Trinkwasser aufgenommen werden. Insbesondere der Verzehr von Muscheln aus kontaminierten Gewässern hat wiederholt zu Hepatitis A-Ausbrüchen geführt.

Im Kindesalter ist die Hepatitis A die häufigste Ursache der Virushepatitis, jedoch hat in den letzten Jahren in Ländern mit hohem Hygienestandard die Häufigkeit der Hepatitis A bei Kindern stark abgenommen. Es führt bei Erwachsenen zu einer Empfänglichkeit für diese Form der Hepatitis und zu einer Gefährdung für Urlaubsreisende in Länder mit hohem Hepatitis-A-Risiko. Dementsprechend treten Hepatitis A-Infektionen bei uns meist nach den Ferien im Spätsommer oder Herbst auf [7]. Personen, die eine Hepatitis A durchgemacht haben, können zeitlebens als immun angesehen werden.

Der Nachweis der Hepatitis A erfolgt in erster Linie durch Nachweis von anti-HAV-IgM im Patientenserum, das während der akuten Phase entnommen wird. Dieser Nachweis wird in der Regel mit hochempfindlichen RIA- oder ELISA-Testen durchgeführt. Auch ein signifikanter Titeranstieg der IgG-Antikörper, ebenfalls mit RIA oder ELISA-Tests durchgeführt, ist beweisend für das Vorliegen einer Hepatitis A-Infektion. Meist jedoch wird das Blut zu Beginn zu spät abgenommen, und die Anstiegsphase wird verpaßt. Der Nachweis der Hepatitis A-Viren im Stuhl kann zur Früher-

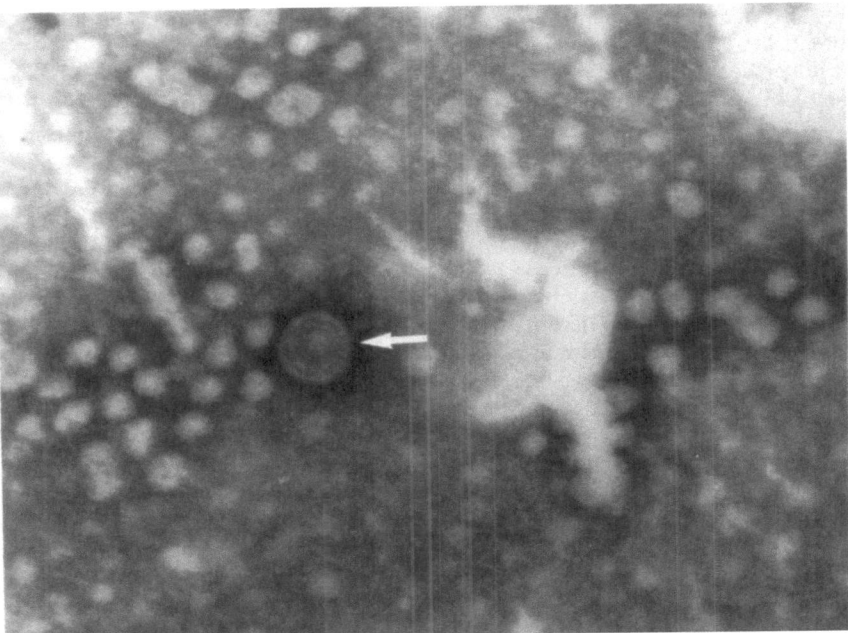

Abb. 4. HBsAg aus dem Serum eines an Hepatitis B erkrankten Patienten. Der *Pfeil* zeigt auf Hepatitis B-Viren (Dane-Partikel). (Vergr.: ×200000)

kennung der Hepatitis A z. B. bei Kontaktpersonen eingesetzt werden, hat ansonsten aber wegen der kurzen Ausscheidungsdauer nach Auftreten der Krankheitssymptome wenig Bedeutung.

Die Ausbreitung der Hepatitis A in Krankenhäusern, insbesondere auf Kinderstationen und in Pflegeheimen wird durch die frühe Ausscheidung der Erreger – bis zu 2 Wochen vor Auftreten der klinischen Symptome – stark begünstigt. Es wird beschrieben, daß Kinder, die wegen anderer Erkrankungen zur Klinikaufnahme oder in Pflegeheime kamen, ganze Stationen oder Heime samt Pflegepersonal infizierten, bevor bei ihnen erste Anzeichen einer Hepatitis A erkennbar waren [10]. Auch subklinische Infektionen können die Ursache von Kontaktinfektionen sein. Besonders in psychiatrischen Kliniken und auf psychiatrischen Kinderstationen, wo das Einhalten von Hygienemaßnahmen schwierig ist, wird immer wieder das Auftreten von Hepatitis A und eine schnelle Ausbreitung der Infektion beobachtet. So wird deutlich, wie wichtig die Beachtung der Hygienemaßnahmen auf sämtlichen Stationen des Krankenhauses ist.

Die Hepatitis B ist mit etwa 60% der Fälle die häufigste Form der Hepatitis. Im Gegensatz zur Hepatitis A, wo keine chronischen Verläufe bekannt sind, gehen bei der Hepatitis B etwa 10% in eine chronische Verlaufsform über. Als Erreger gelten im Durchmesser ca. 45 nm große Partikel (Dane-Partikel), die eine äußere Hülle (Surface) und einen Innenkörper (Core) besitzen (Abb. 4). Im Serum von Erkrankten können mit Hilfe hochempfindlicher RIA- oder ELISA-Teste verschiedene Antigene wie HBsAg, ABcAb, HBeAg und entsprechende Antikörper nachgewiesen werden, die Aussagen zum Nachweis einer Hepatitis B bzw. über eine Prognose, Infektiösität oder Immunität erlauben.

Im Gegensatz zur Hepatitis A, wo vor allen Dingen Kinder und junge Erwachsene infiziert werden, sind Hepatitis B-Infektionen bei Kindern unter 15 Jahren selten. Während in der normalen Bevölkerung etwa 3,5 Erkrankungsfälle pro 10000 Einwohner vorkommen, steigt der Anteil bei besonders gefährdeten Gruppen auf das etwa 10- bis 30-fache an.

Als Infektionsquelle kommen Personen mit akuten und persistierenden, klinisch apparenten und inapparenten Hepatitis B-Infektionen und Dauerträger in Frage. Bei uns sind etwa 0,4% bis 0,7% der Bevölkerung Hepatitis B-Dauerträger, während der Anteil in südlichen Ländern deutlich höher liegt. Aus dieser Aufzählung wird deutlich, daß die Hepatitis B nicht nur als Berufskrankheit für Ärzte, Labor- und Pflegepersonal große Probleme aufwirft, sondern auch viele Patienten im klinischen Bereich stark gefährdet sind. Ältere Untersuchungen und Recherchen der Berufsgenossenschaft für Gesundheitsdienst und Wohlfahrtspflege aus dem Jahre 1975 im Würzburger Raum zeigten, daß etwa 85% der Hepatitis B-Erkrankungen von Patienten über 30 Jahren sich anamnestisch, direkt oder mittelbar in den klinischen Bereich zurückverfolgen ließen. Bei jüngeren Patienten unter 30 Jahren waren es 45%. Hier spielt dann der parenteral betriebene Drogenkonsum mit ca. 25% eine ebenfalls bedeutende Rolle bei der Hepatitis B-Übertragung.

Zu diesen Risikogruppen gehören vor allem medizinisches Laborpersonal, Ärzte, Krankenschwestern und Pfleger, Empfänger von Bluttransfusionen, Patienten mit größeren Operationen, Hämodialyse-Patienten, Patienten mit Nierentransplantationen und Patienten, die unter immunsuppressiver Behandlung stehen sowie mit Erkrankungen des lymphatischen Systems. Auch Prostituierte, Homosexuelle mit häufigem Partnerwechsel, Alkoholiker, Fixer, Gefangene, Heiminsassen und Asylanten sind besonders gefährdet [12].

Übertragungswege sind:
1. Direkte, percutane Inoculation von infektiösem Blut, Plasma oder Serum durch kontaminierte Spritzen, Nadeln, Kanülen usw.
2. die unbemerkte percutane Inoculation von infektiösem Blut, Plasma oder Serum durch winzige Hautverletzungen.

Alle Schleimhäute haben normalerweise winzige Mikroläsionen, durch die der direkte Eintritt in das Gefäßsystem erfolgen kann z. B.
1. durch Übertragung von infektiösem Blut, Serum oder Plasma auf die Schleimhäute, beim Mundpipettieren, Kontakt zwischen kontaminierten Fingern und Augen, Spritzer auf die Konjunktiva;
2. Übertragung von infektiösen Sekreten wie Speichel, Sperma, Vaginalsekret, Menstrualblut auf die Schleimhäute sowie durch engen körperlichen Kontakt;
3. Übertragung von infektiösem Material durch kontaminierte Gegenstände z. B. Zahnbürsten, Rasierwasser, Musikinstrumente, ärztliche Instrumente und Geräte und Gummihandschuhe [12].

Besonders von Aufnahmestationen für Suchtkranke wird ein gehäuftes Auftreten von Hepatitis B beschrieben, ebenso von Dialyse-Stationen [7]. Gerade im Dialysebereich konnte an vielen Stellen HBsAg nachgewiesen werden, z. B. an Klemmen, Scheren, Oberflächen- und Bedienungsknöpfen der Dialyse-Apparaturen, Verbindungsschläuchen zum Venendruck-Monitor, am Rand der Zentrifugenröhrchen, am Telefonhörer und an Markierungsstiften. Ähnlich sah es in einem klinisch-chemischen Labor nach der Untersuchung HBsAg-haltigen Blutes aus [7]. Viele Geräte waren kontaminiert, und da die meisten dieser Geräte von mehreren Personen benutzt werden, wird erschreckend deutlich, wie stark hier die Gefährdung des Personals aber auch der Patienten durch Hepatitis B ist. Kleine Hautverletzungen besonders an den Händen ermöglichen das Eindringen der Hepatitis B-Viren, während im Pflegebereich meist Stichverletzungen als Ursache für die Hepatitis B-Übertragung angesehen werden.

Therapie und Schutzmaßnahmen

Bis heute ist es nicht gelungen, wirksame Maßnahmen zu entwickeln, um die Vermehrung der Hepatitis-Viren zu hemmen. Das gilt sowohl für die Hepatitis A als auch für die Hepatitis B und hier für akut Kranke und chronische Träger. Die Ursachen für den Übergang der Hepatitis B in das chronische Stadium sind ebenfalls noch nicht geklärt. Das körpereigene Abwehrsystem scheint hier eine nicht unbedeutende Rolle zu spielen, denn bei immungeschwächten Patienten (Dialyse, Zytostatika-Behandlung), bei Neugeborenen und bei alten Leuten entwickeln sich wesentlich häufiger chronische Hepatitiden. Auch hier gibt es praktisch keine therapeutischen Maßnahmen, um den Übergang in einen chronischen Verlauf zu verhindern.

Als sinnvolle Bekämpfungsmaßnahmen der Hepatitis stehen uns allerdings die passiven und aktiven Immunisierungen zur Verfügung. Bei Hepatitis A kann man durch Verabreichung eines Normalimmunglobulins eine Schutzwirkung für 2 bis 3 Monate erreichen. Diese Immunisierung ist bei Hepatitis A z. B. bei Reisen in Gebiete mit hohem Infektionsrisiko oder bei einem Hepatitis A-Ausbruch in enger Nachbarschaft (oder Krankenzimmer) sinnvoll.

Bei Hepatitis B ist die Gabe von Hyperimmunglobulinen z. B. bei Verletzung mit kontaminierten Gegenständen (z. B. Spritze, Skalpell) oder bei Neugeborenen, deren Mütter eine frische oder chronische Hepatitis haben, bei gleichzeitiger Impfung angebracht [4]. In diesen Fällen gilt es, einen schnellen Immunschutz aufzubauen. Diese passiv-aktive Immunisierung ist sehr kostspielig. Deshalb kommt einer rechtzeitigen Schutzimpfung größte Bedeutung zu. Der Impfstoff gegen Hepatitis B-Viren konnte aus Bestandteilen der Virushülle aus dem Blut chronischer Virusträger gewonnen werden. Nach sorgfältiger Reinigung und Inaktivierung ist dieser Impfstoff sehr sicher, gut verträglich und die Wirksamkeit mit einer Konversionsrate von etwa 95% sehr gut.

Allen gefährdeten Gruppen, dazu gehören sowohl medizinisches Personal als auch Patienten vor größeren Eingriffen, ist diese Schutzimpfung dringend zu empfehlen, sofern eine Immunität nicht schon auf natürlichem Wege erworben wurde [4].

Übrige Formen der Hepatitis

Während die durch Viren der Herpesgruppe verursachten Hepatitiden bei uns eine relativ geringe Bedeutung haben und auch im klinischen Bereich nicht besonders auffallen, spielt die **Non-A-Non-B-Hepatitis** in Plasmaphoresezentren und Dialysestationen und bei Blutübertragungen eine nicht unbedeutende Rolle. Sowohl das epidemieartige Auftreten als auch der Hinweis, daß bestimmte Spender diese Form der Hepatitis mehrfach übertragen haben, spricht für die Infektiösität. Die Anzahl der in Frage kommenden Erreger und ihre Eigenschaften sind bisher nicht bekannt. Die Inkubationszeit ist länger als bei der Hepatitis A aber kürzer als bei der Hepatitis B. Chronische Verläufe sind häufig und Schutzmaßnahmen existieren z. Zt. ebenfalls noch nicht.

Abschließend möchte ich noch einige Punkte kurz zusammenstellen. Bei allen Beispielen hat sich gezeigt, wie wichtig die Einhaltung der hygienischen Maßnahmen ist. Eine strenge hygienische Pflege sollte selbstverständlich sein. So sollte z. B. nach der Pflege eines Patienten eine gründliche Händedesinfektion mit Desinfektionslösung erfolgen.

Auch bei gleichem Krankheitsbild ist nicht sicher, ob es sich um die gleichen Erreger handelt. So sollten Patienten mit gleicher Infektionskrankheit erst dann auf ein Zimmer zusammengelegt werden, wenn bei allen die Erreger bekannt sind und sichergestellt ist, daß es sich um die gleichen Erreger handelt. Eine Hepatitis A schützt nicht vor der Infektion mit Hepatitis B-Viren und eine Adenovirus-Gastroenteritis nicht vor einer Rotaviren-Infektion.

Auf Frühgeborenen-, Neugeborenen- und Säuglings-Stationen sollte besondere Sorgfalt

Tabelle 3. Wichtigste Kennzeichen der Virushepatitiden. Aus: Merkblatt Nr. 21 des Bundesgesundheitsamtes

	A	B	Nicht A – Nicht B	andere[a]
Natürlicher Wirt	Mensch	Mensch	Mensch (?)	Mensch
Erreger	HAV (Enterovirus)	Dane-Partikel	unbekannt, mehrere?	Herpesviren (CMV, EBV)
Inkubationszeit (Tage)	14–40	40–180	15–160	eher kurz
Übertragung	fäkal-oral	überwiegend parenteral	parenteral, fäkal-oral?	überwiegend oral-pharyngeal
Übergang in Chronizität	nein	möglich	möglich	nein

[a] in der europäischen Region

auf Hygienemaßnahmen verwendet werden, insbesondere beim Windeln wechseln und bei der Flaschenhygiene. Isolierungs- und Desinfektionsmaßnahmen beim Auftreten von Infektionen sollten schnell und gründlich durchgeführt werden, und auch die Identifizierung der Erreger im Labor sollte umgehend erfolgen. Nur so kann einer Ausbreitung auf den Stationen begegnet werden.

> Bei Patienten mit Virusinfektionen ist an die Kontamination von Geschirr, Wäsche, Spritzen u. ä. zu denken. Stuhl und Blut, Exkrete und Sekrete sind immer als potentiell infektiös anzusehen, und beim Umgang mit solchen Materialien sollten Einmalhandschuhe getragen werden. Eine Übertragung der Erreger von Erkrankten auf Pflegepersonen oder Angehörige (z. B. Eltern, Ehegatten) und eine Übertragung von klinisch gesunden, inapparent infizierten Pflegepersonen oder Besuchern auf Patienten ist möglich.

Literatur

1. Baumeister HG (1981) Infektionserreger in Praxis und Krankenhaus (hrsg. von HG Sonntag, HE Müller) mhp Verlag, Mainz
2. Bonsdorff von C-H, Hovi T, Makela P, Hovi L, Tevalvota-Aarnio M (1976) Rotavirus associated with acute gastroenteritis in adults. Lancet II: 423
3. Dennin RH (1978) Rotaviren als Erreger einer infantilen Gastroenteritis: Diagnose und Epidemiologie. Immunität und Inf. 6: 118
4. Jilg W (1983) Probleme der Hepatitis B, Weltgesundheit (DGK, Marburg)
5. Lecce JG, King MW, Mock R (1976) Reovirus-like agent associated with fatal diarrhea in neonatal pigs. Infect Immun 14: 816–825
6. Kapikian AZ, Wyatt RG, Greenberg HB, Kalica AR, Kim HW, Brandt CD, Rodriguez WJ, Parrot RH, Chanock RM (1980) Approaches to immunization of infants and young children against gastroenteritis due to rotaviruses. Rev Inf diseases 2: 459
7. Maass G (1983) Epidemiologie der Hepatitis. Lab med 7: 84
8. Rockstroh T (1979) Rotaviren-Erreger akuter Gastroenteritiden beim Menschen. DDR-Med-Rep 8: 475
9. Rockstroh T, Ocklitz HW, Mochmann H, Schmalz H, Schulz R (1979) Rotavirus-Diarrhoe im Kindesalter. Kinderärztl Prax 47: 183
10. Roggendorf M, Frösner GG, Deinhardt F (1981) Infektionserreger in Praxis und Krankenhaus. In: Sonntag HG, Müller HE (Hrsg), mhp-Verlag GmbH, Mainz
11. Ryder RW, McGowan JE, Hatch MH, Palmer EL (1977) Rotavirus-like agent as a cause of nosocomial diarrhea in infants. J Pediat 90: 698
12. Virushepatitiden, Bundesgesundheitsblatt 22: 473 (1979)
13. Virushepatitis, Merkblatt Nr. 21 des Bundesgesundheitsamtes (1980)

Nichtinfektiöser Hospitalismus

B. F. KLAPP

Unter nichtinfektiösem Hospitalismus sollen, neben möglichen neurovegetativen Symptomen, jene seelischen Störungen bzw. Störungen in „regelrechten" Krankheitsverläufen verstanden werden, die durch die Konfrontation mit der Krankenhausbehandlung verursacht werden.

Die *Bedeutung des Krankenhauses* in der Gesundheitsversorgung sowie die Häufigkeit und den Umfang der Erfahrung einer Krankenhausbehandlung verdeutlichen folgende Zahlen:

1% der Bevölkerung befindet sich ständig im Krankenhaus,
die durchschnittlichen Krankenhausverweildauern betragen:

pro Akutkrankem/Jahr: 17 Tage
pro chronisch Krankem/Jahr: 21 Tage
pro Person/Jahr: 3,5 Tage

Innerhalb des Krankenhauses erlangten während der letzten 20 Jahre die *Intensivstationen* zunehmende Bedeutung, diese stellen heute den „Prototyp" der Maximalversorgung dar, sie betreuen besonders gefährdete, vital bedrohte Patienten. In der Herzchirurgie oder Neurochirurgie wird der größte Teil der Patienten temporär intensiv-behandelt, in der inneren Medizin je nach Zentrum bis zu 25% der Patienten.

Auf Intensivstationen lassen sich die Auswirkungen der Krankenhausbehandlung am deutlichsten studieren.

Das Krankenhaus als potentiell psychosozial pathogenes Milieu: Tabelle 1 gibt eine Übersicht über seelische Störungen, die in ursächlichem Zusammenhang mit der Krankenhausbehandlung zu sehen sind. (Auf ausführlichere Darstellungen neben den Tabellen soll im folgenden der Kürze und Übersicht willen verzichtet werden.)

Diese Störungen sind vor dem Hintergrund zu sehen, was mit einem Menschen geschieht, der hospitalisiert wird. Tabelle 2 gibt dies schematisch wieder: Der Gesunde wird durch die Erkrankung zum Patienten, wobei er aus seinen normalen Lebensbezügen, in denen er relativ autonom, sicher, selbstbewußt und vertraut ist, herausgerissen, hat sich auf eine neue Rolle, fremde Umgebung, fremde Menschen und fremde Maßnahmen einzustellen; all dies bedeutet eine Vielzahl von Adaptationsanforderungen, die als **Streßmomente** wirken.

Eine Übersicht über die Adaptations- bzw. Bewältigungs-Anforderungen, also Stressoren, gibt Tabelle 3.

Tabelle 1. Das Krankenhaus als potentiell psychosozial pathogenes Milieu

Kind: psychischer Hospitalismus	– Konsequenz: „Rooming In"
Alte Menschen: Entwurzelungssyndrom	– rascher Kräfteverfall
Intensivstationen:	Intensivbehandlungssyndrome „ICU-Syndrome"
Patienten:	– delirante, psychoseähnliche Syndrome, Postcardiotomie-Psychose – Durchgangssyndrom – Depression – Fehlhaltungen, -verhalten
Pflegekräfte:	hoher Krankenstand starke Fluktuation „Psychosyndrom der Abstumpfung" mit z. T. schwerwiegenden Folgen
Ärzte:	– Syndrom der Wirkungslosigkeit

Tabelle 2. Zur Situation bei Krankheits- bzw. Krankenhauseintritt

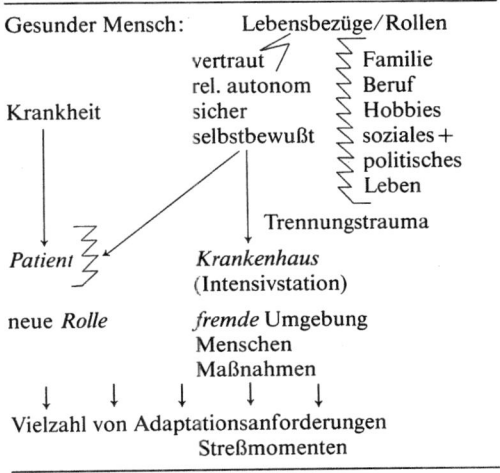

Tabelle 3. Adaptations- bzw. Bewältigungsanforderungen

Stressoren

1. Krankheit selbst
   – Beschwerden
   – Verlustgefühl hinsichtl. Organ-Funkt.
   – Beschädigung des Selbstwertgefühls

2. Unterbrechung/Verlust der bisherigen Lebensbezüge
   – Trennungstrauma
   – „Abgeschnittensein"

3. Fremde Umgebung — *Isolierung – sensorische Verarmung*

   Atmosphäre: Farbgebung
   „steril" Orientierungshilfen
   unpersönlich – Uhr
   – Kalender
   – Licht
   – Lärm ← *Monotone sensorische Reizüberflutung*
   – Gerüche
   – Entblößung
   – „Entgrenzung"

4. Veränderungen des Tagesablaufes
   Eingriff in biolog. Rhythmus

5. Fremde Maßnahmen diagnost. + therap.
   → Angst – Beruhigung

6. Aufbau spezifischer Beziehungen zu fremden Menschen
   → Mißtrauen – Vertrauen

Die Bewältigungsstille bzw. - Strategien, die wesentlich mitbestimmen, ob ein Patient zusätzlich seelische Beeinträchtigung oder gar Erkrankung erleidet, sind abhängig von den bisherigen Lebensbedingungen der Patienten, der aktuellen Verfügbarkeit der Ich-Funktionen, der Situation und Aktivitäten des Behandlungsteams wie auch der Organisation der Station. Eine Übersicht hierüber gibt Tabelle 4.

Zu 1: den Lebensbedingungen bzw. -erfahrungen, den bevorzugten *Streß- und Angstbewältigungsstrategien:* z. B. Infarktpatienten: „Verleugner"

Angst und Depressionen sind z.T. nur schwer erkennbar, die Patienten haben große Probleme, das Infarkterreignis mit seinen Konsequenzen anzuerkennen. Sofern die „Verleugnung" nicht mehr funktioniert, werden weitere Abwehrmechanismen wie z. B. Rationalisierung verwendet, die Patienten beziehen ihre Beschwerden z. B. auf Muskelkater nach Arbeit oder bei Hinderwandinfarkten auf Verdauungsstörungen.

Die Patienten trachten so:
- Trauer und Depression zu vermeiden,
- die Wahrnehmung bzw. Anerkennung der eigenen Verletzlichkeit zu vermeiden,
- das Behandlungsteam wie aber auch sich selbst über ihre tatsächliche emotionale Befindlichkeit zu „täuschen".
- Dies birgt die *Gefahr der Fehleinschätzung* solcher Patienten durch die Behandelnden.

Ähnliche Probleme werfen die Patienten der Herzchirurgie auf: so ließ sich zeigen, daß die

Tabelle 4. Art der Bewältigung

a) *Coping*	b) *Abwehrhaft*
realitätsangemessen	- verzerrt
geschmeidig	- starr
zukunftsorientiert	vergangenheitsbezogen

abhängig von:
1. Lebensbedingungen u. -erfahrungen des *Patienten* Streß- und Angst-Bewältigungs-*Kapazitäten* + bevorzugten
   - Stilen bzw. - Strategien
   - z. B. „Verleugnung" bei Infarktpatienten
2. Aktueller Beeinträchtigung der *Ich-Funktionen*
   - z. B. Motorik, „Bewußtseinslage"
3. Psychosozialer + organisatorischer Struktur des *Behandlungsteams*
   z. B. - Adaptationskapazitäten bei hochgespannten Erwartungen
   - Möglichkeiten z. *emotionaler Präsenz* für den Patienten
4. Räumlicher + organisatorischer Gestaltung der *Station*
   z. B. - Einbett/Mehrbett-Zimmer
   - Trennung } von Krankgruppen
   - Mischung } und Funktionen

Tabelle 5. Ausmaß der Beeinträchtigung der Ich-Funktionen

z. B.
- Immobilisierung
  motor. Einschränkung
- Verlust des Zeitgefühls
- Probleme des Auseinanderhaltens von „Innen" und „Außen" (Körperschema)

„innen"	„außen"	
selbst	fremd	Dialyse
		Schrittmacher

- Schwierigkeiten der Integration ins „Körperschema"	Erweiterung d. Selbst
- Bewußtseinseinschränkungen	
- Regulation der Körperfunktionen	Blasenkatheter Parenterale Ernährung Defäkation

Tabelle 6. Ungleichheiten in den Behandlungsbeziehungen bzw. Rollen (-Erwartungen)

Patient	Schwester/Pfleger/Ärzte
krank	gesund
hingestreckt	aufrecht
schwach	stark
hilfsbedürftig	hilfsbereit
ängstlich	ruhig, sicher
deprimiert	zuversichtlich, optimistisch
inkompetent	kompetent
fremdbestimmt	bestimmend
gefügig	dominant
passiv	aktiv

Stützung + Halt
Kompetenzvermittlung

← Spanne →
← Polarisierung →

Je stärker polar vom Patienten phantasiert/befürchtet/ erlebt:
folgende *Gefahren:* - infantile Regression -
„kein Fortschritt"
- Behauptung einer Pseudoautonomie

Angstverleugner, eine fatalistische Einstellung zur Schau tragende Patienten wesentlich häufiger Postkardiotomie-Syndrome aufweisen.

Zu 2: der aktuellen Beeinträchtigung der Ich-Funktionen siehe Tabelle 5.

Zu 3: der psychosozialen und organisatorischen Struktur des Behandlungsteams sei vor allem auf die *Asymetrie der Beziehung zwischen Patienten und Behandelnden* hingewiesen, wie sie in Tabelle 6 skizziert ist.

Nichtinfektiösen Hospitalismus begünstigende Momente: Wie aus dem Dargestellten abzuleiten, lassen sich diese Momente einmal auf Seiten der Patienten, zum anderen auf Seiten des Behandlungsteams bzw. der Stationsorganisation auffinden. Übersichtsmäßig seien sie hier zusammengefaßt in den Tabellen 7 und 8.

So verkürzt diese Darstellung ist, zeigt sie schon, wie groß die Zahl seelischen Hospitalismus begünstigender Momente ist und auf wieviel dementsprechend zu achten ist, will man seine Entwicklung verhindern oder zumindest abmildern. Psychohygiene im Krankenhaus hat dementsprechend zumindest 2 schwerpunktmäßige Ansätze: einmal die Untersuchung und Betreuung der Patienten, zum anderen die organisatorische wie innere Struktur des „Krankenhauspersonals". Wie wichtig es ist, sich auf eine *differenzierte Betrachtungsweise* einzustimmen und sich vor globalen Einschätzungen und daraus gefolgerten Ansprüchen, bzw. Empfehlungen zu hüten, illustriert Tabelle 9.

So läßt sich z. B. nicht generell sagen, daß die „Isolierung" für die Patienten entlastend oder belastend sei – es kommt auf die jeweilige Verfassung des Patienten an, auf das Stadium seines Krankheitsverlaufes usw.

Noch mehr gilt dies für die verschiedensten medizinischen Maßnahmen, wie z. B. die Monitorüberwachung, deren Wahrnehmung und psychische Verarbeitung seitens der Patienten

Tabelle 7. „Seelischen Hospitalismus" fördernde Momente auf seiten des Patienten

- starre „abwehrhafte" Bewältigungsstile von Streß und Angst in bisherigen (-präklinischen) Leben (z. B. „Verleugnung)
- Einschränkungen der Ich-Funktionen
- Intensität des Erlebens der narzißtischen Kränkung (Verletzung d. Selbstwertgefühls)
- Probleme im Akzeptieren der Patienten-Rolle
- zu stark regressive Verarbeitung der Belastungssituationen
- geringe Spannungstoleranz
- sehr ausgeprägte aggressive Regungen wegen der zu erduldenden Entbehrungen

Wendung nach Innen	Abfuhr nach Außen Schuldgefühle
gefährlich: z. B. Rhythmusstörungen	leichter handhabbar

Tabelle 8. „Seelischen Hospitalismus" fördernde Momente auf Seiten des Behandlungsteams

- zu starke Präokkupation mit technischem Gerät z. B. bei Personalmangel
- Mangel an emotionaler Präsenz
- Unsicherheiten/Ängstlichkeiten im Umgang mit
  Patienten ← / Apparaten
  Therapie-/Diagnostik-Verfahren
- Fehleinschätzungen der Patienten
  zu viel   zu wenig
  → besorgt ←
  „auf die Abwehrseite der Patienten eingehen"
  a) „Überprotektion" Fürsorglichkeit   b) sich über „zufriedene" Patienten freuen

Tabelle 9. Die Dialektik von Entlastung (bzw. emotionaler Sicherung) und Belastung. Jeweils das, was als emotional sichernd + entlastend konzipiert ist – und auch so wirkt – kann negativ zum „Stressor" werden

z. B.:
Isolierung
positiv:
- Ruhe
- Schutz vor belastenden, emotional aufwühlenden Reizen + Kontakten

negativ:
- Gefühle der Einsamkeit
  Verlassenheit
  Ausgeliefertheit
- Mangel an „Ablenkung"
  an Kommunikationsmöglichkeiten zur emotionalen Bewältigung von Krankheit und neuen Erfahrungen, Grübeln
- Innenwendung der Aggression
  Gefahr von Herzrhythmusstörungen

Andere Beispiele: Monitorüberwachung
Messung der Vitalfunktionen
Verfügbarkeit von
Schwester + Arzt

zudem noch stark abhängig sind von den Vermittlungen seitens des Behandlungsteams.

Ähnliches gilt für die Situation bzw. Verfassung des Behandlungsteams, die ja für die Patientenbetreuung und damit mittelbar für die Entwicklung eines seelischen Hospitalismus bedeutsam sind. So können die größten Belastungen durchaus als befriedigend erlebt werden, müssen keinesfalls Disstreß bedeuten, sofern die Geschmeidigkeit der Funktionsabläufe und eine genügend emotionalen Halt gebende innere Struktur des Teams gewährleistet sind. Gerade letzteres ist oftmals nicht selbstverständlich. Neben der Sicherstellung einer guten personellen Ausstattung (qualitativ und quantitativ) ist deshalb das Team oft hinsichtlich seiner günstigeren Strukturierung zu beraten, um ihm zu helfen, die differenzierten Bedürfnisse der Patienten leichter zu erkennen und auf sie adäquat eingehen zu können.

B. Ärztliche und zahnärztliche Praxis

Ärztliche Praxis

U. Gieler

Der infektiöse Hospitalismus in den Krankenhäusern ist allgemein bekannt. Wie das Centre for Disease Control in Atlanta/USA feststellte, erkranken ca. 5% aller Patienten, die im Krankenhaus behandelt werden, an nosokomialen Infektionen (24, 99). Über die Infektionshäufigkeit in Allgemeinarztpraxen gibt es bisher nur spekulative Vorstellungen.

Bereiche außerhalb des Krankenhauses sind selten Gegenstand von Untersuchungen gewesen. Auf die Hygieneproblematik im zahnärztlichen Bereich wurde noch relativ häufig hingewiesen (siehe S. 151; 11, 12, 21, 25, 31, 46, 88). Vor allem Gräf und Müller (45) führten Untersuchungen über Kontaminationsquellen in Zahnarztpraxen durch. Wittig (98) beschrieb 1976 die gesundheitlichen und hygienischen Probleme in Altersheimen und Kingergärten, Gräf und Krumholz (44) untersuchten z.B. Hygiene in einer öffentlichen Sauna.

Bisher fehlen Untersuchungen über die hygienische Situation in Allgemeinarztpraxen, obwohl der überwiegende Teil der ärztlich Betreuten in der Allgemeinarztpraxis und nicht im Krankenhaus behandelt wird.

> Gräf (43) fordert daher, „daß es an der Zeit ist, die Praxishygiene mit ihren speziellen Gegebenheiten mehr als bisher wieder ins hygienische Blickfeld zu rücken und gleichrangig neben der allgemeinen Krankenhaushygiene in den Aufgabenkatalog unserer Bemühungen einzuordnen."

Hinweise und Überlegungen zur Hygiene in der ärztlichen Praxis gaben Reploh u. Linzenmeier (78), zur Hygiene in der internistischen Praxis (43) sowie in der Praxis des Durchgangsarztes (67). Diesen Vorschlägen wurden die Maßstäbe und Erfahrungen der Krankenhaushygiene zugrundegelegt.

Auf die Infektionsgefahren in der Allgemeinpraxis wies Roodyn (81) schon 1954 hin, der in einer Landpraxis mit Hilfe von Phagentypisierung bei 81 Patienten mit Abszessen nachweisen konnte, daß es sich um den gleichen Keim gehandelt hatte, mit dem sich die Patienten infiziert hatten.

Kikuth (57) äußerte, daß

> „die Zeitdauer einer Keimträgerschaft mit einem Hospitalismusstamm individuell sehr unterschiedlich sein kann und zwischen wenigen Tagen bis zu vielen Jahren schwankt."

Er schloß daraus, daß sich

> „der Hospitalismus auch in der Außenpraxis verbreitet"

und Knapp (58) bestätigte, daß „immer häufiger auch in der Allgemeinpraxis und innerhalb von Wohneinheiten Infektionen mit Spitalkeimen beobachtet werden und daß Patienten als Träger resistenter Keime, z.B. im Nasen-Rachen-Raum, das Krankenhaus verlassen und daheim oder in der Praxis ihres Hausarztes zu Infektionen führen können." Daß das Keimspektrum der Körperflora sich bei Patienten im Krankenhaus zugunsten mehr pathogener und resistenterer Keime – vor allem im gramnegativen Bereich – verschiebt, konnten Hehn und Gundermann (52), Frey-Quitte et al. (36) sowie M. Alexander (2) nachweisen. Denkbar ist es auch, daß Patienten, die zu diagnostischen Eingriffen ambulant in Krankenhäuser überwiesen werden, von dort Hospitalkeime in die Arztpraxis verschleppen (20).

Auch LINZENMEIER (67) erwähnt, daß die „Auswirkungen des Hospitalismus keineswegs den Krankenhäusern vorbehalten bleiben und daß der Patient derartige Keime in die Praxis des Arztes mitbringt."

Für MORITSCH (70) und OPITZ et al. (72) spielen die Injektionen die größte Rolle bei der Keimübertragung. Vor allem auf die Gefahr der Hepatitis wird häufig hingewiesen (4; 8; 22). DENNIG und FLEISCHER (27) bezifferten dieses Erkrankungsrisiko für Ärzte und ärztliches Personal auf das 7 bis 20-fache der Durchschnittsbevölkerung (9). Vereinzelte existieren Hinweise auf andere Infektionsquellen in der Arztpraxis: So wies WETZEL (95) auf die Kontaminationsgefahr durch Wattetupfer hin; die Arzneimittelkommission der Deutschen Ärzteschaft (3) warnte vor *„nicht aseptisch aufbewahrtem Alkohol zur Hautdesinfektion vor Injektionen",* allerdings wies schon KNORR 1932 auf den Keimgehalt des Alkohols (60) und die Folgen in der ärztlichen Praxis für Instrumente und auch das Nahtmaterial (61) hin. Hatte doch schon 1881 R. KOCH die Wirkungslosigkeit des Alkohols gegen Sporen erkannt. LAMITSCHKA publizierte Vorschläge zur hygienisch einwandfreien Händetrocknung im Praxisbereich (65, 66).

Allgemein wird anerkannt, daß antibiotikaresistente Erreger in der Allgemeinpraxis sehr viel seltener nachgewiesen werden als in den Krankenhäusern (57, 80). Doch hat sich die Veränderung des Keimspektrums in den letzten Jahren zugunsten der gramnegativen Erreger (2, 97) vor allem bei Harnwegsinfektionen auch in der Praxis bemerkbar gemacht (75). VOLKNER (90) untersuchte die Resistenzsituation von Keimen aus einer Augenarztpraxis.

Richtlinien und Verordnungen zur Praxishygiene existieren kaum (6). Abgesehen vom Bundesseuchengesetz, den Vorschriften des Bundesgesetzblattes (18) und dem Merkblatt der Berufsgenossenschaft für Gesundheitsdienst und Wohlfahrtspflege über die Versendung von Krankheitserregern (10) sowie dem Merkblatt des Bundesgesundheitsamtes zur Vernichtung von Arzneimitteln (19) bestehen nur die Richtlinien der Zentralstelle für Abfallbeseitigung (100) und des Bundesgesundheitsamtes (19) zur Abfallbeseitigung in Arztpraxen. Der Abfall aus Arztpraxen ist nach diesen Richtlinien jeder Beseitigungsart zugänglich, wohl deshalb, weil das damit beschäftigte Personal nicht häufiger erkrankt als die übrige Bevölkerung (62). Hinweise zur Abfallbeseitigung speziell von Pilzkulturen gaben HEBER und HAUS (51). Darüberhinaus wurde im DAB (28) die Überprüfung der Sterilisationsgeräte mindestens alle 2 Jahre gefordert (28).

Trotz dieser Auflagen ist der Allgemeinarzt verpflichtet, auch für hygienisch einwandfreie Zustände in seiner Praxis zu sorgen, da er bei nachgewiesener mangelnder Hygiene nach dem Verschuldungsprinzip der §§ 823, 831 und 847 BGB haftbar ist (26).

Eigene Untersuchungen über den hygienischen Zustand bzw. Verhaltensweisen zu hygienischen Problemen in der Allgemeinarztpraxis zeigten die wesentlichen Schwachpunkte auf (40). Trotz zu verbesserndem Hygienebewußtsein ermittelten die Ergebnisse einer hygienisch-mikrobiologischen Untersuchung in 10 Praxen und eine Fragebogenuntersuchung in 70 Praxen, daß die Allgemeinarztpraxis in der Regel im Vergleich zum Krankenhausmilieu *kein* Biotop für typische Hospitaliskeime ist.

Nach dieser Untersuchung (40) führen immerhin 87% kleinere chirurgische Eingriffe durch, noch häufiger werden Inhalationen und Bestrahlung angewendet (95,7%). Mikrobiologische Diagnostik betreiben ca. 12%.

Fußbodenreinigung und Desinfektion

Die Fußbodenreinigung wird nach den Angaben der Praktiker mindestens 2× wöchentlich, meistens jedoch täglich ausgeführt (77%).

Ca. ⅓ der Praktiker wendet keine Fußbodendesinfektion an. Aufschlußreich war bei der Untersuchung die Kenntnis der Namen und Konzentrationen der angewendeten Desinfektionsmittel. 57% machten Angaben über ein vermeintliches Desinfektionsmittel, 21% konnten zusätzlich eine genaue Konzentration angeben. Bei einem Vergleich der angegebenen Desinfektionsmittel und Konzentrationen mit 4 zum Zeitpunkt der Untersuchung gültigen Desinfektionsmittellisten blieben noch 38%, die ein Desinfektionsmittel angegeben hatten, das in mindestens einer der Listen aufgeführt war. Bei dem Vergleich mit Konzentrationsangaben waren noch ca. 9%, die ein Desinfektionsmittel und eine richtige Konzentration angeben konnten.

Ärztliche Praxis

Reinigung und Desinfektion des Inventars

Die in Arztpraxen übliche Reinigung und Desinfektion des Inventars ist in Tabelle 1 und 2 dargestellt.

Blutdruckmanschetten und Stethoskopen wird die geringste Beachtung bei der Reinigung und Desinfektion geschenkt, da diese in ca. 21 und 24% nicht gereinigt und in 34% bzw. 41% nicht desinfiziert werden. Labortischen, Untersuchungsliegen und Instrumentenschränken wird diesbezüglich die größte Aufmerksamkeit gewidmet.

Händehygiene in der Allgemeinpraxis

Über die Hälfte der Praktiker (ca. 57%) wäscht sich die Hände in unregelmäßigen Abständen während der Sprechstunde. Nach jedem Kontakt mit Ausscheidungen bzw. als infektiös anzusehendem Material reinigen sich ca. 75% der Ärzte die Hände. Dabei wenden knapp die Hälfte (49%) spezielle Waschpräparate, die keimreduzierende Eigenschaften haben, an.

Zur Händetrocknung wird in 53% ein persönliches Handtuch benutzt, das regelmäßig gewechselt wird. Papier-Einmalhandtücher werden in ca. 16% angewandt, während Heißlufttrockner nur selten vorkommen. Ca. 20% der Ärzte in der Untersuchung (40) führen sicher keine Händedesinfektion durch. Nach Kontakt mit Ausscheidungen bzw. als infektiös anzusehendem Material wird bei 64% eine Händedesinfektion durchgeführt.

Die Namen der Desinfektionsmittel wurden wiederum mit den oben erwähnten Listen verglichen. Bei den Händedesinfektionsmitteln konnten 55% ein Mittel angeben, welches in mindestens einer der Listen angeführt war. Die Angaben der Praktiker über die Händehygiene des Personals entsprechen im wesentlichen denen des Arztes. Lediglich bei der Methode des Händetrocknens ergaben sich auffallende Unterschiede: 57% des Personals benutzt Gemeinschaftshandtücher. Nach Kontakt mit Ausscheidungen bzw. als infektiös anzusehendem Material ist beim Personal sowohl die Händewaschung (61%) als auch die Händedesinfektion (52%) weniger gebräuchlich als beim Arzt (76% bzw. 64%).

Entsorgung von Instrumenten und Zubehör

Praktisch alle Praktiker verwenden heute Einmalartikel. Bei der Beseitigung des Einwegmaterials gaben die Ärzte in der Allgemeinpraxis an: n = 70

Tabelle 1. Frage: Häufigkeit der Reinigung des Inventars

Inventar	keine Angaben	keine Reinigung	täglich	3 × wöchentlich	wöchentlich	alle 14 Tage	monatlich	halbjährlich	jährlich	bei grober Verunreinigung
Untersuchungsliege			41 (58,6%)	10 (14,3%)	15 (21,4%)	3 (4,3%)				1 (1,4%)
Auflage d. Untersuchungsl.	4 (5,7%)		38 (54,3%)	10 (14,3%)	12 (17,1%)	1 (1,4%)				1 (1,4%)
Labortisch	3 (4,3%)		51 (72,9%)	6 (8,6%)	8 (11,4%)	1 (1,4%)	1 (1,4%)			
Instrumententisch od. -schrank	3 (4,3%)		38 (54,3%)	12 (17,1%)	12 (17,1%)	3 (4,3%)	2 (2,9%)			
Wartezimmermobiliar	1 (1,4%)		20 (28,6%)	13 (18,6%)	30 (42,9%)	1 (1,4%)	4 (5,7%)	1 (1,4%)		
Arztzimmermobiliar	1 (1,4%)		25 (35,7%)	15 (21,4%)	22 (31,4%)	3 (4,3%)	3 (4,3%)	1 (1,4%)		
anderes Inventar (Regale, Fensterbänke)	1 (1,4%)		10 (14,3%)	13 (18,6%)	37 (52,9%)		9 (12,9%)			
Blutdruckmanschette	2 (2,9%)	17 (24,3%)	20 (28,6%)	3 (4,3%)	13 (18,6%)	1 (1,4%)	2 (2,9%)	2 (2,9%)		10 (14,3%)
Stethoskop	2 (2,9%)	15 (21,4%)	26 (37,1%)	5 (7,1%)	11 (15,7%)		3 (4,3%)	1 (1,4%)		7 (10%)

Tabelle 2. Frage: Häufigkeit der Desinfektion des Inventars

Inventar	keine Angaben	keine Desinfektion	täglich	3 × wöchentlich	wöchentlich	alle 14 Tage	monatlich	halbjährlich	jährlich	bei grober Verunreinigung
Untersuchungsliege	10 (14,3%)	23 (32,9%)	10 (14,3%)	8 (11,4%)	6 (8,6%)	1 (1,4%)	5 (7,1%)	2 (2,9%)		5 (7,1%)
Auflage d. Untersuchungsl.	12 (17,1%)	19 (27,1%)	12 (17,1%)	4 (5,7%)	9 (12,9%)	2 (2,9%)	2 (2,9%)			3 (4,3%)
Labortisch	16 (22,9%)	15 (21,4%)	18 (25,7%)	3 (4,3%)	12 (17,1%)		3 (4,3%)			3 (4,3%)
Instrumententisch od. -schrank	14 (20%)	14 (20%)	17 (24,3%)	2 (2,9%)	16 (22,9%)	1 (1,4%)	3 (4,3%)			3 (4,3%)
Wartezimmermobilar	14 (20%)	25 (35,7%)	2 (2,9%)	6 (8,6%)	13 (18,6%)	2 (2,9%)	5 (7,1%)			3 (4,3%)
Arztzimmermobiliar	14 (20%)	25 (35,7%)	2 (2,9%)	6 (8,6%)	14 (20%)	3 (4,3%)	3 (4,3%)		1 (1,4%)	2 (2,9%)
anderes Inventar (Regale, Fensterbänke)	16 (22,9%)	28 (40%)	1 (1,4%)	7 (10%)	8 (11,4%)	2 (2,9%)	4 (5,7%)		1 (1,4%)	3 (4,3%)
Blutdruckmanschette	17 (24,3%)	29 (41,4%)	7 (10%)	1 (1,4%)	10 (14,3%)					6 (8,6%)
Stethoskop	15 (21,4%)	24 (34,3%)	13 (18,6%)	5 (7,1%)	9 (12,9%)					4 (5,7%)

keine Angaben	3 (4,3%)
nach Gebrauch werden Spritzen und Kanülen in den Abfall geworfen	45 (64,3%)
nach Gebrauch werden Spritzen und Kanülen in die Verpackung zurückgesteckt und dann in den Abfall geworfen	20 (28,6%)
nach Gebrauch kommt die Einmalspritze und -kanüle immer in Desinfektionsmittellösung	2 (2,9%)

Nur 7% der Praktiker konnten ein Instrumentendesinfektionsmittel nennen, das in einer der oben genannten Listen vorhanden war. 21% verwenden lediglich einen Schuß eines Desinfektionsmittels zum Lösungsansatz. Zwar gaben bei den Fragebogen 39% die Antwortmöglichkeit „genaue tatsächliche angewendete Konzentration des Instrumentendesinfektionsmittels" an, 27% machten jedoch trotzdem keine Konzentrationsangaben. Nur insg. 5 von 70 konnten eine Konzentration und ein richtiges Instrumentendesinfektionsmittel benennen.

60% der Allgemeinärzte reinigen und sterilisieren Instrumente, die mit dem Blutkreislauf oder mit Wunden der Patienten in Berührung kommen, während dieses Verfahren nur bei 29% der Praktiker bei Instrumenten, die mit Haut oder Ausscheidungen in Berührung kommen, angewendet wird. Diese Instrumente werden häufig (24%) nach Reinigung wieder gebraucht.

Allgemeine Hygienemaßnahmen und Abfallbeseitigung

Die Hygienemaßnahmen in den Toiletten und anderen Naßstellen stellen in der allgemeinärztlichen Praxis einen besonderen Schwerpunkt dar. 63% der Praktiker gaben in der Untersuchung an, getrennte Toiletten für Patienten und Personal zu haben. Die Häufigkeit der Reinigung von Naßstellen ist in Tabelle 3, die Desinfektion von Naßstellen in Tabelle 4 dargestellt. Die Reinigung von Naßstellen wird überwiegend täglich durchgeführt, lediglich der Reinigung der aus dem Krankenhaus als Kontaminationsquelle bekannten Waschbeckenabläufen mißt der Allgemeinpraktiker geringere Bedeutung zu. 10 (14%) reinigen sie nur bei grober Verunreinigung. Auch der Desinfektion wird in den Naßbereichen weniger Beachtung geschenkt, ca. 10% desinfizieren nur bei grober Verunreinigung.

Ärztliche Praxis

Tabelle 3. Frage: Häufigkeit der Reinigung von Naßstellen

Naßstellen	täglich	3 × wöchentlich	alle 14 Tage	monatlich	halbjährlich	jährlich	gar nicht	bei grober Verunreinigung	keine Angaben
Fußböden der WC	50 / 71,4%	18 / 25,7%		1 / 1,4%					1 / 1,4%
Toilettenbrillen	52 / 74,3%	13 / 18,6%	1 / 1,4%	1 / 1,4%					3 / 4,3%
Toilettenschüsseln	50 / 71,4%	15 / 21,4%	1 / 1,4%	1 / 1,4%			1 / 1,4%		2 / 2,9%
Waschbecken	52 / 74,3%	14 / 20%		1 / 1,4%					3 / 4,3%
Waschbeckenabläufe	29 / 41,4%	12 / 17,1%	4 / 5,7%	4 / 5,7%	1 / 1,4%		2 / 2,9%	10 / 14,3%	8 / 11,4%

Tabelle 4. Frage: Häufigkeit der Desinfektion von Naßstellen

Naßstellen	täglich	3 × wöchentlich	alle 14 Tagen	monatlich	halbjährlich	jährlich	gar nicht	bei grober Verunreinigung	keine Angaben
Fußböden der WC	9 / 12,9%	17 / 14,3%	3 / 4,3%	2 / 2,9%	2 / 2,9%		10 / 14,3%	7 / 10%	20 / 28,6%
Toilettenbrillen	22 / 31,4%	13 / 18,6%	2 / 2,9%	2 / 2,9%	4 / 5,7%		7 / 10%	7 / 10%	13 / 18,6%
Toilettenschüsseln	17 / 24,3%	18 / 25,7%	5 / 7,1%	3 / 4,3%	2 / 2,9%		6 / 8,6%	5 / 7,1%	14 / 20%
Waschbecken	19 / 27,1%	11 / 15,7%	2 / 2,9%	1 / 1,4%	3 / 4,3%		10 / 14,3%	7 / 10%	17 / 24,3%
Waschbeckenabläufe	8 / 11,4%	10 / 14,3%	5 / 7,1%	2 / 2,9%	4 / 5,7%		10 / 14,3%	8 / 11,4%	23 / 32,9%

Ca. 9% der Allgemeinärzte gaben bei der Umfrage an, daß keine Desinfektion der Toiletten stattfindet. 20% zeigten sich zumindest uninformiert, 61% nannten ein Desinfektionsmittel. Der Vergleich mit den Konzentrationsangaben ergab, daß nur 19% eine Konzentration angegeben hatten, die in einer der zum Zeitpunkt der Untersuchung gültigen Desinfektionsmittellisten vorhanden war. Angaben auf die Frage: Desinfektion der Toiletten (n = 70):

keine Angaben	9 (12,9%)
keine Desinfektionsmittel	7 (10,0%)
darüber bin ich nicht informiert	12 (17,1%)
ein Schuß des Desinfektionsmittels	24 (34,3%)
genaue Konzentrationsangabe	18 (25,7%)

Die Händetrocknung der Patienten wird bei 69% lediglich durch Gemeinschaftshandtücher ermöglicht.

Gemeinschaftshandtuch, täglich gewechselt	25 (35,7%)
Gemeinschaftshandtuch, regelmäßig gewechselt	23 (32,9%)
Heißlufttrockner	5 (7,1%)
Papier-Einmalhandtücher	13 (18,6%)
Stoffhandtuchspender	2 (2,9%)
keine Möglichkeit vorhanden	2 (2,9%)

Die Antworten auf die Frage nach der Häufigkeit des Schutzkleidungswechsels beim Arzt und Personal ergaben, daß in der Mehrzahl (54% bzw. 57%) die Schutzkleidung wöchentlich gewechselt wird, häufig (39% bzw. 37%) auch bei grober Verunreinigung, in 9% wird keine Schutzkleidung getragen.

Die Abfallbeseitigung stellt ebenfalls ein besonderes Hygieneproblem in der ärztlichen Praxis dar, die Sammlung der Abfälle erfolgt nach der Untersuchung folgendermaßen:

getrennt nach verletzungsfähigem (Scherben und Kanülen) und nicht verletzungsfähigem Material	20	(28,6%)
in keimdichten Plastiksäcken	14	(20,0%)
in keimdichten Plastiksäcken, die abgedeckt sind	16	(22,9%)
in herkömmlichen Abfalleimern, abgedeckt	42	(60,0%)
in herkömmlichen Abfalleimern	2	(2,9%)
getrennt nach infektiös und nichtinfektiös	10	(14,3%)

Die Ausscheidungen der Patienten kommen meist (69%) in den allgemeinen Abfluß:

Ausscheidungen kommen in Abguß	48	(68,6%)
Ausscheidungen werden verbrannt	5	(7,1%)
Ausscheidungen kommen in Plastiksäcken zu infektiösem Material	7	(10,0%)
Ausscheidungen kommen in normalen Abfall	9	(12,9%)
Ausscheidungen werden gesondert gesammelt und vernichtet	12	(17,1%)

Die Entsorgung von Medikamenten wird in 46% durch Wegwerfen in den allgemeinen Abfall durchgeführt:

Behandlung von Medikamenten (n = 70):		
keine Angaben	4	(5,7%)
kommen in allgemeinen Abfall	32	(45,7%)
werden verbrannt	15	(21,4%)
in gesonderten Abfall, werden abgeholt	32	(45,7%)

Weitgehend informiert zeigten sich die Ärzte über die Entsorgung der Abfälle:

nicht bekannt, was damit passiert	13	(18,6%)
Abfälle werden von spezieller Firma abgeholt	5	(7,1%)
Abfälle kommen auf normale Mülldepots	39	(55,7%)
Abfälle kommen in städtische Verbrennungsanlage	12	(17,1%)
keine Angaben	1	(1,4%)

Umgebungsuntersuchungen

Die mikrobiologische Situation in den Allgemeinpraxen wurde ebenfalls in der oben erwähnten Untersuchung erfaßt und ausgewertet (40). Ein Unterschied zwischen Stadt- und Landpraxen ließ sich dabei nicht ermitteln.

Die Nachweishäufigkeit der verschiedenen Keime auf 311 ausgewerteten „Rodac-platten" zeigt Abb. 1. Auf 45% aller Abklatschplatten fanden sich *Staph. aureus*-Kolonien. Danach folgte *Staph. epidermidis* mit 37,3% und *Cand. spec.* mit 28%. Die sogenannten „Naßkeime" (Zusammenfassung aller gramnegativen Stäbchen) nahmen einen verhältnismäßig geringen

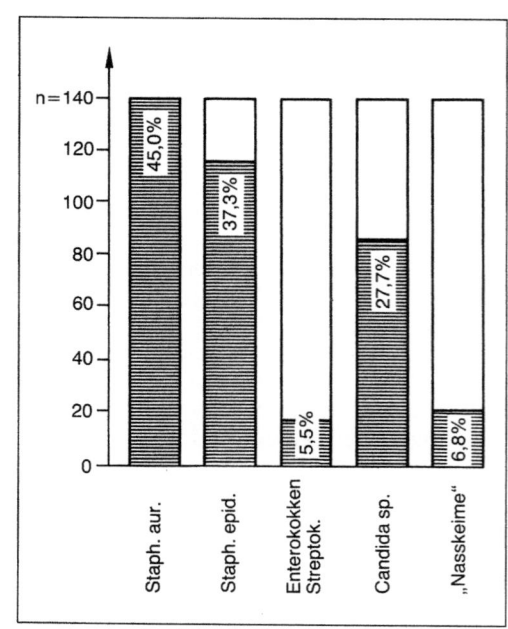

Abb. 1. Nachweishäufigkeit der verschiedenen Keime auf 311 Abklatschplatten

Stellenwert ein. Sie wurden insgesamt nur auf 6,8% der Abklatschplatten nachgewiesen. Noch seltener konnten lediglich Entero- und Streptokokken mit 5,5% nachgewiesen werden.

In Tabelle 5 ist die Verteilung der Keime an einzelnen Untersuchungsstellen gezeigt: Die höchsten Belastungen mit pathogenen Staphylokokken wiesen demnach die Hände auf, da ¾ dieser Platten Kolonien von *Staph. aureus* enthielten. Nach dem Chiquadrat-Test lag dieser Wert bei einer Irrtumswahrscheinlichkeit von 5% über dem Durchschnitt. Ebenso signifikant unter dem Durchschnitt lagen die gefundenen Staph. aureus Kolonien auf den Seifen-Abklatschen. Dort konnten nur in 2 von 15 Seifenstücken pathogene Staph. nachgewiesen werden. Auffällig häufig fand sich *Candida* an Kitteln (62,5%), *Pseudomonas aeruguinosa* konnte lediglich an Hand- und Waschbürsten identifiziert werden. Die quantitative Analyse aller koloniebildenden Einheiten (KbE) pro Abklatschplatte ergab, daß 3,2% der Platten (n=10) steril, 2,6% (n=8) nicht auswertbar waren. Auf immerhin 35,7% (n=111) wuchsen mehr als 100 KbE pro „Rodac-platte" (Abb. 2). Die Analyse der quantitativen Ergebnisse an markanten Abklatschpunkten zeigt wichtige Einzelheiten: Auffällig war das Überwiegen von weniger als 100 KbE bei Teppichböden im Vergleich zu fest verlegten Fußböden. Auf Stethoskopen und Illustrierten konnten ebenfalls im Vergleich zu Blutdruckmanschetten eine relativ geringe Häufung von KbE nachgewiesen werden, auf den Illustrierten in den Wartezimmern wuchsen sogar nicht mehr als 50 KbE/Platte. Auf Händen, Bürsten, Seifen und Handtüchern konnte mehr oder weniger häufig KbE über 100 gezählt werden, an den Händen waren sogar fast die Hälfte (46,5%) aller Platten mit mehr als 100 KbE/Platte bewachsen.

Tabelle 5. Übersicht über das Vorkommen verschiedener Keime an bestimmten Abklatschpunkten. Die unteren Zahlen geben die prozentuale Häufigkeit an

	Fußboden insges.	davon Teppichboden	davon andere Fußböden	Naßbereiche	Toilettenbrille	Hand- u. Waschbürsten	Hände	Seife	Handtuch	Kittel	Blutdruckmanschette	Stethoskope	Untersuchungsliege	Geräte	Arbeitsflächen	Oberflächen	Illustrierte	
Häufigkeit n=	39	10	29	12	12	15	28	15	36	8	30	15	43	15	17	15	10	311
Staph. aureus	15	5	10	2	3	7	21	2	18	2	16	11	17	7	5	8	6	140
	38,5	50,0	34,5	16,7	25,0	46,7	75,0	13,3	50,0	25,0	53,3	63,8	39,5	46,7	29,4	53,3	60,0	45,0
Staph. epiderm.	8	2	6	2	4	5	14	2	12	3	20	5	19	8	3	7	4	116
	20,5	20,0	20,7	16,7	33,3	33,3	50,0	13,3	33,3	37,5	66,7	31,3	44,2	53,3	17,6	46,7	40,0	37,3
Streptokokken	4		4	1		1	2		1		5		1					15
	10,3		13,8	8,3		6,7	7,1		12,5		11,6		5,9					4,8
Enterokokken											1		1					2
											3,3		2,3					0,6
Candida sp.	17	4	13	2	4	4	4		4	5	12	3	18	3	6	3	1	86
	43,6	40,0	44,8	16,7	33,3	26,7	14,3		11,1	62,5	42,0	18,8	41,9	20,0	35,3	20,0	10,0	27,7
Pseudomonas						1												1
						6,7												0,3
Alkaligenes	2	1	1	2														4
	5,1	10,0	3,4	16,7														1,3
Achromobacter mucosus-Gruppe						3			1				2					6
						10,7			2,8				4,7					1,9
Enterobacter	1		1	1	1		1						1	1				6
	2,6		3,4	8,3	8,3		3,6						2,3	6,7				1,9
Klebsiella							1											1
							3,6											0,3
Proteus	1		1										1					2
	2,6		3,4										2,3					0,6
Citrobacter						1												1
						6,7												0,3

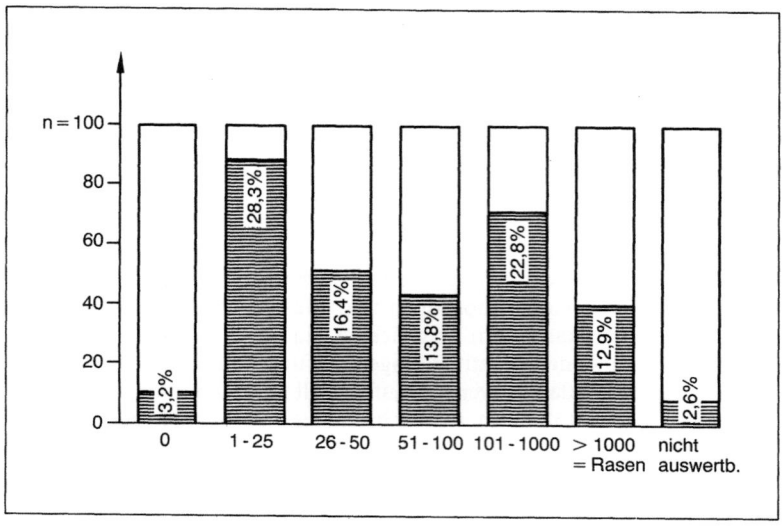

Abb. 2. Koloniebildende Einheiten der Keime auf 311 Abklatschplatten

Untersuchungen über die Keimhäufigkeit in Krankenhäusern sind bisher öfter durchgeführt worden (49, 74). WITTIG (98) machte Angaben über die Keimbelastung in Altersheimen, GRÄF und MÜLLER (45) im zahnärztlichen Praxisbereich und DUPRE (30) untersuchte die Verkeimung von Fluren eines medizinischen Institutes. Ein direkter Vergleich der in der Literatur angegebenen Zahlen ist aufgrund der unterschiedlichen Methodiken schwer möglich. Um gewisse Anhaltspunkte über die quantitative Verkeimung in Arztpraxen zu erhalten, wurde dennoch ein solcher Vergleich durchgeführt. Besonders die Untersuchungen von PFEIFFER et al. (74) auf Flächen in Krankenhäusern und von WITTIG (98) in Altersheimen erschienen mit den vorliegenden Ergebnissen vergleichbar, da hier eine ähnliche Methodik angewendet wurde und alle Angaben sich auf 21 cm² beziehen. Die Tabelle 6 zeigt eine Gegenüberstellung der durchschnittlichen Keimzahlen auf Flächen von verschiedenen Autoren. Bei den Angaben von GRÄF und MÜLLER (45) wurden die Werte interpoliert.

Der Vergleich der angegebenen Werte mit unserer Untersuchung (41) zeigt eine relativ niedrige Verkeimungsrate in Allgemeinpraxen. Bei näherer Betrachtung muß man berücksichtigen, daß PFEIFFER (74) in 23% Keimzahlen über 300/21 cm² gefunden hat. Der Anteil von Platten mit KbE über 100 beträgt in den Allgemeinpraxen 35,7%, der in den Durchschnittswert von 36 KbE/Platte nicht mit eingegangen ist. Der Anteil der Platten unter 10 KbE/21 cm² liegt in unserer Untersuchung mit 13,5% unter dem von PFEIFFER et al. (74) gefundenen Wert von 21%.

Berücksichtigt man diese Ergebnisse, so dürften unsere Werte also in etwa mit den von Pfeiffer angegebenen Daten übereinstimmen, zumal unsere Ergebnisse auch mit den Angaben von DUPRE (30) korrelieren. *Zumindest scheint die Verkeimung quantitativ in Allgemeinpraxen nicht höher als in anderen Bereichen in oder außerhalb des Krankenhauses zu sein.*

Qualitative Keimverteilung

Auffällig häufig war das Vorkommen von pathogenen Staphylokokken in den Allgemeinarztpraxen, da 45% aller Abklatschplatten diese Keimart aufwies. Dies bestätigt die Auffassung, daß das mikrobiologische Hauptproblem in Allgemeinpraxen noch immer die Staphylokokkeninfektion darstellen dürfte.

WITTIG (98) fand in Altersheimen einen noch höheren Anteil pathogener Staphylokokken mit 66%. GUNDERMANN (49) konnte in Krankenhäusern nur in 10% diese Keimart nachweisen, aber in 5% Pseudomonaden, von denen wir nur in 0,3% einen Nachweis führen konnten.

Für die Bedeutung der *Candida*-spec. als po-

Tabelle 6. Übersicht über die in der Literatur angegebenen durchschnittlichen Koloniezahlen pro 21 cm² Fläche

Autor	Untersuchungsmaterial	Anzahl der Untersuchungen	KbE/ 21 cm²
GUNDERMANN (49)	Krankenhausflächen	2255	62
HAMBREUS (50a)	Stationsbereich	262	630
PFEIFFER (74)	Krankenhausflächen	7972	58
GRÄF und MÜLLER (45)	Zahnarztpraxen		
	vor Behandlung	366	55
	nach Behandlung	366	86
DUPRE (30)	Institutsflure	720	50
WITTIG (98)	Flächen in Altersheimen	978	49-111
LITZKY, zit. n. PFEIFFER (74)	allgemein in Krankenhaus Standard		50
	in Ambulanzen Standard		10-27
eigene Untersuchungen (40)	Arztpraxen	312	36

tentieller Erreger auch in der Allgemeinpraxis sprechen die von uns gefundenen Keimhäufigkeiten von 27,7%. SCHERWITZ (83) wies in Lebensmittelproben und Hygieneartikeln nur in 15% Candida nach. FRIEDRICH und LASCHKE-HELLMESSEN (zit. n. BÜRGER (17)) fanden in 14% von Staubproben aus Klinikbereichen *Candida alb.*. BÜRGER (17) konnte in Abklatschproben von Ärzten, Pflegepersonal und Einrichtungsgegenständen noch häufiger als in den Allgemeinpraxen, nämlich in 41% Sproßpilz- und/oder Schimmelpilzwachstum feststellen.

Das relativ geringe Vorkommen von pathogenen Streptokokken läßt darauf schließen, daß diese Keime schlecht in der Umgebung überleben können, wie dies ENGELHARDT (31) in Zahnarztpraxen nachweisen konnte. Während bei den Abklatschen der Anteil von Staphylokokken und Candida spec. bei weitem überwog, konnten auf den Tupfern aus Naßbereichen in 49% sogenannte Naßkeime kultiviert werden. Der Anteil der Staphylokokken lag jedoch mit ca. 26% hoch. *Pseudomonas*, der häufigste „Naßkeim" - konnte nur in 11% kultiviert werden. DUNKELBERG et al. (29) fanden dagegen in Flüssigkeiten von Intensivpflege-, Früh- und Neugeborenenstationen in 46% *Pseudomonas*.

Die Ergebnisse zeigen, daß in Allgemeinpraxen die im Krankenhaus verbreiteten gramnegativen Hospitalismuskeime eine geringere Rolle spielen und nach wie vor die Staphylokokken den größten Anteil an den Umgebungskeimen ausmachen. Darüber hinaus stellen Candidaarten eine zunehmende Kontaminationsgefahr dar.

Die höchste Verkeimungsrate lag wie zu erwarten bei Fußböden vor. Auffällig sind die Unterschiede zwischen Teppichböden und anderen Fußbodenarten. Während bei Teppichböden in keinem Fall rasenförmiges Wachstum gefunden wurde, war dies bei anderen Fußbodenarten in 8 von 29 untersuchten der Fall. Möglicherweise ist dieser Befund damit zu erklären, daß Staubpartikel - und damit auch Keime - an Teppichböden infolge der größeren elektrostatischen Aufladung der Fasern (33,34) besser und tiefer haften und somit die Abklatschmethode weniger Keime erfaßt als an glatten Fußböden. Naßkeime haben darüber hinaus auf Teppichböden schlechte Überlebensmöglichkeiten (33,34). Wie GRÜN et al. (47) und FRIEDRICHS et al. (37) zeigen konnten, bedeutet dies auch, daß der elektrostatisch gebundene Staub durch die in den Räumen herrschenden Luftbewegungen nicht aufgewirbelt wird. EYER (33, 34) hält die „Bakterienfurcht im Zusammenhang mit Teppichböden unter normalen Verhältnissen in aller Regel für unbegründet" - SCHUBERT (85) schließt jedoch eine Hospitalismusgefahr, ausgehend von Teppichböden, zumindest für die Krankenhäuser nicht aus. Nach HAGEN (50) genügen Teppichböden „denselben Anforderungen an die Hygiene wie andere Fußbodenbeläge, die Vorteile sind allerdings nur zu höheren Kosten im Hinblick auf Investition, Desinfektion und Reinigung sowie Pflege zu nutzen".

Da nur 8,7% der Praktiker ihre Fußböden in

hygienisch ausreichender Weise desinfizieren, stellt sich die Frage, von welcher Bedeutung die Fußbodendesinfektion in der Allgemeinpraxis ist. Während BIESINGER (12) sie für den zahnärztlichen Praxisbereich fordert, hält DASCHNER (23) die Flächendesinfektion des Fußboden auf Allgemeinstationen und normalen Verkehrswegen eines Krankenhauses für eine Desinfektionsmaßnahme 2. und 3. Ordnung.

Auch AYLIFFE (4) stellt einen Einfluß auf die Infektionshäufigkeit in Frage. Nach dem Bundesseuchengesetz muß *zumindest bei Auftreten einer meldepflichtigen Infektionskrankheit eine Desinfektion stattfinden.*

Oberflächen

Die geringe Häufigkeit KbE auf Oberflächen einschließlich Toilettenbrillen ist möglicherweise erklärbar durch die geringere Überlebensdauer von Bakterien auf glatten Materialien und trockenem Milieu. GRUSS (48) konnte beispielsweise auf Toilettenbrillen fast ausnahmslos nur harmlose, ubiquitär vorkommende Haut- und Luftkeime nachweisen.

Blutdruckmanschetten, Stethoskope und Illustrierte

Die Auffassung von KANZ (55), daß „Blutdruckmanschetten Geräte seien, die den Keimverschleppungen geradezu Vorschub leisten", konnten wir durch die Befunde unserer Untersuchung auch für die Allgemeinpraxen bestätigen (40), als Kontaminationsquelle haben sie aber in der Allgemeinpraxis einen untergeordneten Stellenwert. Auf die geringe Kontaminationsgefahr durch Zeitschriften im Wartezimmer wies BIESINGER (12) in Zahnarztpraxen hin. Auf Stethoskopen konnten in unserer Untersuchung in 11 von 16 untersuchten Geräten pathogene Staphylokokken gefunden werden. Auf den Blutdruckmanschetten dagegen nur in 16 von 30. Dieser hohe Anteil an koagulasepositiven Staphylokokken steht im Gegensatz zu den Untersuchungen von GERKEN (39), der bei Stethoskopen in einer Londoner Klinik lediglich in 21% diese Keime finden konnte.

Blutdruckmanschetten und Stethoskope stellen in der Allgemeinpraxis offensichtlich eine mögliche, allerdings untergeordnete Kontaminationsquelle dar.

Händehygiene und Handtücher

Als besonderer Kontaminationsschwerpunkt ist seit langem (65) das Gemeindschaftshandtuch in Krankenanstalten und auch in der zahnärztlichen Praxis (12, 31, 45) bekannt. Die Befunde an den Gemeinschaftshandtüchern der Allgemeinpraxis erscheinen sowohl hinsichtlich der Keimarten als auch der Keimhäufigkeiten bedenklich. Die Hoffnung von WEILER (92), daß das „vielfach verwendete Gemeinschaftshandtuch bald der Vergangenheit angehören wird", konnten wir nicht sehen, da es in Allgemeinpraxen noch ausgeprochen häufig verwendet wird. Die Bedeutung der Hände als mögliche Übertragungsmedien für Infektionserreger (13) konnte auch für die Allgemeinpraxis bestätigt werden, da 21 von 28 untersuchten Händen vermehrt mit pathogenen Staphylokokken kontaminiert waren. PFEIFFER (74) kultivierte auf Händeabklatschen aus dem Krankenhaus dagegen nur 38% pathogene Staphylokokken. BIESINGER (12) stellte deutliche Unterschiede zwischen der Kontamination der Hände des Zahnarztes und den Händen des Personals fest, die in unseren Untersuchungen nicht nachzuweisen waren.

Seifenstücke

An den Seifenstücken konnten in Praxen nur eine geringe Kontamination mit pathogenen Erregern gefunden werden, dies bestätigt die häufig vertretene Auffassung (1, 7, 16, 53), daß Seifen „keine Brutstätte für Bakterien" (16) sind und nur eine geringe Infektionsgefahr von ihnen ausgeht. Daß theoretisch eine Übertragungsquelle durch Stückseifen gegeben ist, muß anhand der vorliegenden Ergebnisse jedoch trotzdem angenommen werden, da wir ähnlich wie BRAUSS (16) zwar nur wenig pathogene aber durchaus fakultativ pathogene Keime in verschiedenen Häufigkeiten nachweisen konnten. Für die Infektionsgefahr ist sicher die von Eschment und LUTZ-DETTINGER (32) geäußerte Abhängigkeit von dem zeitlichen Abstand der Benutzung und der Länge der Händewaschdauer sowie der Waschintensität entscheidendes Kriterium. Die Überlebensdauer hängt außerdem auch von der Zusammensetzung der Seifenstücke ab. So hat möglicherweise der Zusatz von parfümierten Ölen Einfluß auf die Wachstumsbedingungen. Als Kontaminationsschwerpunkte können Seifenstücke jedoch im Gegensatz zu Händen und Gemeinschaftshandtüchern nicht bezeichnet werden.

Desinfektion

Hauptmängel bei der Anwendung von Desinfektionsmittel und -verfahren sind nach BORNEFF (14) „ungenaue Konzentrationseinstellungen, insbesondere Unterdosierungen mit dem Risiko der Resistenzentwicklung und zu kurze Einwirkungszeiten". Die Aussage Borneff's, daß „insgesamt an weniger Stellen, aber exakter desinfiziert werden sollte", läßt sich auch auf die Allgemeinpraxis übertragen, da nur zwischen 7,1% (bei der Instrumentendesinfektion) und 61% (bei der Händedesinfektion) eine ausreichend konzentrierte und wirksame Desinfektion erfolgt. Die weite Verbreitung der „Schußmethode" zeigt hier die Lücken deutlich auf. Bei den Instrumenten fiel darüber hinaus auf, daß nur 7% ihre Geräte erst desinfizieren und dann reinigen, wie es BORNEFF (13) fordert.

Abfallbeseitigung

BIESINGER (12) forderte für den zahnärztlichen Bereich, daß der Praxismüll in geschlossenen Plastikbeuteln in die Mülltonnen gegeben wird. Knapp 23% der praktischen Ärzte in unserer Untersuchung (40) entsprechen dieser Forderung, obwohl die Abfälle aus Arztpraxen als „jeder Abfallbeseitigungsmethode zugänglich" klassifiziert werden (18, 19, 100). 13% gaben an, mikrobiologische Diagnostik zu betreiben, so daß sich hier sicher besondere Probleme der Abfallbeseitigung ergeben. Zur Problematik der bakteriologischen und mykologischen Abfallbeseitigung in Allgemeinpraxen nehmen nur wenige Autoren Stellung (15, 42, 51, 62). LINZENMEIER (15) erscheint eine solche Züchtung „wenig sinnvoll, da besondere Bestimmungen des Bundesseuchengesetzes für den Umgang mit Bakterien bestehen."

Sterilisation

Die Notwendigkeit eines ausreichenden Sterilisationseffektes wird allgemein anerkannt (93). Auch auf die Gefahr der Infektionsmöglichkeit durch mangelhafte Sterilisation wird hingewiesen (4, 54, 59, 87, 88). Von den in unserer Untersuchung (40) untersuchten 103 Programmen der Heißluftsterilisation zeigten 15% Wachstum von Bac. stearothermophilus, bei den 29 Programmen der Dampfsterilisation waren 10% positiv (Tabelle 7).

Der Vergleich unserer Ergebnisse mit Angaben aus der Literatur zeigt, daß die Versageranteile der Sterilisationsgeräte zwischen 12 und 65% schwanken. Die in der Untersuchung in Allgemeinpraxen gefundenen Werte von 15% bzw. 10% liegen im unteren Bereich dieser Schwankungsbreite. Die Ergebnisse von GÄRTNER und GUNDERMANN (38) für Arztpraxen mit einem relativ hohen Versageranteil von 37,5% konnten wir nicht bestätigen. Die Versageranteile der Sterilisationsgeräte in Allgemeinpraxen liegen jedoch – selbst wenn man den Wert von 24% unzureichend eingestellter Geräte zugrunde legt – trotzdem im unteren Bereich der in der Literatur angegebenen relativen Häufigkeiten. Es wäre aber sicher falsch, daraus auf die Unbedenklichkeit der Sterilisationsgeräte bei Allgemeinärzten zu schließen. Bei einem Versageranteil von etwa ⅕ ist immer noch eine potentielle Kontaminationsgefahr gegeben (Tabelle 8).

Nur insgesamt 30% der Allgemeinpraktiker führt eine Überprüfung ihrer Geräte alle 2 Jahre durch, wie es das DAB fordert. Die WHO (99) empfiehlt darüber hinaus, Autoklaven alle 6 Monate zu überprüfen, sowie bei jedem Sterilisationsvorgang Bioindikatoren mitlaufen zu lassen. THOFERN und BOTZENHART (89) weisen auf mögliche Bedienungsfehler hin wie Nichtbeachten der Anheiz- und Ausgleichszeit, Ein-

Tabelle 7. Fehlerquellen bei 132 Sterilisationsprogrammen

	Heißluft-Steri.	Dampf-Steri.
Anzahl der Programme	103	29
Fehler bei Einstellung der Temperatur, oder Zeit bzw. Druck	96 (=93%)	27 (=93%)
zu niedrige Temperatur oder Zeit	25 (=24%)	–
zu hohe Temperatur oder Zeit	71 (=69%)	27 (=93%)
unzureichende Sterilisation	15 (=15%)	3 (=10%)

Tabelle 8. Literaturübersicht über Untersuchungen von Sterilisationsmaßnahmen. Die Übersicht wurde modifiziert nach J. WITTIG et al.: „Hygienisch-bakteriologische Vergleichsuntersuchungen an 50 Krankenhäusern - III. Die Effektivität der Sterilisation" in Zbl. Bakt. Hyg. I. Abt. Orig. B 161 408–416 (1976)

	Jahr	Autoren	Bereich	Einrichtung	Gerätezahl	Versageranteil
1. Heißluftgeräte:	1955	Kikuth, W., L. Grün u. C. Trüb	Düsseldorf	Krankenhäuser	195	12,3%
	1966	Bösenberg, H.	Münster	Krankenhäuser	51	65%
	1965–72	Werner, H.-P.	Österreich		243	40,7%
	1970	Gajdosik, L.	Wien	Krankenhäuser		50%
	1973	Schreiber, M. u. F. Hajduk	Karl-Marx-Stadt		1470	24,7%
	1974	Gundermann, K.O.		Krankenhäuser, Ärzte u. Zahnärzte	80	20%
	1976	Wittig, J.R. et al.	Rheinland-Pfalz	Krankenhäuser	153	38,5%
2. Autoklaven:	1955	Kikuth, W., L. Grün u. C. Trüb	Düsseldorf	Krankenhäuser	186	17%
	1966	Bösenberg, H.	Münster	Krankenhäuser	20	20%
	1965–72	Werner, H.-P.	Österreich		625	17,3%
	1970	Gajdosik, L.	Wien	Krankenhäuser		19%
	1973	Schreiber, M. u. F. Hajduk	Karl-Marx-Stadt		210	25,2%
	1974	Gundermann, K.O.		Krankenhäuser, Ärzte u. Zahnärzte	34	17,6%
	1976	Wittig, J. et al.	Rheinland-Pfalz	Krankenhäuser	176	23,4%

stellen zu niedriger Temperatur oder Zeiten und falsches Beschicken der Apparate.

Insgesamt läßt sich feststellen, daß die Sterilisationsgeräte der Allgemeinärzte ähnlich denen in Krankenhäusern eine potentielle Kontaminationsgefahr bedeuten, daß jedoch die von uns gefundenen Versageranteile geringer waren als diejenigen in den Krankenhäusern.

Aufgrund der bisher selten durchgeführten Kontrollen wäre für den Allgemeinarzt - entsprechend den Vorschlägen von WERNER, KINDT und BORNEFF (94) - eine Überprüfung der Geräte mit Bioindikatoren bei etwa jeder 30. Charge oder ca. alle 2 Wochen, mindestens jedoch halbjährig angebracht. Darüberhinaus wäre eine sofortige Eigenkontrolle jeder Charge mit Farbindikatoren zu empfehlen. Außerdem sollte eine sachgemäße Bedienung erfolgen, um Material zu schonen und Energie einzusparen, da 69% bei den Heißluftgeräten eine zu hohe Temperatur oder zu lange Zeitdauer eingestellt hatten.

Die Resistenzsituation von Umgebungskeimen

Empfindlichkeits- und Resistenzbestimmungen von Erregern gegen Antibiotika stammen meist aus klinischem Material von Krankenhauspatienten. Nur FREITAG (35), KAYSER (56) sowie RINGELMANN und BREDT (79) publizierten Empfindlichkeitsbestimmungen auch von Erregern aus Allgemeinpraxen bzw. ambulanten Patienten.

Allgemein wird anerkannt, daß antibiotikaresistente Erreger in der Allgemeinpraxis sehr viel seltener nachgewiesen werden als in den Krankenhäusern (57, 81). Doch hat sich die Veränderung des Keimspektrums in den letzten 10 Jahren zugunsten der gramnegativen Erreger (2, 97) vor allem bei Harnwegsinfektionen auch in der Praxis bemerkbar gemacht (75). VOLKNER (90) untersuchte die Resistenzsituation von Keimen aus einer Augenpraxis.

Eigene Untersuchungen über die Resistenzsituation von Umgebungskeimen erbrachte folgende Ergebnisse (41):

a) Die Stämme von *Staph. aureus* waren nur gegenüber Sulfonamiden in mehr als der Hälfte der Fälle resistent (57%) (n=206). Gegenüber dem penicillinasestabilen Oxacillin war der Anteil sensibler Stämme deutlich größer als gegenüber Penicillin und Ampicillin, die praktisch gleiches Resistenzverhalten zeigten (Abb. 3). Ein geringer Anteil sensibler Stämme war außer bei den Sulfonamiden gegenüber Propicillin und Tetracyclin zu finden. Keine

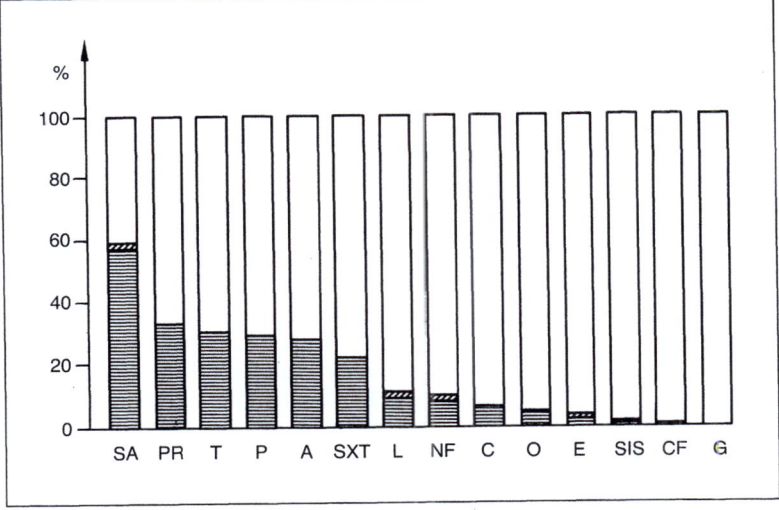

Abb. 3

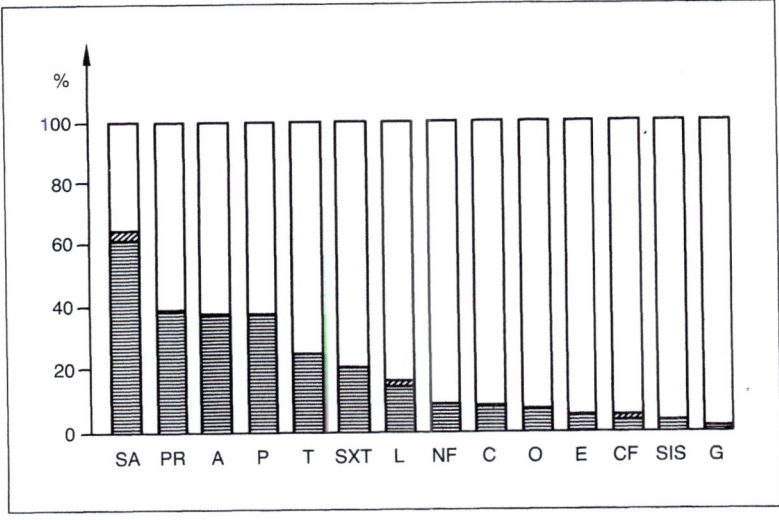

Abb. 4

Abb. 3. Resistenzsituation von *Staphylococcus aureus* (n = 206)

Abb. 4. Resistenzsituation von *Staphylococcus epidermidis* (n = 149)

Resistenz war gegenüber Gentamycin nachweisbar, nur geringe bei Cefalotin, Sisomycin und Erythromycin.

b) Auch die *Staph. epidermidis*-Stämme waren in mehr als der Hälfte der Fälle (62%) resistent gegenüber Sulfonamiden, während Propicillin, Ampicillin und Penicillin mit 39% bzw. 38% praktisch gleiches Resistenzverhalten zeigten, lediglich Tetracyclin wies mit einem Anteil von 75% sensibler Stämme eine geringere Resistenz auf. 99% der Stämme waren gegenüber Gentamycin empfindlich, gefolgt von Sisomycin und Cefalotin, bei denen nur 3% resistente Stämme gefunden wurden (Abb. 4):

c) Bei den Pseudomonaden wies Erythromycin die größte Resistenz mit 15% sensiblen Stämmen auf. Sisomycin und Gentamycin waren gut wirksam mit einem Anteil von nur 3% bzw. 6% resistenter Stämme (Abb. 5).

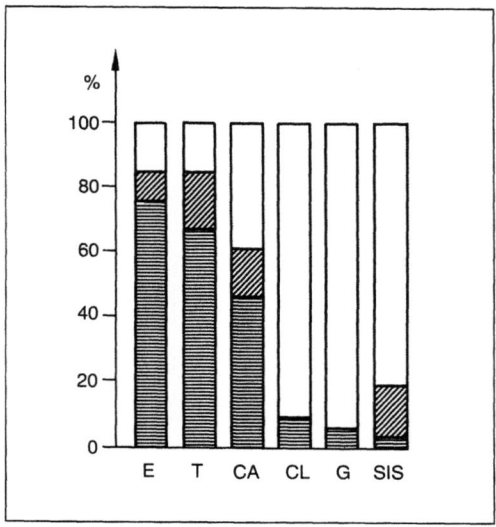

Abb. 5. Resistenzsituation von *Pseudomonas aeruginosa* (n = 33)

Wie schon aus den Umgebungsuntersuchungen bekannt (40), weist die Häufigkeit der Staphylokokken in quantitativer Hinsicht auf die große Bedeutung dieser Keimart in der Allgemeinarztpraxis hin. Die gramnegativen Hospitalismuskeime spielen quantitativ eine vergleichsweise geringe Rolle. VOLKNER (90) fand bei Resistenzuntersuchungen von Erregern aus einer Augenarztpraxis ebenfalls in 94% Staphylokokken. POSTON (75) konnte bei Patienten mit Harnwegsinfektionen aus 2 Allgemeinpraxen in England, bei denen die Erreger koliforme Keime waren, eine Zunahme der resistenten Stämme zwischen 1970 und 1974 feststellen.

Allgemein wird anerkannt, daß von hospitalisierten Patienten durch den höheren Selektionsdruck des Krankenhauses in größerer Zahl resistentere Keime als bei ambulanten Patienten isoliert werden können (2, 63, 69, 71, 76, 79, 91, 96). Vergleicht man die in der Literatur angegebenen Prozentanteile resistenter Stämme aus ambulantem Untersuchungsmaterial bei *Staph. aureus* (Tab. 9) und *Pseudomonas aeruginosa* (Tab. 10), so fällt auf, daß die Angaben stark differieren. Die Anteile resistenter Stämme aus den Praxen liegen in keinem Fall deutlich unter den in der Literatur angegebenen Anteilen. Lediglich bei Pseudomonas aeruginosa ist eine größere Sensibilität gegenüber Sulfonamiden und Tetacyclinen bei den Stämmen aus den Allgemeinpraxen festzustellen.

Der sensible Anteil der Staph.-Stämme aus Arztpraxen ist zudem deutlich höher als bei der Studie von KRCMERY et al. (64), *Pseudomonas* dadagegen ist nur gegenüber Sulfonamiden und Tetracyclin sensibler. Im Vergleich mit den Resistenzergebnissen von Umgebungskeimen aus Krankenhäusern konnten jedoch mehr sensible Stämme gefunden werden (84). Da RAMAMURTI und KANZ (77) bei Resistenzuntersuchungen von pathogenen Staphylokokken aus

Tabelle 9. Übersicht über den Prozentsatz resistenter Stämme von *Staph. aureus* in der Literatur und in der Allgemeinpraxis zum Vergleich

Chemotherapeutikum	Allgemeinpraxen zum Vergleich	KNOTHE (63) ambulante Patienten 1973	KAYSER (56) ambulante Patienten 1977	KRCMERY et al. (64) Krankenhaus 1973	RAMAMURTI u. KANZ (77) Turnhallen u. Schulen
A	28	–	74	40,65	–
CF	0	1	2	13,98	0
C	6	2–5	5	13,69	0
SXT	22	1	7	–	–
E	3	5	11	25,65	3
G	0	1	0	1,04	–
L	9	1	5	4,77	–
NF	8	–	6	–	–
O	5	1	2	11,54	0
P	29	20–25	74	82,41	58
SA	57	–	53	42,64	–
T	30	2–5	15	35,56	1

A, Ampicillin; *CA*, Carbenicillin; *CF*, Cefalotin; *C*, Chloramphenicol; *CL*, Colistin; *SXT*, Cotrimoxazol; *E*, Erythromycin; *G*, Gentamycin; *L*, Lincomycin; *NF*, Nitrofurantoin; *O*, Oxacillin; *P*, Pencillin G; *SIS*, Sisomycin; *SA*, Sulfonamide; *T*, Tetracyclin

Turnhallen und Schulen mit Ausnahme von Penicillin einen noch höheren Anteil sensibler Stämme fanden, liegt die Vermutung nahe, daß resistente Keime aus dem Krankenhausmilieu in die Allgemeinarztpraxis eingeschleppt werden. ROODYN (80) konnte dies durch Phagentypisierung nachweisen.

> Insgesamt entsprechen die Anteile resistenter Stämme von Umgebungskeimen aus Allgemeinpraxen den Anteilen resistenter Keime von ambulanten Patienten des Krankenhauses. Eine Kontaktinfektion mit diesen Stämmen erscheint daher möglich.

Das Resistenzverhalten der Umgebungskeime in Allgemeinarztpraxen entspricht den Befunden aus Proben ambulanter Patienten im Krankenhaus. Der Anteil sensibler Stämme ist zumindest bei den am häufigsten gefundenen Staphylokokken in der Allgemeinpraxis höher als bei entsprechenden Keimen aus dem Krankenhaus. Der Anteil resistenter Stämme gramnegativer Keime sollte dabei jedoch nicht übersehen werden.

Vorschläge zur Verbesserung der Praxishygiene

Trotz zu verbesserndem Hygienebewußtsein der Allgemeinärzte stellt sich die mikrobiologische Situation in der Allgemeinarztpraxis so dar, daß praxiserworbene Infektionen mit typischen Hospitalismuskeimen unwahrscheinlich erscheinen mit Ausnahme der Infektion durch Staph. aureus. Als Gründe hierfür wären zu nennen die kurze Verweildauer der Patienten in der als infektionsgefährdend anzusehenden Umgebung, die im Vergleich zum Krankenhausmilieu als verschwindend gering zu betrachtende Anzahl intensiver diagnostischer Eingriffe und die geringe Häufung von Risikopatienten.

Dennoch sind **gezielte Hygienemaßnahmen** zur Verbesserung der Situation angebracht: An erster Stelle sollte eine Weiterbildung auf dem Gebiet der Hygiene für Ärzte und ärztliches Personal stehen.

An hygienischen Maßnahmen sollte der Schutzkleidungswechsel und die Händehygiene intensiviert werden, letztere mit einer gezielten Anwendung von Händedesinfektionsmitteln bzw. Waschen unter fließendem warmen Wasser.

Die Anwendung von Einmal-Papier-Handtüchern bzw. täglichem Wechsel des Handtuchs sowohl beim Arzt als auch beim Personal und den Patienten wäre zu empfehlen. Besondere Beachtung sollte vor allem der richtigen Instrumentendesinfektion mit einem in der Liste der DGHM (Deutsche Gesellschaft für Hygiene und Mikrobiologie) enthaltenen Instrumentendesinfektionspräparat geschenkt werden, da hier die größte Häufung falsch angewendeter Präparate zu finden ist. Die Abfälle der ärztlichen Praxis sollten nicht nach infektiösem und nichtinfektiösem Material getrennt werden sondern insgesamt in verletzungssicheren abgedeckten Kunststoffbehältern gesammelt werden. Darüberhinaus soll die Effektivität der Sterilisatoren halbjährig und nicht alle 2 Jahre nach DAB mit Bioindikatoren und routinemäßig jede Charge mit Farbindikatoren überprüft werden.

Tabelle 10. Übersicht über den Prozentsatz resistenter Stämme von *Pseudomonas aeruginosa* in der Literatur und in der Allgemeinpraxis zum Vergleich

Chemotherapeutikum	Allgemeinpraxen zum Vergleich	BISCHOFF (21) Krankenhaus 1971	HIRSCH et al. (12) Krankenhaus 1967	KAYSER (56) ambulante Patienten 1977	KRCMERY et al. (64) Krankenhaus 1973
CA	46	–	–	29	39,96
CL	9	21	0	–	7,23
E	76	–	–	–	–
G	6	14	–	4	2,15
SIS	3	–	–	–	–
SA	62	–	–	98	84,66
T	25	83	48	85	83,26

Literatur

1. Adam D (1970) Seife als Nährboden. Selecta 12: 4652–4654
2. Alexander M (1979) Erregerwandel und seine Bedeutung im Krankenhaus. Zbl Bakt Hyg, I Abt Orig B 168: 18–36
3. Arzneimittelkommission der Deutschen Ärzteschaft (1972) Vorsicht mit der Benutzung von Alkohol für Tupfer. Deutsches Ärzteblatt 69: 2311
4. Ayliffe GA (1965) Asepsis in General Practice. British Medical Journal 5473: 1293–1294
5. Ayliffe GA (1978) Flächendesinfektion im Krankenhaus. Forumsdiskussion. Hygiene + Medizin 3: 294–296
6. Bader R-G (1977) Gesetze, Verordnungen und Richtlinien zur Praxis- und Krankenhaushygiene. Internist 18: 345–352
7. Bannan EA and Judge LF (1965) Bacteriological Studies Relating to Handwashing. American Journal of Public Health 55: 915–922
8. Bauch K und Schreiber M (1972) Zur Sterilisation und Desinfektion in stationären und ambulanten Einrichtungen. Deutsches Gesundheitswesen 27: 2201–2204
9. Beck E-G (1978) Spezielle Probleme der Krankenhaushygiene. Biotechnische Umschau 2: 40–42
10. Berufsgenossenschaft für Gesundheitsdienst und Wohlfahrtspflege (1956) Merkblatt über den Versand ansteckenden und ansteckungsverdächtigen Untersuchungsmaterials und lebender Krankheitserreger, Ausgabe M VII/56
11. Besford J (1974) Handpiece Sterilization in General Practice. Proceedings of the Royal Society of Medicine 67: 1265–1266
12. Biesinger RP (1976) Angewandte Hygiene im zahnärztlichen Praxisbereich. Hospital-Hygiene, Gesundheitswesen und Desinfektion 68: 171–178
13. Borneff J (1977) Hygiene, 3. Aufl. Georg Thieme Verlag, Stuttgart
14. Borneff J (1978) Fehlanwendungen von Desinfektionsmitteln und -verfahren. Hygiene + Medizin 3: 348–352
15. Braumandl H, Knothe H, Linzenmeier G, Marget W, Metz H und Ritzerfeld W (1974) Bakteriologie in der Praxis zu schwer und zu aufwendig? Diskussion Ärztliche Praxis 26: 2293–2297
16. Brauss FW (1970) Seife als Nährboden. Selecta 12: 4652–4654
17. Bürger H (1978) Hefen und andere Erreger endogener Mykosen. Hospital-Hygiene, Gesundheitswesen und Desinfektion 70: 5–12
18. Bundesgesetzblatt: Vorschriften über die Versendung von Krankheitserregern. Bundesgesetzblatt Teil III: 2126-1-1 Folge 27, S. 19
19. Bundesgesundheitsamt (1978) Liste der vom Bundesgesundheitsamt geprüften und anerkannten Desinfektionsmittel und -verfahren. Bundesgesundheitsblatt 21: 255–261
20. Burkhardt F (1976) Salmonellenübertragung durch Gastroskopie. Hospital-Hygiene 68: 337–339
21. Clark A (1974) Bacterial Colonization of Dental Units and the Nasal Flora of Dental Personnel Proceedings of the Royal Society of Medicine 67: 1269–1270
22. Creutzfeld W und Schmitt H (1962) Hepatitisübertragung über eine Zeitspanne von zehn Jahren durch einen Blutspender mit posthepatischer Leberzirrhose. Deutsche Med Wschr 87: 1801–1804
23. Daschner F (1977) Infektionswege in der Intensivmedizin Hygiene + Medizin 2: 197–199
24. Daschner F und Marget W (1976) Infektionsgefährdung von Klinikpatienten durch therapeutische Maßnahmen. Münchner Med Wschr 118: 545–548
25. Davies RM (1974) Bacteriological Problems in General Practice. Should The Mucors Membrane be Sterilized before Injection? Proceedings of the Royal Society of Medicine 67: 1263–1264
26. Degreif G (1975) Arzthaftpflicht bei mangelnder Hygiene. Hospital-Hygiene 8: 289–292
27. Denning H und Fleischer K (1966) Hepatitis infectiosa als Berufskrankheit bei Ärzten und Zahnärzten. Med Welt 45: 2418–2421
28. Deutsches Arzneibuch (1968) 7. Ausgabe. Deutscher Apotheker-Verlag, Stuttgart/Govi-verlag GmbH Frankfurt
29. Dunkelberg H, Pfeiffer EH, Werner H-P und Wittig JR (1976) Hygienisch-Bakteriologische Vergleichsuntersuchung an 50 Krankenhäusern. IV. Die bakterielle Kontamination von Flüssigkeiten aus Intensivpflege-, Frühgeborenen- und Neugeborenenstationen. Zbl Bakt Hyg, I Abt Orig B 161: 417–426
30. Dupré M (1975) Investigations on the Efficacy of surface Disinfection and Surface Cleaning Procedures. 1 Tests under Real-Life-Conditions. Zbl Bakt Hyg I Abt Orig B 160: 551–567
31. Engelhardt JP (1967) Experimentelle Untersuchungen über die Desinfektion im zahnärztlichen Bereich Deutsche Zahnärztliche Zeitung 22: 1175–1183
32. Eschment R und Lutz-Dettinger U (1970) Die Überlebensdauer von Bakterien auf Gebrauchsseifen. Öffentliches Gesundheitswesen 32: 527–529
33. Eyer H (1976) Teppich oder Teppichboden – Welchem Bodenbelag ist aus hygienischer Sicht der Vorzug zu geben? Deutsche Medizinische Wochenschrift 101: 60–61
34. Eyer H, Beckert J (1972) Textile Bodenbeläge aus umwelthygienischer Sicht. Münchner Med Wschr 114: 1096–1099
35. Freitag V (1976) Resistenzsituation bestimmter Enterobacteriaceae im Krankenhaus und in der

Ambulanz unter besonderer Berücksichtigung von Trimethoprim-Sulfamethoxazol. Münchner Medizinische Wschr 118: 275-278
36. Frey-Quitte Chr, Grün L, Lange A, Merbach W (1968) Die Häufigkeit von Staphylokokkenträgern bei gesunden und hospitalisierten Kindern. Unterschiedliche Antibiogramme in beiden Gruppen. Medizinischen Welt 39: 2078-2082
37. Friedrichs K, Grün L, Satlow G und Schlipköter H-W (1970) Zur Hygiene der Teppichauslegware. Gesundheitswesen und Desinfektion 62: 102-195
38. Gärtner H, Gundermann KO (1972) Aktuelle Fragen der Krankenhaushygiene. Schleswig-Holst Ärzteblatt 25: 416-418
39. Gerken A, Cavanagh S, Winner HI (1972) Infection Hazard from Stethoskopes in Hospitals. Lancet 36: 1214-1215
40. Gieler U (1980) Hygiene in der Allgemeinarztpraxis Zbl Bakt Hyg, I Abt Orig B 171: 97-141
41. Gieler U (1981) Resistenzsituation von Keimen aus Allgemeinarztpraxen Zbl Bakt Hyg I Abt Orig B 172: 469-477
42. Göttsching H (1973) Wohin mit den Abfällen aus ärztlicher Tätigkeit? Öffentl Gesundheitswesen 35: 108-110
43. Gräf W (1977) Hygiene in der internistischen Praxis Internist 18: 353-359
44. Gräf W, Krumholz S (1978) Hygienische Untersuchungen in einer öffentlichen Sauna. Zbl Bakt Hyg I Abt Orig B 167: 362-374
45. Gräf W, Müller W (1976) Zur Hospitalismusproblematik im zahnärztlichen Praxisbereich. Zbl Bakt Hyg I Abt Orig B 161: 427-443
46. Grün L (1967) Probleme der Desinfektion im zahnärztlichen Bereich. Deutsche Zahnärztliche Zeitung 32: 1169-1174
47. Grün L, Friedrich K-H, Satlow G (1970) Zur Hygiene der Teppichauslegware - I Gesundheitswesen und Desinfektion 62: 91-101
48. Gruß JD (1965) Bakterien an Toilettengriffen. Arch Hyg 149: 572-576
49. Gundermann KO (1974) Die Keimbelastung in verschiedenen Krankenhausbereichen. Zbl Bakt Hyg I Abt Orig B 159: 231-243
50. Hagen K-D (1975) Textile Bodenbeläge im Krankenhaus. Hospital-hygiene und Gesundheitswesen 6: 192-196
50a. Hambraeus A, Bengston S, Laurell G (1978) Bacteria Contamination in a Modern Operating Suite. 2. Effects of a Zoning System on Contamination of Floor and other Surfaces. Journal of Hygiene (Canberra) 80: 57-67
51. Heber A, Hauss H (1975) Mykologische Techniken in der ärztlichen Praxis. Schwarzeck-Verlag, München
52. Hehn A von, Gundermann KO (1974) Veränderungen der Körperflora bei Krankenhauspatienten. Zbl Bakt Hyg I Abt Orig A 228: 7-10
53. Heiss F (1972) Hygienische Untersuchung zur Verwendung von Seifenstücken in gemeinschaftlich genutzten sanitären Anlagen. Archiv Hygiene 18: 646-648
54. Horn H, Baron W, Heuer C (1972) Untersuchungen über die Sterilisationspraxis und die Handhabung sterilen Gutes. Zeitschr ges Hygiene 18: 646-648
55. Kanz E (1976) Keimverschleppung durch Blutdruckmanschetten. Hygiene + Medizin 1: 5
56. Kayser FH (1978) Problemkeime - Zur Antibiotikaresistenz von Bakterien isoliert von Krankenhaus- und Praxispatienten. Der informierte Arzt 2: 87-94
57. Kikuth W (1960) Der moderne Hospitalismus aus mikrobiologischer und hygienischer Sicht. Deutsche Med Wschr 85: 1920-1925
58. Knapp W (1965) Der Hospitalismus, ein klinisches und hygienisch-bakteriologisches Problem. Schweizerische Medizinische Wschr 95: 1383-1389
59. Knorr H, Borneff J, Groß W (1951) Die Erkennung und Verhütung der Spritzeninfektion Münchner Med Wschr 93: 1990-1998
60. Knorr M (1932) Über den Keimgehalt des Alkohols. Münchner Med Wochenschrift 79: 793
61. Knorr M (1930) Der Keimgehalt des sterilen Handelscatguts. Münchner Med Wochenschrift 77: 581
62. Knorr M (1955) Problèmes d'hygiene soulevés par les ordures menagères. Rev suisse Hydrol 17: 422
63. Knothe H (1976) Keimwandel unter Chemotherapie. Münchner Med Wochenschrift 118: 521-524
64. Kremery V, Grant J, Rosival L, Vymola F (1975) Nation-wide Survey of Antibiotic Resistance by Means of a Computer-Analysis of 200 000 Strains of Problem Bacteria Isolated in 1973. Zbl Bakt Hyg, I Abt Orig A 231: 250-258
65. Lamitschka H (1975) Hygienisch einwandfreie Händetrocknung im Klinik- und Praxisbereich. Hospital-Hygiene 9: 333-341
66. Lamitschka H (1977) Händehygiene in der Allgemeinpraxis. Zeitschrift für Allgemeinmedizin 53: 393-397
67. Linzenmeier G (1973) Asepsis - Antisepsis in der Praxis des Durchgangsarztes. Hygiene als Voraussetzung für Asepsis. Heft 17 der Schriftenreihe „Unfallmedizinische Tagung der Landesverbände der gewerblichen Berufsgenossenschaften", Bericht über die Unfallmedizinische Tagung Bochum 10./11. 3. 1973
68. Linzenmeier G (1977) Resistenzbestimmung - Entwicklungswege und Entscheidungshilfe bei der gezielten Chemotherapie Therapeutische Berichte der Bayer AG, Leverkusen, in: Neues Aminoglykosid-Antibiotikum Extramycin - therapeutische Aspekte bei Probleminfektionen, S. 17-19. Bayer AG, Leverkusen

69. Metz H (1978) Escherichia coli als Hospitalkeime. Hospital-hygiene 70: 43–48
70. Moritsch H (1961) Die Krankheitsverbreitung und ihre Verhütung in der Ambulanz und der ärztlichen Praxis. Münchner Med Wochenschrift 103: 1810–1811
71. Opferkuch W (1978) Mikrobiologische Grundlagen der antibiotischen Therapie. Immunität und Infektion 6: 133–139
72. Opitz B, Schau H-P, Göring H-D (1972) Über die Verimpfung von Hautkeimen bei Injektionen. Zeitschrift für die gesamte Hygiene 18: 648–651
73. Pfeiffer EH, Werner H-P, Wittig JR, Dunkelberg H (1976) Hygienisch-bakteriologische Vergleichsuntersuchungen an 50 Krankenhäusern. II. Zur Bedeutung des Personals für die Ausbreitung von Krankheitserregern auf chirurgischen Stationen. Zbl Bakt Hyg I Abt Orig B 161: 399–407
74. Pfeiffer EH, Wittig JR, Dunkelberg H, Wer-, H-P (1978) Hygienisch-bakteriologische Vergleichsuntersuchung an 50 Krankenhäusern. V. Keimzahlen auf Flächen in Krankenhäusern. Zbl Bakt Hyg, I Abt Orig B 167: 11–21
75. Poston SM, Maclaren DM, Thornton VG (1970) Transferable Antibiotic Resistance in Enterobacteriaceae Isolated from Urinary Tract Infections in General Practice. Zbl Bakt Hyg, I Abt Orig A 240: 326–333
76. Prettner H (1978) Kongreßbericht der 84. Tagung der Deutschen Gesellschaft für Innere Medizin – Neue Aufgaben der Chemotherapie. Selecta 28: 2526–2534
77. Ramamurti DV, Kanz E (1974) The Staphylococcus Outside the Hospital – II. The Antibiotic Susceptibilities of the Phage Groups of Staphylococcus pyogenes of Extra-Hospital Orign Zbl Bakt Hyg, I Abt Orig B 159: 189–195
78. Reploh H, Linzenmeier G (1976) Hygiene in der ärztlichen Praxis. Münchner Med Wochenschrift 118: 835–838
79. Ringelmann R, Bredt W (1978) Wandel des Erregerspektrums bei Harnwegsinfektionen. Internist 19: 175–180
80. Roodyn L (1960) Epidemiology of Staphylococcal Infections. Journal Hygiene (London) 58: 1–10
81. Roodyn L (1954) Staphylococcal Infections in General Practice. Brit Med Journal 22: 1322–1325
82. Rotter M (1975) Die Hygiene des Teppichbodens. Gustav Fischer Verlag, Stuttgart-New York
83. Scherwitz C (1975) Zum Vorkommen von Candida albicans in der Umgebung des Menschen. Mykosen 18: 181–189
84. Schöberl K-W (1978) Resistenzsituation von Umgebungskeimen in Krankenhäusern. Vortrag anläßlich der Arbeitstagung der Deutschen Gesellschaft für Hygiene und Mikrobiologie am 2/3.10. 1978 in Mainz
85. Schubert R (1974) Zum derzeitigen Stand der Teppichbodenhygiene. Zbl Bakt Hyg I Abt Orig A 227: 526–531
86. Schulz FH (1971) Der Internist und die Hygiene. Zeitschrift für die gesamte Hygiene 17: 201–203
87. Sen R (1966) Sterilisation in Hospital Practice. Journal Indian Med Ass 47: 567–569
88. Sims W (1974) Sterilization of Instruments and Serum Hepatitis Proceedings of Royal Society of Medicine 67: 1264–1265
89. Thofern E, Botzenhart K (1975) Fehlermöglichkeiten und Kontrolle bei der Sterilisation und der Desinfektion. Krankenhaus 5: 184–188
90. Volkner O (1965) Bakteriologische Resistenzbestimmung in der Augenpraxis. Med Monatsschrift 19: 279–280
91. Wagner W-H (1978) Die gegenwärtige Resistenzsituation. Immunität und Infektion 6: 180–193
92. Weiler E (1965) Experimentelle Untersuchungen zur Handtuchhygiene. Dissertation Hygiene Institut Heidelberg
93. Werner H-P (1978) Der Einsatz von sterilem Material im Krankenhaus. Hygiene + Medizin 3: 185–192
94. Werner H-P, Kindt R, Borneff J (1975) Die Überprüfung des Sterilisationseffektes von Autoklaven mittels biologischer Indikatoren. Zbl Bakt Hyg, I Abt Orig B 160: 458–472
95. Wetzel F (1973) Watte-Praxis. Zeitschrift für Allgemeinmedizin 49: 525
96. Wiedemann B (1974) Die Ausbreitung der extrachromosomalen Antibiotikaresistenz im Krankenhaus. Zbl Bakt Hyg I Abt Orig A 228: 11–15
97. Wille B (1977) Veränderungen des Keimspektrums und der chemotherapeutischen Empfindlichkeit von Infektionskrankheiten auslösenden Mikroorganismen. DMI 1977
98. Wittig JR (1976) Der alte Mensch im Heim – Gesundheitliche und hygienische Probleme. Zbl Bakt Hyg, I Abt Orig B 163: 238–253
99. World Health Organization, Nosocomial Infections Weekly Epidemiological Report No 6, 10/2/1978: 41–42
100. Zentralstelle für Abfallbeseitigung: Merkblatt der ZfA, Die Beseitigung von Abfällen aus Krankenhäusern, Arztpraxen und sonstigen Einrichtungen des medizinischen Bereichs. ZfA-Merkblatt Nr 8 September 1974

Zahnärztliche Praxis

R. ECKER

Eine besondere Bedeutung kommt der Einhaltung optimaler Hygienemaßnahmen in der Zahnarztpraxis zu. In kaum einer anderen medizinischen Disziplin ist der Behandler mehr durch den Kontakt bakteriell kontaminierter Körperflüssigkeiten (Blut, Speichel, Eiter) gefährdet als im zahnärztlichen Bereich.

Sicherlich können in einer stark frequentierten Zahnarztpraxis keine so optimalen hygienischen Bedingungen geschaffen werden, wie sie beispielsweise in einem Operationssaal im Krankenhaus anzutreffen sind. Dennoch ist es möglich, durch Kenntnis der Infektionskette (Patient – Zahnarzt – Instrumentarium – Labor – Patient) eine erhebliche Reduktion der Kontaminationsquellen zu erreichen.

Im Folgenden sollen Maßnahmen und Möglichkeiten erörtert werden, die durchaus im täglichen Behandlungsablauf einer Zahnarztpraxis angewendet werden können, ohne daß eine Beeinträchtigung der Ergonomie zu befürchten ist. Zum Schutz von Personal und Patienten und aus forensischen Gründen muß der Hygiene ein höherer Stellenwert zukommen, als dies in der Vergangenheit der Fall war.

Als Erstes sollte vor Beginn einer zahnärztlichen Behandlung die Erhebung einer Anamnese stehen, denn indirekt ist die Erfassung einer Krankheitsvorgeschichte eine Maßnahme, die auch die Hygiene betrifft. Das Wissen über mögliche Infektionskrankheiten (Hepatitis, Tbc) erlaubt die Aufnahme entsprechender hygienischer Schutzmaßnahmen bei der anschließenden zahnärztlichen Therapie.

Wie unsere Untersuchungen (1) ergaben, wird aber nur in jeder vierten Zahnarztpraxis (25,5%) die Anamnese mit Hilfe eines Fragebogens schriftlich erhoben. Bei den meisten Zahnärzten wird keine oder nur eine mündliche Patientenbefragung durchgeführt, die auch nur in 39,5% der Fälle regelmäßig wiederholt wird.

Als Ergebnis aus dieser Umfrage sollte die Forderung nach *grundsätzlich schriftlicher Patientenanamnese* stehen. Ebenso ist eine Wiederholung der Anamnese nach einem halben Jahr ratsam. Da das Ausfüllen des Fragebogens während der Wartezeit des Patienten keine Unterbrechung im zahnärztlichen Behandlungsablauf bedeutet und durch die Krankheitsvorgeschichte gleich Risikopatienten erkannt werden, kann ein wichtiges Bindeglied innerhalb der Infektionskette unterbrochen werden. Ebenso sollte in diesem Zusammenhang auf die Möglichkeit einer *Hepatitis-Infektionsprophylaxe* (Schutzimpfung) für Zahnarzt und Hilfspersonal hingewiesen werden. Daneben bedarf es am zahnärztlichen Behandlungsplatz auch einiger Veränderungen, die eine Verbesserung der Hygiene bringen.

Als wichtiger Punkt steht die Überprüfung der Wirksamkeit des verwendeten Sterilisators. Bei unseren Untersuchungen (1) zeigten 17,2% der überprüften Sterilisatoren eine nur unzureichende Keimabtötung. Da neben einem Defekt am Gerät auch eine falsche Handhabung des Sterilisators zu einer nur mangelhaften Keimabtötung führen kann, sollte zunächst darauf geachtet werden, daß das Gerät nicht überfüllt ist. Auch die Sterilisationszeit und der erzeugte Druck müssen den vom Hersteller angegebenen Werten entsprechen. Bei einer mittleren Füllung (700 gr.) ist die Sterilisationstemperatur nach einer Vorwärmzeit von 20 Minuten erreicht. Der eigentliche Sterilisationsvorgang soll bei unverpackten Instrumenten 25 Minuten und bei in Folie eingeschweißten Gegenständen 30 Minuten betragen. Aus den von uns ermittelten Werten kann nur zu einer dringend empfohlenen Zusammenarbeit mit dem zuständigen Gesundheitsamt geraten werden, denn nur durch eine regelmäßige Überprüfung der Sterilisatoren kann ein sicherer Schutz für Behandler und Patienten erreicht werden. Neben der durch Überprüfung sichergestellten Sterilität der verwendeten Instrumente, liefern die Hände von Zahnarzt und Personal ein weiteres Problem.

Vor jeder Arbeitsaufnahme sind die Hände gründlich zu reinigen. Hierzu ist die Anwendung herkömmlicher Toilettenseife sowie die Benutzung von Handwaschbürsten entschieden abzulehnen. Seifenstücke sind oft selbst mit Mikroorganismen kontaminiert und tragen somit zur Keimverbreitung von einem Patienten zum anderen bei. Durch die Benutzung von Handwaschbürsten kommt es leicht zu Mikroläsionen, die unter Umständen als Eintrittspforte für Krankheitserreger dienen können. Vorzuschlagen wäre eine gründliche Säuberung der Hände mit Waschlotion, die im Druckspender aufbewahrt wird. Die Anordnung des Waschbeckens und der Spender für Waschlotion, Desinfektionsmittel und Hautpflegelotion sollte so gewählt sein, daß sie sich in unmittelbarer Nähe des Zahnarztes befinden. Zentrale Waschräume, die sich zwischen den Behandlungszimmern befinden, sind aus hygienischer Sicht abzulehnen, da aufgrund des relativ großen Weges die Gefahr einer Keimverbreitung (Türgriff) besonders groß ist. Ebenso wie in den Behandlungszimmern sind auch Waschgelegenheiten im Sterilisationsraum, im Röntgenzimmer und auf den Toiletten unerläßlich.

Nach Untersuchungen von KANZ (2) kommt es zu einer ständigen Kontamination der Hand durch pathogene Keime bei infektiös entzündlichen Zuständen in Mundhöhle und Rachen (z. B. entzündliche Parodontopathien). Wie SCHÖNBERGER und WERNER (3) festgestellt haben, liegt in der relativ selten praktizierten Händedesinfektion eine empfindliche Lücke in der Praxishygiene. Eigene Untersuchungen (1) haben ergeben, daß 16,2% der befragten Zahnärzte keine Desinfektion ihrer Hände durchführen. Aber auch bei den übrigen Zahnärzten, die eine Händedesinfektion angaben, benutzten ⅔ ein Produkt, das laut DGHM (4, 5) nicht zur Händedesinfektion empfohlen werden kann. Dies bedeutet, daß in einem sehr weitreichenden Maße eine Keimübertragung aufgrund unzureichend desinfizierter Hände erfolgt. Sicherlich ist die Forderung nach einer unbewaffneten, keimfreien Hand eine Utopie, dennoch muß der Keimreduktion in diesem Bereich höchste Priorität eingeräumt werden, da wir bei unseren Untersuchungen (1) in 50% der Fälle mit nicht nur vereinzelt Staphylococcus auries kontaminierte Zahnarzthände fanden. Bei einer einwandfreien Händereinigung und -desinfektion sollte die Gefahr einer Rekontamination durch den Gebrauch eines Gemeinschaftshandtuches berücksichtigt werden. Im Einklang mit Untersuchungen von GÖRBING (6) trafen wir bei 21,6% der untersuchten Zahnarztpraxen das verwendete Gemeinschaftshandtuch an. Aus der Gefahr der Keimverschleppung über den Weg des Gemeinschaftshandtuches ergibt sich die Forderung nach unbedingter Benutzung von Einmalhandtüchern.

Um der Gefahr der Weiterverbreitung pathogener Mikroorganismen keinen Vorschub zu leisten und zum Schutz des Personals, muß das Instrumentarium, das mit Patienten in Berührung kam, vor allem die an einer infektiösen Krankheit leiden (Anamnese), besondere Beachtung geschenkt werden. Nach Untersuchungen von LAMMERS (7) sind in der heutigen Zeit viel häufiger als noch vor einem Jahrzehnt Blut und Speichel mit Hepatitisviren, Chlamydien, Mykoplasmen, Candida-Pilzen u. a. kontaminiert. Wie unsere Untersuchungen (1) ergaben, wird in nur 5,4% der von LAMMERS (7) geforderte richtige Weg, nämlich „Desinfektion-Reinigung-Sterilisation" eingehalten. Da erst durch die vorherige Desinfektion des Instrumentariums eine Infektionsgefahr bei der anschließenden Reinigung gesenkt wird, kommt der Benutzung von keimreduzierenden Erstmaßnahmen große Bedeutung zu. In 3,8% der befragten Zahnarztpraxen wird kein Instrumentendesinfektionsmittel benutzt. Von den übrigen Zahnärzten wurden bei unseren Untersuchungen (1) insgesamt 26 verschiedene Präparate genannt. Nach den Richtlinien für Desinfektionsmittel (8, 9, 4, 5) konnte hiervon nur jedes zweite Präparat zur Instrumentendesinfektion empfohlen werden. Aber nicht nur in der Anwendung von falschen oder unzureichenden Desinfektionsmitteln ist eine Einschränkung der optimalen Praxishygiene zu sehen, sondern auch in der Herstellung einer falschen Konzentration und Nichtberücksichtigung der vorgegebenen Einwirkzeit. Unsere Analysen ergaben eine sehr große Schwankungsbreite in der angewendeten Konzentration von Instrumentendesinfektionsmitteln. Deshalb sollte sich das Personal genau an die vom Hersteller angegebenen Werte halten.

Ebenso wichtig wie die vorherige Desinfektion ist die anschließende Reinigung der Instrumente unter fließendem Wasser. Auf die Überprüfung der Sterilisatorenwirksamkeit wurde schon hingewiesen. In jeder zehnten von uns untersuchten Zahnarztpraxis wird Keimabtötung mit Hilfe von UV-Licht durchgeführt. Da dieses Verfahren jedoch nur unzureichende Sicherheit bietet, sollte auf diese Maßnahme ganz verzichtet werden.

Trotz der in fast allen Praxen (99%) inzwischen eingesetzten Einmalartikel, sollte auch an dieser Stelle die enorme Bedeutung der vom Hersteller steril verpackten Instrumente für die Praxishygiene hervorgehoben werden. Nach unseren Untersuchungen werden Spritzenkanülen, Skalpelle, Kunststoffspeichelzieher und Einmalmundspülbecher am häufigsten in der Zahnarztpraxis in Form von Einmalartikeln verwendet. Der Einsatz von Mundschutz (29%) und Handschuhen (17%) ist hingegen weit geringer. Da in etwa jeder vierten Praxis (24,8%) die benutzten Einmalartikel (Skalpelle, Injektionsnadeln ect.) ohne besondere Schutzmaßnahme nach Gebrauch in den Abfall geworfen werden, sollte zum Schutz weiterer Personen (Reinigungspersonal, Müllbeseitigung) auf die richtige Entsorgung der benutzten Einmalartikel hingewiesen werden. Da gerade Instrumente wie Skalpell und Injektionsnadel ungeschützt eine große Verletzungsgefahr in sich bergen und nach Gebrauch durch Kontamination stark infektionsgefährlich sind, sollte stets darauf geachtet werden, daß die Instrumente anschließend wieder in die Verpackung zurückgesteckt werden, besser in feste Behältnisse (z. B. Flaschen, Schluckfix) und erst danach in den Abfall kommen. Zur optimalen Hygiene in der Zahnarztpraxis gehören aber nicht nur einwandfrei sterilisierte Instrumente und persönliche Schutzmaßnahmen der Behandler, sondern auch die kontinuierliche Desinfektion der Behandlungsräume. Wie bei unseren Untersuchungen festgestellt werden konnte, befanden sich nicht nur an den sogenannten Naßstellen (Speibecken, Absauganlage etc.), sondern auch an Lampen- und Schubladengriffen, Behandlungsstuhl, Instrumentenablage und Funktionstasten überdurchschnittlich viele pathogene Erreger (z. B. Staphylococcus aureus, Pseudomonas aeruginosa, Enterokokken, Streptokokken, Pilze). Durch Berührung der genannten Flächen während der Patientenbehandlung und durch die Ausbreitung pathogener Keime durch den Spraynebel der Turbine sind die kontaminierten Gegenstände als mögliche Infektionsstellen für die Verbreitung von Krankheitskeimen verantwortlich. Die Vielzahl und die Art der gefundenen Keime führen die Wichtigkeit einer Flächendesinfektion vor Augen. Nach jedem Patientenwechsel müssen alle Gegenstände, die während der Behandlung berührt werden (Lampen- und Schubladengriffe, Amalgamanrührgerät, Funktionstasten etc.) mit einem wirksamen Flächendesinfektionsmittel eingesprüht und anschließend sauber gewischt werden. Eine gute Reinigung und Desinfektion läßt sich aber nur auf glatten Flächen erreichen. Aus diesem Grund sind Stoffpolster oder gerippte Sitzflächen am Behandlungsstuhl abzulehnen. Um einer erhöhten Kontamination des übrigen Instrumentariums, der Geräte und der Arbeitsflächen entgegenzuwirken, ist eine richtige Aufstellung der zahnärztlichen Geräte, eine genau zu beachtende Absaugtechnik und die Arbeitsweise des Zahnarztes von entscheidender Bedeutung. Soweit es der Praxisbetrieb zuläßt, sollten sich alle Geräte möglichst hinter dem Patienten befinden, da direkt vor dem Behandlungsfeld mit der größten Kontaminationsgefahr (Spraynebel) zu rechnen ist. Schalter zur Stuhlbedienung im Kopfbereich des Patienten oder am Schwebetisch sind abzulehnen. Zur Reduktion der Keimverbreitung trägt die Verlagerung der Bedienungsmechanik auf Fußschalter entscheidend bei. Ebenso wird eine erhebliche Verminderung der Aerosolbildung durch eine richtige **Absaugtechnik** erreicht. Wichtig ist hierbei, daß in unmittelbarer Nähe der Turbine abgesaugt wird, so daß eine weite Ausbreitung des Spraynebels unterbunden wird. Ebenso ist auf eine leistungsfähige Absauganlage zu achten. Bei der Arbeitstechnik des Zahnarztes sollte auf eine stets oralwärts gerichtete Turbine hingewiesen werden. Darüber hinaus kann durch Untersuchungen von POKOWITZ und HOFFMANN (10) nachgewiesen werden, daß der Keimgehalt der Mundhöhle bei einfacher Spülung mit Wasser um 50% und mit einer bactericid wirkenden Lösung um 75% sinkt.

Bei Bohr- und Schleifarbeiten mit **Kühlwasser** werden nicht nur die umliegenden Gegenstände verunreinigt, sondern es kommt bei dem behandelnden Zahnarzt und der Helferin auch zu einer Inhalation der kleinsten, lungengängigen Aerosoltröpfchen. Bei Arbeiten mit der Turbine sind, besonders bei der Behandlung von Risikopatienten (z. B. Hepatitis B), folgende Punkte zu beachten.

1. Mund- und Nasenschutz: Die kleinsten, durch die Druckwirkung des Wasserstrahls und die Rotation des Bohrers hochbeschleunigten Wassertröpfchen können über den Mund und Rachenraum in die Lunge gelangen. Zur Verhinderung einer Infektion sollte bei jeder Benutzung der Turbine ein Mundschutz getragen werden. Die Gesichtsmaske ist nach jedem Patienten zu wechseln.
2. Brille: Einerseits dient die Brille als Schutz vor mechanischen Verletzungen der Augen, zum Beispiel durch Amalgamreste bei der Entfernung alter Füllungen. Andererseits gilt

auch das Auge als mögliche Eintrittspforte für Infektionen (Virus-Hepatitis).
3. Schutzkleidung: Die Schutzkleidung muß alle übrigen Kleidungsstücke bedecken. Besonders empfehlenswert sind langärmelige Kittel. Bei der Verwendung von Arbeitskleidung mit kurzem Ärmel sollte darauf geachtet werden, daß die Ärmel über dem Ellenbogen geschlossen sind. Stärker verunreinigte Kittel (Blut, Eiter) müssen sofort gewechselt werden. Ansonsten ist eine tägliche Erneuerung der Schutzkleidung aus hygienischer Sicht vertretbar.

Wie unsere Untersuchungen ergaben, ist in der Zahnarztpraxis aber nicht nur durch verunreinigte oder kontaminierte Instrumente oder Oberflächen eine Infektionsgefahr gegeben, sondern auch durch das Kühlwasser von Turbine und Winkelstück. Da bei zahnärztlichen Maßnahmen (z. B. Kronenpräparation) häufig die Integrität der Schleimhaut durchbrochen wird, wäre eine Infektion durch verunreinigtes Kühlwasser sehr leicht möglich. Wie schon KELSTRUP (11) und MC ENTEGART/CLARK (12) in ihren Untersuchungen festgestellt haben, kommt es im zahnärztlichen Bereich bei in der Behandlungseinheit stillstehendem Wasser sehr leicht zu Bakterienvermehrung. Diese Publikationen bestätigen unsere Untersuchungen, wonach die morgens vor Behandlungsbeginn entnommenen Proben einen bis zu 4000fach höheren Keimgehalt hatten als Wasserproben, die nach einer zweiminütigen Durchlaufzeit der zahnärztlichen Behandlungseinheit entnommen wurden. Bei der Ermittlung der Gesamtkeimzahl im Brauchwasser fiel ein Zusammenhang zwischen der Patientenzahl und dem Keimgehalt des Wassers auf. Vor Behandlungsbeginn oder nach langen Behandlungspausen enthielt das Wasser wesentlich mehr Keime. Nach einer Durchlaufzeit von nur einer Minute nahm der Keimgehalt um 81,8% und nach einer Durchlaufzeit von zwei Minuten gar um 99% ab. Die starke Kontaminationsanfälligkeit des Kühlwassers dürfte wohl ihre Ursache in der in den meisten Turbinen integrierten Rücksaugtechnik haben, die zwar ein Nachtropfen verhindert, aber gleichzeitig Mikroorganismen in den Verbindungsschlauch saugt. Um eine weitere Übertragung von Krankheitserregern auf andere Patienten zu verhindern, sollte die Turbine vor Behandlungsbeginn kurz über dem Speibecken angeschaltet werden. Das bakteriell verunreinigte Wasser kann auf diese Art gefahrlos abfließen (s. Kapitel Prucha, Tilkes, S. 155).

Eine Verschleppung von Mikroorganismen aus der Zahnarztpraxis in das zahntechnische Laboratorium ist über den Umweg des Abdruckmaterials möglich. Als Forderung hieraus ergibt sich, daß alle *Abdruckmassen,* die zur zahntechnischen Weiterverarbeitung verschickt werden, vorher in ein Desinfektionsbad gelegt werden müssen. Wichtig ist, daß die Desinfektionsflüssigkeit gegen Tuberkelbakterien und Hepatitisviren wirksam ist.

Zum Schluß soll noch kurz auf das Problem der Resistenz von Mikroorganismen eingegangen werden. In zahlreichen Publikationen wird auf die Gefahr von Hospitalismuskeimen auch in der Zahnarztpraxis hingewiesen. KANZ (13) spricht von einer „durch Antibiotika bewirkte Störung des Gleichgewichts der als Abwehrorgan fungierenden Mundflora" und SPORKENBACH (14) erwähnt, daß gramnegative Stäbchen aufgrund erhöhter Antibiotikagabe die Lücke unter den grampositiven Keimen ausfüllen (Interferenz). Zwar ist die Resistenzsituation in Zahnarztpraxen (15) und Allgemeinarztpraxen (16) nicht so stark ausgeprägt wie im Bereich der Krankenhäuser (17, 18, 19, 20), dennoch sollte das Hospitalismusproblem auch in der ambulanten Therapie beachtet werden. Als Forderung hieraus ergibt sich eine strenge Indikation für die Verschreibung von Antibiotika.

Die genannten Punkte zur Verbesserung der Hygiene in der Zahnarztpraxis stellen eine Minimalforderung dar, die auch in einer stark frequentierten Praxis durchführbar sind und im übrigen nicht im Gegensatz zur Wirtschaftlichkeit und Effizienz stehen. Der Schutz von Behandler, Personal und Patient kann nur durch einwandfreie Hygienemaßnahmen sichergestellt werden und ist auch nicht zuletzt aus forensischer Sicht von entscheidender Bedeutung.

Literatur

1. Ecker R (1982) Hygiene in der Zahnarztpraxis. Diss. (med dent.), Gießen
2. Kanz E (1964) Abklatschuntersuchungen über Keimverbreitung. Medizinal-markt 12: 98–99
3. Schönberger A, Werner HP (1969) Probleme der Händedesinfektion in der stomatologischen Praxis. Dtsch. Stomat. 19: 842, 848
4. Deutsche Gesellschaft für Hygiene und Mikrobiologie (1974) IV. Liste der nach den Richtlinien

für die Prüfung chemischer Desinfektionsmittel auf bakterizide Eigenschaften geprüften und von der deutschen Gesellschaft für Hygiene und Mikrobiologie als wirksam befundenen Desinfektionsmittel. Das öffentliche Gesundheitswesen 36: 209–234
5. Deutsche Gesellschaft für Hygiene und Mikrobiologie (1979) V. Liste der nach den Richtlinien für die Prüfung chemischer Desinfektionsmittel geprüften und von der deutschen Gesellschaft für Hygiene und Mikrobiologie als wirksam befundenen Desinfektionsverfahren. Hygiene und Medizin 4: 84–105
6. Görbing G (1963) Die Bedeutung des Handtuches als Keimüberträger. Diss. (med), Düsseldorf
7. Lammers T (1978) Grundzüge des zahnärztlichen Infektionsschutzes. Deutscher Zahnärztekalender
8. Bundesgesundheitsamt (1978) Liste der vom Bundesgesundheitsamt geprüften und anerkannten Desinfektionsmittel und Verfahren. Bundesgesundheitsblatt 21: 255–261
9. Bundesverband der Pharmazeutischen Industrie e. V. (1977) Desinfektionsmittelverzeichnis. Hygiene und Medizin 2: 77–88
10. Pokowitz W, Hofman H (März 1975) Probleme zahnärztlicher Lufthygiene. Quintessenz 3: 129–137
11. Kelstrup J, Funder-Nielsen TD, Theilade J Microbial aggregate contamination of water lines in dental equipment and its control. Acta Path. microbiol. Scand. Sect. B 85
12. Mc Entegart MG, Clark A (1973) Colonisation of dental Units by water bacteria. Brit. Dent. Journ. 134: 140–147
13. Kanz E (Dez. 1974) Erfordernisse moderner Desinfektion aus der Sicht des Hygienikers. Quintessenz 12: 99–103
14. Sporkenbach J, Eigner U (Dez. 1979) Verwendung von Desinfektionspräparaten im Ultraschallbad. Quintessenz 12 Ref. Nr. 6023: 111–118
15. Fuchs GH, Fuchs-Schmuck A (1977) Antimikrobielles Regime und zahnärztliche funktionelle Behandlungseinheit aus der Sicht des infektiösen Hospitalismus. Zahn-, Mund- und Kieferheilkunde 65: 642–653
16. Gieler U (1979) Hygiene in der Allgemeinarztpraxis. Diss. (med.), Giessen
17. Alexander M (1978) Erregerwandel und seine Bedeutung im Krankenhaus. Zbl. Bakt. Hyg., I. Abt. Orig. B 168: 18–36
18. Gröschel D (1968) Erfahrungen mit der Kontrolle und Verhütung des Hospitalismus in einem amerikanischen Universitätskrankenhaus. Gynäkologische Rundschau 5: 1
19. Hehn A von, Gundermann KD (1974) Veränderung der Körperflora bei Krankenhauspatienten. Zbl. Bakt. Hyg. I. Abt. Orig. A 228: 7–10
20. Schöberl KW Resistenzsituation von Umgebungskeimen in Krankenhäusern. Vortragstext der Arbeitstagung der Deutschen Gesellschaft für Hygiene und Mikrobiologie am 2./3. Okt. 1978 in Mainz

Wasserversorgung der zahnärztlichen Behandlungseinheit

J. PRUCHA und F. TILKES

Das Wasser, das zur zahnärztlichen Behandlung des Patienten benötigt wird, soll mindestens die Qualität von Trinkwasser aufweisen. Besser wäre jedoch völlig keimfreies Wasser, da bei nahezu allen zahnärztlichen Behandlungen **Mikroläsionen der Mundschleimhaut** möglich sind und somit eine Infektion durch Kühlwasser und -luft nicht ausgeschlossen werden kann.

Weiterhin werden vom Patienten bei jeder Behandlung einige ml Wasser mit dem Speichel verschluckt, so daß hier unter Umständen eine weitere Infektionsgefahr gegeben ist.

Bei der zahnärztlichen Behandlung ist außerdem eine Kontamination über die Raumluft, verursacht insbesondere durch den Sprühnebel bei hochtourigem Bohren und Schleifen, möglich (Abb. 1). Davon können neben den behandelnden Personen und den nächsten Patienten auch das Inventar der Praxis, Ablageflächen und bereitliegendes Instrumentarium betroffen sein. Mangelhafte Desinfektion und Sterilisation der Turbinen, Hand- und Winkelstücke sowie der Absaugeinrichtung und der Munddusche bieten eine weitere Übertragungsmöglichkeit der Keime von Patient zu Patient sowie Zahnarzt.

Unsere eigenen sowie in der Literatur beschriebene Überprüfungen der mikrobiologischen Wasserqualität bei der Dental-Einheit zeigen, daß besonders morgens vor Arbeitsbeginn der *Turbinenspray* sowie das Wasser der

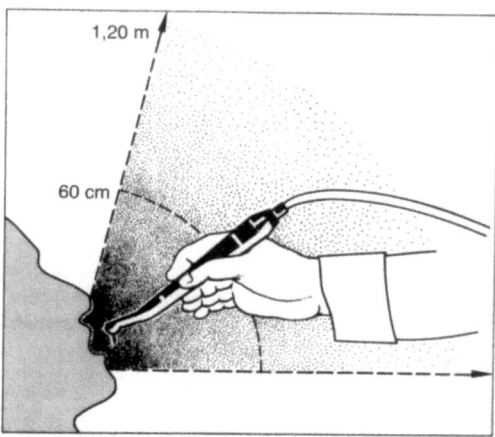

Abb. 1. Bakterienhaltiger Sprühkegel (Aerosol) bei hochtourigem Bohren und Schleifen. Aus BÖSSMANN K, HEINENBERG BJ (1984) Zahnärztl. Hygiene. Quintessenz Verlags GmbH

Munddusche sehr hoch mikrobiologisch kontaminiert sind. Die Koloniezahl kann bei Verwendung eines nicht desinfizierten Wassers bis zu mehreren 10000/ml ansteigen. Nach 1–2 Stunden der Behandlungszeit fällt die Koloniezahl wieder ab. In der Mittagspause findet wieder ein Anstieg der Verkeimung statt. Die Quelle der mikrobiellen Kontamination ist in erster Linie in der Wasserversorgung der zahnärztlichen Behandlungseinheit zu suchen. Ein hygienisches Problem stellen die nicht seltenen Kontaminationen der Wasserschläuche dar, mit denen Turbinen, Winkelstück, Winkelmotor und Munddusche mit der Einheit verbunden sind. Die Keime, die durch nichtsterilisiertes Wasser oder unsterile Vorratsbehälter in das Gerät gebracht werden, können sich dort im stagnierenden Wasser vermehren. Sie können sich auch in der Turbine ansiedeln.

In das Behandlungsgerät können Mikroorganismen jedoch durch die Wirkung der Rücksaugventile, auch von der Patientenseite her, eindringen.

Die mikrobiologischen Überprüfungen zeigen, daß es sich bei der Verkeimung der Wasserwege in der zahnärztlichen Behandlungseinheit überwiegend um *Pseudomonas aeruginosa* und Pseudomonaden der Fluorescenz-Gruppe handelt; weiterhin wurden auch *Alcaligenes faecalis*, Flavobakterien und *E. coli* nachgewiesen. Die verschiedenen Kunststoffleitungen und Verbindungen innerhalb der zahnärztlichen Behandlungseinheit begünstigen bekannter-

weise das Wachstum von *Pseudomonas aeruginosa*, dessen pathogene Wirkung hinreichend bekannt ist.

Alcaligenes faecalis und *E. coli* gelten aus dem Blickwinkel der klassischen Mikrobiologie als apathogene Opportunisten. Bei Patienten jedoch, deren Immunabwehr geschwächt ist (lokal, allgemein), müssen sie als potentieller Krankheitserreger angesehen werden.

Diese kurzen Ausführungen zeigen, daß die im Turbinenspray etc. vorkommenden Keime Krankheitserreger sein können. Verschiedene Angaben in der Literatur bestätigen, daß bei Verwendung eines nichtdesinfizierten Wassers mit überraschend hohen Keimzahlen im Spray des Turbinenwassers zu rechnen ist.

Eine Senkung der Koloniezahlen auf Werte, die im Bereich der gesetzlich erlaubten Trinkwasserbelastung liegen (weniger als 100 Kolonien/ml) ist nur durch Desinfektion des Wassers möglich. Einfaches Ablaufenlassen des Wassers vor der zahnärztlichen Behandlung führt zwar zu einer Keimverminderung, es werden jedoch nie die Werte des zufließenden Leitungswassers erreicht. Eine einmalige Sanierung der Geräte durch chemische Desinfektionsmittel oder Wasserdampf kann keinen dauerhaften desinfizierenden Effekt haben, weil immer wieder Keime aus dem Wasser oder von der Patientenseite nachgeliefert werden. Ein Erfolg ist nur dann zu erwarten, wenn das Wasser der gesamten Behandlungseinheit kontinuierlich desinfiziert wird.

Als **Wirkstoffgruppen** bieten sich an (unter Berücksichtigung der Toxizität)
1. Chlorabspalter,
2. Sauerstoffabspalter,
3. Chlorhexidindigluconat und
4. Silber.

Die Vermehrung der Bakterien in der zahnärztlichen Behandlungseinheit wird durch folgende Kriterien begünstigt:
- lange Verweildauer d. Wassers im Gerät,
- Erwärmung des Wassers,
- Schläuche und sonstige wasserführende Bauelemente aus Kunststoff,
- Querschnittveränderungen der Wasserwege im Gerät, in denen das Wasser nur langsam ausgetauscht wird,
- Hohlräume, in denen eine ungestörte Vermehrung der Keime stattfinden kann.

Keine der genannten Gruppen hat sich aber bisher als alleiniger Wirkstoff bewährt und durch herausragende Ergebnisse ausgezeichnet.

Die Wirkung der *Chlorabspalter* wird durch die Anwesenheit von Eiweiß gehemmt, einige *Sauerstoffabspalter* verfügen nur über eine kurzfristige Wirkung bzw. bewirken Korrosion, *Chlorhexidindigluconat* hat in niedrigen Konzentrationen einen schwachen bakteriziden Effekt gegenüber gramnegativen Bakterien und der oligodynamische Effekt des *Silbers* wird einerseits durch Eiweiß teilweise aufgezehrt, andererseits ist dessen Wirkungsgeschwindigkeit langsam. Auch die Kombination aus Chlorabspaltern und Silber stellt noch keine „Idealmixtur" dar.

Grundsätzlich ist jedoch durch den Einbau einer *Desinfektionsmittel-Dosieranlage* eine merkliche Verbesserung möglich. Dabei sollte bei einer bereits längere Zeit installierten Behandlungseinrichtung zur Sanierung zuerst in hoher Konzentration und später, während des Betriebes, in einer niedrigen Konzentration gearbeitet werden (entsprechend den Herstellerangaben).

Für den klinischen Bereich bietet sich z.B. eine ständige *Nachchlorung des Wassers* mit 0,3 mg Cl_2/l durch eine lokale Chlordosieranlage an. Verschiedene Überprüfungen haben gezeigt, daß durch eine Nachchlorung des Wassers eine mikrobiologisch einwandfreie Turbinenkühlung möglich ist, insbesondere dann, wenn die Chlorung bereits ab Inbetriebnahme der Klinik eingesetzt wird. Die in dieser Konzentration angewandte Chlormenge führt nicht zu einer Belästigung von Patient und Arzt. Die Nachchlorung des Wassers für die Einzelpraxis ist wegen des Aufwandes kaum durchführbar. Für diese besteht die Möglichkeit, das Wasser mit Silber-, Chlorhexidinhaltigen Präparaten sowie mit Kombinationen von Silber- und Chlorabspaltenden und Silber- und Sauerstoffabspaltenden Präparaten zu sanieren bzw. vor Kontamination zu schützen.

Bei der Zudosierung von Desinfektionsmittelwirkstoffen müssen die Grenzwerte für Trinkwasser (max. 0,1 mg Silber/Liter) unterschritten werden.

Die Anlagen können auch an vorhandenen Dental-Geräten nachgerüstet werden. Dazu ist es sinnvoll, die Wasserwege, bei denen eine Desinfektion nicht notwendig ist, über eine se-

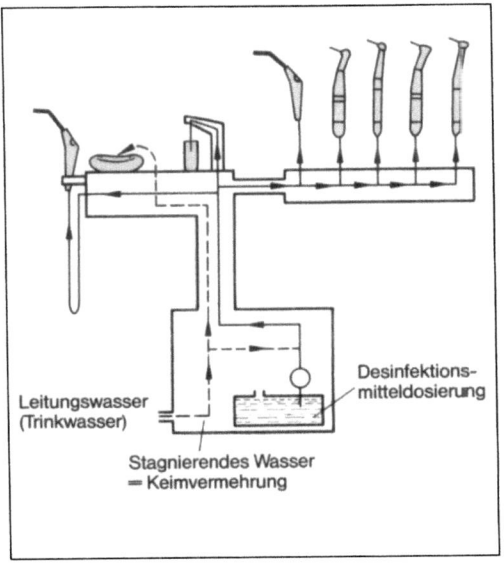

Abb. 2. Wege der Kontamination in einer zahnärztlichen Behandlungseinheit. —— desinfiziertes Wasser; - - - Leitungswasser (Trinkwasser)

parate Zuleitung mit Netzwasser zu versorgen (Abb. 2).

Bei ständiger Benutzung des Dentalgerätes werden je nach Zustand der Einheiten erst nach längerer Anlaufzeit Keimzahlen unter 100/ml erreicht. Größere Pausen in dieser Zeit sollten dabei vermieden werden. Danach bleibt dieser Zustand normalerweise erhalten; nach Pausen, z.B. am Wochenende, können die Keimzahlen wieder etwas ansteigen, sie fallen jedoch bald wieder ab.

Die Desinfektionsanlage wird am Geräteeingang an die Wasserversorgung installiert. Mit der Anwendung eines solchen Gerätes ist das Risiko einer Infektion, sowohl für den Patienten als auch für den Zahnarzt, deutlich verringert. Wünschenswert wäre es allerdings, den relativ langdauernden Sanierungsprozeß zu beschleunigen.

Der Einsatz thermischer Desinfektionsverfahren hat sich bisher nicht zufriedenstellend ein- bzw. durchsetzen können.

Zur Überwachung des Sanierungserfolges sind mikrobiologische Kontrolluntersuchungen in jedem Fall zu empfehlen. Diese sollten nach erfolgreicher Sanierung mindestens alle 3–6 Monate wiederholt werden und sich auf alle Wasserzapfstellen ausdehnen.

C. Risikobereiche

Operativer Bereich

K. SCHWEMMLE

Historische Vorbemerkungen

Die Behandlung von Wunden und damit auch die von Wundinfektionen ist so alt wie die Menschheit selbst. Der „Wundbrand" wurde als unabwendbar und notwendig für die Wundheilung angesehen. Noch in den Kriegen des 19. Jahrhunderts starben an lokalen und allgemeinen Infekten mehr Soldaten als an unmittelbaren kriegerischen Auseinandersetzungen.

An die Möglichkeit, daß Infektionen durch eine übertragbare Substanz ausgelöst sein könnte, dachte man allerdings schon mehrere Jahrtausende vorher. Im Jahre 1546 erschien ein Buch „De Contagione" von Gerolamo Fracastoro, in dem bereits eine moderne Infektionstheorie aufgestellt wurde. Der Autor dachte an die Reproduktion eines kolloidalen Systems. 1658 beschrieb Athanasius Kircher bei Pestkranken „Würmer", die man mit bloßem Auge nicht erkennen konnte. Er benutzte bereits ein Mikroskop. Da es aber nur eine 32fache Vergrößerung zuließ, muß man heute annehmen, daß Kircher lediglich Rollen aus Erythrozyten, aber nicht den Erreger der Pest gesehen hatte. Pasteurella pestis ist bei dieser Vergrößerung noch nicht sichtbar.

Der entscheidende Fortschritt in der Verhütung von Infektionen gelang Semmelweis 1847 durch die Einführung der Asepsis. Semmelweis erkannte, daß durch peinliche Sauberkeit die Frequenz von Infektionen wesentlich verringert werden kann. Für die weitere Entwicklung der Chirurgie war diese damals neue Idee wahrscheinlich wichtiger als die Einführung der Narkose im Jahre 1844.

Zunächst jedoch verbreitete sich die durch Lister 1867 eingeführte Antisepsis: Besprühen von Flächen, Geräten, Instrumenten und Wundgebieten mit Karbol. In Deutschland ist die Einführung der modernen Methoden vor allem mit den Namen Volkmann und von Langenbeck verbunden. Allerdings setzte sich im deutschen Sprachraum die Antisepsis und Asepsis erst recht spät durch. Selbst der berühmte Wiener Chirurg Billroth war anfangs ein entschiedener Gegner dieser Maßnahmen.

Louis Pasteur in Frankreich und Robert Koch in Deutschland begründeten um die Jahrhundertwende die Bakteriologie und schufen damit die wissenschaftlichen Grundlagen für die zunächst empirisch gewonnenen Erkenntnisse der Infektionsübertragung. Etwa um die gleiche Zeit, in den 90er Jahren des 19. Jahrhunderts, erfand Halsted den Gummihandschuh und Mikulicz führte die Gesichtsmaske aus Gaze ein. Man verwendete damals bereits Jodlösungen zur Hautdesinfektion.

Auch in unserer Gegenwart hat die Verhütung von Infektionen eine unverändert große Bedeutung, weil wir wissen, daß viele Infektionen durch die Behandlung im Krankenhaus übertragen werden (nosokomiale Infektionen). Nach operativen Eingriffen muß man in bis zu 10% mit Wundinfektionen rechnen. ⅓ aller Todesfälle nach Operationen sind mittelbare oder unmittelbare Folge einer Infektion. Die Letalität der diffusen Peritonitis hat sich trotz der modernen Antibiotikabehandlung in den letzten 50 Jahren kaum verändert. In der Kinderchirurgie werden Todesfälle überwiegend durch infektiöse Komplikationen verursacht. Wahrscheinlich könnte man die Hälfte der Krankenhausinfektionen durch entsprechende Maßnahmen verhindern. Dies unterstreicht die Notwendigkeit, das Hygienebewußtsein zu fördern und die Aufgeschlossenheit für Maßnahmen der Krankenhaushygiene bei allen Ärzten, Schwestern, Pflegern, Assistenzberufen und

Tabelle 1. Die Entstehung einer Infektion ist Erreger-abhängig

Virulenz der Erreger
Anzahl der inokulierten Keime
Typ des Erregers

Hilfspersonal zu verbessern. Man schätzt, daß die Liegezeit im Krankenhaus durch eine nosokomiale Infektion durchschnittlich um 7 Tage verlängert wird. Ließe sich die Infektionsfrequenz nur um 1% senken, könnte man mit den eingesparten Kosten eine Hygienefachschwester auf 300 Krankenhausbetten und einen ärztlichen Krankenhaushygieniker pro 800 Betten finanzieren.

Ursachen einer Infektion

Ob eine Infektion manifest wird, hängt im wesentlichen von zwei Faktoren ab, einmal von den Infektionserregern und zum anderen von der Abwehrlage des betreffenden Patienten.

Infektionserreger

Eine wesentliche Rolle spielen die Virulenz der Erreger, die Anzahl der inokulierten Keime und ihr Typ (Tab. 1). Gerade bei Krankenhausinfektionen muß man mit einer hohen Virulenz rechnen, da die Infektion überwiegend von Mensch zu Mensch erfolgt. Bei einer Störung des Abwehrsystems des Organismus genügen bereits geringe Keimzahlen (Abb. 1), während ein gesundes Abwehrsystem nur von einer wesentlich größeren Anzahl von Infektionserregern überwunden werden kann.

Der Erregertyp läßt sich manchmal von den klinischen Symptomen ableiten. Viele Eitererreger werden über ihre Ektotoxine wirksam. Andere, z. B. Escherichia coli sind als Endotoxinbildner vor allem für septische Krankheitsbilder verantwortlich. Anaerobier verursachen abszedierende, sehr rasch fortschreitende und gasbildende Infektionen. Oft handelt es sich um Mischinfektionen mit mehreren Erregertypen.

Infektionsanfälligkeit

Lokale Faktoren

In einem eiweißreichen, schlecht durchbluteten Milieu finden Infektionserreger ideale Wachstumsbedingungen, da bei einer schlechten Durchblutung humorale und zelluläre Abwehrsysteme nicht oder nicht ausreichend wirksam werden können. Es ist daher nicht verwunderlich, wenn sich taschenreiche Wunden mit Sekretstau, mit Nekrosen, Gewebsfetzen und gequetschten Wundrändern besonders leicht infizieren. Dies hat schon vor über 100 Jahren Friedrich erkannt, als er seine Regeln für die Versorgung frischer Wunden aufstellte: Ausschneidung der Wundränder und des Wundgrundes, bis normales, gut durchblutetes Gewebe erreicht wird. Beim anschließenden Wundverschluß müssen Taschenbildungen vermieden und die Wunde drainiert werden, am besten mit einer Unterdruckdrainage, damit Sekret und evtl. auch Blut abfließen können. Mehr als 8 Stunden alte Wunden dürfen allerdings nicht mehr primär verschlossen werden, da dann mit einer Invasion von Keimen auch in tiefere Gewebsschichten zu rechnen ist. Das gleiche gilt generell für *Biß- und Berufsverletzungen* bei Metzgern, Pathologen, Chirurgen und Krankenhauspersonal. Diese Wunden müssen offen und einer sekundären Wundheilung überlassen bleiben. Allenfalls ist eine primär verzögerte Naht erlaubt.

Fremdkörper erleichtern das Angehen einer Infektion. Dies gilt nicht nur für Fremdkörper, die durch einen Unfall in die Wunde gelangt sind und selbstverständlich entfernt werden müssen, wie Erde, kleine Steine, Glas-, Metall-

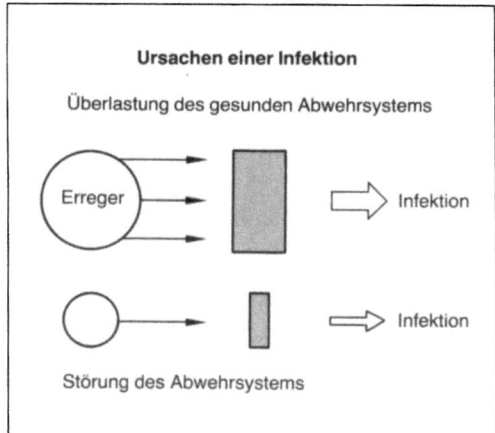

Abb. 1

oder Holzsplitter, sondern auch für operativ eingebrachtes Fremdmaterial: Endoprothesen, Kunststoffnetze, Gefäßprothesen, Herzklappen und Nahtmaterial.

Bei *Operationswunden* kann der Operateur durch entsprechende chirurgische Technik dazu beitragen, das Infektionsrisiko zu mindern. Dazu gehört ein atraumatisches Vorgehen, um den Gewebeschaden auf das unbedingt Notwendige zu reduzieren, eine exakte Blutstillung, um Hämatome und Nachblutungen zu vermeiden, sowie das Unterlassen von Massenligaturen. Fäden dürfen nicht zu fest geknüpft werden, da sonst lokale Ischämien provoziert werden, die beste Voraussetzungen für eine Infektion schaffen. Wir verzichten selbst bei adipösen Kranken auf jegliche Naht des Unterhautfettgewebes, legen aber auf die Drainage des subkutanen Raumes großen Wert, um Serome zu vermeiden.

Allgemeine Faktoren

Allgemeine Faktoren, die das Abwehrsystem des Organismus beeinträchtigen und damit einer Infektion Tür und Tor öffnen, sind in Tabelle 2 zusammengefaßt. Zu den *primären Immundefekten* (Tab. 3) gehören Störungen der *humoralen* Immunität. Es werden keine oder zu wenig Antikörper gebildet, die eingedrungene Infektionserreger abtöten könnten. Eine Beeinträchtigung der *zellulären* Immunität stört die Phagozytose: Entweder haben die Leukozyten die Fähigkeit zur Phagozytose überhaupt verloren oder sie läuft zwar normal ab, die Krankheitserreger können jedoch innerhalb der Zelle nicht mehr abgetötet werden.

Ein Immundefekt, der bereits auf den Vorstufen der immunkompetenten Zellen den sogenannten Stammzellen, wirksam wird, führt zu einem Versagen der zellulären *und* humoralen Immunität. Eine Abwehrschwäche durch *sekundäre Immundefekte* (Tab. 4), kann durch eine Zytostatikabehandlung, durch Röntgen-

Tabelle 2. Allgemeine Faktoren, die das Angehen einer Infektion begünstigen

primäre Immundefekte
sekundäre Immundefekte
extreme Altersgruppen (Neugeborene, Greise)
Durchblutungsstörungen (Arteriosklerose)
Stoffwechselstörungen (Diabetes, Niereninsuffizienz)
Anaemie

Tabelle 3. Primäre Immundefekte

Störung der humoralen Immunität (Antikörpermangel-Syndrom)
Störungen der zellulären Immunität (Thymusdysplasie)
Stammzellen-Immundefekt (T- und B-Lymphozytendefekt)

Tabelle 4. Sekundäre Immundefekte

Immunsuppressive Therapie (Zytostatika, Bestrahlung, Splenektomie, Kortikoidbehandlung)
maligne Erkrankungen
sekundäres Antikörpermangelsyndrom (bei Systemerkrankungen: Leukämie, Lymphome, Plasmozytom)
Eiweißverlust, dadurch auch Antikörperverlust (Nierenerkrankungen, Verbrennungen, große Operationen)

bestrahlung oder durch eine Splenektomie verursacht werden, aber auch durch bösartige Erkrankungen (fortgeschrittene Karzinome, Leukämie und andere Systemerkrankungen). Bei einem ausgeprägten *Eiweißverlust,* wie er bei Nierenerkrankungen, bei großflächigen Verbrennungen, einer Peritonitis oder auch nach großen chirurgischen Eingriffen vorkommt, kann ebenfalls ein Antikörpermangelsyndrom provoziert werden.

Extreme Altersgruppen sind besonders infektionsgefährdet. Bei Neugeborenen ist das Immunsystem noch nicht ausgereift, bei alten Menschen laufen Immunantwort und Wundheilung verzögert ab. Die geriatrische Chirurgie spielt eine zunehmend größere Rolle, da wegen der Verlängerung der durchschnittlichen Lebenserwartung immer mehr alte Menschen operiert werden müssen. An der Gießener Klinik waren 3414 von 12228 Patienten (22%), die sich zwischen 1969 und 1978 einer Bauchoperation unterziehen mußten, 60 Jahre und älter. Unter den Patienten mit einer bösartigen Erkrankung des Gastrointestinaltrakts ist der Anteil der über 60jährigen sogar 34%. Die Zahl der Eingriffe an Gallenblase und Gallenwegen hat sich in der Gießener Klinik Anfang der 70er Jahre gegenüber dem letzten Vorkriegsjahrzehnt verzehnfacht!

Durchblutungsstörungen, die das Abwehrpotential des Organismus ebenfalls mindern, sind in einer Zeit immer mehr zunehmender Kreis-

Tabelle 5. Infektionsübertragung durch

Patienten selbst
Personal
Diagnostik und Therapie
pflegerische Maßnahmen
Operation

lauferkrankungen häufig. Unter den *Stoffwechselstörungen* ist vor allem die Zuckerkrankheit zu nennen. Es ist seit langem bekannt, daß bei Diabetikern Wunden besonders schlecht heilen und eitrige Infektionen (Nackenkarbunkel!) häufiger vorkommen. Auch bei *adipösen* und bei *unterernährten Menschen* steigt die Frequenz von Wundinfektionen an.

Übertragungswege einer Infektion

Die für eine Wundinfektion verantwortlichen Erreger stammen entweder von dem Patienten selbst oder es erfolgte eine Kontamination auf der Krankenstation bzw. im Operationssaal (Tab. 5).

Von außen eingeschleppte Infektion

Wenn man die Häufigkeit postoperativer Infektionen auf den Operationstag bezieht, wie wir dies bei 1050 Eingriffen einer allgemeinchirurgischen Station getan haben (Abb. 2), fällt die erhöhte Infektionsfrequenz am Aufnahmetag auf, die sich durch den hohen Anteil an Notfalleingriffen erklärt, z. B. bei Patienten mit

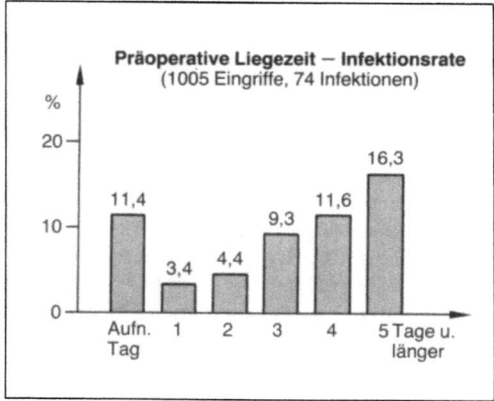

Abb. 2. Abhängigkeit der postoperativen Infektionsrate von der praeoperativen Liegezeit

Magenperforationen, Dickdarmdivertikulitis, Appendizitis mit häufig bereits manifester Peritonitis. In die gleiche Kategorie gehören Verletzte mit offenen Frakturen und größeren Wunden sowie Kranke, die bereits mit einer manifesten Infektion in die Klinik kommen (Abszeß). Über die unverletzte Haut, mit der Kleidung oder mit persönlichen Gegenständen der Patienten (Radio, Fernseher, Bücher, Waschutensilien usw.) werden dagegen kaum pathogene Keime eingeschleppt. Das gleiche gilt für Besucher.

Infektionsmöglichkeit auf Station

Die in Abbildung 2 ablesbare direkte Abhängigkeit der Anzahl der postoperativen Infektionen von der präoperativen Liegezeit läßt sich nur mit einer Übertragung der Keime in der Klinik erklären. Durch Behandlung, Betreuung und Pflege der Patienten werden offenbar Infektionserreger weitergetragen, wobei wahrscheinlich Pflegepersonal und Ärzte gleichermaßen beteiligt sind, während ein direkter Kontakt zwischen den Patienten eine geringere Rolle spielt.

Infektionen im Operationstrakt (Tab. 6)

In einer gut geführten Operationsabteilung ist eine Infektion durch das Instrumentarium ausgeschlossen, durch das Operationsteam selten, aber möglich. Eine Kontamination der Operationswunde über die Raumluft und in ihr enthaltene Schwebstoffe spielt bei einer gut funktionierenden Klimaanlage sicher ebenfalls eine untergeordnete Rolle. Viel häufiger gelangen die Keime durch den Hautschnitt von der Körperoberfläche in die Wunde oder die Infektion erfolgt nach Eröffnung von Hohlorganen. Man unterscheidet bei den operativen Eingriffen aseptische, bedingt aseptische, kon-

Tabelle 6. Infektionsmöglichkeiten im Operationssaal

Raumluft
Operationsteam
Instrumente und Geräte
Hautoberfläche
Eröffnung von Hohlorganen oder infizierten
  Gebieten

Tabelle 7

Saubere Wunden: Aseptische Operationen (Strumaresektion, kardiovaskuläre Eingriffe, orthopädische Operationen, Osteosynthese geschlossener Frakturen)
Bedingt aseptische Wunden (Cholezystektomie, Verletzungen, Fehler der Asepsis)
Kontaminierte Wunden (Eröffnung von Hohlorganen: Magen, Dünndarm, Dickdarm, Lungenresektionen)
Infizierte Wunden (Eingriffe bei Peritonitis, Eröffnung von Abszessen, Empyemen usw., Berufsverletzungen, Bißwunden)

taminierte und infizierte Wunden (Tab. 7) mit sehr unterschiedlichem Infektionsrisiko.

Infektionsprophylaxe auf Station

In keinem anderen Bereich ist die Beachtung hygienischer Regeln so wichtig wie auf den Krankenstationen. Der Zusammenhang zwischen Liegezeit und Infektionsfrequenz läßt sich nur mit einer Übertragung der Keime in der Klinik erklären. Der Kranke selbst bringt in der Regel keine oder wenig pathogene Keime in die Klinik mit. Während des Krankenhausaufenthaltes hat er jedoch vielfachen Kontakt mit Ärzten, Pflegepersonal, Besuchern usw. Er wird gepflegt, untersucht und behandelt. Dabei ergibt sich eine vielfältige Möglichkeit der Keimverschleppung.

Allgemeine Maßnahmen

Oberstes Prinzip sollte absolute Sauberkeit sein. Dazu gehört auch die persönliche Hygiene, wie tägliches Duschen und täglicher Wechsel der Unterwäsche. Soziale Kontakte, wie z. B. Händeschütteln, müssen auf das Notwendigste begrenzt bleiben, auch wenn darunter manchmal die Höflichkeit leidet. Gemeinschaftshandtücher und Gemeinschaftsseifen haben auf Krankenstationen nichts zu suchen.

Es dürfen ausschließlich Wandspender mit hautschonender Waschlotion und Einmalhandtücher verwendet werden. Die Schutzkleidung muß häufig, am besten jeden Tag gewechselt werden. Die nach jedem Kontakt mit Patienten notwendige hygienische Händedesinfektion läßt sich nur verwirklichen, wenn *ausnahmslos* in jedem Krankenzimmer ein mit alkoholischer Desinfektionslösung gefüllter Wandspender zur Verfügung steht.

Patienten mit bereits bestehenden Infektionen, z. B. offenen Wunden oder Abszessen, dürfen nur mit Einmalhandschuhen betreut werden. Dies bezieht sich keinesfalls nur auf Verbandswechsel, sondern auf alle pflegerischen Maßnahmen. Eine Trennung dieser von anderen Kranken verringert die Möglichkeit einer Übertragung von Infektionserregern. Es kommt vor allem darauf an, daß Patienten *vor* einem operativen Eingriff nicht in einem Zimmer liegen dürfen, in dem sich Patienten mit infizierten Wunden aufhalten. *Nach* einem operativen Eingriff ist eine Infektion von außen nicht mehr möglich. Eine primär verschlossene Wunde stellt eine Barriere dar, die von den Keimen nicht überwunden werden kann. Wenn sich später subkutane Abszesse oder andere entzündliche Komplikationen entwickeln, erfolgte die Kontamination bereits während des Eingriffes.

Pflegepersonen, die selbst an Infektionen der Haut wie Panaritien oder Furunkeln leiden, dürfen bis zu deren Abheilung allenfalls Aufsicht führen und Unterricht geben, aber keinesfalls selbst Patienten pflegen.

Reine und unreine Wäsche müssen strikt getrennt werden. Das früher übliche Sortieren gebrauchter Wäsche ist vom hygienischen Standpunkt aus ein Nonsens. Unreine Wäsche gehört sofort in dafür geeignete und entsprechend gekennzeichnete Säcke, die mindestens einmal am Tag in die Wäscherei gebracht werden müssen.

Behälter mit Wasser sind besonders gefährlich. Sie enthalten häufig Naßkeime, besonders Pseudomonaden in Reinkultur. Aquarien und Hydrokulturen verschönern allenfalls die Eingangshalle des Krankenhauses. Auf Stationen haben sie nichts verloren. Vasen dürfen nicht nur gereinigt, sondern sie müssen nach Gebrauch sterilisiert, zumindest desinfiziert werden. Bakterienreservoirs sind auch die Behälter von Saugungen und Ultraschallverneblern. Sie müssen daher ebenso regelmäßig desinfiziert werden wie Waschbecken, Badewannen und Toiletten. Bettlägerige Patienten benötigen eine eigene sterilisierbare Waschschüssel.

Verband und Verbandwechsel

Da primär versorgte Wunden und Operationsschnitte schon wenige Stunden nach dem Eingriff von außen nicht mehr infiziert werden können, verzichten wir bei Operationswunden auf herkömmliche Verbände und benützen lediglich einen der handelsüblichen Wundsprays, z.B. Nobecutan. Sie haben eine desinfizierende Wirkung und der dünne Plastikfilm über der Inzision erlaubt dem behandelnden Arzt die Wunden täglich zu kontrollieren und sich anbahnende infektiöse Komplikationen (z.B. subkutaner Abszeß) frühzeitig erkennen und entsprechend behandeln zu können.

Bei offenen und insbesondere bei infizierten Wunden dient der Verband dem *Schutz der Wunde,* der *Ableitung von Sekret* und der *Abdeckung.* Je nach Ausmaß der Sekretion muß der Verband ein- bis mehrmals am Tag gewechselt werden. Mit eitriger Flüssigkeit durchtränkte Verbände und Beschmutzung der Bettwäsche sind immer Ausdruck einer fehlerhaften Verbandstechnik. Die Verbandswechsel dürfen nur mit geschützter Hand durchgeführt werden, wobei es aber in aller Regel nicht erforderlich ist, sterilisierte Handschuhe zu verwenden. Es genügen die üblichen Einmalhandschuhe. Sie sind ohnehin nahezu steril, zumindest aber frei von pathogenen Keimen.

Pinzetten, Scheren und andere Instrumente, die zur Wundbehandlung benötigt werden, sollten einzeln eingeschweißt und sterilisiert sein. Trommeln und Metallkästen, aus denen Instrumente mit scheinbar sterilen Kornzangen entnommen werden, haben auf gut geführten Stationen nichts mehr zu suchen. Wenn die Behälter einmal geöffnet wurden, dürfen sie nicht mehr als steril gelten.

Katheter und Drainagen

Die Katheterisierung der Blase und die Drainage von Wunden erfolgt heute ausnahmslos mit Einmalmaterialien. Für die Harnableitung und für Drainagen vor allem der Brusthöhle, aber auch der Bauchhöhle z.B. nach Gallenblaseneingriffen (Robinsondrainage) sollten unbedingt geschlossene Drainagen verwendet werden, also Systeme, bei denen Drainagerohre und Auffangbeutel oder -flaschen eine Einheit bilden, die bis zur Entfernung der Drainagen nicht unterbrochen wird. Das Sekret oder der Urin kann aus den Sammelbehältern abgelassen und gemessen werden. An den Urinbeuteln muß ein entsprechender Mechanismus angebracht sein, der ein Zurücklaufen des Urins in den Verbindungsschlauch zum Drain verhindert.

Die Ein- bzw. Austrittsstellen durch die Haut bedürfen besonderer Sorgfalt. Sie werden mit sterilen Kompressen abgedeckt. Dennoch läßt sich eine aufsteigende Infektion entlang dem Katheter oder dem Drain auf Dauer nicht vermeiden. Aus diesem Grunde sollte das Fremdmaterial bis zum fünften postoperativen Tag möglichst entfernt werden. Bei länger liegenden zentralen Venenkathetern und bei Periduralkathetern zur Schmerzbehandlung hat es sich bewährt, die Eintrittsstelle großflächig mit Inzisionsfolie abzudecken. Dadurch wird der Katheter fixiert und die Möglichkeit einer Kontamination reduziert.

Das Katheterisieren der Harnblase ist besonders infektionsgefährdet. Ein hoher Anteil der nosokomialen, also im Krankenhaus übertragenen Infektionen betrifft das harnableitende System. Folge sind Zystitiden oder Zystopyelitiden. Es müssen daher zum Einführen des Katheters unbedingt sterile Handschuhe angezogen werden. Der ebenfalls sterile Einmalkatheter darf nicht durch Gegenstände oder durch die Haut des Patienten kontaminiert und die Mündung der Harnröhre muß sorgfältig desinfiziert werden. Die Verwendung steriler Einmal-Sets ist dringend anzuraten. Die scheinbar höheren Kosten werden durch eine geringere Infektionsfrequenz mehr aus ausgeglichen.

Vorbereitung des Patienten für die Operation

Die Vorbereitung auf einen geplanten operativen Eingriff beginnt bei gehfähigen Patienten mit einer *Reinigung des gesamten Körpers* unter der Dusche, möglichst nicht in einer Badewanne, da letztere trotz Desinfektion bakteriell verunreinigt sind. In der Regel schließt sich eine *Rasur des Operationsgebietes* an, wobei Einmalrasierer oder Rasiermaschinen mit desinfizierbaren Scherköpfen verwendet werden sollten. In letzter Zeit ist die Rasur ins Gerede gekommen, weil bisher nicht nachgewiesen werden konnte, daß dadurch die Zahl der postoperativen Infektionen reduziert wird. Im Gegenteil stellen die oft kaum sichtbaren Hautläsionen einen idealen Nährboden für Infektionserreger dar, die dann mit der chirurgischen Inzision in die Operationswunde verimpft werden. Die Vorteile des Rasierens sind in einem übersichtlicheren Hautareal und in einer besseren Haftung für die Inzisionsfolien zu sehen. Um die vermehrte Infektionsgefahr zu verhindern, sollte möglichst unmittelbar vor dem Eingriff rasiert werden. Wenn diese Forderung aus organisatorischen Gründen, z. B. wegen der notwendigen Vorbereitung mehrerer Patienten einer Krankenstation nicht möglich ist, empfiehlt es sich, nach der Rasur das betreffende Hautareal sorgfältig zu desinfizieren und steril abzudecken. Grundsätzlich sollte die Entfernung der Haare auf das unbedingt Notwendige beschränkt, also Kopf-, Achsel- und Schamhaare sowie ausgeprägte Körperbehaarung nur soweit entfernt werden, wie es für die Schnittführung erforderlich ist. Die Lanugo-Behaarung bedarf keiner Rasur.

Als Alternative bietet sich eine *Depilation* mit Enthaarungscremes an. Sie haben aber den Nachteil, daß sie nicht auf entzündlicher Haut verwendet werden können, daß manchmal Unverträglichkeitserscheinungen auftreten und daß ein relativ langer Zeitraum zwischen Anwendung und Ausfall der Haare verstreicht.

Bei abdominellen Eingriffen sollte am Abend vor der Operation der Dickdarm mit einem Einlauf entleert werden. Operationen am Kolon selbst erfordern eine optimale Reinigung: Entweder eine mindestens zweitägige Vorbereitung mit flüssiger Kost, Abführmitteln und Einläufen oder eine orthograde Darmspülung über eine Magensonde mit bis zu 15 l Flüssigkeit innerhalb von 24 Stunden. Die Gefahr einer Kontamination der Bauchhöhle nach Eröffnung des Dickdarmes kann dadurch wesentlich reduziert werden.

Infektionsprophylaxe in der Operationsabteilung

Naturgemäß werden im operativen Bereich die höchsten Ansprüche an Asepsis und Antisepsis gestellt. Durch *Schleusensysteme* muß dafür Sorge getragen werden, daß möglichst wenig Keime durch Personal und Patienten von anderen Krankenhausbereichen, insbesondere der Krankenstation, in den Operationstrakt eingeschleppt werden.

Patientenschleuse

In ihr werden die Patienten dem Operationspersonal übergeben. Stationspersonal, Bett und Bettwäsche bleiben außerhalb des Operationsbereiches. Um die Umlagerung zu erleichtern, haben sich maschinelle Hebebühnen bewährt. Sie erlauben außerdem eine noch bessere Trennung zwischen unreinem und aseptischem Bereich. Zweckmäßigerweise wird der Patient auf einer Platte gelagert, die nicht nur den Transport innerhalb der Operationsabteilung ermöglicht, sondern auch als Unterlage für den Patienten während der Operation dient. Man erspart damit ein zweites Umlagern.

Personalschleuse

Sie wirkt als aktive Luftschleuse und besteht im Prinzip aus 3 Räumen, die nur gerichtete Verkehrsströme quasi im Einbahnstraßensystem zulassen. Man kommt zunächst in einen unreinen Außenraum, in dem die Klinikkleidung bis auf die Unterwäsche ausgezogen und abgelegt wird. Eine Waschgelegenheit und Spender für die hygienische Händedesinfektion müssen vorhanden sein. Von diesem Raum aus erfolgt auch der Zugang zu Toiletten und Dusche. Von dem unreinen Außenraum gelangt man in den reinen Innenraum, in dem man die Operationskleidung und -schuhe anlegt und Kopfschutz und Mundtuch aufsetzt. Nach erneuter hygienischer Händedesinfektion erreicht man über eine Tür, die sich nur nach außen öffnen läßt, die Operationsabteilung. Will man sie wieder verlassen, gelangt man über eine ebenfalls nur in einer Richtung zu öffnende Tür in den unreinen Innenraum, in dem die Operationskleidung wieder ausgezogen und abgeworfen wird. Danach kommt man wieder in den unreinen Außenraum und zieht sich die private Kleidung an, gegebenenfalls nach einer Dusche. Ein Toilettenbesuch erfordert eine komplette Schleusung, d.h. nach dem Toilettenbesuch und dem Ablegen der Operationskleidung wird im reinen Innenraum eine neue Operationskleidung angelegt.

Versorgung und Entsorgung

Das Prinzip der Schleuse, also die strikte Trennung von „sauber" und „möglicherweise kontaminiert" gilt auch innerhalb der Operationsräume. Der Weg von sterilisierten Instrumenten, sauberer Operationswäsche und unbenutztem Material darf sich mit dem gebrauchter Instrumente und Wäsche und anderer zu entsorgender Gegenstände nicht kreuzen.

Raumluft

Unter den Infektionsmöglichkeiten spielt die Kontamination der Operationswunde über in der Luft schwebende oder an Staubteilchen haftende Keime quantitativ eine untergeordnete Rolle. Dennoch ist es ein typischer Infektionsweg und aus diesem Grunde kann auf die getrennte Klimatisierung von Operationsräumen nicht verzichtet werden. Es wird dadurch ein ständiger Luftaustausch mit Zufuhr bakterien- und staubfreier Luft gewährleistet. Zwischen dem Operationssaal und den Vorbereitungs- und Waschräumen besteht ein Überdruck, der eine gerichtete Luftströmung aus dem Operationsraum in die übrigen Räume ermöglicht. Wie bei jeder Klimaanlage kann sie allerdings nur funktionieren, wenn die Verbindungstüren geschlossen sind. Um möglichst wenig Staubteilchen aufzuwirbeln, sollte sich kein überflüssiges Personal im Operationssaal aufhalten. Dieser benötigt außerdem Ruhezeiten, in dem wieder optimale Raumluftverhältnisse hergestellt werden.

Um die lüftungstechnischen Voraussetzungen weiter zu verbessern, wurden Laminar Air Flow-Anlagen entwickelt, bei der sehr große Mengen reiner Luft von oben oder seitlich eingeblasen und auf die Gegenseite abgesaugt werden. Die laminäre Strömung läßt sich jedoch nur in einem relativ kleinen Bereich kontinuierlich aufrechterhalten, ganz abgesehen vom ständigen die Operationsmannschaft sehr störenden Luftzug. Zudem hat sich gezeigt, daß gut funktionierende Klimaanlagen dem Laminar Air Flow kaum unterlegen sind. Er hat daher in letzter Zeit auch wegen der hohen Betriebskosten an Bedeutung verloren.

Händedesinfektion

Die inzwischen historische Fürbringersche Händedesinfektion bestand in einer zehnminütigen Waschung mit Seife und Bürste und einer anschließenden Desinfektion mit 70%igem Äthylalkohol von fünf Minuten Dauer. Wir wissen inzwischen, daß mit Seife, auch mit sogenannten Arztseifen, sehr wohl Infektionserreger übertragen werden können. Außerdem erhöht die Verwendung der Bürste die Keimzahlen, weil sich infolge der mechanischen Reizung der Haut mit Hyperämie die in den Hautanhangsgebilden sitzenden Keime auf die Hautoberfläche ausbreiten. Schließlich werden mit nicht sterilisiertem 70%igem Alkohol Sporenbildner nicht abgetötet.

Heute werden zur chirurgischen Händedesinfektion von der Industrie konfektionierte PVP-Jod-Lösungen oder alkoholische Lösungen verwendet. Letztere enthalten vor allem sterilisierte Äthyl-, Propyl- und Isopropylalkohole sowie Zusatzstoffe für die Pflege und den Schutz der Haut. Um eine optimale Händedesinfektion zu gewährleisten, ist es unbedingt notwendig, daß die Anwendungsempfehlungen der Hersteller beachtet werden. In der Regel sind alkoholische Händedesinfektionsmittel Einreibemittel, d.h. sie dürfen keinesfalls mit Wasser verdünnt werden, sondern sie sollen auf die saubere und trockene Haut verteilt und eingerieben werden, als Minimum 2 × 3 Minuten mit jeweils mindestens 5 ml Lösung.

Bei der Desinfektion mit PVP-Jod (Polyvinyl-Pyrrolidon-Jod) muß die Lösung mit Wasser abgespült werden. Es ist dann darauf zu achten, daß Wasser vom unreinen Bereich (Ellenbogengelenk) nicht auf Unterarm und Hand zurückläuft (Abb. 3). Das Abtrocknen erfolgt

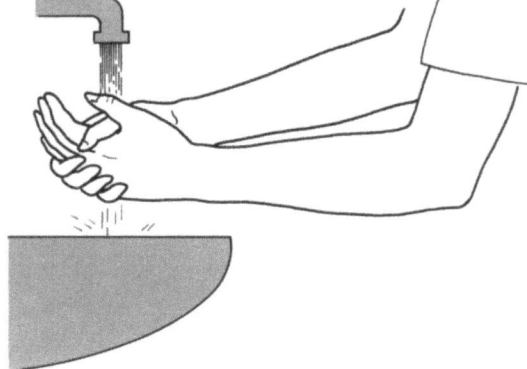

Abb. 3. Handhaltung beim Abspülen des Desinfektionsmittels. Die Hände müssen höher als der Ellenbogen gehalten werden, damit kein Wasser von den höheren Abschnitten des Armes in Richtung desinfizierter Hand laufen kann

Operativer Bereich

mit einem von der Instrumentierschwester gereichten sterilen Tuch.

Es versteht sich von selbst, daß vor jeder chirurgischen Händedesinfektion die Fingernägel mechanisch gereinigt und die Hände wie Unterarme mit einer Waschlotion gewaschen sein müssen.

Kleidung

Der von der instrumentierenden Schwester gereichte *sterile Operationsmantel* wird am oberen Rand gefaßt und vorsichtig entfaltet (Abb. 4), ohne ihn an anderer Stelle zu berühren. Mit beiden Händen schlüpft man gleichzeitig in die Armlöcher und läßt den Mantel von einer Hilfsperson hinten schließen. Bei den Wickelkitteln, die bevorzugt werden sollten, weil auch die Rückseite steril bleibt, wird der längere Bändel hinten herumgeführt (Abb. 5) und von dem Angezogenen selbst seitlich oder vorne mit dem zweiten Bändel verknüpft.

Das Anziehen der *Operationshandschuhe* erfolgt in der Regel durch die Instrumentierschwester. Wenn man sich die Handschuhe selbst anzieht, muß darauf geachtet werden, daß die Außenseite nicht mit der unbedeckten Hand berührt wird. Der erste (rechte) Handschuh wird also mit den Fingern der linken Hand nur von innen gefaßt (Abb. 6). Dies wird dadurch erleichtert, daß die Industrie die Operationshandschuhe mit umgelegtem Rand liefert. Zum Anziehen des linken Handschuhes greift die bereits geschützte rechte Hand in die durch Umschlagen der Stulpe entstandene Falte, bleibt also an der Außenseite des Handschuhes (Abb. 7). Zum Schluß wird der Handschuhrand umgeschlagen.

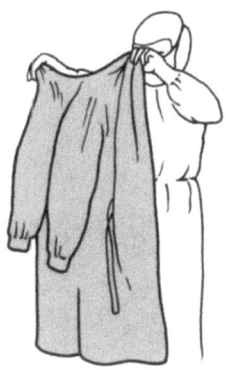

Abb. 4. Entfaltung des Operationskittels

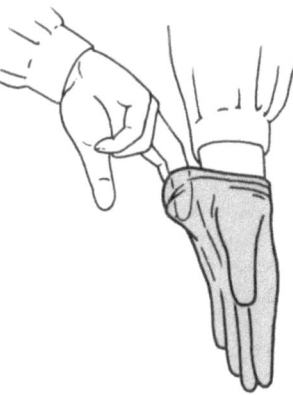

Abb. 6. Anziehen des ersten Operationshandschuhes, wobei die unbedeckte Hand den Handschuh von innen faßt

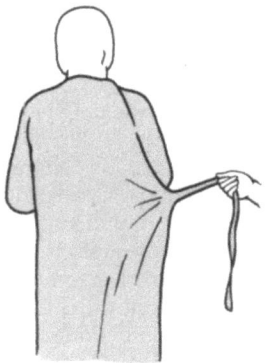

Abb. 5. Herumführen des längeren Bändels bei den sogenannten Wickelkitteln durch eine bereits gewaschene Hilfsperson

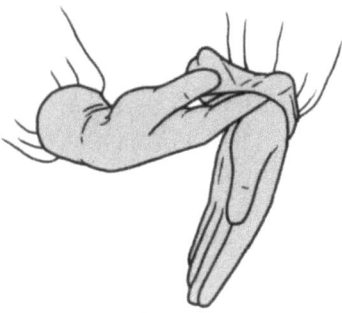

Abb. 7. Beim Anziehen des zweiten Handschuhes faßt die schon behandschuhte Hand in die Falte des umgeschlagenen Handschuhstulpens, bleibt also an der Außenseite des sterilen Handschuhs

Vorbereitung des Operationsgebietes

Für die *Hautdesinfektion* wird entweder PVP-Jod oder alkoholische Desinfektionslösung verwendet. Um zu verhindern, sich „unsteril" zu machen, sollte die Desinfektion vor dem Anziehen des sterilen Kittels aber nach der chirurgischen Händedesinfektion erledigt werden. Eine mit einer Kornzange gefaßte sterile Kompresse wird von einer Hilfsperson ausreichend mit Desinfektionsmittel übergossen, bis sie gut durchtränkt ist. Die Desinfektion beginnt grundsätzlich im Bereich des vorgesehenen Hautschnittes und erfaßt in kreisförmigen Touren mit immer größerem Radius allmählich die benachbarten Hautabschnitte. Die desinfizierte Fläche sollte sehr groß bemessen werden, da sich während einer Operation immer einmal die Notwendigkeit ergibt, die Wunde zu verlängern oder mit Hilfsschnitten zu erweitern. Es ist peinlich darauf zu achten, daß nicht überschüssiges Desinfektionsmittel zwischen Unterlage und Haut sowie in natürliche Hautfalten (Leiste!) läuft, da sonst verbrennungsähnliche Hautschäden provoziert werden können, vor allem bei längeren Eingriffen.

Es empfiehlt sich, die Desinfektion mit einer zweiten Kompresse zu wiederholen. Da die Keime nicht sofort absterben, sondern erst nach einer gewissen Einwirkzeit, wird mit dem Abdecken gewartet, bis das Desinfektionsmittel angetrocknet ist.

Zur *Abdeckung* wird mit großen Tüchern zunächst das Gebiet unterhalb der Inzision einschließlich der Beine und anschließend der Bereich oberhalb des Schnittes einschließlich des Narkosebügels abgedeckt. Danach werden die seitlichen Tücher aufgelegt und mit Tuchklemmen fixiert. Im Rumpfbereich läßt sich dieses Schema in der Regel anwenden. Eingriffe an den Extremitäten, im Anogenitalbereich, im Gesicht und am Schädel erfordern andere Techniken.

Über die Effektivität von *Klebefolien* sind die Meinungen noch geteilt, vor allem, weil die Klebefähigkeit auf feuchter Haut und durch das Desinfektionsmittel beeinträchtigt wird. Unstritig haben die Folien Vorteile, wenn bei aseptischen Eingriffen z. B. in der Orthopädie, in der Unfallchirurgie oder in der Herzchirurgie, das Einwandern von Hautkeimen in die Wunde verhindert werden soll. Bei bedingt aseptischen und kontaminierten Wunden, bei denen eine Infektion „von innen" durch Eröffnung von Hohlorganen (Gastrointestinaltrakt, Bronchialsystem) oder von bereits infizierten Höhlen droht, ist es meines Erachtens wichtiger, die Wundränder mit Ringfolien zu schützen.

In letzter Zeit gewinnen als Operationskleidung und zum Abdecken der Patienten *Einmalmaterialien* auf Papier- oder textiler Grundlage eine zunehmende Bedeutung. Gegenüber den herkömmlichen Tüchern haben sie deutliche Vorteile:
- Sichere Sterilität
- mikrobielle Undurchlässigkeit
- keine Abnutzung. Dadurch ist immer eine optimale Abdeckung gewährleistet.
- Einmalmaterialien fuseln nicht und geben keinen Staub ab.

Diesen Pluspunkten stehen Nachteile gegenüber:
- Man ist auf konfektionierte Größen angewiesen, kann also weniger variieren und improvisieren.
- Einmalmaterial benötigt eine wesentlich größere Lagerkapazität.
- Die Anlieferung des Materials und die Entsorgung muß jederzeit gewährleistet sein.

Die höheren Kosten sind kein stichhaltiges Argument, da nicht nur der Anschaffungspreis, sondern auch die (fehlenden) Kosten für Wäscherei, Bügelei, Nähstube, Verpackung und Sterilisierung berücksichtigt werden müssen.

Der septische Operationsraum

Ob eine strikte Trennung von septischen und aseptischen Operationsräumen unter den heutigen Voraussetzungen notwendig ist, muß von Haus zu Haus entschieden werden. Durch die modernen Raumluftsysteme, durch Anwendung des Packsystems und von Einmalmaterialien sowie infolge einer vollständigen Entsorgung und Wischdesinfektion des Fußbodens nach jeder Operation ist eine Keimübertragung auf den nächsten Patienten eher unwahrscheinlich. Zudem läßt es sich nicht vermeiden, daß in einem aseptischen Operationssaal nichtaseptische Eingriffe durchgeführt werden müssen. Dazu gehören Operationen mit Eröffnung eines Hohlorgans oder Eingriffe bei Patienten mit vorher unbekannter Infektion: Peritonitis, Abszeß.

Trotz dieser Einschränkungen ist es ratsam, einen septischen Operationsraum außerhalb des Operationstraktes und räumlich von ihm getrennt einzurichten, nicht zuletzt wegen diesbezüglicher Forderungen der Berufsgenossenschaften. Dieser „septische OP" muß den gleichen Anforderungen genügen, die man an aseptische Operationsräume stellt: Eigene Klimaanlage, Schleusensysteme, Trennung von Versorgung und Entsorgung usw.

Ambulanter Bereich

Die Poliklinik oder Ambulanz einer chirurgischen Klinik hat eine ganze Palette von Aufgaben.

Erstens ist sie Aufnahmestation, in der Patienten untersucht und die Weichen gestellt werden, ob eine stationäre Aufnahme notwendig ist oder ob ambulante Behandlung ausreicht.

Zweitens ist sie chirurgische Fachpraxis zur Behandlung kleinerer Verletzungen und zur Versorgung von Gelegenheitswunden.

Drittens ist sie operative Station nicht nur für ambulante, sondern auch für stationäre Patienten, in der kleinere Operationen meist in Lokalanästhesie vorgenommen werden, und zwar therapeutische (oberflächliche Tumoren, Bülaudrainagen, Extensionen) wie diagnostische Eingriffe (Lymphknotenexzisionen, Muskel- und Nervenbiopsien, peritoneale Lavage).

Viertens ist die Poliklinik eine Notfalleinheit für die Erstbehandlung Schwerkranker, Schwerverletzter und Multitraumatisierter.

Diesen unterschiedlichen Aufgaben entsprechen unterschiedliche Anforderungen an die Hygiene. Im Warte- und Aufnahmebereich sind besondere Maßnahmen nicht notwendig. Das Gleiche gilt für den Gipsraum, der oft der Poliklinik angeschlossen ist.

Im Untersuchungsbereich müssen Waschgelegenheiten und die Möglichkeit zur hygienischen Händedesinfektion bestehen. Zur Versorgung von bedingt aseptischen oder kontaminierten Gelegenheitswunden sollte ein eigener klimatisierter Operationsraum mit Waschraum zur Verfügung stehen. In diesem Raum können auch kleine aseptische Eingriffe bei ambulanten und stationären Patienten vorgenommen werden, wobei auf die chirurgische Händedesinfektion sowie auf sterile Kleidung und Abdeckung nicht verzichtet werden darf. Der Einrichtungsstandard sollte sich an einem aseptischen Operationsraum orientieren. Auf Schleusensysteme kann jedoch verzichtet werden.

Die Betreuung von Schwerverletzten erfordert einen eigenen Reanimationsraum mit ausreichenden technischen Einrichtungen für Diagnostik und Therapie.

Nur wenn auch große Wundversorgungen oder sogar Appendektomien oder ähnliches und Osteosynthesen im poliklinischen Bereich erfolgen sollen, ist ein aseptischer Operationsraum mit Personal- und Patientenschleusen sowie ausreichenden Vorbereitungs- und Entsorgungsräumen notwendig.

Selbstverständlich erfordert die Trennung des aseptischen Operationssaales und des Reanimationsraumes vom übrigen ambulanten Bereich eine entsprechende räumliche Anordnung. Je höher die Ansprüche an die Hygiene gestellt werden müssen, umso größer sollte die Entfernung zum Warte- und Untersuchungsbereich sein. Es ist außerdem ratsam, in den Behandlungsbereichen einen getrennten Zugang für Patienten und Klinikpersonal einschließlich der Versorgung vorzusehen.

Weiterführende Literatur

1. Cruse PJE (1977) Some factors determining wound infections. A prospective study of 30 000 wounds. In: Polk HC, Stone HH (eds) Hospital-acquired infections in surgery. University Park Press, Baltimore London Tokyo
2. Cruse PJE, Foord R (1980) The epidemiology of wound infection A 10-year prospective study of 62 939 wounds. Surg Clin N Am 60: 27–40
3. Gierhake FW (1983) Infektionsprophylaxe in der Operationsabteilung. In: Steuer W (Hrsg) Krankenhaushygiene. Gustav Fischer, Stuttgart New York 87–103
4. Gierhake FW (1983) Chirurgische Abteilungen. In: Thofern E, Botzenhart K (Hrsg) Hygiene und Infektionen im Krankenhaus. Gustav Fischer, Stuttgart New York 325–335
5. Gundermann KO (1983) Operationsabteilungen. In: Thofern E, Botzenhart K (Hrsg) Hygiene und Infektionen im Krankenhaus. Gustav Fischer, Stuttgart New York 317–324
6. Hierholzer G, Ludolf E, Watermann F (Hrsg) (1982) Hygieneanforderungen an Operationsabteilungen. Springer, Berlin Heidelberg New York
7. Kanz E (1971) Aseptik in der Chirurgie. Desinfektion und Sterilisation. Urban und Schwarzenberg, München Berlin Wien
8. Nottebrock D (1985) Die praeoperative Vorbereitung des Patienten. Haarentfernung, Hautreinigung, Hautdesinfektion. Krankenh Hygiene Infektionsverh 1: 34–39

Unfallchirurgie

H. ECKE

Trotz einiger weniger Gegenstimmen in der Literatur ist eine *strenge Trennung zwischen septischen allgemeinchirurgischen und unfallchirurgischen Behandlungsfällen* sowohl im Operationsbereich als auch auf den Stationen notwendig, um mit genügender Sicherheit vor Infektionen Gelenk- und Knocheneingriffe vorzunehmen. Letztere sind im hochaseptischen Operationssaal durchzuführen, weil die Abwehr gegen Infektionen beim Knochen und an den Gelenken weit geringer ausgeprägt ist als beispielsweise im Abdomen oder Thorax. In einer speziell unfallchirurgisch eingerichteten Schwerpunktklinik muß damit gerechnet werden, daß 40% der Gesamteingriffe notfallmäßig anfallen und entsprechend behandelt werden müssen. Es ist bekannt, daß nicht nur die an der Haut haftenden Keime von Patienten, Ärzten und Personal für den frisch Verletzten eine Gefahr darstellen, sondern auch jene, die vom Patienten auf den Stationen aquiriert und mitgenommen werden. Sie fallen in die Gruppe der sogenannten Hospitalkeime. Aus diesem Grunde ist vor dem hochaseptischen Operationsbereich eine Schleuse eingeschaltet. Sie dient der Durchschleusung von Ärzten, Personal, Patienten und Materialien. Aus dem bisher Gesagten erhellt ohne weiteres, daß Unfallverletzungen eine besondere Sorgfalt erfordern. Zu den Hygieneanforderungen gehört es, daß für die Notversorgung jederzeit ausreichend Operationsraum und Personal zur Verfügung steht und daß die Eingriffe an Gelenken und Extremitäten, besonders aber die Implantationschirurgie – Schrauben, Nägel, Platten, Endoprothesen – besonders hohe Ansprüche an den Hygienestand der jeweiligen Operationseinheit stellen. Es geht auch aus dem Gesagten schon hervor, daß es sich bei den aseptischen Anforderungen in der Unfallchirurgie einerseits um Sorgfaltsmaßnahmen von Ärzten und Personal handelt, andererseits und nicht minder wichtig aber auch um bauliche Gegebenheiten und schließlich um Maßnahmen, die die Vorbereitungen der Patienten zur Operation selbst betreffen.

Es ist nun zu unterscheiden zwischen zwei Arten von Eingriffen. Einmal den planmäßigen angesetzten Operationen, bei denen die Zeit für eine entsprechende Vorbereitung des Operationsgebietes bleibt und dann den außerplanmäßigen Sofort- oder Noteingriffen. Betrachtet man zunächst die **planmäßigen Eingriffe**, so sind folgende Faktoren zu berücksichtigen:

1. Die Haut des Operationsgebietes muß sauber sein, das heißt es dürfen keine älteren oberflächlichen Schürfungen, Verletzungen anderer Art oder Pyodermien in diesem Gebiet vorhanden sein, weil sie die Gefahr der Infektion nach sich ziehen. Das gilt auch für Punktionen, beispielsweise am Kniegelenk. Es muß möglicherweise erst eine spezielle Behandlung und Abheilung dieser oberflächlichen Hautalterationen durchgeführt werden, damit wieder eine intakte Hautschicht entsteht und die Möglichkeit zur Operation wieder gegeben ist.

2. Bei Verletzungen mit sehr starker Weichteilschwellung, insbesondere dann, wenn das Trauma mehr als 6 Stunden zurückliegt, muß unter allen Umständen zunächst der Rückgang des posttraumatischen Ödems abgewartet werden, weil der Austritt von Plasma in das Interstitium die Durchblutung im Operationsgebiet stört und deshalb Infektionen sehr schnell angehen läßt. Nach Abwarten des Abschwellens, das kann in ungünstigen Fällen bis zu 2 Wochen dauern, sind die Aussichten bedeutend besser.

3. Es gibt Verletzungen mit Zertrümmerungen von Knochen und auch Stückbrüche von Röhrenknochen, die speziell in ihrer Blutversorgung und -zirkulation bedroht sind. Ein sofortiger Eingriff würde in diesen Fällen eine weitere Schädigung der Blutzirkulation nach sich ziehen und würde durch konsekutive Nekrosen wiederum Nährböden für Keimbesiedlungen schaffen. Aus den genannten Gründen ist es in diesen Fällen besser, 3–4 Wochen bei konservativer Behandlung abzuwarten und dann sekundär die inzwischen wieder gut durchbluteten Knochenfragmente einer Osteosynthese zu unterziehen.

4. Die Operation selbst ist erst möglich, nachdem eine Sanierung von eitrigen Entzündungen im lymphatischen Einflußgebiet und anderswo vorgenommen worden ist. Es ist also durchaus vorstellbar, daß Patienten vereiterte

Zehennägel haben und sich einen Knochenbruch am Unterschenkel zuziehen. Zu diesem Zeitpunkt verbietet sich eine Osteosynthese des Schienbeins von selbst. Die Behandlung ist konservativ, die eitrige Entzündung muß operativ saniert werden und erst Tage nach ihrem Abklingen ist eine weitere Maßnahme möglich.

Nach Schilderung der Grundvoraussetzungen für einen operativen Eingriff am Knochen oder am Gelenk nun zur eigentlichen Operationsvorbereitung:

Bei planmäßig angesetzten Eingriffen ist davon auszugehen, daß präoperative Reinigungsbäder täglich möglich sind.

Es ist eine ausgedehnte Hautpflege notwendig, ganz besonders in der Handchirurgie. Hierzu gehört das Schneiden und Reinigen der Fingernägel ebenso, wie das Ablösen von Schorfen durch entsprechende Salicyl-Salbenverbände.

In der Nacht vor dem geplanten Eingriff erhält der Patient einen feuchten Umschlag mit einer quartären Ammoniumbase (Cetavlon), die Rasur erfolgt unmittelbar vor dem Eingriff. Bis zur Desinfektion der Haut im OP wird wiederum ein Cetavlon-Verband angelegt.

Der Patient wird nunmehr von der Station zur Operationsschleuse gebracht, aus dem Bett genommen, über die Schleuse und entsprechende Tragevorrichtungen im aseptischen Teil schließlich zum Vorbereitungs- und Narkoseeinleitungsraum gefahren. Sein Bett wird übrigens durch ein frisches Bett aus der Bettendesinfektion bis zum Ende des operativen Eingriffes ausgetauscht. Im Vorraum des eigentlichen Operationssaales, wo die Narkose eingeleitet wird, wird eine weitere Vorbereitung des Operationsfeldes vorgenommen. Unter entsprechenden sterilen Bedingungen wird nach Entfernung des Cetavlon-Verbandes das Operationsfeld mit chirurgischen Händedesinfektionsmitteln mindestens 5 Minuten lang unter sterilen Kautelen gewaschen. Ärzte und Personal und der Patient tragen aus diesem Grunde Sterilkleidung und Handschuhe, vor allen Dingen Mundschutz und Haube.

Der Patient wird in den Operationssaal gefahren, es erfolgt eine erneute Behandlung des Operationsgebietes mit einem Hautdesinfektionsmittel. Es werden nun wasserdichte Folien um das eigentliche Operationsfeld angelegt und der Patient mit einer wasserdichten Einmal-OP-Abdeckung versehen. Danach wird das eigentliche Operationsfeld mit einer festhaftenden Plastikfolie abgedeckt. Trotz verschiedentlicher Diskussionen gerade zu diesem Punkt hat die Folie mehrere Vorteile: Sie verhindert ein Verschieben der Abdeckung ebenso wie unter der Operation die direkte Berührung von Instrumenten und Fingern mit der Haut. Löst sich diese Folie dann allerdings, muß eine erneute Desinfektion der Haut vorgenommen werden.

Ein operativer Eingriff hat wie in allen Teilen der Chirurgie, bei den Unfallverletzten aber besonders, schonend vor sich zu gehen. Das bedeutet einen sparsamen Einsatz des Diathermiemessers, glatte Schnitte, die Vermeidung des Anfassens von Hautteilen mit Pinzetten und das Belassen von Knochenfragmenten in der Zirkulation sowie eine gute Blutstillung. Gewebsnekrosen sind zu entfernen. Im Anschluß an den operativen Eingriff sind Wunddrainagen einzulegen. Die Ruhigstellung erfolgt auf Schienen- und Gipsverbänden, die betroffene Extremität wird zusätzlich hochgelagert.

Es wurde schon erwähnt, daß bei hochaseptischen Eingriffen wie sie jede Osteosynthese in vermehrtem Maße aber auch die Implantation von Kunstgelenken darstellen, ein modern klimatisierter Operationssaal nach Möglichkeit mit einer gerichteten Luftströmung (Laminar Air Flow) vorhanden sein muß.

Ganz anders muß das Vorgehen bei **außerplanmäßigen Soforteingriffen** gesehen werden. Es handelt sich, besonders bei offenen Knochen- oder Gelenkverletzungen, um Traumatisierungen, die bereits auswärts einen Verband bekommen haben. Dieser erste Verband wird erst unter OP-gemäßen Bedingungen im Operationssaal nach dem Durchschleusen des Patienten entfernt. Mehrfaches Beurteilen der Wunde unter Lockerung dieses ersten Verbandes, beispielsweise bei der Aufnahme oder in der Poliklinik, beschwört geradezu die Gefahr einer Infektion herauf. Nach der Inspektion unter operationsgemäßen Bedingungen erfolgt genau wie bei den geplanten Eingriffen eine Reinigung und ein Vorwaschen der Wunde und ihrer Umgebung mit chirurgischen Händewaschmitteln, gegebenenfalls bei starker Ölverschmutzung beispielsweise auch mit medizinischer Schmierseife. Im feuchten Zustand wird dann die Haut rasiert, es ist eminent wichtig, daß eine Rasur auch bei den vorgeplanten Eingriffen feucht durchgeführt wird, weil die oberflächlichen Verletzungen, die bei Trockenrasuren zustande kommen, damit größtenteils vermieden werden können.

Die Wundversorgung von offenen Knochenbrüchen muß alle nekrotischen oder nekroseverdächtigen Bezirke entfernen. Nach Durchführung der Friedrichschen Wundumschneidung müssen die Instrumente für den eigentlichen Eingriff gewechselt werden. Erst danach können notwendige Osteosynthesen zur Durchführung gelangen. Besondere Sorgfalt ist dabei auf die Blutzirkulation der Knochenfragmente zu richten. Sie müssen in ihrem Verband mit dem Periost und den umgebenden Weichteilen bleiben und in ihm erhalten werden. Die Reposition ist unter diesen Bedingungen nicht immer ganz leicht. Nach den Osteosynthesen erfolgt die Immobilisierung des betroffenen Skelettabschnittes auf unterschiedliche Art im Sinne von Schienen oder Gipsverbänden oder durch den Fixateur externe.

Im Anschluß an die Osteosynthese wird man dann versuchen, den Hautdefekt, wenn er sehr ausgedehnt ist, zu verkleinern, auf alle Fälle sollte der mit der Osteosynthese versorgte Knochen durch Muskulatur abgedeckt werden. Wichtig ist, daß ein primärer Wundverschluß um keinen Preis erzwungen wird. Erst nach Abnahme des posttraumatischen Ödems kann der Defekt entweder sekundär oder über einen Spalthautlappen geschlossen werden. Ein erzwungener Wundverschluß in diesem Bereich führt zu Durchblutungsstörungen in der Endstrombahn, ganz besonders zu einem Zeitpunkt, wenn ein posttraumatisches Ödem noch zustande kommt. Die daraus resultierenden Zirkulationsstörungen führen zu Gewebsuntergängen und die Nekrosen selbst sind wiederum beste Nährböden für Keime.

Beim Wundverschluß sind auf alle Fälle Redon-Drainagen einzulegen, damit das Wundsekret der ersten 24 Stunden aus allen Buchten entfernt werden kann. Außerdem erfolgt wie schon gesagt eine äußere Ruhigstellung zumeist durch Gipsschalenverbände bis zur Wundheilung.

Nach dem Eingriff wird der Patient ausgeschleust. Wichtig ist, worauf ich eingangs schon hinwies, die räumliche Trennung von aseptischen und septischen Patienten. Es gilt das Prinzip der Non-Infektion. Literaturangaben, wonach dieses Prinzip unterlaufen werden soll, stellen heraus, daß im sogenannten septischen Operationssaal sehr häufig aseptischere Bedingungen herrschen als in anderen Operationssälen und übersehen dabei, daß ungeachtet möglicher aseptischer Bedingungen unter einer besonderen Vorsicht und Mühewaltung, die das Personal und die Ärzte aufbringen, beim Beginn der Operation in einem septischen Operationssaal normalerweise Keime aller Provenienzen in großer Zahl frei werden und anfallen. Wenn also in einem solchen Falle besonders günstige aseptische Bedingungen dort herrschen, dann liegt das nur daran, daß die Schulung von Ärzten und Personal und die Disziplin der Behandlung in diesen Bereichen besonders ausgeprägt ist. Das gleiche gilt für die stationäre Behandlung der Patienten. Es ist eine Sonderung von septischen und aseptischen Patienten vorzunehmen, denn allein der tägliche Verbandswechsel beschwört sonst Gefahren für die aseptische Wundheilung herauf. In der postoperativen Phase muß bei Extremitätenoperationen die verletzte Gliedmaße hochgelagert werden. Es muß, wie bei jeder Wunde, eine Ruhigstellung erfolgen und das Verbinden selbstverständlich fingerlos und mit Handschuhen durchgeführt werden. Antibiotische Medikamente aus prophylaktischen Gründen sind in der Regel nicht notwendig, obgleich es heutzutage Bereiche gibt, die eine perioperative Antibiotikabehandlung als sinnvoll erscheinen lassen. Die unkritische prophylaktische Anwendung muß deshalb abgelehnt werden, weil sie natürlicherweise keine Zielgenauigkeit hat, weil sie unnötige Kosten verursacht und weil sie ohne vorherige Austestung sogar bedenklich ist.

Um 90% aller Knochen- und Gelenkverletzungen werden heutzutage mit erheblichen Vorteilen für die zukünftige Funktion operiert. 40% hiervon sind notfallmäßige Operationen. Um einen solchen Kreis von Verletzten nach modernen Gesichtspunkten zu versorgen, sind bauseitige Maßnahmen, Vorbereitungen des Patienten, Trennungen zwischen aseptischen und septischen Operationssälen und aseptischen und septischen Patienten auf den Stationen notwendig. Die erforderlichen Maßnahmen hierfür sind dargestellt worden. Es bleibt hinzuzufügen, daß diese Maßnahmen in ihrer Gänze nur durch *äußerste Disziplin* durch nie müde werdende oder mangelnde Aufsichtsführung und durch ein Engagement für die Verletztenbehandlung selbst denkbar ist.

Orthopädie

H. Rettig und F. Durbin

Das Bemühen um die Vermeidung oder zumindest Verminderung postoperativer Wundinfektionen ist ein zentrales Anliegen aller operativen Fächer. Zahlreiche Faktoren, zum Teil aber fachabhängige spezifische Bedürfnisse einzelner Disziplinen müssen in den Operationsbereichen berücksichtigt werden, um das Ziel einer extremen Keimarmut oder angenäherten Keimfreiheit in der Werkstatt des operativ tätigen Arztes, also der Operationsabteilung zu erreichen.

Das Risiko eines Behandlungsmißerfolges wie ein erheblich verlängerter Krankenhausaufenthalt mit seinen Kosten für den Versicherungsträger, also die Allgemeinheit, haben bei Mißachtung dieser Bedingungen unübersehbare Konsequenzen.

Bemühungen um eine erhöhte Hygiene in der operativen Medizin mit Einrichtung von Reinraumoperationsbereichen wie der Einsatz von Antibiotika haben zweifellos dazu geführt, daß die Zahl postoperativer Infektionen zurückgegangen ist.

Ob die Auffassung einer linearen Abhängigkeit postoperativer Wundinfektionen von der Luftkeimzahl im Operationsraum (G. Thomas und Mitarbeiter und Meierhans) uneingeschränkt vertreten werden kann, ist mit Zurückhaltung zu beurteilen. Für diese Auffassung spricht, daß amerikanische Autoren bei Kniegelenksalloplastiken im Reinraum-OP gegenüber der konventionellen Ausstattung eines Operationsbereiches eine Verdoppelung der postoperativen Infektionen beobachtet haben. John Charnley, der das Laminar Air Flow-System im Operationssaal bei der Durchführung von Hüftgelenksoperationen zuerst einsetzte, äußerte andererseits in einem Brief im ‚Lancet' 1973 zu dieser Vorstellung Bedenken. Seiner Erfahrung nach sind eine Reihe weiterer Faktoren zur Verminderung der Wundinfektion notwendig. Er sieht dies in folgenden Voraussetzungen

- verbesserte atraumatische Operationstechnik
- höchste Disziplin des OP-Teams
- optimale Gewebeverträglichkeit verwendeter Implantatmaterialien.

Nicht in allen Ländern, dies gilt heute besonders für Entwicklungsländer, stehen für operative Eingriffe, die in unseren Breitengraden bekannten und weitverbreiteten hochaseptischen Voraussetzungen zur Verfügung. Dennoch zeigt der ärztliche Einsatz in diesen Krankenanstalten, der zum Teil fast der Situation der Kriegschirurgie gleichkommt, mit Behinderungen durch ungeschultes OP-Personal sowie Improvisationsnotwendigkeiten durchaus hervorragende aseptische Operationsergebnisse. Anforderungen an die Asepsis wurden für Gynäkologie und Geburtshilfe schon immer gestellt. Arbeiten des Orthopäden J. Charnley, fortgeführt von B.G. Weber und Meierhans, zeigten, daß aber besonders im orthopädischen Fach die Forderungen an Asepsis heute gegenüber Zeiten einer mehr operativ konservierenden Therapie erheblich gestiegen sind.

Das Infektionsrisiko nach operativen Eingriffen ist in den Einzeldisziplinen der operativen Medizin unterschiedlich groß. Gelenkeröffnungen und der Einsatz großer Implantate, wie dies in der Alloarthroplastik der Fall ist, sind wie Osteosynthesen vom höheren Risiko einer Infektion belastet. Die Ursachen solch schwerwiegender Komplikationen sind unter verschiedenen Gesichtspunkten zu beurteilen.

1. **Örtliche Gegebenheiten,** die vor allem die Operationsabteilung bietet. Aufgrund der Arbeiten von J. Charnley und B.G. Weber hat sich in den letzten Jahren in der Implantations-Orthopädie die Durchführung großer alloplastischer Eingriffe im sog. *Reinraum-OP,* d.h. unter erhöhten aseptischen Bedingungen, durchgesetzt. Leider sind derartige Möglichkeiten auch heute noch begrenzt, also nicht in allen Behandlungsstätten gegeben.

2. Bei allen technischen Verbesserungen sind die **Disziplin des Personals** in der Operationsabteilung wie das technische Geschick und die Erfahrung des Operateurs für das Ergebnis eines großen Eingriffs entscheidend. Untersuchungen haben gezeigt, daß die Komplikationsrate bei verschiedenen Operateuren unterschiedlich hoch ist. Gewebezertrümmerungen und Schädigungen der Weichteile unter dem Eingriff spielen für das Angehen einer Infektion eine erhebliche Rolle.

3. Von Seiten des Patienten sind weitere Voraussetzungen zur einwandfreien Heilung erforderlich. Ein reduziertes Allgemeinbefinden, lokale Veränderungen wie Narben und Weichteildefekte oder abgelaufene Entzündungen im Operationsbereich haben einen großen Einfluß auf den postoperativen Verlauf.

4. Die Bedeutung krankenhauseigener Infektionen als Hospitalismus ist allgemein bekannt.

5. Das disziplinierte Verhalten nicht nur des Operationspersonals, sondern der übrigen Mitarbeiter der klinischen Stationen ist weiterhin entscheidend.

Eine **Keimschutzgrenze** zwischen stationärem Krankenhausbereich und Operationsräumen ist notwendig. Schleusensysteme für Patienten sind ebenso wichtig wie das Einschleusen des in der Abteilung tätigen Personals.

In der *Personalschleuse* sind sämtliche Kleidungsstücke einschließlich Strümpfen unter keimarmen Bedingungen (mit gewaschenen Händen) zu wechseln und die Hände nachträglich hygienisch zu desinfizieren. Völliges Bedecken von Haaren und Bärten – C. BECK bezeichnete 1899 den Bart bereits als unchirurgisch – sowie totaler Mund- und Nasenschutz sind erforderlich.

Diese Aufstellung läßt erkennen, daß unter heutigen Ausbildungsbedingungen mit wechselnden Besuchen von Studenten in den Operationsabteilungen, wo eigene Beobachtungsanlagen und Kuppeln für Besucher ohne Behinderung des Operationsteams fehlen, exakte schriftliche Umkleidevorschriften und Operationsabläufe bereits vor der Abteilung den Unerfahrenen zur Verfügung stehen müssen. Dies gilt auch im Hinblick auf den Personalwechsel, der erfahrungsgemäß besonders die zentrale Anästhesieabteilung mit der Versorgung verschiedener operativer Kliniken betrifft.

Die Händedesinfektion spielt eine gleichwertige Rolle. Sie sollte mit schriftlich festgelegtem Schema zur Verfügung stehen. Sie ist auf „unsterile" Helfer, Anästhesie und Besucher auszudehnen und muß in zwei Abschnitten erfolgen:
– beim Umkleiden in der Schleuse (hygienische Händedesinfektion)
– im Operations-Waschraum – hier entsprechend länger (chirurgische Händedesinfektion).

Die Händedesinfektion sollte, worauf GRÜN verwiesen hat, zum Bedürfnis, ja zum Reflex aller in der Operationsabteilung tätigen Mitarbeiter werden, gleich, ob sie dem operierenden Ärzteteam, dem Pflegepersonal oder der Anästhesie angehören.

Der Patient als gewichtiger Keimträger wird auf Station, soweit dies möglich ist, aseptisch vorbereitet. Frische Wäsche, Operationshaube und Mundtuch, die beiden letzten beim Durchtritt durch die Schleuse, sind unabdingbare Notwendigkeiten.

Die Lagerung des Patienten auf dem Operationstisch entspricht der Operationsindikation und dem erforderlichen operativen Zugang. Eventuell sind Blasenkatheter außerhalb der Operationsabteilung zu legen.

Das Waschen des Operationsgebietes beim Patienten hat nach eigener Hände-Desinfektion ausgiebig durch das Operationsteam mit Handschuhen und sterilen Tupfertträgern, jedoch ohne Mantel, zu erfolgen.

Die **Operationsabdeckung** der Patienten spielt im orthopädischen Fach eine besondere Rolle, da sehr häufig eine oder mehrere Gliedmaßen unter dem Eingriff bewegt oder der Patient umgelagert werden muß. Der Einsatz feuchtigkeitsabweisender Einmalabdecktücher aus Kunststoff hat in der Infektionsverhütung gegenüber der Textilabdeckung große Vorteile. Auch beim „Abdecken" ist ein fast reflexmäßiger Schematismus einzuhalten. Operationsmäntel werden nach dem Nachwaschen der Hände angezogen. Sie müssen vom Rücken her verschlossen sein. Auch bei Mänteln sollte Einmalmaterial bevorzugt werden.

Die Zahl der Personen während eines Eingriffes ist auf ein Minimum zu reduzieren. Die Aufstellung des Operationsteams ist bei verschiedenen orthopädischen Eingriffen nach dem Gebot der Zweckmäßigkeit einzuteilen (W. GASTINGER und G. FRIEDEBOLD). Lage und Haltungsänderungen von Gliedmaßenabschnitten können unter dem Eingriff mit einem Wechsel von Operateur und Assistent sowie der instrumentierenden Schwester verbunden sein.

Exakte Blutstillung sowie eine exakte Drainage des Operationsgebietes mit dem Redon-System sind weitere Kriterien, die das Ergebnis eines operativen Eingriffs in der postoperativen Phase im Hinblick auf die Wundheilung beeinflussen.

Intra- und postoperative Infektionen bei Alloarthroplastiken und Osteosynthesen laufen als oberflächliche oder tiefe Entzündungen ab.

Ihr Auftreten wird vom Zeitpunkt der Manifestation bestimmt. Die Frühinfektion tritt in der Regel am 5./6. Tag auf. Die Spätinfektion kann schleichend nach Monaten in Erscheinung treten.

Die Diagnose einer Infektion ist mit Temperaturanstieg am 4./5. Tag, Wundschmerz, Schwellung und Rötung des Wundgebietes oder der operierten Gliedmaße zu erkennen. Der postoperative Verlauf entspricht nicht mehr der Regel. Im Normalfall verschwinden nämlich eingriffbedingte Fieberzacken nach den ersten 2 bis 3 Tagen. Der Wundschmerz klingt nach dem gleichen Zeitraum ab.

Spätinfektionen treten frühestens nach 4 Wochen auf. Sie können aber auch nach Wochen und Monaten erwartet werden. Subfebrile Temperaturen, eine erhöhte Blutsenkung sowie schmerzhafte Reaktionen, Bewegungs-, Belastungs-, Klopf- und Stauchschmerz belasten das Operationsgebiet. Die häufigsten Bakterienstämme bei solchen Komplikationen sind in Tab. 1 dargestellt.

Je nach Art der vorliegenden Infektion ist eine Antibiotikatherapie bei oberflächlichem Prozeß in der Regel 8–16 Tage, bei tiefem Prozeß unter Umständen mit Spüldrainage, Einlage von Kugelketten über längere Zeit notwendig.

Unter diesen Kriterien haben wir das eigene Krankengut postoperativer Infektionen ausgewertet.

Von 1973 bis Anfang 1982 wurden 133 ursprünglich aseptische Operationen unter 17774 Gesamteingriffen der gleichen Zeit behandelt, 97 der infizierten Operationen stammen aus der eigenen Klinik, 36 Patienten waren außerhalb versorgt worden (Tab. 2). 17 Patienten unseres eigenen Krankengutes wiesen eine Früh-, 80 eine Spätinfektion auf. Die Entzündungen traten
a) bei 6 Patienten 4–6 Tage
b) bei 5 Patienten 10–14 Tage
c) bei 6 Patienten 26–38 Tage
nach der Operation auf.

Von der Gruppe a) waren interessanterweise 3 Patienten vom gleichen Operateur behandelt worden. Bei Gruppe b) galt dies für die instrumentierende Schwester.

Unter 80 Spätinfektionen trat 58mal die Entzündung 28–32 Tage postoperativ auf. 17 Patienten wurden 35–50 Tage, 5 Patienten nach dem 50. Tag postoperativ betroffen.

11 Spätinfektionen zwischen 30. und 50. Tag wiesen im Abstrich Enterokokkus coli auf. Auch bei diesem Krankengut fanden sich Infektionen gehäuft bei einem Operateur.

Ausgewertet wurden Alloarthroplastiken, von denen einige jedoch Zweiteingriffe darstellten. Voroperationen zeigten 3 Patienten mit Umstellungsosteotomien, 7 Unterschenkelfrakturen, und 8 weitere Grundleiden sind anamnestisch darunter zu finden. Internistische Erkrankungen fanden sich 28mal mit rheumatoider Arthritis. 6mal bestand ein insulinpflichtiger Diabetes mellitus und bei 12 Patienten ein Gefäßleiden.

Die Ersteingriffe wie die Eingriffe mit nachfolgender Infektion wurden sämtlich vormittags operiert. Die Dauer der Operationen lag zwischen 1 bis 6 Stunden. 18 Patienten hatten in der postoperativen Phase Nachblutungen. 9 Patienten wurden wegen einer Thrombose behandelt. Bei 13 Infektionen lag eine ober-

Tabelle 1. Häufig zu Infektionen führende Bakterien und ihre Aufgliederung n = 133

grampositiv	97	gramnegativ	22
st. aureus	72	E. coli	11
st. Epidermitis	14	Proteus	4
andere Keime	11	andere Keime	7

Sterilinfektion 14

Tabelle 2. Von 1973–1982 in der Orthop. Univ. Klinik Gießen durchgeführte Operationen n = 133

Frühinfektionen n = 17		Spätinfektionen n = 116	
A. obere Extremitäten n = 1		A. obere Extremitäten n = 4	
Unterarmverplattung	1	Ober- und Unterarmverplattung	4
B. untere Extremitäten n = 15		B. untere Extremitäten n = 112	
Hüfte: TEP	2	Hüfte: TEP	39
Chiari	3	Chiari	1
Arthrodese	1	Arthrodese	1
		Umstellungsosteotomi	1
Knie: TEP	1	Knie: TEP	7
Unter- und Oberschenkelverpl.	2	Unter- und Oberschenkelverpl.	29
Fußarthrodese	4	Fußarthrodese	3
andere Eingriffe	3	andere Eingriffe	31

flächliche Wundheilungsstörung bzw. 8mal ein auffälliges Hämatom vor.

Die orthopädische Indikation zum Eingriff der o.g. Patienten waren
- 4 Totalendoprothesenlockerungen
- 3 Umstellungsosteotomien
- 7 Unterschenkelfrakturen
- 8 verschiedene orthopädische Erkrankungen
- 28 rheumatoide Arthritis
- 12 Gefäßleiden einschließlich Varicosis.

Bei 4 Patienten mit Kunstgelenken waren Prothesenluxationen vorausgegangen und unter Narkose reponiert worden. Metallallergien fanden sich bei einem Unterarmeingriff und bei 2 Knie- und 2 Hüftgelenken. Einige später infizierte Patienten wurden nach der Entlassung außerhalb der Klinik mit Injektionen (17), Massage (28) sowie mit Elektrotherapie (13) behandelt.

Die Orthopädie als Fach mit großen wiederherstellenden Eingriffen am Haltungs- und Bewegungsapparat mit dem Einsatz ausgiebiger alloplastischer Implantate bei vielfach scheinbar gesunden Menschen ist gegenüber anderen Fächern in einer Zwangslage. Nicht nur der Funktionsgewinn nach einem rekonstruierenden Eingriff, sondern auch kosmetische Probleme wie Beinlängenunterschiede, statische Probleme, aber auch Narben spielen am Haltungs- und Bewegungsapparat eine gewichtige Rolle als Operationsfolge. Der orthopädische Eingriff ist, verglichen mit Eingriffen anderer Disziplinen damit ungleich haftpflichtträchtiger. Das Einbringen von Implantaten auf Zeit oder auf Dauer kann die Heilungschance zudem im ungünstigen Sinne beeinflussen.

Die Effektivität der Asepsis der orthopädischen Operationsabteilung hängt von vielen Faktoren ab. Neben Geräteausstattung, baulichen Voraussetzungen und dem Instrumentarium kann nur die Mitarbeit aller Ärzte und Pflegekräfte im Operationsbereich das optimale Ergebnis eines Eingriffs für den Erkrankten erbringen. Im Idealfall sollten septische und aseptische Patientengruppen auch in der Krankenabteilung vollkommen getrennt sein. Räumliche und personelle Gründe lassen diese Idealregelung jedoch nicht in jedem Krankenhaus zu.

Literatur

1. Buchholz WH, Gartmann HD (1972) Infektionsprophylaxe und operative Behandlung der schleichenden tiefen Infektion bei der totalen Endoprothese. Chirurg 43: 446
2. Burri C (1974) Posttraumatische Osteitis. Huber, Bern
3. Chaffin RC (1954) Surgical Drainage. J internat coll Surg 22: 683
4. Charnley J (1972) Postoperative infection after total hip replacement with special reference to air contamination in the operating room. Clin orthop 87: 167
5. Fitzgerald RH, Nolan DR, Ilstrup DM et al (1977) Deep wound sepsis following total hip arthroplasty. J Bone Jt Surg 59 A: 847
6. Gastinger E, Friedebold H (1959) Die räumliche Anordnung OP-Termins bei typischen Eingriffen am Bewegungsapparat. Z Orthop 91: 201
7. Grün L (1979) Effektivität und Ineffektivität von Hygienemaßnahmen. Hygiene u Med 4
8. Härle A Die postoperative Wundsaugdrainage (Sterimed)
9. Kanz E (1962) Hygienische Beurteilung des Präparates Satinazid 24 als Händedesinfektionsmittel. Wiss-Arbeit Hygien Bakteriolog Institut Fraunhofer Ges
10. Lowell D, Kundsin R (1977) Ultraviolet Radiation. C V Mosby, St Louis
11. Lowell D, Kundsin R (1977) Ultraviolet Radiation. C V Mosby, St Louis
12. Nelson JP (1977) Operating room clean rooms and personal isolator systems. C V Mosby, St Louis
13. Redon H (1959) La fermature sous depression des plaies etendues. Mem Acad Chir 80: 384
14. Redon H (1955) La fermature des plaies etendues sous depression. Presse med 63: 1034
15. Rieger HI (1980) Arztrecht in der Praxis. Eine Rechtsprechung. Dtsch Med Wschr 34
16. Ryan GB (1976) Surg clin North Am 56: 831
17. Weber BG (1972) Prophylaxe der operativen Infektionen. Z Unfallmed Berufskr 65: 42
18. Wysocki S, Oellers B, Gruss J (1973) Klinik der Wundheilungsstörungen. Med Mitt 47: 287
19. Wysocki S (1977) Infektionsproblematik bei chirurgischen Intensivpatienten. Symposion 25. u 26.11.1977 in Hamburg
20. Zachary C, Lister J (1967) Brit med J 2: 7

Verbrennungen

A. SCHMIDT

Die schwere Verbrennung ist definiert als eine thermische Schädigung II. und III. Grades ab 20% der Körperoberfläche, bzw. ausschließlich dritten Grades ab 15% der Körperoberfläche. Aufgrund einer Mikrozensus-Befragung erleiden in der Bundesrepublik Deutschland jährlich etwa 215 000 Menschen Verbrennungen aller Schweregrade. Dies entspricht etwa 3% der jährlichen Gesamtzahl von 7,22 Mio. Unfallverletzten. Eine genauere Differenzierung nach Altersgruppen und Schwere der Verbrennungen existiert nicht.

Eine Dokumentation des Hauptverbandes der gewerblichen Berufsgenossenschaften besagt, daß sich in der Bundesrepublik Deutschland jährlich etwa 10 000 schwere Verbrennungen ereignen, von denen etwa 1200 bis 1300 einer Intensivbehandlung in einer Spezialklinik bedürfen. Zur qualifizierten Behandlung dieser 1300 schweren Verbrennungen sind etwa 150 Betten in Verbrennungskliniken erforderlich.

Verbrennungen entstehen durch Flammen, heiße Flüssigkeiten, Dämpfe und durch die Einwirkung des elektrischen Stromes, wenn die der menschlichen Haut zugeführte Wärmemenge 5 Kalorien/cm^2 übersteigt. Das bedeutet, daß Temperaturen von 45 bis 50 Grad Celsius (z. B. durch Heizkissen oder durch Wärmflaschen) bereits zu drittgradigen Verbrennungen führen können, sofern diese Temperaturen lange genug einwirken. Wesentlich ist demnach die Dauer der Wärmeeinwirkung, also die Expositionszeit im Verhältnis zur Wärmeintensität.

Einteilung der Verbrennungen und Pathophysiologie

Die Beurteilung der Schwere einer Verbrennung richtet sich sowohl nach der flächenhaften Ausdehnung, als auch nach der Tiefe der thermischen Schädigung. Die flächenhafte Ausdehnung wird in Prozent der Körperoberfläche angegeben. Hierzu eignet sich als grobe Orientierung die sogenannte Neunerregel nach Wallace. Für die durchzuführende Behandlung reicht diese Einschätzung nicht aus. Von den Berufsgenossenschaften wurden Tabellen herausgegeben, die eine differenzierte, flächenhafte Zuordnung des Verbrennungsschadens erlauben (Abb. 1). Die Handfläche des Verletzten entspricht etwa 1% der Körperoberfläche. In dem Körperschema (Abb. 2) wird das flächenhafte Ausmaß der Verbrennung nach der Tiefe mit unterschiedlichen Farben eingetragen.

Das zweite Kriterium zur Beurteilung der Schwere einer Verbrennung ist die Tiefenausdehnung des Verbrennungsschadens. Wir teilen die Verbrennungen in drei Schweregrade:

Bei der **Verbrennung I. Grades** handelt es sich um eine thermische Schädigung der obersten Hautschicht. Die Verbrennung imponiert als Rötung und ist als Sonnenbrand bekannt. Es handelt sich um eine epidermale Verbrennung. Sie spielt hinsichtlich einer Behandlung praktisch keine Rolle.

Die **Verbrennung II. Grades** reicht bis in die Schicht der Hautanhangsgebilde. Klinisch ist die Verbrennung II. Grades an der Blasenbildung zu erkennen. Bezüglich der lokalen Behandlung und der Prognose muß die Verbrennung II. Grades unterteilt werden in eine
a) oberflächliche, dermale Verbrennung
b) tiefe, dermale Verbrennung

Das bedeutet, daß die oberflächliche, dermale Verbrennung spontan regenerationsfähig ist, d. h. unter einer entsprechenden Behandlung kommt es zur Heilung und zur Bildung einer tragfähigen Hautoberfläche mit normaler Sensibilität und Erholung der Hautanhangsgebilde, während die tiefe, dermale Verbrennung in der Regel plastisch gedeckt werden muß.

Bei der **Verbrennung III. Grades** handelt es sich um eine völlige Zerstörung der Haut, einschließlich der Hautanhangsgebilde. Eine spontane Regeneration ist nicht mehr möglich, das verbrannte Hautareal muß plastisch gedeckt werden.

Charakteristisch für die völlige Zerstörung der Haut ist die Asensibilität. Es wäre wünschenswert, mit einem geeigneten Verfahren schon bei der Erstuntersuchung feststellen zu können, welche Hautareale regenerationsfähig sind, bzw. welche Bereiche tief zweit- und drittgradig verbrannt sind, also plastisch gedeckt werden müssen. Diese Unterscheidung ist

Anlage zum D-Arzt-Bericht Nr. ....

Stempel des Durchgangsarztes

Ergänzungsbericht bei schweren Verbrennungen

Zuname: .... Vorname: .... Alter: .... J.

Verbrennung	1 bis 4 Jahre	5 bis 9 Jahre	10 bis 14 Jahre	15 Jahre	Erwachsene	1°*)	2°*)	3°*)
Kopf	17	13	11	9	7			
Hals	2	2	2	2	2			
Rumpf (vorn)	13	13	13	13	13			
Rumpf (hinten)	13	13	13	13	13			
R. Gesäßhälfte	2½	2½	2½	2½	2½			
L. Gesäßhälfte	2½	2½	2½	2½	2½			
Genitalien	1	1	1	1	1			
R. Oberarm	4	4	4	4	4			
L. Oberarm	4	4	4	4	4			
R. Unterarm	3	3	3	3	3			
L. Unterarm	3	3	3	3	3			
R. Hand	2½	2½	2½	2½	2½			
L. Hand	2½	2½	2½	2½	2½			
R. Oberschenkel	6½	8	8½	9	9½			
L. Oberschenkel	6½	8	8½	9	9½			
R. Unterschenkel	5	5½	6	6½	7			
L. Unterschenkel	5	5½	6	6½	7			
R. Fuß	3½	3½	3½	3½	3½			
L. Fuß	3½	3½	3½	3½	3½			
Summe:								
Gesamtverbrennung:								

*) Ausmaß und Schweregrad der Verbrennungen in entsprechende Spalte eintragen!

D (H) 13 d (Schwere Verbrennungen)   Ausgabe: Juli 1972   10 000 XII. 80   **Bitte wenden!**

Abb. 1. Siehe Text

Verbrennungen

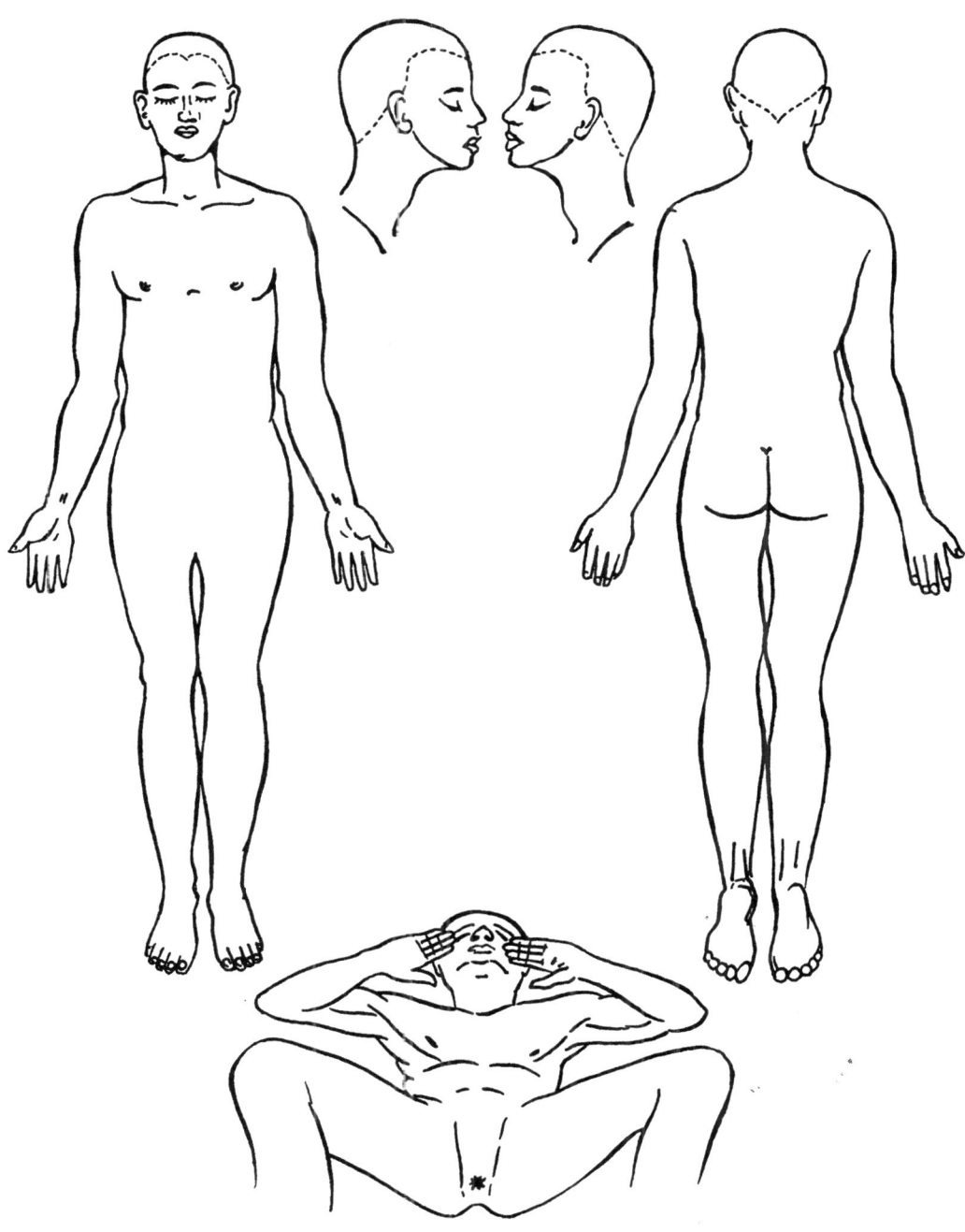

1° = grün*)
2° = blau*)
3° = rot*)
*) In Skizze eintragen

Unterschrift des D-Arztes

Abb. 2. Siehe Text

wichtig für die Soforttherapie und die Prognose der Verbrennungskrankheit. Bislang ist kein zuverlässiges und praktikables Verfahren bekannt.

Eine *Sonderform* der Verbrennung ist das sogenannte **Inhalationstrauma**. Durch das Einatmen bei sehr hohen Temperaturen kommt es zu einer Schädigung des Lungenepithels. Das vollständige Inhalationstrauma entspricht einer drittgradigen Verbrennung von etwa 60% der Körperoberfläche. Eine solche Verletzung kann nicht überlebt werden, da das Epithel der Luftwege nekrotisch wird und sich nach 10 bis 14 Tagen abstößt. Eine Sauerstoffaufnahme ist dann nicht mehr möglich.

Die Annahme, daß es sich bei einer Verbrennung lediglich um eine Verletzung des Organes Haut handelt, ist nicht zutreffend.

Ganz im Vordergrund steht bei einer schweren Verbrennung der drohende Schock. Er wird im wesentlichen verursacht durch den erheblichen bis extremen Volumenverlust, einmal über die offene Verbrennungsfläche nach außen, vor allem aber durch die Flüssigkeitsverlagerung vom intravasalen Raum in das Interstitium. Die Folge ist ein Verlust an zirkulierendem Blutvolumen. Der Verlust steht in direkter Relation zur Ausdehnung und Tiefe des Verbrennungsschadens. Die Flüssigkeitsverlagerung in das Interstitium verursacht eine massive Gewebeschwellung, das sogenannte Verbrennungsödem.

Die pathologische Flüssigkeitsverlagerung läßt sich sehr vereinfacht, etwa wie folgt erklären: Durch das thermische Trauma werden auch entfernt von der Verbrennungsmarke unter anderem Gewebehormone freigesetzt, die die Durchlässigkeit der Zellmembran erhöhen, so daß auch größere Moleküle vom intravasalen Raum in den extravasalen Bereich übertreten und aufgrund ihrer hohen Wasserbindungskapazität Wasser nach sich ziehen. Klinisch entsteht das Verbrennungsödem.

Wenn man der Vorstellung folgt, daß sich etwa 12 bis 24 Stunden nach der Verbrennung die erhöhte Durchlässigkeit der Zellmembran wieder normalisiert hat, muß sich die Therapie, insbesondere aber der Flüssigkeitsersatz daran orientieren.

In der 1. Stunde nach einer schweren Verbrennung gehen bis zu 50% des Bluteiweißes verloren. Die daraus gezogene Konsequenz, diesen Eiweißverlust möglichst schnell, zumindest teilweise durch großmolekulare Blutersatzstoffe, Eiweißlösungen und Blut zu ersetzen, ist insofern problematisch, als diese großen Moleküle den Gefäßraum verlassen, Wasser nach sich ziehen und damit das Verbrennungsödem noch verstärken. Nach Normalisierung der Durchlässigkeit der Zellmembran bleiben diese großen Moleküle als osmotisch aktive Substanzen im extravasalen Raum liegen und verzögern die Rückbildung des Verbrennungsödems.

Die Konsequenz aus diesen Überlegungen ist eine Flüssigkeitszufuhr in den ersten 24 Stunden nach der Verbrennung mit kristalloiden, also niedermolekularen Lösungen, z. B. Ringer-Laktat. Damit wird die veränderte Dynamik des Flüssigkeitstransportes rasch ausgeglichen, die Blutkonzentration verringert und die Schocksituation schneller beherrscht. Später, nach 12 bis 24 Stunden, beginnt dann der Eiweißersatz.

Erstbehandlung

Es ist von wesentlicher Bedeutung, daß eine sinnvolle Allgemein- und Lokalbehandlung unmittelbar nach der schweren Verbrennung eingeleitet wird. Es muß gefordert werden, daß eine schwere Verbrennung nicht ohne Infusion transportiert wird. Am günstigsten sind kristalloide Infusionslösungen. Der bewußtseinsklare Patient kann eine 1%ige Kochsalzlösung trinken.

Bei den lokalen Sofortmaßnahmen steht ganz im Vordergrund, was *nicht* getan werden darf, nämlich die Anwendung von Puder, Salben und Brandbinden. Ebenso soll das Berühren von Verbrennungswunden am Unfallort unterlassen werden, brennende Kleidungsstücke werden entfernt, ebenso die Kleidungsstücke nach einer Verbrühung.

Der verbrannte Körperbezirk wird bis zur Schmerzlinderung unter kaltes Wasser gehalten, bzw. in kaltes Wasser eingetaucht (kein Zusatz von Eiswürfeln). Für den Transport in die Klinik empfehlen sich sterile Brandtücher, in Form der Metallinetücher. Es handelt sich hierbei um einen aluminiumbedampften, porösen und saugfähigen Vliesstoff, der mit der Wunde nicht verklebt. Notfalls wird mit sauberen Handtüchern oder Bettlaken abgedeckt. Eine kurze Notiz über die bisher durchgeführten Maßnahmen begleitet den Verletzten zur Klinik.

Wir sehen die Indikation zur stationären Aufnahme nach Verbrennungen:
- Bei allen Säuglingen und Kleinkindern, sofern es sich nicht zweifelsfrei um eine Bagatellverletzung handelt.
- Bei allen Verbrennungen des Gesichtes, der Hände und der Gelenke.
- Bei allen Verbrennungen dritten Grades, ab 5% der Körperoberfläche.

In der Klinik wird dann unter ständiger Kontrolle der laborchemischen Parameter und klinischer Daten, wie Blutdruck, Urinausscheidung, Körpertemperatur und zentraler Venendruck, eine exakte Substitutionstherapie an Flüssigkeit, Elektrolyten und später Eiweiß solange durchgeführt, bis letztlich die Hautoberfläche wieder hergestellt und damit der unkontrollierbare Verlust dieser Substanzen über die Verbrennungswunde behoben ist.

Der Flüssigkeitsbedarf ist sehr hoch und berechnet sich in den ersten 24 Stunden, wie folgt: 4 ml Infusionslösung/kg Körpergewicht und % verbrannter Körperoberfläche, d.h., ein Patient von 70 kg Körpergewicht mit 50% Verbrennung der Körperoberfläche III. Grades braucht in den ersten 24 Stunden 14,0 l Infusionslösung, wobei die Hälfte in den ersten 8 Stunden gegeben wird.

Die Überlebenschancen einer schweren Verbrennung lassen sich nach dem Verbrennungsindex von Baxter in etwa hochrechnen. Der Index beruht auf der Addition von Lebensalter und Prozent der verbrannten Körperoberfläche. Wird hierbei ein Wert von 80 bis 100 erreicht, bestehen nur noch minimale, bzw. keine Überlebenschancen. Dasgleiche gilt für Kinder mit drittgradigen Verbrennungen über 30% der Körperoberfläche.

Isolierung des Schwerverbrannten unter aseptischen Bedingungen

Für die von uns bevorzugte, weitgehend offene Behandlung der Verbrennung sind räumliche und personelle Voraussetzungen erforderlich. Der Verletzte muß wegen der potentiellen Infektionsgefahr von anderen Patienten isoliert werden. Das bedeutet, daß er unter Umgehung aller Funktionseinheiten unmittelbar in die Schwerverbranntenabteilung, bzw. in das für ihn vorgesehene Einzelzimmer gebracht wird und erst dort die erforderlichen Maßnahmen durchgeführt werden. Die Raumtemperatur des Krankenzimmers soll 28-32 °C betragen, der Zugang soll nur über eine Schleuse möglich sein. Das Krankenzimmer darf nur mit Kopfbedeckung, Mundschutz, sterilem Mantel und Überschuhen betreten werden. Das ärztliche und nichtärztliche Personal soll möglichst keine Kontakte mit anderen Patienten, besonders aber mit Intensivpatienten haben. Die Arbeiten am Patienten werden mit sterilen Operationshandschuhen durchgeführt, die antibiotische Behandlung erfolgt gezielt nach Antibiogramm.

> An die Reinigung und Raumdesinfektion werden die gleichen Anforderungen, wie an einen aseptischen Operationssaal gestellt.

Trotz aller prophylaktischer Maßnahmen ist die Vorstellung einer keimfreien Verbrennungswunde eine Illusion. Es erscheint jedoch wesentlich, den in seiner körpereigenen Abwehrlage ohnehin reduzierten Schwerverbrannten möglichst wenig Keimen auszusetzen, zumal es sich in der Klinik häufig um therapieresistente, hospitalisierte Erreger handelt.

Das Schicksal des Schwerstverbrannten entscheidet sich nach Beherrschung der initialen Schockphase ganz wesentlich dadurch, ob und in welchem Ausmaß eine Infektion der verbrannten Körperoberfläche mit der Gefahr der nachfolgenden Sepsis auftritt.

> Ab dem dritten Tag nach dem Verbrennungstrauma ist die Wunde zunehmend infektionsgefährdet.

Lokalbehandlung

Die Verbrennung *I. Grades* bietet keine therapeutischen Probleme, sie heilt auch ohne weitere Behandlungsmaßnahmen ab.

Bei der Verbrennung *II. Grades* werden in der Klinik unter hochaseptischen Bedingungen die Wunden schonend und sorgfältig gereinigt, die Schmutzpartikel und abgestorbenen Hautreste entfernt und alle 12 Stunden Silbersulfadiazin-Salbe aufgetragen.

Die beste Infektionsprophylaxe der Verbrennung *III. Grades* ist die frühzeitige Abtragung der verbrannten Hautareale und die Deckung der Defekte mit körpereigener Haut. Der Zeitpunkt dieser Maßnahmen richtet sich nach dem Allgemeinzustand des Verletzten und seiner Narkosefähigkeit. Vordringlich werden drittgradige Verbrennungen des Gesichtes, der Hände und der Gelenke plastisch gedeckt.

Seit 1974 ist bekannt, daß bei der Verbrennung ein spezifisches Verbrennungstoxin entsteht, wobei es sich um einen Lipid-Proteinkomplex handelt. Nach neueren Untersuchungen wirkt dieses Toxin dosisabhängig toxisch auf die Leberzelle, das heißt bei einer ausgedehnten, drittgradigen Verbrennung werden entsprechend große Mengen dieses Toxins gebildet. Es ist ab dem 5. Tag nach dem Verbrennungstrauma nachweisbar. Für die Behandlung der drittgradigen Verbrennung bedeuten diese Erkenntnisse:

a) Abtragung der Nekrosen möglichst vor dem 5. Tag nach der Verbrennung zur Reduzierung der Toxinresorption.
b) Aufbringen auf die drittgradig verbrannte Körperoberfläche von nicht- oder schwer resorbierbaren Substanzen, wie z. B. Ceriumnitrat zur Bindung der Toxine. Die ersten Ergebnisse sind ermutigend.
c) Passive Immuntherapie gegen das Verbrennungstoxin (wurde im Tierexperiment bereits mit Erfolg praktiziert).

Bei ausgedehnten, drittgradigen Verbrennungen besteht immer ein Mißverhältnis zwischen der zur Verfügung stehenden, körpereigenen Haut und der zu deckenden Wundfläche. Dieses Problem läßt sich durch folgende Methoden lösen:
1. Die Entnahmestelle eines Spalthautlappens ist in etwa 2 Wochen so weit abgeheilt, daß hier erneut eine Entnahmemöglichkeit besteht. Dieses Verfahren entspricht einer autologen, plastischen Deckung der verbrannten Körperoberfläche in Etappen.
2. Die ursprüngliche Größe des entnommenen Spalthautlappens läßt sich mit dem Meshgraft-Instrument auf das 1,5- bis 8-fache vergrößern. Die Zwischenräume der Maschenstruktur heilen in einigen Wochen ab und bilden eine tragfähige Hautoberfläche.

Die Behandlung nach der erfolgten Hauttransplantation und Einheilung der Transplantate konzentriert sich auf die Maßnahmen der Rehabilitation, die von der krankengymnastischen Behandlung, über das monatelange Tragen von Kompressionsverbänden bis zu plastischen Korrektureingriffen reicht. Die damit verbundenen Probleme gehen weit über die rein medizinische Versorgung hinaus und sind letztlich noch nicht geklärt.

Zur Immunitätslage nach Operationen

H. STICKL und I. HARABACZ

Die Häufigkeit septischer Komplikationen bei Intensivpatienten liegt bei 15 bis 30% mit einer Letalität der Sepsis von 50% und mehr (5, 25, 29, 48). Diese hohe Mortalitätsrate trotz adäquater Behandlung mit in-vitro-wirksamen Antibiotika läßt den Schluß zu, daß diese Patienten nicht mehr imstande sind, die antibiotisch angegriffenen Erreger unter Kontrolle zu bringen und zu eliminieren. Sie befinden sich im Zustand der herabgesetzten allgemeinen Abwehrbereitschaft (23).

Immunitätslage nach der Operation

Die Immunitätslage eines frisch Operierten, die wesentlich über Erfolg oder Mißerfolg der Operation entscheiden kann, wird beeinflußt durch
- die Grunderkrankung,
- Art und Dauer der Narkose,
- Art und Dauer der Operation,
- Immunmodulierende Maßnahmen (immunsuppressive Chemotherapie, einschließlich Antibiotika, immunmodulierende Schutzimpfungen, u.a.),
- sowie begleitende Faktoren (Einfluß der Umgebung auf die Psyche, Ernährung, u.a.).

Verschiedene in der Intensivmedizin übliche Therapien, wie z. B. der Volumenersatz, Narkose, Analgesie, Kreislaufunterstützung, Diurese, medikamentöse Entzündungshemmung, Verabreichung von Antibiotika, sowie parenterale

Ernährung u.a., zeigen eine Beeinträchtigung der Granulozytenfunktion (31).

Die Reaktivität von Lymphozyten ist nach Narkose und Operation in der Regel herabgesetzt (35). Die Phagozytose-Aktivität ist nach Verabreichung von Halothan, Diäthyläther und anderen Substanzen vermindert.

So führen zahlreiche Medikamente, wie Plasmaexpander, Psychosedativa (z.B. Valium), fast alle Entzündungshemmer und Proteasenhemmer, einige Antibiotika (z.B. Azlocyclin) ferner Glukose in Infusionslösungen, Antithrombotika wie Heparin, und bestimmte Diuretika (z.B. Furosemid) zur Hemmung der Phagozytoseaktivität. Selbstverständlich gilt dies für die ohnehin als Immunsuppressiva bekannten Cortisonderivate und für eventuell unmittelbar nach der Therapie applizierte Zytostatika (7).

GIERHAKE und Mitarbeiter (19) weisen auf die Hemmung des Reticulohistiozytären Systems durch bei Operationen gebräuchliche Pharmaka hin, so vor allem durch die vorbereitende Verabreichung von Barbituraten. Eine Blockade des RHS durch Plasmaexpander konnten die Autoren allerdings nicht bestätigen.

Dominierende Rolle des traumatischen Streß

Die Leukopenie nach Narkose mit allgemeiner Depression des Zellmetabolismus mit Mitosehemmung ist hierbei wahrscheinlich - neben direkten pharmakologischen Effekten der Anästhetika - auch eine Folge der Streßeinwirkung, der Ausschüttung endogenen Cortisons, womit indirekt Veränderungen über das humorale Immunsystem zur Wirkung kommen (47).

Für die dominierende Rolle des traumatischen Streß für die Immundepression sprachen auch Beobachtungen, wonach die mitogen stimulierte Lymphozytentransformation durch die Narkose allein nicht beeinflußt werden kann. Während die Anästhesie während einer Stunde alleine noch keine Erniedrigung der Lymphozytenantwort auf Provokation mit Hämagglutinin M und Concanavalin A hervorruft, erfolgt dies jedoch unmittelbar nach Beginn der Operation. Die Erholung der mitogenen Antwort der Lymphozyten setzt zwar bald nach der Operation ein, erlangt jedoch die Ausgangswerte nicht eher als nach Ablauf von 9 bis 14 Tagen. Dies gilt besonders für den postoperativen Zustand der Patienten nach orthopädischen Operationen, z.B. nach der Implantation von Hüftgelenksprothesen (34). Der Abfall an Lymphozyten im peripheren Blut mag hierbei auch auf versteckten Blutverlust, etwa durch Einsickern von Blut in die Gewebe, zustande kommen (24, 28).

Die zelluläre Immunabwehr gegen Tumorzellen ist nach GROSSER und Mitarbeitern (21) während der Operation und etwa 1–3 Wochen später bei dem durch psychische Belastung unter Streß stehenden Patienten erniedrigt, sofern es zu erhöhten Serumkortisonspiegeln um mehr als das zweifache der physiologischen Norm gekommen war. Nach BERENBAUM und Mitarbeitern (2) genügt hierzu bereits die Traumatisierung durch Operation.

FABRICIUS und Mitarbeiter (12) wiesen auf Funktionsstörungen des Thymus-abhängigen Immunsystems nach operativen Eingriffen hin, und hoben die Bedeutung für die Tumorchirurgie hervor; so kommt es nach Operation zu einer drastischen Erniedrigung der T-Zell-Kolonie-Bildungsfähigkeit, die sich frühestens 7–14 Tage nach der Operation zu erholen beginnt. Eine signifikante Erniedrigung der Mitogenstimulierbarkeit der Lymphozyten konnten die Autoren, im Gegensatz zu anderen Untersuchern, nicht feststellen. Auch eine Veränderung im Verhältnis von T- zu B-Zellen ergab sich nicht als Folge der Operation. Die geringere Mitogenstimulierbarkeit der Lymphozyten bei den von FABRICIUS und Mitarbeitern (12) beobachteten, operierten Patienten mag darauf zurückgehen, daß es sich hier um vergleichsweise leichte Eingriffe gehandelt hatte.

Narkoseeinfluß

Während Thiopental und Lachgas (4) in vitro die Mitogen-stimulierte Lymphozytentransformation nicht beeinflussen, hat Halothan in vitro einen zeit- und konzentrationsabhängigen hemmenden Effekt auf die Proliferation immunkompetenter Zellen (4, 22). Inwieweit diese in vitro-Befunde eine Aussage über den Einfluß von Halothan auf zellvermittelte Immunreaktionen im Gesamtorganismus zulassen, muß noch offen bleiben. Immerhin ist nach Halothan-Narkose auch der Zytotoxizitäts-Index von T-Lymphozyten vermindert (46), – was auf eine Schwächung der körpereigenen Tumorabwehr hindeutet. Nach DOENICKE (7) sollte daher bei Tumorpatienten möglichst auf eine Halothan-Narkose verzichtet werden (persönliche Mitteilung, 1984).

Nach allen bisherigen Kenntnissen ist die postoperative Immundepression von mehreren Faktoren bedingt und kann nicht ausschließlich nur einer einzigen Substanz angelastet werden (21).

Eigene Untersuchungen über das perioperative Verhalten von Tetanusantikörpern

Neben der zellulären wird auch die humorale Immunabwehr nach operativen Eingriffen in Mitleidenschaft gezogen (1). Das meßbare Substrat der humoralen Immunabwehr ist die Konzentration spezifischer Antikörper in der *Immunglobulin-G-fraktion* des Serums.

Bei 34 Kindern im Alter von wenigen Wochen bis zu 6 Jahren, die sich einer Operation unterziehen mußten, wurde anläßlich der üblichen laborklinischen Untersuchungen und der Blutgruppenbestimmung eine geringe Blutmenge zur Bestimmung der Tetanus-Antikörper vor und nach der Operation abgezweigt. Jedes dieser Kinder hatte Antikörper-Titer, die von 0,6 I.E. bis 15 I.E. betrugen (Durchschnitt 2,34 I.E.). Vier Kinder waren noch nicht geimpft und hatten demzufolge diaplacentar übertragene Antikörper von der Mutter.

Bewertung vor und nach der Operation: Bei allen 34 Kindern konnte anläßlich der üblichen Blutbild-Kontrollen zwischen 4 und 10 Tagen p. o. der Tetanus-Antikörper-Titer bestimmt werden; bei 8 Kindern zusätzlich ein zweites Mal zwischen 11 und 20 Tagen.

Der Abfall der Antikörper wurde vom Ausgangstiter mit der Hälfte, einem Viertel, einem Achtel, usw., beurteilt. Anstieg um das Doppelte +, gleichbleibender Titer 0 (s. Tab. 1).

Titerabfall bei verschiedenen Operationen

Aus den vorliegenden Untersuchungen geht hervor, daß es besonders bei der Eröffnung der Bauchhöhle zu einem Abfall spezifischer Antikörper kommt. Dieser Abfall scheint weniger ausgeprägt bei thorakalen Operationen zu sein und fehlt bei der Gaumenspalten- und Bruchoperation. Halothan-Narkosen wurden nicht verabreicht.

Es muß offenbleiben, ob der Antikörperabfall ein Ausdruck der Schwere der Operation ist, oder ob hier die große Transsudationsfläche des Peritoneums für den Antikörper-Verlust eine besondere Rolle spielt. Bei den wenigen Kindern, bei denen in einer zweiten Blutuntersuchung der Antikörper-Titer bestimmt werden konnte, zeichnete sich ein Trend des spontanen Anstiegs spezifischer Antikörper-Titer ab.

Der Abfall spezifischer humoraler Tetanus-Antikörper bei abdominellen Operationen ist in allen Altersgruppen zu sehen, auch bei Kindern mit diaplazentar übertragenen Leihantikörpern von der Mutter. Es handelt sich also nicht um eine operationsbedingte Synthesehemmung humoraler Antikörper. Diese könnte sich auch unmittelbar nach der Operation so schnell nicht auswirken. Bei Gaumenspaltenoperationen scheint es eher zu einem reaktiven, passageren Antikörperanstieg zu kommen. In der vorliegenden eigenen Untersuchung, mehr eine Kontrolle anderer, zitierter Befunde (s.o.), wurde die Konzentration humoraler, spezifischer Tetanus-Antikörper als meßbares Substrat für den Einfluß operativer Eingriffe, - ohne Berücksichtigung der Narkose - verwendet. Inwieweit neben der humoralen Immunabwehr auch die zelluläre durch den operativen Eingriff in Mitleidenschaft gezogen wurde, muß hier offenbleiben.

Tabelle 1. Vergleich des Abfalls der Tetanus-Antikörpertiter nach Operation mit den Ausgangswerten (Die Zahlen geben die untersuchten Kinder an; Zahlen in Klammern: Blutuntersuchung zwischen 11 und 20 Tagen).

Antikörper-Titer, Abfall vom Ausgangswert um	Gaumenspalten n=9	Bruchoperationen n=7	Thoraxoperationen n=6	Abdominelle Operationen n=12
− ½		2	1	1 (2)
− ¼			1	2
− ⅛			1	4
¹⁄₁₆ und weniger			2	4
gleichbleibend	8 (2)	5	1	1 (2)
+ 2x	1 (2)			

Absinken und Wiederanstieg der Immunglobuline

Nach Operationen sinken Immunglobuline im Serum rasch um bis zu 30% und mehr ab, steigen aber nach dem dritten postoperativen Tag wieder an und erreichen nach 5 bis 7 Tagen wieder den pränarkotischen Wert (1, 17, 32, 43).

Bei der hier vorliegenden Beobachtung war zwar auch ein Anstieg der Immunglobuline zu beobachten, jedoch auf Grund der wenigen untersuchten Kinder zeichnete sich nach dem 10. Tag erst ein deutlicher Trend ab; eine Erholung bis zum 7. Tag post operationem wurde hier noch nicht sichtbar. –
Auch eine postoperative Beeinflussung des Alpha-1-Antitrypsins konnte mit hoher Signifikanz beobachtet werden (26): 48 Stunden nach der Operation war ein starker Anstieg zu registrieren; der erhöhte Alpha-1-Antitrypsin-Titer hielt etwa 10 Tage nach der Operation an. Umgekehrt verhielten sich die Alpha-2-Macroglobuline, die 48 Stunden nach der Operation einen signifikant erniedrigten Titer aufwiesen und sich erst 10 Tage nach der Operation zur Norm hin bewegten. Der Beta-1-C-Globulintiter zeigte postoperativ auch einen deutlichen Anstieg. LENNERT und Mitarbeiter (26) führen die genannten Titerschwankungen auf individuelle Reaktionen des Organismus auf verschiedene Reize zurück. Da die Autoren ausschließlich Kinder im Alter von 1-13 Jahren untersucht hatten, nehmen sie an, daß die Immunglobulin-Titerbewegungen (bei glattem postoperativen Verlauf und bei leichteren Operationen!) auf einen provokativen schwachen Reiz auf das Immunsystem zurückgehen. Auch fanden diese Autoren eine postoperative Vermehrung von IgA bei Kindern, was ebenfalls als verstärkter Reiz auf die Schleimhaut der Tracheobronchialwand zurückgeführt wird. FIORI-RATTI (13) fand dagegen, besonders nach Tonsillektomie, einen drastischen Abfall des Immunglobulins A sowohl im Serum, wie auch im Speichel.

Schwere postoperative Infektionen traten nach traumatisch bedingten Splenektomien auf, wobei zelluläre und humorale Immunfaktoren im hohen Umfange reduziert waren (37). Häufige Fieberperioden, sowie Wundheilungsstörungen, auch bei späteren Bagatellverletzungen, wurden hier beschrieben. Die Phagozytosekapazität war bei diesen Patienten deutlich und dauernd herabgesetzt.

Noch stärker sinken die Immunglobuline postoperativ im Peritonealsekret ab. So wurde nach Operationen an den Gallenwegen ein Abfall bis zu 50% der Serumimmunglobuline gemessen. Bei der immunchemischen Messung der Immunglobuline kann es hierbei zu einem weit stärkeren Abfall spezifischer einzelner Immunglobulinklassen kommen. Bei komplikationslosem Verlauf wird dieser Abfall relativ rasch (nach 5 bis 7 Tagen) kompensiert.

Bei peritonitischen Komplikationen und bei malignen Grunderkrankungen bleiben dagegen die Immunglobulinspiegel im Peritonealsekret über lange Zeit hin erniedrigt (10).

Als Gründe für den Abfall der Immunglobuline werden verschiedene Faktoren, wie Nahrungskarenz, Verbrauch im Operationsgebiet durch antigen wirkende Zelltrümmer, Nahtmaterial und Bakterien, u. a., diskutiert. Ein reiner Verdünnungseffekt kann den Abfall nicht erklären, zumal auch Infusionen für die Verdünnung der Immunglobuline keine Rolle spielen sollen (6).

Zur Pathoätiologie

Wenn auch der Pathomechanismus dieses Phänomens noch nicht in allen Einzelheiten bekannt ist, so deutet doch vieles darauf hin, daß ein vorgeschädigtes Immunsystem durch den Streß von Narkose und Operation weitgehend alteriert wird und besonders durch sekundär entstehende Komplikationen erschöpft werden kann. Dabei handelt es sich nicht nur um einen reinen Verbrauch der Immunglobuline, sondern die Neubildung der Immunglobuline ist nach Operationen in der Regel vermindert, wie auch im Tierversuch nachgewiesen werden konnte (1).

Es läßt sich darüber hinaus noch keine sichere Aussage zum Einfluß der verschiedenen Narkosearten auf den Immunglobulinspiegel treffen (43), wobei einige experimentelle Daten darauf hindeuten, daß bestimmte Narkotika (z. B. Halothan) immunsuppressiv wirken (7).

Zur Prävention und Therapie postoperativer Immundefizienzen

Zur Behandlung der postoperativen Immundefizienz, besonders bei schweren abdominellen

Eingriffen (z. B. Mißbildungsoperationen) bieten sich die folgenden präventiven und therapeutischen Ansätze an:
- Substitution von Immunglobulinen
- Stimulation der körpereigenen Abwehr und der Antikörperbildung, beispielsweise durch Schutzimpfungen.

Selbstverständlich sollte durch adjuvante Maßnahmen bei aufschiebbaren Eingriffen zuerst der Allgemeinzustand des Patienten gebessert und dementsprechend der Operationstermin geplant werden.

Immunsubstitution

Nach parenteraler Verabreichung eines Immunglobulin-Präparates kann der Immunglobulin G-Spiegel bereits nach einem Tag, und die Spiegel von IgM und IgA im Serum können nach 3 Tagen die präoperativen Serumkonzentrationen erreicht haben (14). Eine prophylaktische Verabreichung von Immunglobulinen kann bei bestimmten Problempatienten mit reduziertem Allgemeinzustand zur Vermeidung infektiöser Komplikationen sinnvoll sein; gleiches gilt für Patienten, bei denen ein Sepsisherd oder weitere Anzeichen einer Sepsis, wie Verbrauchskoagulopathie, septische Temperaturen, Leukozytenanstieg über 15000/mm^3 bzw. Leukozytenabfall unter 5000/mm^3, u. a., vorliegen.

Bei einer solchen gegebenen Indikation spielt der präoperativ gemessene Immunglobulinspiegel keine Rolle (8, 9).

Bei exogener Zufuhr von Immunglobulinen bei einem Immunglobulin-Defizit wird die körpereigene Immunreaktivität nicht beeinträchtigt, da lediglich die Immunantwort gegen das entsprechende Antigen, nicht aber gegen andere gehemmt wird (44). Nach Gabe von 7 S-IgG, bei dem der funktionell und regulativ wichtige Fc-Teil nicht abgespalten ist, konnte DUSWALD (9) auch in hoher Dosierung keine Verminderung der spezifischen Antikörperkonzentrationen feststellen. Auch die Synthese von IgM wird durch den Ersatz von IgG nicht gehemmt.

Immunstimulation

LUNDI und Mitarbeiter (27) fordern, daß bei Tumoroperationen immunrestorative Arzneimittel zur Vermeidung der Metastasierung verabreicht werden sollten. Steinberger und Rupp (40) haben dies mit einem T-Zell-affinen Immunmodulator, PIND (42), bestätigt gefunden (1979). Wurde PIND Patienten mit Reimplantation von Gelenkersatzprothesen verabreicht, so kam es bei 92 Patienten zu keiner infektionsbedingten Komplikation (Erwartungswert ohne PIND: 12). Es kam vielmehr zu rascherer Wundabheilung; der Einsatz von Antibiotika und Schmerzmitteln wurde unnötig, beziehungsweise konnte drastisch reduziert werden. Erfahrungen größeren Umfanges, vor allem im kontrollierten Blindversuch, fehlen bislang. Dennoch mag die hypothetische Annahme berechtigt sein, daß bei alten, zu einer Operation anstehenden Personen, eine „Immunrestitution" bei einem zuvor bereits in seinen Funktionen reduzierten und geschädigten Immunsystem nicht falsch sein kann.

Liegen bereits sehr niedrige, spezifische Antikörper-Titer gegen Tetanustoxin vor, so kann vor und nach Operationen eine Auffrischimpfung zu einem raschen und intensiven Antikörperanstieg führen. Wie umfangreiche Erfahrungen gezeigt haben, bleibt die Boosterfähigkeit des Immungedächtnisses gerade bei der Tetanus-Immunität auch bei schlechter Ausgangslage (reduzierter Allgemeinzustand des Patienten, Zustand nach onkotroper Chemotherapie, u. a.) lange und in gutem Umfange erhalten (42).

Einer durch Erfahrung belegten, wahrscheinlich berechtigten Hypothese entsprechend, sollen Patienten, bei denen der Operationstermin bereits festliegt, mindestens 4 Wochen vor einer Operation nicht mehr mit lebenden Erregern (z. B. Polio oral-Impfung, Masern-Impfung, Röteln-Impfung, u. a.) geimpft werden. Komplikationen wurden jedoch bislang bei einem unmittelbaren zeitlichen Zusammentreffen von Schutzimpfungen mit attenuierten Lebendimpfstoffen und Operationen nicht beobachtet.

Literatur

1. Allieff A (1975) Der Einfluß von Operationen auf die Bildung des Tetanusantitoxintiters. Chirurg 46: 132–134, ferner (1974) Immunglobulinspiegel nach Operationen. Die Gelben Hefte XIV
2. Berenbaum MC, Fluck PA, Hurst NP (1973) Depression of lymphocyte response after surgical trauma. Brit J Exper Pathol 54: 597–562
3. Bruce DL (1972) Halothane inhibition of phyto-

hemagglutinin-induced lymphocyte transformation. Anesthesiology 36, 201
4. Bruce DL (1976) Failure of nitrous oxide to inhibit transformation of lymphocytes to phytohemagglutinin. Anesthesiology 44, 155
5. Clumeck N, George C (1981) Immunological aspects of severe bacterial sepsis. Int Care Med 7/3, 109
6. Dittrich A, Dittrich K (1975) Immunglobuline nach Operationen. Die Gelben Hefte XV, 118–121
7. Doenicke A, Steinbereithner K (Hrsg) (1982) Immunologie in der Anästhesiologie und Intensivmedizin. Eine Standortbestimmung. Verl W Maudrich, Wien-München-Bern
8. Duswald KH, Ringe J, Schildberg FW, Brendel W (1976) Verhalten von IgA, IgG und IgM bei aseptischen und septischen postoperativen Verläufen. Langenbecks Arch Chir, Suppl Chir Forum S 686
9. Duswald KH (1981) Erfahrungen mit der Immunglobulintherapie in: Doenicke A, Steinbereithner K (Hrsg) Beiträge zur Anaesthesiologie und Intensivmedizin, Verl W. Maudrich, Wien-München-Bern
10. Eckert P, Naber M, Barbey-Schneider M (1981) Immunglobuline im Serum und im Peritonealsekret in der frühen postoperativen Phase. Chirurg 52: 403–408
11. Eckert P, Barbey-Schneider M, Schneider R, Sauerwein W (1982) Therapie mit Immunglobulinen bei Risikopatienten. Anaesthesist 31: 90–94
12. Fabricius E, Stahn R, und Fabricius H-A (1980) Funktionsstörungen des thymusabhängigen Immunsystems nach operativen Eingriffen. Fortschr Med 98: 1680–1683
13. Fiori-Ratti L (1983) in Europ Rev for Med and Pharmacol Sci 5, 475–482, ref. in Med Tribune N 49 v 7.XII.1984: „Tonsillektomie: Auch die sekretorischen IgA-Spiegel sinken."
14. Fitzal S, Blauhut B, Riegler R (1982) Immunsubstitution nach abdominalchirurgischen Eingriffen. In: Doenicke A, Steinbereithner K (Hrsg) Beiträge zur Anaesthesiologie und Intensivmedizin. Verl W Maudrich, Wien-München-Bern
15. Frühwein N, Hochstein-Mintzel V (1980) Bestimmung von Tetanus-Antikörpern im menschlichen Serum mit dem ELISA-Test. Ärztl Lab 26: 271–274
16. Frühwein N, Frühwein F, Stickl H (1983) Immunität nach Polytrauma. Fortschr Med 101, 527–528
17. Gast G, Striebel JP, Hartung HJ, Rohowsky R, Haddenbrock M (1979) Immunglobulin-Bestimmung bei einem chirurgisch-septischen Patientengut mittels Laser-Nephelometrie. Zentraleuropäischer Anaesthesiekongreß, 5.-8.9.1979, Innsbruck
18. Gierhake FW, Plock-Kömnik D, Torrau E, Heide K, Schaper G (1973) Postoperative Verminderung der Immunglobuline und des Komplements und ihre mögliche Bedeutung für infektiöse Komplikationen. Langenbeck's Arch Chir Supp Chir Forum, 385
19. Gierhake FW, Kis J, Orth HD, Ruscher J, Szasz G (1973) Hemmung oder Stimulation des reticuloendothelialen Systems durch gebräuchliche Pharmaka? Chirurg 44, 363–366
20. Gierhake FW (1981) Immunglobuline in der operativen Medizin. Immun. Infekt 9, 162–169
21. Grosser N, Thomson DMP, Flores M, Mac Farlane JK (1980) A Mechanism of Suppression of Antitumor Immunity (LAI Reactivity) by Surgery. Cancer Immunol Immunother 7, 263–269
22. Koenig A, Koenig UD (1982) Zelluläre Immunreaktionen unter Narkose und Operation in: Doenicke A, Steinbereithner K (Hrsg) Beiträge zur Anaesthesiologie und Intensivmedizin. Verl W Maudrich, Wien-München-Bern
23. Lackner F (1982) Humorale und zelluläre Abwehr bei Intensivpatienten in: Doenicke A, Steinbereithner K (Hrsg) Beiträge zur Anaesthesiologie und Intensivmedizin. Verl W Maudrich, Wien-München-Bern
24. Landmark SJ, Muldoon SM, Nolau NG, Coventry MB (1975) Sequential blood volume changes in patients undergoing total hip arthroplasty. Anaesth Analges 54, 391–394
25. Ledingham J, McArdle CS (1978) Prospective study of the treatment of septic shock. Lancet 1/1194
26. Lennert KA, Kollmar M, Hupe H (1973) Verhalten der Immunglobuline G, A und M, des Beta$_1$-C-Globulins, des Alpha$_1$-Antitrypsins und des Alpha$_2$-Makroglobulins bei Kindern vor und nach operativen Eingriffen. Mschr Kinderheilk 121, 151–154
27. Lundy J, Lovett EJ, Wolinsky SM, Conran P (1979) Immune impairment and metastatic tumor growth. The need for an immunorestorative drug as an adjunct in surgery. Cancer 43, 945–949
28. Miller GC, Pritchard DJ, Ritts RE, Ivins JC, Pierre RV (1976) Effect of Surgery on the quantity of lymphocyte subpopulations. J Surg Res 21, 155–160
29. Mosquera JM, Dominigues E, Serna J (1981) Arnitazin treatment of seratia septicemia in critically ill patients. Crit Care Med 9/9, 633
30. Pospichill A (1976) Untersuchungen über die Wirksamkeit einer aktiven Prämunisierung auf Wundinfektionen. Vet med Diss München
31. Redl H, Schlag G, Lamche H, Czech K (1982) Phagozytosetätigkeit der Granulozyten bei Intensivpatienten in: Doenicke A, Steinbereithner K (Hrsg) Beiträge zur Anaesthesiologie und Intensivmedizin, Verl W Maudrich, Wien-München-Bern
32. Rohowsky R, Striebel JP, Reiter M, Osswald P (1979) Einfluß schwerer Infektionen auf die Plasmaspiegel von IgG, IgM und IgA von Intensivpa-

tienten. Zentraleuropäischer Anästhesiekongreß, 5.-8.9. 1979, Innsbruck
33. Saba TM (1970) Opsonin depletion after surgery. Nature 228: 781-783
34. Salenius P, Laurent LE (1973) Experience with the McKee-farrar total hip replacement. A report of 143 operations. Acta Orthop Scand 44, 451-455
35. Salo M (1977) The effect of anaesthesia and total hip replacement on the phythohaemagglutinin and concanavalin A responses of lymphocytes. Annales Chirurgiae et Gynaecologiae 66: 299-303
36. Salo M (1978) Effect of anaesthesia and surgery on the number of and mitogeninduced transformation of T- and B-lymphocytes. Annals of Clinical Research 10: 1-13
37. Sass W, Bergholz M, Seifert J, u. Hamelmann H (1984) Splenektomie bei Erwachsenen und das OPSI-Syndrom. Dtsch Med Wschr 109, 1249-1254
38. Schneck JJ, von Hundelshausen B, Tempel G, Oberdorfer A, Rastetter J (1984) Verhalten der Immunglobuline nach traumatologisch indizierter Splenektomie. Fortschr Med 102, 263-268
39. Spiess H (1984) Aufschiebbare Operationen frühestens 2 Wochen nach Lebendimpfungen. päd prax 29: 724
40. Steinberger T, Rupp E (1985, in Druck) Med Diss München
41. Stickl H (1975) Problemimpfungen - Impfprobleme. Dtsch Ärzteverl, Köln
42. Stickl H, Mayr A (1979) Über die Wirksamkeit eines neuen Paramunitätsinducers (PIND-Avi) bei Mensch und Tier. Fortschr Med 97/Nr 40, 1781-1788
43. Suttmann A, Doenicke A, Bretz Ch, Mioska K, Straka G (1982) Einfluß der Narkose auf humorale Parameter in: Doenicke A, Steinbereithner K (Hrsg) Beiträge zur Anaesthesiologie und Intensivmedizin, Verl W Maudrich, Wien-München-Bern
44. Uhr JW, Möller G (1968) Regulatory effect of antibody on the immune response. Adv Immunol 8, 81
45. Tunn U, Senge TH, Otten E (1977) Immunglobuline und postoperative Wundinfektion. Die Gelben Hefte XVII, 177-179

46. Vose BM, Moudgil G (1976) Post-operative depression of antibody dependent lymphocyte cytotoxicity following minor surgery and anaesthesia. Immunology 30, 123
47. Walton B (1979) Effects of anaesthesia and surgery on immune status. Br J Anaesth 51, 37
48. Witte J (1979) Endotoxinämie und hyperdynamer septischer Schock. Habil Schrift Ludwig-Maximilians-Universität München

Weiterführende Literatur

49. Börner U, Hempelmann G (1982) Beeinflußung des Immunsystems durch anästhesiologische und chirurgische Maßnahmen. Beitr Infusionsther Klinis Ernähr Vol 9, P 34-40
50. Brocker EB, Macher E (1981) Der Einfluß von Narkose und Operation auf das Immunsystem. Klin Wschr, Vol 59 (23), P 1297-301
51. Howard RJ (1979) Effect of burn injury, mechanical trauma, and operation on immune defensis. Surg Clin North Am, Vol 59 (2), P 199-211
52. Koenig A, Koenig UD (1979) Der Einfluß von Operationen und Narkose auf Parameter zellulärer Immunität bei gynäkologischen Operationen. Arch Gynecol, Vol 228 (1-4), P 599-600
53. Michels J, Degiovanni G, Cayet AM (1979) Effect of surgery an anesthesia on cell mediated immunity. Clinical human evaluation and evaluation in mice. Acat Anaesthesiol Belg, Vol 30, Suppl P 33-43
54. Moller-Larsen F, Moller-Larsen A, Haahr S (1983) The influence of general anesthesia and surgery on cell-mediated cytotoxicity and interferon production. J Clin Lab Immunol Vol 12 (2), P 69-75
55. Moudgil GC (1981) Effect of premedicants, intravenous anaesthetic agents and local anaesthetics on phagocytosis in vitro. Can Anaesth Soc J, Vol 28 (6), P 597-602
56. Seebacher C, Bassler E (1981) Vergleichende Untersuchungen zum Einfluß der Narkose und der Lokalanästhesie auf die T-Lymphozyten bei Melanomoperationen. Arch Geschwulstforsch, Vol 51 (2), P 179-86

Anästhesiologie und operative Intensivmedizin

U. BÖRNER und G. HEMPELMANN

Einführung

Operative und nichtoperative Intensivmedizin unterscheiden sich hinsichtlich der hygienischen Probleme nur unwesentlich. Das hat im wesentlichen zwei Gründe: zum einen überschneiden sich in vielen Fällen beide Disziplinen, zum anderen spielen die durch einen operativen Eingriff hinzutretenden hygienischen Besonderheiten gegenüber den großen Hygiene-Problemen einer Intensivstation eine untergeordnete Rolle.

Diese großen Probleme entstehen durch die Aggressivität und Invasivität vieler intensivmedizinischer Maßnahmen, sowie durch die gewissermaßen negative Selektion der Patienten. Unter diesen Bedingungen ist das Ziel der hygienischen Maßnahmen schwer zu erreichen, nämlich den Schwerstkranken vor Infektionen mit sogenannten Hospital- und Problemkeimen zu bewahren.

Die hygienischen Probleme anästhesiologischer Maßnahmen sind ebenfalls streng verknüpft mit dem Begriff der Invasivität; außerdem treten hier vor allem die Probleme der Materialaufbereitung und der Keimverschleppung von Patient zu Patient in den Vordergrund.

Die Autoren dieses Beitrags wollen unter bewußtem Verzicht auf Vollständigkeit aus der täglichen Praxis heraus einige wichtige Gesichtspunkte ansprechen.

Ursachen der Infektionen von Intensivpatienten

Durch den Patienten bedingte Ursachen

Die durch den Patienten selbst bedingten Ursachen von Infektionen sind in Tabelle 1 aufgeli-

Tabelle 1. Ursachen von Hospitalismusinfektionen – Patienten-bedingt

Allgemeine Abwehrschwäche
Immundefekte
Hohes Lebensalter
Lokale Gewebeschäden

stet. Es ist einsichtig, daß ein Patient, der im Vorfeld seiner Erkrankung, zum Beispiel durch Ernährungsprobleme oder vorausgegangene Infektionen, eine allgemeine Schwächung der körpereigenen Abwehr erfahren hat, schneller zu Infektionen sowohl durch „Hauskeime" als auch durch eigene Problemkeime neigt. Das gleiche gilt natürlich für angeborene und erworbene Immundefekte. Bekannt ist außerdem, daß es im höheren Lebensalter zu einer globalen Abnahme der körpereigenen Abwehr kommt. Bringt ein Patient beispielsweise im Rahmen eines Traumas, einer vorausgegangenen Operation oder einer peripheren arteriellen Verschlußkrankheit oder Embolie lokale Gewebeschädigungen oder -zerstörungen mit auf die Intensivstation, so ist natürlich auch hier, vor allem im Gebiet der Gewebeschädigung sowie von diesem ausgehend, mit septischen Komplikationen zu rechnen. Das klassische Beispiel hier ist der **Gasbrand,** bei dem es in Gebieten größerer, schlecht durchbluteter Gewebeläsionen zur Vermehrung ubiquitär vorhandener Anaerobier kommt, die unter diesen anaeroben Bedingungen Toxine erzeugen, die ein generalisiertes septisch-toxisches Krankheitsgeschehen bedingen, das immer noch zu einem hohen Prozentsatz tödlich endet.

Durch Therapie bedingte Ursachen

Es bedarf keiner besonderen Erklärung, daß eine bei einem Patienten vorausgegangene Zytostatika- oder Strahlentherapie zu einer erheblichen Minderung, vor allem der zellulären Infektabwehr, führt. Das gleiche gilt für eine immunsuppressive Therapie, wie sie in der Behandlung vieler immunologischer Erkrankungen oder bei der Organtransplantation Anwendung findet.

Eine nicht bedarfsorientierte Ernährung, vor allen Dingen eine unzureichende parenterale Ernährung von Intensivpatienten mit den sich daraus ergebenden Folgen der **Katabolie,** nämlich der „Verbrennung" körpereigenen Eiwei-

Tabelle 2. Ursachen von Hospitalismusinfektionen – Therapie-bedingt

Zytostatika-Therapie
Strahlen-Therapie
Immunsuppressive Therapie
Mangelhafte Ernährung

ßes ohne Unterscheidung, ob es sich um Gewebebestandteile, Hormone oder Immunglobuline handelt, führt ebenfalls zu einer beträchtlichen Erhöhung des Infektionsrisikos.

Mittlerweile im allgemeinen Bewußtsein, aber deshalb nicht weniger erwähnenswert, sind die Probleme, die durch eine antibiotische Therapie entstehen. Jede, auch die richtig indizierte antibiotische Therapie hat die fatale Nebenwirkung einer Keimselektion und einer Entwicklung resistenter Stämme. Antibiotische Therapie bedeutet *immer*, bei der Behandlung einer Infektion *bewußt* in Kauf zu nehmen, daß es zu einer erneuten, möglicherweise problematischen Reinfektion kommen kann. Von Ausnahmen abgesehen sind deshalb Antibiotika nicht prophylaktisch einzusetzen, gezielt nach Austestung anzuwenden, ausreichend zu dosieren und nur über einen begrenzten Zeitraum zu applizieren. Eine Ausnahme bildet die Sepsis, bei der eine Austestung in aller Regel nicht abgewartet werden kann: hier wird nach Materialentnahme zur mikrobiologischen Untersuchung empirisch behandelt, das heißt, es wird nach vermuteter Erreger- und Resistenzsituation in der Regel mit einer antibiotischen Mehrfachkombination behandelt. Gerade solche Mehrfachkombinationen sind aber auch wieder gefährlich, da sie in der Regel Pilzinfektionen Vorschub leisten. Dieses Risiko muß meist in Kauf genommen werden; man muß sich jedoch dieses Problems bewußt sein, entsprechende diagnostische Maßnahmen durchführen und eventuell auch antimykotisch behandeln.

Neben der Keimselektion und Veränderung der Resistenzlage durch antibiotische Therapie bestehen Vermutungen, daß Antibiotika direkt negativ Einfluß nehmen können, vor allem auf die zelluläre Infektabwehr.

Durch Personal bedingte Ursachen

Besonders dann, wenn der Patient eine oder mehrere Risiken der in den beiden vorgenannten Kapiteln erwähnten Infektionsursachen mitbringt, ist eine iatrogene Infektion sehr leicht möglich. Tabelle 3 enthält die für diesen Infektionsweg wichtigsten Faktoren. *Man kann es nicht deutlich genug sagen: der Punkt ‚Schmierinfektion durch Hände' ist das wohl wichtigste Problem in der Intensivmedizin und Anästhesie überhaupt.* Es hat sozusagen übergeordnete Bedeutung. Eine ausgiebige Händedesinfektion vor und nach jeder Manipulation an und für Patienten sowie eine gründliche und regelmäßige Handpflege mit einem Haut-pH-analogen Präparat zur Erhaltung einer intakten Haut sind Basisbedingungen aller hygienischen Präventivmaßnahmen. Die wichtigsten anderen Infektionsursachen werden im folgenden noch beschrieben.

Tabelle 3. Ursachen von Hospitalismusinfektionen – Personal-bedingt

Schmierinfektion durch Hände
Unsteriles Verbrauchsmaterial
Kontaminierte Geräte
Kontaminierte Medikamente und Infusionen
Kontaminierte Katheter und Drainagen
Kontaminierte und septische Wunden
Kontaminierte Desinfektionsmittel

Keime

Tabelle 4 gibt einen Überblick über die häufigsten Erreger von Hospital-Infektionen. Eine Aufstellung der heutigen Resistenzsituation der einzelnen Keime ist nicht möglich, da sie regional sehr verschieden sein kann. Hier bedarf es in jedem Krankenhaus einer exakten Buchführung.

Spezielle Probleme der Intensivmedizin

Parenterale Medikation

Problemfeld Injektion und periphere Infusion

Ein neuralgischer Punkt in der Intensivmedizin und Anästhesie ist das sachgerechte, hygienisch einwandfreie Applizieren von Infusionen und Injektionen. Grundsätzlich sollte auch jeder peripheren Infusion oder Injektion, sei sie nun intravenös, intramuskulär oder subcutan, eine Hautdesinfektion wie zur Vorbereitung einer Operation vorausgehen. Es muß sicher ausgeschlossen werden, daß auf dem Wege der In-

Anästhesiologie und operative Intensivmedizin

Tabelle 4. Wichtige Erreger im Intensivbereich

Bakterien	Pilze
Sporenlose Anaerobier	Candida ssp.
Bacteroides ssp.	Aspergillus ssp.
Fusobacterium ssp.	Mucor ssp.
Sporenbildner	
Clostridium ssp.	**Viren**
Enterobacteriaceae	Hepatitis B, non A -
Escherischia Coli	non B
Klebsiella ssp.	Zytomegalie
Serratia ssp.	Herpes hominis
Proteus ssp.	Varicella - Zoster
Providencia ssp.	HTLV (AIDS) (?)
Citrobacter ssp.	
Pseudomonaceae	**Varia**
Pseudomonas aeruginosa	Pneumocystis carinii
Sonstige Stäbchen	Mycoplasma
Acinetobacter ssp.	Chlamydia
Kokken	
Staphylococcus ssp.	
Pneumococcus	
Streptococcus ssp.	
Peptostreptococcus ssp.	

jektion oder Infusion auf der Intensivstation und/oder der Haut des Patienten vorhandene Problemkeime inoculiert werden.

Periphere Venen-Verweilkanülen, die vorteilhaft aus gefäßfreundlichen Kunststoffmaterialien hergestellt sein sollten, dürfen wegen der Gefahr der Phlebitis bzw. Thrombophlebitis höchstens 48 Stunden liegen bleiben. Infusionssysteme sind spätestens alle 24 Stunden zu wechseln. Zusätze dürfen Infusionen grundsätzlich nur unmittelbar vor Gebrauch beigegeben werden. Angebrochene und trübe Lösungen sollten generell nicht wieder Verwendung finden. Alle Flaschen sollten vor dem Anstechen ausgiebig desinfiziert werden; die Verkapselung der Anstichöffnung durch den Hersteller der Infusionsflaschen ist keine Garantie für Sterilität. Druckinfusionen und Drucktransfusionen sollten nur durchgeführt werden, wenn das zu infundierende Gut in Beuteln abgepackt ist; dies dient nicht nur der Verhinderung einer Luftembolie, es muß vielmehr davon ausgegangen werden, daß ein Hineinpumpen keimfreier Luft in eine Infusionsflasche in den meisten Fällen nicht möglich ist.

Problemfeld Cava-Katheter

Eine besondere Problematik stellt der Cava-Katheter dar: er ist so etwas wie die bewußte Umgehung vieler dem Körper zur Infektabwehr zur Verfügung stehender Mechanismen.

Einigkeit besteht heute darüber, daß unter hygienischen Gesichtspunkten die Anlage eines solchen Katheters durch Punktion einer möglichst zentral gelegenen großen Vene erfolgen sollte. Von peripher angelegte zentrale Venenkatheter bergen durch das ungünstige Verhältnis von Gefäßlumen und Katheterdurchmesser die Gefahr einer Thrombophlebitis. Es kommt also im wesentlichen die Punktion der V. jugularis interna und die Punktion der V. subclavia in Frage. Eine Venae sectio sollte nur noch ausnahmsweise durchgeführt werden, weil viel zu große Wundverhältnisse geschaffen werden, die einer Keimaszension Vorschub leisten können; wenn ein solcher Eingriff tatsächlich einmal notwendig sein sollte, ist unbedingt darauf zu achten, daß der Katheter peripher der eigentlichen Operationswunde durch einen Hauttunnel separat ausgeleitet wird. Die Hauteintrittsstellen von Cava-Kathetern sollten steril, aber nicht luftdicht verbunden werden, um das Entstehen einer „feuchten Kammer" zu vermeiden, die das ideale Klima für die Vermehrung von Keimen darstellen würde. Die Katheter sollten gut fixiert werden, um Entzündungen durch Scheuern im Stichkanal zu vermeiden. Zur Anlage eines zentralen Venenkatheters sollten nur sog. geschlossene Kathetersets verwendet werden; die Desinfektion der Haut hat wie bei einer Operation zu erfolgen, um die Punktionsstelle herum ist großzügig abzudecken, und der Arzt sollte einen sterilen Kittel und sterile Handschuhe tragen. Über den notwendigen Umgang mit Cava-Kathetern informiert die Tabelle 5.

Tabelle 5. Forderungen zur Anlage und Pflege von Cava-Kathetern

Bevorzugung von v. jug. int. und v. subclavia
percutane Einführung, keine venae sectio
Hautdesinfektion und Abdeckung wie im OP
Anlage mit sterilem Kittel und sterilen Handschuhen
Gute Fixierung des Katheters
Punktionsstelle steril, aber luftdurchlässig verbinden
Katheterwechsel bei unklaren Temperaturerhöhungen
Sparsame Verwendung von Drei-Wege-Hähnen
Sog. „Lok-System" verwenden
Anbringen von sterilen Stöpseln an jede freie Anschlußstelle
Desinfektion vor und nach jeder Manipulation

Tabelle 6. Besondere Forderungen bei total parenteraler Langzeiternährung

Spezieller Katheter, angelegt im OP unter
 OP-Bedingungen
Keine Drei-Wege-Hähne
Keine Injektionen durch diesen Katheter
Keine Blutentnahmen durch diesen Katheter
Systemwechsel mit jeder Flasche
Verwendung von 0,2 μ-Filtern, alle 24 h wechseln
Keine Manipulation ohne Desinfektion
Keine Manipulation ohne sterile Handschuhe

Tabelle 7. Forderungen zur Anlage und Pflege von Harnableitungen

Äußerst strenge Indikationsstellung
Dauerdrainage nur, wenn intermittierender
 Katheterismus unmöglich
Vorgehen beim Katheterismus wie beim operativen
 Eingriff
Zur Vermeidung von Schleimhautverletzungen sind
 Gleitmittel unbedingt erforderlich
Nur geschlossene Urinableitungssysteme
Mikrobiologische Kontrollen in dreitägigen
 Abständen
Urinableitung von mehr als einer Woche Dauer:
 suprapubische Fistel
Spülungen vermeiden; wenn nötig, nur im
 geschlossenen System
Keine lokalen Antibiotika in die Blase instillieren

Problemfeld parenterale Ernährung

Es erscheint sinnvoll, für den Umgang mit zentralen Kathetern, die der parenteralen Ernährung oft über längere Zeit dienen sollen, besondere Forderungen aufzustellen. Dies vor allem deshalb, weil die verwendeten Infusionslösungen aufgrund ihrer Zusammensetzung ideale Nährmedien für Keime darstellen, und es heute viele Patienten gibt, die über extrem lange Zeiträume ausschließlich parenteral ernährt werden (M. Crohn, Colitis ulcerosa). Zum Teil werden solche Patienten, die oft über Monate nur durch Infusion ernährt werden, mit speziellen Kathetern versehen, die operativ über die V. cephalica oder die V. jugularis interna wie bei der Anlage eines transvenösen Schrittmachers appliziert werden und entweder durch einen Tunnel aus der Haut ausgeleitet werden oder in einem sog. Port subcutan enden, der dann durch die Haut angestochen werden kann. Die aus der Tabelle 6 ersichtlichen Forderungen für den Umgang mit zentralen Kathetern zur parenteralen Ernährung sind absolute Notwendigkeiten, deren Einhaltung einer strikten Kontrolle unterworfen sein sollten.

Drainage der ableitenden Harnwege

> Im Grunde genommen ist jeder Katheterismus der ableitenden Harnwege aus nichturologischen Gründen abzulehnen.

Jedoch erfordert die Flüssigkeitsbilanzierung von Intensivpatienten und von Patienten während großer operativer Eingriffe eben diesen Katheterismus. Es sollten allerdings die in Tabelle 7 aufgestellten Forderungen beachtet werden. Vor allem sei noch einmal auf die strenge Indikationsstellung hingewiesen. Auch die Tatsache, daß die Infektionsrate beim intermittierenden Katheterismus zum Beispiel bei Querschnittsgelähmten geringer ist als bei dauerkatheterisierten Patienten, sollte Beachtung finden. Nicht so sehr das Einschleppen von Erregern in die Blase beim Einführen eines Katheters ist das Problem; vielmehr ist der aszendierenden Entzündung entlang eines liegenden Katheters bei der immer in der Schleimhaut sich abspielenden Fremdkörperreaktion, die ja eine zu Beginn aseptische Entzündung darstellt, entscheidende Bedeutung beizumessen.

Häufig kommt es in der Folge eines Dauerkatheterismus zu einer chronischen Urethritis mit hartnäckigen Problemkeimen; sollten die Keime durch eine spezifische Antibiose entfernt werden können, bleibt doch meist als Endzustand eine Harnröhrenstriktur. Insbesondere um Strikturen zu vermeiden, setzt sich in letzter Zeit bei der längerfristigen Ableitung der Harnwege die **Anlage einer suprapubischen** Fistel durch.

Immer sollte ein geschlossenes Urinableitungssystem Verwendung finden, sonst ist eine Keimaszension für längere Zeit nicht zu verhindern. Das System sollte eine Tropfkammer, ein Rückschlagventil und eine punktierbare Entnahmestelle für Urinproben enthalten.

Intubation – Tracheotomie – Beatmung

Die Versorgung beatmeter Patienten ist eines der Hauptprobleme der Intensivmedizin. Darüberhinaus sind im Anästhesiebereich im Durchschnitt mit 70% perioperativ beatmeter

Tabelle 8. Begünstigende Faktoren für Infektionen des Tracheobronchialsystems

1. Schleimhautverletzungen durch
   traumatische Intubation
   Kanülenwechsel
   Tubuswechsel
   Wundfläche eines Tracheostomas
   Drucknekrose durch Cuff
   ungeschickte Manipulation mit Absaugkatheter
2. Sekretverhaltung durch
   ungenügende Atemluftbefeuchtung
   ungenügende Physiotherapie
   ungenügende Bronchialtoilette
   Atelektasenbildung
3. Vorbestehende Infektionen
   des Tracheobronchialsystems
   des übrigen Körpers (Sepsis)

Patienten zu rechnen. Die hygienischen Probleme bei der Betreuung solcher Patienten sind enorm groß.
Wenn man sich die in Tabelle 8 aufgeführten begünstigenden Faktoren für eine Infektion des Tracheobronchialsystems mit nosokomialen Keimen ansieht, wird schnell verständlich, daß praktisch bei jedem intubierten Patienten und erst recht beim tracheotomierten Patienten binnen weniger Stunden bis Tage ein Erregerwechsel auf seinen Schleimhäuten in dem Sinne stattfindet, daß die natürliche Flora durch die in der Umgebung des Patienten vertretenen Keime und durch patienteneigene Problemkeime ersetzt wird. Es gilt, diese begünstigenden Faktoren soweit als möglich auszuschalten und somit dazu beizutragen, daß aus einer bakteriellen Besiedelung des Respirationstraktes keine klinisch manifeste Infektion wird, beziehungsweise eine Infektion möglichst lange hinausgeschoben wird. Leider muß die Formulierung des Zieles so bescheiden ausfallen –

> ein nicht kontaminiertes Tracheobronchialsystem nach einigen Tagen Beatmung gibt es nicht!

Tabelle 9 gibt Auskunft über alle die prophylaktischen und therapeutischen Maßnahmen, die ergriffen werden sollten, um Infektionen so gut es geht zu verhüten. Grundsätzlich sollte die Indikation zur Intubation richtig gestellt sein.

> Eine unnötige Intubation ist ebenso schädlich wie eine zu spät durchgeführte Intubation mit der Gefahr der Entstehung von minderbelüfteten Arealen, in denen Keimwachstum sehr begünstigt wird.

Eine Tracheotomie sollte nur unter strenger Indikationsstellung durchgeführt werden, weil jeder ausgefallene Zentimeter Trachealschleimhaut ein Minus an natürlicher Schutzfunktion bedeutet. Bei vorhersehbarer sehr langer Kanülierung der oberen Luftwege, zum Beispiel beim Tetanus, sollte allerdings primär tracheotomiert werden, damit nicht später in einem schon infizierten Gebiet operiert werden muß. Im übrigen sollten generell Tracheotomiewunden als septische Wunden angesehen und behandelt werden.
Auch eine nasale Intubation kann und muß weitgehend aseptisch durchgeführt werden, denn in der Regel ist der nasopharyngeale Raum einige Stunden nach Klinikaufnahme mit Problemkeimen kontaminiert, die bei unsachgemäßer Intubationstechnik in das Tracheobronchialsystem eingeschleppt werden. Bei uns hat sich dabei folgendes Vorgehen bewährt: Primär wird oral intubiert, dabei kann bei guter Einstellung ein Schleimhautkontakt weitgehend vermieden werden („es gibt keine dringliche nasale Intubation"). Nun wird der

Tabelle 9. Prophylaxe von septischen Beatmungskomplikationen

Richtige Indikationsstellung zur Intubation
Strenge Indikationsstellung zur Tracheotomie
Aseptisches Vorgehen, vor allem bei nasaler
  Intubation
Förderung der Expectoration durch
  Atemluftbefeuchtung, Aerosoltherapie,
  Physiotherapie, Pharmakotherapie (Acetylcystein)
  und regelmäßige bedarfsadaptierte
  Tracheobronchialtoilette
Atelektase-Prophylaxe durch Seufzer- und/oder
  PEEP-Beatmung
Täglicher Wechsel des gesamten patientenseitigen
  Systems
Bakterienfilter für In- und Exspirationsluft
Unterbringung von Beatmungspatienten in
  Einzelboxen
Keine prophylaktischen Antibiotika-Gaben
Mikrobiologische Kontrolle des Bronchialsekrets
  alle drei Tage
Gezielte antibiotische Therapie nur bei klinisch
  manifester Infektion

Nasopharynx mit H_2O_2 gereinigt, das über die Nase instilliert wird bei gleichzeitiger Rachenabsaugung durch den Mund. Anschließend wird in gleicher Weise mit einer PVP-Jod-Lösung desinfiziert. Die Intubation erfolgt dann mit einem neuen sterilen Tubus unter Benutzung steriler Handschuhe; sie sollte möglichst atraumatisch erfolgen. Hierbei sei die Bemerkung gestattet, daß ein Intensivpatient denkbar ungeeignet ist, um die Intubationstechnik zu erlernen. Ob auch bei kurzfristiger nasotrachealer Intubation zur Narkosebeatmung beispielsweise in der Neurochirurgie oder Kieferchirurgie das beschriebene, für Intensivpatienten obligate Vorgehen notwendig ist, wird unterschiedlich beurteilt.

Die gründliche, regelmäßige und möglichst atraumatische Tracheobronchialtoilette sollte ebenso selbstverständlich sein wie eine ausreichende Befeuchtung der Atemluft. Auch müssen sämtliche, mit dem Patienten in Verbindung stehende Teile des Beatmungssystems täglich gegen frische sterile ausgetauscht werden. Eine Filterung der Inspirations- und Exspirationsluft sollte durchgeführt werden.

Beatmungspatienten sollten nach Möglichkeit auf der Intensivstation in Einzelboxen untergebracht werden und eine eigene Pflegekraft in jeder Schicht besitzen, der der Kontakt mit anderen Patienten untersagt ist.

Körperhöhlen- und Wunddrainagen, Wunden

Heutzutage verläßt kaum ein Patient den Operationssaal, der nicht wenigstens eine Drainage des operierten Gebietes besitzt. Auch besteht auf einer Intensivstation häufig die Notwendigkeit, eine Drainage der Thoraxhöhlen oder sogar des Schädelinneren vorzunehmen. Der Umgang mit solchen Drainagen erfordert im wesentlichen das gleiche Vorgehen, wie es schon im Zusammenhang mit der Anlage von Cava-Kathetern oder der Anlage von Urinableitungssystemen besprochen wurde. Die Ausführungsstelle sollte steril, aber nicht luftdicht verbunden sein; der Verband sollte nur gewechselt werden, wenn er durchgeblutet oder feucht ist. Drainage-Flaschen, gleich welcher Art, sollten nach Möglichkeit so dimensioniert sein, daß ein Wechseln nach deren Anlage im OP nicht mehr notwendig ist. Wenn Schläuche dekonnektiert werden müssen, gelten die gleichen Regeln, wie für das Wechseln von Infusionssystemen. Auch für Drainagen werden mehr und mehr geschlossene Systeme auf dem Markt angeboten.

Operationswunden sollten für maximal 48 Stunden steril, aber nicht luftdicht verbunden sein. Danach sollten Verbände, soweit möglich, entfernt werden, da inzwischen die Verklebung der Wundränder eine Keiminvasion effektiv verhindert, Verbände jeder Art aber ein hervorragendes Keimreservoir darstellen.

Antibiotikatherapie

An dieser Stelle soll nicht die gesamte Problematik der antibiotischen Therapie besprochen werden. Es ist jedoch notwendig, im Zusammenhang mit intensivmedizinischen Hygieneproblemen einige Aspekte anzusprechen. Es wurde eingangs schon erwähnt, daß nicht eindringlich genug vor einer sog. „breiten antibiotischen Abdeckung" gewarnt werden kann. Wenn im Einzelfall eine perioperative antibiotische Prophylaxe sinnvoll erscheint, hat sie ausreichend dosiert zu sein; sie sollte nur über einen Zeitraum von maximal 12 bis 24 Stunden angewendet werden und sich an den zu erwartenden Erregern und deren wahrscheinlicher Resistenzlage orientieren. Jede darüberhinausgehende ungezielte und unbegründete Therapie mit Antibiotika erreicht nur eines mit Sicherheit: die Selektierung von Keimen und die Züchtung resistenter Stämme. Auf die Besonderheiten bei der Behandlung einer Sepsis wurde eingangs schon hingewiesen. Weiterhin sollte betont werden, daß nicht eine nachgewiesene Keimbesiedlung, sondern nur eine Infektion, die durch einen bestimmten Keim verursacht wurde, behandelt werden sollte. Eine Keimbesiedlung der oberen Luftwege zum Beispiel wird nur dann behandelt, wenn sich klinisch die üblichen Zeichen einer Infektion nachweisen lassen.

Allgemeine hygienische Maßnahmen

Bauliche Maßnahmen

Eine Intensivstation sollte so angelegt sein, daß nach Möglichkeit eine Unterbringung der Patienten in Einzelboxen erfolgt. Eine Intensiveinheit sollte aus maximal 10 Patientenplätzen bestehen; ist ein größerer Bedarf vorhanden, sollte eine zweite Einheit vorgesehen werden. Eine Aufteilung in reine und unreine Zonen, in Ver- und Entsorgungsbereiche sollte möglich sein. Schleusen sollten nicht nur für Personal und Besucher, sondern auch für Patienten vorhanden sein. Bei der Installation sollte aus Gründen der besseren Desinfizierbarkeit des Bodens auf ausschließliche Wand- und Deckeninstallation aller Versorgungsmedien und Geräte geachtet werden. Die Räume sollten auf alle Fälle voll klimatisiert sein. Für Verbrennungspatienten und Transplantierte sind Laminar-Flow-Einheiten mit einzeln abgeschleusten Boxen vorzusehen. Solche „Life-Isles" sind auch für Agranulocytose-Patienten und Leukämie-Kranke oft lebensrettend.

Organisatorische Maßnahmen

Für jeden Intensivbereich und für die Anästhesie sollte ein Hygienebeauftragter benannt werden. Dieser sollte im Idealfall mit mehreren Hygiene-Fachpflegekräften das Intensiv- und OP-Personal in speziellen Fragen der Hygiene beraten und überwachen. In die Kompetenz dieser Personen fiele auch die regelmäßige Abnahme von Kulturen in den zu überwachenden Bereichen und beim Personal sowie deren statistische Auswertung. Ebenso sollte eine Erreger- und Resistenz-Statistik im Zusammenhang mit Infektionen von Patienten erstellt und laufend aktualisiert werden. Eine solche Erfassung ist nicht nur retrospektiv von Bedeutung sondern liefert auch wichtige Hinweise zum Beispiel bei der ungezielten Behandlung einer Sepsis.

Farbige, sich vom übrigen Krankenhausbereich unterscheidende Kleidung hat einen gewissen Signalcharakter und sollte Vorschrift sein. Dies gilt gleichermaßen für den OP- und Intensiv-Bereich.

Die leider noch vielerorts üblichen Chefarzt-Visiten sollten aus dem Intensivbereich endgültig verbannt werden, es kommt ja schließlich auch niemand auf die Idee, in einer zentralen OP-Abteilung mit einer größeren Anzahl von Menschen von einem Tisch zum anderen zu gehen. Mammut-Visiten haben keinen Nutzen, sondern sind wegen der von Bett zu Bett stattfindenden Keimverschleppung eine ernste Gefahr für die Patienten. Die ärztliche Kompetenz auf einer Intensivstation sollte auch aus hygienischem Gesichtspunkt eindeutig geklärt sein. Beratungen im Sinne eines Konsiliargesprächs sollten nur solange direkt am Krankenbett stattfinden, wie dies der Entscheidungsfindung objektiv dient.

Pflegerische Maßnahmen

An dieser Stelle soll nicht auf die Besonderheiten der speziellen Krankenpflege im Intensiv- und Anästhesiebereich eingegangen werden; hierfür stehen ausreichende Lehrbücher zur Verfügung.

Allgemein soll jedoch darauf hingewiesen werden, daß Intensivpatienten ein besonderes Maß an Reinigung und Pflege sämtlicher Körperregionen bedürfen. Hierzu muß die notwendige Anzahl an Pflegekräften zur Verfügung stehen. Auch müssen entsprechende Verrichtungen ständig bezüglich ihrer Qualität und Effizienz überprüft werden. Hier hat sich das Erstellen spezieller „Manuals" bewährt, die allen neu eintretenden Mitarbeitern zur persönlichen Benutzung übereignet werden, und in denen sämtliche Verrichtungen nach Notwendigkeit, Zielsetzung, Umfang und hygienischer Bedeutung aufgelistet und beschrieben werden. Auch sind hier die zeitlichen Intervalle fixiert, in denen bestimmte pflegerische Tätigkeiten wiederholt werden müssen.

Geräte- und Materialaufbereitung, Raumpflege

Grundsätzlich gilt, daß die Benutzung von steril verpackten Einmal-Artikeln im OP- und Intensivbereich immer vorzuziehen ist. Zwar gebieten allgemeine umwelthygienische Zusammenhänge heute, das Konzept der Wegwerf-Materialien generell zu überprüfen, jedoch ist im ökologischen Gesamtzusammenhang gesehen, der Bereich der Akut-Medizin so klein, daß bei Abwägung von Nutzen und Risiko zum Beispiel die Abschaffung von Einmal-Materialien im Intensivbereich bedeuten würde, das Pferd vom Schwanz aufzuzäumen.

Bei der Aufbereitung von wiederverwendbarem Material sollte der peinlich-gründlichen mechanischen Reinigung immer eine Vordesinfektion vorausgehen, um das mit der Reinigung befaßte Personal möglichst vor Infektionen zu schützen. Beide Arbeitsgänge sollten aus dem gleichen Grund mechanisiert werden, wann immer dazu die technischen Möglichkeiten be-

Tabelle 10. Geräte- und Materialaufbereitung

1. Vordesinfektion
2. Ausgiebige mechanische Reinigung
3. Verpacken
   Einschweißen in Folien
   Einschlagen in Tücher
   Verbringen in Behälter
4. Dekontamination durch Sterilisation
   Autoklav
   Gassterilisator
   Heißluftsterilisator
   Chemische Sterilisation
   (Strahlen-Sterilisation)
5. Dekontamination durch Desinfektion
   Thermische Desinfektion
   Chemo-thermische Desinfektion
   Chemische Desinfektion

stehen. Vor der Dekontamination sollte alles Gerät, soweit dies durchführbar ist, verpackt werden; am besten geeignet ist hierzu das Einschweißen in geeignetem Folienmaterial. So ist gewährleistet, daß das Material bis zum Einsatz hygienisch einwandfrei gelagert werden kann.

Zur Entkeimung ist generell der Sterilisation vor der Desinfektion der Vorzug zu geben. Hier kommt in der Praxis je nach dem zu sterilisierenden Gut der Autoklav, der Gassterilisator mit Ethylenoxid oder die chemische (flüssige) Sterilisation in Frage. Die Desinfektion sollte nur bei auf Grund ihrer Größe und Immobilität nichtsterilisierbaren Geräten und bei der Flächen- und Fußbodendesinfektion zur Anwendung kommen. Tabelle 10 bringt eine Zusammenstellung der notwendigen und möglichen Maßnahmen.

Auf die Probleme der Raumpflege sowie der Raum- und Bodendesinfektion soll nur am Rande eingegangen werden. Es wird hier auf die einschlägige Literatur verwiesen. Ein Punkt scheint allerdings in letzter Zeit an Bedeutung zu gewinnen: es bestehen Hinweise, daß Keime auch gegen Desinfektionsmittel Resistenzen entwickeln. Es wird also in Zukunft notwendig sein, die Wirkung der benutzten Desinfektionsmittel zu überprüfen, sowie mitunter das Mittel zu wechseln. Auch soll nochmals darauf hingewiesen werden, daß die Kompetenz, entsprechende Mittel auszuwählen und zu dosieren, nicht beim Reinigungspersonal liegt.

Ausblick

Viele Probleme konnten nur am Rande besprochen werden, manches bleibt unberücksichtigt. Wie oben schon erwähnt, wird es in Zukunft notwendig sein, in der Hygiene speziell ausgebildete Fachpflegekräfte in das Team einer Intensiv- und OP-Einheit zu integrieren, die dann gewissermaßen das Bindeglied zwischen den Hygienikern und den in den OP- und Intensivbereichen Tätigen darstellen.

Nur wenn alle notwendigen Maßnahmen durchgeführt und ständig in ihrer Effizienz überprüft werden, wird es gelingen, Patienten vor Krankheiten zu bewahren, die als zusätzliche Komplikationen zu ihrem Grundleiden oftmals tödlich sein können. Im Hinblick auf Hygiene-Maßnahmen scheint auch in Zukunft jeder erdenkliche Aufwand gerechtfertigt.

Weiterführende Literatur (Auswahl)

Hygiene

1. Beck EG, Schmidt P (1982) Hygiene. Enke, Stuttgart
2. Thofern E, Botzenhart K (Hrsg) (1983) Hygiene und Infektionen im Krankenhaus, Stuttgart: Fischer

Mikrobiologie und Antibiotikatherapie

3. Jawetz E, Melnik JL, Adelberg EA (1973) Medizinische Mikrobiologie, Berlin: Springer
4. Lang E (1981) Antibiotikatherapie, Wien (4. Aufl.)
5. Simon C, Stille W (1979) Antibiotika-Therapie in Klinik und Praxis, Stuttgart: Schattauer (4. Aufl.)

Intensivmedizin und Anästhesiologie

6. Berk JL et al (Hrsg) (1979) Handbuch der Intensivmedizin, Basel: Karger
7. Intensivbehandlung – Zeitschrift für Diagnostik-Therapie-Pflege – Bd. 4/4, 1979: Infektionen auf Intensivstationen
8. Just OH (Hrsg) (1977) Praxis der klinischen Hygiene in Anästhesie und Intensivpflege INA, Bd. 9, Stuttgart: Thieme
9. Lawin P (Hrsg) (1981) Praxis der Intensivbehandlung, Stuttgart: Thieme (4. Aufl.)
10. Opderbecke HW (Hrsg) (1969) Planung, Organisation, und Einrichtung von Intensivstationen im Krankenhaus, Anästhesiologie und Intensivmedizin, Bd. 33 Berlin: Springer

Intensivmedizin aus pflegerischer Sicht

B. Reschmeier

Einleitung

Die Intensivbehandlungsstationen sind Betteneinheiten für Patienten, deren Vitalfunktionen lebensbedrohlich gestört sind und durch geeignete Maßnahmen erhalten bzw. wiederhergestellt werden sollen.

Dazu ist es vielfach notwendig, daß der Patient mehrere Venenkatheter, einen Blasendauerkatheter und einen Endotrachealtubus erhält. Durch diese Maßnahmen werden seine körpereigenen Abwehrschranken durchbrochen und verschiedenen Mikroorganismen das Eindringen in den Körper ermöglicht. Dabei ist es meist unwesentlich, ob es sich um pathogene oder apathogene Keime handelt: Die Voraussetzungen für eine Infektion ergeben sich vielmehr aus dem Grad der Abwehrschwäche des Patienten. Deshalb sollte auch die Intensivpflege bestrebt sein, durch sorgfältige Pflege und Überwachung nosokomiale Infektionen zu verhindern.

Entstehung nosokomialer Infektionen

Der Patient selbst ist sicher die wichtigste Keimquelle im Krankenhaus. Er verbreitet Keime, die ihm selbst und anderen Patienten gefährlich werden können.

Bei Intensivpatienten finden sich häufig im Respirationstrakt, in OP-Wunden und im Harnableitungssystem Keime fäkaler Herkunft, wie z. B. E. coli. Die Keimausbreitung wird gefördert durch die heute allgemein üblichen Hilfsmittel invasiver Diagnostik und Therapie in der Intensivmedizin wie Tuben, Katheter und Drainagen. Dadurch entstehen künstliche Eintrittspforten für nosokomiale Infektionen.

Am häufigsten werden Keime durch die Hände der Pflegekräfte übertragen: Möglicherweise kontaminierte Hände bedienen medizinisch-technische Geräte und andere Anlagen. Die Regelungen über den Umgang mit Schutzkleidung sind nicht genau bekannt oder es ist nicht klar, wo sich am Bettplatz die reine und die unreine Zone befindet.

Weiterhin kann es über Pflegematerial, Bluttransfusionen, Infusionslösungen oder Perfusorspritzen zu Keimverschleppungen und damit zu Infektionen kommen.

Infektionsprophylaxe

Unter dem Gesichtspunkt der Hygiene soll die Infektionsprophylaxe bereits bei der Planung des Krankenhauses und seiner Intensivstation beginnen. Auf einer räumlich beengten Station ist der Patient verständlicherweise stärker infektionsgefährdet als auf einer großzügig gestalteten. Einzelzimmer sind jedoch nicht immer möglich und auch nicht immer notwendig. Am sinnvollsten ist wohl das sog. gemischte System, bei dem generell 2-Bett-Zimmer zur Verfügung stehen, jedoch stark infektionsgefährdete Patienten (z. B. mit schweren Verbrennungen) in Einzelzimmern isoliert werden können.

Daneben muß die Anzahl der Patienten in einem ausgewogenen Verhältnis zur Anzahl der Pflegekräfte und der Geräte stehen. Andererseits kann die Quantität des Personals dessen Qualität nicht ersetzen! Jeder Mangel an *Fach*pflegekräften führt zur Vernachlässigung der Krankenhaushygiene.

Nach Möglichkeit soll die Intensivstation nur über eine Schleuse, d. h. in stationsgebundener Kleidung, betreten werden können; Uhren und Schmuck dürfen nicht getragen werden. So kann die zusätzliche Gefährdung der Patienten durch kontaminierte Kleidung des Personals vermieden werden.

Die Hygienemaßnahmen müssen auf jeder Stationsbesprechung allen Mitarbeitern bekannt gemacht werden. Nur so können die Maßnahmen eines Hygieneplans wirklich greifen und in der täglichen Praxis durchgesetzt werden. Ein Hygieneplan sollte alle Desinfektions- und Sterilisationstätigkeiten umfassen. Durch regelmäßige Besprechungen wird bei den Pflegekräften selbständiges und verantwortungsvolles Handeln gefördert, vorausgesetzt, daß sich alle Mitarbeiter kooperativ verhalten.

Patientenbezogene Hygienemaßnahmen

Grundpflege

Allgemeine und spezielle Körperpflege

Zur sorgfältigen Pflege der Patienten auf der Intensivstation gehört die allgemeine und spezielle Körperpflege mit dem Ziel, ein intaktes Hautmilieu zu erhalten bzw. wiederherzustellen. Bei intakter Haut kann eine Infektion besser abgewehrt werden. Die Patienten sollten mehrmals täglich gewaschen und anschließend eingecremt werden. Gerade die tägliche Körperpflege bietet die Gelegenheit, evtl. aufgetretene oder gefährdete Hautbereiche einer intensiven Beobachtung und Pflege zu unterziehen.

Zur speziellen Körperpflege gehört vor allem die Pflege von Mund, Augen, Nase und Ohren. Dadurch können die physiologischen Keime daran gehindert werden, sich zu vermehren und eine zusätzliche direkte Keimquelle für den Patienten zu bilden.

Prophylaktische Maßnahmen

Da die meisten Patienten auf den Intensivstationen bettlägerig sind, ist es Aufgabe der Pflegekräfte, der Entstehung von Decubitus oder Pneumonie vorzubeugen. Wichtig sind eine regelmäßige (mindestens alle 2 Stunden) Umlagerung der Patienten sowie physiotherapeutische und andere krankenpflegerische Maßnahmen.

Durch die bei verschiedenen Krankheitsbildern entstehenden Sekretansammlungen und Sekretverhaltungen ist die Gefahr einer aufsteigenden Infektion aus dem Mund-, Nasen- und Rachenraum gegeben. Zur Vorbeugung muß hier regelmäßige und sorgfältige Mundpflege betrieben werden; ferner kann es wegen fehlender Kautätigkeit zu einer Parotitis oder zu einer Soorinfektion kommen.

Die Lippen sind wegen der Gefahr einer Rhagadenbildung täglich einzucremen. Bindehaut und Hornhaut der Augen sind bei fehlendem Lidschlag besonders gefährdet. Gute Pflege und Versorgung der Augen mit Uhrglasverbänden, Tropfen und Salben sind hier besonders wichtig.

Invasive Maßnahmen

Intubation und Beatmung

Durchschnittlich 50% aller Intensivpatienten müssen beatmet werden. Schon bei der Intubation kann es z.B. durch kontaminierte Laryngoskope und Tuben zu Keimverschleppungen vom Mund in die Trachea kommen. Besonders gefährdet sind Patienten, die primär oral intubiert waren. In diesem Fall sollte vor einer nasalen Intubation eine Spülung des oberen Nasen-/Rachenraumes mit einem Schleimhautdesinfektionsmittel vorgenommen werden.

In diesem Zusammenhang ist auch auf eine korrekte und fachgerechte Durchführung der Tracheo-/Bronchialtoilette hinzuweisen. Durch unsachgemäß durchgeführte Absaugvorgänge kommt es in der Trachea zu Schädigungen und Blutungen und damit möglicherweise zu Infektionen. Die Tracheo-/Bronchialtoilette muß so schonend wie möglich und unter streng aseptischen Bedingungen durchgeführt werden. Das Tragen von sterilen Einmalhandschuhen und die Verwendung von Einmalkathetern bei jedem Absaugvorgang sind obligatorisch.

Eine zusätzliche Keimquelle für den Beatmungspatienten bildet seine Umgebung: Beatmungsschläuche, Luftanfeuchter und Absauganlagen. Diese sollen täglich gewechselt und durch sterilisiertes Material ersetzt werden. Vor den Luftbefeuchter kann ein Filter eingesetzt werden. (Aufbereitung und Sterilisation von Beatmungsgeräten s.u.)

Die auf der Intensivstation verwendeten Sauerstoffanfeuchter oder -vernebler, soweit sie keine Einmalsysteme sind, werden häufig gar nicht oder falsch aufbereitet. Ein zwischengeschalteter Filter kann hier die Bildung von Keimreservoiren verhindern.

Die hygienische Überwachung des Intubierten und/oder beatmeten Patienten soll einmal wöchentlich durch die Untersuchung von Trachealsekret erfolgen. Nur so ist gegebenenfalls eine gezielte Keimbekämpfung möglich.

Tracheostoma und Pflege

Eine Tracheotomie muß auch auf der Station unter streng aseptischen Bedingungen durchgeführt werden. Das Tracheostoma wird alle 8 Stunden versorgt und neu verbunden. Schwierig ist hierbei, die sterile Kompresse unterzulegen, ohne die unsterile Haut zu berühren. Es ist daher empfehlenswert, die Umgebung des Tracheostomas mit einem Hautdesinfektionsmittel zu desinfizieren und beim Verbandwechsel die sog. Non-Touch-Methode anzuwenden.

Harnableitungssystem

Zu den häufigsten Infektionen bei Intensivpatienten gehören Harnwegsinfektionen. Schon durch unsachgemäß gelegte transurethrale Blasendauerkatheter gelangen Erreger in die ableitenden Harnwege, ferner durch die Verwendung von halboffenen Ableitungssystemen ohne Rückflußventil, durch Manipulationen am Blasenkatheter und durch die evtl. kontaminierten Hände der Pflegekräfte. Bereits beim Anlegen des Blasendauerkatheters muß auf strenge Asepsis geachtet werden: sterile Handschuhe, die Verwendung von Einmalsets und von geschlossenen Urinableitungssystemen.

Zweimal täglich muß der Urogenitalbereich der Patienten mit einer desinfektionsmittelhaltigen Flüssigseife gereinigt werden. Um eine Keimansiedlung an der Harnröhre zu vermeiden, kann man um den Blasenkatheter einen mit Desinfektionsmittel getränkten Tupfer legen. Von Blasenspülungen *muß* Abstand genommen werden; Ausnahmen gibt es nur bei strenger ärztlicher Indikationsstellung, und auch dann müssen die Spülungen mit einem geschlossenen System durchgeführt werden.

Verstopfte Katheter müssen entfernt und durch neue ersetzt werden.

Eine Alternative zum transurethralen Blasendauerkatheter ist die suprapubische Blasenfistel. Sie darf nur unter streng aseptischen Bedingungen und nach vorheriger chirurgischer Händedesinfektion angelegt werden. Die Einstichstelle der Blasenfistel läßt sich im Gegensatz zum transurethralen Katheter leicht pflegen und keimfrei halten.

Eine Infektionsüberwachung ist durch regelmäßige sterile Urinentnahmen ohne Dekonnektion des Ableitungssystems möglich.

Intravasale Katheter und Infusionstherapie

Fast jeder Patient auf einer Intensivstation hat einen zentralvenösen Venenkatheter, um die Zufuhr von Infusionslösungen zur parenteralen Ernährung zu gewährleisten und die Zufuhr von evtl. notwendigen Notfallmedikamenten zu erleichtern.

Der zentrale Venenkatheter hat gegenüber den peripheren Venenzugängen entscheidende Vorteile, birgt jedoch auch Hygieneprobleme:

Bei unsachgemäßem Umgang kann es von einer lokalen Infektion bis hin zur Kathetersepsis kommen. Die Infektion entsteht durch unsachgemäße Pflege der Einstichstelle, durch kontaminierte Infusionssysteme und Infusionslösungen.

Ein Venenkatheter muß unter streng aseptischen Bedingungen gelegt werden, d.h. nach Hautdesinfektion wie für einen chirurgischen Eingriff, mit sterilen Handschuhen, Kittel und Abdeckung. Gegebenenfalls muß die Punktionsstelle vorher rasiert werden. Nach Anlegen des Katheters wird die Einstichstelle mit sterilen Kompressen verbunden. Diese Maßnahme ist sehr umstritten, es gibt die Meinung, daß eine regelmäßige Desinfektion der Haut genügen würde, da bei dem Verband mit Kompressen die Gefahr einer feuchten Kammer bestünde. Meiner Meinung nach sollte die Einstichstelle täglich neu verbunden werden. Dabei ist auch eine Inspektion der Einstichstelle möglich. Bei lokaler Hautrötung oder unklaren Temperaturen des Patienten muß der Katheter entfernt und die Katheterspitze in jedem Fall bakteriologisch untersucht werden.

Bei Infusionslösungen ist darauf zu achten, daß die Systeme mindestens alle 24 Stunden, bei hochkalorischen Lösungen mit jeder neuen Flasche gewechselt werden. Die Infusionsflaschen sind vor dem Anstich zu desinfizieren. Medikamente dürfen frühestens 1 Stunde vor der Verabreichung zugemischt werden (siehe Urteil des BGH). Angebrochene Stechampullen müssen nach spätestens 12 Stunden und frühestens nach jedem Patienten erneuert werden. CVP-Systeme sollen geschlossen bleiben, und die Verwendung von Dreiweghähnen sollte auf ein Minimum begrenzt sein; sie bilden sonst einen guten Nährboden für Keime.

Persönliche Hygiene

Personal als Keimquelle

Ziel der persönlichen Hygiene des Personals ist, die Übertragung körpereigener Keime auf die Patienten zu vermeiden. Dies gilt besonders für Personen, die nach überstandener Krankheit – oft lebenslang – Erreger ausscheiden (z.B. Hepatitis-Viren oder Salmonellen), ebenso für Pflegekräfte, die an einer akuten Enteritis oder einer Erkältungskrankheit leiden. Solche Mitarbeiter sollten zumindest bis zur Ausheilung nicht auf einer Station eingesetzt werden.

Personal als Keimüberträger

Personen, die Intensivpatienten pflegen und betreuen, stellen häufig Keimreservoire dar: durch eine ungeschützte Frisur, Schmuck, Armbanduhren, unsaubere Berufskleidung oder unkorrekte Schuhe.

Auf die Berufskleidung wurde bereits weiter oben eingegangen; das Tragen von Einmalschürzen ist in jedem Fall zu empfehlen, auch wenn bereichsgebundene Kleidung getragen wird. Damit kann vor allem die Keimverschleppung von Patient zu Patient unterbunden werden. Privatkleidung wie Pullover und Jacken haben auf Intensivstationen nichts zu suchen.

Auf den Stationen kommt es häufig zu Diskussionen über das Tragen von Schmuck und Uhren im Intensivbereich. Nach den Richtlinien der Berufsgenossenschaft von 1982 dürfen jedoch weder Eheringe noch andere Schmuckstücke oder Uhren auf Intensivstationen getragen werden.

Zu Hauben und Gesichtsmasken gibt es verschiedene Ansichten. Die Gesichtsmaske muß, wenn sie getragen wird, Mund und Nase bedecken; sie empfiehlt sich bei grippalen Infekten des Personals, beim Verbandwechsel und bei der Pflege besonders gefährdeter Patienten, wie z.B. Patienten mit einer Verbrennung. Kopfhauben sind immer dann angezeigt, wenn Haare ungepflegt sind oder lange Haare offen getragen werden.

Allgemeine Hygiene

Organisatorische Maßnahmen

Kontrolle der Keimzufuhr von außen

Organisatorische Maßnahmen i.w.S. sollen die Einschleppung und Verbreitung der Keime von außen unterbinden. Der Zutritt von Besuchern zum Intensivbehandlungsbereich sollte nur über Schleusen möglich sein, in denen Schutzkittel angezogen und Schuhe gewechselt werden müssen.

Es muß auf diesen Stationen dafür gesorgt werden, daß keine Keime von Patient zu Patient oder vom Pflegepersonal zum Patienten verschleppt werden. Die Aufmerksamkeit hat neben den Personen auch den Geräten, Instrumenten und Versorgungsmaterialien zu gelten. So kommt es z.B. häufiger vor, daß Kisten, die vorher im Hof gelagert wurden, direkt ins Patientenzimmer gelangen.

Geräte und Materialien müssen speziell für jeden Patienten bestimmt sein und individuell eingesetzt werden. Nach einer Verlegung des Patienten müssen die Pflegematerialien soweit wie möglich verworfen und die Geräte aufbereitet werden. Viele Geräte und Materialien kann man sterilisieren, wenn die Hinweise der Hersteller beachtet werden!

Raum- und Flächendesinfektion

Diese Maßnahmen erstrecken sich auf den gesamten Stationsbereich. Ihre Durchführung muß häufig kontrolliert und das ausführende Personal von den Pflegekräften angeleitet werden. Als Desinfektionsmittel sollen nur diejenigen verwendet werden, die von der Deutschen Gesellschaft für Hygiene und Mikrobiologie (DGHM) und vom Bundesgesundheitsamt (BGA) anerkannt sind.

Die Arbeitsflächen und Bedienungskonsolen der Geräte sollen täglich desinfiziert werden; dies muß Aufgabe der Pflegekraft sein. Eine Wischdesinfektion des Bodens muß mit dem Ein-Eimer-Einweg-Mop-Verfahren durchgeführt werden. Nach WILLE (18) ist eine Raumdesinfektion nur dann erforderlich, wenn vom Patienten Hospitalkeime oder bestimmte Erreger meldepflichtiger Erkrankungen entweder unkontrollierbar oder in großen Mengen in die Umgebung abgesondert werden. Hier soll eine Scheuerdesinfektion durchgeführt werden.

Patientenisolation als Hilfsmittel

Die Unterbringung im Einzelzimmer unterbindet die Keimübertragung von Patient zu Patient, denn in diesem Fall hat nur eine Pflegekraft einen Patienten zu betreuen. Patienten mit folgenden Erkrankungen sollten auf einer Intensivstation isoliert untergebracht werden:
- offene Tuberkulose
- ausgedehnte Verbrennungen
- septischer Schock
- meldepflichtige Erkrankungen
- Hepatitis

Hygieneplan

Er dient der geregelten Durchführung der Reinigungs- und Desinfektionsmaßnahmen. In einem Hygieneplan sollen Angaben über Desinfektions- und Sterilisationsverfahren festgelegt werden, damit allen Mitarbeitern die Entsorgung und die Aufbereitung von Materialien und Geräten bekannt ist. So können keine Unklarheiten über die Hygienemaßnahmen in dem entsprechenden Bereich entstehen.

Der Hygieneplan soll folgende Punkte enthalten (10):
- Organisation
- Planung
- Information und Instruktionen
- Ausführung
- Überwachung und Kontrolle

Psychosoziale Hygiene

Der Vollständigkeit halber darf die psychosoziale Hygiene nicht unerwähnt bleiben. Intensivpatienten fühlen sich oft isoliert und alleingelassen, sie bedürfen besonderer Zuwendung, die wesentlicher Bestandteil pflegerischen Handelns ist.

Schlußfolgerungen

Bedeutung einer geschlossenen Hygienekette

Nur wenn alle Pflegekräfte und die übrigen Mitarbeiter Hygienebewußtsein entwickeln, wird es möglich, alle Maßnahmen der Infektionsprophylaxe durchzuführen. Nur dann ist auch ein Hygieneplan sinnvoll.

Schritte zu einer geschlossenen Hygienekette sind:
- das Erreichen und Erhalten einer niedrigen Keimzahl im patientenbezogenen Bereich
- die Keimquellen zu kennen und zu beobachten
- Keimübertragung zu erkennen und zu vermeiden

Typische Schwachstellen aus Erfahrung

Händedesinfektion

Wie schon Semmelweis und Lister feststellten, sind die Hände die häufigsten Keimüberträger. Oft wird nach Aussage der Pflegenden die Händedesinfektion durch den Zeitmangel vergessen. Das heißt, daß alle Mitarbeiter immer wieder darauf hingewiesen werden müssen, bis die Händedesinfektion zur Selbstverständlichkeit wird. Ein gutes Argument ist, auf die Bedeutung des Eigenschutzes hinzuweisen.

Vollständigkeit der Schutzkleidung

Schutzkleidung, die unsachgemäß getragen wird, Schmuck und Uhren, die anbehalten werden, bringen jeden Tag neuen Zündstoff. Es ist immer wieder schwierig, Mitarbeitern die Problematik zu erklären und sie dazu zu bringen, ihren Schmuck abzulegen. Schutzkittel werden häufig falsch herum angelegt und ermöglichen so eine Kontamination anderer.

Desinfektion und Sterilisation von Geräten

An diesem Punkt ist es fast überdrüssig, die Mitarbeiter immer wieder darauf hinzuweisen, daß Schläuche von Beatmungsgeräten mindestens alle 24 Stunden gewechselt werden müssen. Die Geräte sollen einmal pro Schicht mit Desinfektionsmittel abgewaschen werden (was häufig nur sporadisch oder überhaupt nicht geschieht). Inzwischen ist die Sterilisation von Schläuchen und Ambubeuteln im Autoklaven zur Regel geworden.

Literatur

1. Bommer (1980) Vorlesungsreihen Krankenhaushygiene Werner-Schule vom Deutschen Roten Kreuz, Göttingen
2. Borneff (1977) Hygiene, 3. Aufl. Thieme-Verlag
3. Borst, Anaesthesie und Intensivmedizin Band II Referatesammlung Fresenius, 2. Aufl.
4. Brühl, „Harndrainage" in Hygiene und Medizin, 6/81 S 232
5. Bücklers, Ehlers, Eigener, Wilkes, Wille (1978) Fachbuch der Medizinischen Hygiene, 3. Aufl. Heyne-Fachbuch
6. Daschner (1981) Hygiene auf Intensivstationen, 1. Aufl. Springer-Verlag
7. Dietzel, „Endotracheale Absaugung" in Hygiene und Medizin, 6/81 S 185
8. Hartenauer und Lawin, Hygienische Erfordernisse in Intensivpflegebereichen, in Arzt und Krankenhaus, 2/78
9. Henderson (1969) Grundregeln der Krankenpflege, ICN
10. Juchli (1983) Krankenpflege, 4. Aufl. Thieme-Verlag

11. Kaitzis (1980) Vorlesungsreihen Krankenhaushygiene Werner-Schule vom Deutschen Roten Kreuz, Göttingen
12. Lawin P (1975) Praxis der Intensivbehandlung, 3. Aufl. Thieme Verlag
13. Marx, „Zur Indikation, Technik und Pflege von Blasenverweilkathetern auf der Intensivstation" in Die Schwester/Der Pfleger 9/80 S 703
14. Möglich, Referat über die Hygienischen Maßnahmen auf Intensivbehandlungsstationen
15. Muth, „Hygiene auf Intensivstationen aus pflegerischer Sicht" in Krankenhaushygiene und Infektionsverhütung 3/83 S 112
16. Reifenberger (1981) Praxis der Intensivpflege, 1. Aufl. Gustav Fischer Verlag
17. Schäfer, „Hygieneplan für die Neurochirurgische Intensivstation" der Justus Liebig Universität Gießen
18. Steuer, „Aktuelle Probleme der Krankenhaushygiene" in Die Schwester/Der Pfleger, 8/81 S 596
19. Wille, „Der Stellenwert der Flächendesinfektion auf der Intensivstation" in Krankenhaushygiene und Infektionsverhütung 3/83 S 128

Braun - Preis für Krankenpflegschulen: Thema: Hygiene-Probleme bei der Pflege bettlägeriger Langzeitpatienten. 1. Preis Die Schwester/Der Pfleger 4/81 S. 282; 2. Preis Die Schwester/Der Pfleger 5/81 S. 367; 3. Preis Die Schwester/Der Pfleger 6/81 S. 457

Kreißsaal und Kinderzimmer*

W.-CHR. PÜSCHEL

Die normale Geburt ist ein natürlicher Vorgang. Lediglich die Möglichkeit schneller ärztlicher Hilfe bei Komplikationen spricht für eine Klinikentbindung.

Hinsichtlich des Infektionsrisikos sind normale Anforderungen an die Asepsis zu stellen: allgemeine Maßnahmen der Sauberkeit sind ausreichend. Eine Infektionsgefahr besteht vor allem dort, wo aus diagnostischen oder therapeutischen Gründen „manipuliert" wird. Kontakt- bzw. Schmierinfektionen mit den Händen sind zu 90% verantwortlich für die krankenhausinfektionen.

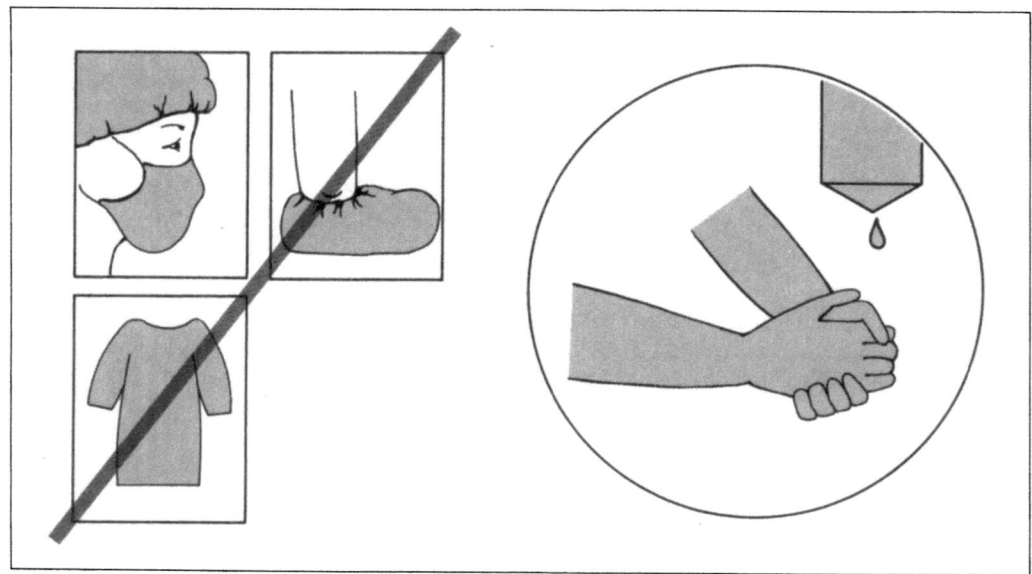

Abb. 1. Es gibt keinen Hinweis darauf, daß das Tragen von Kitteln, Überschuhen und Mundschutz irgendetwas nützt. Viel wichtiger ist, vor jedem Hantieren mit einem Säugling Hände und Unterarme zu waschen (aus: Hospital Pediatrics 1984)

---

* Herrn Professor Dr. med. H. Wolf zum 60. Geburtstag gewidmet.

hauserworbenen perinatalen Infektionen. Keimübertragung aus der Luft oder vom Fußboden spielt eine untergeordnete Rolle. Entsprechend kommt einer sorgfältigen Händehygiene die größte Bedeutung zu (Abb. 1).

Die Mütter

Die Erreger puerpaler Infektionen werden in den seltensten Fällen von außen eingeschleppt. Zumeist sind es die Keime der physiologischen Scheidenflora sowie der Haut-, Darm- und Perinealflora. Man findet sie in etwas geänderter quantitativer Zusammensetzung auch im Lochialsekret. Neben *Laktobazillen* sind dies vor allem:

- E. coli
- Enterokokken
- Staphylokokken
- Streptokokken (B)
- Anaerobier: *Bacteroides,* Peptokokken, Peptostreptokokken

Am häufigsten sind die Harnwege betroffen (Katheterismus!), nachfolgend der Uterus (Endometritis) sowie Wunden, wobei Schnittentbindungen ein etwa zehnfach höheres Infektionsrisiko haben (Tabelle 1).
Pathognomonisch haben alle diese Infektionen gemeinsam, daß sie vorrangig Folge ärztlicher bzw. medizinischer Maßnahmen, also nosokomiale (d.h. im Krankenhaus erworbene) Infektionskrankheiten sind.
Schwere Infektionsverläufe sind zum Glück selten. Gebärende sind streng genommen keine Patientinnen. – Die fehlende Notwendigkeit einer Intensivbehandlung wirkt sich günstig aus.
Das Risiko einer **Sepsis** im Wochenbett ist gering, stellt jedoch ein lebensbedrohliches Ereignis dar. 1978 starben daran in der Bundesrepublik 16 Mütter. Hervorgerufen wird die puerpale Sepsis zumeist von Staphylococcus aureus oder betahämolysierenden Streptokokken B, während der septische Abort in der Regel durch gramnegative Endotoxinbildner verursacht wird.
Auch die puerpale **Mastitis** im Frühwochenbett, d. h. in der Klinik, ist ein seltenes Ereignis. Infektionserreger ist hier Staphylococcus aureus aus dem Nasopharynx des Neugeborenen.

Vorbeugungsmaßnahmen:
Vor der Geburt sollten Vaginalabstriche durchgeführt werden, die es ermöglichen, drohende Infektionen wie Soor, Herpes, Zytomegalie oder B-Streptokokkenerkrankung rechtzeitig zu erkennen.

In dem Zusammenhang sei erwähnt, daß das mütterliche Risiko bei **Amnioninfektion** verglichen mit dem des Kindes gering ist und nach spontaner Entbindung auch ohne Behandlung schnell abnimmt.

Unter der Geburt und bei gesprungener Blase ist äußerste Zurückhaltung mit rektaler und vaginaler Untersuchung angezeigt. Der ungünstige Einfluß solcher Manipulationen auf die Infektionsmorbidität ist hinlänglich erwiesen.

Weitere Prophylaxemaßnahmen bestehen in der *Beschränkung der Geburtsdauer* und besonders der Latenzphase zwischen vorzeitigem Blasensprung und Geburt.
Bei *fieberhaften Geburten* soll eine räumliche Trennung erfolgen. Besonders wichtig ist hier die Händedesinfektion vor und nach jedem Kontakt mit der Wöchnerin sowie eine postpartale Flächendesinfektion.
Hoch kontagiöse Erkrankungen (Herpes, Zytomegalie, Listeriose) erfordern strenge Isolierungsmaßnahmen.
Eine Reihe weiterer Überlegungen, wie man Krankenhausinfektionen vermeidet, sind mehr allgemeiner Natur und geben vor allem chirurgische Erfahrungen wieder (Tabelle 2):
Ein kurzer präoperativer Krankenhausaufenthalt senkt bewiesenermaßen die Infektionsrate – ein durchaus ernstzunehmendes Argument, das für eine ambulante Entbindung spräche.

Tabelle 1. Infektionen bei Wöchnerinnen (HIRSCH 1981)

	vaginal entbunden	Schnittentbindung
Harnwegsinfektionen	1,2%	7,7%
Endometritis	0,6%	5,2%
Wundinfektionen	0,5% (Epi)	3,7%
Phlebitis	0,1%	1,8%

Tabelle 2. Prophylaxe nosokomialer (Wund) Infektionen

kurzer präoperativer Krankenhausaufenthalt
gründliche Reinigung (Bad oder Dusche)
Rasur frühestens 2 Std. vor dem Eingriff
keine unnötigen Einläufe
keine längere Entkeimungsbehandlung der Scheide
strenge Indikationsstellung bei invasiven diagnostischen Maßnahmen
kurzdauernde Anwendung von i. v.-Zugängen, Urindrainagen (geschlossene Ableitungssysteme!), Wunddrainagen
atraumatische Operationstechnik (keine Elektroinzisionen, keine großen Koagulationsnekrosen)

Vor der Entbindung, zumal vor Schnittentbindungen, sollte eine gründliche Reinigung der stark keimbelasteten Anogenitalregion erfolgen. Verwendet werden Waschlotionen mit antimikrobiellem Effekt, die den Fett/Säure-Mantel der Haut nicht angreifen. Eine **Rasur** sollte frühestens 2 Stunden vor einem chirurgischen Eingriff erfolgen. Die Rasur am Vorabend läßt kleine infizierte Wunden entstehen, die das Risiko einer Wundheilungsstörung fördern. **Depilationscremes** sind wegen häufiger Allergisierung keine brauchbare Alternative, hingegen reicht es in vielen Fällen, die Haare lediglich mit einer Schere zu kürzen. Neuerdings verwendete Haarschneidemaschinen verletzen die Haut weniger als Rasierklingen.

Die Anlage von zentralvenösen Zugängen oder Urindrainagen sind invasive Eingriffe, die strenge aseptische Kautelen erfordern: sterile Handschuhe, steriles Material, Haut- und Schleimhautdesinfektion mit geprüften (!) Mitteln (Einwirkzeit beachten - mindestens 1 Minute!).

Zur Urindrainage werden grundsätzlich nur geschlossene harnableitende Systeme verwendet. Auch für Blasenspülungen darf das System nicht geöffnet werden.

Die Instillation von Lokalantibiotika ist obsolet.

Der Umgang mit derartigen Systemen bedarf großer Sachkenntnis. Diese Forderung steht im Gegensatz zu der oft praktizierten Angewohnheit, Schülerinnen mit der Pflege dieser Systeme zu betrauen.

Die Operationstechnik bei **Schnittentbindung** soll möglichst atraumatisch sein. Elektroinzisionen schaffen große Nekrosen, die Wundheilungsstörungen Vorschub leisten. Allgemein gilt, daß eine Wundinfektion bereits intraoperativ gesetzt wird. Wenige Stunden nach operativem Verschluß der Hautwunde besteht ein weitgehender Schutz von außen. Die Art der Wundpflege hat keinen großen Einfluß auf die Infektionsrate.

Wichtiger als die Isolierung von Patientinnen mit sekundären Wundheilungsstörungen ist eine *Wundversorgung unter aseptischen Bedingungen* mit sterilem Kittel, Handschuhen und einer Entsorgung (einschließlich Kittel) direkt am Patienten (bes. in Mehrbettzimmern!).

Die Neugeborenen

Viele Kinder haben wahrscheinlich bereits vor der Geburt Kontakt mit Erregern. Bei sorgfältiger Suche findet man in 25% umschriebene entzündliche Veränderungen von Nabelschnur, Eihäuten und Villi. Spätestens mit der Geburt kommen alle Kinder mit Keimen in Berührung - Voraussetzung für die Entwicklung eigener Antikörper.

Klinisch relevante Infektionen sind bei normalen Neugeborenen demgegenüber selten. Die Kinder sind gut geschützt:

Das Fruchtwasser ist bakterienhemmend, sie haben ein eigenes Abwehrsystem und diaplazentar werden Immunglobuline des Typs IgG, über die Muttermilch sekretorisches IgA übertragen. Eine ausgewogene stabile Keimflora der Mutter und das Stillen ist der beste Infektionsschutz.

6-7 Promill aller Neugeborenen bekommen eine **Sepsis**, deren Letalität in der Größenordnung von 25% liegt. Frühgeborene haben einen hohen Anteil daran.

Als klassische Infektionsrisiken gelten
- mütterlicher Harnwegsinfekt
- Angina im letzten Schwangerschaftsdrittel
- vorzeitiger Blasensprung
- Fieber sub partu

Jedoch hat die Münchener Perinatalstudie gezeigt, daß die perinatale Sterblichkeit hier kaum höher ist als bei risikofreiem Verlauf.

> Gefährdet sind vor allem Kinder mit
> - reanimationspflichtiger Asphyxie
> - Unreife (Frühgeburt)
> - Kältestreß
> - lokaler Gewebsschädigung
> - schwerer Grunderkrankung, wozu auch floride Infektionen zu zählen sind.

Ein *gesteigertes Risiko* besteht, je mehr dieser Faktoren im Einzelfall kumulieren.

> Die ungünstigste Kombination ist Frühgeburt + reanimationspflichtige Asphyxie + Operation.

Wie überall in der Krankenhaushygiene wird das Infektionsrisiko zusätzlich erhöht, wenn die Integrität der Abwehrsysteme durch invasive medikotechnische Maßnahmen (z. B. Intensivüberwachung) durchbrochen wird. Auch die oft erforderliche Antibiotikabehandlung hat negative Auswirkungen, da sie immunsuppressiv sein kann.

Keime bei typischen Neugeborenen-Infektionen

Die Erreger kommen häufig aus dem Intestinaltrakt des Erwachsenen (E.coli, Enterokokken, Staphylokokken, Streptokokken, Proteus, Rota-Viren). Oft spielt pflegerische Nachlässigkeit (Schmierinfektionen!) eine Rolle.

Neugeborene sind zudem sehr empfänglich für grippeähnliche Katarrhe. Diese können von Müttern, Ärzten und Schwestern per Tröpfcheninfektion übertragen werden. Hier fehlen maternale Antikörper. Aus einer Rhinitis kann leicht eine Bronchopneumonie werden. Auch gegen Herpes oder Varizellen ist das Neugeborene nur unzureichend geschützt; wirksamste vorbeugende Maßnahme ist die **Expositionsprophylaxe.**

Gegen **Pilze** besteht ebenfalls eine schlechte Abwehrlage. Gefordert ist die „pilzfreie Geburt", die durch rechtzeitige Diagnostik (Vaginalabstrich) und gezielte Sanierung der Geburtswege möglich ist.

Rooming-in

Es besteht ein scheinbarer Gegensatz zwischen Infektionsrisiko und Berücksichtigung psychologischer Aspekte, deren Ziel die Vertiefung der Mutter-Kind-Beziehung ist. Maßnahmen wie die Zulassung des Vaters bei Geburt (übrigens auch bei Schnittentbindungen, sofern sie in Periduralanästhesie durchgeführt werden), Rooming-in, frühe Rückverlegung überwiesener Neugeborener und frühe Besuche verlegter Kinder haben einen verkürzten Klinikaufenthalt, weniger Probleme zu Hause und schließlich nachweislich weniger Infektionen zur Folge.

Das komplette Rooming-in stellt hohe Anforderungen an das Personal, das *Kontaktsystem* verlangt teure Baumaßnahmen. Am häufigsten wird das *Mischsystem* praktiziert, bei dem die Kinder tagsüber bei der Mutter und nachts im Kinderzimmer sind (Tabelle 3).

Folgt man einer Richtlinie des Bundesgesundheitsamtes von 1981, so beinhalten das Zentralsystem und das Mischsystem die höchsten Infektionsrisiken. Diese Systeme werden deshalb nicht empfohlen. Komplettes Rooming-in und Kontaktsystem seien weniger infektionsgefährdet.

Den BGA-Empfehlungen liegen folgende Überlegungen zum Infektionsrisiko zugrunde: Falls ein Kind pathogene Keime aufgenommen hat, kann es im Kinderzimmer zu epidemischer Ausbreitung von Infektionen kommen (sog. Kreuzinfektionen)
- durch Wechsel des Personals von Kind zu Kind bei gleichzeitigen ungenügenden hygienischen Maßnahmen (hier sind als Wichtigstes Zeitdruck und Personalknappheit zu nennen) sowie
- durch engen räumlichen Kontakt (z. B. gemeinsamer Babywagen).

Während das alte Zentralsystem weitgehend verlassen ist, kann auf das Mischsystem aus

Tabelle 3. Man unterscheidet:

Komplettes Rooming-in: Mutter und Kind sind Tag und Nacht zusammen.
Kontaktsystem: Unterbringung von Mutter und Kind ist räumlich getrennt, jedoch funktionell und baulich verbunden.
Mischsystem: Das Kind ist tagsüber bei der Mutter und nachts im Kinderzimmer.
Zentralsystem: Das Kind ist nur während der Stillzeiten bei der Mutter.

Gründen, die hier nicht diskutiert werden sollen, nicht verzichtet werden. Das *Risiko der Kreuzinfektion* könnte vermindert werden durch die sog. *Kohort-Isolierung:*
Neugeborene werden nach Geburtsalter oder mütterlichen Pflegeeinheiten zusammengelegt und betreut.
Wie sieht nun das tatsächliche Risiko aus?
DASCHNER (1982) hat kürzlich verschiedene Rooming-in-Systeme untersucht. Er fand beim Voll-Rooming-in und beim Mischsystem eine etwa gleich hohe Infektionsrate, während die Zahl der Infektionen beim Zentralsystem etwa doppelt so hoch war.
Der Sinn des Rooming-in wird unterlaufen durch „Betrieb" (Personal, Besucher). Der Besuch der infektfreien (!) Familie (einschließlich der Geschwister) ist hingegen erwünscht. Auch die Einbeziehung der Familienmitglieder während der Stillzeit bringt keine Erhöhung der Infektionsmorbidität mit sich, sofern die Besucher sich an die hygienischen Grundregeln halten:
Händedesinfektion, bei Infektionen der oberen Luftwege Atemmaske oder gar kein Kontakt. Auf einen Schutzkittel kann verzichtet werden. Sinnvollerweise sollten die Spielregeln des Rooming-in ausführlich während der Geburtsvorbereitung dargelegt werden.
Zusammenfassend läßt sich sagen:

Die Hauptgefährdung für Mutter und Kind geht von endogenen (körpereigenen) Keimquellen aus, die durch Schmierinfektion (Hände) bei medizinischen Manipulationen übertragen werden. Im Zuge der Lockerung der früher strengen Trennung von Mutter und Kind konnte keine Vermehrung von Wochenbetts- oder Neugeborenen-Infektionen beobachtet werden.

Im Folgenden soll der Stellenwert einzelner **Hygienemaßnahmen und Organisationsformen** hinsichtlich der Prophylaxe perinataler Hospitalinfektionen besprochen werden:
Kreißsaal und Kinderzimmer sind in Bezug auf Infektionsgefährdung nicht als Risikobereiche anzusprechen. (Für Sektio-OPs gilt die gleiche strenge Anforderung wie an jeden OP: Schleusung, Klimatisierung u. s. w.) Das Wichtigste ist eine sorgfältige Händehygiene.
Unnötig bzw. von nicht bewiesenem Nutzen sind Überschuhe, Klebematten und UV-Licht. Das gleiche gilt für Klimaanlagen, jedoch sollten Keimaufwirbelungen (Tücher!) gering gehalten werden. Eine Schleusung ist zwar nicht erforderlich, aber dennoch sollten die Entbindungsräume in einem abgetrennten Bereich des Krankenhauses liegen.

Überhöhte hygienische Anforderungen und unnütze Auflagen fördern eine generelle Oberflächlichkeit in hygienischen Dingen auch dort, wo Sorgfalt dringend angebracht wäre.

Bedingt erforderlich sind die Fußbodendesinfektion, die Raumsprühdesinfektion, Kopfschutz und Mundschutz:
Eine regelmäßige Fußbodenwischdesinfektion ist im Kreißsaal angebracht, im Kinderzimmer nicht. Wegen der starken Keimbelastung (Blut, Stuhl) im Kreißsaal sollten Desinfektionsreiniger angewendet werden.
Ziel ist eine Verminderung der Keimzahl. Allgemein ist es wichtiger, sichtbare Kontaminationen (Blut, Eiter) sofort mit einem desinfektionsmittelgetränkten Einmaltuch zu entfernen.
Einzige Indikation für eine Raumsprühdesinfektion ist die offene **Lungentuberkulose,** die aerogen übertragen wird. In allen anderen Fällen ist die gezielte Sprühdesinfektion an Stellen, die für die Wischdesinfektion unzugänglich sind, ausreichend.
Eine Atemmaske sollte bei Infektionen des oberen Respirationstraktes getragen werden. Der Mundschutz muß mehrlagig sein und bei Durchfeuchtung gewechselt werden.
Stets erforderlich sind die tägliche Fußboden- und Inventarreinigung, eine sorgfältige Instrumentenaufbereitung, Schutzkleidung und Händehygiene.
Im Kinderzimmer sollte - zumal bei gehäuft auftretenden Infektionen - ab und zu das Inventar desinfiziert werden. Zur richtigen Instrumentenaufbereitung gehört zunächst die Reinigung, dann die Sterilisation der Geräte. Wichtig: die Sterilisatoren müssen regelmäßig überwacht werden (Farb- und Bioindikatoren).
Im Kreißsaal sollten *Wöchnerinnen-gebundene Kittel* oder Schürzen getragen werden. Auch der Vater sollte einen Kittel tragen.

Im Kinderzimmer sind raumgebundene Kittel für die Kinderschwestern angebracht. Für Personal aus anderen Krankenhausbereichen einschließlich der Konsiliarärzte sollten Einmalkittel bereitliegen. Die Kittel müssen täglich gewechselt werden.

Händehygiene: Vor und nach jedem möglicherweise keimbelasteten Kontakt müssen die Hände *desinfiziert* werden (1 Hohlhand = 3-5 ml eines alkoholischen Präparates 30 sec lang einreiben). Händewaschen hat mikrobiologisch einen weitaus geringeren Effekt, kann jedoch in bestimmten Fällen ausreichen.

Zur Ausstattung jedes Kreißsaals gehört ein Waschbecken mit 3 Spendern für Desinfektionsmittel, Waschlotion und Creme sowie ein Spender für Einmal-Handtücher und ein entsprechender Abwurf. Organisatorisch gibt es ebenfalls eine Reihe von Erkenntnissen, deren Beachtung einen günstigen Einfluß auf die Infektionsmorbidität haben kann:

Einzelentbindungsräume sind besser als ein großer Kreißsaal. Neben allgemeinen psychischen Gründen („Bahnhofsathmosphäre") ist es die größere Gefahr der Keimübertragung, die für kleine Einheiten spricht. In großen Sälen kommt es bei schnellem Wechsel leichter zu hygienischen Nachlässigkeiten (Beispiel: Streptokokken B-Übertragung durch das Personal auf ein fremdes Kind). Bei Infektionsverdacht sollte stets eine isolierte Entbindung durchgeführt werden.

> Eine ausreichende Zahl von Schwestern beugt Hygienefehlern vor, die durch Zeitdruck (Nachlässigkeit) entstehen.

Eine gute Ausbildung und regelmäßige Fortbildung in hygienischen Fragestellungen (Hygiene-Fachkräfte!) vermag ebenfalls die Häufigkeit hygienischer Fehler zu vermindern.

Neonatale Risikobereiche

> Die Reanimationseinheit im Kreißsaal und das Transportsystem sind neonatale Risikobereiche.

Außer in Notfällen müssen alle Mitglieder des Rettungsteams frische Überkittel tragen. Häufige Händedesinfektion ist selbstverständlich. Bei besonders belastenden Eingriffen (endotracheales Absaugen, Nabelgefäßkatheterisierung) sind sterile Schutzhandschuhe erforderlich. Mundschutz bei Infektionen der oberen Luftwege.

Nach Benutzung müssen Instrumente (z.B. Laryngoskopspatel) gründlich gereinigt und anschließend sterilisiert werden.

Reanimations- und Transporteinheit müssen einer sorgfältigen Wisch- (und gezielten Sprüh-) Desinfektion unterzogen werden. Auch das Transportfahrzeug sollte gelegentlich desinfiziert werden.

Die Desinfektion besonders von Inkubatoren in der Formaldehyd-Kammer (ASEPTOR) ist wegen der hohen toxischen Belastung zum gegenwärtigen Stand der Technologie allenfalls in Ausnahmefällen tragbar. Ein ASEPTOR-Verbot wird diskutiert. Für die Wischdesinfektion steht seit kurzem ein Präparat auf Biguanid-Basis zur Verfügung, das sich durch gute Reinigungswirkung auszeichnet und toxikologisch unbedenklich ist.

Neonatologischer Intensivbereich

H. WOLF und W.-CHR. PÜSCHEL

Für den Risikobereich Neonatologie und Frühgeborenen-Station gilt abgewandelt der Satz: Krankenhausinfektionen sind so alt wie das Krankenhaus selbst. Mit der Einrichtung neuer neonatologischer Intensivstationen oder von in die Frühgeborenen-Abteilung integrierten Intensivbereichen, die wir aus psychologischen Gründen bevorzugen, nahm erfreulicherweise die auch heute noch immer zu hohe neonatale Sterblichkeit außerordentlich schnell ab, was Auswirkungen auf die gesamte Säuglingssterblichkeit hatte (Abb. 1). Neonatale Intensivstationen, in denen Frühgeborene, aber auch atemgestörte reife Neugeborene abge-

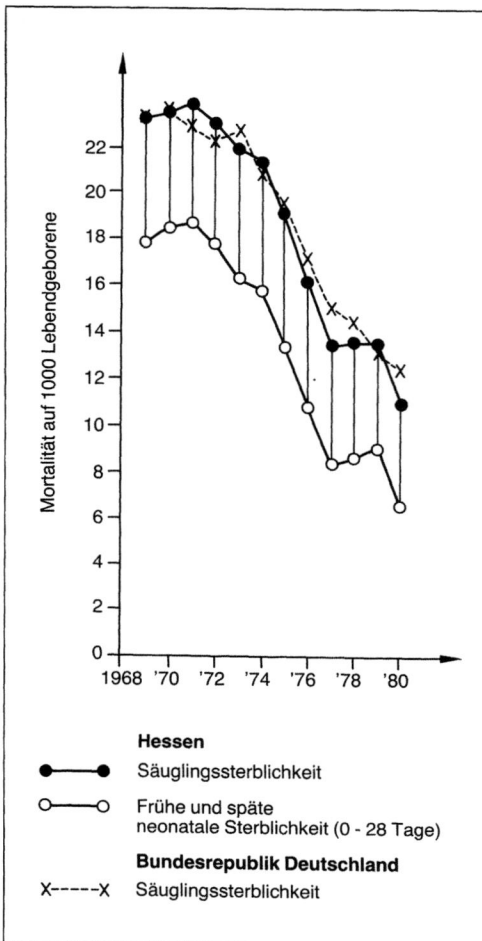

Abb. 1. Säuglingssterblichkeit in Hessen. Die senkrechten Striche repräsentieren als Differenz zwischen Gesamtsäuglingssterblichkeit und neonataler Sterblichkeit (bis 28. Tag) die sogenannte Nachsterblichkeit

trennt von der konventionellen Frühgeborenen-„Aufzucht" gepflegt werden konnten, entstanden erst zu Beginn der 70er Jahre. Erst von da an nämlich standen brauchbare Beatmungsgeräte zur Verfügung, die wir für die erfolgreiche Behandlung atemgestörter Neugeborener verwenden konnten.

Abbildung 2 zeigt die Überlebensrate bei Frühgeborenen mit einem Geburtsgewicht von 1000 bis 1500 g in zwei Untersuchungen. Heute liegen die Überlebensraten für solche Kinder bei 85–90%. Mit dem Einsetzen neonataler Intensivmaßnahmen aber stieg die Häufigkeit von Infektionen, besonders bakteriellen Infektionen, sprunghaft an. Es dauerte Jahre, bis man die Sepsisfälle auf ein vertretbares Maß reduziert hatte (Tab. 1), was natürlich auch mit der zunehmenden Erfahrung im Umgang mit infektionsgefährdeten Kindern zu begründen ist. Die Sterblichkeit wurde in diesem Zeitraum ebenfalls deutlich vermindert. Lag sie anfangs bei annähernd 50%, so betrug sie in den letzten Jahren nur noch 5–10%.

Welche Erkrankungen beim Frühgeborenen machen solche lebenserhaltenden Intensivmaßnahmen erforderlich? Kommt ein Kind z. B. in der 31. Schwangerschaftswoche zur Welt, so ist die Lunge noch in einem anatomisch und funktionell unreifen Zustand, der die Aufnahme des lebenswichtigen Sauerstoffs erschwert. Intrauterin bekam das Kind (abgesehen von Müttern mit plazentarer Insuffizienz) den für die Vitalfunktionen notwendigen Sauerstoff reichlich über die Plazenta zugeführt. Mit der Geburt und der Unterbrechung der Nabelschnur muß die Lunge, obgleich noch unreif (u. a. weniger Alveolen) die Atmung übernehmen. Bei einer ausgereiften Lunge produzieren die im Alveolarepithel vorhandenen sekretorischen Typ II-Alveolarzellen ei-

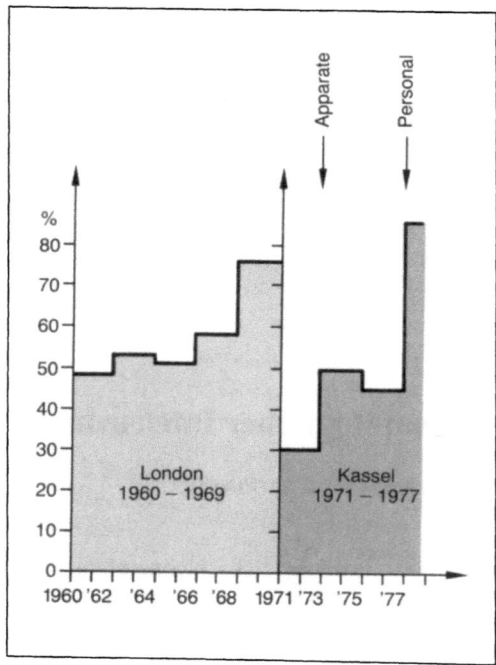

Abb. 2. Überlebensrate von Frühgeborenen mit Geburtsgewicht von 1000 g bis 1500 g, London 1960 bis 1969 und Kassel 1971 bis 1977

Tabelle 1. Sepsis/Meningitis bei Frühgeborenen und Neugeborenen (KOWALEWSKI, Bonn)

Jahr	Anzahl	Sepsis	%	†
1969	236	4	1,7	1
1970	153	4	2,6	2
1971	151	11	7,2	3
1972	178	11	6,2	2
1973	183	11	6,0	2
1974	204	13	6,4	2
1975	308	9	2,9	0

ne wichtige lipidhaltige Substanz, Surfactant genannt. Diese Substanz sorgt dafür, daß durch Herabsetzung der Oberflächenspannung die beim ersten Atemzug entfalteten Alveolen nicht gleich wieder kollabieren. Das Kind ohne ausreichenden Surfactant muß fortgesetzt diesen ersten, sehr anstrengenden Atemzug machen, wodurch es infolge geringer und wenig ergiebiger Energiereserven schnell erschöpft ist. Die Kinder erlahmen, der Sauerstoffmangel nimmt zu und das sauerstoffempfindliche Gehirn erleidet bleibende oder mit dem Leben nicht vereinbare Schäden. Hirnblutungen können als Folge des Sauerstoffmangels auftreten. Der Neonatologe, der heute schon in einigen Städten mit dem Baby-Notarztwagen zum Kreißsaal fährt, intubiert das Neu- bzw. Frühgeborene und beatmet es künstlich. Das kann zunächst mit dem Atembeutel geschehen, für längerdauernde Beatmung sind mechanische Ventilatoren geeigneter. Die heute zur Verfügung stehenden Beatmungsgeräte lassen sowohl die kontrollierte Beatmung, die intermittierende Bedarfsbeatmung (IMV) als auch die CPAP-Atmung zu, bei der das Kind spontan atmet, unterstützt durch einen kontinuierlichen Luftstrom (Continuous Positive Airway Pressure = CPAP). Dabei wird dem Kind über ein Schlauchsystem kontinuierlich ein unter leicht erhöhtem Druck stehendes Sauerstoff-Luftgemisch zugeführt, so daß die Lungenbläschen auch ohne die oberflächenaktive Substanz nicht so leicht kollabieren. Es muß natürlich dafür gesorgt werden, daß sich der oft nur 2,0 bis 2,5 mm dicke intratracheal gelegene Tubus nicht durch Sekret verstopft, was sehr oft geschieht.

Beatmungsbedürftige Kinder müssen, auch wenn es keine Frühgeborenen sind, als hochgradig gefährdet betrachtet werden.

Die Rolle von Infektionen auf neonatologischen Intensivstationen

Unter den Todesursachen einer neonatologischen Station stehen Asphyxie und Atemnotsyndrom an erster Stelle (Tab. 2). Solche Kinder erleiden in hohem Maße Infektionen und – wie schon erläutert – Hirnblutungen.

Tabelle 3 zeigt die wichtigsten Ursachen für neonatale Infektionen, einmal bedingt durch die Ausgangssituation, zum anderen als Folge notwendiger therapeutischer Maßnahmen.

Neugeborene, besonders Risiko-Neugeborene, sind für Infektionen besonders empfindlich, da ihre Abwehr noch nicht vollständig entwickelt ist. Das trifft verstärkt für frühgeborene Kinder mit fetal distress, also intrauteriner Schädigung bei Plazentainsuffizienz zu. Diese

Tabelle 2. Todesursachen auf einer neonatologischen Station (Kinderklinik des Städtischen Krankenhauses Kassel) in der Zeit vom 01.01. 78 bis 30.06. 81. Die weit über 100% liegende Summe resultiert aus der Tatsache, daß oft mehrere Todesursachen gleichwertig in Betracht kommen

Asphyxie und Atemnotsyndrom	115 = 72,8%
Letale Mißbildungen	42 = 26,6%
Infektionen	41 = 25,9%
Hirnblutungen	37 = 23,4%

158 Todesfälle insgesamt

Tabelle 3. Ursachen von Infektionen bei Neugeborenen

Besondere Infektionsgefährdung von der	
A. Ausgangssituation	B. Behandlung
- Bakterielle Erkrankungen der Mutter vor der Geburt (Fieber) - Blasensprung > 24 Std., stinkendes Fruchtwasser - Frühgeburt, intrauterine Mangelernährung - Verlängerte, erschwerte Geburt - Schock, Hypoxie - Hypothermie	- Langdauernde Intubation (Tracheotomie) - Luftbefeuchter - Blasenkatheter, Überlaufdrainage bei Hydrocephalus, Pneumothoraxdrainage - Venen- und Arterienkatheter - Ungezielte Chemoprophylaxe - Aufenthalt in verschiedenen Abteilungen

Tabelle 4. Perinatale Letalität bei vorzeitigem Blasensprung (MÜLLER und KUBLI)

Geburtsgewicht g	Latenzzeit	
	< 24 Std. %	> 24 Std. %
1000–2500	10,2	22,5
> 2500	0,5	2,5

Kinder haben oft vorzeitig ausgereifte oberflächenaktive Substanz in ihrer Lunge, benötigen daher keine Beatmung. Sie sind aber oft intrauterin mangelernährt, daher kleiner als ihrem Gestationsalter nach zu erwarten wäre und in ihrer Abwehrfunktion gegenüber normalgewichtigen Kindern gleichen Gestationsalters geschwächt. Wir nennen sie **hypotrophe Kinder.** Zumal, wenn die Fruchtblase vorzeitig gesprungen sein sollte und dadurch ein Amnioninfektionssyndrom vorgelegen hat, ist die *Infektionsgefährdung schon intrauterin* recht hoch. Das zeigt Tabelle 4 anhand der perinatalen Sterblichkeit bei Kindern über und unter 2500 g Geburtsgewicht.

Weitere disponierende Faktoren sind bakterielle Erkrankungen der Mütter vor der Geburt, die sich durch Fieber bemerkbar machen. Dazu gehört z. B. auch die **Listeriose,** meist bei der Mutter nur eine Blaseninfektion, für das Kind eine tödliche Sepsis. Die eingeschränkte zelluläre Abwehr des Kindes zeigt sich ganz besonders bei Kindern unter fetalen, partalen oder postpartalen Streßsituationen. Hämatopoetische Stammzellen aus dem Blut solcher Kinder wachsen in Kulturen schlechter als bei gesunden Frühgeborenen und Neugeborenen. Auch die Fähigkeit der Leukozyten zur Phagozytose ist noch geringer entwickelt. Schock, Hypoxie und Hypothermie tun ein weiteres, um die Resistenz zu vermindern. Vielfach entwickelt sich nach einer erschwerten Geburt auch bei einem reifen Kind als early-onset-Infektion eine schwere **Streptokokken-B-Sepsis** mit hoher Letalität, aber auch Infektionen durch Coli-Bakterien, also ganz gewöhnliche Darmbakterien, können – jedenfalls teilweise – durch die verminderte Phagozytosefähigkeit erklärt werden. Das Erregerspektrum der bakteriellen Septikämie ist breit und vielfältig, weshalb wir bei Verdacht auf eine Sepsis in der Regel Antibiotika-Kombinationen einsetzen. So ist Penicillin ein wirksames Präparat gegen B-Streptokokken, gegen Coli-Bakterien wirkt häufig Ampicillin. Sinnvollerweise sollte eine Antibiotika-Behandlung schon bei der Mutter erfolgen, sofern Zeichen für eine Infektion bestehen. Allerdings ist der häufig praktizierte Einsatz von Cephalosporinen umstritten. Auf Grund ihres relativ breiten Wirkspektrums sind sie in der Lage, Stämme zu selektieren, die eine spätere Penicillin-Behandlung unwirksam machen können.

Die Schwangerschaftsanamnese ist für die Beurteilung der kindlichen Situation von großer Bedeutung, desgleichen Geburtsverlauf und Wochenbettverlauf. Vorangegangene Frühgeburten und Aborte, Schwangerschaftsinfektionen, sei es im Bereich der Harnwege oder eine Vaginitis, häufig aber auch nur eine scheinbar harmlose „Grippe" und ein vorzeitiger Blasensprung erhöhen die Gefahr bei Neugeborenen, an einer perinatalen Infektion zu erkranken. Unklares Fieber im Wochenbett und komplizierter Verlauf nach geburtshilflichen Operationen sollten den Arzt dazu anregen, das Neugeborene vermehrt auf Frühzeichen einer Neugeborenen-Sepsis zu beobachten.

Bei etwa der Hälfte der Infektionskrankheiten geschieht die Infektion bereits außerhalb der Neugeborenen-Intensivstation, die andere Hälfte wird in der Klinik erworben und ist auf die Behandlung als solche bzw. Fehler bei der Behandlung zurückzuführen.

> Ein Kind, das auf eine Neugeborenen-Intensivstation kommt, ist somit stets als Infektionsquelle zu betrachten. *Schwestern und Ärzte haben sich so zu verhalten, als ob sie sich auf einer Infektionsstation befinden würden* (FREUDENBERG).

Wir haben unsere neonatale Intensivmedizin zu einem Zeitpunkt begonnen, als in den Anhaltszahlen für die Pflegeschlüssel der Deutschen Krankenhausgesellschaft eine „neonatale Intensivmedizin" überhaupt nicht berücksichtigt war. Das hat sich in der Zwischenzeit kaum geändert. Es gibt weitaus zu wenig Schwestern- und Arztstellen für die notwendige Zahl neonataler Intensivplätze. Man rechnet nach international anerkannten Zahlen auf 5000 Geburten neun neonatale Intensivplätze. In Gießen an der Universitäts-Kinderklinik stehen uns für etwa 7000 Geburten im Einzugsgebiet sechs neonatale Intensivplätze zur Verfügung, die wir personell einigermaßen ausstatten konnten. Trotz vorhandener Einsicht und zahlreicher Absichtserklärungen bleiben also die Engpässe bestehen. Folge davon sind nicht nur zeitraubende Weiterverlegungen von Neugeborenen in andere Intensivabteilungen, wobei durch die langen Transportzeiten ein zusätzliches Infektionsrisiko entsteht. Im Vergleich zu amerikanischen Kliniken haben wir auch weit höhere Sepsiszahlen, was Prof. Riegel, München, einer der international bekanntesten Neonatologen in unserem Land, als Folge des Personalmangels ansieht.

Eine Hauptgefahr bei der Versorgung atemgestörter Frühgeborener ist die **Lungeninfektion**. Diese stellt sicher eine der wichtigsten Komplikationen bei künstlicher Beatmung dar. Jede Inokulation eines Tubus oder eines Katheters beschwört die Gefahr einer Keimaszension und damit eine Infektion herauf.

Der Grad der Gefährdung ist von verschiedenen Faktoren abhängig und zwar bei der Beatmung im wesentlichen
1. von der Grundkrankheit bzw. dem Reifezustand des Kindes,
2. von der Dauer der Beatmung und
3. von der Art des Befeuchtersystems und des Respirators,
4. entscheidend aber auch von der Pflegetechnik und
5. von einer möglichst geringen Keimdichte in der Umgebung der Kinder.

Bei der Intubation im Kreißsaal und der Kurzzeitbeatmung auf dem Transport besteht nur eine geringe Gefahr, daß über den Nasopharynx große Mengen von Keimen eingeschleppt werden. Selbst das Frühgeborene toleriert diese Maßnahmen in der Regel problemlos.

Die *prophylaktische* Gabe eines Antibiotikums ist auf gar keinen Fall erforderlich.

Mit Antibiotika-Prophylaxe sind wir daher zunehmend zurückhaltender geworden, andererseits müssen wir *Antibiotika großzügig* einsetzen, wenn nur der leiseste *Verdacht auf eine bestehende Infektion* vorliegt. Die Gefährdung steigt an, wenn eine Beatmung über Tage, Wochen oder sogar Monate notwendig wird. Die Schleimhautirritation, bedingt durch den liegenden Tubus, fördert die Schleimsekretion. Durch das ständige Absaugen entsteht eine zusätzliche Gefährdung, wenn nicht mit peinlichster Sauberkeit gearbeitet wird. Einmalabsaugkatheter sind bei dieser Prozedur unerläßlich. Trotz aller Vorsicht und Sorgfalt in der Intensivbehandlung atemgestörter Früh- und Neugeborener finden wir immer wieder nosokomiale Infektionen der Atemwege. Bei Routineuntersuchungen der Tubi werden Bakterien isoliert, von denen wir wissen, daß sie gerade bei Neugeborenen schwere Infektionen der Lunge verursachen können. Die Besiedlung des Tracheobronchialbaumes kann naturgemäß auf das umgebende Lungengewebe übergreifen und mehr oder weniger zu ausgeprägten Pneumonien führen. Mit selektionierten Keimen infizierte Tuben, Absaugkatheter usw. können sehr leicht auch Ausgangspunkt von Hospitalinfektionen werden. E. coli-Infektionen standen an der Spitze, inzwischen sind die B-Streptokokken vorgerückt. Klebsiellen, Pneumonaden und Anaerobier kommen in nicht unbeträchtlicher Menge vor (Tab. 5, 6) und auch die früher gefürchteten Staphylokokken-Infektionen sind wieder im Zunehmen begriffen. Die Erregerspektren können sich in kurzer Zeit ändern, ja, sie passen sich den veränderten Antibiotika auf einer Intensivstation an, so daß man von Zeit zu Zeit die Antibiotika-Therapie kritisch überprüfen sollte.

Aus einer interessanten Studie von Freudenberg (Tab. 7) geht folgendes hervor: Von 106 nach Aufnahme intubierten und beatmeten Neugeborenen, vorwiegend unreifen Kindern, waren in 62 Fällen bei der Aufnahme vor der Intubation in Haut- und Ohrabstrichen sowie Mageninhalt keine Keime nachweisbar. 18% der Kinder hatten E. coli. In je 7 Fällen waren

Tabelle 5. Erreger-Spektrum der bakteriellen Septikämien

Erreger	Häufigkeit	(%)
E. coli	30–50	
B-Streptokokken	10–30	95
Klebsiellen, Pyocyaneus	5–15	
Anaerobier	10	
Proteus, Enterokokken, Serratia, Citrobakter, Pneumokokken, Listerien, Candida albicans und A-Streptokokken		5

Tabelle 6. Erregerspektrum einzelner nosokomialer Infektionen einer Neugeborenen-Intensivstation (Freiburg i. Br.). Aus DASCHNER (1981)

Infektionen	Staph. aureus	Pseudomonas aeruginosa	E. coli	Klebsiella pneumoniae	Staph. epidermidis	Candida albicans	Entero-kokken	Proteus mirabilis	Streptokokken B	Enterobacter	Pneumo-kokken	Bacteroides fragilis
Haut Schleimhaut	43	9	4	2	4	6	4	1	1		1	
Obere Atemwege	12	9	6	4		1			2	1		
Sepsis	4	3	5	1	6		1	1		1	1	
Wunde	6		2	2	1	1		1				1
Gastointestinaltrakt	4	2		2						1		
Pneumonie	1	1	2	1				2				
Meningitis		1	3		1							
Harnwege			1									
andere	2											

Staph. aureus bzw. Streptokokken B nachweisbar. Pseudomonas aeruginosa wurde kein einziges Mal, Klebsiellen nur einmal nachgewiesen. Wenige Tage später hatte nur knapp die Hälfte der bisher negativen Kinder noch immer einen negativen Keimbefund im Tubussekret. Bei 40% der Abstriche wurden jetzt Pseudomonaden isoliert, bei 25% Klebsiellen. Die Coli-Besiedelung lag unverändert bei etwa 17%. Von den Kindern mit Infektionen starben 33%, bezogen auf die Gruppe der beatmeten Kinder waren das 40%. Die Letalität von Pseudomonas-Infektionen betrug etwa 50%, von B-Streptokokken 40% und von E. coli 30%. Alle übrigen Infektionen führten seltener zum Tode, selbst die gefürchteten Klebsiellen waren vergleichsweise harmlos.

Eine weitere Eintrittspforte für Erreger sind **Infusionssysteme**. Seit langer Zeit wird bei Frühgeborenen parenteral Flüssigkeit zugeführt, nicht nur zur Schockbehandlung, sondern auch zur Ernährung. Eine orale Ernährung ist in den ersten Tagen mitunter recht gefährlich. Es kann hierbei die gefürchtete nekrotisierende Enterocolitis (NEC) auftreten, die möglicherweise durch Anaerobier, vor allem durch Clostridien, hervorgerufen wird (auch Muttermilch ist übrigens kein absoluter Schutz gegen die NEC).

Zunächst einmal können bei der Herstellung von Nährlösungen Kontaminationen erfolgen. Die Zusammenstellung der Infusionsspritzen mit Elektrolyten, Glukose und Aminosäuren muß eine „heilige Handlung" sein. Sie darf

Tabelle 7. Keimbefunde bei 106 intubierten und beatmeten Neugeborenen (ohne letale Mißbildungen, ohne ältere Säuglinge) der Jahre 1979 und 1980 (Kassel, Städt. Kinderklinik) Antibiotika: 79,2%, Mortalität 41,5%. Aus FREUDENBERG (1981)

Keimart	Abstriche bei Aufnahme	Tubus-abstriche
Kein Wachstum	62 (58,5%)	28 (26,4%)
Staph. albus	13	9
E. coli	19 (17,9%)	18 (17,0%)
Staph. aureus	7	6
Vergrünende, Streptok.	4	2
Streptokokken B	7	0
Enterobacter	3	6
Pseudomonas	0	44 (41,5%)
Klebsiellen	1	26 (24,5%)
Enterokokken	0	8
Proteus mirabilis	0	1
Streptokokken A	1	1
Hämophilus influenzae	1	1

nicht in Hetze geschehen und sollte nur nach außerordentlich sorgfältiger Händedesinfektion erfolgen. Die Aufbewahrzeit darf nur kurz sein. Die Kühlschranklagerung fertiger Nährgemische und angebrochener Flaschen bei 4°C ist sinnvoll, sie verhindert aber nicht das Keimwachstum nach einmal erfolgter Kontamination. So haben wir, als wir erstmals in Kassel solche Gemische einsetzten und aus Sparsamkeitsgründen die angebrochenen Flaschen mit Glukose oder Aminosäuren aufbewahrt wurden, in kurzer Zeit mehrere bedrohliche Sepsisfälle erlebt.

> Angebrochene Flaschen müssen deshalb spätestens nach 24 Stunden verworfen werden.

Das Richten von Infusionen – so die neuere Rechtssprechung – darf frühestens eine Stunde vor Gebrauch erfolgen (BGH vom 03.11.81 – VI 2 R 119/80) – eine Forderung, die angesichts der geringen Mengen vielfältig zusammengemischter Infusionslösungen in der Neonatologie problematisch ist.

Für einen parenteralen Zugang ziehen wir im allgemeinen periphere Venen vor. Selbst bei Frühgeborenen ist das Anlegen einer Dauertropfinfusion peripher möglich. Zentrale Venenkatheter finden aber zunehmend mehr Verwendung, vor allen Dingen bei den sehr kleinen Frühgeborenen um 1000 g. Dem Vorteil erheblicher Arbeitserleichterung steht die Tatsache gegenüber, daß zentrale Venenkatheter oft die Ursache für Sepsisfälle bei den kleinen Patienten sind. Hier ist also größte Sorgfalt im Umgang mit liegenden Kathetern notwendig (in der neonatalen Intensivstation Düsseldorf z. B. werden die Injektionen in die liegende Infusionsleitung – venöser Zugang – nur von Schwestern vorgenommen, nicht von den Ärzten, da Schwestern in der Regel sorgfältiger und gewissenhafter mit der Asepsis umgehen als Ärzte). Es ist vertretbar, Medikamente über den Infusionsschlauch zu verabreichen, damit die Kinder nicht allzu häufig gestochen werden müssen. Man muß aber wissen, daß jedes Öffnen des an sich geschlossenen Infusionssystems das Risiko einer Keimeinschleusung vom kontaminierten Äußeren nach innen mit sich bringt. Die Punktion einer vorher desinfizierten Latex-Manschette („Zuspritzpforte") verringert die Kontaminationsgefahr, ist aber umstritten, da, zumal bei Verwendung großlumiger Kanülen, die Gefahr besteht, daß kleine Latex-Partikel ins Blutsystem eingebracht werden.

Auch bakteriendichte Filter (um 0,2 µm Porengröße) sind wenig praxisgerecht. Sie erfordern einen hohen Perfusionsdruck und verstopfen schnell. Sinnvoller ist die Kombination Zuspritzpforte plus Partikelfilter (um 5 µm Porengröße), jedoch gibt es auch hier Verstopfungsprobleme. Lösungen wie Blut und Fett passieren solche Filter ohnehin nicht.

Die Neugeborenen-Sepsis ist oft sehr schwer zu erkennen. Wichtigster klinischer Hinweis auf eine Neugeborenen-Sepsis ist die Bemerkung der Schwester: „Dem Kind geht es nicht gut". Mit dieser scheinbar sehr allgemeinen Bemerkung ist neben der Beobachtung von Trinkschwäche, Erbrechen, auffälligem Schreien und Temperaturinstabilität (keineswegs Fieber!) – ein sehr wesentlicher Faktor (mit Erfahrung gepaart) angesprochen. Nach unserer Auffassung ist eine Sepsis häufig schon mehrere Stunden, wenn nicht gar einen Tag vor dem Auftreten laborchemischer Parameter am Verhalten des Kindes abzulesen. Nach den zahlreichen klinischen Hinweisen ist besonderer Wert auf die Beobachtung des „septischen" Aussehens zu legen, einer fahl-blassen, manchmal grau-grünlich marmorierten Hautfarbe mit peripheren Zirkulationsstörungen und kühlen Extremitäten, wobei das Kind häufig leicht apathisch wirkt. Schwere Atemstörungen, Krämpfe, Schock und Sklerödem sind als späte Zeichen zu werten.

Zusammenfassend ist zu sagen, daß bei den bakteriellen Infektionen die gramnegativen Erreger, vor allem E. coli, im Vordergrund stehen. In den letzten Jahren werden B-Streptokokken-Sepsisfälle immer häufiger. In unserem eigenen Krankengut waren in den letzten zwei bis drei Jahren etwa 20% der Sepsisfälle durch B-Streptokokken verursacht. Infektionen mit Klebsiellen und Pseudomonas aeruginosa werden häufig erst postpartal auf der Intensivstation bzw. bei der Reanimation in der Geburtsklinik erworben.

Nicht-bakterielle Infektionen (Auswahl)

Im Vergleich zu den bakteriellen Infektionen sind postpartale virale Infektionen selten. Seit Jahren haben wir keine Endemie von Coxsakkie-B-Infektionen auf Neugeborenen- bzw. Frühgeborenenstationen mehr beobachtet. Diese Infektionen führen zu der ungewöhnlich schwer verlaufenden Erkrankung Enzephalomyokarditis, der manches Kind erlegen ist. Ein anderes Problem ist die **Hepatitis B.** 0,4% der deutschen Frauen, aber 5% der türkischen Frauen sind HBs-Antigen-Trägerinnen. HBs-Antigen-positive Trägerinnen, bei denen auch HBe-Antigen nachweisbar ist, infizieren ihre

Kinder in einem hohen Prozentsatz. Gefährdete Kinder HBsAg-positiver Mütter lassen sich durch Hyperimmunglobulin (passiv) schützen. Vollständiger ist der Schutz bei der jetzt möglichen simultanen Verabreichung von Aktiv-Impfstoff. – Auch dem Personal, das in solchen Risikobereichen arbeitet, steht diese Möglichkeit der prophylaktischen Immunisierung kostenlos zur Verfügung (VBG 103 vom Oktober 1982).

Manche Infektionen durch Viren sind schon intrauterin erworben worden. **Rötelninfektionen** mit Embryopathie sind am bekanntesten. Weniger bekannt ist, daß die Rötelnembryopathie-Kinder auch nach der Geburt in hohem Maße Rötelnviren ausscheiden, was eine Gefahr für das weibliche Personal bedeuten kann (Antikörper-Titer von mehr als 1:32 im HHT schützt zuverlässig). **Zytomegalie** kann ebenfalls schon sehr früh den Embryo schädigen, jedoch kommt es zur Erkrankung der Frucht wahrscheinlich nur bei Erstinfektion während der Schwangerschaft. Die große Zahl der intranatalen Infektionen bleibt folgenlos. Bei jedem 100. Neugeborenen findet man bei sorgfältiger Suche Ausscheidungen des Zytomegalie-Virus, aber allenfalls 10% davon haben wirklich Krankheitserscheinungen.

Pilzinfektionen mit Candida albicans und andere Mykosen werden in dem unmittelbaren Zeitraum um die Geburt erworben und sind therapeutisch schwer zu beherrschen. Sie treten als Komplikation bei Langzeit-beatmeten, sehr unreifen Kindern auf, zumal wenn Antibiotika gegeben werden und das Kind längere Zeit über einen zentralen Venenkatheter parenteral ernährt werden muß.

Maßnahmen zur Bekämpfung des infektiösen Hospitalismus

Zur Vermeidung von Infektionen und ihrer Übertragung sind am wichtigsten *Händewaschen* und *Händedesinfektion*. Beides ist notwendig. Die gelegentlich zu hörende Forderung, daß Händewaschen stets ausreichend sei, kann für den neonatologischen Bereich nicht akzeptiert werden. Händewaschen dient in erster Linie der Reinigung. Dabei wird ein Teil der Keime mechanisch von der Hautoberfläche entfernt. Demgegenüber kommt es bei der Desinfektion zu einer Inaktivierung der Keime. Für Arbeiten an den Frühgeborenen ist deshalb die hygienische Händedesinfektion mit alkoholischen Präparaten vorzuziehen.

Um eine Keimverschleppung durch kontaminierte Schutzkleidung zu verhindern, hängt an jedem Versorgungsplatz ein kindgebundener Überkittel, der bei allen Arbeiten an den kleinen Patienten getragen werden muß. Lediglich bei kleineren Verrichtungen über die geöffneten Durchgriffe an den Inkubatoren verzichten wir auf den Überkittel und begnügen uns mit sorgfältig desinfizierten Händen (und Unterarmen!). Weitere Schutzkleidung, wie Kopfhauben und Atemmasken, ist in der Regel entbehrlich. Die Gefahr einer aerogenen Keimübertragung ist gering, zumal jeder Inkubator ein eigenes, geschütztes Mikroklima hat. Lediglich bei Erkältung oder Herpes labialis muß ein Mundschutz getragen werden. Er sollte mehrlagig sein und muß bei Durchfeuchtung erneuert werden.

Plastiküberschuhe haben ebenso wie Klebematten und UV-Strahler keine nachweisbar positiven Auswirkungen auf die Infektionsrate neonataler Intensivstationen. Im Gegenteil kann die zwangsläufig mit dem Überziehen verbundene Berührung der Schuhe zum Bumerang werden, wenn die jetzt mit Fußbodenkeimen kontaminierten Hände nicht sofort danach desinfiziert werden. Keimübertragungen kommen aber auch durch Pflegemittel vor, die nicht sauber getrennt (patientengebunden) verwendet werden.

Ein weiteres wichtiges Mittel, um Infektionen abzugrenzen, ist die Inkubatorpflege. Wie schon erwähnt, schafft der Inkubator für das Neugeborene ein eigenes Mikroklima. Zudem erleichtert er die Beobachtung und ermöglicht, wenn es geboten ist, eine sauerstoffangereicherte Atemluft. Die Inkubatoranwendung ist fester Bestandteil neonataler Intensivversorgung geworden:
1. Zur Beobachtung
2. Zur Pflege und Behandlung bei Neugeborenen in der Adaptationsphase;
3. bei zyanotischen Kindern (zwecks kontinuierlicher O_2-Zufuhr)

Allerdings müssen gerade hier hygienische Vorkehrungen besonders beachtet werden (Tab. 8). Die Feuchtigkeit im Inkubator, bedingt durch eine Wanne mit angewärmtem Wasser, über das ein Luftstrom hinwegstreicht, und die Temperatur von 32–34 °C bieten insbesondere „Pfützenkeimen" wie Pseudomonas aeruginosa ideale Wachstumsbedingungen.

Durch Einlage eines Kupferdrahtnetzes in die Inkubatorwanne konnten wir die Keimbesiedelung weitgehend verhindern.

Der Inkubator muß nach jeder Nutzung intensiv gereinigt und desinfiziert werden. Die Desinfektion im Aseptor (Formaldehydkammer) ist problematisch. Die Formalinrückstände in dem Plastikmaterial des Inkubators nach der Aseptorbenutzung erfordern eine langdauernde Lüftung. Nach einer Veröffentlichung im Bundesgesundheitsblatt 25: 386–392 (1982) lagen die Formaldehydkonzentrationen in der Inkubator-Innenluft bei bestimmten älteren Geräten kurz nach Aufbereitung über 20 ppm und auch nach 28 Tagen konnten noch Konzentrationen von 0,5 ppm nachgewiesen werden (zum Vergleich: empfohlener Grenzwert für Luft in Arbeitsräumen (MAK-Wert: 0,1 ppm Formaldehyd). Bedienungsfehler (z. B. Wasserrückstände während der Desinfektion) erhöhen die Konzentration.

Neuere Geräte mit besserer Durchlüftung und aus anderen Werkstoffen haben günstigere Werte vorzuweisen. Der Einsatz von Aktivkohlefiltern in Aseptoren hat sich nicht bewährt. Die geringste toxische Belastung geht von einer Scheuer-/Wischdesinfektion aus. Entsprechend einer Empfehlung der ad hoc-Kommission des BGA vom 26.02.83 sollte nach dem derzeitigen Stand der Technik die Wischdesinfektion der Desinfektion in Formaldehydkammern vorgezogen werden.

Die Forderung nach sorgfältiger Aufbereitung gilt selbstverständlich nicht nur für Inkubatoren, sondern auch für Beatmungsgeräte und anderes medizinische Inventar und Instrumente, die auf neonatalen Intensivstationen ständig Anwendung finden.

Zusammenfassend läßt sich sagen, daß die Verhütung von Neugeborenen-Infektionen auf verschiedenen Wegen angestrebt werden muß:

Zum einen erfordern kranke Neugeborene eine sorgfältige Beobachtung und eine den individuellen Bedürfnissen angepaßte Pflege. Regelmäßige mikrobiologische Kontrollen und zurückhaltende, gezielte Antibiotikatherapie sind weiterhin wichtig. Schließlich müssen die allgemein gültigen Regeln zur Verhinderung von Keimübertragungen (Dekontaminationsprophylaxe) sorgfältig eingehalten werden, allem voran die Händedesinfektion und die richtige Aufbereitung von medizinischem Instrumentarium, aber auch Isolierungsmaßnahmen wie beispielsweise die „Gruppenisolierung" bei vermehrtem Auftreten bestimmter Infektionskrankheiten.

> Auch das Rooming-in kann einen wichtigen Beitrag zur Vermeidung von Infektionen bei Neugeborenen leisten.

Das erscheint zunächst etwas widersprüchlich und soll abschließend betrachtet werden:

Mit dem Rooming-in wollen wir den Kontakt der Eltern mit dem Kind fördern. Voraussetzung für ein Rooming-in, also die Zulassung der Eltern selbst im Intensivbereich, ist, daß sie sich strikt den hygienischen Anordnungen unterwerfen, wie es ja Schwestern und Ärzte auch tun. Das Risiko einer Infektionsübertragung durch die besorgten, richtig angeleiteten Eltern ist gering. Die Gefahr, daß durch „Besucher" (wir beschränken die Besucher auf Mutter und Vater) Krankenhausinfektionen eingeschleppt werden, besteht nicht. Typische Krankenhausinfektionen werden in erster Linie von Keimen verursacht, die, mit übertragbarer Mehrfachresistenz (R-Faktoren) gegen Antibiotika ausgerüstet, bereits im Krankenhaus vorhanden sind.

Tabelle 8. Inkubatorpflege

Einsatz und Gebrauch durch geschultes Personal
Strengste Sauberkeit und Beachtung der Bedienungsvorschriften
Tägliches Wechseln des Befeuchtungswassers
Wischdesinfektion, bevor ein neues Kind hineingelegt wird
Kontrolle der Funktionen vor Gebrauch (Wärme, Umluft, Feuchtigkeit, Geräuschpegel – bei älteren Inkubatoren werden im Inneren Geräuschpegel über 70 dB (A) erreicht)
Temperaturkonstanz zwischen 32°C und 34°C
O_2-Gabe nur mit Kontrolle der O_2-Konzentration im Inkubator und der kindlichen Blutgase

Ein weiterer wichtiger Grund für Rooming-in ist die Ernährung des Kindes mit Muttermilch. Ein frühgeborenes Kind kann nicht saugen, also muß die Mutter abpumpen. Die psychische Stimulation der Milchproduktion ist deutlich besser, wenn die Mutter frühzeitig Kontakt mit dem Kind aufnehmen kann. Die früher übliche Methode, zu Hause abzupumpen, die Milch zu sammeln, zu pasteurisieren und einzufrieren, bedeutet einen Qualitätsverlust. Heute wissen wir, daß in der Muttermilch ein hoher Anteil Makrophagen sowie immunkompetente Zellen enthalten sind, die Abwehrfunktionen gerade gegen gramnegative Bakterien auf das Kind übertragen. Außerdem ist besonders im Kolostrum reichlich IgA als Schleimhautschutz, sozusagen als bakterienabweisender Anstrich, enthalten. Hitze- und Kältebehandlung denaturiert die Proteinstruktur der Immunglobuline und zerstört die Funktion der Abwehrzellen.

Größte Sorgfalt erfordert das Abpumpen der Muttermilch, desgleichen der Transport und die Lagerung. Vor jedem Abpumpen Händedesinfektion (infektiöser Wochenfluß!). Die Pumpen müssen für jeden Gebrauch aufbereitet werden. Die Milch darf nur in frisch desinfizierte (Natrium-Hypochlorid, Dampfdruck-Kochtopf) Flaschen abgefüllt werden und muß bis zur Verwendung im Kühlschrank aufgehoben werden. Der Transport sollte in Kühltaschen erfolgen. Die Väter nehmen es auf sich, u. U. zweimal täglich die Milch gekühlt zu uns zu bringen. Die Milch sollte spätestens nach 24 Stunden aufgebraucht werden - Kühlschranklagerung vorausgesetzt. Gelegentlich kann es erforderlich sein, die Milch einige Tage einzufrieren. Das ist zwar grundsätzlich möglich, jedoch sind Qualitätseinbußen (Zerstörung der Lymphozyten) nicht zu vermeiden.

Eine einmalige mikrobiologische Untersuchung der Milch stellt nur eine Momentaufnahme dar und gibt keine Gewähr für stets saubere Abnahmebedingungen. Statt dessen empfiehlt sich eine sorgfältige Aufklärung und eine Befragung der Mutter nach Infektionszeichen (Mastitis).

Die Rooming-in-Situation sieht in einer normalen Entbindungsstation deutlich anders aus. Bei Außerachtlassen der hygienischen Vorschriften stellen Neugeborene, die von ihren Müttern infiziert wurden ohne krank zu werden, u. U. eine Gefahr für andere Neugeborene dar. Kein Geburtshelfer ist bereit und in der Lage, die Kinder nachts bei den Müttern im Einzelzimmer zu lassen, zumal er gar nicht so viele Einzelzimmer zur Verfügung hat. Passiert etwas, z. B. indem ein Neugeborenes eine Apnoe bekommt, wird dies dem Geburtshelfer zur Last gelegt. Also kommen alle Kinder, die den Tag über reichlich Keime aufgenommen haben, nachts im Kinderzimmer oft ohne genügenden Abstand zusammen. Hier umgibt das einzelne Kind nicht schützend ein Inkubator wie auf einer Frühgeborenen-Intensivstation. Aus solchen Pseudo-rooming-in-Situationen bekommen wir die Patienten mit late-onset-Meningitis z. B. durch B-Streptokokken. Da wir hinter den USA stets mit unserer Entwicklung etwa 5 Jahre hinterherhinken, so auch mit dem Rooming-in, begegnen uns die B-Streptokokken auch erst 5 Jahre später als in den USA, wo sie seit Jahren große Probleme bereiten. Zeitweise wurden bei uns etwa 50% der Sepsisfälle durch Streptokokken der Gruppe B hervorgerufen. Zwar sind die Erreger Penicillinempfindlich, doch sind die Kinder bereits so schwer krank, wenn sie zu uns kommen, daß wir einen Teil dieser Sepsisfälle verlieren.

> Rooming-in erfordert weit größere Sorgfalt als die früher strikt gehandhabte Trennung von Mutter und Kind.

Sicher ist ein Kind, das gestillt wird - ein Resultat des Rooming-in ist eine höhere Stillfrequenz als früher - besser gegen Infektionen geschützt. Aber bei massiver Infektion schlägt auch solch eine Sicherung durch.

Wir sind uns der Tatsache bewußt, daß bakterielle Neugeboreneninfektionen nicht gänzlich verhindert werden können, zumal wir über viele Bedingungen nur bruchstückhaft Bescheid wissen. Neben der Anwendung der bekannten apparativen und personellen hygienischen Maßnahmen bei streng indiziertem Antibiotikaeinsatz, routinemäßiger halbjährlicher Sichtung der bakteriologischen Befunde und aktuellen Einzelfallanalysen ist eine *Infektionsminderung nur bei einem ständig wachen Problembewußtsein, wie es bei Ärzten und Schwestern auf Infektionsstationen üblich ist,* zu erreichen.

Dialyse

V. WIZEMANN

Obwohl die erste Dialysebehandlung am Menschen bereits 1924 von Georg Haas in Giessen durchgeführt wurde, ist die Hämodialyse erst seit ca. zwei Dekaden als Routinebehandlung des akuten und chronischen Nierenversagens gebräuchlich. Der Ersatz der Nierenfunktion durch eine „künstliche" Niere ist die Voraussetzung für das Überleben von Patienten mit akutem Nierenversagen und für ca. 15-17000 Patienten in der Bundesrepublik Deutschland mit chronischer Niereninsuffizienz. Durch Fortschritte in der Dialysetechnik konnte die Behandlung in den letzten Jahren wesentlich sicherer und verträglicher angewendet werden, und eine Reihe von Nierenersatzmethoden mit unterschiedlicher Indikation stellen eine Voraussetzung für die adäquate Behandlung von älteren Menschen mit Niereninsuffizienz und von Patienten mit schweren Zweiterkrankungen (koronare Herzkrankheit, Kreislaufinsuffizienz, Diabetes mellitus, multiples Myelom etc.) dar. In der BRD besteht eine flächenhafte Versorgung mit Dialysezentren. Geeignete Patienten können die Hämodialysebehandlung nach einem Training als Heimdialysepatienten zu Hause durchführen. Die Mehrzahl der unkomplizierten chronischen Patienten wird in sogenannten Limited-Care-Zentren von spezialisierten Fachschwestern und Pflegern versorgt. Chronisch niereninsuffiziente Patienten mit Komplikationen werden in den Klinikdialyseeinheiten mit intensiveren Betreuungsmöglichkeiten versorgt. Patienten mit akutem Nierenversagen werden ausschließlich in Kliniken, meist auf Intensivstationen, behandelt.

Prognose von Dialysepatienten

Die Fortschritte im Bereich der Intensivmedizin und der Nephrologie haben dazu geführt, daß viele unkomplizierte akute Nierenversagen gar nicht mehr auftreten. Andererseits sind durch die erweiterten Behandlungsmöglichkeiten schwerstkranke Patienten mit Multiorganversagen - wobei das akute Nierenversagen oft die am leichtesten zu beherrschende Organinsuffizienz darstellt - überhaupt erst therapierbar. Durch diese Änderung des Krankengutes mit akutem Nierenversagen hat sich die Prognose in den letzten zwei Jahrzehnten nicht geändert. Auch bei chronisch niereninsuffizienten Dialysepatienten ist seit 1976 keine Verbesserung der Mortalitätsrate aufgetreten, wobei allerdings auch hier eine erhebliche Verschiebung des Krankengutes auftrat. Jeder zweite Patient, bei dem eine Dialysebehandlung begonnen werden muß, ist in der BRD über 55 Jahre alt und der Prozentsatz von Patienten mit diabetischem Spätsyndrom hat deutlich zugenommen. Andererseits liegt bei Patienten im Alter von 20-60 Jahren, die vor Beginn der Dialysetherapie keine wesentlichen Risiken aufwiesen, die Vier-Jahres-Überlebensrate unter Dialyse bei 90%. Statistische Untersuchungen weisen darauf hin, daß weniger die chronische Niereninsuffizienz oder die Dialysebehandlung selbst die Prognose der Patienten beeinträchtigen, als das Ausmaß der vor der Dialyse erworbenen Organschäden.

Allgemeine hygienische Probleme bei Dialysepatienten

Bei einer Niereninsuffizienz werden Stoffwechselendprodukte, die von gesunden Nieren ausgeschieden werden, im Blut des Kranken retiniert. Der daraus resultierende Zustand einer kompensierten Retention, Präurämie oder Urämie wirkt immunsuppressiv, d.h., daß die Immunabwehr von Patienten mit Niereninsuffizienz gestört ist. So ist es nicht verwunderlich, daß akute und chronische Infektionen (nach kardiovaskulären Ursachen) die zweithäufigste Todesursache (in ca. 20%) von Dialysepatienten darstellen.

Neben Störungen der Lymphozytenfunktion ist bei einem Teil der Patienten die Phagozytosefunktion der Granulozyten und Monozyten sowie die Beweglichkeit dieser Zellen herabgesetzt. Andererseits stellen urämiebedingte Veränderungen an Haut und Schweißdrüsen ein vermehrtes Risiko für das Eindringen von Keimen in den Organismus dar.

Infektionsrisiko am Gefäßzugang

Für alle Hämodialyseverfahren ist ein Gefäßzugang zum Anschluß an die künstliche Niere notwendig. Da für eine ausreichende Blutreinigung ein Blutfluß von 200–400 ml/min notwendig ist, muß ein eigener Gefäßzugang geschaffen werden. Bei Patienten mit *akutem* Nierenversagen ist dies in der Regel ein venöser Dialysekatheter, der in der V. subclavia oder V. jugularis interna plaziert wird. Um die Gefahr der Eintrittspforten-Infektion zu vermindern, empfiehlt es sich, über einen einzigen Katheter das für die Dialysebehandlung notwendige Blut zu entnehmen und nach Entgiftung wieder zurückzuführen (single-needle-Technik) und auf das Risiko eines zweiten Katheters zu verzichten.

> Beim Legen von Dialysekathetern sind hygienische Bedingungen (Hautdesinfektion, Abdecken mit sterilen Tüchern, sterile Kleidung, Mund- und Kopfschutz etc.) zur Infektionsprophylaxe unbedingt notwendig.

Zur Vermeidung einer Eintrittspforteninfektion hat sich die tägliche lokale Gabe von Salben auf Polyvinylpyrrolidon-Basis, z. B. Betaisodona, sehr bewährt. Zur Verhinderung der Thrombosierung des Katheters ist die kontinuierliche Gabe von Heparin (ca. 10 000 IE/24 std) notwendig. Alle Manipulationen an dem Katheter müssen unterbleiben und beim Blutabnehmen muß darauf geachtet werden, daß an den Drei-Wege-Hähnen, die gewöhnlich an den Katheter konnektiert sind, keine Blutreste zurückbleiben.

> Bei unklarem Fieber ist immer an eine von dem Dialysekatheter ausgehende Sepsis zu denken.

Der Katheter ist dann trotz guter Funktion zu wechseln (an eine andere Stelle) und muß bakteriologisch untersucht werden. Patienten mit akutem Nierenversagen, insbesondere mit Multiorganversagen (Lunge, Leber, Darm etc.) sind auf Intensivstationen nicht nur durch ihre urämiebedingte Infektabwehrschwäche sepsisgefährdet, sondern auch durch das häufig besonders risikoreiche Keimspektrum auf solchen Stationen. Studien aus den sechziger Jahren bei akutem Nierenversagen konnten zeigen, daß tägliche Dialysen – und damit entsprechend niedrigere urämische Retentionswerte – die Überlebenschance verbessern können.

Bei Patienten mit *chronischem* Nierenversagen wird operativ im Stadium vor der abzusehenden Dialysebehandlung eine Fistel zwischen einer Unterarmarterie- und Vene angelegt. Es kommt dann zu einem arterio-venösen Shunt, wobei die Blutdruckerhöhung in der Vene und der höhere Blutfluß zu einer Ausweitung der Vene führt, aus der durch zwei Nadeln dann ausreichende Mengen Blut zur Dialysebehandlung entnommen und wieder zurückgeführt werden können. Eine komplikationsfreie Fistel ist für die Lebensqualität eines chronischen Dialysepatienten von großer Bedeutung. Deshalb sollte frühzeitig, lange vor der Shuntanlage, an eine Schonung der Venen gedacht werden (keine Blutabnahmen, Infusionen, Transfusionen in prospektiven Shuntvenen!).

Studien weisen darauf hin, daß chronische Dialysepatienten häufig eine Staphylokokkensepsis bekommen, wobei als Ausgangspunkt meist die Fistel in Frage kommt.

> Eine ausreichende Desinfektion der Punktionsstelle, insbesondere die Einhaltung der vorgeschriebenen Kontaktzeit, ist zur Prophylaxe der Fistelinfektion notwendig.

Da Hämatome und Thrombosen eine Infektion begünstigen, ist die richtige Punktionstechnik mit Dialysenadeln wichtig. Besteht ein Shunt aus künstlichem Material – einer Gefäßprothese – so ist die lokale Infektionsgefahr bei der Punktion größer.

> Eine infizierte Gefäßprothese kann durch Antibiotika nicht saniert werden und muß wegen einer potentiell letalen Sepsisgefahr chirurgisch entfernt werden.

Bei jedem unklaren Fieber eines chronischen Dialysepatienten sollte primär an die Möglichkeit einer Fistelinfektion gedacht werden. Nach Sicherung von Material (Abstrich aus verdächtigen Punktionsstellen, Blutkultur) empfiehlt es sich wegen der besonderen Häufung von Staphylokokkeninfektionen, das bakteriologische Ergebnis nicht abzuwarten und

Tabelle 1. Merkblatt zur Verhütung der Übertragung von Hepatitis. (In Anlehnung an das Merkblatt herausgegeben vom Ausschuß für Dialysetechnik der Arbeitsgemeinschaft für klinische Nephrologie)

Grundsätzlich:
Hepatitis-Virus kann übertragen werden durch
- Blut
- Speichel
- Erbrochenes
- Urin
- Stuhl
- Dialysat (Peritoneal- und Haemodialyse)

Australia-Antigen-Nachweis dient als Hinweis auf Hepatitis B.

aber

Ein negativer Australia-Antigen-Test schließt eine Infektionsgefahr nicht aus
- während der Inkubationszeit (bis zu ½ Jahr) und auch während der Erkrankung kann ein Patient mit Hepatitis B infektiös sein trotz fehlendem Australia Antigen.
- Patienten mit Hepatitis A sind Australia-Antigen negativ und dennoch infektiös.

Vorsicht beim Umgang mit diesem Material
besonders bei Blutentnahmen
intravenösen Injektionen bzw. Infusionen
An- und Abschließen der Dialysen
Transport des Dialysates
Pipettieren (stets Bällchen bzw. autom. Pipette benutzen, nie Pipetten mit dem Mund berühren!)
Aufziehen des Blutes in BKS-Röhrchen
Zentrifugieren von Blut und Urin
Reinigung von blutbespritzten Geräten und Glaswaren.
Die Widerstandsfähigkeit des Hepatitisvirus gegenüber Desinfektionsmitteln ist bisher nicht bekannt. Desinfektionsmaßnahmen bieten keine absolute Sicherheit.

deshalb:
Einmal-Handschuhe verwenden
stets bei Verletzungen, Schrunden usw. an den Händen
stets bei An- und Abschluß der Peritoneal- und Haemodialysen
stets beim Hantieren mit benutztem Dialysat und benutzten Geräten.

Einmal-Handschuhe dürfen nur einmal verwandt werden, nach Gebrauch sofort wegwerfen
- keinesfalls Türklinken, Telefonhörer, Dialysegeräte oder sonstige Gegenstände damit berühren
- auch der eigene Körper (Gesicht, ins Gesicht fallende Haare) darf mit den Handschuhen nicht berührt werden
- mit Blut oder Dialysat bespritzte Handschuhe sofort wechseln

Schutzkittel tragen bei An- und Abschluß der Dialysen
- Für Australia-Antigen positive oder negative Patienten getrennte Schutzkittel und Handschuhe benutzen
- mit Blut, Speichel, Erbrochenem, Urin, Stuhl und Dialysat bespritzte Kittel sofort wechseln.

Essen, Trinken und Rauchen
- nur nach gründlichem Waschen der Hände und nachfolgender Desinfektion (z. B. Sterilium)
- nur im Speiseraum
- nie innerhalb der Kranken-, Intensiv- oder Dialysestationen.

Schützen Sie Ihre Mitarbeiter vor Hepatitis:
- nach Gebrauch Kanülen bzw. Injektionsnadeln in dafür bereitgestellte Behälter werfen
- sofortige Beseitigung von verspritztem Speichel, Erbrochenem, Urin, Stuhl, Blut oder Dialysat von Betten, Tischen, Dialysegeräten, Fußböden nach Besprühen des Materials mit reichlich Incidin Buraton o. ä.

Bettwäsche wechseln!
- Infektionssichere Beseitigung des gebrauchten Materials einschließlich der Blutröhrchen für Laboruntersuchungen in Müllsäcken mit anschließender Verbrennung in Infektionswäsche-Säcken

Unfälle
Bei Verletzungen mit benutzten Kanülen oder Spritzen Verspritzen von Blut, Urin, Stuhl, Erbrochenem oder Dialysat in Mund, Nase oder Augen
sofort den diensthabenden Arzt benachrichtigen!

Besondere Maßnahmen in Dialysestationen
- Blutübertritt in Manometer unter allen Umständen vermeiden
- keine Injektionen in das Schlauchsystem, kontinuierliche Heparinzufuhr statt wiederholter Injektionen in Schlauchsystem
- Schlauchsystem so sichern, daß es nicht platzen kann
- Reduzierung der Blutabnahmen

Nach Beendigung der Dialyse
- Absprühen des Dialyse-Bettgestelles mit Incidin
- Absprühen des Dialyse-Gerätes und besonders sorgfältig der Einstellknöpfe mit Incidin dann erst abwaschen mit incidinhaltigem Wasser (3,0%)
- Sicherung der Dialyse-Kanülen (z. B. durch Einschieben der Nadel in den Verbindungskonus zum System)
- Australia-Antigen-Kontrollen
  Absonderung der Australia-Antigen-positiven Patienten
  Benutzung von Einmal-Geschirr

Die Übertragung der Hepatitis ist durch genaues Befolgen dieser Regeln vermeidbar
Peinliche Sauberkeit in allen Stationen ist dabei von größter Bedeutung!

mit einer Antibiose gegen Staphylokokken (Oxacillin, Dicloxacillin, Vancomycin) zu beginnen. Zur Vermeidung einer Gefährdung von chronischen Dialysepatienten sollten Patienten mit akutem Nierenversagen in getrennten Abteilungen behandelt werden.

Hepatitisprobleme auf Dialysestationen

Mit Beginn der Verbreitung der chronischen Dialysetherapie in den sechziger und siebziger Jahren traten in vielen Ländern Hepatitisendemien bei Patienten und Pflegekräften, z.T. mit tödlichem Ausgang, auf Dialysestationen auf. In den letzten Jahren hat sich durch strikte seuchenhygienische Maßnahmen (räumliche Trennung von HB_s-Antigen-positiven Patienten von hepatitisfreien Patienten, Einführung und Einhaltung von hygienischen Richtlinien für das Personal, konsequente Durchführung von Sterilisations- und Desinfektionsverfahren) die Inzidenz von Hepatitis auf Dialysestationen stark verringert. So traten 1981 in der BRD nur noch bei 2,9% aller chronischen Dialysepatienten Neuerkrankungen an Hepatitis auf. Ob die inzwischen für Dialysepatienten und Pflegepersonal empfohlene aktive Impfung gegen Hepatitis B zu einem weiteren Rückgang der Hepatitisinzidenz geführt hat, ist im Moment nicht zu beantworten. So erscheint das Hepatitisproblem gegenwärtig eher latent.

Von den auf Dialysestation vorkommenden Virushepatitiden sind in seuchenhygienischer Hinsicht nur die Hepatitis B und Hepatitis nonA nonB von Bedeutung. Beide Formen werden vorwiegend parenteral übertragen. Die Hauptursache für das gehäufte Vorkommen dieser Hepatitiden auf Dialysestationen liegt in der extrakorporalen Therapie, wobei bei jeder Dialyse große Mengen Blut außerhalb des Körpers über künstliche Membranen geleitet werden. Durch Blut eines infektiösen Patienten kann dieses künstliche System einschließlich der dazu gehörigen Dialysemaschine kontaminiert werden. Da mehrere Patienten aus Kostengründen mit einer Maschine behandelt werden müssen, besteht eine potentielle Infektionsgefahr. Weitere Ansteckungsquellen (auch für das Pflegepersonal) sind durch die Fistelpunktionen, Defekte im extrakorporalen Blutkreislauf und bei der Entsorgung des Verbrauchsmaterials (Blutschläuche, Dialysator, Nadeln, Kompressen, Tupfer) gegeben. Eine zweite Hauptursache der Hepatitisinfektion besteht durch das Vorliegen einer renalen Anämie der Patienten, was vergleichsweise häufige Bluttransfusionen nötig macht.

> Als wichtigste und erfolgreichste Maßnahme zur Eindämmung von Hepatitisendämien auf Dialysestationen haben sich prophylaktische Maßnahmen bewährt.

Kann ein Patient eine Heimdialyse durchführen, so ist die Gefährdung von weiteren Patienten fast ausgeschlossen. Entsprechend niedrig (0,2% Neuinfektionen aller Dialysepatienten 1981) liegt die Hepatitisrate in Großbritannien, das eine rigorose Heimdialysepolitik verfolgt. Eine weitere prophylaktische Maßnahme besteht in einer strengen Bluttransfusionsindikation für Dialysepatienten. Bauliche Maßnahmen zur Trennung von Hepatis B und nonA nonB-Patienten von hepatitisfreien Dialysepatienten (getrennte Behandlungsräume, Toiletten, Vorräume, Schleusen, Dialysesysteme) sind ebenso wichtig wie die Erfüllung hygienischer Anforderungen an das Personal (Tab. 1) sowie Desinfektionsmaßnahmen, insbesondere der Dialysegeräte. Die in der BRD gebräuchliche Verwendung von Einmalartikeln (Dialysator, Blutschläuche, Punktionsnadeln) ist durch die potentiell große Kontaminationsgefahr durch direkten Blutkontakt sicherlich sinnvoll.

Eine weitere prophylaktische Maßnahme besteht in der Früherkennung von hepatitisinfizierten Personen. Leider erlaubt die serologische Untersuchung nur die Erkennung der Hepatitis B (HB_s-Antigen, Antikörper gegen HB_c). Zum gegenwärtigen Zeitpunkt wird empfohlen, bei Personal und Dialysepatienten, die keinen serologischen Marker für Hepatitis B aufweisen, alle drei Monate HB_s-Ag, Anti-HB_c und Transaminasen zu kontrollieren. Für Patienten und Pflegepersonal wird eine aktive Impfung gegen Hepatitis B empfohlen. Während bei gesunden Personen nach abgeschlossener Impfung ein fast 100%iger Impferfolg zu erwarten ist (Nachweis von Anti-HB_s), stellt sich nach der doppelten Impfdosis bei Dialysepatienten nur in ca. 60% ein Impferfolg ein. Da gegen die nonA nonB-Hepatitis z.Zt. keine Impfung bekannt ist, stellen die o.g. hygienischen Maßnahmen im Moment den einzigen Schutz gegen diese Hepatitisform dar.

Akute und chronische Dialysepatienten stellen wegen der relativen Häufigkeit von Bluttransfusionen und Behandlungsbedürftigkeit mit extrakorporalen Systemen eine Risikogruppe für die Infektion mit AIDS (acquired immune deficiency syndrome) dar. Da der Infektionsmodus des HTLV-III-Virus mit dem des Hepatitis B-Virus vergleichbar ist, sollten die dort erwähnten prophylaktischen Maßnahmen angewendet werden. Leider ist zum gegenwärtigen Zeitpunkt – bedingt durch die schnelle Varianz der Oberflächenantigene des HTLV-III-Virus – keine passive oder aktive Impfung möglich. Da auch keine therapeutisch wirksamen Medikamente (Stand 1985) verfügbar sind, stehen prophylaktische Maßnahmen zur Ausbreitung der häufig letal verlaufenden Krankheit im Vordergrund. Ein Screening durch Bestimmung von HTLV-III-Antikörpern sollte bei allen Patienten erfolgen; bei positivem Ergebnis ist zusätzlich ein Bestätigungstest erforderlich (z. B. Western-Blot). Bestehen gesicherte Hinweise auf einen Kontakt mit dem HTLV-III-Virus, sind die betroffenen Dialysepatienten zu isolieren und mit eigenen Dialysegeräten zu behandeln.

Spezielle hygienische Probleme bei unterschiedlichen Dialyseverfahren

Hämodialyse

Die Hämodialyse gilt als Standardverfahren für die Nierenersatztherapie des akuten und chronischen Nierenversagens. Das *Prinzip* der Dialyse beruht auf dem Transport per Diffusion. Blut und Dialyseflüssigkeit fließen im Gegenstrom – getrennt von einer Membran – aneinander vorbei. Die Dialysemembran ist für kleine Substanzen (z. B. Harnstoff) durchlässig, die sich durch Diffusion vom Ort der höheren Konzentration (Blut) zum Ort niedrigerer Konzentration (Dialysat) bewegen. Die Effektivität des Stoffentzuges bei Dialyse ist abhängig von der Konzentrationsdifferenz und dem Molekulargewicht der zu entfernenden Stoffe, der Blut- und Dialysatflußgeschwindigkeit und der zum Stoffaustausch zur Verfügung stehenden Membranoberfläche. Der Wasserentzug geschieht durch Ultrafiltration, d. h. ein Überdruck auf der Blutseite oder Unterdruck auf der Dialyseseite oder beides zugleich führt über die Membran zu einem Wasserverlust aus dem Blut.

Das am häufigsten verwendete Grundmaterial für Dialysemembranen besteht aus Cuprophan. Dieses Material führt zu einer Interaktion mit dem Komplementsystem, das aktiviert wird und zu einem charakteristischen kurzfristigen Abfall der Leukozytenkonzentration im Blut führt. Bei wenigen Patienten allerdings treten Symptome wie Unruhe, Übelkeit und Atemnot auf. Bei den Patienten, bei denen solch ein Bioinkompatibilitätssyndrom auf Cuprophan besteht, muß auf Dialysemembranen mit Polyacrylnitril-Basis oder vergleichbaren Substanzen zurückgegriffen werden.

Die Porengröße von Dialysemembranen läßt die Passage größerer Substanzen, wie z. B. Albumin oder Gerinnungsfaktoren, nicht zu. Auch Endotoxin, Viren und Bakterien sind zu groß, um vom Dialysat über eine intakte Membran in das Blut zu gelangen. Obwohl die industrielle Fertigung von Dialysatoren sehr sicher geworden ist, können Mikrolecks nicht ausgeschlossen werden. Durch solch ein Leck könnten theoretisch aus einem kontaminierten Dialysat Keime oder Viren in das Blutkompartiment per Diffusion übertreten und zu einer Sepsis oder Hepatitis führen. Aus diesem Grund sollte das Dialysat steril sein und auch bei seiner Passage durch das Dialysegerät nicht kontaminiert werden. Dialysat wird bei allen modernen Dialysegeräten aus einem Konzentrat aufbereitet. Dialysat besteht aus einer Elektrolytlösung, die industriell vorgefertigt in 34fach konzentrierter Form angeliefert wird. Diese konzentrierte Lösung stellt ein für das Wachstum von Bakterien feindliches Milieu dar; Dialysekonzentrate werden daher vor Gebrauch mehrere Wochen gelagert und sind dann steril. Zur Dialysebehandlung wird steriles Konzentrat mit sterilem Umkehrosmosewasser durch eine Proportionierungspumpe in der Dialysemaschine gemischt und dann in verdünnter Form durch das Dialysatkompartiment des Dialysators geleitet. Da das Dialysat gewöhnlich Glucose enthält, besteht nach Verdünnung (und Erwärmung auf Körpertemperatur) ein relativ günstiges Milieu für ein Keimwachstum. Nach Beendigung der Dialyse muß daher der Dialysatteil der Geräte desinfiziert werden, was fast ausschließlich durch chemische Desinfektion (z. B. Natriumhypochlorit, Peressigsäure) vorgenommen wird. Nach Spülung muß durch entsprechende Tests sichergestellt werden, daß keine Desinfektionsmittelreste zurückbleiben, da diese Mittel durch Diffusion bei einer folgenden Dialyse in das Blut des Patienten gelangen könnten. So sind tödliche Zwischenfälle, insbesondere durch Hämolysen, beschrieben worden.

Eine Umkehrosmoseanlage zur Gewinnung von Wasser für Dialysezwecke liefert nicht nur keimfreies Wasser, sondern auch chemisch reines Wasser. In Großbritannien trat vor einigen Jahren eine zunächst nicht erklärbare Krankheit endemisch auf, die als Dialysedemenz/Dialyseenzephalopathie bezeichnet wurde und die oft einen tödlichen Verlauf hatte. Später fiel eine deutliche Inzidenz zwischen Aluminiumgehalt des entionisierten Dialysewassers und Dialyseenzephalopathie in den betroffenen Zentren auf. Nach Umstellung der Wasseraufbereitung dieser Zentren durch Umkehr der Osmoseanlagen und damit entsprechend reinem Wasser, nahm die Zahl der Neuerkrankungen an Dialyseenzephalopathie dramatisch ab. Inzwischen konnte weiterhin gesichert werden, daß es auch zu Aluminiumeinlagerungen in den Wachstumszonen des Knochens kommt, was zu einer therapierefraktären und sehr schmerzhaften Osteomalazie führen kann.

> Bakteriologisch und chemisch reines Wasser für Dialysezwecke kann gegenwärtig nur durch eine Umkehrosmoseanlage garantiert werden.

Da chronische Dialysepatienten keine renale Ausscheidungsfunktion (Entgiftung) besitzen, andererseits jährlich mit ca. 20000 l Wasser in Kontakt kommen, spielt die Wasserqualität eine besondere Rolle. Ältere Enthärtungs- und Entionisierungsanlagen können diesen Standard nicht garantieren und sind daher für den Einsatz im Dialysebereich nicht mehr zu verantworten.

Als besonders effektive Behandlungsform wird in vielen Zentren die Behandlung mit großflächigen und hochpermeablen Dialysemembranen vorgenommen. Diese Membranen besitzen eine relativ hohe Permeabilität für Wasser, so daß bei nur geringen Druckunterschieden zwischen Blut- und Dialysatkompartiment ein vergleichsweise großer Wasserentzug (Ultrafiltration) auftreten kann. Müssen mit diesem System Patienten behandelt werden, die nur wenig Flüssigkeit verlieren müssen, ist der Druckgradient über die Membran klein. Bei der Passage durch das Blutkompartiment des Dialysators kommt es im ersten Teil zu einer Spontanfiltration, das Blut wird hämokonzentriert und der onkotische Druck steigt an, so daß es im zweiten Teil des Dialysators zu einer Druckumkehr und zu einer sogenannten Rückfiltration von Wasser aus dem Dialysat in das Blutkompartiment kommen kann. Besteht nun ein Mikroleck, so kann eine größere Menge von keimhaltigem Dialysewasser in das Blut des Patienten filtriert werden. Um solch eine Rückfiltration mit potentieller Sepsisgefahr bei den entsprechenden Patienten zu vermeiden, muß zu einer Spezialmethode (Hämodiafiltration) gegriffen werden.

Hämofiltration

Das *Prinzip* der Hämofiltration beruht auf konvektivem Transport. Über einen Druckgradienten wird Plasmawasser durch eine permeable Membran abgepreßt. Substanzen, die im Plasmawasser gelöst sind und die die Poren der Membran passieren können (z. B. Harnstoff), finden sich in gleicher Konzentration im Filtrat wie im Plasmawasser. Wird das Filtrat verworfen, so resultiert eine Entfernung von solchen Substanzen. Damit der Wasserverlust nicht zu groß ist, wird dem Körper eine harnstofffreie Elektrolytlösung zugeführt. In der Nettobilanz kommt es dann zu einem Stoffentzug bei fast ausgeglichener Wasserbilanz. Um zu einer der Hämodialyse vergleichbaren Entgiftung zu gelangen, muß bei Hämofiltration 20–40 l Plasmawasser ausgetauscht werden. Folglich muß fast die gleiche Menge einer sterilen Elektrolytlösung infundiert werden. Der erwünschte Flüssigkeitsentzug der Patienten wird dadurch erreicht, daß die entsprechende Menge (ca. 1–4 l) weniger als Substitutionslösung infundiert wird.

Aus hygienischer Sicht besteht gegenüber der Hämodialyse der Vorteil, daß kein Dialysat aufbereitet werden muß. Potentiell kontaminiertes Blut hat nur mit Einmalartikeln Kontakt (Blutschläuche, Hämofilter) und kommt mit dem Hämofiltrationsgerät nicht in Berührung. Die Gefahr, weitere Patienten über das Gerät zu infizieren, ist daher äußerst gering.

Eine ähnliche Situation ergibt sich bei der Behandlung von polymorbiden Patienten mit akutem Nierenversagen. Da diese Patienten sehr häufig Blutprodukte transfundiert bekommen, kann die Gefahr einer potentiellen Infektiosität (für nachfolgende Patienten) durch den Einsatz der Hämofiltration begrenzt werden.

Patienten, bei denen unklar ist, ob sie an einer Hepatitis leiden oder HB_s-Ag-Träger sind, sollten bis zur Klärung der klinischen und serologischen Situation bevorzugt mit Hämofiltration behandelt werden.

Ein Nachteil der Hämofiltration gegenüber der Hämodialyse besteht in der Notwendigkeit, große Mengen von Lösungen direkt in den Patienten zu infundieren. So sind tödliche Sepsisfälle aufgrund von bakteriell kontaminierter Substitutionslösung beschrieben worden. Die in der BRD verwendete Substitutionslösung für Hämofiltrationszwecke wird in 4,5 l Weichplastikbeuteln von der Industrie hergestellt. Es empfiehlt sich, nur frisch hergestellte Lösungen zu verwenden und lange Lagerungszeiten zu vermeiden, sowie die Klarheit dieser Lösung vor Gebrauch optisch zu kontrollieren. Keinesfalls darf Stunden vor Beginn der Hämofiltration die Substitutionsflüssigkeit bei der Vorbereitung der Geräte bereits in die Blutschläuche gefüllt werden, weil durch die Dekonnektierung der Beutel Keime eingeschleppt werden können. Inwieweit bei einer Dauerbehandlung mit Hämofiltration mögliche Schäden durch Infusion von Weichmachern aus den Kunststoffbeuteln auftreten, kann zum gegenwärtigen Zeitpunkt nicht sicher beurteilt werden. Obwohl die chronische Hämofiltration seit fast einer Dekade routinemäßig durchgeführt wird, sind klinisch relevante Schäden weder durch Weichmacher noch durch mögliche Schwermetallbelastungen durch Hämofiltrationslösung bekannt geworden.

Eine potentielle Gefährdung bei Hämofiltration und Dialyse kann durch Abreibung von Silikonpartikeln aus den Blutschläuchen durch die Blutpumpe entstehen. Es konnte nachgewiesen werden, daß solche Silikonpartikel in der Leber zu einer Hepatitis führen können. Eine Optimierung der Blutpumpe und der dazu gehörigen Blutschläuche kann diese klinisch noch schwer einzuschätzende Komplikation weitgehend reduzieren.

Kontinuierliche ambulante Peritonealdialyse (CAPD)

Die CAPD stellt heutzutage die weltweit verbreitetste Form der Peritonealdialyse dar. Während in angelsächsischen Ländern mit dieser Methode bis zu 30% aller chronisch dialysepflichtigen Patienten behandelt werden, sind es in der BRD nur ca. 2%. Die Methode eignet sich nur bedingt für die Behandlung des akuten Nierenversagens. Das *Prinzip* jeder Peritonealdialyse ist das gleiche wie bei der Hämodialyse (Transport per Diffusion), wobei die natürliche Peritonealmembran mit einer Oberfläche von ca. 1 qm für den Stoffaustausch ausgenutzt wird. Aus 2 l Weichplastikbeuteln wird sterile Dialyseflüssigkeit über einen Dauerkatheter in den Peritonealraum infundiert. Nach einer Verweilzeit im Peritonealraum kommt es durch Stoffgradienten (z. B. hohe Harnstoffkonzentration in den peritonealen Kapillaren – niedrige Konzentration im Dialysat) über die Peritonealmembran zum Stoffaustausch. Nach einigen Stunden wird die inzwischen äquilibrierte Dialyseflüssigkeit wieder in den Weichplastikbeutel zurückgeführt, der verworfen wird. Mit der Konnektion eines frischen Dialysebeutels beginnt ein neuer Zyklus. Beim Erwachsenen reichen ca. 4 Wechsel mit jeweils 2 l Dialysat täglich aus, um eine ausreichende Entgiftung zu erreichen. Der notwendige Flüssigkeitsentzug wird durch Verwendung einer höherosmolaren Lösung (Glucose) erreicht.

Der methodenbedingte Nachteil der CAPD-Behandlung liegt in der *Peritonitisgefahr*. Während eine Invasion von Keimen in das Blut wegen der dort vorhandenen Abwehrsysteme nicht unbedingt folgenrein zu sein braucht, finden Bakterien im Peritonealdialysat ein ideales Nährmedium bei nur begrenzten lokalen Abwehrmöglichkeiten. Vor allem das Peritonitisproblem ist verantwortlich dafür, daß 2 Jahre nach Beginn der CAPD nur noch ca. 50% der Patienten mit dieser Methode weiterbehandelt werden können. Hauptsächlich zwei Infektionswege sind für die Peritonitisentstehung verantwortlich. Einmal Fehler bei der Konnektion von Beuteln, bei der das geschlossene, sterile System kurzfristig geöffnet werden muß und zum anderen die Tunnelinfektion entlang des Peritoneal-Dialysekatheters. Jeder prospektive CAPD-Patient sollte in der Lage sein, nach einem ca. 2wöchigen Training die Behandlung selbst durchzuführen. Eine strenge Patientenauswahl, deren Hauptkriterien die Heimdialysefähigkeit, Exaktheit und gute persönliche Körperhygiene sind, ist die wirksamste Maßnahme zur Eindämmung der Peritonitisinzidenz. Ein speziell für CAPD ausgebildetes Pflegepersonal übernimmt in separaten

Räumen das Training der Patienten. Wegen der geringen Verbreitung dieser Methode sollen die Einzelheiten des Trainings hier nicht erläutert werden. Jede Trübung des auslaufenden Dialysates kann auf eine Peritonitis hinweisen.

Die Diagnose kann durch Leukozytenzählung im Dialysat und durch Keimnachweise gesichert werden. Bei einer nicht beherrschbaren Tunnelinfektion muß der Peritonealkatheter gewechselt werden.

Dialysezentren aus hygienischer Sicht

E. G. BECK, J. PRUCHA, W.-CHR. PÜSCHEL, P. SCHMIDT und F. TILKES

Dialysepatienten sind in erheblichem Maße infektionsgefährdet. Nach Mortalitätsstatistiken sind bei fast 30% aller Todesfälle von Dialysepatienten Infektionen beteiligt. Am häufigsten sind Septikämien, gefolgt von bakteriellen und abakteriellen Pneumonien und Virushepatitiden.

Die Ursachen dafür sind einmal in einer krankheitstypischen Resistenzminderung, zum anderen im technischen Ablauf der Dialyse selbst zu suchen. Darüber hinaus geht von infizierten Patienten häufig eine Infektionsgefährdung für Betreuer und Mitpatienten aus.

Infektionsgefährdung durch Niereninsuffizienz

Die Erhöhung harnpflichtiger Substanzen im Blut beeinträchtigt die zelluläre Abwehr (T-Zellen) des Organismus. Es ist heute bekannt, daß die Störung der Lymphozytenfunktion durch dialysable Substanzen wie die sogenannten Mittelmoleküle und hohe Harnstoffkonzentrationen verursacht wird. Auch die humorale Abwehr ist beeinträchtigt; es wird eine verzögert einsetzende Immunantwort bei Antigen-Erstkontakt beobachtet. Die praktischen Auswirkungen auf die Infektanfälligkeit sind hierbei allerdings von untergeordneter Bedeutung. Im Vordergrund stehen die Defekte des zellulären Immunsystems. Klinisch werden bei chronisch dialysierten Patienten gehäuft **Pilzinfektionen** *(Candida, Aspergillus, Nocardia, Mucor)* nachgewiesen, die oft einen schwereren Verlauf als Septikämie oder Pneumonie nehmen.

Virusinfektionen (bes. Hepatitis, Zytomegalie, Mononukleose, Herpes simplex und Herpes zoster), Protozoeninfektionen, Helmintheninfektionen und Tuberkulose sind weitere Erkrankungen, die als Folge der mangelnden zellulären Immunität häufiger und mit schwereren Verläufen zu beobachten sind.

Auch bei der aktiven Immunisierung von Dialysepatienten mit HB_sAg-Vakzine kommt es zu einer im Vergleich zu gesunden Impfpersonen erheblich verzögerten Immunantwort.

Infektionsgefährdung durch die Dialyse
(Abb. 1)

Infektionen, die am Ort des Eingriffs auftreten

Die chronische Hämodialyse erfordert einen wiederverwendbaren Zugang zum Gefäßsystem, der in Form eines arteriovenösen Shunts angelegt wird. Shunts stellen eine Durchbrechung der epithelialen Schutzschicht dar. Infektionen entstehen entweder primär als Wundinfektion bei unsachgemäßer Operationstechnik oder sekundär durch Invasion fakultativ pathogener Hautkeime (z. B. *Staph. aureus.*).

Bei den bis vor wenigen Jahren regelmäßig verwendeten extrakorporalen Kunststoffisteln nach Scribner war die Shuntinfektion eine häufige Komplikation. Die heute gebräuchliche subkutane AV-Fistel nach Cimino ist weniger problematisch, jedoch kann es auch hier (z. B. durch die Punktion) zu einer Keimverschleppung in den abwehrgeschwächten Organismus kommen. Drucknekrosen durch zu flach unter die Haut plazierte Kunststoffimplantate verstärken die Gefahr: in dem kaum durchbluteten Gewebe kann es in kurzer Zeit zur Anreicherung hoher Keimzahlen kommen.

Die **Shuntinfektion** ist eine wichtige Ursache für Shuntkomplikationen und die häufigste Ursache für Sepsis-Todesfälle. Lokal resultiert als Folge einer Shuntinfektion die Zerstörung des lebensnotwendigen Zugangs; bei den generalisierten Septikämien kommt es zur metastatischen Keimabsiedelung in verschiedenen Organen (Gehirn, Endokard, Lunge) und schließlich zum Tod durch Sepsis.

Bei der Peritonealdialyse ist die **Peritonitis** eine häufige Komplikation. Das Risiko ist groß und nimmt mit der Dauer der Behandlung zu. Folgende Möglichkeiten der Keimeinschleppung ins Peritoneum bestehen:
- Einschleppen von Hautkeimen durch den Punktionsvorgang
- Verletzung des Darmes
- Kontamination der zuleitenden Systeme
- Kontamination der Dialyseflüssigkeit
- retrograde Kontamination der ableitenden Systeme

Trotz gravierender Nachteile wie hoher Infektionsbelastung und geringer Leistungsfähigkeit hat die Peritonealdialyse einen festen Platz neben der Hämodialyse, weil sie weniger aufwendig durchzuführen ist. Man verwendet sie vor allem in der Intensivmedizin bei Vergiftungspatienten und bei Kleinkindern – obwohl gerade letztere in besonders hohem Maße infektionsgefährdet sind.

Kontamination der Dialyseeinrichtungen

Wasseraufbereitung
- möglichst keine Aufbereitung durch Enthärter, sondern Umkehrosmose
- keine Vorratshaltung von aufbereitetem Wasser
- keine Rezirkulationssysteme

Monitor, Dosiermischpumpen
- schlechte chemische Desinfizierbarkeit
- Dialysat: erwärmt, rasche Verkeimbarkeit

Dialysator
- schlecht desinfizierbar
- Leckstellen, Rupturen in der Membran
- Einmalgeräte empfehlenswert
- Viren und Pyrogene dialysabel

Anforderungen an das Wasser zur Dialysat-Aufbereitung

Nicht jedes Wasser eignet sich zur Dialysat-Aufbereitung. Bei unbehandeltem Wasser können akut folgende Komplikationen auftreten:
- Hartwassersyndrom (Hypertonie, Kopfschmerzen, Erbrechen usw.)
- Pyrogen-Reaktionen
- Sepsis
- Hyperkaliaemie

Langfristig besteht die Gefahr von:
- Gewebeverkalkungen
- schweren Metallintoxikationen
- Fluorose
- Knochenabbau
- Aluminiumintoxikationen u. a.

Da der Dialyse-Patient im Laufe eines Jahres mit 15000 bis 30000 l Wasser indirekt in Berührung kommt, ist zu bedenken, daß die Qualitätskriterien, die für Trinkwasser unbedenklich sind, für die Dialyse nicht toleriert werden können. Hinzu kommt, daß dialysable Schadstoffe über die Dialysemembrane direkt ins Blut gelangen können.

Für Wasser zur Dialysataufbereitung gibt es weder von der Weltgesundheitsorganisation noch im Deutschen Arzneimittelbuch Richtlinien oder Vorschriften. Nur in den Vereinigten Staaten gibt es konkrete Ansätze der Association for the Advancement of Medical Instrumentation (AAMI). In der Bundesrepublik Deutschland ist die Trinkwasserqualität durch die Trinkwasserverordnung standardisiert. Allerdings sind zur Dialysat-Aufbereitung für zahlreiche Schadstoffe sehr viel strengere Maßstäbe anzulegen (Schwermetalle, Fluor, Nitrate, Nitrite, Arsen, Pyrogene usw.). Bei den Kalzium-, Natrium-, Kalium- und Magnesium-Verbindungen, die im Trinkwasser auch in hohen Konzentrationen unschädlich sind, ergeben sich zusätzliche Beschränkungen aus physiologischen Gründen: sie dürfen nicht über den Blutwerten liegen.

Neben der Forderung, daß das Trinkwasser keine gesundheitsschädigenden Eigenschaften haben darf, muß es auch von Krankheitserregern frei sein. Diese Forderung resultiert aus der Erfahrung, daß durch verunreinigtes Wasser eine Reihe von Infektionskrankheiten übertragen werden kann. Es handelt sich vor allem um Typhus, Paratyphus, Cholera, bakterielle Ruhr, Leptospirosen, Wurmkrankheiten sowie Viruserkrankungen, wie z. B. Hepatitis A und Poliomyelitis.

Wasseraufbereitungsanlagen

Bei der Wasseraufbereitung für die Dialysatherstellung werden folgende Verfahren angewandt:

Filtration, Enthärtung, Entionisierung, Destillation, Umkehrosmose

In der nachfolgenden Tabelle sind die erwähn-

Tabelle 1. Einfluß der Wasseraufbereitungsverfahren auf die verschiedenen Verunreinigungen (SCHEIPFER und TERSTEEGEN, 1978)

Verfahren Verunreinigung	Filtration	Enthärtung	Entionisierung		Destillation	Umkehr-Osmose
			Zweibett	Mischbett		
Härtebildner (Ca, Mg)	ohne Einfluß	bis 100%	bis 100%	bis 100%	bis 98%	bis 99%
ionisierte, anorganische Salze (außer Ca+Mg)	ohne Einfluß	ohne Einfluß	bis 99%	bis 100%	bis 98%	bis 98%
nicht ionisierte, gelöste anorganische Verbindungen	ohne Einfluß	ohne Einfluß	ohne Einfluß	ohne Einfluß	bis 98%	bis 98%
gelöste Gase	ohne Einfluß	ohne Einfluß	ohne Einfluß	ohne Einfluß	bis 100%	u. U. erhöht
Bakterien, Mikroorganismen	vom Filtertyp abhängig u. U. erhöht	meist erhöht	u. U. erhöht	u. U. erhöht	100%	100%
suspendierte Feststoffe	je nach Rückhaltevermögen bis 100%	reduziert	reduziert	reduziert	100%	100%
Pyrogene	ohne Einfluß	ohne Einfluß	ohne Einfluß	ohne Einfluß	100%	100%
gelöste organische Verbindungen	ohne Einfluß	ohne Einfluß	ohne Einfluß	ohne Einfluß	bis 100%	abhängig vom Molekül 30–100%

ten Wasseraufbereitungsverfahren mit Rückhalterate von verschiedenen Rohwasserverunreinigungen aufgestellt (Tab. 1).

Bei den Heimpatienten wird normalerweise das Wasser mit Hilfe eines *Enthärters* aufbereitet, der aber wegen der raschen Verkeimbarkeit von Ionenaustauschern besondere hygienische Probleme mit sich bringt.

Die ideale Wasseraufbereitungslösung in den Dialysezentren liefert die Umkehrosmoseanlage.

Ausgehend von den Forderungen an die Qualität des Wassers zur Erstellung des Dialysats sollte in den Dialysezentren das Wasser nur mit Umkehrosmose aufbereitet werden. Nur so kann die gleichbleibende Wasserqualität, die Voraussetzung für eine richtige Konzentration des Dialysats ist, gewährleistet werden.

Umkehrosmose

An semipermeablen Membranen, die für Wasser durchlässig sind, nicht aber für gelöste Substanzen, wandert das Wasser durch Osmose normalerweise von der Seite niedriger zur Seite höherer Salzkonzentration. Die treibende Kraft ist der osmotische Druck, der vom Konzentrationsunterschied abhängt. Setzt man die Seite hoher Konzentration einem hydrostatischen Druck aus, der den osmotischen Druck übersteigt, *fließt reines Wasser in umgekehrter Richtung.* Diesen Vorgang nennt man *umgekehrte Osmose.*

Das unter einem Druck von 14 bis 100 atü stehende Rohwasser (je nach Bauart der Umkehrosmoseanlage), fließt parallel zur Membranoberfläche, die aus Zellulose-Azetat oder einem anderen Kunststoff besteht. Durch die Membran wandern 30–60% des Rohwassers als Reinwasser (Permeat), so daß am Ende ein Konzentrat übrig bleibt, das die gesamte Menge der im Rohwasser gelösten Salze und organischen Substanzen enthält. Das Konzentrat wird in die Kanalisation abgeführt (Abb. 2).

> Bei intakten Membranen werden Bakterien, Viren, Pilze, Algen und Pyrogene 100%ig zurückgehalten.

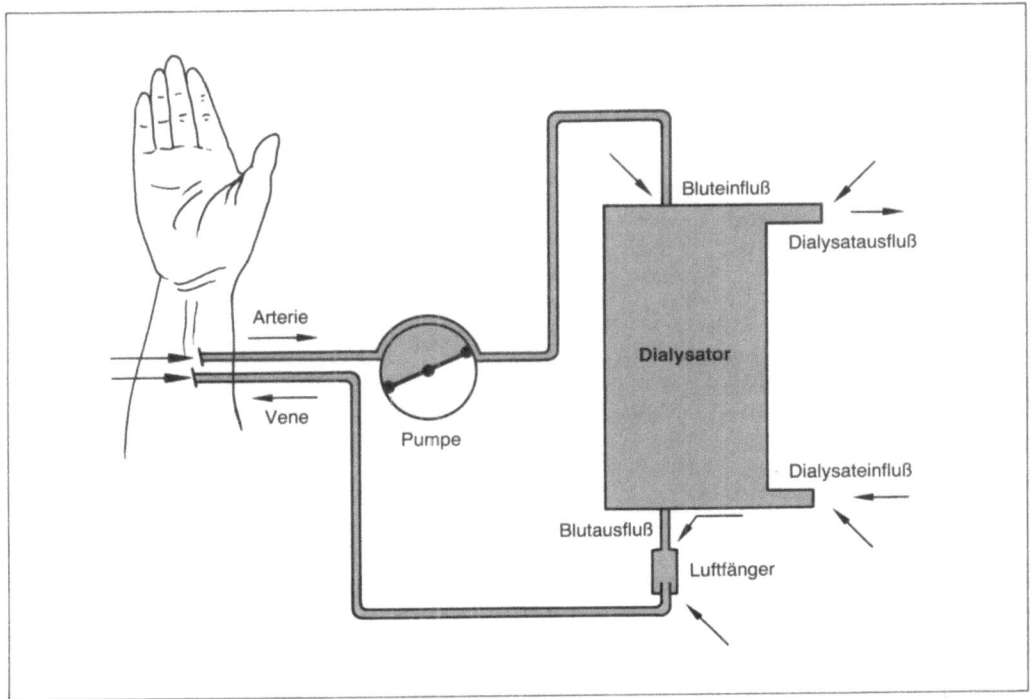

Abb. 1. Hygienische Schwachstellen bei der Dialyse (Die *Pfeile* kennzeichnen mögliche Keimeintrittspforten)

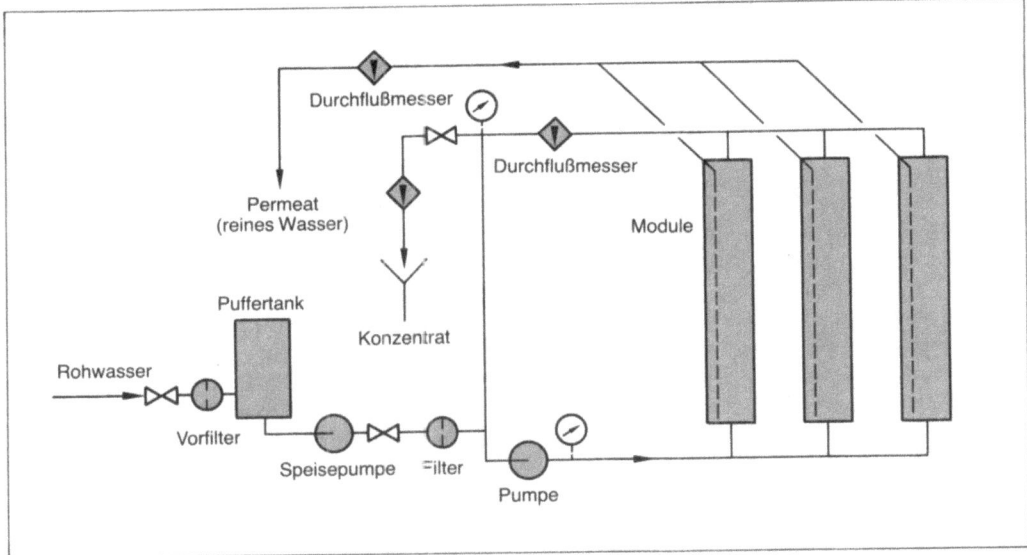

Abb. 2. Schema einer modernen Umkehrosmoseanlage

Sofern keine Verkeimung der Membran vorliegt, ist das Umkehrosmosewasser keim- und pyrogenfrei. Da aber Membranlecks nur schwer nachweisbar sind, kann in der Regel nur eine sehr weitgehende, nicht aber absolute Keim- und Pyrogenfreiheit garantiert werden.

Bakterien und deren Stoffwechselprodukte können an Umkehrosmosemembranen eine biologische Zerstörung herbeiführen. Dies betrifft hauptsächlich die Zelluloseazetatmembranen. Über Polyamidmembranen ist in dieser Hinsicht noch nichts bekannt. Polyamidmembranen sind wiederum im Unterschied zu Zelluloseazetatmembranen empfindlich gegen Chlorkonzentrationen von mehr als 0.1 mg/l. Aus diesen Gründen können Umkehrosmoseanlagen mit Polyamidmembranen mit Desinfektionsmitteln auf Chlorbasis nicht desinfiziert werden. Um einer mikrobiellen Verseuchung der Rohwasserseite vorzubeugen, sind Desinfektions- und Konservierungsmaßnahmen zu empfehlen. Da die meisten Umkehrosmosemembranen temperaturempfindlich sind (maximale Temperatur 30° bzw. bei Polyamidmembranen bis 35°) können Umkehrosmoseanlagen nur auf chemischem Weg desinfiziert werden. Als Desinfektionsmittel werden aktives Chlor oder Peressigsäure verwendet. Neben der erforderlichen Desinfektion müssen die Umkehrosmoseanlagen auch regelmäßig z. B. mit 0,75%iger Zitronensäurelösung gereinigt werden; Beläge aus Kalziumkarbonat und Eisenhydroxidniederschläge, die die Ausbeute reduzieren, werden aufgelöst und über die Abwasserleitung weggespült.

Desinfektion der Wasseraufbereitungsanlage – Umkehrosmose

Die gesamte Wasseraufbereitungsanlage ist aus hygienischen Gründen zu desinfizieren. Der Zeitpunkt der Desinfektion muß vom Keimbefall der Anlage abhängig gemacht werden. Somit sind in regelmäßigen Abständen Wasserproben an verschiedenen Stellen der Wasseraufbereitungsanlage (Umkehrosmose) zu entnehmen und auf Keimzahl sowie auf Keimarten zu untersuchen. Übersteigen die Keimzahlen den Wert von 100 pro ml Wasser, ist eine Desinfektion durchzuführen.

Hoeltzenbein (1969) gibt folgende Keimzahlen im Dialysewasser als Grenzwerte an:
Anzustreben ist eine Keimzahl
kleiner als 100/ml
potentiell gefährlich sind Keimzahlen
größer als 10 000/ml
unmittelbar zu erwartende Reaktionen bei Patienten bei Keimzahlen mehr als 10^6/ml

Vor Beginn der Desinfektion der Aufbereitungsanlage ist sicherzustellen, daß gleichzeitig kein Patient dialysiert wird.

Als weitere **Vorsichtsmaßnahmen** sind zu empfehlen:
- Die Verantwortung für die Desinfektion der Wasseraufbereitungsanlage hat ein begrenzter Personenkreis.
- Die Desinfektionsphase kann nur durch Schlüsselschalter, von denen nur die Verantwortlichen einen Schlüssel besitzen, in Betrieb genommen werden.
- Der Vorratsbehälter für das Desinfektionsmittel darf nicht ständig an das Rohrleitungssystem der Wasserversorgungsanlage angeschlossen sein.
- Die Zugabestelle für das Desinfektionsmittel ist durch geeignete Sicherheitseinrichtungen zu überwachen und die zugehörige Schaltung entsprechend zu verschließen.
- Die Verriegelung der Desinfektionsphase muß sicher und zuverlässig sein, um ein ungewolltes Einspülen von Desinfektionsmitteln in die Rohrleitungen ausschließen zu können.
- Nach der Freispülphase ist von den Verantwortlichen die Desinfektionsmittelfreiheit der Ringleitung zu überprüfen. Erst dann darf die Wasseraufbereitungsanlage wieder für die Dialyse freigegeben werden.
- Die Freigabe und damit Ausschaltung der Alarmeinrichtungen für die Desinfektion darf ebenfalls nur über einen Schlüsselschalter erfolgen.
- Der Nachweis auf Desinfektionsmittelfreiheit muß sowohl an den einzelnen Maschinenanschlüssen als auch am Ende der Ringleitung geführt werden.
- Um die Verantwortlichkeit für die Desinfektion und die damit verbundenen Gefahren besonders hervorzuheben, ist ein schriftliches Desinfektionsprotokoll über den gesamten Ablauf zu erstellen und von den jeweils Verantwortlichen zu unterzeichnen.

Die Rohrleitungsmaterialien sowie die Materialien, die mit Dialysewasser in Kontakt kommen, müssen gegen Desinfektionsmittel beständig sein. Darüber hinaus dürfen sie wegen der Toxizität weder Kupfer noch Aluminium enthalten. Als Material empfiehlt sich die Verwendung nichtrostenden Stahls oder Kunststoff, dessen biologische Verträglichkeit sowie chemisch-physikalische Resistenz bekannt ist. Das gleiche gilt selbstverständlich für die verwendeten Absperrventile, Druckmanometer, Überströmventile sowie Maschinenanschlüsse. Weiterhin sind nicht durchströmte Hohlräume grundsätzlich zu vermeiden. Die Desinfektion soll im Kreislaufverfahren mit den Dialysegeräten sowie mit den Leitungen für reines Wasser erfolgen.

Die nachfolgende Abbildung 3 zeigt einen Vorschlag für eine automatische Desinfektion der Umkehrosmoseanlage in der Verbindung mit den einzelnen Dialysegeräten einschließlich der Ringleitung.

Desinfektion der Dialysegeräte

Die Dialysegeräte werden entweder chemisch, thermisch oder chemothermisch desinfiziert. Zu diesem Zweck werden die beiden Dialysatoranschlüsse kurzgeschlossen und über die Dialysatzulaufleitung entweder das Desinfektionsmittel in der entsprechenden Verdünnung eingebracht oder diese mit auf 80-90° C erhitztem Wasser gespült. Einige Dialysegeräte erlauben eine Autoklavierung, d.h. eine Dampfdruck-Sterilisation.

Falls die Dialysegeräte im Kreislaufverfahren mit der Umkehrosmoseanlage desinfiziert werden sollen, ist wegen der Wärmeempfindlichkeit des Moduls in der Umkehrosmoseanlage nur die chemische Desinfektion möglich.

Hygienisch gesehen ist die Sterilisation durch Autoklavieren das wirkungsvollste Verfahren. Hohe Temperatur und großer Druck wirken sich jedoch negativ auf die Materialien des Dialysegerätes aus, weshalb dieses Verfahren nur wenig Anwendung findet. Häufiger angewendet aber weniger wirksam ist die thermische Desinfektion mit heißem Wasser; Hepatitis-Viren z. B. werden in diesem Temperaturbereich nicht inaktiviert.

Vorteil aller thermischen Verfahren ist, daß die Patienten nicht durch Desinfektionsmittelrückstände gefährdet werden.

Es ist empfehlenswert, die Desinfektion zu automatisieren, d.h. die Konzentration des Desinfektionsmittels über eine automatische Dosierpumpe einzustellen und über Leitfähigkeitsmessungen zu überwachen. Besondere Probleme für die Desinfektion stellen die bei vielen Geräten konstruktiv bedingten Trotträume dar. Der Desinfektionseffekt kann trotz ausreichender Einwirkungszeit hier erheblich eingeschränkt sein.

Zusammenfassend läßt sich sagen, daß der Dialysator der Hauptansiedlungsort für Bakte-

Abb. 3. Vorschlag für eine automatische Desinfektion

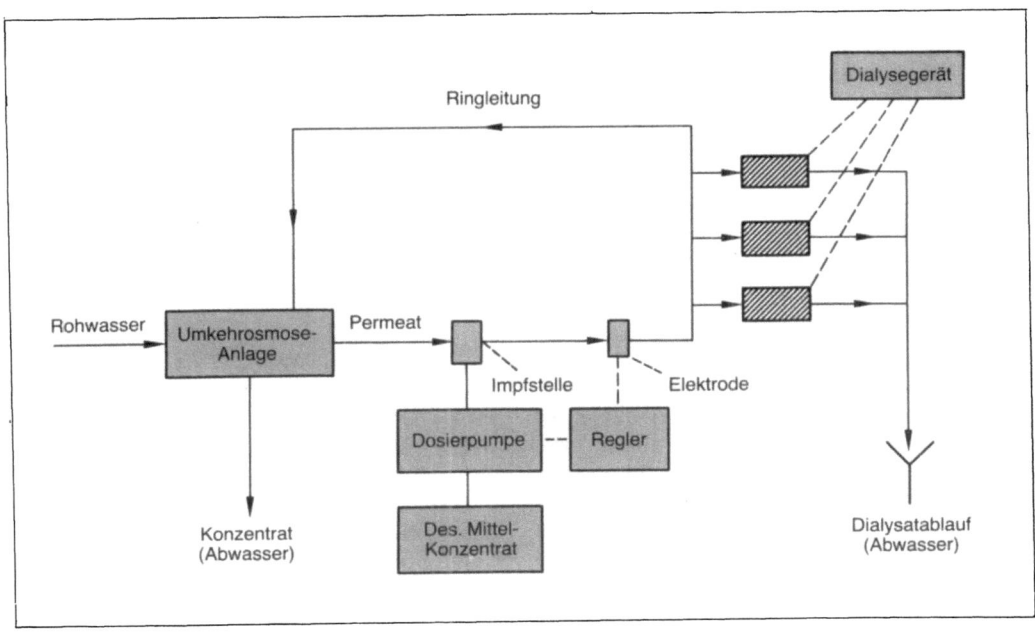

rien und der Ort eines möglichen Übertritts von Keimen in die Blutbahn ist. Gleichzeitig bietet seine Desinfektion die größten Probleme, so daß der Verwendung von Einmaldialysatoren der Vorzug zu geben ist. In besonderem Maße sind Rezirkulationssysteme durch Kontaminationen mit Hepatitis-Viren gefährdet. Einmal in den Dialyse-Kreislauf übergetretene Viren sind nicht mehr mit Sicherheit zu entfernen, während sie beim Einwegdialyse-System ins Abwassernetz abfließen.

Wie oben beschrieben ist an der Dialysemembran das Blut dem Dialysat am nächsten. Wegen der speziellen Beschaffenheit der Austauschflüssigkeit kommt es dialysatseitig zu einer rasenförmigen Verkeimung der Dialysemembran besonders mit Naßkeimen (z. B. Pseudomonaden, Klebsiellen, Serratien) sowie Candida. Über mikroskopisch kleine Leckstellen können Keime und Pyrogene in das Blut des Patienten übertreten. Schon sehr geringe Mengen (ab 10^3 Keime in der Blutbahn) vermögen Fieber auszulösen. Bei größeren Keimzahlen wird das Vollbild der Sepsis ausgelöst.

Für Hepatitisviren stellt auch die intakte Dialysemembran keine Schranke dar.

> Das Dialysat von Hepatitispatienten ist somit stets als infektiös zu betrachten.

Wegen der schlechten Desinfizierbarkeit der Dialysesysteme bedeutet die Verwendung von Rezirkulationssystemen eine Verteilung der Viren im Dialysekreislauf, aus dem sie nicht mehr sicher zu entfernen sind.

> Patient und Personal gelten hinsichtlich Hepatitisinfektionen als Risikogruppen.

Die Hepatitis B ist mit ca. 60% die z. Z. häufigste Virushepatitis. Ca. 16% aller Klinikdialysepatienten sind HBsAg positiv. Die Einschleppung auf die Station geschieht durch Personen (Patienten und Personal) mit akuten oder persistierenden HB-Infektionen, unabhängig davon, ob sie Krankheitssymptome haben oder nicht. Ferner können Transfusionsblut, Blutbestandteile und Nierentransplantate von HBV-Spendern das infektiöse Agens enthalten. Da eine klinisch inapparente persistierende HB-Infektion häufig ist, empfiehlt sich die generelle Überprüfung von HBsAg bei Patienten und Personal in kurzen zeitlichen Abständen. Bei Vorliegen hoher HBsAg-Konzentrationen (mehr als 40 µg/ml) sowie dem Nachweis von HBeAg besteht nach Auffassung des BGA eine Infektionsgefahr. Allerdings muß damit gerechnet werden, daß auch Fälle mit persistierender Infektion ohne nachweisbare HBsAg-Bildung auftreten. Potentiell infektiöse Materialien sind Blut, Speichel, Sperma, seröse Exsudate sowie das Dialysat.

Die Inokulation der HB-Viren erfolgt entsprechend:
1. Direktes Einbringen von HBV-Material in die Blutbahn oder ins Gewebe bei medikotechnischen Maßnahmen und versehentlichen Verletzungen.
2. Perkutan durch (Mikro)Verletzungen der Haut
3. Über die Schleimhäute des Mundes, der Nase, der Konjunktiven und der Genitalien. Schleimhäute weisen häufig Mikroläsionen auf, so daß ein direkter Übertritt von Virusmaterial ins Blut möglich wird.

Infektionen mit anderen Hepatitisformen: Unter den übrigen Formen spielen die Non-A - Non-B-Hepatitiden die wichtigste Rolle. Die Natur der Erreger ist noch nicht bekannt, jedoch weist das gelegentliche epidemieartige Auftreten der Erkrankung in Dialysezentren auf HBV-ähnliche Infektionsmechansimen hin.

Hepatitiden durch Epstein-Barr-Virus und Zytomegalie-Virus: Es handelt sich hierbei um fakultativ hepatotrope Viren, deren Pathogenitätscharakter nicht eindeutig ist. Bei Dialysepatienten werden häufig überdurchschnittlich hohe Antikörpertiter gegen Zytomegalievirus festgestellt, die aber allein noch keinen Krankheitswert haben. Dennoch werden schwere Hepatitis-Verlaufsformen berichtet. Die Übertragung kann hämatogen erfolgen und epidemieartige Ausmaße annehmen.

Hospitalismusprobleme

Patienten, die mit einer Heimdialyse versorgt werden, sind weniger stark durch Infektionen gefährdet als Patienten der Klinikdialyse.

Das hat seine Ursachen in verschiedenen Umständen:

Heimdialysepatienten unterliegen nicht der ständigen Gefahr einer Hepatitis-Neuansteckung durch das Personal oder durch andere

Tabelle 2. Auswertung von Todesfällen aufgrund von Infektionen bei 1189 verstorbenen Hospitaldialysepatienten und 88 verstorbenen Heimdialysepatienten (mod. n. H.J. GURLAND u. Mitarb. 1973)

Art der Infektion	Hospital-dialyse-patienten	Heim-dialyse-patienten
Sepsis	10,9%	6,8%
Pneumonie	4,2%	2,3%
Virushepatitis	2,7%	2,3%
andere Infektionen	2,2%	1,1%

Patienten bzw. Geräte, die mit infektiösen Keimträgern in Berührung gekommen sind (z. B. gemeinsame Dialysesysteme).

In Krankenhäusern gibt es in der Regel eine selektive Flora hochresistenter, fakultativ pathogener Keime, die auch auf der Haut der Patienten nachzuweisen sind. Weiterhin ist davon auszugehen, daß bei chronisch hospitalisierten Dialysepatienten eine Reihe zusätzlicher medikotechnischer Maßnahmen erforderlich ist, von denen jede einzelne die Keimbelastung des resistenzgeschwächten Organismus erhöht: Schleimhautirritationen durch Blasenkatheter, Ulcera durch Magensonden und Beatmungstubi und Thromben an Venenkathetern sind Beispiele für die Verletzung der Integrität physiologischer Abwehrbarrieren.

Schließlich darf auch der Einfluß der psychischen Verarbeitung einer chronischen Krankenhaussituation als wichtiger Faktor der allgemeinen Abwehrbereitschaft des Organismus nicht unterschätzt werden.

Allgemein läßt sich feststellen, daß das Risiko, eine zusätzliche Infektion zu erleiden, mit der Dauer des Krankenhausaufenthaltes zunimmt. – Ein Phänomen, das auch in anderen Bereichen der Intensivtherapie zu beobachten ist.

Die Situation des Dialysepersonals

Für Dialysepersonal ist die Hepatitis B eine entschädigungspflichtige Berufserkrankung. Auch für andere Infektionskrankheiten besteht für Dialysepersonal ein erhöhtes Infektionsrisiko gegenüber der Normalbevölkerung, für das das Nachfolgende sinngemäß gilt; jedoch ist dieses Risiko quantitativ von geringerer Bedeutung und soll hier nicht abgehandelt werden.

Wegen des hohen Infektionsrisikos ist darauf zu achten, daß nur Pflegekräfte, die sorgfältig über die hygienischen Anforderungen beim Umgang mit Dialysepatienten aufgeklärt wurden, auf solchen Stationen arbeiten. Die Kenntnis der Übertragungswege der Hepatitis ist dabei unerläßlich.

Besonders wichtig ist eine geeignete Schutzkleidung, das Tragen von Gummihandschuhen, „wenn die Hände mit Blut, Ausscheidungen, Eiter oder hautschädigenden Stoffen in Berührung kommen" (§ 7[1]) und das Verbot, Lebens- und Genußmittel (Rauchen) zu sich zu nehmen sowie Schmuck (Ringe!) zu tragen.

Durch häufige Kontrollen sollten Hepatitis-Neuinfektionen so früh wie möglich aufgedeckt werden. Als einfache Routineparameter bieten sich bei bekanntem Immunstatus die Überprüfung der Serumtransaminasen und der Gamma-GT an. Jede Verletzung während der Stationsarbeit soll in einem Stationsbuch dokumentiert werden. Bei größeren Verletzungen oder vermuteter Infektionsgefährdung, soll der Arzt, der die medizinischen Vorsorgeuntersuchungen durchgeführt hat (oder ein D-Arzt) konsultiert werden. Die routinemäßig alle 12 Monate erfolgende Nachuntersuchung ist dann „entsprechend der Inkubationszeit" vorzuziehen (§ 2[1]).

Wegen des Hepatitis-Risikos soll das Personal grundsätzlich gegen HBV immunisiert sein (11). Die Berufsgenossenschaftlichen Richtlinien[1] sagen dazu:

Immunisierung

§ 4 – Der Unternehmer hat sicherzustellen, daß die Beschäftigten über die für sie in Frage kommenden Maßnahmen zur Immunisierung bei Aufnahme der Tätigkeit und bei gegebener Veranlassung unterrichtet werden. Die im Einzelfall gebotenen Maßnahmen zur Immunisierung sind im Einvernehmen mit dem Arzt, der die arbeitsmedizinischen Vorsorgeuntersuchungen durchführt, festzulegen. Die Immunisierung ist für die Beschäftigten kostenlos zu ermöglichen. Im einzelnen stehen folgende Maßnahmen zur Verfügung:

---

[1] *Präexpositionsprophylaxe der Hepatitis B.* Aktive Impfung gegen Hepatitis B (s. a. G. Zoulek: Immunprophylaxe, S. 501). Unfallverhütungsvorschrift der Berufsgenossenschaften, VBG 103 Gesundheitsdienst

Tabelle 3. HBsAg bei 20 731 Klinikdialysepatienten und 4991 Heimdialysepatienten (JACOBS u. Mitarb. 1977)

Hepatitis B Antigen	Klinik-dialyse-patienten	Heim-dialyse-patienten
nicht untersucht	1,6%	1,0%
negativ, nie positiv	75,5%	87,1%
wechselnder Befund	7,1%	3,8%
positiv	15,8%	8,0%

Postinfektionsprophylaxe der Hepatitis B. Simultanimpfung mit Aktiv- + Passiv-Impfstoff
Die Frage, wann an Hepatitis B erkranktes Personal wieder im Dialysebereich arbeiten darf, läßt sich nicht eindeutig beantworten, da die Parameter der Infektiosität nicht klar zu definieren sind. Andererseits ist nicht nur zu fordern, daß HBsAg positive und HBsAg negative Patienten getrennt voneinander untergebracht werden, sondern auch, daß sie von getrenntem Personal betreut werden. HBsAg positives Personal kann ohne Bedenken auf den entsprechenden Dialyseabschnitten eingesetzt werden.

Hygienisches Verhalten am Patienten

Schutzkleidung

Die Frage der Schutzkleidung auf Dialysestationen richtet sich nach Art und Umfang der Zusatzerkrankungen bei den Patienten. Stets sollen bereichsgebundene Hosen, Kasaks und Schuhe verwendet werden; beim Umgang mit Dialysat, Ausscheidungen und anderen Sekreten sind zum Schutz des Personals zusätzlich Schürzen oder Überkittel und Handschuhe erforderlich.

Dialysepatienten, von denen Infektionen ausgehen können oder die in hohem Maße infektionsgefährdet sind, müssen isoliert werden. Das gilt auch für Intensivstationen, auf denen gelegentlich Dialysen durchgeführt werden.

Neben krankheitsabhängigen Maßnahmen wie gesonderter Entsorgung von Wäsche, Abfall, Ausscheidungen und Essensgeschirr, sollen dann zusätzlich zimmergebundene Überkittel verwendet werden. Außerdem ist es in einigen Fällen sinnvoll, Kopfbedeckung, Atemmaske und zimmergebundene Überschuhe zu tragen.

Sterile Schutzhandschuhe sind notwenig bei allen Eingriffen am Patienten, die aseptisches Arbeiten erfordern: Anlegen des Shunts, Anlegen der Dialyse, Anlegen von Venenkathetern etc. Grundsätzlich ist es nicht gestattet, zusätzliche Schutzkleidung in den Aufenthalts- und Eßräumen einer Station zu tragen.

Händehygiene

Ziel jeder hygienischen Händedesinfektion ist eine fortlaufende Reduktion von Kontaktkeimen. Vor und nach jeder Tätigkeit am Patienten muß eine sorgfältige hygienische Händedesinfektion durchgeführt werden. Aus den in jedem Raum installierten Spendern werden 3–5 ml (1 Hohlhand) eines alkoholischen Händesinfektionsmittels entnommen und bis zum Eintrocknen (30 sec.) verrieben.

Der Gefahr von Hautunverträglichkeiten durch das Desinfektionsmittel kann z.T. dadurch vorgebeugt werden, daß die Hände häufig zwischendurch mit einer Pflegelotion eingecremt werden. Händewaschen ist nur bei grober Verschmutzung erforderlich.

Man verwendet Waschlotion aus Wandspendern. Herkömmliche Stückseifen sind Keimnährböden und gelten deshalb als obsolet. Waschlotionen bewirken nur mechanisch eine Keimverminderung, nicht antimikrobiell. Weil aber Verschmutzungen in der Regel erheblich verkeimt sind, muß dem Händewaschen eine Händedesinfektion vorausgehen. Zum Abtrocknen dürfen nur Einmalhandtücher, nicht aber Gemeinschaftshandtücher verwendet werden, da diese, analog zu Stückseife, einer Keimverbreitung Vorschub leisten.

Anlegen der Dialyse

> Der Shuntanschluß muß unter strengen aseptischen Bedingungen angelegt werden. Der operative Eingriff erfordert die Verwendung von sterilen Materialien: Abdecktücher, Kittel, Handschuhe, etc. Auch ein Mundschutz und eine Kopfbedeckung sind angebracht.

Zunächst wird der ganze Arm mit einem Hautdesinfektionsmittel behandelt, das in seiner

Wirksamkeit getestet und gelistet (BGA, DGHM) ist. Es ist wichtig, die vom Hersteller vorgeschriebene Einwirkzeit zu beachten. Der Operateur muß bestrebt sein, möglichst atraumatisch zu arbeiten und, um Drucknekrosen vorzubeugen, den Shuntanschluß nicht zu oberflächlich anzulegen. Wird ein Shuntanschluß zum wiederholten Mal verwendet, soll vorher ebenfalls wieder der ganze Arm desinfiziert werden. Alter Schorf an den Punktionsstellen muß entfernt werden, da Keime, die sich möglicherweise darunter angesiedelt haben, in den Punktionskanal und letztlich in die Blutbahn verschleppt werden können.

Es ist dafür Sorge zu tragen, daß die freien Enden des Dialysegerätes nicht vor dem Anschluß an den Patienten durch Unachtsamkeit kontaminiert werden. Beim Anlegen wie beim Abkoppeln der Dialyse besteht für das Personal ein besonderes Infektionsrisiko. Alle austretenden Flüssigkeiten, besonders aber Blut und Dialysat, sind als potentiell infektiös zu betrachten und müssen deshalb sofort desinfiziert werden (BGA-Liste), ehe es durch Schmierinfektionen zur weiteren Verbreitung des Keimmaterials kommt.

Die Peritonealdialyse ist hinsichtlich des Infektionsrisikos weitaus problematischer als die Hämodialyse. Der Zugang zur Bauchhöhle muß unter den gleichen aseptischen Kautelen erfolgen wie bei einem abdominalen Eingriff. Die Dialyseflüssigkeit muß steril sein; die Verbindung mit den Zu- und Ableitungssystemen muß unter strengen hygienischen Bedingungen erfolgen. Da das Dialysat nicht - wie bei der Hämodialyse - durch eine Membran vom Körper getrennt ist, würde eine retrograde Infektion aus dem Dialysat eine sichere Peritonitis bedeuten. Geschlossene Abteilungssysteme mit „Pasteurschem Weg" (= Tropfkammer, die Keimaszension verhindert) sind hier erforderlich.

Raumlufttechnische (RLT) Anlage

Generell wird der Einbau einer RLT-Anlage nicht als notwendig angesehen. Wenn jedoch aus bestimmten Gründen eine Klimatisierung und Filtration der Raumluft sinnvoll ist, müssen bei der Patientengruppe A (übertragbare Krankheiten) die gleichen Kriterien angewendet werden, die für Infektionsstationen gelten (DIN 1946).

Räume

Die bereits erwähnte Teilung der Dialysepatienten in solche, von denen Infektionen ausgehen können und solche, von denen keine Infektionen ausgehen können, ist Anlaß für die Forderung in der „Richtlinie für die Erkennung, Verhütung und Bekämpfung von Krankenhausinfektionen" (Lieferung 4, Mai 1980) sowohl funktionell-baulich, organisatorisch und personell eine Trennung zu fordern.

In der Gruppe der Patienten mit einer Gefahr der Infektionsausbreitung gehören nicht nur die Hepatitis B-positiven, sondern auch alle anderen Patienten mit übertragbaren Krankheiten wie z. B. Salmonellosen und nosokomialen Infektionen.

Um unter diesem Gesichtspunkt eine sichere Versorgung der Patienten zu gewährleisten und außerdem eine gute Kosten-Leistungs-Relation zu erreichen, wird die Errichtung von Einheiten mit 10-10 Dialyseplätzen als sogenannte Satelliten- und Partnereinheiten empfohlen. Kleinere Anlagen können besonders aus hygienischer Sicht nicht befürwortet werden. Nach Größe und Aufgaben unterscheidet die obengenannte Richtlinie wie folgt:

I. Schwerpunktdialyseeinheit (mit mindestens 20 Dialyseplätzen).
Sie bietet besonders gute Voraussetzungen, um die hygienischen, funktionell-baulichen, organisatorischen und personellen Forderungen zu verwirklichen. Es wird unterschieden zwischen
1. Dialyse bei Patienten, von denen Infektionen ausgehen können (vor allem die verschiedenen Arten der Virushepatitis).
2. Dialyse bei Patienten, von denen keine Infektionen ausgehen.
3. Gegebenfalls Heimdialyse- und Self-Care-Training für alle Patientengruppen.

II. Mittlere Dialyseeinheit
(einschließlich sogenannter Satelliten- oder Partnerzentren mit mindestens 10 Dialyseplätzen). Ausstattung und Unterteilung richten sich nach der Aufgabenstellung dieser Einheit.

III. Kleine Dialyseeinheit
In der Regel dient diese Einheit zur Versorgung niereninsuffizienter Patienten, die an keiner übertragbaren Krankheit leiden. Auch hier richten sich Ausstattung und Unterteilung nach der Aufgabenstellung.

Da für einen reibungslosen Ablauf der einzelnen Behandlungen der Platzbedarf eine zen-

trale Rolle spielt, wird unter Berücksichtigung der Einteilung der Patienten in die zwei Gruppen
A = Patienten mit übertragbaren Erkrankungen;
B = Patienten, von denen keine Infektionen ausgehen,
im Rahmen der Richtlinie diesem Bedürfnis Rechnung getragen.

Aus hygienischen Gründen ist eine ausreichende pflegerische und räumliche Trennung der Patienten unter Berücksichtigung des Infektionsrisikos erforderlich. Der Raumbedarf für die Dialyseeinheiten wird durch eine umfangreiche apparative Ausstattung und ihre Wartung, den großen Bedarf an Verbrauchsmaterialien sowie von den notwendigen Behandlungsmaßnahmen bestimmt. Für die Geräteaufbereitung (Desinfektion und Reinigung) nach jeder Benutzung und für den Dialysebedarf müssen ausreichender Platz und die erforderlichen Nebenräume vorgesehen werden. Bei täglich mehrmaliger Benutzung der Dialyseeinrichtung erhöht sich zugleich der Platzbedarf. Warte- und Umkleideräume sind nach der Patientenzahl zu dimensionieren.

Für die in der Einleitung genannten beiden Patientengruppen ergibt sich folgender Mindestraumbedarf (Tabelle 4):

In den weitergehenden Ausführungen der Richtlinie wird auch auf die Raumausstattung eingegangen:

„In einem Dialyseraum sollten nicht mehr als 6 Bettplätze vorgesehen werden. Um alle für den Patienten notwendigen therapeutischen Maßnahmen einwandfrei und unter Wahrung des Asepsis durchführen zu können, ist wegen des besonderen apparativen Bedarfes ein ausreichender Abstand (etwa 2 m) zwischen den Betten erforderlich. Dieser Abstand wird auch benötigt, um die Gefahren durch mögliche technische Defekte (Rißbildung im Drucksystem mit Verspritzen von Patientenblut) aufzufangen.

Decken, Wandflächen und Fußböden müssen glatt, fugendicht, abwaschbar und mit Desinfektionsmitteln und -verfahren desinfizierbar sein, die vom Bundesgesundheitsamt anerkannt sind.

Fußböden müssen außerdem flüssigkeitsdicht sein und mit einer Hohlkehle ohne Absatz in die Wand übergehen. Textile Bodenbeläge dürfen nicht verwendet werden.

Tabelle 4. Für die in der Einleitung genannten beiden Patientengruppen ergibt sich folgender Mindestraumbedarf:

Patientengruppe	A	B
Krankenzimmer mit Vorraum einschl. Toilette und Fäkalienspüle	x	
Krankenzimmer ohne Vorraum		x
Raum für kleine Eingriffe (u. a. Reanimationsraum)	x	x
Raum für die Vorbereitung der Dialysesysteme	g	g
Reine Arbeitsräume einschl. Vorratshaltung	g	g
Unreiner Arbeitsraum	x	x
Fäkalienspülraum		x
Unreiner Abstellraum (sofern der infektiöse Abfall vorher geeignet verpackt wird oder desinfiziert ist)	g	g
Pflegepersonaldienstraum (z. B. Überwachung)	g	g
Laboratoriumsplatz	g	g
Arztdienstzimmer	g	g
Personalaufenthaltsraum	g	g
Teeküche	g	g
ggf. Patientenschleuse (ggf. Vorraum)	x	
Umkleideraum für ambulante Patienten		x
Patiententoiletten	x	x

x = getrennt; g = ggf. gemeinsam für A und B

Leitungen sind unter Putz zu legen oder in geschlossenen Kanälen zu führen, deren Außenfläche naß desinfiziert werden kann. Heizkörper und Luftdurchlässe müssen leicht zu reinigen und naß zu desinfizieren sein.

Hohlräume über einer Unterdecke sind gegenüber dem zugehörigen Raum und gegenüber Nachbarräumen dicht auszuführen und möglichst unter leichtem Unterdruck zu halten.

Hohlwände sind gegenüber den zugehörigen Räumen allseitig möglichst dicht auszubilden. Das gilt insbesondere für Installationsauslässe. Es dürfen nur Waschbecken ohne Überlauf und ohne Stöpsel installiert werden. Der Wasserstrahl darf nicht direkt in den Siphon gerichtet sein. Die Armaturen der Waschgelegenheiten müssen ohne Handkontakt bedienbar sein." Darüber hinaus müssen neben Wandspendern mit Waschlotion und Händedesinfektionsmittel hautpflegende Cremes zur Verfügung stehen, die ebenfalls ohne Handkontakt bedient werden können (BG-Richtlinie). „Die Vorräume zu den Krankenzimmern sind als Kontaktschleusen auszubilden."

„Kontaktschleusen dienen dem Ziel, die Keimübertragung durch Kontakte zwischen den verschiedenen Krankenhausbereichen weitgehend auszuschließen. Die Anforderungen richten sich nach den betrieblichen Schleusenfunktionen und dem möglichen Infektionsrisiko."

Dies bedeutet (s. o.), daß für den Bereich, in dem Patienten mit übertragbaren Krankheiten behandelt werden, je nach Größe des Behandlungszimmers eine Einraum-Personalschleuse notwendig ist.

Die Einraum-Schleuse besteht aus einem Umkleideraum mit getrennten Aufbewahrungsmöglichkeiten der Klinikbekleidung, gegebenfalls der Straßen- und der reinen Schutzkleidung sowie Einrichtungen für die Händereinigung und hygienische Händedesinfektion (Richtlinie Anlage zu 4.2.3).

Bei der Auswahl der Desinfektionsverfahren sollte die Bewertung der hepatoviruziden Wirkung höher eingestuft werden als in anderen Bereichen. Trotz der bestehenden und berechtigten Zweifel an der Übertragbarkeit der verschiedenen „in vitro" - Testmodelle zur Erfassung der Hepatitis B-virusinaktivierenden Wirkung sollten auch aus rechtlicher Sicht HB-V getestete Präparate eingesetzt werden.

Im Hinblick auf die zur Anwendung kommenden Verfahren gelten für Dialyse-Einheiten die gleichen Anforderungen, die für andere Bereiche berücksichtigt werden müssen.

Entsorgung

„Da große Mengen an infektiösem Abfall entstehen, ist die Entsorgung mindestens täglich sorgfältig durchzuführen" (BGA-Richtlinie, Anlage zu Punkt 4.3.4).

Für die Beseitigung von Abfällen aus Krankenhäusern gelten die Vorschriften des Abfallbeseitigungsgesetzes und die in den Ländern hierfür ergangenen Ausführungsgesetze. Darüber hinaus muß das Bundesseuchengesetz hier Anwendung finden. Danach wird entsprechend § 39 BSeuchG die *Desinfektion oder Vernichtung* verlangt, wenn anzunehmen ist, daß Räume, Gegenstände und menschliche Ausscheidungen mit Erregern meldepflichtiger, übertragbarer Krankheiten behaftet sind.

Ein Teil der Abfälle, die in Dialyseabteilungen entstehen, dazu gehören alle mit Blut kontaminierten Geräte und Utensilien, die für eine Einmalverwendung konzipiert sind, müssen als Sonderabfall betrachtet und entsprechend dem Abfallbeseitigungsgesetz behandelt werden. „Als Sammelbehältnisse sind grundsätzlich Einwegbehältnisse zu verwenden. Diese müssen feuchtigkeitsbeständig, transportfest, undurchsichtig und verschließbar sein" (BSeuchG).

Zusätzlich zu den üblichen Müllsäcken haben sich für den Transport in der letzten Zeit gut verschließbare, stabile Kartontrommeln bewährt, bei denen ein Durchstechen von Kanülen und Glasgegenständen nicht möglich ist.

Als weiterführende Behandlung des Mülls mit infektiösem Risiko kommt nur die Verbrennung in Betracht.

Wäscheaufbereitung

Es kann als selbstverständlich angesehen werden, daß für jeden Dialysepatienten frische Bettwäsche bereitstehen muß.

Die benutzte Wäsche muß als infektiös angesehen und entsprechend behandelt werden. Das heißt, sie wird in dichten gekennzeichneten Säcken von der Station zur klinikseigenen bzw. externen Wäscherei transportiert. Die Wäschedesinfektion muß in jedem Fall mit einem vom Bundesgesundheitsamt zugelassenen Desinfektionsverfahren behandelt werden. Nach entsprechender Verpackung gelangt die Wäsche dann wieder auf die Station. Von einigen Autoren wird der Einsatz von Einmalwäsche empfohlen.

Weiterführende Literatur

1. Richtlinie für die Erkennung, Verhütung und Bekämpfung von Krankenhausinfektionen. (einschließlich Anlage 4.3.4 Dialyseeinheiten). Herausgegeben vom Bundesgesundheitsamt, Gustav Fischer-Verlag, Stuttgart
2. Liste der vom Bundesgesundheitsamt geprüften und anerkannten Desinfektionsmittel und -verfahren. Stand vom 1. Dezember 1981. Bundesgesundheitsblatt 25, Nr. 2, S. 35-43, 1982
3. VI. Liste der nach den „Richtlinien für die Prüfung chemischer Desinfektionsmittel" geprüften und von der Deutschen Gesellschaft für Hygiene und Mikrobiologie als wirksam befundenen Desinfektionsmittel. Stand: 31.7.1981 - mhp-Verlag GmbH Mainz, 1982
4. Schumacher W, Meyn E (1982) Bundesseuchengesetz mit amtlicher Begründung und ausführlichen Erläuterungen für die Praxis, 2. Auflage.

Deutscher Gemeindeverlag W. Kohlhammer, Köln
5. Verordnung über Trinkwasser und über Brauchwasser für Lebensmittelbereiche, in der Fassung vom 25. Juni 1980
6. Unfallverhütungsvorschriften der gewerblichen Berufsgenossenschaften VBG 103 (Gesundheitsdienst), Oktober 1982 Carl Heymanns-Verlag KG, Köln
7. Bekanntmachungen des BGA. Merkblatt 21, Virushepatitis, erschienen im: Bundesgesundheitsblatt 24, Nr. 1, 1981 - Deutscher Ärzte-Verlag
8. AAMI-Standford, Hemodialysis Standard (Proposed) 1976, Ass. for the Advancement of Medical Instrumentation, USA
9. Beck E G, Schmidt P (1982) Hygiene - Präventivmedizin Ferdinand Enke-Verlag, Stuttgart
10. Hoeltzenbein J (1969) Die künstliche Niere. Apparative und klinische Grundlagen der extrakorporalen Hämodialyse. Ferdinand Enke-Verlag, Stuttgart
11. Beschäftigung Schwangerer in Einrichtungen zur Hämodialyse und für Nierentransplantationen (1983) Bundesgesundheitsbl 26: 249

Endoskopie

H. HECKERS

Bei endoskopischen Untersuchungen sind zahlreiche Infektionsmöglichkeiten zu beachten, die sich im wesentlichen drei verschiedenen Ursachengruppen zuordnen lassen. Selten kann die endoskopische Untersuchung mit einem infektionshygienisch einwandfreien Endoskop zu einer autologen Infektion führen. Klinisch relevant und größer ist das Infektionsrisiko durch die Übertragung pathogener Keime mit dem Endoskop von einem Patienten auf andere. Schließlich können opportunistische Keime wie Pseudomonas aeruginosa in geringsten Keimmengen in und an den benutzten Geräten trotz vorschriftsmäßiger Desinfektion persistieren, bei ordnungsgemäßer Lagerung der Geräte sich erheblich vermehren und bei Wiederverwendung dieser Geräte in den Patienten inokuliert werden.

Endoskopie und autologe Infektion

Transitorische Bakteriämien als vermeintliche Folge von Bagatelltraumen der Schleimhäute infolge proximaler Intestinoskopie kommen, wie die in Tabelle 1 dargestellte Sammelstatistik über ingesamt 790 Patienten ausweist, im Mittel bei 2,6% (Streubereich 0-8%) der Untersuchten vor. Am häufigsten werden positive Blutkulturen 5 Minuten nach beendeter Endoskopie gefunden. In allen Fällen blieb die Bakteriämie jedoch klinisch inapparent, was auf die Bedeutung einer intakten humoralen und zellulären Abwehr hinweist. Das Vorliegen entzündlicher Schleimhautveränderungen, die Vornahme von Biopsien oder Polypektomien hatte keinen Einfluß auf die Häufigkeit einer transitorischen Bakteriämie. Grundsätzlich das gleiche gilt, wei die Tabelle 2 zeigt, auch für die Koloskopie. Auch nach endoskopischer Ösophagusvarizensklerosierung wurde zwischenzeitlich über asymptomatische Bakteriämien berichtet. Entgegen den Erwartungen lag die Inzidenzrate in einer Studie mit 18 Patienten und 40 Sklerosierungssitzungen mit 5% nicht höher als bei Routine-Intestinoskopien (8), während in einer anderen Prospektivstudie mit 14 Patienten und 28 Sitzungen in 50% eine transiente Bakteriämie nachgewiesen werden konnte (11).

Chemoprophylaxe

Eine Chemoprophylaxe bei endoskopischen Untersuchungen ist deshalb für die Routine-Endoskopie nicht erforderlich. Dennoch sollte nicht verschwiegen werden, daß ganz vereinzelt Fälle mit Endokarditis bekannt geworden sind, die, kontrovers diskutiert, kausal mit vorhergehenden gastrointestinalen Eingriffen, dazu gehört gleichwertig auch der Kolonkontrasteinlauf, in Verbindung gebracht werden. Im Vergleich zur Endokarditisinzidenz nach z. B. Zahnextraktion, die mit einem Fall auf 3000 Extraktionen angenommen wird, sind die meist unzureichend dokumentierten Fälle mit Endokarditis nach gastrointestinalen Maßnahmen jedoch extrem selten.

Ob bei immunsupprimierten Patienten, bei

Tabelle 1. Bakteriämie nach proximaler Intestinoskopie. Nach (55)

Erstautor	Patienten (n)	Bakteriämie (%)	Abnahme von Blutkulturen (min)	Mikroorganismen
LINNEMANN (1971)	40	0		–
SHULL (1974)	50	8	während, +5, +30	Neisseria perflava (2) Streptococcus salvarius Propionibacterium acnes Streptococcus mitis Staphylococcus epidermidis
MELLOW (1976)	100	3	+10 (einige auch +5)	Enterococcus „Diphtheroid" Staphylococcus epidermidis
LIEBERMANN (1976)	44	2	0, +5, +10, +15, +20, +30, +1 spätere Kultur	Streptococcus pneumoniae
BALTCH (1977)	200	8	+5, +30	Staphylococcus epidermidis Streptococci: mitis (2), sanguis (2), mutans, microphilic (2), anaerobic Veillonella spp Propionibacterium acnes Staphylococcus aureus (3) Lactobazillus (2)
STRAY (1978)	100	1	+5	Anaerober Lactobazillus
DALY (1979)	51	2	+5, +30	Staphylococcus epidermidis
KIRK (1979)	52	0	während, +15	–
BYRNE (1981)	50	2	+5, +30	Streptococcus Gruppe D
NORFLEET (1981)	53	2	+5, +10, +15	Acinebacter spp
O'CONNOR (1982)	50	4	während, +5, +30	Streptococci
insgesamt	790	2,6		

Patienten mit internen Kunststoffshunts z. B. bei Hydrozephalus oder chronischer Hämodialysebehandlung, mit zentralen Venenkathetern, mit künstlichen Herzklappen oder mit angeborenen oder erworbenen Herzklappenfehlern eine Chemoprophylaxe vor gastrointestinalen Endoskopien durchgeführt werden soll, ist infolge Fehlens objektiver Daten umstritten. Von der American Heart Association (AHA) (13) ebenso wie von der Arbeitsgruppe der „British Society for Antimicrobial Chemotherapy" (67) wurde für Patienten mit künstlichen Herzklappen u. a. vor gastrointestinaler Endoskopie und Kolonkontrasteinlauf eine Chemoprophylaxe empfohlen.

Die englische Arbeitsgruppe empfiehlt 1 g Amoxycillin (in 2,5 ml 1% Lignocain) zusammen mit 120 mg Gentamycin i. m. unmittelbar vor dem Eingriff sowie nochmals 6 Stunden später 0,5 g Amoxycillin oral oder i. m. Kinder sollen die halbe Dosis an Amoxycillin sowie 2 mg Gentamycin/kg Gewicht erhalten. Bei Penicillinallergie sollte Vancomycin, 1,0 g als Kurzinfusion über 20-30 min gegeben werden zusammen mit 120 mg Gentamycin i. v. Kinder sollen nur 20 mg Vancomycin/kg Gewicht erhalten zusammen mit der oben dargestellten Dosis Gentamycin. Die Empfehlungen der AHA sind wesentlich komplexer, was vielfach kritisiert wurde. Sie empfiehlt für dieselben Indikationen Penicillin G (Erwachsene (E) 2 Mill. E - Kinder (K) 30000 E/kg, i.m./i.v.) oder Ampicillin (E 1,0 g - K 50 mg/kg, i.m./i.v.) zusammen mit Gentamycin (E 1,5 mg/kg - K 2,0 mg/kg, maximal 80 mg total, i.m./i.v.) oder Streptomycin (E 1,0 g - K 20 mg/kg, i.m.). Die Antibiotika sollen ½ bis 1 h vor dem Eingriff verabreicht werden. Falls

Tabelle 2. Bakteriämie nach Coloskopie. Nach (55)

Erstautor		Patienten (n)	Bakteriämie (%)	Abnahme von Blutkulturen (min)	Mikroorganismen
RAFOTH	(1975)	52	0	während, +5, +30	–
CRANER	(1975)	12	0	während, +10	–
NORFLEET	(1976) I	40	0	+15, +60, +240	–
DICKMAN	(1976)	52	6	im Coecum bei Biopsie +1, +5	E. coli Bacteroides spp (2)
NORFLEET	(1976) II	60	0	+5, +10, +15	–
PELICAN	(1976) I	14	0	während in 15 min Intervallen, +60, +120	–
	II	22	27	1., 5., 10. u. 15. während, +30	Peptostreptococcus spp Bacteroides fragilis Enterobacter aerogenes Clostridium innocuum
GERACI	(1976)	36	15	nicht angegeben	nicht angegeben
LIEBERMANN	(1976)	20	15	+10, +15, +20, +30 u. eine späte Kultur	Haemolysierender Streptococcus
COUGHLIN	(1977)	35	0	während in 10 min Intervallen, +10, +20, +30, +60, +120	–
HARTONG	(1977)	15	0	–	–
STRAY	(1978)	25	4	+5	Anaerober Lactobazillus
DALY	(1979)	9	11	+5, +30	Staphylococcus epidermidis
BYRNE	(1981)	18	0	+5, +30	–
GOLDMAN	(1982)	75	0	während, +8, +15	–
insgesamt		485	2,6		

Gentamycin verwandt wird, sollte dies zusammen mit Penicillin G (oder Ampicillin) noch zweimal nach jeweils 8 Stunden wiederholt werden. Wird Streptomycin benutzt zusammen mit Penicillin (oder Ampicillin), dann sollten die Patienten noch 2 weitere gleiche Dosen erhalten nach jeweils 12 Stunden. Für auf Penicillin allergisch reagierende Patienten wird Vancomycin (E 1,0 g – K 20 mg/kg, als Infusion über 30 min) zusammen mit Streptomycin empfohlen, ebenfalls ½ bis eine Stunde vor dem Eingriff sowie nochmals nach weiteren 12 Stunden.

Da die Wirksamkeit der Chemoprophylaxe, die neben Kosten auch mit einem beachtlichen Nebenwirkungsrisiko behaftet ist, unbewiesen ist, sind auch Therapieempfehlungen wie die einmalige orale Gabe von 3 g Amoxycillin oder sogar der Verzicht auf eine Antibiotikatherapie zum jetzigen Zeitpunkt durchaus vertretbar.

Übertragung pathogener Keime von Patient zu Patient mittels Endoskopie

In einer umfangreichen Fragebogenaktion an amerikanischen Zentren wurden bei 211 410 proximalen Intestinoskopien 17 Fälle und bei 25 298 Koloskopien 3 Fälle mit nosokomialen Infektionen ermittelt (56). In einer anderen Studie fand sich unter 375 410 Endoskopien kein Fall einer übertragenen Infektion (12). Von besonderer Bedeutung in vielfacher Hinsicht sind unter den zahlreichen, endoskopisch induzierten Infektionen Salmonellosen, infektiöse Hepatitiden, zukünftig wahrscheinlich auch AIDS und Infektionen durch Pseudomonas aeruginosa, die nachfolgend abgehandelt werden sollen.

Salmonellosen

Die Übertragung von Salmonellen *(S. oslo, S. oranienburg, S. goerlitz, S. agona, S. typhi, S. typhimurium, S. kedougou)* über kontaminierte Endoskope oder Endoskopzubehör wird mit 1:10000 angegeben (22). Sie gelten neben der Infektion mit Pseudomonas als häufigste endoskopisch übertragene Krankheit. Die Übertragung wird zurückgeführt auf die Verwendung von Desinfektionsmitteln mit nur sehr geringer bakterizider Wirkung gegen gramnegative Bakterien (Chlorhexidin, Cetrimid, Hexachlorophen, quarternäre Ammoniumverbindungen). Die Aufbewahrung der (unzureichend) desinfizierten Endoskope bei Zimmertemperatur ermöglicht den Salmonellen die Vermehrung in den kleinen Wassermengen, die auf der Oberfläche der Instrumente oder in ihren Kanälen vorhanden sind. Verwendung von bakterizid wirkenden Desinfizientien, ausreichend lange Einwirkzeit sowie die zusätzliche nochmalige Desinfektion vor Wiederverwendung nach mehrstündigem Nichtgebrauch verhindern sicher Salmonellenübertragungen von einem Patienten auf andere (43).

Hepatitis B

Als infektiös gelten alle Personen mit akuter Hepatitis B sowie solche mit immunologisch nachweisbarem Trägerstatus. Letztere sind Personen mit Nachweis von HB_s-Antigen (Ag), insbesondere dann, wenn sie gleichzeitig HB_e-Ag-positiv und anti-HB_e-negativ sind. Die Hepatitisübertragung erfolgt von diesem Personenkreis durch die Übertragung infektiöser Körperflüssigkeiten wie (besonders) Blut, Speichel, Galle, Sperma, Vaginal- und Wundsekret durch verletzte Haut oder Schleimhäute. Da der HBV-Trägerstatus in westlichen Ländern mit 0,1-1,0%, in Endemiegebieten Südostasiens und Zentralafrikas sogar mit 10-20% angegeben wird, ist es unvermeidbar, daß potentielle Virusträger gelegentlich unerkannt endoskopiert werden und dadurch ein Risiko für die Untersucher selbst und besonders für die nachfolgend Endoskopierten darstellen. Entgegen den allgemein akzeptierten, theoretisch begründeten Erwartungen ist aber offensichtlich das Risiko für eine HBV Übertragung durch die gastrointestinale Endoskopie als sehr gering anzusehen. Wie die in Tabelle 3 zusammengestellten Ergebnisse von 10 Prospektivstudien (41) zeigen, erkrankte von 236 Patienten, die unbeabsichtigt mit einem Endoskop untersucht werden, nachdem dieses zuvor für einen

Tabelle 3. Risiko der Übertragung von Hepatitis B durch gastrointestinale Endoskopie - Prospektivstudien (41)

Erstautor	Pat. mit Trägerstatus[a]	nachfolgend endoskopierte Pat.	Folgen	Desinfektionsmodus
MORRIS, 1975	1	65	1 Pat. HB_s-Ag+	Chlorhexidin/Cetrimid
MCDONALD, 1976	1[b]	4	alle HB_s-Ag−	7% Isopropylalkohol
Hepatitis Surveillance Report, 1977	3	15	alle HB_s-Ag−	Jodophor
MCCLELLAND, 1978	1	38	alle HB_s-Ag−	Chlorhexidin/Cetrimid
MORGAN, 1978	1	28	alle HB_s-Ag−	Chlorhexidin/Cetrimid
KORETZ, 1979	2	9	alle HB_s-Ag−	nicht angegeben
MONCADA, 1979	2[c]	10	alle HB_s-Ag−	Jodophorisopropylalkohol
CARR-LOCKE, 1980	2	nicht angegeben	alle HB_s-Ag−	Glutaraldehyd
AYOOLA, 1980 (3)	4	57	alle HB_s-Ag−	Chlorhexidin/Cetrimid
HOOFNAGLE, 1980 (27)	3[d]	10	alle HB_s-Ag−	Seifenlauge

[a] HB_s-Ag im Serum; [b] HB_s-Ag im Speichel; [c] HB_e-Ag im Serum; [d] darunter 1 Pat. mit Dane-Partikeln im Serum

HB$_s$-Ag-positiven Patienten benutzt worden war, niemand an einer akuten Hepatitis B. Nur ein Patient dieses Kollektivs entwickelte klinisch stumm HB$_s$-Ag.

Auch in einer kontrollierten Prospektivstudie (65) mit 443 endoskopierten Patienten, darunter 72, die laparoskopiert worden waren, erkrankte niemand in den nachfolgenden 6 Monaten an einer akuten Hepatitis B. Ein Patient wies klinisch stumm ein Monat nach Koloskopie HB$_s$-Ag auf. Ein weiterer wurde drei Monate nach Gastroskopie anti-HB$_s$- und anti-HB$_c$-positiv. In der Kontrollgruppe mit 100 fortlaufend erfaßten Patienten ohne Endoskopie trat einmal nach einem Monat HB$_s$-Ag auf. Dies entsprach einer Infektionsrate von 0,45% für die Endoskopiegruppe und von 1% für die Kontrollgruppe.

Überhaupt ist im Schrifttum nur ein Fall bekannt, bei dem eine durch die Endoskopie inokulierte Hepatitis B allgemein als höchst wahrscheinlich unterstellt wird (42).

Die bisher nur extrem selten dokumentierten Fälle von HBV-Inokulation durch vermeintliche Endoskopie sollten jedoch nicht zur Sorglosigkeit in dieser Frage Anlaß geben, denn alle dargestellten Prospektivstudien sind methodisch unzureichend. Darüber hinaus wurden durch sie insgesamt nur 20 Indexpatienten erfaßt. Die Studien rechtfertigen es nicht, routinemäßig vor einer geplanten Endoskopie den Hepatitis-Immunstatus zu fordern und potentiell infektiöse Patienten von einer ansonsten indizierten Untersuchung auszuschließen. Wenn man jedoch weiß, daß ein Patient HB$_e$-Ag- und/oder HB$_s$-Ag-positiv ist, dann sollte man ihn an das Ende des Tagesprogramms setzen, um nachfolgend Endoskop und Zubehör besonders gründlich zu desinfizieren.

Basierend auf indirekten Nachweismethoden (morphologische Veränderungen und Desintegration des HBV; Verlust der immunologischen Aktivität von HB$_s$ u. a.) und dem direkten Nachweis der Inaktivität im Tierversuch am für HBV empfänglichen Schimpansen, konnte die Effektivität chemischer Desinfektionsmittel als viruzider Maßnahme gegen HBV belegt werden. Als wirksam wird neben einer sorgfältigen mechanischen Reinigung eine Desinfektion des Endoskopes/Zubehörs über 10–15 Minuten mit einer 2%igen wäßrigen Lösung von alkalisiertem (aktiviertem) Glutaraldehyd, mit einer 10%igen wäßrigen Lösung von Bernsteinsäuredialdehyd oder von Polyvidon-Jod angesehen (42). Demgegenüber erwies sich 70%iger Äthylalkohol als völlig wirkungslos.

Für die im Endoskopiebereich tätigen Ärzte, Schwestern und Pfleger sollte Immunität gegen Hepatitis B, ggf. durch aktive Immunisierung erworben, heute unabdingbare Voraussetzung sein. Immunität gegen Hepatitis B ersetzt aber keineswegs allgemein-hygienische Maßnahmen wie z. B. Tragen von Schutzkleidung einschließlich Einmalhandschuhen und auch häufiges Händewaschen.

Über eine durch Endoskopie wahrscheinlich grundsätzlich mögliche Übertragung der Non-A-non-B-Hepatitis, des Delta-Virus oder eventuell unter besonderen Voraussetzungen auch der Hepatitis A liegen keinerlei Literaturangaben vor.

AIDS

Das Retrovirus „Human T Lymphotropic Virus Type III (HTLV III)", wahrscheinlich mit dem „Lymphadenopathy Associated Virus (LAV)" identisch, und deshalb HTLV III/LAV genannt, kann beim Menschen ein Lymphadenopathie-Syndrom (LAS), Enzephalopathien, Störungen der von T-Lymphozyten abhängigen Immunreaktion bis hin zum voll entwickelten Immundefektsyndrom (acquired immune deficiency syndrome, AIDS) oder auch eine stille Infektion ohne irgendeine gesundheitliche Beeinträchtigung mit jahrelangem Virusträgerstatus verursachen. Der Nachweis von Antikörpern gegen HTLV III/LAV (Anti-HTLV III/LAV) weist auf eine erfolgte Exposition und zugleich auf einen möglichen Virusträgerstatus hin, da bei diesem Retrovirus Antikörper und Virus gleichzeitig in Blut und Gewebe nachgewiesen werden konnte. HTLV III/LAV konnte aber auch bei Personen nachgewiesen werden, bei denen kein Anti-HTLV III/LAV nachweisbar war. Wie oft eine HTLV III/LAV-Infektion zu AIDS führt, ist unbekannt. Auch ist nicht bewiesen, daß HTLV III/LAV die alleinige Ursache von LAS oder AIDS ist.

Epidemiologische Untersuchungen haben ergeben, daß überwiegend Personen bestimmter Risikogruppen als potentielle Virusträger in Frage kommen. Dabei handelt es sich derzeit um promiskuöse männliche Homosexuelle, Drogensüchtige mit intravenösem Abusus, Prostituierte und Hämophilie-Kranke mit Dauersubstitution.

Die Inzidenz von AIDS ist kontinuierlich im Steigen begriffen. In den USA, mit der höchsten Erkrankungsrate weltweit, wurden bis April 1985 9750 AIDS-Fälle registriert. Für 1985 alleine wird mit 8000 neuen Erkrankungsfällen gerechnet und für den Zeitraum 1986/87 mit weiteren 40000 Erkrankungen (19, 48). Der Inzidenzgipfel für AIDS ist bisher nicht absehbar. Auch unter ausgewählten, nicht repräsentativen Hochrisikogruppen wie homosexuellen Männern und intravenös spritzenden Drogenabhängigen wurden in den USA in den letzten Jahren enorme Steigerungsraten für die Konversion zu Anti-HTLV III/LAV-Positivitäten gefunden (31). Ähnliche Verhältnisse wie jetzt in den USA werden um einige Jahre verzögert auch bei uns in der Bundesrepublik erwartet. 70% der AIDS-Kranken mit voll entwickeltem Krankheitsbild erleben nicht das folgende Jahr. Derzeit gilt AIDS als tödlich verlaufende, unheilbare Krankheit.

Primär gesunde, unerkannte Virusträger mit unspezifischen gastrointestinalen Beschwerden ebenso wie (eventuell auch noch nicht erkannte) LAS- oder AIDS-Kranke mit krankheitsspezifischen gastrointestinalen Symptomen (46) werden deshalb zukünftig in steigender Zahl auch im endoskopischen Bereich die Frage nach den erforderlichen Maßnahmen aufwerfen, um Mitarbeiter und nachfolgend mit dem benutzten Instrumentarium noch zu untersuchende andere Patienten nicht zu gefährden.

Es herrscht nach dem heutigen Wissensstand, diese Einschränkung ist unbedingt erforderlich, Übereinstimmung darin, daß HTLV III/LAV im täglichen Umgang mit Virusträgern wahrscheinlich nicht durch Tröpfcheninfektion und normale, nicht sexuelle Körperkontakte übertragen wird, obwohl das Virus auch im Speichel von Infizierten nachgewiesen wurde, also auch nicht durch die Benutzung öffentlicher Toiletten, von Verkehrsmitteln oder durch Eß- und Trinkgeschirr (59). Dies wird durch zahlreiche, allerdings nicht auf großen Zahlen basierenden Studien neben allgemeinen epidemiologischen Untersuchungen belegt. In einer Studie des Center of Disease Control (26) wurde gefunden, daß niemand von 85 in der Krankenversorgung Tätigen mit engem Kontakt zu AIDS-Kranken während einer mittleren Beobachtungszeit von 8,5 Monaten einen positiven Anti-HTLV III/LAV-Test entwickelte. Im einzelnen handelt es sich dabei um 30 Personen, die sich sogar an einer zuvor benutzten Injektionskanüle mindestens einmal gestochen hatten, um 2 Personen, denen Blut von AIDS-Kranken auf eine offene Wunde an der Hand geraten war, um eine Person, der Blut von einem AIDS-Patienten ins Auge gespritzt war, um 8 Pathologen, die im Mittel 4 Sektionen von an AIDS Verstorbenen durchgeführt und darüber hinaus auch oft Gewebsproben von AIDS-Kranken aufgearbeitet hatten, um 7 Gastroenterologen und 2 Endoskopieschwestern, die wiederholt AIDS-Patienten endoskopiert hatten, um einen Chirurgen und einen Bronchoskopiker mit multiplen Expositionen sowie um weitere 20 Personen, die im Rahmen diagnostischer Maßnahmen mit potentiell infektiösem Material (Blut, Speichel, Urin, Stuhl, Samen, Gewebsproben) von vielen AIDS-Kranken gearbeitet hatten.

Ebenfalls ohne einen einzigen positiven Antikörpertiternachweis blieb eine weitere Studie, die jüngst publiziert wurde, mit 188 Personen aus der Krankenversorgung mit üblichen Kontakten zu Virusträgern (66).

Auch in einer Gruppe von 51 Personen, überwiegend Krankenschwestern und Ärzte, die wiederholt während der Krankenversorgung mit potentiell infektiösem Material von AIDS-Kranken exponiert worden waren, trat kein Fall einer AIDS-Erkrankung oder eines HTLV III-assoziierten Syndroms auf (47).

Im Gegensatz dazu wurde aus England über einen Fall einer AIDS-Infektion einer Krankenschwester berichtet, die sich mit einer kontaminierten Injektionsnadel gestochen hatte (39).

Allgemeine und spezielle hygienische Vorsichtsmaßnahmen

Da zur Zeit viele Fragen nach dem Ausmaß der Kontagiosität von HTLV III/LAV-Trägern und -Kranken ungeklärt sind, erscheint es ratsam, bestimmte hygienische Vorsichtsmaßnahmen im Umgang mit AIDS-Patienten zu ergreifen, in analoger Weise wie bei Trägern von HBV (10, 14). Im einzelnen sollte der Untersucher oder die Pflegeperson, falls der Patient hustet, eine Gesichtsmaske tragen, insbesondere auch dann, wenn der Kranke endoskopiert oder endobronchial abgesaugt wird. Nur dann, wenn der AIDS-Kranke, der Husten hat, sein

Zimmer verläßt, soll er selbst eine Gesichtsmaske tragen. Dies dient grundsätzlich auch seinem Schutz gegen opportunistische Infektionen wie z. B. mit *Pneumocystis carinii*. Um eine potentiell gefährliche konjunktivale Kontamination zu vermeiden, wird das Tragen einer Brille empfohlen immer dann, wenn eine spezielle Kontaminationsmöglichkeit gegeben ist wie z. B. auch bei einer endoskopischen Untersuchung von AIDS-Kranken.

Besondere Sorgfalt sollte bei Blutentnahmen von AIDS-Kranken geübt werden, um Nadelstichverletzungen, Blutspritzer in die Augen oder Kontamination von Wunden beim Untersucher zu vermeiden. Schon aus diesem Grunde sollten dabei Einmalhandschuhe getragen werden. Diese sollen vor jedem direkten Kontakt mit infektiösem Material schützen, wozu auch mit infektiösem Material in Berührung gekommene Gegenstände und Oberflächen gelten.

Kontaminierte Oberflächen sind möglichst direkt nach der Kontamination mit einem wirksamen Desinfektionsmittel zu reinigen. Als solches gilt z. B. eine 1:10 verdünnte Lösung einer 5,25%igen Natriumhypochloritlösung (14), nach Untersuchungsergebnissen des Pasteur-Institutes in Paris (58) eine 0,2% Natriumhypochloritlösung nach einer Einwirkzeit von 1 Stunde. Benutzte Nadeln und Spritzen sollen in speziellen bruchsicheren Containern abgelegt werden. Gebrauchte Nadeln sollen, um Verletzungen zu vermeiden, nicht in die Plastikummantelung zurückgesteckt werden. Infektiöses Material (Blut, Gewebeproben u.a.) soll nur in bruchsicheren Behältern, die wasserdicht sind, transportiert werden, versehen mit einem gut erkennbaren Aufkleber, der als spezieller allgemeiner Warnhinweis gilt.

Für Laborpersonal werden ebenfalls Handschuhe und Schutzkleidung empfohlen, weiterhin die Verwendung von mechanischen Pipetten und das Arbeiten in durch Laminar-Flow gesicherten Räumen sowie die regelmäßige Benutzung wirksamer Desinfektionsmittel.

Die benutzte potentiell kontaminierte Wäsche (Bettwäsche u.a.) soll in zwei übereinander gezogenen Wäschesäcken, als infektiöses Material gekennzeichnet, in die Wäscherei transportiert werden. Hier wird sie dem üblichen Waschvorgang unterworfen. Dies reicht aus, da HTLV III/LAV außerhalb des Körpers sehr labil ist und durch Erhitzen auf 60 °C für 30 min sowie durch die üblichen, in der offiziellen Desinfektionsmittelliste des Bundesgesundheitsamtes als viruswirksam aufgeführten Desinfektionsmittel sicher inaktiviert wird (15).

Benutzte Instrumente wie Endoskope bieten nach bisher an anderer Stelle noch nicht bestätigten Untersuchungsergebnissen einer Gruppe am Pasteur-Institut in Paris (14), die mangels geeigneter biologischer Tests für die Infektiosität auf der reversen Transcriptase als Indikator der Virusaktivierung von LAV (HTLV III) beruhen, nach einer Behandlung mit frischer 1% Glutaraldehydlösung oder 25% Äthanol bei einer Einwirkzeit von einer Stunde eine ausreichende Desinfektion. 0,1% Formalin wurde wegen seiner erst nach 48 Stunden eintretenden Wirksamkeit als ungeeignet eingestuft. Eine zur Gerätedesinfektion häufig benutzte 10% Glutaraldehydlösung wurde nicht getestet. Alternativ wurde für die Dekontamination von Endoskopen und Zubehör die Gassterilisation mit Äthylenoxid empfohlen (14), die wegen des großen zeitlichen Aufwandes und der besonderen Arbeitsintensität dieses Verfahrens für den klinischen Routinebetrieb nicht praktikabel ist.

Eine besonders hohe Sicherheit wäre dadurch zu erreichen, daß bis zur restlosen Klärung der Kontagiosität von HTLV III/LAV ausschließlich für den in Frage kommenden Personenkreis reservierte Endoskope zur Verfügung ständen. Der heutige Wissensstand mit all seinen Unsicherheiten rechtfertigt aber die grundsätzliche Forderung nach einem solchen Vorgehen nicht. Sind die dargestellten Sicherheitsvorkehrungen realisiert, dann besteht kein Grund dazu, eine indizierte endoskopische Untersuchung von AIDS-Kranken zu verweigern.

Sonstige Mikroorganismen

Über eine auch bei der intestinalen Endoskopie grundsätzlich mögliche Übertragung von *Mykobakterium tuberculosis* wurde bisher nur nach Bronchoskopie und unzureichender Gerätedesinfektion berichtet (31). Die Verwendung von auch gegen Tuberkelbakterien wirksamen Desinfektionsmitteln in der Endoskopie wie z. B. alkalisiertes Glutaraldehyd ist deshalb unverzichtbar (5).

Ansonsten wurde nur noch über die Übertragung einer Strongyloides-Ösophagitis durch die Endoskopie von einem Patienten zum anderen in vier Fällen berichtet (34).

Andere grundsätzlich mögliche Übertragungen, z. B. von Lamblien, Shigellen, Amöben, Yersinien und Spirochäten, die Endoskope kontaminieren, wurden bisher nicht beschrieben.

Opportunistische Infektionen

Opportunistische Infektionen sind die häufigsten nosokomialen Infektionen nach Endoskopie. Meist handelt es sich um Infektionen mit *Pseudomonas aeruginosa*. Da dieser gramnegative Keim zusätzlich gar nicht selten gegen Antibiotika resistent ist, können die Folgen für den Infizierten lebensbedrohlich sein. Die klinisch relevante Kontamination kommt dadurch zustande, daß sich die im oder am Endoskop nach abgeschlossener Desinfektion in kleinsten Mengen noch verbliebenen Keime im feucht-warmen Milieu der Kanäle und Ventile des Endoskopes über Nacht bzw. während mehrerer Stunden, in denen das Gerät nicht gebraucht wird, schnell und unbehindert vermehren können (23, 36, 40). Andere Infektionsquellen sind oft auch das Spülwasser (23, 29), die Ansatzstücke, die die Verbindung zu automatischen Desinfektonsgeräten herstellen (23, 49) oder andere vom jeweiligen Gerätetyp abhängige infektionshygienische „Toträume".

Opportunistische Infektionen können nur dann weitgehend (23) vermieden werden, wenn die Geräte nicht nur nach jedem Gebrauch, sondern auch vor jedem Gebrauch, also auch erneut nach mehrstündigem Nichtgebrauch ordnungsgemäß desinfiziert werden und wenn regelmäßig stichprobenartig mikrobiologische Effizienzkontrollen der Desinfektion vorgenommen werden.

Auf mangelhafte Gerätedesinfektion müssen zwei von GREENE et al. (21) berichtete Fälle mit tödlich verlaufender Pseudomonas-Sepsis nach Ösophagoskopie bei akuter Leukämie mit schwerer Granulozytopenie zurückgeführt werden. Gleiches gilt für vier weitere Patienten mit Pseudomonas-Sepsis nach proximaler Intestinoskopie, von denen drei, wesentlich mitbedingt durch die Sepsis, verstarben (40).

Besonders häufig kommen nosokomiale Infektionen mit *Pseudomonas aeruginosa* nach endoskopischen Eingriffen am Gallengangssystem und Pankreas vor.

Endoskopische Eingriffe am pankreatikobiliären Gangsystem

Die Komplikationsrate der ERCP, die mit zunehmender Erfahrung der Untersucher sinkt, wird mit 1,8–6,4% angegeben, die Mortalitätsrate mit 0,1–0,2%. Wesentliche Komplikationen sind Cholangitis/Sepsis, Pankreatitis und Pankreasabszedierung.

Cholangitis, Sepsis

Tabelle 4 zeigt in einer Sammelstatistik mit insgesamt 242 Patienten, daß eine mit der ERCP assoziierte Bakteriämie nur bei im Mittel 4% der Untersuchten gefunden wurde (17). Sie ist damit nicht wesentlich häufiger als nach proximaler Intestinoskopie oder nach Koloskopie mit im Mittel je 2,6%.

Keineswegs jede Bakteriämie führt zu Fieber oder ist mit einer Cholangitis oder Sepsis assoziiert (45). Die Cholangitis stellt die häufigste Ursache tödlich verlaufender Komplikationen nach Eingriffen am pankreatikobiliären System dar. Ihre Inzidenzrate nach ERCP liegt bei 0,8–6%. Bei Patienten mit pathologischen Befunden am Gallengang- oder Pankreasgang-System kam es nach ERCP in 4–9% (45, 61, 68), in einer Studie bei extrahepatischen Verschlüs-

Tabelle 4. Mit ERCP assoziiert vorkommende Bakteriämie. Nach (17)

Erstautor		Untersuchte Patienten (n)	Positiver Kulturausfall (n)	Erreger
STRAY	1978	25	–	–
SEIGEL	1979	50	1	Staphylococcus epidermidis
PARKER	1979	50	7	Staphylococcus epidermidis (3), E. coli (3), Enterobacter sps. (1)
LOW	1980	65	–	–
DUTTA	1983	51	1	Streptococcus pneumoniae

sen sogar in 15% zur Sepsis (64). 90% aller Fälle mit Cholangitis sowie alle tödlich verlaufenden Fälle traten bei Patienten mit mechanischem Verschluß, insbesondere bei malignem Verschluß auf (6). Trotz antibiotischer Therapie endeten 10–20% aller Fälle mit Sepsis nach ERCP tödlich (6).

Verschiedene Ursachen für die bakterielle Infektion werden angenommen. Gesichert ist, daß es infolge unzureichender Desinfektion der Endoskope bzw. des Zubehörs in zahlreichen Fällen zur Bakteriämie/Cholangitis/Sepsis überwiegend mit *Pseudomonas aeruginosa* und Enterobakterienarten gekommen ist (6, 17, 18, 23, 32, 45, 53). Dies ist durch adäquate hygienische Maßnahmen weitgehend zu verhindern.

Denkbar wäre auch ausnahmsweise eine Verschleppung von Keimen, die habituell in der Mundflora oder im oberen Gastrointestinaltrakt zu finden sind, durch den endoskopischen Eingriff in ein gestautes pankreatikobiliäres Gangsystem.

Oft ist der Ausgangspunkt einer Sepsis nach ERCP bei Patienten mit Obstruktionen im pankreatikobiliären System auch der Übertritt primär im Gangsystem präsenter Keime in die Blutbahn durch die mit der ERCP einhergehenden mechanischen Irritationen beim Einspritzen von Kontrastmittel. Unter diesen Bedingungen sind klinisch inapparente Infektionen keine Seltenheit. So fanden SUZUKI et al. (60) bei bakteriologischen Untersuchungen von mit Chiba-Nadel transhepatisch gewonnener Galle unter 295 Proben von 295 Patienten mit verschiedenen hepatobiliären Erkrankungen 160 (54,2%) positive Kulturen für Aerobier. Unter den 203 Patienten ohne Antibiotikatherapie und ohne klinische Symptome einer Infektion waren 79 Kulturen (38,9%) positiv. Meist handelt es sich bei dieser nicht-nosokomialen Infektion um eine Besiedlung mit gramnegativen Keimen, oft auch um eine Mischflora. Leitkeim ist immer *E. coli*, gefolgt von Klebsiellen (Tabelle 5; 24, 54, 60). In 41–45% wurden auch Anaerobier nachgewiesen, meist *Bacteroides fragilis* neben *Clostridium perfringens* (35, 54). Anaerobier sind allerdings nur selten Auslöser einer von hier ausgehenden Sepsis.

Wichtigste Therapiemaßnahme zur Verhütung einer gefürchteten Sepsis ist unbestritten die möglichst unverzügliche Beseitigung der fast regelmäßig vorhandenen Abflußbehinderung. Auf eine regelmäßige Probenentnahme von Galle zur bakteriologischen Kontrolle (aerob und anaerob) über den transpapillär eingeführten ERCP-Katheter sollte insbesondere bei Patienten mit Verdacht auf Abflußbehinderung nicht verzichtet werden. Man erhält dadurch wichtige therapeutische Informationen für die ggf. noch erforderliche Antibiotikatherapie.

Ob eine prophylaktische systemische oder lokale Antibiotikagabe unter bestimmten Voraussetzungen sinnvoll ist, ist letztlich ungeklärt. Unbestritten ist, daß Antibiotika für das Gros der Patienten nicht erforderlich sind, während für Patienten mit Verdacht auf Abflußbehinderung infolge ihrer relativ hohen Gefährdung durchaus eine prophylaktische Antibiotikagabe erwogen werden kann, die dann schon vor

Tabelle 5. Erregerspektrum intraoperativ entnommener Galleproben. Nach (24)

	MASON 1968	KEIGHLEY 1974/75	KNOTHE 1976	WACHA 1979	BERGAN 1979
E. coli	25	29	18	25	16
Klebsiella/Enterobacter	7	10	2	18	8
Pseudomonas sp.	2	1	2	2	–
andere gramnegative aerobe Erreger	7	–	2	12	1
Staphylococcus epidermidis	–	1	9	5	–
Staphylococcus aureus	9	1	2	3	–
Streptococcus faecalis	–	–	13	14	4
sonstige Streptokokken-Spezies	5	7	27	17	4
Clostridien	7	–	2	–	–
Bacteroides	–	–	–	2	–

Beginn des endoskopischen Eingriffs begonnen werden sollte. Ganz besonders könnte dies gelten für Patienten mit malignen Abflußbehinderungen im pankreatikobiliären Gangsystem, die überhaupt nicht oder erst zeitlich verzögert beseitigt werden können (17, 28). Kontrollierte Studien, die diese Ansicht belegen und Art und Umfang der antibiotischen Therapie definieren, stehen noch aus. Antibiotika, deren Wirkungsspektrum die am häufigsten involvierten Keime erfassen und die in der Galle auch bei Verschlüssen, einen hohen Wirkspiegel erreichen, sind Mezlocillin (Baypen) sowie die beiden Breitspektrum-Cephalosporine Cefotaxim (Claforan) und Cefoperazon (Cefobis). Beim Auftreten einer Cholangitis wäre Mezlocillin, 3 mal 2 g tägl., empfehlenswert. Bei septischen Komplikationen ist eine Kombinationsbehandlung Mezlocillin mit einem der beiden Cephalosporine, ebenfalls in einer Dosis von 3 mal 2 g tägl. sinnvoll (52).

Wegen des nicht seltenen Vorkommens von Anaerobiern ist eine zusätzliche Behandlung mit Metronidazol (Clont) zu erwägen.

Pankreasabszedierung

Eine mit der ERCP assoziierte Abszedierung im Pankreasbereich, oftmals auch Ausgangspunkt einer Sepsis, ist eine weitere, seltene, gefürchtete Komplikation (6). Sie kommt besonders dann zustande, wenn man in ein obstruiertes Pankreasgangsystem Kontrastmittel einbringt und dabei kleinste Keimmengen mit verschleppt, was nicht sicher zu verhindern ist. Besonders gefährdet sind Patienten mit Pseudozysten des Pankreas. Pseudozysten stellen deshalb eine Kontraindikation für eine Pankreatikographie dar, es sei denn, die Untersuchung erfolgt unmittelbar vor einer Entlastungsoperation. Zum Ausschluß von Pseudozysten sollte stets eine sonographische oder computertomographische Untersuchung einer geplanten ERCP vorausgehen. Stellt sich ein abflußbehindertes Pankreasgangsystem erst während der Untersuchung heraus, dann sollte man die injizierte Kontrastmittelmenge besonders knapp halten, möglichst unverzüglich eine adäquate Chemotherapie einleiten analog zum Vorgehen bei der Cholangitis/Sepsis und eine operative Dekompression mit dem Chirurgen diskutieren. Die wichtigste Maßnahme ist auch hier die Verwendung eines regelrecht desinfizierten Endoskopes unter Einschluß des Zubehörs.

Sterilisation

Endoskopische Untersuchungen erfolgen mit starren und flexiblen Geräten. Die starren Geräte (Laparoskop, Ösophagoskop, Rektoskop u. a.) ebenso wie das gesamte Endoskopiezubehör (Zangen, Bürsten, Schläuche, Katheter u. a.) werden grundsätzlich sterilisiert. Dazu stehen als Methoden die Dampfsterilisation im Autoklaven (meist bei 120–134 °C), die Heißluftsterilisation (bei mindestens 180°), die Sterilisation mit energiereichen Strahlen und die Sterilisation mit Chemikalien in Form der Äthylenoxidsterilisation zur Verfügung. Während die beiden erstgenannten Verfahren nur für hitzestabiles Instrumentarium geeignet sind, werden die beiden zuletzt erwähnten Methoden für hitzelabiles Instrumentarium verwandt. Strahlensterilisation findet fast ausnahmslos in der Industrie Anwendung. In der Klinik wird meist die Gassterilisation mit Äthylenoxid benutzt. Zu den hitzeempfindlichen Geräten gehören alle Fiberendoskope, die Vergrößerungsoptik starrer Endoskope zusammen mit ihren lichtableitenden Teilen und deren Ansätze.

Gassterilisation mit Äthylenoxid

Nur dann, wenn physikalische Sterilisationsverfahren nicht möglich sind, sollte von der Gassterilisation mit Äthylenoxid Gebrauch gemacht werden. Sie ist nämlich hinsichtlich der Freimachung von allen vermehrungsfähigen Keimen den anderen Verfahren unterlegen und zudem mit zahlreichen Toxizitätsproblemen behaftet.

Für den Vorgang der Begasung werden die Instrumente und Geräte in spezielle gas- und wasserdampfdurchlässige bereits konfektionierte Sterilisierverpackungen eingeschweißt. Da diese auch gegen Staub und Bakterien undurchlässig sind, schützen sie das Sterilisiergut auch über lange Zeit gegen eine Rekontamination während der Lagerung. Die Begasung erfolgt im Unterdruckverfahren, z. B. beim Modell Steri Vac bei einer Temperatur von 55 °C oder 37 °C, wodurch die Sterilisationszeiten verkürzt werden können. Die zur Sterilisation erforderlichen Zeiten, die je nach benutztem Gerät und Sterilisiergut von den Herstellern erfragt werden müssen, belaufen sich in der Regel auf wenige Stunden. Da während des Sterilisierprozesses Äthylenoxid von Kunststoff- und Gummiteilen absorbiert wird, ist eine Desorption zum Schutz vor Intoxikationsfolgen unumgänglich.

Als solche gelten Verätzungen an Haut und Schleimhaut bei direktem Kontakt mit unzureichend desorbierten Geräten (1). Je länger die zu erwartende Kontaktzeit ist, um so länger muß die vorhergehende Desorptionszeit sein. Blut, das mit Gegenständen in Kontakt kommt, die Äthylenoxid absorbiert haben, unterliegt der Hämolyse. Inhaliertes Äthylenoxid führt zu einer Intoxikation, die der von inhaliertem Ammoniak ähnlich ist (1). Darüber hinaus wird Äthylenoxid als potentiell mutagen eingestuft, ist fraglich karzinogen (1, 57) und steht im Verdacht, bei Exposition von Frauen während der Frühschwangerschaft spontane Aborte zu begünstigen (25).

Die Desorptionszeiten, die ebenfalls von den Geräteherstellern erfragt werden müssen, liegen je nach benutzter Methode zur Desorption bei wenigen Stunden bis mehreren Tagen.

Schon wegen des beachtlichen Zeitaufwandes ist eine routinemäßige Gassterilisation von Fiberendoskopen im klinischen Endoskopiebereich nicht möglich, unabhängig von den beachtlichen Kosten. Dazu kommt, daß bei älteren Fiberendoskopmodellen, die sicherlich noch vereinzelt im Gebrauch sind, langfristig Materialschäden durch Äthylenoxid bzw. den beim Unterdruckverfahren zusätzlich benutzten Wasserdampf auftreten. Für die neueren Endoskoptypen trifft dies nicht mehr zu, vorausgesetzt man hält die vorgegebenen Grenzwerte bei der Gassterilisation sorgfältig ein.

Eine Gassterilisation wurde empfohlen (63)
- bei Kontamination des Endoskopes mit besonders infektiösem Material wie Salmonellen, Tuberkelbakterien, Hepatitis- und neuerdings HTLV III/LAV-Viren sowie Spirochäten,
- vor der Endoskopie von besonders gefährdeten Patienten mit reduzierter Infektabwehr, z. B. während zytostatischer und immunsuppressiver Behandlung,
- nach der Duodenoskopie oder ERCP bei eitriger Cholangitis, vor dem Einsatz von Endoskopen in die freie Bauchhöhle,
- bei täglich eingesetzten Geräten einmal wöchentlich, z. B. am Wochenende, als Kompromiß zwischen Maximalforderung und praktischer Möglichkeit.

Voraussetzung für eine wirksame Gassterilisation von Fiberendoskopen mit Äthylenoxid ist - wie bei allen Desinfektions- und Sterilisationsverfahren - eine vorherige subtile Reinigung und anschließende Trocknung der Instrumente, da eine Keimabtötung nur bei einem freien Oberflächenkontakt des Gases gewährleistet ist. Um die Bildung von Kristallen, in die Bakterien eingeschlossen werden können, beim Trocknen zu verhindern, muß vorher mit demineralisiertem/destilliertem Wasser gespült werden. Beim Einbringen in den Sterilisator sollte das Gut weder naß sein, noch sollte es vorher zu stark getrocknet sein. Eine der Gassterilisation vorhergehende Trocknung in einem Wärmeschrank wird nicht empfohlen (16).

Desinfektion

Die Reinigung und Desinfektion von Endoskopen, die für die proximale Intestinoskopie verwandt werden, sollte möglichst räumlich getrennt von der Reinigung und Desinfektion der für das distale Intestinum eingesetzten Geräte erfolgen. Ebenso sollten Koloskopie und Rektoskopie aus hygienischen Gründen in einem anderen Raum durchgeführt werden als Gastroskopie und ERCP. Röntgenschürzen, die im Koloskopieraum benutzt werden, sollten auch hier verbleiben und nicht gleichzeitig für die ERCP Verwendung finden.

Reinigungs- und Desinfektionstechnik

Obwohl die Zahl mitgeteilter Fälle von durch die Endoskopie ausgelösten/übertragenen Infektionen bei Patienten und beim im Endoskopiebereich tätigen Personal erstaunlich niedrig ist, vielleicht auch deshalb, weil manche Fälle nicht erkannt oder auch nicht publiziert wurden, besteht die Forderung nach einer **adäquaten Desinfektion der Endoskope vor Beginn und nach Abschluß des jeweiligen Untersuchungsprogrammes sowie auch zwischen den einzelnen Untersuchungen.** Bei der Reinigung und Desinfektion müssen alle Kanäle des Endoskopes gleichermaßen gründlich versorgt werden. Keineswegs darf der Luft-/Spülkanal von den hygienischen Maßnahmen ausgeschlossen werden.

Endoskopie

Tabelle 6. Standardisiertes Verfahren der Reinigung und Desinfektion von Fiberendoskopen

Reinigung und Vordesinfektion

Vorreinigung
- Nach der Untersuchung Einführungsteil des Fiberendoskopes mit Zellstoff von oben nach unten abreiben, um grobe Verschmutzungen zu beseitigen. Dabei 10 Sekunden Trompetenventil für Luftzufuhr, nachfolgend für Wasserspülung betätigen. 200 ml Reinigungslösung (Gigasept 3% + S&M labor 1%) durch Drücken des Saugventils absaugen.
- Endoskop abkuppeln und in ein separates Waschbecken einhängen.

Hauptreinigung mit Reinigungslösung
- Außenmaterial des Einführungsteiles gründlich waschen. Besitzt das Endoskop eine distale Kappe, so muß diese jetzt entfernt und ihr Ansatz abgebürstet werden. Bei starker Verschmutzung (Koloskop!) auch Frontseite des Einführungsteiles mit weicher Zahnbürste in Richtung von der Öffnung der Luft-/Wasserdüse wegführend reinigen.
- Kanalventil des Instrumentierkanals herausschrauben, reinigen und in Desinfektionslösung legen.
- Instrumentierkanal mit flexibler Bürste reinigen. Ventilgewinde des Instrumentierkanals mit Stieltupfer und Desinfektionslösung auswischen. Beide Trompetenventile herausschrauben, reinigen und in Desinfektionslösung legen. Zugehörige Ventilgewinde ebenfalls mit Stieltupfer und Desinfektionslösung auswischen.
- Zur Spülung beider Kanalsysteme (Instrumentier-/Absaugkanal und Luft-/Spülkanal werden in die drei Ventilöffnungen dicht schließende Adapter auf- bzw. eingeschraubt, die über Kunststoffschläuche mit einer 50 ml-Einmalspritze verbunden sind. Da der Innendurchmesser des Luft-/Spülkanals wesentlich geringer ist als der des Instrumentier-/Absaugkanals, sollte, um eine gleichmäßige Durchströmung beider Kanalsysteme zu ermöglichen, der Innendurchmesser der zum Instrumentier-/Absaugkanal führenden Schläuche wesentlich geringer sein als der zum Luft-/Spülkanalsystem. Über einen mittels Y-Stück seitenständig angeschlossenen Kunststoffschlauch kann die Einmalspritze an das Reservoir der jeweiligen Spülflüssigkeit angeschlossen werden. Die Schläuche sind durch Zweiwegehähne voneinander abtrennbar. Gespült wird mit insgesamt 500 ml Spülflüssigkeit, langsam und ohne wesentliche Druckanwendung. Die Spülflüssigkeit, die durch die Kanäle des Versorgungskabels fließt, wird durch drei zusammengekuppelte Schläuche (am Spülflaschenansatz, am Absaugschlauchansatz und am Luftleitrohr) in ein Auffanggefäß abgeleitet. Das gemeinsame Ende dieses abführenden Schlauchsystems ist ebenfalls über einen Zweiwegehahn verschließbar. Falls Albaranhebel vorhanden, diesen während des Spülens mehrfach betätigen, vorher ebenfalls mit weicher Bürste reinigen.

Endreinigung mit Leitungswasser
- Beide Kanalsysteme mittels Spritzpistole vom Einmalspritzenansatz aus mit reichlich Leitungswasser freispülen und mit Druckluft (max. 0,5 atü) „trocken"-blasen.

Desinfektion
- Gerät in durchsichtigem, mit Desinfektionslösung gefülltem Plastikstandrohr bis 5 cm unterhalb des Bedienungsknopfes einhängen.
- Kanäle in gleicher Weise wie für die Hauptreinigung beschrieben mit der Desinfektionslösung durchspülen. Nach Erreichen einer luftblasenfreien Auffüllung der Kanäle wird, um ein Absinken des Flüssigkeitsspiegels in den Instrumentengängen zu verhindern, zuerst das in die Desinfektionslösung eintauchende Schlauchende am Versorgungsstecker über den Zweiwegehahn geschlossen, danach auch das proximale Schlauchende.
- Dauer der Zwischendesinfektion mindestens 10 Minuten, der Eingangs- und Abschlußdesinfektion 30 Minuten.

Bereitstellung
- Einführungsteil dem Plastikrohr entnehmen und in ein Auffanggefäß stellen. Zweiwegehähne öffnen und Desinfektionslösung abfließen lassen. Außenmantel des Einführungsteiles gründlich mit keimfreiem, destilliertem Wasser abspülen. Kanäle wie für Reinigung und Desinfektion beschrieben mit 300 ml keimfreiem, destilliertem Wasser durchspülen und nachfolgend mit Druckluft (0,5 atü) „trocken"-blasen.
- Bedienungsknopf mit allen Flächen und Nischen sowie Versorgungsschlauch mit Versorgungsstecker mit 70%igem Äthylalkohol abwischen. Schlauchansätze lösen. Desinfiziertes Kanalventil und desinfizierte Trompetenventile wieder einschrauben.

Die Desinfektionstechnik muß gezielt auf die konstruktionsbedingten, infektionshygienischen „Toträume" in den Endoskopen, das sind das proximale Instrumentierkanalende, die Trompetenventile sowie die freien Kanäle im Versorgungskabel zusammen mit ihren endständigen Anschlüssen, ausgerichtet sein.

In vielen Kliniken sind aber die erforderlichen Hygienemaßnahmen unzureichend. So konnte Burkhardt bei Untersuchungen an 9 verschiedenen Kliniken Nordbayerns bei 45% der untersuchten Geräte Keime im Instrumentierkanal und bei 60% der Geräte im Absaugkanal nachweisen. Der Luft-/Spül-Kanal wies nur bei 25% der Geräte kein Wachstum auf. Lediglich 15% der Fiberskope waren in allen Innenbereichen frei von potentiell pathogenen Keimen. Hierbei handelt es sich in fast zwei Dritteln um *Pseudomonas aeruginosa* (50).

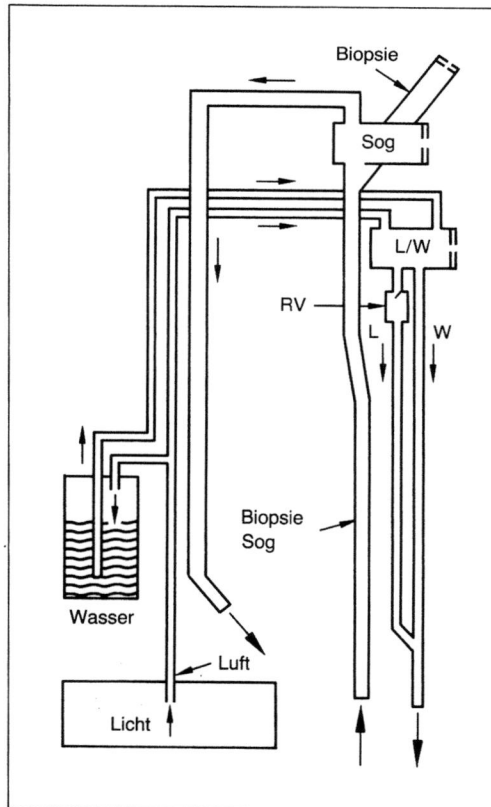

Abb. 1. Schematische Zeichnung eines Fiberendoskopes mit den herausgedrehten Ventilen. *W*, Wasserkanal; *L*, Luftkanal; *RV*, Rückschlagventil

Auch außerhalb der Bundesrepublik findet man eine ähnliche Situation. So ergab eine Umfrage bei 58 englischen Zentren, die jeweils mindestens 500 Endoskopien jährlich durchführten, daß 23% der Zentren ihre Endoskope nie wirksam desinfizierten. 13% der Zentren führten keine adäquate Desinfektion zu Beginn des jeweiligen Tagesprogrammes durch und 21% verzichteten auf eine Desinfektion der Geräte zwischen den einzelnen Endoskopien (2). Nur die Minderheit von 42% der befragten englischen Zentren desinfizierten die Endoskope mit effektiven Desinfektionsmitteln zu Beginn des Programms und zwischendurch nach jeder Benutzung.

Eine Umfrage bei 15 großen holländischen Krankenhäusern ergab, daß in neun Hospitälern Gastroskope nie desinfiziert wurden. In keinem Krankenhaus erfolgte die Desinfektion vor, während und nach Abschluß des Tagesprogrammes. Für die Geräte, die zur ERCP benutzt wurden, waren die Angaben ähnlich alarmierend (36). Nur in 11 von 48 befragten italienischen Endoskopiezentren wurden Koloskope nach jeder Untersuchung desinfiziert (33).

Bedeutsamer als Art, Konzentration und Einwirkdauer der Desinfektionslösung ist die Technik der manuellen mechanischen Reinigung und Desinfektion, die sich in vier Arbeitsschritte gliedert, die Vorreinigung, die Hauptreinigung in Kombination mit einer Vordesinfektion, die Hauptdesinfektion und die Bereitstellung der Fiberendoskope. Zum besseren Verständnis der nachfolgend dargestellten Arbeitsanleitung (Tabelle 6) findet sich in Abb. 1 eine Skizze des Kanalsystems eines flexiblen Endoskopes sowie in Abb. 2 eine schematische Zeichnung des Perfusionssystems, wie es in Gießen in Anlehnung an Meuwissen et al. (37) gehandhabt wird. Andere mikrobiologisch effektive Desinfektionstechniken wurden von Schenk et al. (51) sowie von Rösch (50) beschrieben.

Mechanische Reinigung

Fehler, die bei der mechanischen Reinigung gemacht werden, stellen das Desinfektionsziel in Frage, denn durch in und am Gerät verbliebene Gewebsreste (Blut, Sekrete u. a.) werden Mikroorganismen eingeschlossen und vor den Auswirkungen der Desinfektions- und Sterilisationsmaßnahmen geschützt. Die mechani-

Endoskopie

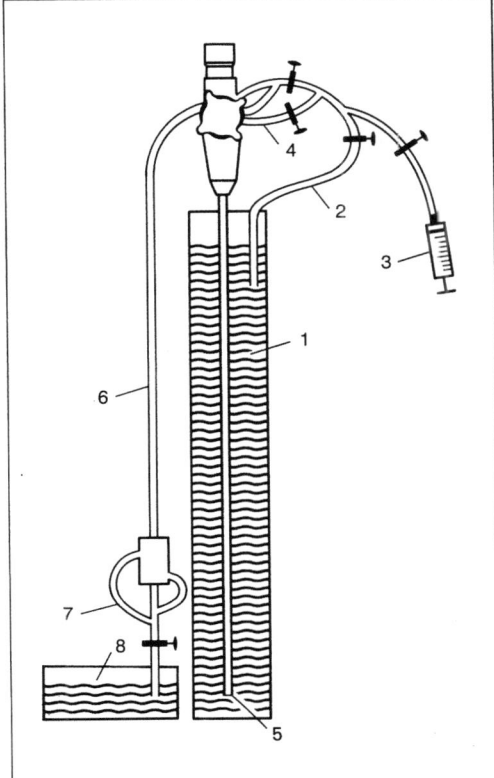

Abb. 2. Schematische Zeichnung des Perfusionssystems zur Reinigung und Spülung von Fiberendoskopen. Aus dem mit flüssigem Desinfektionsmittel gefüllten Kunststoffstandrohr *(1)* wird über einen Verbindungsschlauch *(2)* Desinfektionsmittellösung in eine 50-ml-Einmalspritze *(3)* aufgesaugt und dann über die Schlauchansätze am Instrumentier-, Absaug- und Luft-/Spülkanal *(4)* in alle drei Kanalsysteme luftblasenfrei hineingefüllt. Dabei tritt die Desinfektionsmittellösung sowohl am Distalende des Einführungsteiles *(5)* aus wie auch am Ende des Versorgungsschlauches *(6)* über die am Spülflaschenansatz (Spülkanal), Absaugschlauchansatz (Absaugkanal) und Luftleitrohr *(7)* (Luftkanal) angebrachten Schläuche, die zusammengekuppelt das Desinfektionsmittel in ein Auffanggefäß *(8)* ableiten

sche Reinigung und Desinfektion von Endoskop und Zubehör sollte unverzüglich im Anschluß an jede Untersuchung vorgenommen werden. Jede zeitliche Verzögerung bedeutet Wachstum von Mikroorganismen und damit die Notwendigkeit zu länger dauernden Desinfektionszeiten. Aus hygienischer Sicht wäre die Reihenfolge erst desinfizieren, dann reinigen angezeigt. Da Desinfektionsmittel aber Eiweißmaterial koagulieren können mit den Folgen Verstopfung von Kanälen und Abschirmung von Keimen ist der Kompromiß empfehlenswert, zu einem Reinigungsmittel ein kompatibles, niedrig konzentriertes Desinfektionsmittel zuzusetzen. Eine kompatible Kombination ist neben 3% Gigasept + 1% S&M labor auch 3% Kohrsolin iD + 1% Bodephen.

Desinfektion

Beim Abreiben des Bedienungsknopfes mit 70%igem Äthylalkohol, einer infektionshygienisch sicher völlig unzureichenden Maßnahme, darf, um ein das Gerät schädigendes Absickern von Flüssigkeit in den Abdichtungsfugen zu verhindern, nur ein feuchtes (nicht nasses) Tuch verwendet werden. Es empfiehlt sich zuvor die Schutzhandschuhe zu reinigen und abzutrocknen oder besser noch zu wechseln.

Endoskope der letzten Generation (OES-Fiberskope, Olympus) können in toto in die Reinigungs- und Desinfektionslösung gelegt werden, was eine erhebliche Besserung darstellen. Auch ist erstmals durch komplett mitgeliefertes Zubehör die Voraussetzung für eine optimale Reinigung und Desinfektion aller Knäle geschaffen. Einzelheiten können den Empfehlungen des Geräteherstellers entnommen werden.

Unzureichend gelöst ist aber immer noch die Trocknung des Kanalsystems am Ende des Desinfektionsvorganges, sei es durch Anwendung von Druckluft oder durch Saugen bzw. Betätigung des Trompetenventils für Luft und Verschluß des Spülflaschenansatzes nach Wiederanschluß des Endoskopes an die Lichtquelle. Minimale Reste von Wasser, die irgendwo in den Kanälen oder an den Ostien verbleiben, ermöglichen es winzigen Keimmengen, insbesondere Pseudomonas, während einer mehrstündigen oder mehrtägigen Lagerung der Geräte sich erheblich zu vermehren. Gelänge es bei der abschließenden besonders gründlichen Reinigung und Desinfektion der Endoskope am Ende eines jeden Tagesprogrammes eine sichere Trocknung des Geräteinneren zu erzielen, dann könnte man auf die zeitraubende, ansonsten unumgängliche neuerliche gründliche Desinfektion des Gerätes zu Beginn des Untersuchungsprogrammes am nächsten Morgen und insbesondere vor jeder ERCP bei Patienten mit vermuteten mechanischen Abflußbehinderungen im Bereich des pankreatikobiliären Systems verzichten. MEUWISSEN et al. (60) benutzen dazu eine Pumpe und einen Wärmer, über die 30–35 °C warme Luft mit 0.4 atü für mindestens 15–20 Minuten durch die Kanäle geblasen wird. Wir lassen für die abschließende Trocknung während 30 Minuten Sauerstoff aus der zentral gespeisten Leitung unter Verwendung eines vorgeschalteten Bakterienfilters durch das Gerät fließen.

Es empfiehlt sich, die Fiberdesinfektion in gewissen Abständen zu kontrollieren. Hierzu spült man die Kanäle einzeln mit je 5 ml physiologischer Kochsalzlösung aus und gibt die aufgefangenen Flüssigkeiten, zusammen mit einem Abstrich vom Biopsiekanaleingang, zur bakteriologischen Untersuchung.

Lagerung und Bereitstellung der Endoskope

Eine unbedingt zu verhindernde Rekontamination von sorgfältig gereinigten und desinfizierten Endoskopen ist auf verschiedenen Wegen möglich. Besonders leicht kann dies geschehen durch Verschleppung von am Bedienungsteil verbliebenen Keimen, es sei denn, das mit dieser Tätigkeit vertraute Personal handhabt die Geräte mit besonderem Geschick. Auch werden die Endoskope in der Regel in Schränken hängend oder manchmal sogar liegend aufbewahrt, die den hygienischen Anforderungen nicht genügen. Zu berücksichtigen ist ferner, daß beim Transport von Endoskopen im Instrumentenkoffer Rekontaminationen auftreten. Da die Schaumstoff-Füllung dieser Koffer nur sehr unzureichend gereinigt werden kann, sollte man grundsätzlich benutzte Geräte, die man z.B. nach einem Notfalleinsatz nur oberflächlich gereinigt hat, nicht im Instrumentenkoffer in die Endoskopieabteilung zurückbringen.

Es ist sinnvoll, die Technik der Reinigung und Desinfektion detailliert in einer am Arbeitsplatz angebrachten Anweisung festzulegen. Eine solche Arbeitsanweisung ersetzt jedoch nicht eine optimale Schulung, Verantwortungsbewußtsein und Motivation der für die praktische Durchführung der Desinfektionsmaßnahmen zuständigen Mitarbeiter.

Endoskop-Zubehör

Endoskop-Zubehör wie Bürsten, Zangen, Scheren, Katheter, Schläuche etc. wird ebenfalls sorgfältig gereinigt und nachfolgend entweder autoklaviert oder, falls dies aus Materialgründen unumgänglich ist, mit Äthylenoxyd gassterilisiert. In diese Maßnahme eingeschlossen ist die Spülflasche mit Schlauchansatz, die von Patient zu Patient gewechselt werden sollte, und ebenso die Absaugflasche mit Schlauchansatz. Letztere sind zumindest einmal täglich nach Gebrauch zu wechseln. Die Absaugflasche sollte chemisch desinfiziert werden. Eine nicht gewechselte Spülflasche kann sich über Nacht zu einer konzentrierten Bakterienkultur entwickeln. Zubehör muß also entsprechend der Inanspruchnahme der Endoskopieabteilung in ausreichend großer Zahl verfügbar sein.

Alternativ zur Reinigung von Hand kann – nicht für das Endoskop – für Zubehör, z.B. besonders gut zur Reinigung von Bürsten, ein Ultraschallbad benutzt werden.

Für Fiberendoskope geeignete flüssige Desinfektionsmittel

Glutaraldehyd

Eine 2%ige wäßrige Lösung von alkalisiertem (aktiviertem) Glutaraldehyd (Cidex) ist das weltweit am umfangreichsten für die Anwendung bei Fiberendoskopen getestete Desinfektionsmittel. Wie von einigen Autoren gezeigt werden konnte, reicht eine 2minütige Desinfektionsdauer aus, um das Endoskop zwischen zwei Untersuchungen ausreichend zu dekontaminieren (19, 44). Andere Untersucher empfehlen jedoch eine Einwirkdauer von 5 Minuten (20) oder von 10–30 Minuten (7, 62), letztere speziell unter dem Aspekt der Verhinderung einer Infektion mit Hepatitis B Virus oder mit Tuberkelbazillen (28, 31). O'Connor und Axon, besondere Kenner auf dem Gebiet der Desinfektion von Endoskopen, empfehlen neuerdings zum Ausschluß einer Hepatitis B Übertragung nur noch eine Desinfektionszeit von 10–15 Minuten bei Anwendung von 2%iger alkalisierter Glutaraldehydlösung ebenso wie bei Verwendung von 10%iger Bernsteinsäuredialdehydlösung (42). Eine 1%ige Glutaraldehydlösung bewirkt, gemessen über die reverse

Transcriptase, bei einer Einwirkzeit von einer Stunde eine Inaktivierung von HTLV III/LAV (14).

Ein weiteres Glutaraldehydpräparat, eine Mischung aus 7,0 g Glutaraldehyd, 8,2 g Formaldehyd und 17,6 g Polymethylharnstoffderivaten in 100 g Lösung (Kohrsolin iD) wird ebenfalls neuerdings für die Desinfektion von Fiberendoskopen empfohlen (50). Bei 10%igen Gebrauchslösungen werden Einwirkzeiten von 10 Minuten empfohlen. Die Geräteverträglichkeit ist gut.

MEUWISSEN et al. (37) verweisen darauf, daß stark verschmutzte Geräte – dazu gehören nach ihren Beobachtungen besonders Leihgeräte, dies deckt sich mit der eigenen Erfahrung, ganz besonders intensiv mechanisch gereinigt und nachfolgend 30 Minuten desinfiziert werden sollten.

Ein besonderer Nachteil von Glutaraldehyd, der seiner Anwendung manchmal entgegensteht, ist die hohe Rate ernsthafter Sensibilisierungserscheinungen bei längere Zeit exponierten Personen in Form von entzündlichen Hautveränderungen, Konjunktivitis und Schleimhautirritationen der Nase, z. B. als Sinusitis (2). Um solchen ernsthaften Schäden vorzubeugen, sollten beim Umgang mit Glutaraldehydlösung unbedingt Gummihandschuhe getragen werden. Auch sollten, um die Einatmung von Glutaraldehyddämpfen zu vermeiden, mit Glutaraldehydlösung gefüllte Gefäße möglichst dicht verschlossen sein. Die Lösungen müssen in 14tägigen Abständen erneuert werden. Sollte es infolge der Desinfektionstechnik unvermeidbar zu Verdünnungen der Lösung mit Wasser kommen, dann ist ein häufiger Wechsel angezeigt (6).

Bernsteinsäuredialdehyd

Bernsteinsäuredialdehyd ist ebenso wie Glutaraldehyd optimal verträglich für Fiberendoskope. Bei einer Einwirkzeit von 30 Minuten erwies sich eine 10%ige Lösung als gut wirkendes Desinfektionsmittel (4, 51, 62) oder nach neueren Angaben schon nach einer Einwirkzeit von 10–15 Minuten (42) mit voller HBV-Wirksamkeit. In der Bundesrepublik wird Bernsteinsäuredialdehyd (6,8 g/100 ml) zusammen mit Dimethyltetrahydrofuran (4,5 g/100 ml) und Formaldehyd (4,5 g/100 ml) als 10%ige Gebrauchslösung (Gigasept 10%) benutzt. Die angesetzte Gigaseptlösung ist 14 Tage mikrobizid wirksam. Bei starker Verschmutzung empfiehlt sich die vorzeitige Erneuerung der Lösung. Wie für alle Aldehydlösungen gilt auch für Gigasept die Annahme einer potentiellen Toxizität. Beim Umgang mit Gigasept sollten deshalb Schutzhandschuhe getragen werden.

Sonstige flüssige Desinfektionsmittel

Ungeeignet, da nicht ausreichend wirksame Desinfektionsmittel für Fiberendoskope sind quarternäre Ammoniumverbindungen, Chlorhexidin, Mischungen aus Chlorhexidin mit Cetrimid, Äthyl- und Isopropylalkohol, Hexachlorophen und Kresol. Polyvidon-Jod (Betaisadona) ist bei uns nicht für die Instrumentendesinfektion zugelassen. Obwohl es ein effektives Desinfektionsmittel ist, hat es den bedeutsamen Nachteil, schnell durch organische Verunreinigungen und hartes Wasser inaktiviert zu werden. Außerdem kann es zu Verfärbungen der zu desinfizierenden Gegenstände kommen.

Literatur

1. Anderson SR (1971) Ethylene oxide toxicity. J Lab Clin Med 77: 346–356
2. Axon ATR, Banks J, Cockel R, Deverill CEA (1981) Disinfection in upper-digestive-tract endoscopy in Britain. Lancet 1093–1094
3. Ayoola EA (1980) Type B Hepatitis infection risk in flexible fibreoptic endoscopy. E A Med J 57: 687–691
4. Babb JR, Bradley CR, Ayliffe GAJ (1980) Sporicidal activity of glutaraldehydes and hypochlorites and other factors influencing their selection for the treatment of medical equipment. J Hosp Infect 1: 63–75
5. Bergan T, Lystad A (1971) Antitubercular action of disinfectants. J Appl Bacteriol 34: 751–756
6. Bilbao MK, Dotter CT, Lee TG, Katon RM (1976) Complications of endoscopic retrograde cholangiopancreaticography (ERCP). Gastroenterology 70: 314–320
7. Bond WW, Favero MS, Mackel DC, Mallison GF (1979) Sterilization or disinfection of flexible fibreoptic endoscopes. AORN Journal 30: 350–352
8. Camara DS, Gruber M, Barde CJ, Montes M, Caruana JA, Chung RS (1983) Transient bacteriemia following endoscopic injection sclerotherapy of esophageal varices. Arch Intern Med 143: 1350–1352
9. Carr-Locke DL, Clayton P (1978) Disinfection of upper gastrointestinal fibreoptic endoscopy

equipment: an evaluation of a cetrimide chlorhexidine solution and glutaraldehyde. Gut 19: 916–922
10. Centers of Disease Control (1982) Acquired immune deficiency syndrome (AIDS): Precautions for clinical and laboratory staffs. MMWR 31: 577–580
11. Cohen LB, Korsten MA, Scherl EJ, Velez ME, Fisse RD, Arons EJ (1983) Bacteriemia after endoscopic injection sclerosis. Gastrointest Endosc 29: 198–200
12. Colin-Jones DG, Cockel R, Schiller KFR (1978) Current endoscopic practice in the United Kingdom. Clin Gastroenterol 7: 775–786
13. Committee on Prevention of Rheumatic Fever and Bacterial Endocarditis of the American Heart Association (1977) Prevention of bacterial Endocarditis. Circulation 56: 139A–143A
14. Conte JE, Hadley WK, Sande M and the University of California, San Francisco Task Force on the Acquired Immunodeficiency Syndrome (1983) Infection-control guidelines for patients with the acquired immunodeficiency syndrome (AIDS). New Engl J Med 309: 740–744
15. Deinhardt F, Eggers HJ, Habermehl KO, Koch MA, Kurth R (1985) Die Bestimmung von Antikörpern gegen HTLV III/LAV. Dtsch Ärzteblatt 82: 2424–2426
16. Durchführung der Sterilisation (1979) Bundesgesetzblatt 22: 10: 193
17. Dutta SK, Cox M, Williams RB, Eisenstat TE, Standiford HC (1983) Prospektive evaluation of the risk of bacteriemia and the role of antibiotics in ERCP. J Clin Gastroenterol 5: 325–329
18. Elson CO, Hattori K, Blackstone MO (1975) Polymicrobial sepsis following endoscopic retrograde cholangiopancreatography. Gastroenterology 69: 507–510
19. Feorino PM, Jaffe HW, Palmer E, Peterman TA, Francis DP, Kalyanaraman VS, Weinstein RA, Stoneburner RL, Alexander WJ, Raevsky C, Getchell JP, Warfield D, Haverkos HW, Kilbourne BW, Nicholson JKA, Curran JW (1985) Transfusion-associated acquired immunodeficiency syndrome: Evidence for persistent infection in blood donors. New Engl J Med 312: 1293–1296
20. Gerding DN, Peterson LR, Vennes JA (1982) Cleaning and disinfection of fibreoptic endoscopes: evaluation of glutaraldehyde exposure time and forced-air drying. Gastroenterology 83: 613–618
21. Greene WH, Moody M, Hartley R, Effman E, Aisner J, Young VM, Wiernik RH (1974) Endoscopy as a source of Pseudomonas aeruginosa sepsis in patients with acute leukemia; the need for sterilization of endoscopes. Gastroenterology 5: 912–919
22. Hawkey PM, Davies AJ, Viant AC, Lush CJ, Mortensen NJ (1981) Contamination of endoscopes by Salmonella species. J Hosp Infect 2: 373–376
23. Helms EB, Bauernfeind A, Frech K, Hagenmüller F (1984) Pseudomonas-Septikämie nach endoskopischen Eingriffen am Gallengangssystem. Dtsch med Wschr 109: 697–701
24. Helms EB, Stille W (1982) Bakteriologische Befunde bei Gallenwegserkrankungen. In: Demling L, Riemann JF (Hrsg) Endoskopische Prothetik. Heumann L & Co Nürnberg
25. Hemminki K, Mutanen P, Saloniemi I, Niemi ML, Vainio H (1982) Spontaneous abortions in hospital staff engaged in sterilizing instruments with chemical agents. Br Med J 285: 1461–1463
26. Hirsch MS, Wormser GP, Schooley RT, Ho DD, Felsenstein D, Hopkins CC, Joline C, Duncanson F, Sarnagadharan MG, Saxinger C, Gallo RT (1985) Risk of nosocomial infection with human T-cell lymphotropic virus III (HTLV III). N Engl J Med 312: 1–4
27. Hoofnagle JH, Blake J, Buskell-Bales Z, Seeff LB (1980) Lack of transmission of type B hepatitis by fiberoptic upper endoscopy. J Clin Gastroenterol 2: 65–69
28. Jendrzejewski JW, Katon RM, Jones SR (1980) Antibiotics and ERCP. Gastroenterology 79: 606
29. Jepsen OB (1980) Bacterial contamination of fibreoptic endoscopes. J Hosp Infect 1: 271
30. Landesman SH, Ginzburg HM, Weiss SH (1985) Special Report: The AIDS Epidemic. New Engl J Med 312: 521–525
31. Leers WD (1980) Disinfecting endoscopes: how not to transmit Mycobacterium tuberculosis by bronchoscopy. Can Med Assoc J 123: 275–283
32. Low DE, Micflikier AB, Kennedy JK, Stiver HG (1980) Infectious complications of endoscopic retrograde cholangiopancreatography. Arch Intern Med 140: 1076–1077
33. Maiolo P, Vandelli A, Dal Pane M, Fontana G (1981) Inchiesta sulla disinfezione della strumentario endoscopico in fibrocolonscopia flessibile. Giornale Italiano di Endoscopia Digestiva 4: 281–286
34. Mandelstam P, Sugawa C, Silvis SE, Nebel OT, Rogers BHG (1976) Complications associated with oesophago-gastroduodenoscopy and with oesophageal dilation. Gastrointest Endosc 23: 16–19
35. McMahon LF, Gorelick FS (1983) ERCP and bacteremia. J Clin Gastroenterol 5: 358–359
36. Meuwissen SGM, MacLaren DM (1983) Disinfection of gastrointestinal fibre endoscopes. Neth J Med 26: 23–28
37. Meuwissen SGM, MacLaren DM, Rijsberman W, Boshuizen K (1983) A simple method for cleaning flexible fibreoptic endoscopes by „all-channel perfusion". J Hosp Infect 4: 81–86
38. Miner NA, McDowell JW, Willcockson GW, Bruckner NI, Stark RL, Whitmore EJ (1977) Anti-

microbial and other properties of a new stabilized alkaline glutaraldehyde disinfectant/sterilizer. Am J Hosp Pharm 34: 376–382
39. Needlestick transmission of HTLV-III from a patient infected in Africa (1984) Lancet 1376–1377
40. Noy MF, Harrison L, Holmes GKT, Cockel R (1980) The significance of bacterial contamination of fibreoptic endoscopes. J Hosp Infect 1: 53–61
41. O'Connor HJ, Axon ATR (1983) Gastrointestinal endoscopy: infection and disinfection. Gut 24: 1067–1077
42. O'Connor HJ, Axon ATR (1984) Disinfecting endoscopes used on hepatitis B carriers. Lancet 631
43. O'Connor BH, Bennett JR, Alexander JG, Sutton DR, Leighton I, Mawer SL, Dunlop JM (1982) Salmonellosis infection transmitted by fibreoptic endoscopes. Lancet 864–866
44. O'Connor HJ, Rothwell J, Maxwell S, Lincoln C, Axon ATR (1982) A new disinfecting apparatus for gastrointestinal fibre-endoscopes. Gut 23: 706–709
45. Parker HW, Geenen JE, Bjork JT, Steward ET (1979) A prospective analysis of fever and bacteriemia following ERCP. Gastroint Endosc 25: 102–103
46. Plumeri PA (1984) The refusal to treat: abandonment and AIDS. J Clin Gastroenterol 6: 281–284
47. Prospective evaluation of health-care workers exposed via parenteral or mucous-membrane routes to blood and body fluids of patients with acquired immunodeficiency syndrome (1984) MMWR 33: 181–182
48. Quinn TC (1985) Perspectives on the future of AIDS (editorial) JAMA 253: 247–248
49. Riemann JF, Schroll P (1984) Pseudomonas-Septikämie nach endoskopischen Eingriffen am Gallengangsystem. Dtsch med Wschr 109: 1047
50. Rösch W (1980) Hygienemaßnahmen in der Endoskopie unter besonderer Berücksichtigung der Instrumentenhygiene. In: Burkhardt F, Steuer W (Hrsg) Infektionsprophylaxe im Krankenhaus. Thieme, Stuttgart New York
51. Schenk J, Scholl HP (1980) Methoden der Desinfektion und Sterilisation von Fiberendoskopen. Klinikarzt 9: 360–374
52. Schmied P, Borner H, Kersch D, Riemann JF (1982) Möglichkeiten einer Therapie von Gallenwegsinfektionen. In: Demling L, Riemann JF (Hrsg) Endoskopische Prothetik, Heumann L & Co, Nürnberg
53. Schoutens-Serruys E, Rost F, Depre G, Cremer M, Loriers M (1981) The significance of bacterial contamination of fibreoptic endoscopes. J Hosp Infect 2: 392–394
54. Shimada K, Noro T, Inamatsu T, Urayama K, Adachi K (1981) Bacteriology of acute obstructive suppurative cholangitis of the aged. J Clin Microbiol 14: 522–526
55. Shorvon PJ, Eykyn SJ, Cotton PB (1983) Gastrointestinal instrumentation, bacteriaemia, and endocarditis. Gut 24: 1078–1093
56. Silvis SE, Nebel O, Rogers G, Sugawa C, Mandelstam P (1976) Endoscopic complications: Results of the 1974 American Society for Gastrointestinal Endoscopy Survey. JAMA 235: 928–930
57. Spaulding EH (1978) Fibreoptic endoscopes: disinfection and sterilization: Microbiological aspects of the dilemma. Hosp Infect Control 5: 35–39
58. Spire B, Barre-Sinoussi F, Montagnier L, Chermann JC (1984) Inactivation of lymphadenopathy associated virus by chemical disinfectants. Lancet 899–901
59. Stellungnahme der Deutschen Vereinigung zur Bekämpfung der Viruskrankheiten und der Sektion Virologie der Deutschen Gesellschaft für Hygiene und Mikrobiologie (1985) Erworbenes Immundefekt-Syndrom: derzeitiger Stand. Dtsch med Wschr 110: 274–276
60. Suzuki Y, Kobayashi A, Ohto M, Tsuchiya Y, Saisho H, Kimura K, Ono T, Okuda K (1984) Bacteriological study of transhepatically aspirated bile: Relation to cholangiographic findings in 295 patients. Dig Dis Sci 29: 109–115
61. Thurnherr N, Bruhlmann WF, Kreys GI, Bianchi L, Faust H, Blum AL (1976) Fulminant cholangitis and septicemia after endoscopic retrograde cholangiopancreatography in two patients with obstructive jaundice. Dig Dis Sci 21: 477–481
62. Tolon M, Thofern E, Miederer SE (1976) Disinfection procedures of fibrescopes in endoscopy department. Endoscopy 8: 24–29
63. Ujeyl AK, Wurbs D, Adam W, Classen M (1978) Gas sterilization of fiber endoscopes. Endoscopy 10: 71–74
64. Vennes JA, Jacobson JR, Silvis SE (1974) Endoscopic cholangiography for biliary system diagnosis. Ann Intern Med 80: 61–64
65. Villa E, Pasquinelli C, Ferrari A, Perini M, Ferretti I, Gandolfo M, Rubbiani L, Antonioli A, Barchi T, Manenti F (1984) Gastrointestinal endoscopy and HBV infection: no evidence for a causal relationship. A prospective controlled study. Gastrointest Endosc 30: 15–17
66. Weiss SH, Goedert JJ, Sarngadharan MG, Bodner AJ, the AIDS Seroepidemiology Collaborative Working Group, Gallo RC, Blattner WA (1985) Screening test for HTL-III (AIDS agent) antibodies. JAMA 253: 221–225
67. Working Party of the British Society for Antimicrobial Chemotherapy (1982) The antibiotic prophylaxis of infective endocarditis. Lancet 1323–1326
68. Zimmon DS, Falkenstein DB, Riccobono C, Aaron B (1975) Complications of endoscopic retrograde cholangiopancreatography. Gastroenterology 69: 303–309

Harnwegskatheterismus

W.-Chr. Püschel

Etwa 5% (5,8) aller Patienten erleiden eine Krankenhausinfektion. Nimmt man nur die Menschen, die in Risikobereichen versorgt werden (Intensivpflege), so findet man eine dreifach höhere Infektionsrate (7) verglichen mit dem Gesamtdurchschnitt.

Für die meisten dieser Patienten bedeutet das lediglich eine Verlängerung der Liegedauer: Man schätzt, daß 10% aller Pflegetage für die Versorgung im Krankenhaus infizierter Patienten aufgewendet werden müssen (9). Für etwa 8% ist eine Krankenhausinfektion die unmittelbare Todesursache (16). Bei weiteren 6% gehört sie zu den Begleitumständen, die zum Tod geführt haben (7).

Harnwegsinfekte gehören mit 30-50% (18, 5, 21, 19) zu den häufigsten nosokomialen Infektionen [neben Wundinfektionen (12-15%) (7, 20, 21) und Infektionen der Atemwege (20-43%) (18, 20)].

Bei etwa 75% der Patienten mit nosokomialen Harnwegsinfektionen wurden vor Auftreten der Infektion Manipulationen am Urogenitalsystem (vorwiegend Katheterismus) durchgeführt (2, 11). Der Schwerpunkt liegt also auf den exogenen, von außen an den Patienten herangetragenen Infektionen, wobei es sich dabei oft um die „endogenen" Keime, der eigenen Flora handelt (7) (Tabelle 1).

Hier müssen unsere Bemühungen ansetzen. Zwar lassen sich derartige Infektionen nicht absolut verhindern, kennt man aber die Ursachen und richtet sich darauf ein, dann läßt sich ein großer Teil vermeiden. Ein Drittel bis die Hälfte wird als realisierbar angesehen.

Tabelle 1. Keimspektrum bei Harnwegsinfektionen auf 4 Intensivstationen (20)

E. coli -	25%
Enterokokken -	24%
Sproßpilze -	13%
Klebsiellen -	11%
Pseudomonaden -	9%
Sonstige -	17%

Wie entstehen Harnwegsinfektionen?

Zum einen bietet die Technik des Katheterisierens eine Reihe von Fehlermöglichkeiten.

> Die Tatsache, daß aseptisches Hantieren ein gewisses Maß an Übung erfordert, steht im Widerspruch zu der oft geübten Praxis, Hilfskräfte mit diesem Eingriff zu betrauen.

Nach Untersuchungen von GARIBALDI (12) waren Harnwegsinfekte bei Frauen doppelt so häufig, wenn sie von Hilfsschwestern statt von besser geschultem Personal durchgeführt wurden.

Disziplin und fortlaufende sorgfältige Ausbildung der Leute, die derartige Manipulationen durchführen, nehmen eine hervorragende Rolle ein.

Man muß gewissermaßen lernen, Keime zu sehen. Dann ist es leicht, hygienisch richtiges Verhalten zu praktizieren.

> **Hygienische Regeln** beim Legen von Blasenkathetern:
> Händedesinfektion!
> Blasenkatheter müssen unter aseptischen Kauteln gelegt werden. Sterile Materialien (Handschuhe, Tücher, Tupfer, Pinzette, Gleitmittel) und ein wirksames Schleimhautdesinfektionsmittel (PVP-Jod, bei Unverträglichkeit: Na-Hypochlorit) sind obligatorisch. Sinnvoll sind komplette Kathetersets.
> Es dürfen nur noch *sterile geschlossene Urindrainagesysteme* verwendet werden. Die Verbindung Katheter / Drainagesystem sollte nie gelöst werden.

Muß ein akut verstopfter Katheter durchgespült werden, so hat die erforderliche Lösung der Verbindungsstelle unter strengen aseptischen Kautelen zu erfolgen.

Beim *transurethralen Dauerkatheterismus* gibt es dann einige besondere Schwachpunkte der Asepsis (2) (Abb. 1):

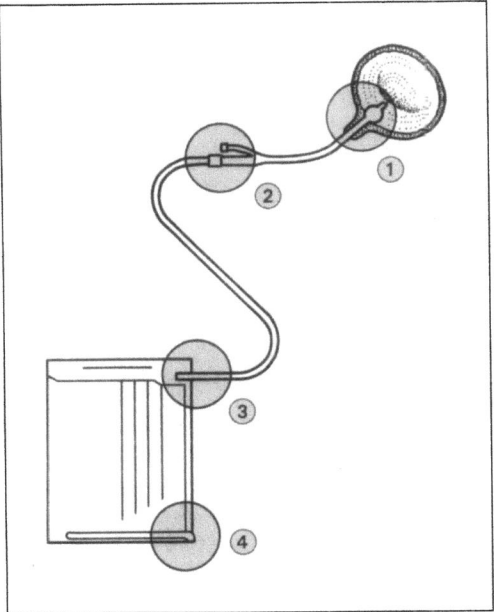

Abb. 1. Infektrisiken beim Dauerkatheter (aus Brühl: „Praxis der klinischen Hygiene" 1977 [2])

1. Zwischen Harnröhrenschleimhaut und Katheter entsteht als Reaktion auf das Kathetertrauma ein Sekretspalt, der als mukopurulente Keimstraße fungiert.
2. Die Verbindungsstelle zwischen Katheter und Urindrainagebeutel, die beim Lösen einen Eintritt von Keimen ins Katheterlumen ermöglicht.
3. Die Verbindungsstelle zwischen Schlauch und Beutel, die bei Bewegungen des Drainagesystems eine Benetzung der oberen Ableitungswege mit dem kontaminierten Inhalt des Auffangbeutels verursacht.
4. Die Kontamination der Harnablaßvorrichtung (und damit des Beutelinhalts) beim Entleeren (praktisch nicht zu vermeiden).

Vor allem stellt jede Unterbrechung der Kontinuität eine potentielle Quelle für eine Keiminvasion dar – ein Problem, das zur Entwicklung von geschlossenen harnableitenden Systemen führte.

Das geschlossene harnableitende System

Grundsätzlich kann man drei verschiedene harnableitende Systeme unterscheiden:

1. *Offene Systeme:*
   Katheter oder Drainagen werden in ein offenes Gefäß abgeleitet.
2. *Halboffene Systeme:*
   Die Ableitung erfolgt in sterile Einmalbeutel. Zum Auswechseln oder Entleeren muß die Kontinuität der Drainage unterbrochen werden.
3. *Geschlossene Systeme:*
   Die Drainage hat – durch eine Tropfkammer und ein Refluxventil unterbrochen – keinen direkten Kontakt mit der Flüssigkeit im Sammelgefäß. Bei Entleerung wird das Drainagesystem nicht geöffnet. Die Kontaminationsgefahr wird hierbei signifikant verringert (1, 11, 15, 17, 23).

Bei einem Vergleich zwischen offenen und geschlossenen Systemen hatte das geschlossene System eindeutig bessere Ergebnisse (15):

offenes System
     nach 24 h   50% (Infektionsrate)
     nach 36 h   100%
geschlossenes System
     nach 5 Tagen   24%
     nach 10 Tagen   47%

Bei diesen Versuchen handelt es sich um Laborversuche an künstlichen immobilen Blasenmodellen. Derartige Zahlen dürfen nicht als Asolutwerte für die Praxis genommen werden. Der relative Unterschied zwischen beiden Systemen ist immerhin beeindruckend.

Hygienische Regeln beim Umgang mit (transurethralen) Blasenkathetern
Mindestens zweimal täglich müssen der Harnröheneingang und der Katheter an dieser Stelle mit einer antiseptischen Seife gereinigt werden. (PVP-Jod-Seife), um Verkrustungen zu vermeiden.
Urin für Untersuchungen muß – nach Desinfektion der hierfür vorgesehenen Punktionsstelle – mit einer sterilen Spritze und Kanüle entnommen werden.
Der Auffangbehälter sollte immer unter dem Blasenniveau liegen. Diese Forderungen sind in der Praxis (Umbetten, mobilisierte Patienten) nur schwer durchzuführen. Dennoch muß man bedenken, daß es dadurch zum Rückfluß des kontaminierten Beutelurins kommen kann. (vgl. „Technische Anforderungen").

> Keine routinemäßigen Blasenspülungen

Mit der Einführung geschlossener Urinableitungssysteme wurde auch die in ihrer Wirksamkeit fragwürdige routinemäßige lokalantibiotische Blasenspülung (8) entbehrlich.

> Lokalantibiotika sind wegen zu geringer Kontaktzeit in ihrer Wirksamkeit fragwürdig.

Außerdem werden oft nicht die vorhandenen Erreger erfaßt.

In einer Untersuchung über CYSTOMYACINE und URO-NEBACETIN wird festgestellt, daß die zweithäufigsten Erreger nosokomialer Infektionen der Harnwege, Enterokokken, gegenüber den darin enthaltenen Sulfonamiden und Neomycin nahezu 100%ig resistent sind (8).

Die ohnehin ungünstige Resistenzsituation von Keimen auf der Intensivstation wird also durch die Tatsache, daß weite Teile des Erregerspektrums nur unvollständig erfaßt werden, weiterhin verschlechtert. In der Regel kommt es sogar zu höheren Infektionsraten, weil durch die Spülmanipulation, die ja mit einem Lösen des geschlossenen Systems einhergeht, leicht Keime eingeschleppt werden.

Oft hat eine entsprechende orale oder parenterale Flüssigkeitszufuhr einen guten Diurese-Spüleffekt. Ist eine Blasenspülung unumgänglich, so muß dies unter absolut aseptischen Kautelen geschehen. Es werden Systeme angeboten, die einen zusätzlichen Anschluß für Infusionen haben und so eine Spülung im geschlossenen System ermöglichen. Die Spülung erfolgt mit steriler Neutralflüssigkeit (physiologische Kochsalzlösung) im geschlossenen System oder am geöffneten System mit einem PVP-Jod- (oder Na-Hypochlorit)-haltigen Schleimhautdesinfektionsmittel (1).

Trotz solcher beachtlicher Verbesserung der Urindrainage beinhaltet der transurethrale Katheterismus noch immer ein großes Infektionsrisiko für die Patienten. Akute Harnwegsinfekte (mit Komplikationen und Spätfolgen wie Nephritis, Sepsis und Strikturbildung der Harnröhre) durch Keime, die entlang des mukopurulenten Sekretspaltes zwischen Harnröhrenschleimhaut und Katheter aszendieren, sind praktisch nicht zu vermeiden (22).

STÖHRER schreibt: „Der Vorzug, einen transurethralen Verweilkatheter durch fast jeden Mitarbeiter eines Intensivteams zu jeder Zeit mit wenig Aufwand legen zu können, hat offensichtlich in weiten Kreisen zu einer hartnäckigen Verdrängung der zwar bekannten, aber nicht selbst erlebten Spätkomplikationen geführt ... . Die Nachteile des transurethralen Verweilkatheters sind so gravierend, daß er nur die allerletzte Möglichkeit der Harnableitung sein darf".

Die wichtigsten Nachteile seien hier noch einmal zusammengestellt:

> 1. Akuter Harnwegsinfekt durch aufsteigende Keime entlang des mukopurulenten Sekretspaltes. Praktisch nicht zu vermeiden.
> 2. Chronischer Harnwegsinfekt mit Beteiligung von Prostata und Nebenhoden. Aufsteigende Infektion (Nephritis)
> 3. Steinbildung
> 4. Entzündliche Veränderungen der männlichen Harnröhre, die zu sekundärer narbiger Einengung (Harnröhrenstriktur) führen können und häufig jahrelange medizinische Betreuung erfordern.

Alternativen zum transurethralen Dauerkatheterismus

Eine Alternative ist der *intermittierende Katheterismus*, der von GUTTMANN (13) zur Therapie von Rückenmarksverletzten eingeführt wurde. Dabei wird mehrmals täglich die Blase unter aseptischen Bedingungen schonend mit dem Einmalkatheter entleert. Konsequent angewendet und technisch einwandfrei durchgeführt, bietet er eine sichere Möglichkeit der künstlichen Harnableitung. Personal- und Zeitaufwand stehen allerdings in keinem Verhältnis zu den technischen Möglichkeiten, die einer durchschnittlich besetzten Intensivstation heute gegeben sind. Es wird daher in der Regel nur bei der Behandlung von Querschnittsgelähmten in speziellen Zentren angewendet, weil hier die Personalsituation von vornherein diesen Verhältnissen angepaßt wurde. Die Erfahrungen zeigen, daß sich bei sorgfältiger Ausführung Harnwegsinfekte vermeiden lassen.

Die andere Alternative ist die *suprapubische Harnableitung*. Nachteile treten allenfalls durch Verstopfungen der kleinlumigen Katheter und durch Punktionshämaturien auf. Vorteile ergeben sich durch die niedrigen Infektraten und das Fehlen der Urethritis (3, 23). Natürlich werden dadurch auch die Spätfolgen reduziert. Die Überprüfung der Spontanmiktion und des Restharns kann beliebig oft durchgeführt werden.

Echte Komplikationen (Fehlpunktionen) sind durch Beachtung der Kontraindikationen auszuschließen (22). Danach unterbleibt eine Punktion bei ungenügender Füllung und unnormaler Lage der Blase (Gravidität, Unterbauchtumoren, Verwachsungen), bei Gerinnungsstörungen und bei schweren Hautveränderungen (Infekt, Ekzem, Varikosis).

Zeit- und Kostenaufwand dieser Art der Harnableitung sind vertretbar, die Vorteile durch wesentlich verringerte Infektionsgefahr deutlich. Da der Schlauch nicht durch einen schleimhautausgekleideten, natürlichen Weg läuft, sondern durch Bauchmuskulatur, Faszie und Blasenmuskel gestoßen wird, ist das Risiko der Keimaszension wesentlich geringer.

> Suprapubische Blasenpunktionen dürfen nur vom Arzt durchgeführt werden.

> Strenge Indikationsstellung für Blasenkatheter!

Bei zahlreichen Patienten ist eine vorübergehende oder dauernde Harnableitung erforderlich. Das größte Kontingent stellen die Patienten der Intensivstationen dar. Hier wird meist aus Bilanzierungsgründen eine künstliche Harnableitung gelegt. Auch Patienten, die eine spontane Blasenentleerung haben und voll ansprechbar sind, werden oft dieser Maßnahme unterworfen mit der Begründung der besseren Bilanzierbarkeit und dem geringeren Arbeitsaufwand für das Personal. Grundsätzlich aber birgt der Einsatz körperfremden Materials ein erhöhtes Infektionsrisiko (6, 14).

Eine strenge Indikationsstellung und die sorgfältige Wahl der Ableitungsmethode müssen deshalb an die Stelle des Bequemlichkeitskatheterismus treten!

Technische Anforderungen an geschlossene Ableitungssysteme:
steril und einzeln verpackt, stabile Konstruktion, sichere Befestigungsmöglichkeiten.
Länge des Drainageschlauches ca. 1 m bei ausreichender Knickfestigkeit und Transparenz des Gesamtsystems.

Cave: Bei zu steifem Schlauchmaterial kann es bei Bewegungen zu starker Irritation der Harnröhrenschleimhaut kommen.

Urinprobeentnahmestellen für mikrobiologische Untersuchungszwecke

Der *Verschluß* zum Ablassen des Urins muß am tiefsten Punkt des Beutels angebracht sein. Er sollte dicht schließen; der Urin muß sich ohne Kontaminationsgefahr entleeren lassen.

Tropfkammer:
Da die Ablaßhähne (gleich welcher Konstruktion) als Keimeintrittspforten zu werten sind, erfordern Harndrainagesysteme einen **Pasteurschen Weg**, der eine Keimaszension aus dem möglicherweise kontaminierten Beutelurin verhindert. Tropfkammer, die ihrer Konstruktion nach bei schnellem Urineinstrom voll laufen, stellen damit eine durchgehende Keimstraße zum Patienten her.

Desweiteren sollte ein solches System ein *Antirefluxventil* besitzen (Abb. 2). Es gibt Flat-

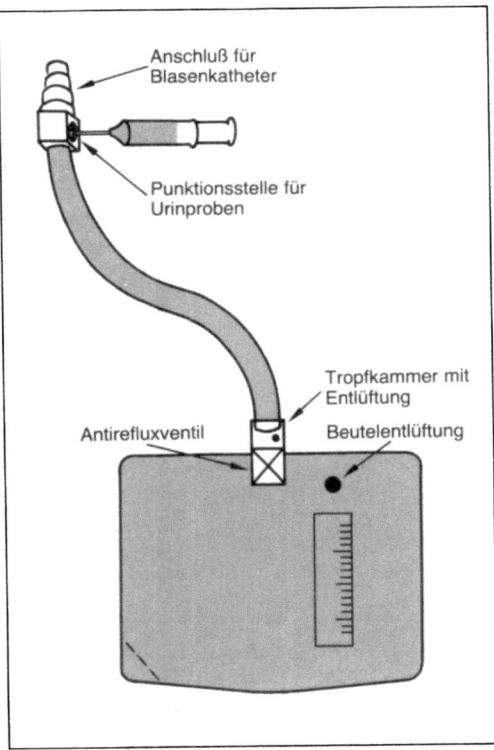

Abb. 2. Schematischer Aufbau eines geschlossenen harnableitenden Systems

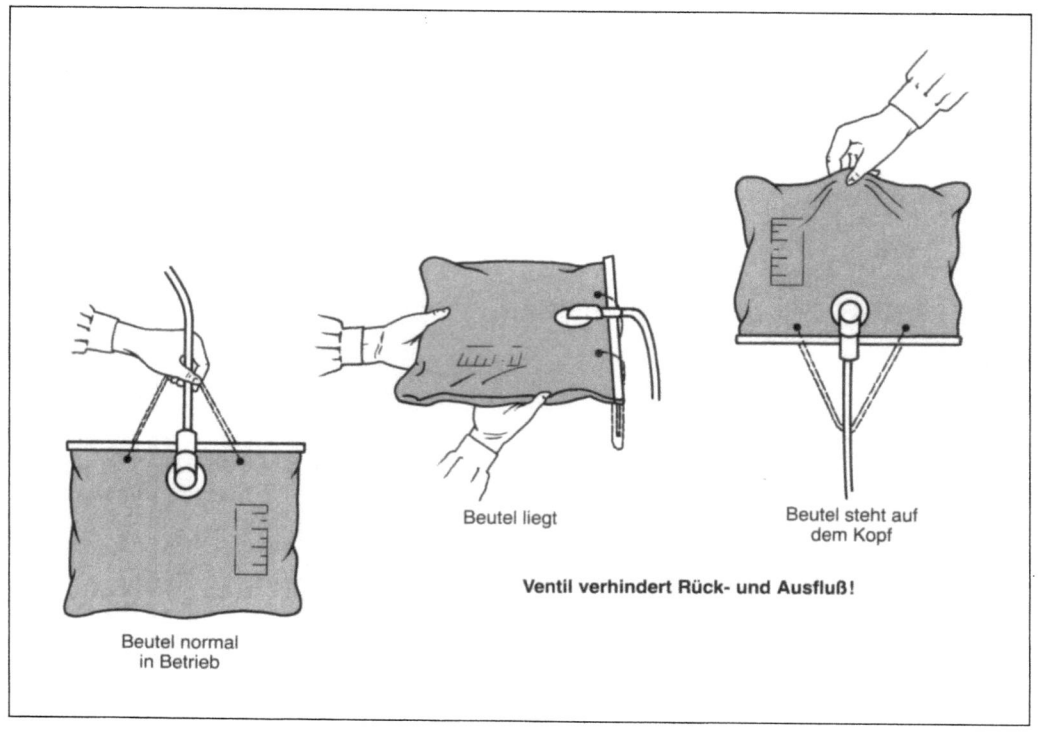

Abb. 3. Funktion eines Rückflußventils (aus: BRÜHL 1980 [4])

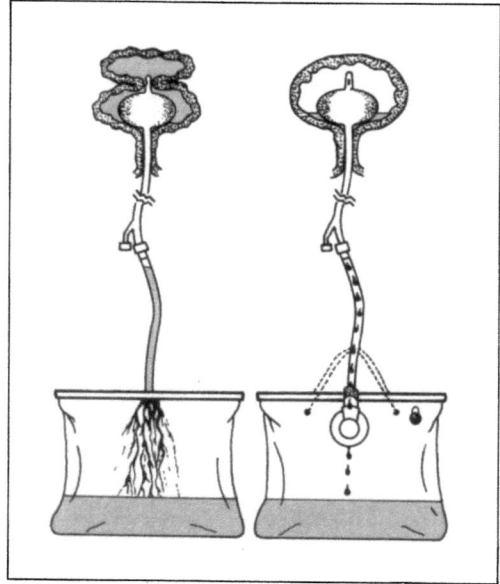

Abb. 4. *Links* Nichtbelüftetes Harndrainagesystem; Verschluß der Katheteraugen und stehende Urinsäule durch Sogeffekt bei negativem Druck. *Rechts* Harnabfluß im belüfteten Harndrainagesystem; der Druckausgleich erfolgt durch Belüftung der Tropfkammer und durch die im Einzelfall zusätzlich erforderliche Beutelbelüftung. Aus EXNER et al. (11)

ter- und Membranventile, die beide Vor- und Nachteile haben. Eine optimale Konstruktion ist noch nicht gefunden. Ziel ist es, die Tropfkammer trocken zu halten. Grundsätzlich sollte vermieden werden, daß der Urinbeutel über das Harnblasenniveau angehoben wird (Umbetten!), denn selbst Ventilundichtigkeiten mit ganz geringen Refluxmengen würden eine Keimaszension ermöglichen (Abb. 3).

Besondere Probleme bereiten *Drainagesysteme mit Urimeter*. Hier gibt es bisher meines Wissens auf dem Markt keine Konstruktion, bei der ein Ventil den Reflux verhindern würde. Alle Manipulationen, bei denen derartige Systeme nicht völlig senkrecht hängen bleiben, ermöglichen einen Urinreflux von der Sammelkammer in den zuführenden Schlauch. Bei einigen dieser geschlossenen Systeme mit Urimeter ist außerdem der Abstand zwischen Einlauf und maximalem Füllungsstand (Überlauf) derartig knapp, daß es schon bei geringen Bewegungen am System zur Benetzung (und damit Kontamination) des Einlaufstutzens kommt.

Gerade auf diesen Punkt ist es zurückzuführen, daß Systeme ohne Urimeter solchen mit Urimeter hinsichtlich der Dauer der Sterilität überlegen sind (11 a).

Eine fehlende *Tropfkammerbelüftung* oberhalb des Refluxventils kann durch ablaufenden Urin zu einem Sogeffekt führen: Die Harnblasenschleimhaut legt sich an die Katheteraugen, wodurch eine Abflußbehinderung mit stehender Urinsäule verursacht wird. Das begünstigt eine Keimaszension. Außerdem kann es zur Flutung der Tropfkammer kommen.

Auch der Beutel sollte belüftet sein. Unter den Voraussetzungen eines völlig dicht schließenden Refluxventils sammelt sich die Luft, die beim Ablassen in den Beutel aufsteigt, nach mehrmaligem Ablassen zu einem Luftkissen. Der Überdruck im Beutel verhindert ein weiteres Nachfließen des Urins mit der Gefahr der Tropfkammerflutung. (Abb. 4).

Literatur

1. Beck EG (1979) Katheterinduzierte Harnwegsinfektionen. Persönl Mitteilg
2. Brühl P (1977) Die Katheterdrainage der Harnblase. In: Praxis der klinischen Hygiene in Anästhesie und Intensivtherapie, Just OH (Hrsg). Verlag Georg Thieme, Stuttgart
3. Brühl P, Dohrmann R, Kanz E (1979) Die suprapubische Katheterdrainage der Harnblase. In: Klinische Hygiene und Intensivmedizin von Just OH (Hrsg). Georg-Thieme-Verlag, Stuttgart
4. Brühl P (1980) Nierenblasenkatheter - Klinikarzt 9: 343-353
5. CDC (1978) National nosocomial infections study - report 1976, Atlanta
6. Cruse PJE (1970) Surgical wound sepsis. Canadian med Ass Journal 102: 251
7. Daschner F et al (1981) Krankenhausinfektionen in einem Universitätsklinikum. Dtsch med Wschr 4
8. Daschner F (1980) Cystomyacine OWG, Uro-Nebacetin oder geschlossene Harndrainagesysteme. Internist Praxis 20: 543-545
9. Daschner F (1979) Infektionskontrolle in Klinik und Praxis 190, G Witzstrock Verlag Baden-Baden, Köln, New York
10. Daschner F (1978) Prioritäten der Infektionsverhütung im Krankenhaus. Münch med Wschr 120: 1411
11. Exner M, Glass U, Brands W, Brühl P (1980) Hygienische und klinische Aspekte zur Qualitätsbeurteilung geschlossener Harnableitungssysteme. Das Krankenhaus I
11a. Exner M et al (1980) Vergleichende Untersuchungen verschiedener geschlossener Urindrainagesysteme mit Urimeter zum Messen kleinster Urinmengen, Hyg und Med 5: 410-416
12. Garibaldi R, Burke JP, Dickmann ML, Smith Ch B (1974) Factors predisposing to bacteriuria during indwelling urethral catherization. New Engl Journal of Medicine 291: 215-219
13. Guttmann L, Frankel J (1966) The value of intermittend catheterization in the early management of traumatic paraplegia and tetraplegia. Paraplegia 4: 63-84
14. Kuckei H, Rödger J (1980) Hygiene im Krankenhaus. Umwelt und Medizin Verlagsgesellschaft Frankfurt 7-20 (a)
15. Kunin C, Mc Cormac RC (1966) Prevention of catheterinduced urinary tract infections by sterile closed drainage. New Engl J Med 274: 1156
16. Löwe R (1977) Hygiene - auch ein Problem für den Krankenhausplaner. Vortrag v 01. 03. im R Virchow-Krankenhaus, Berlin
17. Merdian K (1981) Änderung der nosokomialen Infektionshäufigkeit des Harntraktes katherisierter Intensivpflegepatienten durch Verbesserung der pflegerischen Maßnahmen, Hyg u Med 6: 533-543
18. Metzger M, Langmaak H, Weber L (1981) Anforderungen an ein Datenverarbeitungssystem aus der Sicht der Klinikhygiene. Hyg u Med 6: 69-73
19. Pichler H (1976) Über Antiviotikaprophylaxe bei Intensivpatienten. Wiener klin Wschr 118: 696
20. Püschel W-Chr (1982) Untersuchungen zum Aufbau eines Infektionskontrollsystems, Inangural Dissertation, Gießen
21. Sirch W (1980) Hospitalinfektion. Verhütung, Kontrolle und Bekämpfung. Erfahrungen mit der Institutionalisierung der Richtlinien des BGA anhand einer Pilotstudie von Margret W, Daschner F, Hirsch H, Müller WA, Urban und Schwarzenberg, München-Wien-Baltimore
22. Stöhrer M (1980) Probleme der Harnableitung in der Intensivmedizin. Die Schwester / Der Pfleger 19: Heft 3
23. Weißbach L (1980) Systeme zur Harnableitung, Herausforderung an Ärzte, Krankenhausträger und Industrie, Krankenhaushygiene und Infektionsverhütung 7: 172

Krankenhaushygienische Beispiele aus pflegerischer Sicht

J. SCHREWE

In den folgenden Kapiteln werden wichtige krankenhaushygienische Themen angesprochen, die speziell in das Aufgaben- und Verantwortungsgebiet des Pflegepersonals fallen.

Bei der täglichen Arbeit und den anstehenden hygienischen Fragen sollen die folgenden Beispiele eine Hilfestellung geben.

Es darf allerdings nicht unberücksichtigt bleiben, daß die räumliche, wirtschaftliche und vor allem die personelle Situation in den Krankenhäusern vielerorts es dem Personal schwer machen, krankenhaushygienischen Forderungen nachzukommen.

Schutzkleidung im Krankenhaus

Schutzkleidung ist eine persönliche Ausrüstung, die den Träger vor körperschädigenden Einflüssen (z.B. Kontamination mit Mikroorganismen, Säuren, Laugen oder anderen Chemikalien) schützen soll.

Sie hat die Aufgabe zu verhindern, daß die Kleidung oder Berufskleidung der Beschäftigten mit Krankheitskeimen kontaminiert werden und hierdurch unkontrollierbare Gefahren entstehen. Darüber hinaus soll die Schutzkleidung nicht nur die Beschäftigten, sondern auch die mehr oder weniger infektanfälligen Patienten schützen.

Schutzkleidung muß im medizinischen Bereich je nach Arbeitseinsatz bei der Pflege, Betreuung oder Untersuchung von Patienten sowie im Labor gegen Kontamination von Mikroorganismen Schutz bieten, bzw. das Verschleppen in andere Bereiche durch Wechsel der Schutzkleidung unterbinden.

Die Unfallverhütungsvorschriften **(UVV)** der Berufsgenossenschaften behandeln unter anderem auch das Thema Schutzkleidung:
Die UVV gibt an, daß die Beschäftigten zum Tragen der Schutzkleidung verpflichtet sind. Weiterhin ist festgelegt, daß der Unternehmer (Krankenhausträger) Schutzkleidung in ausreichender Stückzahl zur Verfügung stellen muß, daß er für die Desinfektion, Reinigung und Instandhaltung zu sorgen hat, wann sie abgelegt wird und wie sie aufbewahrt werden kann.

Im Schutzkleidungsmerkblatt, herausgegeben vom Hauptverband der gewerblichen Berufsgenossenschaften (Ausgabe 10. 1981) werden Arbeits-, Berufs-, und Schutzkleidung genau definiert.

Demnach ist die **Arbeitskleidung** keine Kleidung mit spezifischer Schutzfunktion gegen schädigende Einflüsse, die **Berufskleidung** eine Arbeitskleidung, die zugleich berufsspezifisch im Sinne einer Standes- oder Dienstkleidung anzusehen ist.

Die **Schutzkleidung** dagegen soll, wie erwähnt, die Beschäftigten und die Patienten vor körperschädigenden Einflüssen schützen.

Die Kleidung, die im Pflege-, Behandlungs- u. Untersuchungsbereich getragen wird, muß die gestellten Schutzanforderungen erfüllen und wird so zur Schutzkleidung:
- personengebundene Stationskleidung (Hose, Kasak, Kittel),
- patientengebundene Schutzkittel,
- zusätzliche Schutzkleidung bei Reinigungs- und Schmutzarbeiten (z.B. Einweg-Schürze),
- bereichsgebundene, meist farbige Kleidung z.B. in (Signalfunktion) OP- und Intensivabteilungen,
- sterile Schutzkittel z.B. bei invasiven Eingriffen,
- Schutzhandschuhe (steril, unsteril),
- Kopfbedeckung, Mundschutz,
- bereichsgebundene Schuhe.

Materialien der Schutzkleidung

Für wiederverwendbare textile Kleidung gilt, daß eine thermische bzw. chemo-thermische desinfizierende Reinigung möglich sein muß.

Besonders für das Pflegepersonal sollte die Schutzkleidung aus hautfreundlichem Material bestehen, da die Kleidung vielfach direkt auf der Haut getragen wird.

Baumwollmaterialien haben die angenehmste Trageigenschaft, wie aus Gesprächen mit Mitarbeitern immer wieder zu erkennen ist. Baumwollmischgewebe wird dagegen besonders im Sommer als unangenehm auf der Haut empfunden.

Zusätzliche Schutzkleidung, wie z. B. der patientengebundene Schutzkittel, kann aus Einwegmaterial (Papier) oder aus Textil bestehen. Die zusätzliche Schutzkleidung bei „unreinen Arbeiten" sollte sinnvollerweise aus einem wasserundurchlässigen Material bestehen, wenn mit einer Durchnässung der übrigen Schutzkleidung zu rechnen ist, wie z. B. eine Einweg-Schürze.

Lang-/kurzärmelige Schutzkleidung

Langärmelige Schutzkleidung kann erforderlich werden, z. B. beim Umgang mit Patienten, die an einer meldepflichtigen ansteckungsfähigen Erkrankung nach BseuchG leiden, bei immunsupprimierten Patienten, beim Richten von Zytostatika usw.

Ansonsten ist im allgemeinen eine kurzärmelige Schutzkleidung zweckmäßig, da Hände und Unterarme bei Bedarf schneller desinfiziert werden können. In der kühleren Jahreszeit kann man auf den Stationen beobachten, daß während des Dienstes über der personengebundenen Schutzkleidung Strickwesten oder Pullover getragen werden.

Das ist nicht zulässig, da die meist farbige Strickware nicht routinemäßig desinfizierend in der Krankenhauswäscherei gewaschen werden kann.

Wechsel der Schutzkleidung

Nach den Unfallverhütungsvorschriften muß die Schutzkleidung in ausreichender Stückzahl vom Krankenhausträger zur Verfügung gestellt werden. Ausreichend heißt, daß sie je nach Bedarf, mindestens aber zweimal in der Woche gewechselt werden kann.

Das zweimalige Wechseln in der Woche reicht jedoch erfahrungsgemäß nicht aus, zumal man für das Pflegepersonal von einer 6-Tage-Woche ausgehen muß. Ein Wechsel der personengebundenen Schutzkleidung ist bei Bedarf (z. B. sichtbarer Verschmutzung) spätestens jedoch nach 2 Tagen erforderlich. Dabei ist zu bedenken, daß die Kleidung sehr schnell mit hohen Keimzahlen kontaminiert ist, auch wenn das Kleidungsstück noch makroskopisch sauber erscheint.

Patientengebundene Schutzkleidung sowie bereichsgebundene Kleidung (OP, Intensivstation, andere Risikobereiche) werden täglich bzw. pro Schicht gewechselt.

Reinigung und Desinfektion

Gebrauchte Schutzkleidung wird wie die übrige Krankenhauswäsche in geschlossenen Wäschesäcken transportiert und muß zentral in der Krankenhauswäscherei bzw. in einer vom Krankenhausbeauftragten privaten Wäscherei desinfizierend gewaschen werden.

Private Schutzkleidung darf ebenfalls nicht zuhause gewaschen werden, da Haushaltswaschmaschinen die Anforderungen der Desinfektion (normalerweise) nicht erfüllen.

Daraus folgt zwingend, daß das Krankenhaus vor Dienstbeginn ausschließlich in Zivilkleidung betreten und nach Dienstschluß ebenso verlassen werden muß.

Zubehör zur Schutzkleidung

Kopfbedeckung

Eine Kopfbedeckung erfüllt nur ihren Sinn und Zweck, wenn auch alle Haare bedeckt sind.

Hauben aus Einwegmaterialien werden generell in OP-Abteilungen und in bestimmten Risikobereichen (z. B. Verbrennungsabteilungen, bei stark immunsupprimierten Patienten) getragen.

In anderen Abteilungen ist es aus hygienischer Sicht angebracht, eine Kopfbedeckung bei bestimmten Arbeitsgängen mit hohem Infektionsrisiko für den Patienten zu tragen, wie z. B. bei der Durchführung einer Tracheotomie, beim Legen eines Peritonealdialysekatheters, beim Verbandwechsel einer großflächigen aseptischen Wunde usw.

Im Grenzbereich können keine allgemeingültigen Angaben über das Tragen einer Kopfbedeckung gemacht werden; das Pflegepersonal oder der Arzt müssen aus der Situation heraus entscheiden, ob bei bestimmten Arbeitsgängen eine Übertragung über die Haare möglich ist.

Für die Arbeit auf der Station und am Patienten gilt für alle Mitarbeiter:

Lange, bei jeder Kopfbewegung umherliegende Haare müssen zusammengebunden bzw. geflochten und hochgesteckt werden.

Wird diese Maßnahme konsequent beachtet, erübrigt sich oft die Diskussion über das Tragen einer Kopfhaube in Nicht-Risikobereichen.

Mundschutz

Der Mundschutz muß sowohl den Mund als auch die Nase bedecken und müßte eigentlich Mund-Nasen-Schutz heißen. Er muß aus mehrlagigem Einwegmaterial bestehen und sollte bei Durchfeuchtung, spätestens jedoch alle 2-3 Stunden, gewechselt werden.

Außerhalb des OP-Bereichs sollte ein Mundschutz getragen werden:
- zum Schutz des Personals beim Umgang mit Patienten, die an einer ansteckungsfähigen Infektionskrankheit leiden, welche über den Luftweg (Töpfchen, Staub) übertragen werden kann,
- zum Schutz von Risikopatienten und abwehrgeschwächten Patienten,
- bei bestimmten Arbeitsgängen mit hohem Infektionsrisiko für den Patienten,
- bei Atemwegsinfektionen des Personals, besonders in Risikobereichen.

Schuhe

Die Gefahr der Infektionsübertragung durch Schuhe ist als untergeordnet zu betrachten.

Trotzdem sollten bereichsgebundene Schuhe, die nach Gebrauch oder Schichtende desinfizierend gereinigt werden, zumindest in bestimmten Risikobereichen getragen werden. Dabei ist vor allem an OP-Abteilungen, Infektionsstationen und protektive (beschützende) Isolierungsabteilungen zu denken.

Plastiküberschuhe

Plastiküberschuhe liegen noch vielerorts vor bestimmten Bereichen für stationsfremde, konsiliarisch tätige Personen und vor allem für Besucher bereit.

> Es ist unwahrscheinlich und nicht bewiesen, daß Überschuhe Infektionsraten senken können.

Man neigt eher zu der Ansicht, daß sie unter Umständen mehr schaden als nutzen, zumal besonders ungeübten Personen ein Überstülpen der Überschuhe Schwierigkeiten bereitet und damit eine zusätzliche Kontamination der Hände stattfindet.

Zum anderen können beim Laufen Mikroorganismen von den Schuhen durch den Blasebalg-Effekt aus den Überschuhen herausgepustet werden.

Schutzhandschuhe

Nichtsterile Schutzhandschuhe sollen bzw. müssen getragen werden:
- vor Kontamination mit möglicherweise infektiösen Substanzen wie Blut, Stuhl, Urin, Sekreten,
- zum Schutz beim Umgang mit hautschädigenden Substanzen wie z.B. Desinfektionsmitteln (außer Haut- und Schleimhautdesinfektionsmittel) sowie Zytostatika,
- zum Schutz bei Reinigungsarbeiten,
- bei der Pflege von HBs Ag-positiven Patienten.

Diese Aufstellung erhebt nicht den Anspruch auf Vollständigkeit und läßt sich beliebig erweitern.

Um allen Mitarbeitern das Tragen von Schutzhandschuhen bei möglichst vielen Verrichtungen - bei denen eine Kontamination der Hände zu erwarten ist - zu ermöglichen, sollten an verschiedenen Stellen der Station bzw. Abteilung Schutzhandschuhe bereitliegen.

Umgang mit der Krankenhauswäsche

Ein wesentliches Glied in der Infektionskette ist der Patient selbst, seine Leib- und Bettwäsche. Es ist unvermeidbar, daß Mikroorganismen, die sich in Ausscheidungen, Wunden oder auf der Haut bzw. Schleimhaut des Patienten befinden, auch auf die Leib- und Bettwäsche übertragen werden.

Laut Unfallverhütungsvorschrift der Berufsgenossenschaft für Gesundheitsdienst und Wohlfahrtspflege (UBG 7y, Stand Okt. 82) zählt die Wäsche zur Krankenhauswäsche, die beim Untersuchen, Behandeln, Pflegen und Versorgen
- von Kranken in Krankenhäusern
sowie
- in Pflege- und Krankenstationen von Heimen anfällt.

Ebenso zählt zur Krankenhauswäsche die gebrauchte Wäsche aus medizinischen Laboratorien und Prosekturen (Sektionsabteilung)

Krankenhaushygienische Beispiele aus pflegerischer Sicht

sowie infektiöses Waschgut aus anderen Bereichen.

Das bedeutet für die Mitarbeiter im Krankenhaus, daß nicht nur die Bettwäsche zur Krankenhauswäsche zählt, sondern Handtücher, Waschlappen, Schutzkleidung, Putztücher, Mops usw.

Gebrauchte Krankenhauswäsche ist grundsätzlich als infektionsverdächtig anzusehen und darf nur in Wäschereien gewaschen werden, die gemäß den Richtlinien des Bundesgesundheitsamtes und gemäß den Unfallverhütungsvorschriften der Berufsgenossenschaften eine Wäschedesinfektion und Reinigung durchführen.

Diese Wäschereien, sei es eine Krankenhauswäscherei oder eine vom Krankenhaus beauftragte private Wäscherei, sind verpflichtet, Desinfektionsverfahren und Desinfektionsmittel anzuwenden, die von der Deutschen Gesellschaft für Hygiene und Mikrobiologie oder vom Bundesgesundheitsamt als geeignet anerkannt wurden. Die Wäschereien sind unter anderem dazu verpflichtet, den Desinfektionserfolg regelmäßig mikrobiologisch zu überprüfen.

Einsammeln der Schmutzwäsche

Beim Umgang mit gebrauchter Wäsche muß allgemein gefordert werden: Nicht schütteln, nicht ungezielt irgendwo ablegen, sondern gleich in den Wäschesack abwerfen.

Die Schmutzwäschesortierung erfolgt ohne Aufwirbeln entsprechend dem Waschverfahren und der Sortierungsvorschrift der Wäscherei direkt am Entstehungsort, z. B. dem Krankenbett. Eine Nachsortierung im Aufbereitungsraum der Station oder an anderer Stelle des Krankenhauses darf nicht erfolgen.

Infektionswäsche - das ist Wäsche von Infektionsstationen bzw. -zimmern, Wäsche von Patienten, die an einer ansteckungsfähigen Erkrankung nach BSeuchG leiden und Wäsche aus mikrobiologischen Laboratorien - muß besonders gekennzeichnet werden, wenn nicht schon vor der Organisation her besondere farbige Wäschesäcke verwendet werden.

Allgemein haben sich waschbare Textilsäcke als sogenannte Wickelsäcke bewährt. Da sie nicht flüssigkeitsundurchlässig sind und somit nicht keimdicht sein können, empfiehlt es sich, für nasse Wäsche einen zusätzlichen Plastiksack zu benutzen.

Die textilen Wickelsäcke werden so in die Schmutzwäschewagen eingespannt, daß der abnehmbare Gummiring sich unter dem Wäschesack befindet und nicht umgekehrt.

Bei der Wäschesortierung am Entstehungsort muß strengstens darauf geachtet werden, daß keine Gegenstände mit in den Wäschesack und somit auch in die Waschmaschine gelangen.

Papier-, Zellstoff- oder Vliesunterlagen gehören keinesfalls in den Wäschesack. Sie lösen sich während des Waschvorganges teilweise auf und hinterlassen Flusen auf der übrigen Wäsche.

Der Schmutzwäschesack wird nur soweit gefüllt, daß er sich mühelos verschließen läßt. Häufig werden unsachgemäß verschlossene Säcke - vor allem Wickelsäcke - beobachtet, die sich während des Transportes öffnen und ihren Inhalt freigeben. Das Transportpersonal ist dann gezwungen, die Wäschestücke wieder einzusammeln.

Transport der Schmutzwäsche

Die Lagerung und der Transport der Schmutzwäschesäcke muß in speziell dafür vorgesehenen Containern oder Wagen erfolgen. In der Wäscherei wird der geschlossene Wäschesack seiner farblichen Kennzeichnung entsprechend einem bestimmten Waschverfahren zugeführt.

Der Verschluß wird vor Eingabe in die Waschmaschine entfernt bzw. gelockert, der Wäschesack öffnet sich erst während des Waschprozesses und gibt seinen Inhalt frei.

Durch dieses System ist gewährleistet, daß nach der Sortierung (z. B. am Krankenbett) niemand mehr mit der Schmutzwäsche in Berührung kommt.

Wäscheabwurfschächte

Wäscheabwurfschächte sind hygienisch problematisch unter dem Aspekt der aerogenen Keimverbreitung (Kaminwirkung) und der Verschmutzung. Existierende Abwurfschächte sollten, wenn überhaupt, nur noch für geschlossene Wäschesäcke verwendet werden. Dabei ist allerdings zu bedenken, daß sich die Wäschesäcke beim Aufprall im Sammelraum öffnen können.

Transport sauberer Wäsche

Transportbehälter, die mit Schmutzwäsche in Berührung gekommen sind, müssen desinfiziert werden, bevor sie zum Transport reiner Wäsche benutzt werden. Wie schon erwähnt, heißt es in der BGA-Richtlinie, daß saubere Krankenhauswäsche frei von Krankheitserregern sein muß. Da Vorschriften zur Wäschereinigung und -desinfektion bestehen und die Waschergebnisse in den Krankenhauswäschereien mikrobiologisch untersucht werden müssen, kann man im allgemeinen davon ausgehen, daß die saubere Wäsche die Waschanstalt in hygienisch einwandfreiem Zustand in geschlossenen Transportbehältnissen verläßt.

Beim Transport und bei der Lagerung dürfen Schmutz- und Reinwäsche nicht miteinander in Berührung kommen.

Das gilt nicht nur für den Transport, sondern auch für den Arbeitsablauf auf der Station oder in anderen Bereichen. Die Lagerung sauberer Wäsche darf nicht in Schmutzräumen oder Badezimmern stattfinden, sondern nur in geschlossenen Schränken in reinen Lagerräumen.

Bevor die angelieferte saubere Wäsche in den Wäscheschrank der Station eingeräumt wird, ist an eine Händedesinfektion zu denken.

Eine Trennung sauberer und schmutziger Wäsche hat auch beim Betten zu erfolgen. Wird ein Wäschesammler ohne zusätzliche Ablagemöglichkeit benutzt, muß die saubere Wäsche zwangsläufig auf einem gesonderten Wagen transportiert werden.

In der Praxis bewährt haben sich Transportwagen, die neben einer Halterung für den Schmutzwäschesack – durch ein Wandelement abgetrennt – geschlossene Ablagen für saubere Wäsche besitzen. Hier sind Desinfektionsmittelspender mit einer speziellen Halterung anzubringen, um bei Bedarf eine Händedesinfektion durchzuführen, wie z. B. nach Umgang mit Bettwäsche, die makroskopisch verunreinigt ist oder nach Umgang mit Bettwäsche von einem keimstreuenden Patienten.

Transportwagen, darunter auch die Schmutz- bzw. Reinwäschewagen sind vielerorts Stiefkinder bei Reinigungs- und Desinfektionsmaßnahmen. Bei der routinemäßigen täglichen Wischdesinfektion sollten sie nicht vergessen werden.

Pflegerische Maßnahmen beim Umgang mit aseptischen und septischen Wunden

Wundinfektionen und die dadurch bedingten Wundbehandlungen spielen in chirurgisch-operativen Stationsbereichen eine große Rolle. Zwangsläufig geht von Patienten mit septischen Wunden eine erhöhte Infektionsgefahr aus. Deshalb müssen sie von aseptischen Patienten räumlich getrennt werden.

Jede infizierte Wunde wird im klinischen Sprachgebrauch als „septisch" bezeichnet:
- nicht verschlossene Wunden nach Spaltung von Eiterherden,
- nicht verschlossene, infizierte Verletzungswunden,
- infizierte Operationswunden.

Aseptische Wunden sind solche Wunden, die nach operativen Eingriffen oder Verletzungen primär verschlossen werden und keine Wundinfektion erkennen lassen.

Aseptische und septische Wunden werden meistens mit einem Wundverband versehen, der zum einen die Wunde vor Kontamination (durch Hände, Wäsche, Bettwäsche) und mechanische Irritationen schützen soll, der zum anderen die Umgebung des Patienten (Wäsche, Bettwäsche, Bettzubehör, Kleidung) vor Blut, Wundsekret und vor bakterieller Verunreinigung schützen soll.

Ein Wundheilungsverlauf hängt unter anderem von hygienisch korrekt durchgeführten notwendigen Verbandwechseln ab. Um Kreuzinfektionen zu verhindern, muß der Verbandwechsel bzw. die Verbandvisite organisiert werden, d. h. die Reihenfolge von aseptischen zu septischen Patienten wird festgelegt und das zum Verbandwechsel voraussichtlich notwendige Material wird vorbereitet.

Um unnötiges Umherlaufen während des Verbandwechsels zu vermeiden, ist es sinnvoll, den Verbandwagen oder das Verbandtablett auf Vollständigkeit der eventuell benötigten Utensilien zu überprüfen:
- ausreichend steriles Verbandmaterial
- ausreichend sterile einzeln oder im Set verpackte Instrumente (Scheren, chir. und anat. Pinzetten, Sonden, Spatel usw.),
- ausreichend sterile und unsterile Schutzhandschuhe,
- Salben, in Tuben incl. steriler Spatel zum Auftragen,
- alkoholisches Händedesinfektionsmittel,
- Haut- und Schleimhautdesinfektionsmittel

- ausreichend Abwurfmöglichkeit:
  a) Plastikbeutel für den Weichmüll (Verbände, Handschuhe usw.)
  b) Behälter oder Wanne für die Instrumente
  c) durchstoßungssicherer Abfallbehälter für scharfe und spitze Einwegmaterialien

(Diese Aufzählung erhebt nicht den Anspruch auf Vollständigkeit)

Es ist ratsam, während des Verbandwechsels zu zweit zu arbeiten; eine Person, die den Verbandwechsel durchführt, eine andere, die Sterilgut, Desinfektionsmittel und evtl. Medikamente situationsgemäß anreicht.

Nach der Händedesinfektion wird der Verband nicht mit den Händen entfernt, sondern mit Schutzhandschuhen oder wenn möglich mit einer Pinzette.

Der Verband und das zum Entfernen benutzte Hilfsmittel wird nicht irgendwo auf dem Bett, Stuhl oder Nachttisch abgelegt, sondern kommt gleich in die entsprechende Abwurfmöglichkeit. Die Wunde selbst darf nicht mit bloßen Händen berührt werden!

Sie wird bei Bedarf desinfiziert und gereinigt unter Verwendung von sterilen Utensilien: Tupfer/Kompresse, Handschuhe oder Pinzette. Der anschließende neue Verband wird ebenfalls unter sterilen Bedingungen angelegt.

Oft werden die o.g. hygienischen Forderungen, besonders bei septischen Wunden als übertrieben angesehen, mit der Bemerkung: die Wunde „buttert" sowieso schon – wofür noch auf sterile Utensilien achten.

Mindestens zwei Argumente sprechen gerade bei septischen Wunden für hygienisch einwandfreies Arbeiten:
1. das entfernte Verbandmaterial enthält eine hohe Anzahl bestimmter Mikroorganismen, die bei unsachgemäßem Arbeiten eine Kreuzinfektion hervorrufen können, bei der die Keime direkt oder indirekt von einem Patienten zum anderen übertragen werden.
2. die ohnehin infizierte Wunde kann mit einer anderen Erregerart kontaminiert werden und eine Superinfektion hervorrufen.

Das Tragen *zusätzlicher Schutzkleidung* während des Verbandwechsels kann unter bestimmten Voraussetzungen notwendig werden:
  bei großflächigen, nicht infizierten Wunden, z.B. ausgedehnten Verbrennungen; hier ist neben dem sterilen Kittel und den sterilen Handschuhen zusätzlich eine Kopfhaube und ein Mundschutz erforderlich,
  bei ausgedehnten infizierten Wunden ist ein Schutzkittel ebenfalls notwendig, der die eigentliche weiße Schutzkleidung hauptsächlich vor Kontamination schützen soll.

Nach der Verbandvisite wird der Abfall entsorgt und der Verbandwagen aufbereitet.

Benutzte Einwegmaterialien werden ohne Umfüllen dem krankenhausspezifischen Müll zugeführt.

Instrumente werden der üblichen Instrumentenaufbereitung unterzogen. Bei der Verwendung von Verbandtrommeln und Kornzangen mit Standgefäß müssen diese täglich nach jeder Verbandvisite sterilisiert werden. Die äußeren Flächen des Verbandwagens werden wischdesinfiziert, verbrauchte Materialien aufgefüllt. Sterilgut in einfacher Verpackung muß auf dem Verbandwagen vor z.B. Staub und Feuchtigkeit geschützt werden. Deshalb ist es sinnvoll, nur soviel Material griffbereit zu lagern, wie täglich erfahrungsgemäß gebraucht wird.

Aufbereitung von Ultraschallverneblern

Ultraschallvernebler gelten als Naßkeimreservoire und werden erfahrungsgemäß besonders auf Allgemeinstationen im Hinblick auf hygienische Aufbereitung recht stiefmütterlich behandelt.

Wie zahlreiche Untersuchungen gezeigt haben, zeichnet sich die Verneblerflüssigkeit in der Verneblerkammer innerhalb von 24 Stunden durch hohe Keimzahlen aus, bedingt durch zurückfließendes kontaminiertes Kondenswasser oder durch Kontamination beim Zusammensetzen des Verneblersatzes. Normale Zimmertemperaturen begünstigen das Wachstum der Mikroorganismen, die dann mit dem feinen Nebel bis in die Alveolen gelangen können.

Somit kann der Ultraschallvernebler eine Infektionsgefährdung für den ohnehin geschwächten Patienten darstellen.

Deshalb ist es wichtig, die hygienisch wichtigen Teile des Ultraschallverneblers (Verneblerkammer, Gebläse-, Nebelschlauch, Luftkassette) regelmäßig, d.h. *täglich* aufzubereiten.

Für die tägliche Aufbereitung stehen verschiedene Möglichkeiten zur Verfügung:

Einlegen der o.g. Teile in eine Desinfektionsmittellösung
Bei der Wahl dieser Aufbereitungsmöglichkeit müssen folgende Kriterien beachtet werden:

- der Gerätesatz muß nach vorgeschriebener Einwirkzeit (präparateabhängig) durch Spülen vollständig von Desinfektionsmittelresten befreit werden, was sich bei den Faltenschläuchen als besonders schwierig erweist,
- zum Spülen darf nur keimfreies Wasser verwendet werden,
- wird der Gerätesatz nicht sofort wiederverwendet, muß er trocken und eingepackt gelagert werden.

Im routinemäßigen Stationsablauf ist es schwer, die geforderten Kriterien zu erfüllen, denn es ergeben sich Schwierigkeiten, wie z. B.:
- woher bekomme ich ausreichend keimfreies Wasser?
- wie bekomme ich die Faltenschläuche trocken?
- wie trockne ich den Gerätesatz ab, ohne ihn erneut zu kontaminieren?

Somit ist die Aufbereitung durch Einlegen in eine Desinfektionsmittellösung als Provisorium zu betrachten.

Aufbereitung in Desinfektions- und Reinigungsautomaten

Der Gerätesatz kann in einer sog. Spülmaschine oder auch Thermo-Desinfektor genannt, bei einer Temperatur von 93°C gereinigt, desinfiziert und getrocknet werden.

Im Bundesgesundheitsblatt 27 Nr. 3, März 1984 sind entsprechende Desinfektions- und Reinigungsautomaten aufgeführt.

Eine eventuell anschließende Lagerung muß verpackt, trocken und staubfrei erfolgen.

Gassterilisation

Gerätesätze, die mit Aethylenoxid oder Formaldehyd sterilisiert werden sollen, müssen sauber und trocken sein. Gebläse-, und Nebelschläuche können in praktikabler Zeit ohne ein spezielles Trockengerät nicht von Wasserresten befreit werden.

Als Verpackungsmaterial sollte Klarsicht-Sterilisierverpackungen (1 Seite Folie, 1 Seite Papier) verwendet werden, die für die Gassterilisation geeignet sind.

Nach der Sterilisation mit Aethylenoxid ist der Gerätesatz nicht sofort wieder einsetzbar. Es müssen material- und geräteabhängige Entgasungszeiten eingehalten werden, die je nach Entgasungsbedingungen – spezieller Entlüftungsschrank oder normale Raumbedingungen – 1 bis ca. 5 Tagen bis zu 1 Woche liegen. Auch die Gassterilisation muß für die Aufbereitung als Notbehelf angesehen werden.

Dampfsterilisation

Eine Dampfsterilisation neuerer Gerätesätze ist bei 134°C bzw. 120°C möglich (Herstellerangaben beachten). Als Verpackungsmöglichkeit stehen Sterilisationsfolien, -papier, -tüten und Sterilisierbehälter zur Verfügung. Bei der Verwendung von mehrlagigen Baumwolltüchern beträgt die Lagerdauer nur 1 Tag.

Dampfdesinfektion

Die Dampfdesinfektion als eine Möglichkeit der Aufbereitung für Ultraschallvernebler hat sich in der Praxis noch nicht durchgesetzt. Sie ist eine geräteschonendere Methode als die Dampfsterilisation. Als Verpackung kommt nur ein Baumwolltuch in Frage, da andere Möglichkeiten nicht überprüft sind.

Zusammenfassend kann gesagt werden, daß der thermischen Methode in jedem Fall der Vorzug zu geben ist.

Für die routinemäßige, tägliche Aufbereitung der gereinigten und abgetrockneten Gerätesätze kommen deshalb nur die Dampfsterilisation bzw. -desinfektion in Frage und die Aufbereitung in einer speziellen Spülmaschine, die in einem Arbeitsgang desinfiziert und reinigt.

Verhaltensregeln beim Umgang mit dem Ultraschallvernebler

Bei Nichtgebrauch wird der Gerätesatz in seiner Verpackung belassen, bzw. eingepackt und trocken gelagert.

Bevor der Gerätesatz zusammengesetzt wird, muß eine hygienische Händedesinfektion durchgeführt werden.

Es dürfen nur sterile Flüssigkeiten aus Originalflaschen verwendet werden; d. h. *kein* Umfüllen von z. B. Aqua dest. aus Plastikkanistern in geräteeigene Flaschen. Wechsel der Flüssigkeit mind. alle 24 Stunden.

Nur desinfizierte bzw. sterilisierte Überleitungsschläuche (Schläuche von der Infusionsflasche zur Verneblerkammer) oder steril verpackte Einwegprodukte verwenden.

Auf die Form des Nebelschlauches muß geachtet werden;

das zum Patienten weisende Ende kann während des Betriebes verunreinigt und kontaminiert werden. Deshalb muß der Nebelschlauch so geformt sein, daß möglicherweise kontaminiertes Kondenswasser vom letzten Drittel des Schlauches nicht in die Verneblerkammer zurücklaufen kann (Form eines C-Bogens).

Untersuchungen haben gezeigt, daß die Verneblerkammer innerhalb von 1-5 Stunden kontaminiert wird, wenn Kondenswasser vom kontaminierten Schlauchende zurückfließen kann [4].

Für Stationen, die ihren Ultraschallvernebler rund um die Uhr im Einsatz haben, ist es sinnvoll, einen zweiten Gerätesatz anzuschaffen oder Einwegmaterialien zu verwenden.

Gebläse- und Nebelschläuche sind als Einwegprodukte einzeln verpackt oder als Meterware erhältlich. Für die Verneblung kann auch ein Einweg-Sterilwassersystem verwendet werden, wenn dazu ein geeignetes Gerät vorhanden oder das vorhandene umrüstbar ist.

(Auskünfte sind bei den einzelnen Geräteherstellern erhältlich).

Aufbereitung von Sauerstoffbefeuchtersystemen

Erfahrungsgemäß ist die Aufbereitung von O_2-Befeuchtern auf den Allgemeinstationen weniger gut organisiert als z. B. auf Intensivstationen. Das liegt zum Teil an fehlenden Gerätesätzen, zum Teil an der unregelmäßigen Benutzung.

O_2-Befeuchtersysteme gehören wie die Ultraschallvernebler zu den Naßkeimreservoiren und müssen ebenfalls täglich aufbereitet werden (siehe Aufbereitung von Ultraschallverneblern).

Es hat sich gezeigt, daß die Verwendung von Einweg-Sterilwassersystemen eine Arbeitserleichterung für das Pflegepersonal bedeutet.

Mit entsprechenden Adaptern sind diese Systeme an jedes O_2-Flow-Meter anzuschließen. Bei hygienisch einwandfreiem Anschluß (Händedesinfektion, Desinfektion der Einstichstelle), bei regelmäßigem Wechsel des O_2-Schlauches, d.h. täglich und nach jedem Patienten, können die Sterilwassersysteme mehrere Tage benutzt werden.

Hygieneplan

Ein Hygieneplan hat den Charakter eines Einsatzplanes, der sich mit infektionsverhütenden Maßnahmen beschäftigt, alle notwendigen Hygienemaßnahmen einer Abteilung aufführt und für alle Mitarbeiter im Krankenhaus bindend ist.

Der Krankenhausträger als Unternehmer ist laut Unfallverhütungsvorschriften dazu verpflichtet, Hygienepläne für einzelne Arbeitsbereiche entsprechend der Infektionsgefährdung zu erstellen und die Einhaltung der geforderten Maßnahmen zu überwachen.

Jeder Krankenhausbereich sollte einen individuellen Plan bekommen, der Maßnahmen zur Desinfektion, Sterilisation, Ver- u. Entsorgung und Reinigung enthalten muß.

Ein Hygieneplan sollte alle erforderlichen Hygienemaßnahmen auflisten und beschreiben:

Schutzkleidung

welche Schutzkleidung wird in der jeweiligen Abteilung getragen, wird zusätzlich zimmergebundene oder patientengebundene Schutzkleidung getragen,
wie oft wird die Schutzkleidung gewechselt,
wie findet die Entsorgung statt,
wann wird eine Kopfhaube und wann ein Mundschutz getragen, bei welchen Arbeitsgängen sind sterile oder unsterile Schutzhandschuhe zu tragen,
wo werden bereichsgebundene Schuhe getragen,
bei welchen Tätigkeiten ist wasserdichte Kleidung angezeigt.

Händehygiene

vor und nach welcher Tätigkeit ist eine hygienische bzw. chirurgische Händesdesinfektion erforderlich und wie wird sie durchgeführt,
wie hat ein Händewaschplatz auszusehen.

Flächendesinfektion

wie oft und mit welchem System wird der Fußboden wischdesinfiziert bzw. gereinigt,
wie oft werden horizontale Flächen, Inventar, Bettgestelle, Konsolen, Nachtstühle, Transportwagen, Wäschewagen, Sanitäreinheiten usw. wischdesinfiziert,
wie oft werden Schränke, Notfallwagen, Ver-

bandwagen, Kühlschränke usw. ausgeräumt und wischdesinfiziert.

Bettendesinfektion

wann wird das Bett incl. Zubehör desinfiziert,
wie findet die Bettenaufbereitung bei nicht vorhandener Bettenzentrale statt,
wie oft wird die Bettwäsche gewechselt und wie wird sie entsorgt.

Raum-/ Schlußdesinfektion

bei welchen Erkrankungen wird sie durchgeführt; wer führt sie durch.

Instrumentenaufbereitung

wie wird die Instrumentendesinfektion durchgeführt,
was ist zu beachten bei Materialien, die gas-, heißluft-, oder dampfsterilisiert werden,
wie werden Einwegmaterialien entsorgt.

Aufbereitung med. Geräte

welche Teile werden wann, wie desinfiziert, sterilisiert oder wischdesinfiziert.

Umgang mit Ausscheidungen

wie und wo werden Ausscheidungen entsorgt,
wie geschieht die Aufbereitung der Auffanggefäße.

Umgang mit dem Blasenkatheter

was ist beim Katheterlegen zu beachten, welche geschlossenen Harnableitungssysteme werden verwendet, wie wird Urin zu bakteriologischen Untersuchungen entnommen.

Maßnahmen bei der Blutabnahme

was ist beim Umgang mit Blut zu beachten,
wie findet der Transport der Blutröhrchen statt.

Umgang mit Infusionen

wie wird die Infusion gerichtet,
wann dürfen Medikamente zugespritzt werden,
wann werden Infusionssysteme gewechselt.

Umgang mit der Magensonde und der Sondenkost

unter welchen Bedingungen wird Sondenkost zubereitet,
was ist zu beachten bei Patienten mit liegender Magensonde und Behandlung mit Antacida bzw. H_2-Antagonisten.

Abfallsortierung und -entsorgung

welche Abfälle werden entsprechend ihrer Infektionsgefährdung wie separiert,
wo und wie lange darf der Abfall gelagert werden.

Überprüfung der Sterilisatoren und Desinfektionsapparate mit biologischen und chemisch/physikalischen Methoden

wie oft und mit welchen Bioindikatoren muß eine Überprüfung stattfinden,
wieviele Indikatoren werden wie in den Kammern verteilt.

Hygienische Überprüfung der lüftungstechnischen Anlagen

wann ist ein Filterwechsel notwendig,
wann wird eine Luftkeimzahlbestimmung durchgeführt,
wie oft werden Lüftungsfilter und -schächte gereinigt,
welche Maßnahmen müssen bei Ausfall der RLT-Anlage ergriffen werden.

Umgang mit Ultraviolettstrahlern

wie oft müssen Intensitätsprüfungen stattfinden,
wie oft werden die UV-Röhren entstaubt.

Die Aufzählung stellt wichtige Beispiele dar, die in fast allen klinischen Bereichen Gültigkeit haben. Sie läßt sich beliebig fortführen, vor allem mit Angaben über hygienische Maßnahmen in OP-Bereichen, Ambulanzen, medizinische Laboratorien, Röntgenabteilungen, Isolierabteilungen, Zentralküchen, Milchküchen usw.

Ein Hygieneplan muß weiterhin Auskunft über geeignete Desinfektionsmittel und -verfahren geben, die aus der Liste der Deutschen Gesellschaft für Hygiene und Mikrobiologie zur Hospitalismusprophylaxe oder aus der Liste des Bundesgesundheitsamtes für den Seuchenfall zu entnehmen sind.

Es ist sinnvoll, den Hygieneplan ohne Angaben von Desinfektionsmittel-Präparaten zu erstellen und parallel dazu einen Desinfektions(mittel)plan in z.B. DIN A 4 oder DIN A

3-Format anzufertigen, der an zentraler Stelle der Abteilung für jedermann, jederzeit einsehbar aufgehängt wird.

In übersichtlicher tabellarischer Form ist dann zu erkennen, für welches Anwendungsgebiet welches Präparat in welcher Konzentration und Einwirkzeit vorgesehen ist (Anhang B).

Soll das eine oder andere Präparat gewechselt werden, kann der Desinfektionsplan wesentlich einfacher geändert werden, als der umfangreiche Hygieneplan.

Äußerst positiv hat sich in der Praxis die Maßnahme bewährt, eine Aufstellung der notwendigen Hygienemaßnahmen gemeinsam mit den Mitarbeitern der jeweiligen Abteilungen auf die individuellen Bedingungen abgestimmt, zu erstellen.

Die Abteilungsleitung legt dabei fest, welche Personen für die Durchführung und Überwachung der einzelnen Maßnahmen zuständig sind.

Anschließend sollte der Hygieneplan vom ärztl. Leiter - der für die Hygienemaßnahmen in seiner Abteilung verantwortlich ist - verbindlich verabschiedet und als Dienstanweisung herausgegeben werden.

Jedem neuen Mitarbeiter ist der Hygieneplan bei Dienstantritt von der Stations- bzw. Abteilungsleitung vorzulegen.

Anhang A

Hygieneplan: Chirurgische Allgemeinstation

Allgemeines
Die Gewährleistung der Krankenhaushygiene setzt für den Bereich der Station die in der Anlage aufgeführten Maßnahmen und Verhaltensregeln voraus. Diese sind zu beachten!

Desweiteren müssen septische und aseptische Patienten getrennt werden. Für die Durchführung der Maßnahmen und Verhaltensregeln im gesamten Bereich der Station ist die Stationsleitung verantwortlich.

1. Schutzkleidung
Im Bereich der Station muß das Tragen der Schutzkleidung eingehalten werden. Sie ist bei möglicher Kontamination oder Verschmutzung mindestens aber 2× bzw. 3× in der Woche zu wechseln.

Da die Schutzkleidung als infektiös anzusehen ist, darf sie nur zentral desinfizierend gewaschen werden.

Es ist unzulässig über der Schutzkleidung Strickwesten oder Pullover zu tragen.

2. Händehygiene
2.1 Händedesinfektion, hygienisch
Die Händedesinfektion geschieht mit einem alkoholischen Präparat (siehe Desinfektionsplan). 3-5 ml werden 30 Sekunden lang (bis zum Eintrocknen) sorgfältig verrieben. Bei Hepatitis B verlängert sich die Einwirkzeit auf 3-5 Min., wobei die Desinfektionsmittelmenge entsprechend erhöht wird.

Das Präparat wird aus Wandspendern entnommen, die mit Originalgebinden bestückt sind.

Ein Umfüllen großer Gebinde in spendergängige Flaschen darf nicht stattfinden.

Eine hygienische Händedesinfektion wird durchgeführt:
- nach jeder möglichen Kontamination am Patienten, an Gegenständen oder Geräten,
- bei Betreten oder Verlassen der Station,
- vor invasiven Eingriffen (z.B. Legen von Venen- und Blasenkatheter, Punktionen jeder Art),
- vor und nach dem Absaugvorgang,
- vor Manipulationen an Kathetersystemen,
- vor Essen, Trinken, Rauchen,
- nach jedem Toilettenbesuch.

2.2 Händewaschen
Nur bei makroskopischer Verunreinigung im Anschluß an die Desinfektion sollen die Hände gewaschen werden. Dazu wird eine Waschlotion aus Wandspendern benutzt, *keine Stückseife*. Zum Abtrocknen dürfen nur Einweghandtücher, *keine Gemeinschaftshandtücher* verwendet werden.

2.3 Sterile Schutzhandschuhe
Sie werden bei jedem Eingriff am Patienten, der asept. Arbeiten erfordert, z.B. Venen- und Blasenkatheterismus. Trachealkanülenwechsel, Bronchialtoilette usw. verwendet. Die Handschuhe werden mit der Innenseite nach außen in Abfallbehälter abgeworfen.

2.4 Nicht sterile Schutzhandschuhe
Diese sollen bzw. müssen zum Schutz vor Kontamination mit möglicherweise infektiösen Substanzen wie Blut, Stuhl, Urin, bei hautschädigenden Substanzen wie Desinfektionsmittel, bei Reinigungsarbeiten und bei der Pflege von HBs Ag-positiven Patienten getragen werden.

2.5 Handpflege
Nach mehrmaliger Händedesinfektion ist eine Hautpflege mit Creme oder Lotion erforderlich. Keine Salbentiegel verwenden!

3. Laufende Desinfektion

3.1 Fußboden

Der Fußboden im Stationsbereich wird bei Bedarf, mind. 1 x täglich wischdesinfiziert. Dabei wird die 1-Eimer-Wischmethode neueren Systems angewendet. Für jedes Zimmer wird ein frischer Mop (bzw. Mops) genommen. In die Desinfektionsmittellösung dürfen nur frische Mops eingetaucht werden. Bitte beachten Sie, daß es nicht zulässig ist, einem Desinfektionsmittel ein beliebiges Reinigungsmittel zuzusetzen, da die Desinfektions-Wirkstoffe inaktiviert werden können. Hier sind die Angaben des Desinfektionsmittelplanes zu beachten.

3.2 Horizontale Flächen, Inventar, Bettgestelle, Konsolen, Infusionsständer, Waschbecken usw.

Mindestens 1 x tägl. und bei Bedarf erfolgt hier eine Wischdesinfektion mit dem im Desinfektionsmittelplan angegebenen Mittel. Für jedes Zimmer wird die Lösung und das Einwegtuch gewechselt. Zum Eigenschutz müssen (siehe UVV*) beim Umgang mit Desinfektionsmitteln (außer Haut-, Schleimhaut- Händedesinfektionsmittel) Schutzhandschuhe getragen werden. Bei der Reihenfolge ist zu beachten, daß die Wischdesinfektion bei patientennahen Gegenständen beginnt und bei Naßzellen, Toiletten und Fäkalienräumen endet.

3.3 Sanitäre Räume

Der Fußboden, die Sanitäranlagen mit Fliesenbereich, Türen incl. Klinken usw. werden bei Bedarf, mind. jedoch 1 x tägl. wischdesinfiziert.

3.4 Bettendesinfektion

Das Bett wird nach Patientenwechsel mit einer Transporthülle abgedeckt und in die Bettenzentrale gefahren.

Bei *fehlender Bettenzentrale* wird das Bett abgezogen, das Bettgestell wischdesinfiziert, das Bettzubehör in der Wäscherei thermisch desinfiziert bzw. desinfizierend gewaschen.

Ist die Matratze mit einem wasserdichten Bezug ausgestattet, wird dieser wischdesinfiziert. Ist das nicht der Fall, wird sie in der zentralen Desinfektionsabteilung thermisch desinfiziert und bei Bedarf gereinigt.

Bei meldepflichtigen, ansteckungsfähigen Erkrankungen ist das Bett so lange im Zimmer zu belassen, bis eine Raum-Schlußdesinfektion durch den Desinfektor erfolgt ist.

3.5 Bettwäsche

Die Bettwäsche wird bei Bedarf, mind. 1 x wöchentlich gewechselt und dem Waschverfahren entsprechend in die farbig markierten Wäschesäcke gegeben.

3.6 Lagerungsmaterialien

wie z. B. Sandsäcke, Schienen, Knierollen, Fersenringe, Bettkästen usw. sind patientengebunden zu verwenden.

Bei geeigneter Oberfläche werden sie bei Bedarf, mindestens aber bei Patientenwechsel wischdesinfiziert. Schaf-Felle können nach Gebrauch in der Zentraldesinfektion desinfizierend gewaschen werden.

Bitte beachten Sie, daß Schaumstoffmaterialien nicht sicher zu desinfizieren sind. Es ist daher sinnvoll, sie vor Gebrauch durch z. B. wasserundurchlässige Tücher zu schützen.

3.7 Raum-Schlußdesinfektion

Eine Raum-Schlußdesinfektion durch den Desinfektor wird durchgeführt, wenn der veranlassende Arzt eine Meldung einer übertragbaren Krankheit gemäß des Bundesseuchengesetzes abgegeben hat.

Bei folgenden Erkrankungen übernimmt der Desinfektor die Raum-Schlußdesinfektion:

Cholera	Parathyphus A, B, C
Diphtherie	Poliomyelitis
Enteritis infectiosa	Rotz
Milzbrand	Shigellenruhr
Meningitis/ Encephalitis	Aktive Tuberkulose
Ornithose	Thyphus abdominalis
Virusbedingtes hämorrhag. Fieber	
Virushepatitis	
Epidemische Krankenhausinfektionen	

Nach Verlegung des Patienten darf das Krankenzimmer vor Eintreffen des Desinfektors nicht mehr betreten werden und keine Gegenstände daraus entfernt werden. Der Desinfektor entsorgt persönliche Gegenstände, Wäsche, Matratzen, Essensreste usw.

Die Desinfektion wird als Wisch- und Scheuerdesinfektion der zugänglichen Flächen des Raumes und seiner Einrichtung mit den in der Liste des Bundesgesundheitsamtes aufgeführten Präparaten durchgeführt.

Die Sprühdesinfektion wird nur noch ergänzend an unzugängliche Stellen eingesetzt.

Eine zusätzliche Formaldehyd-Raumdesinfektion wird nur noch bei ansteckungsfähiger Tuberkulose durchgeführt.

Der desinfizierte Raum darf erst nach dem vom Desinfektor festgesetzten Zeitraum wieder betreten werden.

4. Instrumente und Geräte

4.1 Einweg-Instrumente, Kanülen, spitze Gegenstände

Nach Gebrauch in die dafür vorgesehene Abfalltrommel bzw. durchstoßungssicheren Kanister geben. Glasflaschen sind wegen ihrer Bruchgefahr nicht zu verwenden.

4.2 Wiederverwendbares Material

Wiederverwendbare Instrumente und Geräte werden nach Gebrauch sofort in eine Instrumentendesinfektionsmittellösung (siehe Desinfektionsplan) eingelegt, nach der angegebenen Einwirkzeit gereinigt, abgespült, abgetrocknet und sterilisiert. Arbeitsgang: Desinfektion, Reinigung, Sterilisation.

Bei Materialien, die nur gassterilisiert werden können, ist darauf zu achten, daß das Material gut gesäubert und trocken ist (besonders Hohlräume und kleine Lumina). Wegen einer möglichen Geruchsbelästigung sind Desinfektionsmittelwannen mit Deckel zu verwenden. Ein Wechsel der Desinfektionsmittellösung ist bei makroskopischer Verschmutzung, spätestens nach 1 Woche erforderlich. Falls die Desinfektionsmittellösung mit einem geeigneten Reiniger (siehe Desinfektionsmittelliste des Klinikums) kombiniert wird, beträgt die Haltbarkeit nur 1 Tag.

4.3 Vernebler-, Sauerstoff-, Befeuchtersysteme
Sämtliche Töpfe und Schläuche müssen täglich gewechselt, bei Bedarf gereinigt, verpackt und dampfsterilisiert werden. (Herstellerangaben beachten bezügl. der Sterilisation).

Erst unmittelbar vor Gebrauch aus der Verpackung nehmen und mit sterilem Aqua dest. oder phys. Kochsalzlösung aus Originalflaschen befüllen. Siehe Merkblatt: Ultraschallvernebler (Hyg.-Institut Febr. 1984).

4.4 Absaugegefäße incl. Schläuche
Absaugglas mit Saugdeckel und Schlauch täglich wechseln und aufbereiten: Desinfektion und Reinigung in einem Spülautomaten (Thermodesinfektor) oder Einlegen in eine Desinfektionsmittellsg. mit anschließender Reinigung und trockener Lagerung.

4.5 Blutdruckmanschetten
Die Stoffmanschette des Blutdruckmeßgerätes wird wöchentl. und bei Bedarf (z. B. Kontamination mit Blut) in Desinfektionsmittellsg. eingelegt und gewaschen. Gummimanschette wischdesinfizieren.

4.6 Urinflaschen, Steckbecken
Bei patientengebundener Verwendung im Steckbeckenspülgerät entleeren und reinigen, dann mit Einwegtuch trockenwischen. Nach Patientenwechsel einlegen in Desinfektionsmittellösung (1 Std. Einwirkzeit), abspülen, abtrocknen und trocken lagern. Siehe Desinfektionsmittelplan.

4.7 Waschschüsseln
Bei nicht patientengebundenen Waschschüsseln werden diese nach Gebrauch in eine Desinfektionsmittellösung eingelegt (siehe Desinfektionsmittelplan), wobei darauf geachtet werden muß, daß alle Schüsseln vollständig in die Lösung eingetaucht sind.

Nach der vorgeschriebenen Einwirkzeit werden sie gereinigt, abgespült, mit einem Einwegtuch abgetrocknet und trocken gelagert.

4.8 Fieberthermometer
Bei Einsatz des Ivac-Temperaturanzeigesystems wird für jeden Patienten eine Einweghülse verwendet.

Bei nichtpatientengebundener Verwendung von Fieberthermometern, werden diese nach Gebrauch in eine Desinfektionsmittellösung eingelegt und nach der vorgeschriebenen Einwirkzeit abgespült, abgetrocknet und trocken gelagert.

Bei patientengebundener Verwendung von Fieberthermometern werden diese am Platz des Patienten trocken gelagert.

Bei rektaler Messung wird das Thermometer generell mit einer Schutzhülle versehen und wie o. g. aufbereitet und aufbewahrt.

4.9 Kühlschränke
Die Kühlschränke der Station werden 14-tägl. ausgeräumt, bei Bedarf abgetaut und einer Wischdesinfektion unterzogen (siehe Desinfektionsplan).

5. Maßnahmen am Patienten
5.1 Hautdesinfektion
Sie wird vor Injektionen, Punktionen usw. durchgeführt. Das Hautdesinfektionsmittel (siehe Desinfektionsplan) wird mit einem sterilisierten Tupfer verrieben. Einwirkzeit: 1 Min.

5.2 Schleimhautdesinfektion
Sie wird durchgeführt z. B. vor Blasenkatheterismus, bei der Katheterpflege. Das Schleimhautdesinfektionsmittel (siehe Desinfektionsplan) wird mit sterilen Tupfern aufgetragen und verrieben. Einwirkzeit: 2 Min.

5.3 Umgang mit dem Venenkatheter
Das Legen eines Venenkatheters muß unter streng aseptischen Bedingungen vorgenommen werden: Händedesinfektion, Desinfektion der Einstichstelle (sterile Handschuhe, sterile Abdeckung). Die Einstichstelle wird tägl. desinfiziert und steril verbunden.

5.4 Besondere Maßnahmen bei der Blutabnahme
Es sind geschlossene Blutabnahmesysteme bevorzugt zu verwenden. Anderenfalls muß die Umgebung der Punktionsstelle durch eine Einweguntertage geschützt werden. Die Blutröhrchen müssen direkt nach der Blutabnahme makroskopisch sauber in ein Transportgefäß gestellt werden, sodaß eine weitere Kontamination ausgeschlossen ist.

5.5 Umgang mit Infusionen
Vor jeder Manipulation am Infusions- und Kathetersystem müssen die Hände desinfiziert werden. Infusionssysteme sind alle 24 Std., bei hochkalorischen Lösungen und Transfusionen bei jeder Flasche zu wechseln.

Die Einstichstelle der Infusionsflasche ist vor Anstich mit einem alkoholischen Hautdesinfektionsmittel zu desinfizieren. Das gleiche gilt für die Punktionsstelle am Infusionssystem. Medikamente dürfen frühestens 1 Std. vor der Verabreichung der Infusion zugemischt werden.

Stechampullen
Möglichst kleine Gebinde wählen, vor Anstich Desinfektion der Einstichstelle, keine offene Kanüle

stecken lassen. Angebrochene Stechampullen müssen mit Datum versehen nach spätestens 12 Stunden verworfen werden.

5.6 Umgang mit dem Blasenkatheter
Das Legen eines Blasenkatheters muß unter aseptischen Bedingungen stattfinden: Schleimhautdesinfektion, Verwendung von sterilen Handschuhen, sterilem Katheterset und des geschlossenen Urinableitungssystems.

Beim Blasendauerkatheter wird der Harnröhreneingang mit einem Schleimhautdesinfektionsmittel täglich mit sterilen Tupfern gereinigt.

Ein routinemäßiger Wechsel des Blasenkatheters sollte nicht vor 14 Tagen erfolgen.

Urin zur bakteriologischen Untersuchung
Für mikrobiologische Urinkontrollen darf das Ableitungssystem nicht geöffnet werden. Urin wird nach vorheriger Desinfektion der Entnahmestelle am System durch Punktion gewonnen.

Blasenspülungen
Sie werden nur nach strenger ärztlicher Indikationsstellung mit einem speziellen Spülsystem durchgeführt.

5.7 Umgang mit der Magensonde
Bei Gabe von Antacida bzw. H-Antagonisten zur Ulcusprophylaxe bzw. -therapie kann es zur pH-Verschiebung und somit zu einer massiven Keimbesiedlung des Mageninhaltes kommen.

Schwerstkranke Patienten mit einem veränderten pH des Mageninhaltes stellen bei liegender Magensonde eine große Infektionsgefahr dar.

Um eine Keimverbreitung zu verhindern, müssen beim Umgang mit der Magensonde, bei der Entsorgung der Sondenkostbeutel bzw. -flaschen incl. Überleitungssystemen und bei der Mundpflege Schutzhandschuhe getragen werden.

5.8 Praeoperative Vorbereitung
Die Patientenvorbereitung beginnt mit einem Duschbad am Morgen der geplanten Operation. Bei nicht gehfähigen oder kreislauflabilen Patienten ist das infrage kommende Hautareal gründlich mit einem Einwegtuch zu waschen.

Ist eine Haarentfernung notwendig, wird sie erst unmittelbar vor der Operation auf der Station durchgeführt.

Es stehen verschiedene Möglichkeiten zur Verfügung:

Einwegrasierer
Der Einwegrasierer wird zur Naßrasur mit Rasierschaum eingesetzt, sie stellt die Methode mit der höchsten Traumatisierung dar.

Enthaarungscreme
Die Creme darf nicht auf Schleimhaut, gereizter oder entzündeter Haut eingesetzt werden. Es empfiehlt sich, die Hautverträglichkeit der Creme vor der Anwendung zu überprüfen.

Haarschneidemaschine
Ein Vorteil dieser Methode ist die schnelle und nicht traumatisierende Haarentfernung.

Der Scherkopf wird nach Gebrauch mit einem Pinsel gereinigt und mit einem alkoholischen Desinfektionsmittel desinfiziert; für jeden Patienten muß ein aufbereiteter Scherkopf zur Verfügung stehen.

5.9 Umgang mit aseptischen und septischen Wunden
Notwendige Verbandwechsel (Verbandvisite) haben in der Reihenfolge von Patienten mit aseptischen zu Patienten mit septischen Wunden zu erfolgen.

Das zum Verbandwechsel voraussichtlich benötigte Material (steriles Verbandmaterial, sterile, verpackte Instrumente, Medikamente, sterile und unsterile Schutzhandschuhe, Desinfektionsmittel für Hände, Haut und Schleimhaut, Abwurfmöglichkeiten usw.) ist auf Vollständigkeit zu überprüfen.

Je nach Ausmaß der Wunde ist der Verbandwechsel zu zweit durchzuführen. Verband und Instrumente werden direkt nach Gebrauch ohne Zwischenlagerung in die entsprechenden Abwurfmöglichkeiten entsorgt.

Die Wunde selbst darf nie mit bloßen Händen berührt werden, sondern nur mit sterilen Hilfsmitteln. Eine evtl. notwendige Desinfektion und Reinigung der Wunde hat unter Verwendung von sterilen Utensilien wie Tupfer/Kompresse, Handschuhe oder Pinzette zu erfolgen.

Wenn eine mögliche Kontamination der Hände zwischenzeitlich stattgefunden hat, wird eine hygienische Händedesinfektion durchgeführt. Der anschließende Verband wird unter Zuhilfenahme von z. B. sterilen Handschuhen oder steriler Pinzette angelegt.

Bei großflächigen, infizierten Wunden wird während des Verbandwechsels ein zusätzlicher Einweg-Schutzkittel angelegt, um die weiße Schutzkleidung vor zusätzlicher Kontamination zu schützen.

Bei großflächigen nichtinfizierten Wunden wird während des Verbandwechsels ein steriler Schutzkittel erforderlich.

6. Entsorgung
6.1 Schmutzwäsche
Die Schmutzwäsche wird direkt am Entstehungsort dem Waschverfahren entsprechend in die farbig markierten Wäschesäcke gegeben (siehe Merkblatt der Wäscherei) und darf anschließend nicht mehr sortiert werden.

Fällt nasse Wäsche an und ist mit einer Durchfeuchtung des Wäschesackes zu rechnen, muß dieser zusätzlich mit einem wasserundurchlässigen Sack geschützt werden.

Der gefüllte Wäschesack wird gut verschlossen im

speziellen Wäschecontainer gelagert und transportiert.

6.2 Abfall
Bitte beachten Sie die Richtlinie des Bundesgesundheitsamtes über die Anforderungen der Hygiene an die Abfallentsorgung, veröffentlicht im Bundesgesundheitsblatt Nr. 6 vom 1.1. 1983 und das Merkblatt über Abfallseparierung, herausgegeben von der Betriebsleitung.
Müll der Kategorie A und B wird in stabilen, reißfesten Plastiksäcken entsorgt. Scharfe, spitze oder sonstige verletzungsgefährdende Gegenstände werden erst in durchstoßungssicheren Boxen gesammelt. Die geschlossenen Boxen werden anschließend in die o. g. Plastiksäcken entsorgt.
Gefüllte Müllsäcke müssen mit einer Drahtschlaufe gut verschlossen werden, bevor sie in den Abfalltransportcontainer zum Abtransport bereitgestellt werden.
Müll der Kategorie C wird über die „Entsorgungstonnen" entsorgt und können beim Hol- und Bringedienst angefordert werden.

6.3 Ausscheidungen
Beim Umgang mit Ausscheidungen wie Stuhl, Urin und Sputum sind generell Schutzhandschuhe zu tragen.
Ausscheidungen sind normalerweise über den Steckbeckenautomaten zu entsorgen.

Bei meldepflichtigen, ansteckungsfähigen Erkrankungen nach BseuchG, ist eine Desinfektion der Ausscheidungen nur erforderlich, wenn es sich um Krankheitserreger handelt, die normalerweise im Abwassersystem nicht vorhanden sind.
Trotzdem müssen den Patienten gesonderte Toiletten oder Nachtstühle zur Verfügung gestellt werden, wenn Krankheitserreger mit dem Stuhl oder Urin ausgeschieden werden, unabhängig davon, ob eine Desinfektion erforderlich ist oder nicht.
Ordnet der Amtsarzt im Einzelfall eine Desinfektion der Ausscheidungen an, so hat diese im Auffanggefäß zu erfolgen.
Bei der Stuhldesinfektion wird die doppelte Menge der Desinfektionsmittellösung (siehe Desinfektionsmittelplan) mit dem Stuhl verrührt, so daß kompakte Bestandteile zerkleinert werden.
Einwirkzeit: 6 Stunden
Bei der Urindesinfektion wird im Verhältnis 1:1 Urin und Desinfektionsmittellösung (siehe Desinfektionsmittelplan) vermischt.
Einwirkzeit: 2 Stunden
Bei der Sputumdesinfektion wird im Verhältnis 1:2 der Sputum mit der Desinfektionsmittellösung (siehe Desinfektionsmittelplan) vermischt.
Einwirkzeit: 4 Stunden
Nach der Desinfektion der Ausscheidung hat eine Desinfektion des Auffanggefäßes zu erfolgen, siehe Punkt 4.2, allerdings mit dem Präparat und der Konzentration, mit der die Desinfektion der Ausscheidung erfolgte.

Anhang B

Desinfektionsplan (Muster)

Chirurgische Allgemeinstation

WAS	WANN	WOMIT	WIE	WER
Händedesinfektion, hygienisch	- vor Punktionen, Injektionen und Manipulationen an Kathetersystemen - nach jeder mögl. Kontamination an Patienten oder an Gegenständen	Sterillium Freka Sept 80 Spitaderm	ca. 3-5 ml sorgfältig bis zum Eintrocknen verreiben, Einwirkzeit: 30 Sekunden	jeder selbst
Händewaschen	nur bei makroskopischer Verschmutzung, nach hyg. Händedesinfektion	Manipur Mucaderm Esemtan	Waschlotio aus Wandspendern benutzen, Einweg-Handtücher verwenden	jeder selbst
Hautdesinfektion	vor Injektionen, Punktionen usw.	Kodan Tinktur forte Braunoderm	betreffende Stelle besprühen, mit sterilisiertem Tupfer verreiben, Einwirkzeit: 1 Min.	Durchführende

WAS	WANN	WOMIT	WIE	WER
Schleimhautdesinfektion	z. B. vor Blasenkatheterismus, bei der Katheterpflege	Braunol	mit sterilen Tupfern auftragen und verreiben, Einwirkzeit: 2 Min.	Durchführende
Flächendesinfekt.: Fußboden Inventar, Bettplatz, Anrichteflächen usw.	1 × tägl. 1 × tägl.	Teta-Aktiv 1% Incidur 0,25%	Wischdesinfektion	Reinigungspers. Frau Müller Frau Meier
Sanitäreinricht.	1 × tägl. u. bei Bedarf	Incidur 0,25%	Wischdesinfektion	Reinigungspers.
Stationswagen, -schränke	1 × tägl. äußere Oberfläche 14 tägl. innen	Incidur 0,25% Teta-Aktiv 1%	Wischdesinfektion ausräumen, Wischdesinfektion, Kontrolle des Inhaltes	Kr. Pfl. Helfer Frau Jost Herr Rinn
Raum-Schlußdesinfektion	bei bestimmten meldepflichtigen Erkrankungen (siehe Rundschreiben Nr. 55/1984 des Dekans)	Präparat lt. BGA-Liste	Wisch-Scheuerdesinfektion durch den Desinfektor	Desinfektor
Waschschüsseln nicht pat. gebunden	nach Gebrauch	Incidur 0,75%	1 Std. einlegen, reinigen, abspülen, mit Einwegtuch abtrocknen, trocken lagern	ZDL
Bettpfanne, Urinflasche	nach pat.gebundener Benutzung nach Patientenwechsel	Buraton 10 F Incidur 0,75%	Entsorgung in Steckbekkenautomaten, mit Einwegtuch abtrocknen 1 Std. einlegen, reinigen, abspülen, mit Einwegtuch abtrocknen, trocken lagern	jeweiliges Pflegepersonal ZDL
Instrumente	nach Gebrauch	Sporcid 3% Kohrsolin iD 2,5% Sekusept forte 1,5%	1 Std. einlegen, reinigen, abspülen, abtrocknen, evtl. einpacken u. sterilisieren Die Lösung ist bei makroskopischer Verschmutzung, spätestens nach 1 Woche zu wechseln	wöchentl. wechs. Sr. Heidi Sr. Karin
Bettendesinfekt. Bettgestell Bettzubehör	nach Patientenwechsel	Incidur 0,25%	Wischdesinfektion thermische Desinfektion und Reinigung	Herr Rinn Frau Jost
Vernebler-, Sauerstoff-, Befeuchtersyst.	täglich		Thermodesinfektion bzw. Auswechseln des Einwegzubehörs	Sr. Carmen Herr Berg
Kühlschrank (Lebensmittel)	14 tägl.	Quartacid K 0,5%	ausräumen, bei Bedarf abtauen, wischdesinfizieren	Frau Müller Frau Meier

WAS	WANN	WOMIT		WIE	WER
Desinfektion von Ausscheidungen	nach Anordnung des Amtsarztes				
Stuhl				Stuhl und Gebrauchsverdünnung im Verhältnis 1:2 mischen Einwirkzeit: 6 Stunden	
Urin		Bac Gevisol Amocid	5% 5% 5%	Urin und Gebrauchsverdünnung im Verhältnis 1:1 mischen Einwirkzeit: 2 Stunden	
Sputum		Chloramin-T Bac Gevisol Amocid	5% 5% 5% 5%	Sputum und Gebrauchsverdünnung im Verhältnis 1:2 mischen Einwirkzeit: 4 Stunden	

Literatur

1. Gierhake F W (1983) Krankenhaushygiene. Kohlhammer Verlag, Stuttgart
2. Thofern E, Botzenhart K (1983) Hygiene und Infektionen im Krankenhaus. Gustav Fischer Verlag, Stuttgart
3. Daschner F (1981) Hygiene auf Intensivstationen. Springer Verlag, Berlin-Heidelberg
4. Weber L, Schäfer A, Daschner F (1982) Vergleichende klinische und bakteriologische Untersuchungen an Ultraschallverneblern. Hyg Med 3: 120

Krankenhausinfektionen aus der Sicht eines Pathologen

H. KRONSBEIN

Die Geschichte der Krankenhausinfektionen beginnt bereits mit der Gründung großer Krankenanstalten. Die gefürchteten Verluste durch Lazarettfieber, Wundbrand und Kindbettfieber konnten durch die grundlegenden Erkenntnisse der Hygiene und Bakteriologie wesentlich eingedämmt werden. Schließlich schien es, daß Krankenhausinfektionen, die früher meist dem Formenkreis der endemischen Infektionen zugehörten, vollständig zu beherrschen seien, als die Antibiotika in die Therapie eingeführt wurden. Durch ungezielten und falschen Einsatz dieser Medikamente haben sich *Erregereigenschaften* und Zusammensetzungen des *Keimmilieus* im Krankenhaus geändert. Weitere Schwierigkeiten ergeben sich aus dem Wandel von Krankheitsbildern und dem Auftreten *neuer*, bisher unbekannter *Krankheiten*. Diese sind gewissermaßen ein neuer Begleiter der modernen Intensivmedizin auf ihrem Weg in das früher schmale Grenzgebiet zwischen Leben und Tod.

In der gegenwärtigen Situation muß daher zumeist gegen individuell unterschiedliche Krankenhausinfektionen gekämpft werden, die gemeinsam gekennzeichnet sind durch das *Gefahrendreieck: Problempatient – Problemmilieu – Problemkeim*.

Allgemeine Pathologie

Definition

Eine *Krankenhausinfektion* ist jede durch Mikroorganismen hervorgerufene Infektion, die im kausalen Zusammenhang mit einem Krankenhausaufenthalt steht, unabgängig davon, ob Krankheitssymptome bestehen oder nicht. Eine *endemische Krankenhausinfektion* liegt dann vor, wenn Infektionen mit einheitlichem Erregertyp in zeitlichem, örtlichen und kausalem Zusammenhang mit einem Krankenhausaufenthalt nicht nur vereinzelt auftreten (Bundesgesundheitsblatt 19, 1976).

Diese umfassende Definition fordert den Nachweis eines kausalen Zusammenhanges, was formal unerläßlich ist, im Einzelfall jedoch manchmal schwierig sein kann.

Verlaufsformen

Schon durch den zeitlichen Ablauf des Krankenhausaufenthaltes und abhängig vom Verlauf der Primärkrankheit sowie der durchgeführten Maßnahmen können Variationen auftreten, die eine richtige Einordnung solcher Erkrankungen problematisch machen (Abb. 1). *Einfache Krankenhausinfektionen* werden zumeist in direkter ursächlicher Folge besonderer therapeutischer oder diagnostischer Maßnahmen beobachtet. Bei *Krankenhaussuperinfektionen* handelt es sich gewissermaßen um eine aufgepfropfte Erkrankung, zum Beispiel um eine Pilzinfektion nach antibiotischer Therapie eines bakteriellen Infektes.

Ebenso sind *Reinfektionen* oder *Reaktivierungen* als Form einer Krankenhausinfektion möglich.

Reinfektionen treten besonders bei reduzierter Abwehrlage auf. Ein häufiger zu beobachtendes Beispiel ist ein Herpes zoster bei verbrauchenden Primärkrankheiten oder immunsuppressiver Therapie.

Bei der Reaktivierung einer Infektion sind die Keime schon latent im Körper vorhanden und werden nicht erst im Krankenhaus übertragen. (Letzteres ist nach der obengenannten Definition keine notwendige Voraussetzung für die Diagnose einer Krankenhausinfektion!) Reaktivierungen eines latenten unspezifischen Herdes können durch die Endoskopie auftreten. Gefürchtet sind generalisierte Tuberkulosen, die durch eine abwehrmindernde Therapie exazerbieren oder durch operative Manipulationen an einem ruhenden Herd erneut streuen können, wenn ein tuberkulostatischer Schutz fehlt.

Spezielle diagnostische Probleme ergeben sich bei einer *latenten Krankenhausinfektion,* wenn die Symptomatik erst nach Krankenhausentlassung beginnt, wie z.B. bei einer latenten Infektion über implantiertes Fremdmaterial.

Abb. 1. Verlauf von Krankenhausinfektionen: „Fieberkurven" in den verschiedenen Stockwerken symbolisieren den Verlauf der Infektionssymptomatik. ▼ Kontaminationszeitpunkt; ▼ gezielte antiinfektiöse Therapie; ○ andere medikamentöse Therapie; ▼ Operationszeitpunkt

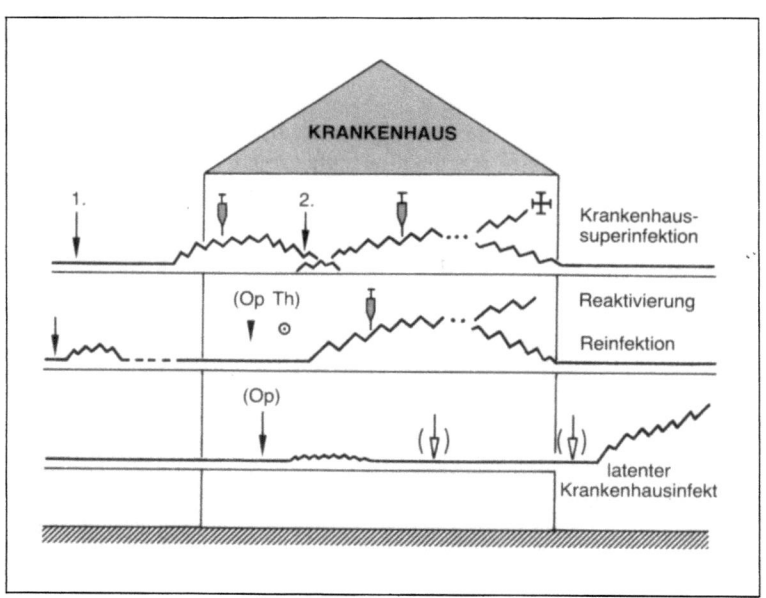

Erreger und Infektionsquellen

Die Frage nach Art und Herkunft der Erreger von Krankenhausinfektionen betrifft das Arbeitsgebiet der Bakteriologie und Hygiene, so daß auf diese speziellen Beiträge verwiesen werden kann. Da es sich in der Regel nicht um obligat pathogene Keime handelt, sondern um Saprophyten oder opportunistische Erreger, ist eine kritische Wertung bakteriologischer Befunde besonders wichtig. Die Mundhöhlenflora von nicht selektierten Kontrollpersonen (Rekruten) enthält nach einer oft zitierten Untersuchung in ca. 50% diverse Candidaspezies, ohne daß Symptome einer Mykose bestehen.

> *Definition:*
> Unter *Infektion* versteht man die Ansiedlung, das Wachstum und die Vermehrung niedrigstehender in höher organisierter Organismen. Dieser Vorgang führt zu Abwehr- und/oder Schädigungsreaktionen des Organismus, die deutlich außerhalb des Normbereiches liegen (nach W. DOERR).

Der kulturelle Nachweis von Bakterien in Sekreten oder auf entfernten Kathetern zeigt zunächst nur eine Kontamination oder Kolonisation, ist aber nicht notwendigerweise gleichzusetzen mit dem Vorhandensein einer Infektion, wenn weitere richtungweisende Befunde fehlen.

Für den konkreten Nachweis einer Infektion folgt daraus, daß der kulturelle Befund nur in Korrelation mit klinischen, laborchemischen und pathomorphologischen Parametern als Beleg dienen kann. Dieser Umstand macht definitive Aussagen über die *Frequenz* von Krankenhausinfektionen besonders schwierig, weil dem Bakteriologen in der Regel genügende klinische Rückmeldungen fehlen. Andererseits sieht der Pathologe bei klinischen Obduktionen nur eine Negativauswahl des Krankenhauskollektives. Wenn sich darunter Verstorbene finden, die haupt- oder nebenursächlich einer Krankenhausinfektion erlegen sind, so ist das wahrscheinlich nur die Spitze des Eisberges der tatsächlichen Infektionshäufigkeit.

Infektionswege

Die auf natürlichem Wege über den Atem- und Verdauungsapparat entstehenden Krankenhausinfektionen, insbesondere Bronchopneumonien und Enteritiden, sind weniger bedeu-

Abb. 2. Opportunistische Infektion: Saprophyten („nützliche Spaltpilze") wechseln ihren Standort und ergreifen die günstige Möglichkeit, mit ihren Waffen eine Infektion auszulösen

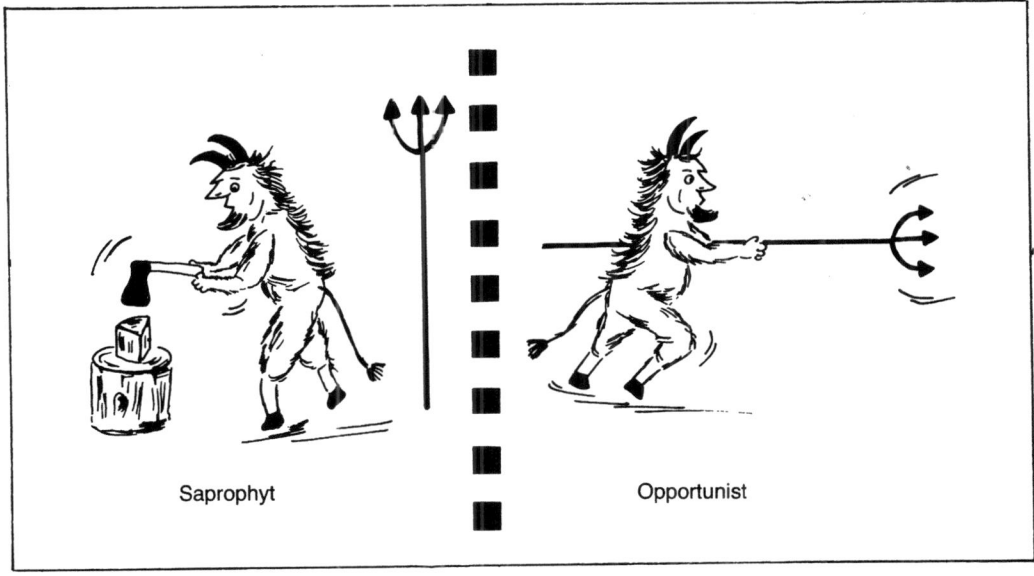

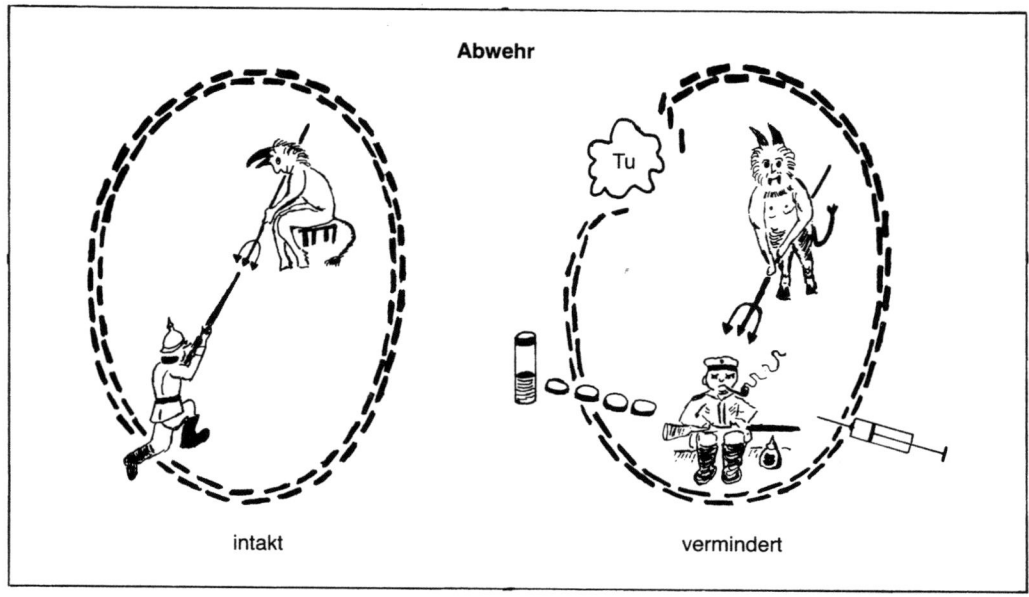

Abb. 3. Kampfarena zwischen Resistenz und Virulenz bei intakten und gestörten Verhältnissen (siehe Text)

tend als jene, die nach invasiven Maßnahmen auftreten. Abgesehen vom klassischen Spritzenabszeß oder infizierten Operationswunden sind dies Infektionen, die über Harnblasendauerkatheter, endotracheale Tuben und intravenöse Verweilkatheter ausgelöst werden. Häufig kommt es dabei zu einem Standortwechsel von Keimen der normalen Residentflora, die dann eine opportunistische Infektion auslösen (Abb. 2).

Virulenz – Resistenz

Das Angehen einer Infektion ist abhängig vom aktuellen Stand im Zweikampf zwischen der Virulenz eines Erregers und der Resistenz des besiedelten Organismus. Saprophytäre Keime, die an ihrem angestammten Platz unter Umständen sogar physiologische Aufgaben erfüllen (Holzhacker in Abb. 2), schlüpfen bei invasiven Maßnahmen durch natürliche Grenzen und unterlaufen das Abwehrsystem durch einen Standortwechsel. Gleiches kann ohne äußere Einwirkung im Rahmen einer Grunderkrankung entstehen, wenn hierdurch kontrollierte Abgrenzungen zerstört werden (Tumor in der einbrechenden Mauer von Abb. 3). Bei der Ösophagusperforation ist die akute phlegmonöse Mediastinitis eine immer noch sehr gefürchtete Infektion.

Von weit größerer Bedeutung für das Zustandekommen von Krankenhausinfektionen ist nicht die Unterwanderung, sondern die generalisierte Schwächung der körpereigenen Abwehr. Diese kann erschöpft sein durch einen gerade vorangegangen Kampf, lahmgelegt oder vergiftet durch diverse Medikamente (Corticoide, Zytostatika) oder selbst von einer schweren Krankheit (Leukämie) getroffen.

Generalisationsformen von Infektionen

Die Ausbreitung einer Infektion spiegelt die Abwehrlage des Organismus wider. Sie beginnt normalerweise als lokale Entzündung, die sich im betroffenen Organsystem fortleitet und erst dann schrankenlos den gesamten Körper befällt. Ein häufig zu beobachtendes Beispiel ist die Reihenfolge Harnblasenentzündung, aufsteigende Harnleiterentzündung, Pyelonephritis und schließlich Urosepsis.

An dieser Stelle ist ein kritischer Hinweis auf die Defintion der Sepsis notwendig.
Infektionskrankheiten sind im Gegensatz zu lokalen bzw. fortgeleiteten Infektionen Erkrankungen, die einer eigenen Gesetzmäßigkeit fol-

gen. Diese ist nicht primär durch die befallenen Organe oder Organsystem vorbestimmt, sondern durch die Eigenschaften der Erreger bzw. durch die Art und Weise, wie die Abwehr des Organismus sich mit ihnen auseinandersetzen kann. Beispiele sind Typhus abdominalis oder exanthematische Hautinfektionen wie Masern. Derartige Erkrankungen sind als Krankenhausinfektion selten, können allerdings als endemische Infektion Bedeutung erlangen.

> Eine Sepsis setzt nicht nur einen bakteriell infizierten Ausgangsherd voraus, sondern verlangt ebenso Streuherde in verschiedenen Organen im Sinne sogenannter septischer „Metastasen". Die im klinischen Jargon häufig diagnostizierte Sepsis ist nach diesen strengen Maßstäben meistens nur eine Bakteriämie oder Bakteriopyämie.

Spezielle Pathologie

Der dargestellte Hintergrund der allgemeinen Pathologie ist gewissermaßen ein Raster, mit dem nicht nur Pathologen, sondern Ärzte verschiedener Disziplinen Krankenhausinfektionen einordnen. Die spezielle Pathologie untersucht, welche Infektionen wie und warum entstanden sind und wie sie sich morphologisch ausgewirkt haben. Besonderes Augenmerk wird dabei auf die auslösenden und begünstigenden Faktoren geworfen. Generell lassen sich Infektionen durch invasive diagnostische und therapeutische Maßnahmen von jenen abgrenzen, die durch eine vorangegangene medikamentöse Therapie oder durch ein ernstes Grundleiden begünstigt wurden. Letztere stellen ein sehr weites Spektrum dar, welches hier nicht ausreichend beleuchtet werden kann. Eine entsprechende Gefährdung muß abhängig vom einzelnen Fall nach ärztlicher Kenntnis dem Assistenzpersonal mitgeteilt werden, um durch geeignete Weisungen besondere hygienische Vorsichtsmaßnahmen zu treffen.

Infektionen durch invasive diagnostische und therapeutische Maßnahmen

Wundinfektionen

Wundinfektionen durch verschiedene Erreger sind ein altes Problem der Chirurgie. Klassische Beispiele sind Spritzenabszesse und infizierte Operationswunden als lokale Infekte oder Phlegmonen und Wundhöhleninfektionen wie Peritonitis als Ausbreitungsformen.

Kasuistik: Bei einem älteren Patienten wird wegen einer arteriellen Verschlußkrankheit vom Beckentyp eine Gefäßrekanalisierung und Rekonstruktion durchgeführt. Operationstechnisch entsteht hierbei notwendigerweise eine extra- und retroperitoneale Wundfläche von ca. 20 × 30 cm in der seitlichen und hinteren Bauchwand. Wenige Tage postoperativ tritt eine massive Hämolyse auf, einhergehend mit Verfärbungen und zundrigen Verquellungen der Haut- und Weichteile des Operationsgebietes. Bakteriologisch und histomorphologisch wird bei der Obduktion als Todesursache eine Gasbrandinfektion nachgewiesen.

Das Auftreten einer *Gasbrandinfektion* beunruhigt die verschiedenen Disziplinen mit unterschiedlichen Fragestellungen. Die *Hygienekommission* wird prüfen, ob ein Fehler in der Sterilisationskette des OP-Instrumentariums oder der Belüftung diese Infektion mit Clostridiensporen ausgelöst hat. Den *Chirurgen* beunruhigt in erster Linie die Frage, ob endogene Gasbranderreger über eine nicht erkannte intraoperative Dickdarmverletzung die Erkrankung verursacht haben. Als dritte Möglichkeit ist eine sekundäre Besiedlung der Wunde oder Drainage während der stationären *postoperativen Pflege* zu berücksichtigen.

Ohne Unterschied der Ursache ist ein begünstigender Faktor durch die Grunderkrankung als Wegbereiter vorgegeben, weil bei ungenügender arterieller Blutversorgung und großflächigen Wunden sozusagen das Bett für eine anaerobe Infektion vorbereitet ist. Dieses Beispiel demonstriert die Konstellation im Gefahrendreieck zwischen Problempatient – Problemkeim – Problemmilieu.

Trachealtuben

Die aus anatomischer Sicht am wenigsten invasive Maßnahme ist die endotracheale Dauerintubation zur Beatmung. Ein begünstigender Infektionsfaktor ist die wegen des wegfallenden Totraumes oft angestrebte Verkürzung der physiologisch filternden externen Atemwege. Weitaus wichtiger sind die Bedingungen an der Blockierungsstelle des Tubus (Cuff). Abhängig vom erzeugten Druck in der Blockade und den

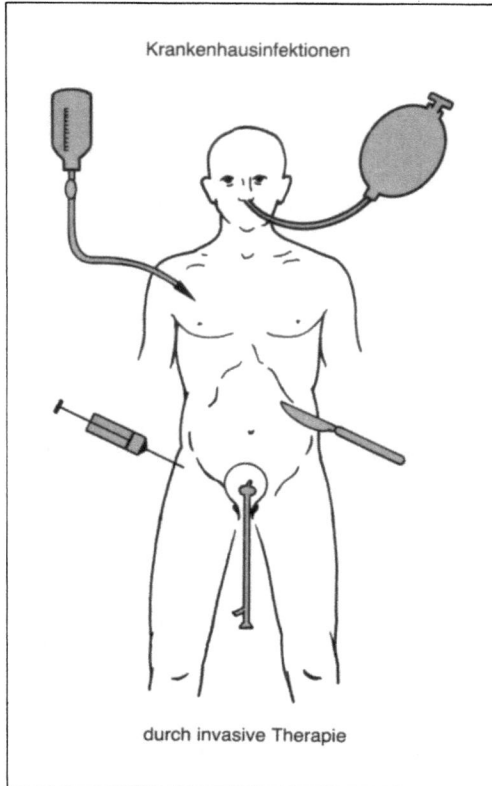

Abb. 4. Von großer Bedeutung sind in der modernen Medizin Infektionen, die im Rahmen der Intensiv-Therapie entstehen und über *teilweise* in den Organismus eingebrachte Fremdkörper ausgelöst werden

lokalen Durchblutungsverhältnissen können sehr leicht Druckgeschwüre entstehen. Deren Gewebsnekrosen werden von Keimen kolonisiert, die häufig permanent in Beatmungsgeräten und Schläuchen siedeln und ein spezielles hygienisches Problem darstellen.

Eine infizierte Nekrose in Kehlkopf oder Luftröhre wird zum Ausgangsort einer bronchogenen Streuung, was sich in einer eitrigen Bronchitis oder konfluierenden Bronchopneumonie äußert. Solche Komplikationen treten naturgemäß bei schlechter Durchblutung der Luftröhre wie z. B. im protrahierten Schock viel schneller auf und können dann letal enden. Andererseits können kreislaufstabile und lungengesunde Patienten wie z. B. Tetanuskranke bei guter Pflege lange Zeit komplikationslos intubiert und beatmet werden.

Blasenkatheter

Der weitaus häufiger angewandte transurethrale Harnblasendauerkatheter ist eine tiefergreifende halbinvasive Maßnahme. Zunächst wird durch diese Therapie der besonders bei Männern entwickelte physiologische Reinigungs- und Schutzmechansimus der Harnröhre gestört. Der als Fremdkörper einliegende Katheter behindert die Sekretion der urethralen Schleimdrüsen und damit die fortwährende Elimination der normalerweise in der Harnröhre vorhandenen Bakterien mit dem Sekretstrom und Urinfluß.

Weitere Folgen sind flache Druckgeschwüre der Schleimhaut. Diese entstehen nicht nur in der Harnröhre, sondern ebenso in der Harnblase, wo die Katheternase an die Wand des durch die Drainage ständig kollabierten Hohlorganes anstößt. Daraus resultieren Blutungen und Fibrinausschwitzungen, die den Boden des an sich bakteriostatischen Urins für eine Infektion fruchtbar machen. Begünstigend sind außerdem die anatomischen Verhältnisse der Blutversorgung. Sehr weite Venengeflechte unmittelbar unter der Harnröhrenschleimhaut ermöglichen nach einer Zerstörung der epithelialen Deckschicht ein leichtes Eindringen von Erregern in den Blutstrom. Diese Bedingungen erklären unter anderem den raschen und heftigen Fieberanstieg bei Harnwegsinfekten.

Kasuistik: Ein 40-jähriger polytraumatisierter Patient wird an multiplen Knochenfrakturen, Weichteil- und Organverletzungen chirurgisch erfolgreich operiert. Die drohende Komplikation einer Schocklunge kann in wochenlanger intensiver anästhesiologischer Betreuung beherrscht werden. Dann tritt plötzlich ein therapeutisch nicht zu beeinflussender septischer Schock auf. Bei der Obduktion werden reguläre Operationsverhältnisse bzw. Heilungsstadien in den versorgten Wundgebieten gefunden. Komplikationen des Schocks in Form einer Schocklunge sind nicht nachweisbar. Todesursache ist eine phlegmonös eitrige Prostatitis, die durch einen Harnblasendauerkatheter ausgelöst wurde.

Solche tragischen und therapeutisch frustrierenden Ergebnisse der Intensiv-Therapie werfen ein Schlaglicht auf den klinischen Alltag, in dem allzuoft Dauerkatheter lediglich zur Pflegeerleichterung gelegt werden. Die klinische Erfahrung, daß alte Männer mit Prostatahyperplasie Dauerkatheter über lange Zeit komplikationslos vertragen, darf nicht zu einer kritiklosen Ausweitung des Harnblasenkatheterismus führen.

> Nach den anatomischen und physiologischen Verhältnissen ist ein mehrfacher *Einmalkatheterismus* immer vorzuziehen, anderenfalls das Anlegen eines *suprapubischen* Dauerkatheters.

Die zusätzlich bestehenden äußeren Bedingungen eines geschlossenen oder offenen Systems der Harnableitung haben unter anatomischer Blickrichtung nur sekundäre Bedeutung. Wichtiger ist die kritische Diskussion zwischen Pflegepersonal und Ärzten, ob und wann ein Harnröhrendauerkatheter wirklich indiziert ist bzw. durch bessere Maßnahmen ersetzt werden kann.

Intravenöse Verweilkatheter

Venenkatheter zur Infusion oder Druckmessung können direkt beim Anlegen oder später verschiedene Komplikationen auslösen, die zum weiteren Formenkreis des Hospitalismus gehören, aber nicht infektiöser Genese sind („Pathologie der Therapie"). Blutungen und Pneumothorax durch Punktionsverletzungen sind relativ häufig. Selten, dann aber rasch tödlich, sind Perforationen von Kathetern durch die obere Hohlvene oder Herzwände mit akuter Blutung oder mit der Folge, daß die Infusionsflüssigkeit in den Herzbeutel gelangt und so eine Herzbeuteltamponade auslöst.

Diese Komplikation wird vor allem bei dem scheinbar ungefährlichen Zugang über Venen der Ellenbeuge beobachtet. Durch Bewegungen im Schultergelenk resultieren Lageveränderungen der Katheterspitze bis zu 5 cm, so daß auch bei röntgenologisch kontrollierter anscheinend richtiger Katheterlage Herzperforationen möglich sind.

Unter regelrechten physio-pathologischen Bedingungen wird ein intravenös eingebrachter Katheter rasch von einer Fibrinhülle umgeben. Diese Reaktion stellt einen Versuch dar, den in den Blutstrom eingebrachten Fremdkörper gegen das Körperinnere abzugrenzen. Schlichte Keimbesiedlungen der Katheter und einfache Bakteriämien werden gewöhnlich durch die körpereigene Abwehr oder mit einer zusätzlichen antibiotischen Therapie beherrscht. Komplizierter ist die Situation bei größeren katheterinduzierten und bakteriell oder mykotisch besiedelten Thrombosen. Diese im zirkulierenden Blutstrom liegenden Gerinnsel werden Ausgangspunkt einer regelrechten Sepsis, wenn sie nicht aufgelöst oder von ihrem Entstehungsort entfernt werden können.

Die Vermeidung einer solchen katheterinduzierten Sepsis verlangt eine sorgfältige hygienische Betreuung. Der früher angewandte intravenöse Dauerkatheter über die Vena femoralis ist obsolet. Die Leistenbeuge ist durch ihre Nähe zum Anogenitalbereich von diversen Keimen besiedelt und hygienisch nicht sauber zu halten. Außerdem können durch die lokalen Strömungsverhältnisse in den Beckenvenen leicht große katheterinduzierte Thrombosen entstehen, die tödliche Lungenembolien auslösen.

Prothesen

Vollständig in den Körper eingebrachte Fremdkörper stellen eine zweifache Gefahrenquelle dar. Sie können primär bei der Operation besiedelt oder erst später hämatogen infiziert werden, weil in ihrem Grenzbereich zum Organismus die Abwehrbedingungen gestört sind. Analog zum zentralen Venenkatheter sind gleiche Komplikationen bei permanenten intravenösen *Herzschrittmachern* möglich, wenngleich wesentlich seltener. Die Infektion einer *Herzklappenprothese* manifestieren sich als Kunstklappenendokarditis oder als entzündliches Aneurysma im Nahtbereich der künstlichen Herzklappe. Folgen sind Bakteriämien oder dramatisch verlaufende septische Krankheitsbilder. Tritt eine solche Komplikation erst mehrere Monate postoperativ auf, dann kann die Frage nach einer primär latenten Krankenhausinfektion schwer abzuklären sein gegen eine andere zwischenzeitliche Besiedelung durch eine Bakteriämie, die z. B. durch eine Zahnextraktion oder intravenöse Injektion ausgelöst wurde.

Besondere patho-physiologische Verhältnisse sind bei *Knochenprothesen* und *Osteosynthesematerial* zu berücksichtigen. Das Knochengewebe ist von Natur aus nur schwer in der Lage, Infektionen zu begrenzen. Unter diesen Bedingungen wird klar, daß kontaminierte Fremdkörper, die unter unzureichenden hygienischen Verhältnissen implantiert wurden, eine erfolgreiche Infektionsabwehr fast unmöglich machen.

Ebenso sind sekundäre bakterielle Besiedlungen als ständige Gefahr zu fürchten, weil die zerklüfteten Grenzflächen zwischen Knochen und Knochenzement Winkel und Nischen darstellen, die für die Körperabwehr schwer erreichbar sind.

Kasuistik: Bei einer 60-jährigen Patientin wird ein Knöchelbruch osteosynthetisch mit einer entsprechenden Verschraubung versorgt und das Fremdmaterial auch nach knöcherner Durchbauung der Fraktur belassen. Gleichzeitig erfolgt wegen einer seit Jahren bestehenden primär-chronischen Polyarthritis eine Dauertherapie mit Corticosteroiden.

Zwei Jahre postoperativ verstirbt die Patientin nach kurzem Krankheitsverlauf mit septischen Temperaturen, ohne daß in den Wochen vorher besondere Beschwerden eine drohende Komplikation angekündigt hätten. Als Todesursache kann durch die Obduktion eine Sepsis nachgewiesen werden, deren Ausgangsort eine lokal eitrige Osteomyelitis in der Umgebung der Osteosyntheseschraube ist.

Infektionsbegünstigung durch nicht-invasive Therapie

Das oben angeführte Fallbeispiel leitet bereits in diesen Problemkreis über.

> Alle Medikamente, die die körpereigene Abwehr schwächen wie Steroide, Antimetabolite, Zytostatika und Immunseppressiva begünstigen das Auftreten von Krankenhausinfektionen.

Antibiotika können ebenfalls in abwehrhemmender Weise wirken, einen Wandel der Erregereigenschaften hervorrufen oder das Abwehrmilieu so ändern, daß besonders Pilzinfektionen leicht angehen (Krankenhaussuperinfektion). Eine ähnliche Gefährdung erwächst aus großflächigen Röntgenbestrahlungen, die als weitere nichtinvasive Ursache den Medikamenten zur Seite zu stellen sind.

Infektionsbegünstigung durch Grundleiden

Grunderkrankungen, die sich infektionsbegünstigend auswirken, sind so vielgestaltig, daß hier nur komplexe Formenkreise aufgezeigt werden können. Neben Stoffwechselkrankheiten, wie z. B. Diabetes mellitus, sind dies endogene und exogene Vergiftungen (Alkohol!), Verbrennungen, maligne Tumoren oder Systemkrankheiten und generalisierte Störungen der Mikrozirkulation (Schock). Konstitutionelle und insbesondere altersabhängige Faktoren sind außerdem zu berücksichtigen, speziell Abwehrschwächen im Neugeborenen- und Greisenalter.

Die Ausführungen zur speziellen Pathologie und die Fallbeispiele verdeutlichen, daß das Gefahrendreieck: Problempatient – Problemmilieu – Problemkeim überlagert ist von einem zweiten Dreieck, das sich aus der Konstellation Grunderkrankung – Medikamente – invasive Therapie aufbaut (Abb. 5). In der modernen Intensiv-Medizin sind die Patienten mehrfach infektionsgefährdet. Lebensbedrohliche Grunderkrankungen erfordern neben einer eingreifenden medikamentösen Therapie ebenso invasive oder halbinvasive Maßnahmen zur Unterstützung von insuffizienten Organfunktionen.

Kasuistik: Eine 27-jährige Erstgebärende erkrankt in der 35. Schwangerschaftswoche mit Erbrechen und rasch zunehmendem Ikterus. Nach einem Kaiserschnitt verschlechtert sich der Zustand der Mutter weiter. Ein Nierenversagen wird durch Hämodialyse behandelt, ein Leberversagen durch Hämoperfusion mit Aktivkohle zeitweise beherrscht. Trotz primär hochdosierter antibiotischer Abdeckung tritt ein septisches Krankheitsbild auf, das auch auf eine antimykotische Therapie nicht anspricht. Die Patientin verstirbt an den Folgen eines septischen Schocks und im Leberkoma 17 Tage nach der Entbindung. Die Ergebnisse der Obduktion bestätigen als Grundleiden die klinische Diagnose einer sogenannten Schwangerschaftsfettleber. Hierbei handelt es sich um eine seltene und ursächlich bisher unbekannte akute Leberzerstörung, die in Form und Auswirkung einer exogenen Vergiftung durch Tetrachlorkohlenstoff gleicht. Der septische Schock wurde durch eine ungewöhnlich ausgeprägte Pilzsepsis ausgelöst, die mit „metastatischen" Pilzkolonien und intravaskulären Pilzthrombosen in fast allen Organen einherging. Dieses Fallbeispiel führt zu den bisherigen *Grenzen der modernen Medizin*. Die seltene Erkrankung der Schwangerschaftsfettleber verlief früher in wenigen Tagen ausnahmslos tödlich.

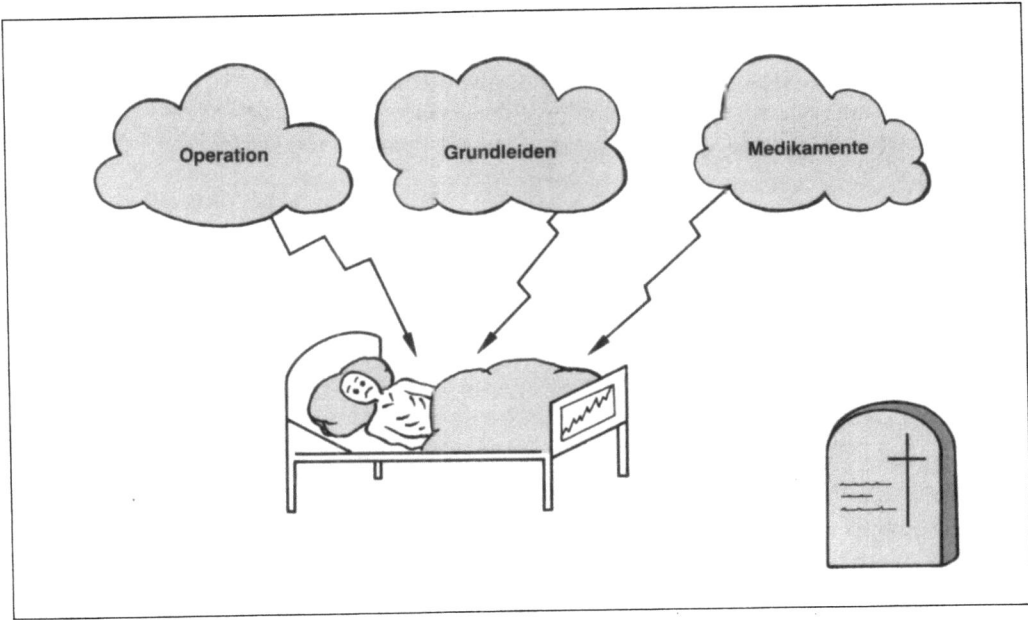

Abb. 5

Andere früher sofort letal ausgehende Erkrankungen oder Verletzungen könnten hier sinngemäß angeführt werden. Die Unterstützung oder der Ersatz ausgefallener Organfunktionen wirkt zunächst nur lebensverlängernd. Erst der weitere Verlauf zeigt, ob hiermit tatsächlich ein therapeutischer Erfolg errungen oder nur eine Leidensverlängerung erreicht wird. Der apparative Ersatz ausgefallener Organfunktionen führt außerdem zu neuen Krankheitsbildern, die ohne Intensiv-Medizin nicht mit dem Leben vereinbar sind. Bekanntes Beispiel ist die sogenannte Schocklunge, die beim progressiven Lungenversagen eine immer höhere Sauerstoffbeatmung notwendig macht, bis ein genügender Gasaustausch vollkommen unmöglich ist. Andere Erkrankungen führen unter intensiv-medizinischen Bedingungen zu einem zeitlich verschobenen Tod der verschiedenen Organe, die nacheinander ihre Funktion aufgeben, bis das Leben nach der gegenwärtigen Definition des Todes endgültig durch ein Herz-Kreislaufversagen erlischt. Der Begriff des sogenannten dissoziierten Hirntodes verdeutlicht diese Problematik.

Naturgemäß sind Patienten im Grenzgebiet zwischen Leben und Tod besonders infektionsgefährdet. Das stetige Vordringen in medizinisch-technische Grenzbereiche wird diese Situation verschärfen. Die Probleme mit Krankenhausinfektionen werden nicht kleiner, sondern größer werden. Fortschritte der Medizin sind deshalb nicht nur abhängig vom medizinisch-technisch Machbaren, sondern ebenso von den Bedingungen einer sorgfältigen hygienischen Pflege, die versucht, Komplikationen durch Krankenhausinfektionen zu verhindern.

Selbstkontrolle durch Obduktionen

Abschließend ist die Frage zu beantworten, was der Pathologe mit Krankenhausinfektionen zu tun hat. Als Arzt im Hintergrund und diagnostischer Partner des Klinikers ist sein gegenwärtiges Aufgabengebiet vor allem die Untersuchung von Biopsien und Operationspräparaten. Dabei können nur gelegentlich Zeichen einer Krankenhausinfektion gefunden werden, bevor diese klinisch oder kulturell evident ist.

Überragende Bedeutung hat bei den Autopsien die sogenannte *klinische Obduktion*. Bisher unerkannte Fälle von Krankenhausinfektionen können allein hierdurch aufgedeckt werden. Bereits bekannte Infektionen sind in ihrer Entstehung, Auswirkung und ursächlichen Beteiligung am Todeseintritt nur durch die innere Lei-

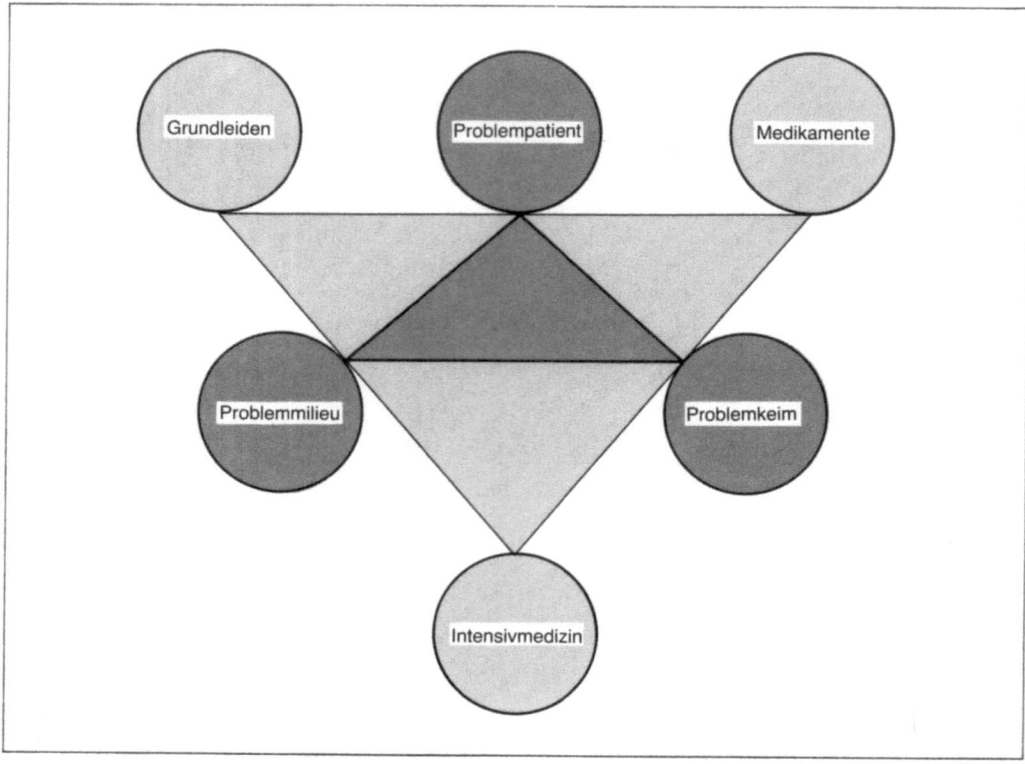

Abb. 6

chenschau abschließend zu beurteilen. Die *epikritische Würdigung* eines Krankheitsverlaufes ist die beste Möglichkeit, die Selbstkritik an ärztlichen und pflegerischen Maßnahmen zu schulen und in erfolgreiche Bahnen zu lenken. Diese Möglichkeit der Selbstkontrolle durch klinische Obduktionen wird bisher leider viel zu selten genutzt.

Die sogenannte *Versicherungsobduktion* hat besonders für solche Fälle Bedeutung, bei denen der Zusammenhang zwischen einer Berufserkrankung bzw. einem Unfall und einer Infektion zu klären ist. Rentenansprüche von Angehörigen können durch die Obduktion und oft ausführliche Zusammenhangsgutachten gesichert werden. Die forensische oder *gerichtsmedizinische Obduktion* hat bei Krankenhausinfektionen bisher keine Bedeutung. Die Ausblicke bezüglich der haftungsrechtlichen Probleme und Kunstfehlerprozesse machen es aber sehr wohl möglich, daß rechtliche Fragestellungen nach Sorgfaltspflicht und Unterlassungen bei der Bewertung von Krankenhausinfektionen relevant werden können.

Mit dem heute geläufigen Begriff der *nosokomialen Infektion* (Nosos: Krankheit; Komeo: pflegen) ließen sich Krankheiten, die durch pflegerische Maßnahmen bedingt sind und ärztlichen (iatrogenen Ursachen) abgrenzen. Tatsächlich wird diese dem Wort innewohnende Eingrenzung nicht so verstanden. Eine Schuldverteilung zwischen Pflegekräften und Ärzten scheint vor allem wenig sinnvoll. In Anbetracht der bestehenden Formen von Zusammenarbeit und Aufgabenzuweisung, insbesondere in der Intensiv-Medizin, ist eine solche Trennung kaum zu vollziehen. Außerdem sollte sie im Spiegel einer möglichen krankenhausexternen Kritik möglichst vermieden werden.

Eine krankenhausinterne kritische Untersuchung und epikritische Bewertung von Krankenhausinfektionen ist nur durch eine Zusammenschau von klinischem Verlauf und Obduktionsbefund möglich. Klärungen in Einzelfällen und generelle Fortschritte sind deshalb abhängig von einer *möglichst hohen Obduktionsfrequenz*. Alle Betroffenen sollten sich für diese Möglichkeit der Selbstkontrolle einsetzen.

Infektionskontrolle

W.-CHR. PÜSCHEL

„Alle krankenhaushygienischen Bemühungen müssen sich auf die Risikopatienten und die Risikobereiche konzentrieren. Hier sind die krankenhaushygienischen Forderungen, einschließlich der laufenden Infektionsüberwachung, indiziert und ein strenges Einhalten derselben absolute Notwendigkeit." (18)

„Für alle anderen Krankenhausbereiche und ambulanten Einrichtungen (Poliklinik, ärztliche und zahnärztliche Praxis) gelten selbstverständlich auch hygienische Anforderungen. Sie unterscheiden sich in Zielsetzung und Konsequenz aber deutlich von den oben genannten streng indizierten Maßnahmen in Risikobereichen." (18)

Aufgabe der *Infektionskontrolle* ist es einerseits, mit Hilfe epidemiologischer Methoden Infektionsquellen und Übertragungswege aufzudecken, andererseits Fehler und Lücken im Hygienesystem zu erkennen. Basierend auf diesen Erkenntnissen können weitergehende Maßnahmen zur Verhütung und Bekämpfung nosokomialer Infektionen durchgeführt werden.

Jede Infektionskontrolle beginnt mit einer *Begehung* der entsprechenden Funktionseinheit. Der Hygieniker, unterstützt durch Hygienefachkräfte, besichtigt gemeinsam mit dem hygienebeauftragten Arzt oder dem Stationsarzt sowie der Stations- und der Pflegedienstleitung die Räumlichkeiten. Es soll eine Situationsanalyse über die Arbeitsabläufe sowie den baulichen und organisatorischen Zustand der Funktionseinheit erstellt werden.

Basierend auf dieser Situationsanalyse wird ein *Hygieneplan* erarbeitet, der auf die individuellen Bedingungen der einzelnen Risikobereiche abgestimmt ist und verbindlich verabschiedet wird.

> Eine Analyse der Arbeitsabläufe ist besonders wichtig, da organisatorische Fehler zwangsläufig Hygienefehler nach sich ziehen.

Ein solcher *Hygieneplan* beschreibt alle wichtigen *Hygienemaßnahmen*, die auf der jeweiligen Station anfallen. Der Plan sollte enthalten:

1. Eine Auflistung und Beschreibung der erforderlichen Hygienemaßnahmen
   Schutzkleidung (einschließlich Kopfhauben, Überschuhen, Mundschutz)
   Schleusung
   Händehygiene (einschließlich Schutzhandschuhen und Hautpflege)
   Flächendesinfektion (Räume, Wände, Inventar, Fußboden, Lüftungsanlage)
   Aufbereitung von Geräten
   Aufbereitung von Instrumenten
   Maßnahmen am Patienten (Katheterismus, Verbandswechsel, Infusionen)
   Verhaltensregeln für den Umgang mit Isolierpatienten
   Verhaltensregeln für den Personalschutz
   Entsorgung (Abfall, Fäkalien, Wäsche, Betten)
2. Einen Zeitplan, der festlegt, wann und von wem diese Arbeiten durchzuführen sind.
3. Eine Auflistung der Desinfektionsverfahren, die angewendet werden dürfen, einschließlich der vom einzelnen Präparat und vom Einsatzzweck bestimmten Konzentration und Einwirkzeit (= *Desinfektionsmittelplan*).
4. Eine Auflistung der Sterilisationsverfahren und deren Kontrolle (Farb-/Bioindikatoren).

Der Hygieneplan soll durch *gezielte Umgebungsuntersuchungen* überprüft werden. Ihr Wert ist vor allem erzieherischer Art. Der infizierte Patient wird als Streuquelle, die mikrobiell verunreinigte Umgebung des Patienten (besonders die Feuchtstellen) als nachfolgende Keimreservoire dargestellt (10). Die Hände des Personals lassen sich als die wichtigsten Überträger von Infektionen aufzeigen. Insgesamt soll die Kenntnis von Keimreservoiren und von Keimverbreitungswegen als Grundlage für die Einsicht in die Notwendigkeit hygienegerechten Verhaltens dienen. Der Bezug zur Infektionskrankheit des Patienten wird dadurch hergestellt, daß es in der Regel gelingt, die gleichen Keime aus der Umgebung zu isolieren. Kurze, *nicht angemeldete Begehungen* und *gezielte Umgebungsuntersuchungen* sollten regelmäßig in Risikobereichen durchgeführt werden.

Mit der Infektionskontrolle soll einerseits eine *laufende individuelle Infektionsüberwachung* ermöglicht werden, andererseits soll eine Auswertung aller Keim- und Resistenzbefunde **(Infektionsstatistik)** Aufschluß über die hygienisch-epidemiologische Situation auf einer Station geben.

Die laufende individuelle Infektionsüberwachung besteht aus routinemäßigen Keimproben von verschiedenen Risikoorganen (Wundabstrich nach Operationen, Urin bei Dauerkatheterismus) bei Aufnahme, während der Liegezeit sowie bei Entlassung. Bedrohliche Veränderungen lassen sich so schnell erkennen. Die Infektionsstatistik vermag zusätzlich eine Reihe wertvoller Informationen im Zusammenhang mit Krankenhausinfektionen zu vermitteln.

Wichtigste Voraussetzung dafür ist, daß alle infektionsrelevanten Daten sorgfältig registriert werden. Hier ergeben sich die größten Probleme: Die Datenerfassung ist arbeitsaufwendig und erfordert zusätzliche Planstellen.

Die gegenwärtig in der Bundesrepublik praktizierten Systeme zur Erfassung von Krankenhausinfektionen wenden zwei unterschiedliche Verfahren an:

System A

In Anlehnung an die Kriterien des Center for Disease Control (2), die ähnlich auch in Kanada, England, Schweden, Dänemark und Finnland angewendet werden, erfaßt Daschner et al. (3) neben den persönlichen Daten der Patienten zahlreiche Faktoren, die eine mögliche Infektionsgefährdung für die Patienten darstellen.

System B

Dagegen begnügen sich andere Untersucher (15, 14, 5, 6, 17, 7, 1) mit der fortlaufenden Dokumentation bakteriologischer Befunde und der regelmäßigen Auswertung von Keimhäufigkeiten und Resistenzen.

Vor den Überlegungen, welchem System der Vorzug zu geben ist, muß definiert werden, was die Infektionsstatistik im Rahmen der Infektionskontrolle leisten kann:

1. Der Kliniker erhält fortlaufend aktualisierte Keim- und Resistenzdaten übermittelt. Werden - was unvermeidlich ist (13) - Blindtherapien erforderlich, so weiß er welches Antibiotikum Aussicht auf Wirksamkeit hat. Als zusätzlicher Effekt ist eine wirtschaftliche Lagerhaltung durch ein verringertes Sortiment wirksamer Chemotherapeutika zu erwarten.

2. Durch Speicherung aller Befunde eines mikrobiologischen Labors wird es möglich, in kürzester Zeit das Auftreten desselben Erregers bei verschiedenen Patienten sowie allgemein gehäuft auftretende Infektionen (Epidemien) (9) zu erkennen und Gegenmaßnahmen einzuleiten.

Mit Hilfe gezielter Umgebungsuntersuchungen wird versucht, die Infektionsketten zu rekonstruieren, wobei im Falle von typischen Krankenhausinfektionen die genaue Differenzierung der nosokomialen Keimspezies durch Phagenlysotopie (einem spezifischen Markierungsverfahren mit Viren) erfolgen sollte (8).

3. Verschiedene medikotechnische Maßnahmen können hinsichtlich ihrer Wirksamkeit und der Infektionsbelastung für den Patienten beurteilt werden; auch aufwendige wissenschaftliche Auswertungen lassen sich in kurzer Zeit durchführen (9).

4. Das Infektionsrisiko jedes einzelnen Patienten kann aufgrund seiner individuellen prädisponierenden Risikofaktoren beurteilt werden.

Die Auswertung mikrobiologischer Daten (entsprechend System B) - sofern sie die Belegungszahlen der Aufnahmebücher einbezieht - ist in der Lage, Infektionshäufigkeiten, Infektionslokalisationen sowie qualitative und quantitative Veränderungen bei Keimen und Resistenzen zu ermitteln (14). Besonders in der Kombination mit der elektronischen Datenverarbeitung ist sie ein sensibles System zur Früherkennung des infektiösen Hospitalismus. Die unter 1 und 2 aufgeführten Informationen lassen sich so gewinnen.

Die Ergebnisse der Datenerhebung nach System A gestatten darüber hinaus Aussagen über die Wirksamkeit oder Bedenklichkeit einzelner diagnostischer oder therapeutischer Maßnahmen. So können beispielsweise verschiedene technische Systeme zur Harnableitung (offen/geschlossen) oder zur Atemluftbefeuchtung, ärztliche Eingriffe und praktizierte pflegerische Techniken wie die (obsolete (4)) Blasenspülung beurteilt werden (Punkt 3).

Weiterhin läßt sich ermitteln, wie weit bei einem Patienten durch prädisponierende Faktoren (wie Alter, Geschlecht und Zusatzerkrankungen), die Grunderkrankung, einzelne diagnostische und therapeutische Maßnahmen und schließlich die Liegedauer das individuelle Infektionsrisiko verändert wird (9) (Punkt 4).

Der große Vorteil des Systems B ist, daß es wenig kostet. Ohnehin erstellte Befunde (17) werden mit relativ geringem Aufwand zu einer brauchbaren Infektionsstatistik verarbeitet. Die üblichen mikrobiologischen Befundzettel enthalten stets alle wichtigen Angaben:
- Probeentnahmeort = Ort der Infektion
- Keimart
- Antibiogramm (Resistenzbestimmung).

Diese Angaben müssen mit den Belegungszahlen verrechnet werden. Die Mehrarbeit gegenüber der Routine besteht in einer kurzen Durchsicht des Aufnahmebuches, dem Kopieren der Befunde (im mikrobiologischen Labor) und dem Verrechnen, wobei die allgemein übliche Verwendung eines elektronischen Datenverarbeitungssystems (12, 6, 5, 14, 9, 15) mit direkter Eingabe aller Untersuchungsergebnisse des bakteriologischen Labors durch eine MTA (9) hier eine wesentliche Arbeitserleichterung schaffen würde.

Ein Nachteil des Systems B ist, daß keinerlei Kontrolle über qualitative und quantitative Probeentnahmemodi ausgeübt werden kann. Die Zahl und die Technik der Keimproben sind von der unterschiedlichen diagnostischen Orientierung des Arztes (15) und der beruflichen Qualifikation des Pflegers abhängig. Die ermittelten Zahlen können so eine erhebliche Verfälschung erfahren, zumal die personelle Fluktuation auf Intensivstationen oft erheblich ist. Selbstverständlich wird System A dem multifaktoriellen Geschehen (15) einer nosokomialen Infektion weitaus besser gerecht. Da die Eintragungen bei regelmäßigen Stationsvisiten fortlaufend von Hygienefachkräften ergänzt und überprüft werden, die Hygienefachkräfte außerdem eine erzieherische Funktion wahrnehmen sollen, ist das Problem der Verfälschung durch unsachgemäße oder unterlassene Probeentnahmen geringer. Überhaupt ist damit zu rechnen, daß ständige Aufklärung die Motivation zu hygienischem Verhalten verbessert.

Andererseits ist der finanzielle und zeitliche Aufwand erheblich (15, 9). Möchte man den positiven Einfluß einer kompetenten Hygienefachkraft nicht missen, so erscheint das derzeitig in Giessen praktizierte Modell günstig, besonders motivierte Pfleger und Schwestern einer Hygiene-Fachausbildung zu unterziehen, sie aber im Stationsbetrieb zu belassen und nur von einigen Dienstaufgaben zu befreien. Mit der Dokumentation sämtlicher infektionsrelevanter Patientendaten auf ihren Stationen wären sie jedoch zeitlich überfordert. Andererseits ist auch nicht zu erwarten, daß das hochbelastete Personal den erforderlichen zusätzlichen Fragebogen ausfüllt (11).

Es erhebt sich die Frage, ob die differenzierte Erfassung von Dispositionen, Techniken, Liegedauer etc. für eine Routine-Infektionsüberwachung auf Intensivstationen überhaupt sinnvoll ist. Derartige Untersuchungen gehören in kontrollierte, extra finanzierte Studien. Eine größere Zahl solcher Schwerpunktthemen wurde bereits sorgfältig bearbeitet. Viele der veröffentlichten Erkenntnisse lassen sich verwenden oder haben bereits Eingang in die Routine infektionsverhütender Maßnahmen gefunden.

So ist es z.B. hinlänglich bewiesen, daß das Infektionsrisiko zunimmt, je mehr von den folgenden Faktoren bei einem Patienten zusammentreffen:

Alter
Liegedauer
Vorerkrankungen, besonders wenn sie mit einer Abschwächung der körpereigenen Abwehr einhergehen
Polytraumen und große Operationen
Beatmung
Personalbesetzung und Qualifikation des Personals.

Statt also aus einer Vielzahl von Variablen ein individuelles Risiko errechnen zu wollen, erscheint es sinnvoller, lediglich eine grobe Differenzierung in Risikogruppen im Sinne des BGA[1] durchzuführen, ein Durchschnittsrisiko für einzelne Bereiche der Patientenversorgung (Chirurgie, Innere, Pädiatrie etc.) zu definieren, um darauf basierend Verlaufsänderungen des Infektionsverhaltens zu registrieren und dem

---
[1] Das BGA unterscheidet
Gruppe A: Patienten, die in besonders hohem Maße infektionsgefährdet sind (Unterbringung in fachspez. Sondereinheiten oder in Einzelräumen mit Schleuse)
Gruppe B: Patienten, die in hohem Maße infektionsgefährdet sind ...
Gruppe C: Patienten, die weder besonders infektionsgefährdet sind ... (z.B. Patienten mit akutem Herzinfarkt).

☒ –ja (1)	nicht ausgefüllt oder
☒ –ja, gewechselt	☐ 0 –nein (0)
(z. B. Katheter) (2)	☐ ? –weiß nicht (3)

01 Station: 1-Neuro-Intensiv   ☐   Aufnahmebuch-Nr.:
             2-Neurochirurgie   ☐   02 Therapieplatz:
             3-Med. Intensiv
03 Name: 1 – weiblich ☐ 2 – männlich ☐
04 Geburtstag: Alter ☐
05 Neuaufnahme (0)
   Verlegung innerhalb des Klinikums
   Verlegung von außerhalb (1)   woher?

06 (Einweisungs)diagnose einschließlich wichtiger Erkrankungen, an denen der Patient bei Einlieferung leidet, isolierte Keime ...:

Während des Aufenthalts erworbene (lokale) Infektionskrankheiten, z. B. Thrombophlebitis, Wundeiterung, Dekubitus, Pneumonie, sonstige Eingriffe ... (mit Datum vermerken)

07 Läuft bei Aufnahme eine Antibiotica-Therapie?   08 1 – verstorben – †
                                                            2 – verlegt – v
                                                            3 – nach Hause entl. – E

Datum u. Liegetage (Aufnahmetag – 0)	Vor-her														
09 Immunsupressive Maßnahmen (Zytostatica, Corticosteroide, Bestrahlung)															
10 operativer Eingriff 11 Wunddrainage 12 Liquordrainage															
13 *Blasenkatheter* Dauer 1-offenes System 2-Urofix 3-Cysto-Care-System 4-Kendall 5-Einmal-Blasenkath.															
14 *Blasenspülung* 1-mit PVP-Jod 2-mit Na-Hypochlorit 3-mit Kochsalz 3-mit lokalen Antibiot.															
15 Tracheostoma 16 Intubation 17 Beatmung															
18 Sauerstoffsonde															
19 Atemluftbef. Druckluft 20 Ultraschallvernebler															
21 künstlicher Dauerzugang z. Kreislaufsystem, z. B. Venenkath., Hämodialyse															
22 Antibiotica Präparat u. Menge Präparat u. Menge Präparat u. Menge Präparat u. Menge															
23 Fieber (Zahlen!)															
24 Leukozyten (in tausend)															
25 Keimprobe: K-Urin –K Rachenabstrich –R															

Abb. 1. Untersuchungsbogen, der 1978 versuchsweise auf einigen Intensivstationen eines Univ.-Klinikums eingesetzt wurde. Dieser Erfassungsbogen erwies sich ohne zusätzliche Hygienefachkräfte als nicht arbeitsgerecht; sinnvoller wäre die Integration in vorhandene Patientenblätter (vergleiche Text.)

Kliniker bei der Suche nach infektionsverhütenden Maßnahmen behilflich zu sein (16).

Bei einer Gesamtwürdigung der Vor- und Nachteile beider Systeme imponiert System B als leichter realisierbar. Die Zuverlässigkeit und Vergleichbarkeit der Statistiken könnte dadurch erhöht werden, daß Hygiene-Fachkräfte und hygienebeauftragte Ärzte aus- und fortgebildet werden, die dem Personal (u. a.) vereinheitlichte Kriterien der Proebentnahmen näherbringen können.

Der nächste Schritt sollte die Vereinheitchung der Patientenbögen und die Festlegung obligatorischer Eintragungen darin sein. Auch hier sollte schließlich ein Elektronenrechner zur Anwendung kommen, wobei den Erfordernissen des Datenschutzes Rechnung zu tragen ist (6).

Literatur

1. Botzenhart K, Fischer P, Rüden H, Lauterbach M (1978) Kriterien zur hygienischen Beurteilung von Intensivpflegeeinheiten. Zbl Bakt Hyg 1. Abt B 166: 314–321
2. CDC (1978) National nosocomial infections study – Report 1976, Atlanta
3. Daschner F et al. (1981) Krankenhausinfektionen in einem Universitätsklinikum. Dtsch med Wschr 4
4. Daschner F (1980) Cystomyacine O.W.G., Uro-Nebacetin oder geschlossene Harndrainagesysteme. Internist. Praxis 20: 543–545
5. Fegeler W, Ritzerfeld W (1981) Überlegungen zur Auswertung patientenbezogener Resistenzinformationen. Hyg u Med 6: 110–112
6. Just I, Spaene K, Lochthouve R, Ringelmann R (1981) Regelmäßige rechnerunterstützte Auswertung von bakteriologischen Befunden für Hospitalepidemiologie und interne Qualitätssicherung im Labor. Hyg u Med 6: 105–109
7. Krieger F, Ay R (1981) Funktion und Nutzen regelmäßiger Auswertungen bakteriologischer Untersuchungsergebnisse im klinischen Routinebetrieb. Hyg u Med 6: 63–68
8. Krüger H, Malotke R, Potel J (1978) Untersuchungen zum Hospitalismus durch Pseudomonas aeruginosa. Med Klinik 73: 1577–1580
9. Metzger M, Langmaak H, Weber L (1981) Anforderungen an ein Datenverarbeitungssystem aus der Sicht der Klinikshygiene. Hyg u Med 6: 69–73
10. Oghke H, Kanz E (1980) Umgebungsuntersuchungen über den Grad der Keimstreuung von der Infektionsquelle Patient. Zbl Bakt Hyg I. Abt. B 171: 293–308
11. Püschel W.-Chr (1982) Untersuchungen zum Aufbau eines Infektionskontrollsystems, Inaugural Dissertation, Gießen
12. Ringelmann R, Stucky W, Goos G, Lochthouve R, Spaene K, Escherle A, Schmidtke F, Hochlehnert H, Jung, HJ (1981) Erfassung, Verarbeitung und Auswertung von Patienten- und Befunddaten in der klinischen Mikrobiologie und Immunologie. Hyg u Med 6: 88
13. Schuster HP (1980) Infektiöse Komplikationen und Hygiene auf Intensivstationen. In „Interne Intensivmedizin" von Schölmerich, P et al. (Hrsg), Kap 9, G Thieme Verlag, Stuttgart
14. Trespe HF, Tripatzis I, Wolters E, Potel J (1981) Interaktive Keim- und Resistenzüberwachung im Krankenhaus. Modell Medizinische Hochschule Hannover. Hyg u Med 6: 100–104
15. Tripatzis I (1971) Zur Früherkennung des infektiösen Hospitalismus mit Hilfe der Datenverarbeitung in der Mikrobiologie. Fortschr Med 89: 526–527
16. Wenzel RP, Ostermann ChA, Miller GB, Gröschel HM (1980) Ein zentrales freiwilliges Programm zur Überwachung und Registrierung von Hospitalinfektionen im Bundesstaat Virginia. Hyg u Med 5: 603–605
17. Winterhoff D (1981) Konzeption und Ausführung der epidemiologischen Resistenzstudie Münster. Hyg u Med 6: 93–99
18. Beck EG, Schmidt P (1982) Hygiene Präventivmedizin. Enke-Verlag, Stuttgart

Laufende Infektionsüberwachung

F. DASCHNER

Einleitung

Bis vor etwa 10 Jahren beschränkte sich die praktische Krankenhaushygiene im wesentlichen auf Abklatschuntersuchungen, die Erregerreservoire aufdecken sollten, und auf methodische Untersuchungen zu Desinfektion und Sterilisation. Erst Ende der 70iger Jahre begann man auch in Deutschland zu erkennen, daß es nicht nur darum geht, Erregerreservoire festzustellen und zu eliminieren, sondern daß es Hauptaufgabe der praktischen Krankenhaushygiene ist, bestimmte Krankenhausinfektionen und nicht in erster Linie deren Erreger zu bekämpfen. Nicht jedes Erregerreservoir führt nämlich auch zu einer Krankenhausinfektion. Im Gegensatz zu anderen Ländern werden allerdings in Deutschland immer noch zu wenig prospektive Untersuchungen über die Häufigkeit der wichtigsten Krankenhausinfektionen durchgeführt. Dies liegt zum einen daran, daß es noch viel zu wenig Krankenhaushygieniker mit klinischer Erfahrung und zu wenig Hygienefachkräfte gibt, zum anderen gibt es aber auch klinische Abteilungen, die sich weigern, derartige Untersuchungen durchführen zu lassen, weil der Ausdruck „Krankenhausinfektion" häufig noch mit schuldhaftem Verhalten gleichgesetzt wird, obwohl es für die meisten Krankenhausinfektionen gar nicht zutrifft. Viele kontroverse Fragen der Krankenhaushygiene könnten durch prospektive, am besten multizentrische vergleichende Analysen von Krankenhausinfektionsraten gelöst werden. Im folgenden möchte ich einige Beispiele dazu geben.

Erfassung von Krankenhausinfektionen

Die prospektive Erfassung von Krankenhausinfektionen setzt natürlich die Kooperation der klinischen Abteilung voraus. Hygienefachkräfte, die diese Untersuchungen meist durchführen, müssen das Recht haben, jederzeit Krankenunterlagen, mikrobiologische Befunde, Röntgenbefund, usw. auf der Station durchzusehen. Dies mußte anfänglich z. B. im Universitätsklinikum Freiburg durch einen Beschluß des Klinikumsvorstandes gesichert werden, wobei selbstverständlich keine Abteilung zur Kooperation gezwungen werden sollte, sondern überzeugend dargestellt werden muß, daß es bei diesen Untersuchungen überhaupt nicht darum geht, der Abteilung mehr oder weniger verschuldete Krankenhausinfektionen zuzuordnen, sondern epidemiologische Basisdaten zu erarbeiten, um z. B. Epidemien frühzeitig zu erkennen. Wenn in einer chirurgischen Abteilung überdurchschnittlich häufig Staph. aureus-Wundinfektionen auftreten, versucht die Krankenhaushygiene den Staphylokokkenträger zu identifizieren. Wenn nach Bronchoskopie wiederholt Serratia marcescens aus dem Trachealsekret isoliert wird oder in einer internistischen Abteilung bei verschiedenen Patienten die gleichen Erreger in der Blutkultur gefunden werden, muß der Krankenhaushygieniker das gemeinsame Erregerreservoir, z. B. die Spüllösung bei Bronchoskopie oder die kontaminierte Infusion bei Sepsisepidemien, aufdecken. Dies gelingt um so leichter, je besser die Krankenhaushygiene über die Basisinfektionsrate und das Erregerspektrum der betreffenden Abteilung orientiert ist. Die Hygienefachkräfte im Universitätsklinikum Freiburg beispielsweise erhalten täglich Kopien sämtlicher bakteriologischen Befunde für alle Abteilungen des Klinikums.

An dieser Stelle muß nochmals betont werden, daß die Krankenhaushygiene durch die gezielte prospektive Analyse von Krankenhausinfektionen und Erregerspektren dem klinischen Partner keineswegs eine sogenannte iatrogene Infektionsrate zuordnen will, sondern daß diese Untersuchungen vorwiegend dazu dienen, überdurchschnittlich häufige Krankenhausinfektionen und Epidemien frühzeitig zu erkennen und zu bekämpfen. Auf keinen Fall dürfen unterschiedliche Krankenhausinfektionsraten mit besseren oder schlechteren hygienischen Zuständen gleichgesetzt werden. Wenn beispielsweise die Krankenhausinfektionsrate in Giessen, Hamburg oder Ulm in der Chirurgie 7,8% beträgt und in Freiburg nur 3,5%, dann bedeutet dies nicht, daß Freiburg krankenhaushygienisch doppelt so gut ist, weil die Häufigkeit von Krankenhausinfektionen in den betreffenden Abteilungen vor allem von der Krankenhausverweildauer, der Schwere der Grundkrankheit der Patienten, deren Alter, usw. beeinflußt wird. Wenn allerdings in der gleichen Klinik die Häufigkeit postoperativer Wundinfektionen nach aseptischen Eingriffen in einem Jahr bei durchschnittlich 1,9%, in einem anderen Zeitabschnitt bei durchschnittlich 5% liegt, dann liegt ein krankenhaushygienisch relevantes Problem vor, das gemeinsam mit dem klinischen Partner gelöst werden muß.

Die wichtigsten mikrobiologischen und klinischen Kriterien der häufigsten Krankenhausinfektionen sind in Tabelle 1 zusammengestellt. Die Ergebnisse der größten deutschen Studien über die relative Häufigkeit von Krankenhausinfektionen sind in Tabelle 2 der „National Nosocomial Infections Study" (NNIS) der Centers for Disease Control, Atlanta, USA, gegenübergestellt, in der jährlich die Krankenhausinfektionsrate bei mehr als einer Million Patienten in ca. 80 Kliniken registriert werden. Die Unterschiede in den durchschnittlichen Infektionsraten erklären sich im wesentlichen aus den völlig unterschiedlichen Patientenkollektiven.

Durch prospektive Analysen von Krankenhausinfektionen kann beispielsweise auch demonstriert werden, ob die eingeführten Hygienemaßnahmen zum Erfolg führten. Ziel einer patienten- und infektionsorientierten Krankenhaushygiene ist nämlich nicht nur die Elimination aller möglichen Erregerreservoire, sondern die Reduktion bestimmter Krankenhausinfektionen. Dies ist in Deutschland mit am besten in einer Studie aus der Universitätsfrauenklinik Tübingen demonstriert worden (Tabelle 3).

Kontinuierliche prospektive Analysen von Krankenhausinfektionen in allen Abteilungen einer Klinik sind absolut notwendig zur Erfassung des „hygienischen Grundstatus", allerdings ziemlich zeitaufwendig. Wir sind daher dazu übergegangen, sog. maßnahmenbezogene prospektive Analysen durchzuführen, mit denen wir folgende Fragen zu beantworten versuchen: Wie häufig kommt es nach Blasenkatheterisierung zu Harnwegsinfektionen? Nach wieviel Tagen? Bei welchen Patientengruppen besonders häufig? Wie häufig kommt es zu Venenkatheterinfektionen, wenn man den Venenkatheterverband nur alle 2, 3 oder 4 Tage wechselt? Wie häufig kommt es bei maschineller Behandlung zu einer Beatmungspneumonie? Nach wieviel Tagen? Bei welchen Patienten-

Tabelle 1. Mikrobiologische und klinische Kriterien der wichtigsten Krankenhausinfektionen

Harnweginfektion:
1. Bei Vorliegen klinischer Zeichen (z. B. Fieber, Dysurie, Bauchschmerzen usw.) und
2. Keimzahl $\geq 10^5$/ml im unzentrifugierten Mittelstrahlurin, $\geq 10^4$ Keime/ml Katheterurin bzw. jegliche Keimzahl bei Blasenpunktion, oder
3. Pyurie von mehr als 10 Leukozyten pro Gesichtsfeld bei ca. 1000facher Vergrößerung im nichtzentrifugierten Urin, sofern die mikroskopische Untersuchung des Urins bei Aufnahme negativ war (alternativ mehr als 50 Leukozyten pro µl Mittelstrahlurin). Bei bereits bestehender Harnweginfektion gilt ein Erregerwechsel als weitere nosokomiale Harnweginfektion.

Wundinfektion:
Jede eitrige postoperative Wundinfektion, und zwar unabhängig davon, ob Erreger aus dem Eiter isoliert wurden oder nicht.

Pneumonie:
1. Klinische Zeichen und Symptome einer Pneumonie (z. B. Husten, pleuritisches Reiben, Schmerzen im Bereich des Thorax, Fieber, feuchte Atemgeräusche usw.) und
2. eitriges Sputum bzw. Trachealsekret (mit bzw. ohne Erregernachweis im Sputum) oder
3. Röntgenaufnahme mit Hinweiszeichen auf entzündliche Infiltrationen oder
4. Fieber.
Superinfektionen werden dann als neue Krankenhausinfektion gewertet, wenn ein weiterer, bisher nicht isolierter Erreger aus dem Sputum gezüchtet wird und klinische und radiologische Hinweiszeichen dafür sprechen, daß der neu isolierte Erreger für die Verschlechterung des Zustandes des Patienten verantwortlich ist.

Sepsis:
Positive Blutkulturen mit klinischen Zeichen einer Sepsis (Fieber, Leukozytose, Schüttelfrost, Blutdruckabfall, Thrombozytenabfall usw.).

Tabelle 2. Relative Häufigkeit von Krankenhausinfektionen

	Universitätsklinikum Freiburg (1976–1979)	Pilot-Studie der Paul-Ehrlich-Gesellschaft (1976–1978)	National Nosocomial Infections Study, USA (1976)
Anzahl der untersuchten Patienten	39 802	51 540	1 316 232
Anzahl nosokomialer Infektionen	1 739 (4,37%)	5 065 (9,82%)	46 821 (3,55%)
relative Häufigkeit (%)			
Harnwegsinfektionen	30,0	50,5	41,8
Wundinfektionen	15,5	11,8	22,7
Pneumonie	8,3	10,7	15,7
Infektionen der Haut und Schleimhaut	18,3	9,5	5,6
Sepsis	13,8	6,3	4,3[b]
obere Atemwegsinfektionen	7,8	4,6	1,2
Gastrointestinalinfektionen	3,3	1,8	0,4
Infektionen des Zentralnervensystems	1,0	[a]	0,3
andere (gynäkologische, kardiovaskuläre Infektionen, Peritonitis, Osteomyelitis, Hepatitis usw.)	2,0	4,8	8,0

[a] erscheint unter „andere" Infektionen
[b] Bei Einbeziehung sekundärer Streuung von einer bereits bestehenden Krankenhausinfektion beträgt die relative Häufigkeit der Sepsis 8,2%.

Tabelle 3. Reduktion von Krankenhausinfektionen durch gezielte Infektionskontrolle (Universitätsfrauenklinik Tübingen) April 1976 bis März 1981 (H. A. Hirsch, U. Niehues Geburtsh. u. Frauenheilk. 42, 1982, 651)

Jahr	Anzahl der Patientinnen	Harnweginfektionen (%)	Andere Infektionen (%)
1. Jahr	5709	11,2	5,3
2. Jahr	6241	10,4	3,7
3. Jahr	6947	7,6	2,7
4. Jahr	6684	5,9	2,2
5. Jahr	7331	4,9	2,0

gruppen? Die offenen Fragen in der praktischen Krankenhaushygiene könnten noch seitenweise fortgesetzt werden.

Analyse von Krankenhausinfektionen zur Erfassung des Infektionsrisikos bestimmter Maßnahmen

Zur Verbesserung der Patientenversorgung werden in der Klinik ständig neue diagnostische und therapeutische Maßnahmen eingeführt. Hersteller und Anwender bedenken aber häufig nicht, daß viele dieser neuen Techniken auch infektiologische Komplikationen haben. Es ist beispielsweise in der Intensivmedizin sehr modern geworden, möglichst alle vitalen Funktionen des Patienten lange Zeit kontinuierlich zu überwachen, häufig mit invasiven Methoden.

> Jede Invasion durch Haut oder Schleimhäute erhöht jedoch das Infektionsrisiko des Patienten erheblich.

Wenn ein Zentralvenenkatheter, Arterienkatheter und Pulmonalarterienkatheter gelegt wird, so steigt das Sepsisrisiko des Patienten enorm (Tabelle 4). Das Sepsisrisiko kann vermindert werden, wenn die Verweildauer der Katheter verringert wird. Je länger solche Katheter liegen, um so mehr muß sich daher der Intensivmediziner fragen, ob die Überwachung der Vitalfunktion oder die Beeinträchtigung der überwachten Vitalfunktion durch die Katheter im Vordergrund steht.

Infusionsmischbeutel oder *3-Wegehähne,* die wie Orgelpfeifen hintereinander geschaltet

Tabelle 4. Kathetersepsis in einer chirurgischen Intensivpflegestation (n = 1100 Patienten, Jahr 1979) University of Virginia Hospital (R. WENZEL 1980)

Katheter	% der Patienten mit Katheter	% der Patienten mit Sepsis
Arterien	800	3
Pulmonalarterien	409	7
Arterien u. Pulmon.	407	8
Zentralvenendruckmeßkatheter	273	17
Art. und Pulm. und ZVD-Katheter	136	11

werden, erleichtern die Applikation verschiedener Lösungen, erhöhen aber das Infektionsrisiko.

Die perkutane transhepatische *Gallendrainage* ermöglicht zwar bei Patienten mit Gallenwegskarzinom den Galleabfluß, erhöht aber gleichzeitig das Sepsisrisiko wesentlich. Die gestaute Galle ist fast immer infiziert, der Fremdkörper in den Gallenwegen begünstigt das Keimwachstum und paralysiert gleichzeitig die Wirkung von Antibiotika. Antibiotika können Bakterien, die an Fremdkörpern, z. B. Venenkathetern, Blasenkathetern, Trachealtuben, usw. anhaften oder durch Thromben eingeschlossen sind, nicht erreichen.

Wasserbäder zum Auftauen von gefrorenem Frischplasma oder Wasserbäder in modernen Mammographiegeräten können so konstruiert sein, daß sie schlecht zu reinigen und desinfizieren sind und daher eine ständige Gefahrenquelle für schwerkranke Patienten darstellen (Tabelle 5).

Intensivpflegepatienten werden heute nahezu routinemäßig *H_2-Rezeptorenblocker* zur Streßulkusprophylaxe verabreicht. Bekanntlich ist die Magensäure einer der wichtigsten Schutzmechanismen des Körpers vor intestinalen Infektionen, da nur wenig Bakterien bei niedrigem pH überleben können. Durch H_2-Rezeptorenblocker wird der pH des Magensaftes wesentlich angehoben, so daß vor allem bei Patienten mit Magensonden Keime aus dem Nasen-Rachenraum sich im Magensaft derart vermehren können, daß Keimzahlen wie in Eiter gefunden werden. Der Magensaft ist durch Aspiration ein wichtiges Erregerreservoir für Pneumonien bei beatmeten Patienten (1). Durch H_2-Rezeptorenblocker wird das Risiko für eine Beatmungspneumonie signifikant erhöht, wobei das Infektionsrisiko das Risiko durch Streßulzera bei weitem aufwiegt, weil die Letalität bei nosokomialer gramnegativer Beatmungspneumonie immer noch bis zu 80% beträgt.

Tabelle 5. Bakteriologische Befunde im Mammographie-Gerät SMV 50 (Hersteller Technicare GmbH)
Gesamt Wasseruntersuchungen: positiv 18 / negativ 22

	Untersuchungsbecken	linker Tank	rechter Tank
gesamt	15	13	12
negativ	7	4	11
positiv	8	9	1
Keime	- 10^3 Ps. paucimobilis + Aerobe Sporenbildn./20 ml - 10^3 Ps. aeruginosa/20 ml - 10^3 Ps. aeruginosa + Aerobe Sporenbildn./20 ml - 10^3 Ps. aeruginosa/500 ml - 2 × massenhaft Ps. aeruginosa/20 ml - 1 × Rasenwachstum Ps. aeruginosa/20 ml - Ps. aeruginosa + Acinetobacter calcoaceticus/20 ml	- 10^3 Ps. aeruginosa + Enterokokken/20 ml - 3 × 10^3 Ps. aeruginosa/20 ml - 10^3 Ps. aeruginosa/500 ml - 10^3 Ps. aeruginosa + Aerobe Sporenbildner/20 ml - massenhaft Ps. aeruginosa/20 ml - Rasenwachstum Ps. aeruginosa/20 ml - Acinetobacter calcoaceticus/20 ml	- Ps. aeruginosa/20 ml

Analyse von Krankenhausinfektionen zur Lösung kontroverser Fragen

Viele Fragen der Krankenhaushygiene, die zum Teil sehr heftig kontrovers diskutiert werden, könnten durch prospektive, am besten multizentrische Analysen von Krankenhausinfektionen gelöst werden. Es genügt heute nicht mehr, ein bestimmtes Erregerreservoir zu identifizieren und dieses dann gleichzeitig zu einer Quelle von Krankenhausinfektionen zu erklären, das durch Desinfektion oder andere Methoden eliminiert werden müsse, ohne nachgewiesen zu haben, daß aus diesem Erregerreservoir tatsächlich Krankenhausinfektionen entstehen. Dazu einige Beispiele:

Beispiel 1: Manche Hygieniker lassen **Topfpflanzen** aus Krankenstationen entfernen, weil diese Tetanussporen oder Schimmelpilze enthielten. Dies ist zweifelsohne richtig, es gibt aber meines Wissens keine einzige prospektive Untersuchung, in der nachgewiesen worden wäre, daß in einer Klinik aus Topfpflanzen ein Tetanus entstanden wäre.

Beispiel 2: Von bestimmten Herstellern wird immer wieder die Werbeaussage getroffen, daß z. B. Einwegkittel oder Einwegabdecktücher die Wundinfektionsrate senken, weil **Einwegmaterial** Bakterien und Flüssigkeiten weniger penetrieren lasse. Es gibt bisher keine einzige kontrollierte (!) prospektive vergleichende Studie, daß Einwegmaterial im Vergleich zu Textilwäsche die postoperative Wundinfektionsrate senken kann. Wir haben im Gegenteil wie viele andere Arbeitsgruppen vor uns nachgewiesen, daß Plastikinzisionsfolien, die angeblich das Wundgebiet vor Kontamination schützen, im Vergleich zu Textilabdeckung keineswegs zu einer Senkung der postoperativen Wundinfektionsrate führen (2).

Beispiel 3: In fast allen Abflüssen, Waschbecken-Siphons und auch auf dem Fußboden finden sich massenhaft Keime, die zu Krankenhausinfektionen führen können; der Nachweis, daß dies tatsächlich geschieht, steht jedoch noch aus.

> Eine routinemäßige Desinfektion von Waschbecken, Abflüssen und Gullis ist daher unsinnig und gleichzeitig eine unverantwortliche Belastung des Abwassers.

Unbestreitbar ist die Tatsache, daß in den Kliniken und Ländern, in denen keine routinemäßige Fußbodendesinfektion durchgeführt oder von den staatlichen Gesundheitsorganisationen empfohlen wird, die Krankenhausinfektionsrate nicht erhöht ist. Es ist auch kaum zu erwarten, da z. B. der Effekt der Fußbodendesinfektion nur ca. 1 bis 2 Stunden anhält, die Keimzahl nicht in einem der Definition der Desinfektion entsprechenden Ausmaß reduziert wird und somit von einer Fußbodendesinfektion überhaupt nicht gesprochen werden kann (9). Die Empfehlung einiger Krankenhaushygieniker, die routinemäßige Fußbodendesinfektion trotzdem durchführen, weil man dadurch vielleicht doch einige Krankenhausinfektionen verhüten könne, ist teuer, führt zu unnötigen Nebenwirkungen bei Patienten und Personal, umweltschädlich und durch kontrollierte Untersuchungen bisher nicht belegbar. Deutschland ist immer schon ein klassisches Desinfektionsland gewesen, es gibt kaum ein Land in der Welt, in dem so viele verschiedenen Desinfektionsmittel auf dem Markt sind, wobei die Hersteller die Desinfektionspraxis in den Kliniken stark beeinflussen. Es ist daher nicht verwunderlich, daß in Deutschland im

---

[a] Stellungnahmen aus:
Österreich: Prof. Dr. M. Rotter, Hygiene-Institut der Universität, Kinderspitalgasse 15, A-1095 Wien
Dänemark: Dr. O. B. Jepsen, National Center for Hospital Hygiene, Statens Seruminstitut, 2300 Copenhagen.
Finnland: Dr. P. Gronross, Central Laboratory, Central Hospital, 33560 Tampere 56.
Norwegen: Dr. A. Lystad, Infectious Disease Control Dept. National Institute of Public Helath, Geitmyrsvein 75, Oslo.
Schweden: Dr. B. Nyström, Department of Infection Control Huddinge University Hospital, S-141 86 Huddinge.
England: Dr. P. D. Meers, Division of Hospital Infection, Central Public Health Laboratory, Colindale, London NW9 5HT.

Tabelle 6

Routinemäßige Desinfektion	Deutsche Empfehlung	Internationale Stellungnahme[a]	
		Sprühen	Wischen
Waschbecken	täglich	nein 6×	nein 6×
Syphon, Bodenabläufe	tgl. 50 ml Desinfektionsmittel einfüllen, über Nacht einwirken lassen	6× nein	
Toilettensitze	nach jeder Benützung	nein 6×	
Transportwagen	nach jedem Gebrauch	nein 6×	
Badewannen, Duschen	nach jeder Benützung	ja 1× nein 5×	ja 2× nein 3×
Blutdruckmanschetten	nach jeder Benützung	nein 6×	
Verbandswagen	täglich	nein 6×	ja 3×
Nachttische	täglich	nein 6×	ja 1× nein 5×
Matratzen	nach Patientenwechsel	nein 6×	
Transportband Waschküche	täglich	ja 1× nein 5×	
Fußboden, normale Patientenzimmer	täglich		nein 6×
Fußboden in Intensiv-Einheiten	täglich		nein 6×
Fußboden in Op Einheiten	nach jedem Eingriff		ja 1× nein 5×
Kopfkissen, Bettdecken	nach Patientenwechsel, mind. 1× wöchentlich	nein 6×	
Op-Tische	nach jedem Eingriff	nein 6×	ja 4× nein 2×
Raumdesinfektion	a) nach Entl. v. inf. Pat. b) nach sept. Eingriffen Op c) wöchentlich im Op	nein 6× nein 6× nein 6×	
Patientenbett	nach Wechsel, mindestens 1× wöchentlich	nein 6×	ja 1× nein 5×
Reinigungsutensilien	in Desinfektionslsg. einlegen	nein 6×	
Wäschewagen für Schmutzwäsche	täglich	nein 6×	
Inkubatoren	täglich		nein 6×
Abfallbehälter	täglich	nein 6×	
Kittel	täglich	nein 6×	
Heizkörper	wöchentlich	nein 6×	nein 6×
Schränke	wöchentlich	nein 6×	nein 6×

[a] s. Seite 294

Vergleich zu anderen europäischen Ländern wesentlich mehr und häufiger, vor allem aber zu häufig unnötig desinfiziert wird. Dies ist auch das Ergebnis einer Umfrage unter 6 europäischen Experten, die gebeten wurden, zu speziellen Desinfektionsempfehlungen in Deutschland Stellung zu nehmen (Tabelle 6).

> Unnötige Desinfektionen führen zu unnötigen Hautreaktionen und Kontaktallergien.

Kürzlich fand man in einer ausgedehnten Untersuchung, daß durchschnittlich 9,1% aller Mitarbeiter in einer Großklinik Hautreaktionen und/oder Kontaktallergien durch Desinfektionsmittel hatten (7). Die Häufigkeit von z. B. Formaldehydnebenwirkungen sollte nicht durch Literaturzitate über Desinfektionsmittelnebenwirkungen aus Ländern heruntergespielt werden, in denen formaldehydhaltige Desinfektionsmittel im Vergleich zu Deutschland kaum angewendet werden (5).

Beispiel 4: Die ökonomisch außerordentlich wichtige Frage, ob Herzkatheter oder andere Angiographiekatheter, die als Einwegmaterial hergestellt werden, resterilisiert werden dürfen, kann nicht nur durch Untersuchungen gelöst werden, bei denen man Herzkatheter mit extrem hohen Keimzahlen kontaminiert, die 100000fach über den nach klinischer Anwendung gefundenen Keimzahlen liegen, um dann anschließend festzustellen, daß diese Keimzahlen durch Resterilisation nicht abgetötet werden (11). Wichtig wären auch hier mehr kontrollierte Studien, die zeigen, daß resterilisierte Herzkatheter die Krankenhausinfektionsrate im Vergleich zu Einwegmaterial nicht erhöhen (6).

Beispiel 5: Das Bundesgesundheitsamt und auch einige Hygieniker, wenn sie als Gutachter zugezogen werden, empfehlen sehr strikte bauliche Maßnahmen zur Verhütung von Krankenhausinfektionen. Dies nicht nur bei Neubauten, sondern auch bei Umbaumaßnahmen. Die Effektivität der meisten dieser Empfehlungen bezüglich Senkung bestimmter Krankenhausinfektionen, z.B. postoperativer Wundinfektionen, ist bisher durch keine kontrollierte Studie belegt. Ganz im Gegenteil, es konnte wiederholt gezeigt werden, daß postoperative Wundinfektionsraten in Operationssälen ohne Schleusen genauso niedrig sein können wie mit optimalen Schleusen. Krankenhausinfektionsraten in Intensivstationen mit Schleusen sind nicht niedriger als solche ohne Schleusen (3).

Tabelle 7. Krankenhausinfektionen in einem alten (1924) und neuen (1979) Krankenhaus

	altes Krankenhaus	neues Krankenhaus	
		kurz nach Belegung	nach 6–12 Mon.
Anzahl der Patienten	1631	1730	1816
% Krankenhausinfektionen	6,9	6,9	7,5
% Umgebungskulturen positiv	17,0	4,5[a]	11,3[a]

[a] $p < 0,01$

Tabelle 8. Kategorien der Empfehlungen des Center for Disease Control zur Verhütung und Bekämpfung von Krankenhausinfektionen

Category I. Strongly Recommended for Adoption:
Measures in Category I are strongly supported by welldesigned and controlled studies that show effectiveness in reducing the risk of nosocomial infections or are viewed as useful by the majority of experts in the field. Measures in this category are judged to be applicable to the majority of hospitals regardless of size, patient population, or endemic nosocomial infection rate and are considered practical to implement.

Category II. Moderately Recommended for Adoption:
Measures in Category II are supported by highly suggestive clinical studies or by definitive studies in institutions that might not be representative of other hospitals. Measures that have not been adequately studied, but have a strong theoretical rationale indicating that they might be very effective are included in this category. Category II measures are judged to be practical to implement. They are **not** to be considered a standard of practice for every hospital.

Category III. Weakly Recommended for Adoption:
Measures in Category III have been proposed by some investigators, authorities, or organizations, but, to date, they lack both supporting data and a strong theoretical rationale. Thus, they might be considered as important issues that require further evaluation; they might be considered by some hospitals for implementation, especially if such hospitals have specific nosocomial infection problems or sufficient resources.

MAKI et al. untersuchten die Krankenhausinfektionsrate in einem alten Gebäude, kurz nach dem Umzug in das neue Krankenhaus und 6 bis 12 Monate später (8) (Tabelle 7). Die Krankenhausinfektionsrate war identisch, im übrigen auch die postoperative Wundinfektionsrate, obwohl die Umgebungskontamination signifikant unterschiedlich war. Dies soll nicht heißen, daß man generell keine Schleusen einbauen sollte, weil diese zumindest die Verkehrswege entflechten und die Disziplin erhöhen, vielleicht aber hätte man sich mit weniger strikten und aufwendigen Forderungen zufrieden geben können.

Eine völlig übertriebene und durch nichts zu belegende Empfehlung ist die strikte bauliche Trennung von septischen und aseptischen Operationseinheiten. Mehrfach ist gezeigt worden, daß die bauliche Trennung oder nicht Trennung keinerlei Einfluß auf die Kontaminationsrate im Operationssaal haben (4, 10).

Schlußfolgerungen

In Deutschland basieren viele Empfehlungen der Krankenhaushygiene noch zu sehr auf In vitro-Studien und Laborergebnissen und wenig auf prospektiven Analysen der Effektivität bestimmter Maßnahmen auf die Häufigkeit bestimmter Krankenhausinfektionen. Es wäre ehrlicher, wissenschaftlicher und auf lange Sicht überzeugender, wenn wir ebenso wie die Centers for Disease Control, Atlanta, USA, die größte Krankenhausepidemiologiezentrale der Welt, unsere krankenhaushygienischen Empfehlungen ebenfalls in Kategorien einteilen würden, je nach dem, ob ausreichende Studien diese Empfehlung wissenschaftlich begründen. Empfehlungen der Kategorie I beispielsweise sind solche, die auch aus juristischen Gründen unbedingt eingehalten werden müssen, weil die wissenschaftliche Evidenz eindeutig dafür spricht, Empfehlungen der Kategorie III wären beispielsweise solche, die man nur in bestimmten epidemiologischen Situationen und wenn genügend Geldmittel zur Verfügung stehen, institutionalisieren sollte. Der Wortlaut der amerikanischen Kategorien ist in Tabelle 8 zusammengestellt.

Literatur

1. Atherton ST, White DJ (1978) Stomach as source of bacteria colonizing respiratory tract during artificial ventilation. Lancet 2: 968–969
2. Daschner F, Langmaack H, Maros-Schwörer G, Hartung HG (1982) Reduzieren Plastikinzisionsfolien die postoperative Wundinfektionsrate? Hyg + Med 7: 30
3. Daschner FD, Frey P, Wolff G, Baumann PC, Suter P (1982) Nosocomial Infections in Intensive Care Wards: A Multicenter Prospective Study. Intensive Care Medicine 8: 5–9
4. Daschner F, Bassler M, Bönig G, Langmaack H, Brobmann G (1984) Luft- und Bodenkeimspektren in einer septischen und aseptischen Operationseinheit. Akt Chirurg 19: 17–20
5. Harke HP (1983) Zur Frage der Häufigkeit von Kontaktallergien auf Formaldehyd. Hyg + Med 8: 512
6. Jacobson JA, Schwartz ChE, Marshall HW, Conti M, Burke JP Fever, chills, and hypotension following cardiac catheterization with single- and multiple-use disposable catheters. Catheterization and Cardiovascular Diagnosis 9: 39–46
7. Just I, Ringelmann R, Gloor, Gloor M (1984) Toxische und allergische Hautreaktionen durch Desinfektionsmittel im Krankenhaus. Hyg + Med 9: 136–139
8. Maki DG, Alvarado CJ, Hassemer CA, Zilz MA (1982) Relation of the inanimate hospital environment to endemic nosocomial infection. N Engl J Med 307: 1562–1566
9. Müller HE (1984) Alte und neue Probleme der Flächendesinfektion im Krankenhaus. Dtsch Med Wochenschr 44: 1696–1700
10. Rüden H, Wullerweber M, Leberle Ch, Metzger K (1979) Luftmikrobiologische Untersuchungen in einem Krankenhaus: II. Chirurgische Operationssaal. Beitr Orthop u Traumatol 26: 199
11. Zapf S, Werner H-P (1983) Untersuchungen zur Keimrückgewinnung von Äthylenoxyd-resterilisierten Angiographiekathetern. Hyg + Med 8: 21

Infektionskontrolle aus pflegerischer Sicht

U. NIEHUES

Einleitung

Die Infektionskontrolle im Krankenhaus umfaßt Tätigkeiten aus dem Aufgabengebiet der Hygienefachkraft. Voraussetzung der Kontrolle ist das Erkennen von Gefahren, die eine Infektionsentstehung begünstigen. Die Verhütung von Infektionen ist nur möglich durch ihre Erfassung, Registrierung und Auswertung, auch im Hinblick darauf, daß jedes Fachgebiet mit bestimmten Krankenhausinfektionen und Hospitalkeimen zu rechnen hat. Durch die genaue Kenntnis der Häufigkeit, Lokalisation, Erreger und Pathogenese können gezieltere und effektivere Maßnahmen, als es allgemeine Richtlinien erlauben, aufgestellt werden.

Infektionserfassung

In der Universitätsfrauenklinik Tübingen wird die Infektionserfassung prospektiv durch die Hygienefachschwester durchgeführt.
Zur Erfassung gehören:
- Routinemäßige Rundgänge auf den Stationen
- Sichtung von Kurven und Krankenblättern
- Rückfrage in unklaren Fällen bei Schwestern und Ärzten
- Erfassung der bakteriologischen Befunde
- Registrierung jeder Infektion auf einem eigenen Erfassungsbogen
- Monatliche Auswertung der erfaßten Infektionen

Die monatliche Auswertung erfordert oft eine Rücksprache mit dem Klinikleiter oder dem Hygienebeauftragten, da die Einordnung von im Krankenhaus erworbenen Infektionen manchmal schwierig ist. Als Grundlage dienen die Richtlinien des Center for Disease Control in Atlanta/Georgia (USA) [1].
Die monatliche Zusammenstellung der Daten gibt Aufschluß über:
- Häufigkeit von Infektionen
- Lokalisation der Infektion
- Angaben über das Keimspektrum
- Antibiotikaempfindlichkeit der nachgewiesenen Keime
- Antibiotikaverbrauch

Überwachung pflegerischer Maßnahmen

Die Überwachung pflegerischer Maßnahmen erfordert Rundgänge auf den Stationen und die Anwesenheit bei pflegerischen Tätigkeiten, z.B. beim Verbandwechsel, beim Legen eines Blasenverweilkatheters. Fehlerquellen können so aufgedeckt und im Gespräch mit dem Stationspersonal und, wenn notwendig, mit Einzelnen oder in einer allgemeinen Fortbildung besprochen werden. Wichtig ist vor allem das Gespräch mit dem Personal um Fragen zu klären und Mißverständnisse auszuräumen, die eine „Hygienekontrolle" begleiten können.

Infektionsquellen und Übertragungswege

In der Gynäkologie und Geburtshilfe treten endogene Infektionen häufiger auf als exogene, wobei letztere nicht ausgeschlossen sind. Keimquelle für die endogene Infektion ist die körpereigene Flora der Patientin, besonders die Vagina, der Darm und die Haut.

Exogene Infektionen können durch unzureichende Desinfektion und Sterilisation von Instrumenten, durch die Nahrung und in sehr geringem Maße durch die Luft entstehen. Auch eiternde Wunden des Personals oder ihre eigenen Keime, insbesondere die des Nasen-Rachenraumes, können Ursache einer exogenen Infektion sein.

Die Hände des Personals, Ärzte eingeschlossen, sind eine der wichtigsten Quellen für die Entstehung einer exogenen Infektion. Durch die Hände können Keime von einem zum anderen Patienten verschleppt werden. Die effektivste Gegenmaßnahme ist die hygienische Händedesinfektion oder das Händewaschen. Eine andere Möglichkeit zur Vermeidung von Kontaminationen der Hand und durch die Hand ist das Tragen von Handschuhen, also der „Noninfektion".

Basispflege

Auch in der Basispflege treten Mängel auf, die durch die „Hygienevisite" auffallen und dann meist erst überwacht werden. Zu beachten sind u. a.:

Bei der Ganzkörperwaschung ist bei Patienten mit Exanthemen, ulzerösen Prozessen oder Ausfluß darauf zu achten, daß Handschuhe getragen werden, um sich selbst und andere Patienten zu schützen und um eine Schmierinfektion zu vermeiden.

Beim Bettenmachen sollte bei Patienten mit Wundinfektionen, liegendem Blasenverweilkatheter, intravenöser Therapie und Infektionen, die durch die Hände übertragen werden können, nach jedem Patienten eine hygienische Händedesinfektion erfolgen.

Arbeitsprogramme

Arbeitsprogramme enthalten Anweisungen über die hygienegerechte Ausführung von pflegerischen Maßnahmen. Die unterschiedliche Häufigkeit und Lokalisation von Infektionen erfordert öfter eine stationsgerechte Fortbildung.

Zu den Arbeitsprogrammen gehören u. a.:
- Katheterismus der Blase
- Pflege des Blasenverweilkatheters
- Richtlinien zum Verbandwechsel
- „Abspülen" bei Wöchnerinnen

Blasenkatheterismus

Harnweginfektionen

Harnweginfektionen (HWI) haben den größten Anteil aller im Krankenhaus erworbenen Infektionen. Bei uns verläuft der größte Teil der HWI asymptomatisch und afebril. Durch ein routinemäßiges und wiederholtes Screening können diese erfaßt werden. U. a. wird bei Aufnahme der Patientin und nach dem Ziehen eines Dauerkatheters eine bakteriologische Kultur angelegt. Für die Urine steht ein Sammelkühlschrank zur Verfügung.

Da der Anteil der HWI mit Pseudomonaden, die als Indikator einer exogenen Infektion angesehen werden können, im ersten Halbjahr meiner Tätigkeit mit 10,9% zu hoch lag, mußten Fehlerquellen aufgedeckt und durch Fortbildung möglichst ausgeschaltet werden. Geschlossene Urinableitungssysteme waren damals schon vorhanden. Der Umgang mit diesen wurde, wie das Legen eines Verweilkatheters überprüft. Änderungen in der Technik des Katheterisierens und auf einigen Stationen die richtige Handhabung des Urinableitungssystems waren erforderlich. Die Maßnahmen wurden demonstriert und anschließend schriftliche Anleitungen ausgeteilt. Wie die Infektionskontrolle zeigte, sank der Anteil der Pseudomonasinfektionen im zweiten Halbjahr auf 1,1%, stieg erneut im vierten auf 2,6% und betrug im sechsten Halbjahr nur noch 0,8%. Im gleichen Zeitraum war ein Rückgang aller HWI um 42,7% zu verzeichnen (2).

Die Infektionsrate konnte in sieben Jahren noch weiter gesenkt werden, so daß der Rückgang der HWI 65,2% betrug. Die Reduktion wurde sicherlich durch die Asepsis der Urindrainage durch das Personal, der Einführung besserer geschlossener Urinableitungssysteme und nachweislich der kürzeren Liegedauer des Verweilkatheters bei einer bestimmten Inkontinenzoperation beeinflußt.

Allgemein gilt eine strenge Indikationsstellung zum Legen eines Blasenverweilkatheters. Eine kurze Liegezeit ist anzustreben, da mit der Dauer der Urinableitung das Risiko einer HWI steigt (3).

HWI werden oft durchs Katheterisieren hervorgerufen. Besonders häufig sind sie beim Verweilkatheter. Bakterien können auf verschiedenem Wege beim Katheterisieren in die Blase gelangen:
- Mit der kontaminierten Katheterspitze
- Zwischen Katheter und Urethralwand
- Im Katheterlumen
- Bei Unterbrechung des Urinableitungssystems

Möglichkeiten zur Verhütung sind:
Geeignetes Katheterlumen
Asepsis bei der Urindrainage
Steriles geschlossenes Urinableitungssystem
Auf freien Abfluß des Urins achten durch eine richtig angebrachte Belüftung und durch die Nichtabknickung des Schlauchsystems
Urinbeutel nicht über das Blasenniveau anheben
Urinbeutel regelmäßig und frühzeitig leeren
Katheterpflege

Vorteile des geschlossenen Urinableitungssytems

Die Kontaminationsgefahr ist verringert durch:
- Ein Ablaßventil am Ende des Beutels
- Die Benutzung nur eines Beutels über 12–14 Tage
- Eine Punktionsstelle für den Urin im Schlauchsystem
- Ein Rückflußventil, welches den Reflux von evtl. infiziertem Urin verringert

Eine Unterbrechung des Systems durch Trennung des Beutels vom Blasenkatheter ist daher selten erforderlich.

Material zum Katheterisieren

Nicht überall werden die von der Industrie angebotenen Kathetersets verwendet. Folgendes Material wird dann benötigt:
- Einmalkatheter oder Dauerkatheter (jeweils einen Ersatzkatheter bereitlegen)
- Steriles Tuch als Unterlage
- Steriles Gefäß mit Tupfern für das Schleimhautmittel
- Schleimhautdesinfizienz
- Steriles Gleitmittel in Einmalportion
- Sterile Pinzette
- Sterile Handschuhe

Beim Verweilkatheter zusätzlich:
- evtl. Schlitztuch
- Spritze und eine Ampulle physiol. Kochsalzlösung
- Steriles geschlossenes Urinableitungssystem

Gleitmittel werden meist zum leichteren Katheterisieren des Mannes verwendet. Die Schleimhaut der männlichen Harnröhre liegt ohne Miktion in Falten. Bei unvorsichtigem Einschieben des Katheters kann sich dieser leicht in den Falten verfangen und Schleimhautverletzungen verursachen. Auch kleine Schleimhautverletzungen können nicht nur die Entstehung einer HWI begünstigen sondern auch eine Bakteriämie hervorrufen.

Technik des Katheterisierens

Katheterisieren und Legen eines Verweilkatheters sollte nur von geschultem Personal durchgeführt werden; nach Möglichkeit mit einer Hilfsperson zum Anreichen. Ob der Katheter mit einer Pinzette oder sterilen Handschuhen eingeführt wird, bleibt dem Geschick der ausführenden Person überlassen. Wichtig ist die sorgfältige Desinfektion des äußeren Genitale einschließlich der Harnröhrenmündung.

Desinfektion bei der Frau

Labien spreizen, zwei bis dreimal mit je einem frischen in Schleimhautdesinfizienz getränkten Tupfer die Haut um die Harnröhre von vorne nach hinten desinfizieren; mit einem weiteren Tupfer die Harnröhrenmündung.

Labien gespreizt halten bis der Katheter eingeführt ist.

Desinfektion beim Mann

Vorhaut zurückschieben und die gesamte Glans, von der Harnröhre ausgehend, zwei bis dreimal mit je einem frischen, in Schleimhautdesinfizienz getränkten Tupfer desinfizieren; mit einem weiteren Tupfer die Harnröhrenmündung.

Nach dem Einschieben des Katheters die Vorhaut wieder zurückschieben (Gefahr der Paraphimose).

Wird der Katheter kontaminiert, z. B. beim Berühren der Haut oder versehentlichem Einführen in die Scheide, einen neuen Katheter verwenden.

Blasenspülung

Muß eine intermittierende oder kontinuierliche Blasenspülung durchgeführt werden, ist ein geschlossenes System zu empfehlen. Sterile Spülflüssigkeit ist selbstverständlich.

Pflege des Verweilkatheters

Eine tägliche Pflege des Genitale und des Katheters, besonders an der Eintrittsstelle zur Urethra, ist erforderlich. Angeblutete oder mit Sekret benetzte Katheter zusätzlich reinigen.

Bei länger liegendem Verweilkatheter Wechsel nur, wenn Inkrustierungen im Katheter zu spüren sind.

Den Zeitpunkt des Katheterlegens notieren.

Patienten mit Verweilkathetern und einer HWI nach Möglichkeit von Patienten ohne eine HWI getrennt unterbringen.

Wird bei mehreren Patienten Urin aus dem Beutel entleert, ist es notwendig, nach jedem Patienten einen Handschuhwechsel durchzuführen, um Kreuzinfektionen zu vermeiden.

Pflege chirurgischer Wundinfektionen

Wundinfektionen

Wundinfektionen wurden, nach anfänglichen Schwierigkeiten, von Ärzten und Schwestern dokumentiert. Bei bestehenden Unklarheiten nahm ich bei diesen Patientinnen an der Verbandvisite teil oder hielt Rücksprache mit Ärzten und Schwestern. Eine Induration mit einer sich stärker ausbreitenden Rötung wurde bereits als Infektion bewertet. Erreger, die bei Wundinfektionen isoliert und auf Anaerobier und Aerobier getestet wurden, gehören fast ausschließlich zur Haut-, Darm- und Vaginalflora. Staphylokokkus aureans ist der am häufigsten vorkommende Keim. Ein hoch resistenter Hospitalkeim hat sich bislang noch nicht entwickelt. Faktoren zu benennen, die zu einem Rückgang der Wundinfektionen um 59,8% innerhalb von sieben Jahren führten, ist schwierig. Maßgebend waren sicherlich die von ärztlicher Seite eingeführten Maßnahmen wie z. B.:
- Kurze präoperative Hospitalisierung der Patientinnen
- Präoperativ: depilieren der Haare anstelle der Rasur
- Anwendung von Wunddrainagen

Allgemein wurden auf den Stationen die Mehrfachbehälter wie Trommeln, Instrumentenkästen, Standgefäße mit Entnahmezange durch selbsthergestellte Einmalsets oder einzelne, in Folie verpackte Instrumente abgelöst oder durch Einmalsets der Industrie verbessert.

Präoperative Haarentfernung

Durch das Rasieren entstehen fast immer kleine Hautverletzungen, in die Hautkeime eindringen und zu Infektionen führen können, besonders, wenn bereits am Vorabend der Operation rasiert wurde. Weniger infektionsgefährdend ist die Rasur kurz vor dem operativen Eingriff oder die Enthaarung mit einer Depilationscreme. Deshalb führten wir 1977 eine Richtlinie für die präoperative Haarentfernung ein. Je nach dem operativen Eingriff werden die Haare entweder mit der Schere gekürzt, depiliert, rasiert oder ganz belassen.
Zwei Beispiele:
Vaginale Hysterektomien und vaginale Inkontinenzoperationen:
Schamhaare an der Vulva mit der Schere kürzen, suprapubische belassen.
Vulvektomie:
Sämtliche Haare mit einer Enthaarungscreme oder Rasur entfernen. Zur Erleichterung die Haare zuerst mit der Schere kürzen.
Selten kamen allergische Reaktionen der Patientinnen auf die Enthaarungscreme vor.

Allgemeine Richtlinien postoperativ

Bei der Pflege chirurgischer Wunden gelten allgemeine Richtlinien.

Das Tragen von Handschuhen wird vorgenommen:
um Patienten vor Krankheitserregern von der Hand des Personals zu schützen
um Kreuzinfektionen zu vermeiden
um sich selbst vor Krankheitserregern zu schützen

Trockene, nicht infizierte Wunden immer zuerst verbinden, eitrige oder nässende Wunden zuletzt
Zur Vermeidung von Tröpfcheninfektionen nicht über der Wunde sprechen
Lange Haare der Pflegeperson zusammenbinden
Bei infizierten Wunden einen Schutzkittel überziehen
Bei größeren infizierten Wunden Schutzkittel, Kopfbedeckung und Mund-Nasenschutz tragen

Verbandwagen, Einmalset

Zum Verbinden der Wunde sind Einmalsets den Mehrfachbehältern (Trommeln, Standgefäße mit Entnahmezange) vorzuziehen. Wird ein Verbandwagen benutzt, muß eine ausreichende Arbeitsfläche und ein Abwurf für Instrumente vorhanden sein. Die Arbeitsfläche des Wagens muß täglich gereinigt und desinfiziert werden. Werden Mehrfachbehälter verwendet, ist nach dem Gebrauch eine tägliche

Sterilisation erforderlich. Standgefäße und Entnahmezange trocken aufbewahren.

Bei infizierten Wunden keinen Verbandwagen benutzen. Genügend Material im Zimmer der Patienten vorrätig halten.

Verbandwechsel

Der Verbandwechsel ist nach Möglichkeit mit zwei Personen durchzuführen.

Bei aseptischen Wunden ist ein Verbandwechsel eigentlich nur beim Ziehen der Fäden notwendig, wenn Drainagen es erfordern oder der Verband mit Blut oder Sekret durchtränkt ist.
- Lange Haare zusammenbinden oder Kopfbedeckung tragen
- Hygienische Händedesinfektion
- Bei infizierten Wunden Schutzkittel oder Mund-Nasenschutz tragen
- Verband mit Handschuhen entfernen oder eine Pinzette verwenden
- Verband und anderen Abfall in einen Abwurfsack geben
- Bei infizierten Wunden Handschuhwechsel
- Wenn nötig, die Haut um die Wunde mit sterilen Kompressen und einem Hautdesinfektionsmittel reinigen
- Sterile Kompressen auf die Wunde legen und fixieren
- Handschuhe ausziehen
- Hygienische Händedesinfektion

Verbandwagen und Arbeitsfläche müssen anschließend gereinigt und desinfiziert werden.

Die allgemeinen Richtlinien und die Technik des Verbandwechsels liegen dem Personal schriftlich vor. Durch die Teilnahme an der Verbandvisite kann die Einhaltung der Maßnahmen überprüft werden.

„Abspülen" bei Wöchnerinnen

Das „Abspülen" des Damms bei Wöchnerinnen ist eine Maßnahme aus der Geburtshilfe und wird in einigen Kliniken noch unter dem Gesichtspunkt der Desinfektion durchgeführt. Damit ein Desinfektionsmittel seine Wirkung entfalten kann, muß es eine gewisse Zeit einwirken. Das ist beim „Abspülen" nicht der Fall. Der Damm wird dabei vom Wochenfluß und Blut gereinigt und schnell wieder mit dem keimhaltigen Wochenfluß benetzt. Damit gehört diese Maßnahme, sofern sie weiterhin praktiziert wird, in den Bereich der Körperpflege im Wochenbett (4).

> Eine Infektionskontrolle gibt genaue Kenntnisse der Häufigkeit, Lokalisation, Erreger und Pathogenese von im Krankenhaus erworbenen Infektionen. Gezieltere und effektivere Maßnahmen zur Verhütung von Infektionen sind möglich. Der Erfolg kann überprüft werden.

Literatur

1. Center for Disease Control, Outline for Surveillance and Control of Nosocomial Infections. U.S. Department of Health, Education and Welfare 1974
2. Hirsch HA, Niehues U, Decker K, Marget W (1979) Nosokomiale Infektionen. Erfassung in einer gynäkologisch-geburtshilflichen Klinik Dtsch med Wschr 104: 1559–1563
3. Kunin CM, McCornack RC (1966) Prevention of catheter induced urinary tract infections by sterile closed drainage. N Engl J Med 274: 1155–1162
4. Niehues U, Hirsch HA (1985) Praktische Krankenhaushygiene - Gynäkologie/Geburtshilfe. Springer-Verlag, Berlin Heidelberg New York Tokyo

Infektionsüberwachung und mikrobiologisches Monitoring

R. GÄHLER

Infektionskontrolle auf der Intensivstation

welche Patienten
haben
welche Infektionen
mit
welchen Erregern?

Erkennung und Erfassung

Diagnose des Patienten bei Aufnahme
diagnostische und therapeutische Eingriffe (z. B. Op./Angiographie/Bronchoskopie)
invasive Maßnahmen (z. B. Blasenkatheterismus/ZV-Kath./Intubation u. Beatmung)
Ergebnisse von Röntgenbefunden
bakteriologische Untersuchungsergebnisse (Antibiogramme)
auftretendes Fieber und dessen mögliche Ursache
Gründe für eine bestehende bzw. neu angesetzte Antibiotikatherapie

Ziel

→monatliche/vierteljährliche Auswertung
→nosokomiale Infektionsrate/Zahl entlassener Patienten
(s. Anhang: Erfassungsbogen)
  Die monatliche/vierteljährliche Statistik stellt ein sogenanntes *Frühwarnsystem* dar und soll Aufschluß geben über:
Häufigkeit von Infektionen
Lokalisation von Infektionen
Angaben über das Keimspektrum
Antibiotikaempfindlichkeit der nachgewiesenen Keime
Antibiotikaverbrauch
gehäufte Infektionen (Epidemien)

Verhütung und Bekämpfung

Zur Verhütung und Bekämpfung von Krankenhausinfektionen müssen Keimquellen/Keimverbreitungswege erkannt und Fehler bei pflegerischen und ärztlichen Maßnahmen aufgedeckt werden durch:
gezielte bakteriologische Untersuchungen am Patienten
gezielte Umgebungsuntersuchungen
kontinuierliche Überprüfung der Desinfektions- u. Sterilisationsmaßnahmen
kontinuierliche Überprüfung der Arbeitsabläufe und Pflegetechniken

> Mikrobiologische Untersuchungen von Trachealsekret, Urin, Stuhl, Wunden, Blut, Liquor usw. müssen nach festem Schema (Monitoring) durchgeführt werden. Somit können gezielte Therapiemaßnahmen bei einer Infektion eher begonnen werden.

Organisation

wer übernimmt die Kosten, falls die bakteriologischen Proben an ein auswärtiges Institut verschickt werden müssen (Untersuchung, Transportkosten)?
wann und wie oft müssen bakteriologische Untersuchungen durchgeführt werden?
wer trifft die Anordnungen?
welches Untersuchungsmaterial wird benötigt?
wo wird es bis zum Transport gelagert? (eigener Brutschrank/Kühlschrank zur Aufbewahrung vorhanden?)

Untersuchungsmaterial

Trachealsekret: Hygieneabsaugsets (Fa. Unoplast/Fa. Rüsch)
Urin: sterile Monovetten (Fa. Sarstedt) oder Kunststoffröhrchen mit Schraubverschluß (steril), Uricult-Nährmedien (Fa. Roche/Fa. Boehringer)
Stuhl: Glasröhrchen mit Korkverschluß (steril) plus Holzschachtel für Versand
Blut: Blutkulturflaschen (Fa. Biotest/Fa. Roche)
Blut für Serologie/Virologie: Monovetten steril (Fa. Sarstedt)

Liquor: Monovetten steril (Fa. Sarstedt) oder sterile Kunststoffröhrchen mit Schraubverschluß

Eiter: Transportmedien nach Stuart oder Port-A-Cul (Fa. Biotest/Fa. Becton Dickinson) zusätzlich: Applikatoren (Fa. Hartmann)

Katheterspitzen: Sabouraudbouillon (Fa. Biotest)

Sekret: oral/rektal Glasröhrchen mit integriertem Tupfer (steril) (Untersuchung auf Pilzwachstum)

Durchführung der bakteriologischen Abnahmen

Material: **Trachealsekret:**
(intubierte/tracheotomierte Patienten)
Wann? 2× wöchentlich in den frühen Morgenstunden
bei bronchopulmonal infizierten Patienten täglich! (parallel dazu: Grampräparat im eigenen klinischen Labor)
Wie? Aspiration während des Absaugvorganges mit zwischengeschaltetem Absaugset plus integriertem Auffangröhrchen
Wo? Kühlschrank +4°C ca. 4–6 Std. bis Transport
⚠ aseptisches Vorgehen wie bei endotrachealer Absaugung, Verschlußkappe des Absaugsets nicht im Bett liegen lassen (Kontamination!)

Material: **Urin:**
(Katheterurin/suprapubischer Punktionsurin)
Wann? 2× wöchentlich in den frühen Morgenstunden (bei bestehendem HWI evtl. öfter) ca. 5 ml
Wie? durch Punktion mit steriler Monovette in die vorgesehene Punktionsstelle katheternah am Urindrainagesystem
Wo? Kühlschrank +4°C ca. 4–6 Std. bis Transport
⚠ Einmalhandschuhe
sorgfältige Desinfektion der Punktionsstelle, insbesondere wenn der Patient unter Diarrhoen leidet! (sonst falscher E. coli-Befund im Urin!)
keine lange Lagerung
nicht bei Raumtemperatur!
10^3/ml Katheterurin = HWI
10^5/ml Mittelstrahlurin = HWI
suprapubisch: jeder Keimbefund pos.

Material: **Stuhl:**
Wann? bei unklarer Diarrhoe (Sondenkost, Antibiotika, Infektion?)
Wie? frisches Steckbecken benutzen! (ohne Desinfektionsmittelreste!) erbsengroße Probe
Wo? Kühlschrank +4°C (bei Verdacht auf Viren), sonst Raumtemperatur
⚠ Einmalhandschuhe
Stuhlröhrchen nicht von außen mit Stuhl beschmieren! (nicht zu voll stopfen!)

Material: **Wundabstriche:**
intraoperativ (z. B. Peritonitis)
Tracheostomawunden
Bauchdrainagen
nässende Op. Nähte
eiternde Dekubitalulzera
Wann? 2× wöchentlich in Kombination mit der Patientenwaschung und allgemeinen pfleg. Maßnahmen (z. B. Wechsel der Colostomiebeutel)

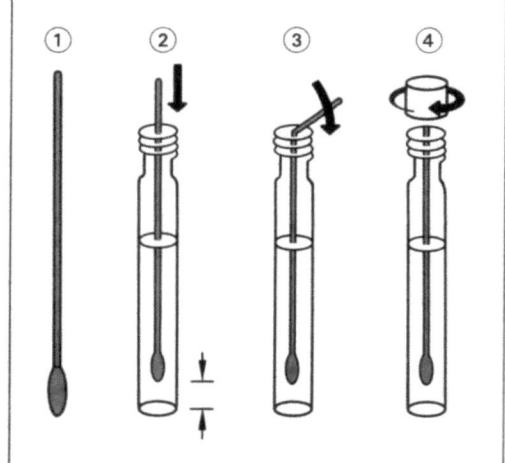

Wie? aus der Tiefe von Wunden erste Eiterportion wegwischen, dann Abnahme der Probe mit Applikator und sofort in das Transportmedium einführen

Wo? 	Kühlschrank +4°C (max. bis 48 Std. möglich) Einmalhandschuhe keine Wundspülung mit antiseptischen Lösungen (PVP-Jod) vor dem Abstrich Ausnahme: Gasbrand (Cl. perfringens) = anaerobe Infektion außer Wundabstrich auch Gewebsprobe in sterilen verschlossenem Gefäß einschicken. Tip: Uricult-Nährmedium als Gefäß benutzen, Nährboden verwerfen (Anfertigung eines Grampräparates: grampos. plumpe Stäbchen)	Material:	**2. Blut:** für serologische Untersuchungen z. B. Anti-Staphylosintiter/Anti-Streptolysintiter „Virusquerschnitt" (entsprechend Krankheitsbild)
		Wann?	bei Verdachtsfällen entsprechend Krankheitsbild (z. B. Virusmeningitis, Viruspneumonie etc.)
		Wie?	5–10 ml Blut sterile Monovette – Punktion einer peripheren Vene – aus art./venösen Verweilkathetern
		Wo? 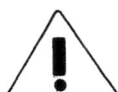	Raumtemperatur oder Kühlschrank +4°C Einmalhandschuhe Hautdesinfektion bzw. Desinfektion des Dreiwegehahnes der art. Kanüle
Material:	**1. Blut:** Blutkulturen	Material: Wann?	**Liquor:** bei Verdacht auf Meningitis/Encephalitis bei liegender Liquordrainage 2× wöchentlich, evtl. täglich, entsprechend Krankheitsverlauf
Wann?	unklares Fieber Verdacht auf Sepsis Verdacht auf Meningitis Verdacht auf Pneumonie Abnahme vor Beginn der Antibiotikatherapie, im antibiotika-freiem Intervall (>24 Std.), vor nächster Antibiotikadosis 3×2 Blutkulturflaschen/24 Std. >6×2 Blutkulturflaschen bei Endokarditisverdacht		
		Wie?	Lumbalpunktion, Aspiration von 2 ml mit steriler Monovette – oder Abnahme aus liegender Liquordrainage (abtropfen des Liquors i. Sabouraudbouillonröhrchen)
Wie?	2×10 ml pro Nährmedium (aerob/anaerob) Punktion einer peripheren Vene oder Arterie: (aus art. Verweilkanüle – <24 Std. Liegedauer)	Wo?	Brutschrank +37°C – Nativliquor sofort in bakt. Labor zur Anfertigung eines Grampräparates u. einer Direktresistenz – Transport in Wärmebox (Meningokokken – kälteempfindlich!) Hautdesinfektion vor LP sterile Abdeckung sterile Handschuhe, Mundschutz Desinfektion des Ablaßhahnes bei der Liquordrainage (immer mit sterilem Stöpsel verschließen!)
Wo? 	Brutschrank +37°C umgehender Transport ins bakt. Labor (Wärmebox) Einmalhandschuhe Hautdesinfektion bzw. Desinfektion des Dreiwegehahnes der art. Kanüle – keine Blutentnahme aus ZV-Kath.! – keine Blutentnahme aus peripherer venöser Verweilkanüle! Desinfektion des Gummistopfens der BK-Flasche nach Abziehen der Metallasche Blutentnahme bei Temp.↑ auf 38°–38,5°C		

Material:	**Punktionsflüssigkeiten**	
	1. *Pleurapunktat*	2. *Thoraxdrainagensekret*
	↓	↓
Wann?	Flüssigkeitsansammlungen im Pleuraraum	2× wöchentlich, so lange Sekret gefördert wird (häufiger bei Verdacht auf Thoraxempyem)
Wie?	ca. 10–50 ml Pleurapunktionsbesteck mit steriler Unterdruckflasche	ca. 5 ml sterile 5 ml Spritze u. 12-er Kanüle zur Punktion des Thoraxdrainschlauches (nur möglich bei Einmalsystemen z. B. Pleur-evac®, Pneumo-drain®) aspirierte Flüssigkeit in Sabouraudbouillon spritzen
Wo?	umgehender Transport ins bakteriolog. Labor (Grampräparat)	Brutschrank +37 °C
	Hautdesinfektion sterile Abdeckung sterile Handschuhe, Mundschutz	Einmalhandschuhe Desinfektion des Thoraxdrainschlauches
Material:	**Sekret:** oral/rektal (Untersuchung auf Pilzwachstum)	**Blut:** Candida AK-Bestimmung (Hämagglutinationstest/Immunflloureszenztest)
Wann?	1× wöchentlich	1× wöchentlich
Wie?	Abnahme mit Tupferapplikator vor der Mundpflege (keine antiseptischen Lösungen vor Abstrich)	5 ml Blut Abnahme mit steriler Monovette – aus liegender Art. Kanüle oder Venenpunktion
Wo?	Kühlschrank +4 °C	Raumtemperatur oder Kühlschrank +4 °C
	Einmalhandschuhe	Einmalhandschuhe bei bestehendem erhöhten Candida AK-Titer z. B. *HA 1: 640/IF 1: 160* erneute Kontrolle! (Indikation zur systemischen antimykotischen Therapie ist von klinischer Symptomatik u. mykol./serolog. Befunden abhängig)
Material:	**Umgebungsuntersuchung:** z. B. O_2 Sprudler/Kondenswasserfallen (Inspirations-/Expirationsschlauch von Respiratoren)	**Was muß bei der bakteriologischen Probenabnahme grundsätzlich beachtet werden?**
Wann? Wie?	2× wöchentlich Uricult-Nährmedien (Eintauchen in Flüssigkeit)	Abnahme zur richtigen Zeit korrekte Durchführung richtiges Gefäß/Material
Wo?	Brutschrank +37 °C 24–48 Std.	sachgerechte Lagerung (Brutschrank/Kühlschrank)
	*bei Keimwachstum:* Austausch des kontaminierten Gerätes weitere Differenzierung u. Resistogramm im bakteriolog. Labor	umgehender Transport ins Hygienelabor

Was ist beim Ausfüllen des Hygienebegleitscheines zu beachten?

Material plus Herkunftsbezeichnung (z. B. Peritonealabstr./Wundabstr. re Oberschenkel)
Diagnose, bzw. Verdachtsdiagnose
Antibiotikatherapie
Dringlichkeit der Untersuchung
Resistenzbestimmung vor Identifizierung des Erregers notwendig (sog. *Direktresistogramm*)?
Austestung spezieller Antibiotika gewünscht?

⚠ In dringenden Fällen (insbesondere an Sonn- u. Feiertagen) sollte ein persönliches Gespräch zwischen dem klinisch tätigem Arzt und dem Bakteriologen erfolgen (Telefon!)

Literatur

1. Daschner F (1981) Hygiene auf Intensivstationen. In: Fortbildung Anästhesie-Intensivmedizin/Innere Medizin-Intensivmedizin/Operative Medizin. Springer-Verlag, Berlin Heidelberg New York
2. Gähler R, Hartenauer U (1982) Früherkennung von Infektionen curch Hygienestatistik. In: Intensivmedizin/Notfallmedizin/Anästhesiologie Band 37 Infektior - Sepsis - Peritonitis (Seite 304)
3. Hygienestatus an Intensivstationen, hrsg. *vom Europäischen Komitee Interdisziplinäre Hospitalhygiene,* mit Beiträgen von: H Benzer, P Brühl, W Dietzel, J Kilian, F Lackner, G Reybrouck, M Rotter, G Werner (mhp-Verlag GmbH, Wiesbaden, 1983)
4. Bundesgesundheitsamt Berlin: Erkennung, Verhütung und Bekämpfung von Krankenhausinfektionen, Anlage zu Ziffer 5.3.7. „Hygienefachkraft". Bundesgesundheitsblatt 24 (1981), S.391.

Anhang

Hygienestatistik/Erfassungsbogen

Klinik für Anästhesiologie und operative Intensivmedizin
(Prof. Lawin) Universitätsklinik Münster

Zi. Nr.:		Fachrichtung:		
Jahr: Monat: Archiv Nr.: Name: Geb.-Dat.: Diagnosen:		Station: Aufn.: Alter: ♂ = ♀ =		Entl.:
Chirurgischer Eingriff:		Röntgen u. Ergebnis:		
		Pos. Rö. Befund vor Aufnahme:		
Nosokomiale Infektionen:			Anzahl NI	Code Nr.
1. Harnwegsinfektion		HWI		01
2. Wundinfektion		WI		02
3. Bronchopulmonale Infektion		BPI		03
4. Sepsis		SI		04
5. ZV-Katheter induzierte Infekt.		ZVI		05
6. Nahtinsuffizienz		NTI		06
7. Gastrointestinalinfektion		GTI		07
8.				08

Infektionsüberwachung und mikrobiologisches Monitoring

Klin. Daten:

		Code Nr.	
geschlossene Fraktur		1	
offene Fraktur		2	
Verletzung < 12 h		3	
Verletzung > 12 h		4	
clean surgery		5	
clean contaminated surgery		6	
contaminated surgery		7	

Klinische Symptome:

	Code Nr.	
Fieber > 38 °C	8	
Leucozyten > 10 000	9	
Exanthem	10	
Abszeß/Phlegmone	11	
Wundausfluß/Eiter	12	
Dekubitus mit Eiter	13	
Diarrhoe > 2 Tage	14	

Prädisponierende Risikofaktoren:

		Code Nr.	
Adipositas		15	
Alkoholabusus		16	
Stoffwechselerkr. (z. B. Addison, Hyperurikämie)		17	
Diabetes mellitus		18	
Durchblutungsstörung:	1. CAD (Infarkt)	19	
	2. ADBS	20	
chron. Herzinsuffizienz		21	
Immundefekt (Allergie)		22	
Immunsupress. Therapie		23	
chron. Hepatopathie		24	
CA/TU (Neoplasmen)		25	
Niereninsuffizienz/chron. Nephropathie		26	
Zustand nach Reanimation		27	
Bewußtseinslage: 1. b. Aufnahme		2. postoperativ			
---	---	---	---	---	---
a) wach	028		a) wach	28	
b) somnolent	029		b) somnolent	29	
c) komatös	030		c) komatös	30	

Diagnostik: Code Nr.

Diagnostik	Code Nr.	
Angiographie	31	
Intrakranielle Druckmessung	32	
Arterielle Druckmessung	33	
Pulmonalarterielle Druckmessung	34	
Bronchoskopie	35	
Tracheoskopie	36	
Endoskopie	37	
Invasive urolog. Eingriffe	38	

Therapie:

Respirator:
Beatmung:
Intubation:
Tracheoflex:
Peep:
IPPB:
CPAP/Maske:
Inhalation:
Thoraxdrainagen: Bülau   Monaldi
Pleurapunktion:
ZV-Kath.   1) basilica
2) subclavia
3) jugularis
Art. Kath.   1) radialis
2) dorsalis pedis
3) femoralis
Pulmonaliskath.:
Venae sectio:
Shunt:
Blasenkath. (einmal):
Blasenkath. (dauer):
Suprapub. Blasenkath.
Bluttransfusion:
Corticosteroidtherapie:
Bauchdrain:
Redon:
Dialyse:

Infektionsüberwachung und mikrobiologisches Monitoring

Datum:	Bakteriolog. Material	Keim	Befund

Bewertung:
1 empfindlich
3 mäßig empfindlich
6 resistent
0 nicht getestet

Keim:

	Penicillin G, Penicillin V, Propicillin u. a.	Oxa-, Cloxa- und Flucloxacillin (z. B. Cryptocillin, Stapenor)	Ampicilline u. Derivate (z. B. Amblosin, Binotal)	Ticarcillin (Aerugipen)	Azlocillin (Securopen)	Mezlocillin (Baypen)	Cephalotin (z. B. Cephalotin, Cepovenin)	Cefazolin (z. B. Gramaxin)	Cefuroxim, Cefamandol, Cefoxitin (z. B. Zinacef. Mandokef. Mefoxitin)	Cefotaxime (Claforan)	Erythromycin (z. B. Erythrocin, Pädiathrocin)	Lincomycine (z. B. Albiotic, Cillimycin, Sobelin)	Tetracycline (z. B. Hostacyclin, Klinomycin, Reverin Terravenös, Vibramycin, Vibravenös)	Chloramphenicol (z. B. Paraxin)	Gentamycin (Refobacin, Sulmycin)	Amikacin (Biklin)	Sisomicin (Extramycin, Pathomycin)	Tombramycin (Gernebcin)	Nitrofurantoin (z. B. Furadantin, Ituran)	Nalidixinsäure (Nogram)	Trim. + Sulf. (z. B. Bactrim, Eusaprim, Omsat)	Pipril (Piperacillin)	Moxalactam	Cefsulodin	Flagyl (Metronidazol)

Antibiotika:

D. Anwendung

Sanitation, Desinfektion, Sterilisation

F. TILKES

Einleitung

In der Mitte des 19. Jahrhunderts waren es Semmelweis und Lister, die auf die Notwendigkeit von Desinfektionsmaßnahmen vor und bei gynäkologischen und chirurgischen Eingriffen hinwiesen. Mit ihnen begann eine neue Ära in der operativen Medizin.

Vorher als selbstverständlich angesehene hohe Infektionsraten konnten durch den relativ geringen Aufwand der Händedesinfektion in kurzer Zeit überwunden werden. Schon in der Wiege der Krankenhaushygiene waren nicht die alleinigen Entdeckungen der chemischen Präparate Chlorwasser einerseits und Karbolsäure andererseits bereits die Lösung des Problems. Vielmehr waren es die Verfahren, denen das Verdienst zukam.

Trotz eindrucksvoller Verminderung der Infektionsraten konnten sich die Methoden von Semmelweis und Lister nicht ohne weiteres durchsetzen.

Heute, fast 150 Jahre später, hat sich auf dem Gebiet der Medizin einiges geändert. Operationstechniken, Anästhesie, Medizin und Pharmakologie erlauben Eingriffe, die noch vor kurzer Zeit als unmöglich angesehen wurden. Damit hat sich auch der Patient verändert, er ist im Durchschnitt älter und empfindlicher geworden. Auch heute ist es die Gesamtheit der Verfahren und Methoden, die zum Erfolg führt.

Es genügt nicht, gut wirksame Präparate zu besitzen, sie müssen auch konsequent im Rahmen wirksamer Verfahren eingesetzt werden.

Definitionen

Sterilisation. In der DIN 58946, Teil 1 ist der Begriff wie folgt definiert: „Sterilisieren heißt, einen Gegenstand von allen vermehrungsfähigen Keimen frei machen". „Sterilisieren heißt Abtöten oder Entfernen aller lebensfähigen Vegetativ- und Dauerformen von pathogenen und apathogenen Mikroorganismen in Stoffen, Zubereitungen oder an Gegenständen" (DAB 7/BRD und DAB 7/DDR).

Im DAB 8/BRD ist auf eine Definition verzichtet worden, um die Tatsache zu berücksichtigen, daß ein Standardverfahren nicht auf jeden Einzelfall übertragen werden kann. Entsprechend der WHO müssen von 10^6 „sterilen" Produkten 999 999 hygienisch einwandfrei sein. Um diesen hohen Anspruch zu erfüllen, bieten die von der WHO aufgestellten GMP (Good Manufactoring Practices)-Richtlinien wesentliche Hilfen. Sie beinhalten Anforderungen an Produktionsverfahren einschließlich Verpackung und Etikettierung sowie Qualitätskontrolle.

Desinfektion. Das DAB 6/BRD und DAB 7/DDR definiert:

„Desinfizieren heißt, einen Gegenstand in einen Zustand zu versetzen, in dem er nicht mehr infizieren kann".

Im 1978 erschienenen DAB 8/BRD wurde auf die Definition ganz verzichtet, da die alte nicht mehr dem heutigen Verständnis des Begriffes entsprach.

Von *Reber* wurde die folgende Definition formuliert:

„Desinfektion ist gezielte Eliminierung bestimmter unerwünschter Mikroorganismen mit dem Zweck, die Übertragung durch Eingriffe in deren Struktur oder Stoffwechsel unabhängig von ihrem Funktionszustand zu verhindern".

Von *Wallhäußer* stammt die folgende Definition „Desinfektion ist eine selektive Maßnahme mit dem Ziel, die Übertragung bestimmter Mikroorganismen und Viren zu verhindern".

Die vielen Versuche, die zur Formulierung und Definition dieses Begriffes gemacht wurden, zeigen wie schwierig es ist, eine Vielzahl von in der Praxis unterschiedlichen Maßnahmen in einer Formulierung zusammenzufassen. Das hängt damit zusammen, daß bei den verschiedenen Anwendungen der Desinfektion unterschiedliche Anforderungen gestellt werden.

Aseptik - Asepsis. Hierunter versteht man die Gesamtheit der Maßnahmen bzw. deren Ergebnis, die eine Kontamination und Infektion mit Mikroorganismen ausschließen sollen in Bereichen mit hohen hygienischen Anforderungen wie Operation, Abfüllen von nicht sterilisierbaren Flüssigkeiten aber auch bei ambulant bzw. stationär durchgeführten Eingriffen wie Punktion, Katheterismus und Laparoskopie. Zu dem Maßnahmenkatalog gehören die verschiedenen Desinfektionsverfahren (Hände, Haut, Schleimhaut) sowie sterile Abdecktücher, Mundschutz, Schutzmantel, Handschuhe, Kopfbedeckung, Raumlufttechnische Anlage, Schleuse und die gesamte Disziplin.

Antiseptik - Antisepsis. Hierbei handelt es sich um Bekämpfungsmaßnahmen bereits bekannter vorhandener *und* möglicher Infektionen. Damit soll die Ausbreitung eventueller Krankheitserreger in den Organismus verhindert werden. Während sich die Maßnahme früher auf die Entkeimung der Luft bezog, ist sie heute auf die Oberfläche des Patienten bzw. auf die Schleimhaut von Hohlorganen beschränkt.

Antiseptika. Chemische Präparate zur Abtötung oder Wachstumshemmung von Mikroorganismen (heute in der Regel am Patienten, z. B. postoperative Wunddesinfektion) im Rahmen der Antisepsis.

Mikrobizidie. Abtötung von Mikroorganismen unterschiedlicher Art (Bakterien - Bakterizidie; Pilze - Fungizidie; Tuberkelbazillen - Tuberkulozidie; Bakteriensporen - Sporozidie).

Mikrobistase. Vermehrungshemmung verschiedener Mikroorganismen (Bakterien - Bakteriostase; Pilze - Fungistase; Tuberkelbazillen - Tuberkulostase).

Virusinaktivierung. Maßnahmen, um die Reproduktionsfähigkeit von Viren zu zerstören, oft auch als Viruzidie bezeichnet.

Sanitation (Sanitizing). Keimverringerung in der Regel durch mikrobizide Reiniger, jedoch ohne Anspruch auf gezielte Anwendung wie dies für die Desinfektion gilt.

Pasteurisierung. Haltbarmachung von hitzeempfindlichen Flüssigkeiten durch Erhitzung auf Temperaturen unter 100 °C. Das Pasteurisieren spielt in der Lebensmittelhygiene eine besondere Rolle. Pasteurisierte Flüssigkeiten müssen bei Kühlschranktemperatur aufbewahrt werden.

Entkeimung. Elimination aller, sowohl lebender als auch toter Mikroorganismen. Die Entkeimung ist damit eine Sterilisation, die im Vergleich zu thermischen und chemischen Verfahren die Abscheidung der toten Mikroorganismen beinhaltet. Methodisch kommt zur Durchführung die sogenannte Sterilifiltration in Betracht.

Entwesung (Desinsektion). Vernichtung von tierischen Schädlingen (Insekten, Mäuse, Ratten), die als Vorratsschädlinge, teilweise spezifisch bzw. unspezifisch als Überträger von Krankheitserregern und als blutsaugende und damit Krankheitserreger übertragende Ektoparasiten beim Menschen eine Rolle spielen können.

Abtötungsmöglichkeiten von Mikroorganismen

Physikalische Methoden

Thermische Inaktivierung

Grundsätzlich kann festgestellt werden, daß Mikroorganismen umso empfindlicher auf Hitze reagieren, je feuchter sie selbst bzw. die angewendete Luft ist.

Dies hängt mit dem höheren Wärmegehalt von feuchter Luft zusammen. Dieses Faktum wird beim Vergleich der anzuwendenden Temperatur im Autoklav einerseits und im Heißluftsterilisator andererseits deutlich. Während beim Autoklav Temperaturen von 121 °C bzw. 134 °C ausreichen, müssen beim Heißluftsterilisator 180 °C eingesetzt werden. Darüber hinaus

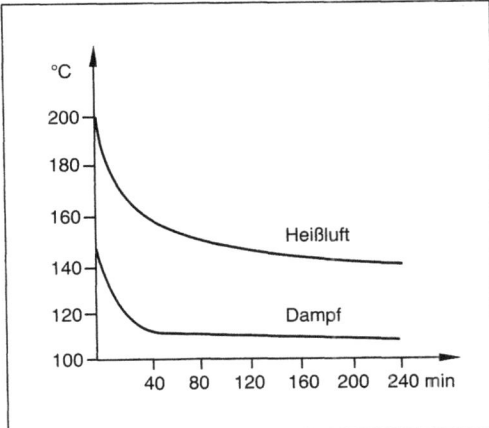

Abb. 1. Absterbekurven von Sporenerde in Dampf und Heißluft

ist die Einwirkzeit beim Heißluftsterilisator länger (Abb. 1).

Für die Desinfektion reichen dagegen im feuchten Milieu Temperaturen von weniger als 100 °C aus.

Strahlen

Sowohl energiereiche, ionisierende (Beta-, Röntgen-, Gammastrahlen) als auch ultraviolette Strahlen können zur Abtötung von Mikroorganismen eingesetzt werden. Während ein Teil der energiereichen Strahlen eine sehr große Eindringtiefe hat und sie in der Industrie verbreitet ist, ist die Wirkung der UV-Strahlen sehr oberflächlich und deshalb nur auf glatten Oberflächen gegeben.

Filtration

Abhängig von der Porenweite und Adsorptionsfähigkeit des Materials halten Filter Mikroorganismen zurück.

Da die meisten Filter durchlässig für Viren sind, handelt es sich bei dieser Methode nur selten um eine Sterilisation sondern vielmehr um eine aseptische Maßnahme.

Chemische Abtötung

Neben den beschriebenen physikalischen Verfahren eignen sich eine Vielzahl chemischer Verbindungen, jedoch aus wenigen Gruppen, zur Inaktivierung von Mikroorganismen. Die Art und Intensität der Wirkung der in Frage kommenden Verbindungen ist unterschiedlich. Sie hängt darüber hinaus u. a. besonders ab von der Keimart, der Wirkstoffkonzentration und der Einwirkzeit. (siehe Kap. „Wirkungsmechanismus von Desinfektionsmitteln")

Mechanismen der Keimschädigung

Thermische Inaktivierung

Durch den Einfluß der Hitze kommt es zur Denaturierung von Eiweißen und Nukleinsäuren in Bakterien, Pilzen und Viren. Diese Schädigung ist irreversibel und bedeutet deshalb eine sichere Ausschaltung der Wachstums- und Vermehrungsfunktionen.

Strahleninaktivierung

Während bei den UV-Strahlen die Veränderungen der DNS als Ursache für die Inaktivierung von Mikroorganismen als einziger und eindeutiger Mechanismus angesehen werden, der übrigens reversibel sein kann, ist der Kenntnisstand bei den ionisierenden Strahlen nicht von solcher Eindeutigkeit. Neben einem direkten Einfluß auf lebenswichtige Funktionen wird diskutiert, ob die Spaltung des „Zellwassers" in Peroxide und Radikale durch die Strahlen für das Absterben der Mikroorganismen verantwortlich zu machen ist (3).

Abtötung von Mikroorganismen durch Chemikalien

Ein Teil der chemischen Desinfektionsmittelstoffe tötet ähnlich wie die Hitze Mikroorganismen durch Denaturierung des Eiweißes ab. Dabei können u.a. die Veränderungen von Zellmembran und Zellwand zum Absterben der Mikroorganismen führen. Veränderungen von Sulfhydril(SH)-Gruppen verschiedener Enzyme stellen einen weiteren Mechanismus dar.

Im Kapitel „Wirkungsmechanismus von Desinfektionsmitteln" wird ausführlicher darauf eingegangen.

Absterbekinetik von Mikroorganismen

Man darf nicht davon ausgehen, daß bei Sterilisations- oder Desinfektionsverfahren die vorhandenen Mikroorganismen alle zum gleichen Zeitpunkt abgetötet werden, unabhängig von der Ausgangskeimzahl und Keimart.

Bekannt ist, daß Mikroorganismen bei den verschiedenen Inaktivierungsverfahren eine unterschiedliche Empfindlichkeit aufweisen und damit mehr oder weniger leicht unschädlich gemacht werden können.

Darüber hinaus konnte sowohl für Bakterien, aber auch für Viren demonstriert werden, daß der Prozentsatz der inaktivierten Mikroorganismen bei einem vorgegebenen Verfahren in allen zeitlichen Abschnitten pro Zeiteinheit gleich ist. Das bedeutet, daß bei allen Anwendungen die Zahl der überlebenden Mikroorganismen von der Ausgangskontamination abhängt. Wenn z. B. bei einem definierten Verfahren in einem Zeitraum von 5 Minuten 99,9% der Keime abgetötet werden, überleben bei einer Ausgangskeimzahl von 10000 10 Keime, bei einer Anfangsbelastung von 1 Million jedoch schon 1000 Mikroorganismen. Bei einer Verlängerung um weitere 5 Minuten ist im zweiten Beispiel die Keimzahl auf 1 reduziert. Bei der Beurteilung von Verfahren zur Reduzierung von Mikroorganismen ist die Berücksichtigung dieser Tatsache von außerordentlicher Wichtigkeit.

Darüber hinaus kann sie dem Anwender dabei helfen, den Verlauf der Abtötung von Mikroorganismen bei unterschiedlichster Anwendung in der Praxis besser zu beurteilen und Einwirkzeiten, wie sie durch die Gutachten (DGHM und BGA) vorgegeben sind in ihrer tatsächlichen Tragweite zu sehen.

Bei dieser beschriebenen idealen Absterbekinetik, wie sie in der Regel unter „in vitro"-Bedingungen beobachtet werden kann, spielen in der Praxis natürlich weitere Einflußgrößen eine wichtige Rolle. (siehe Chemische Desinfektion).

Sterilisation

Wie bereits unter Kapitel 3 dargestellt, bieten sich zur Abtötung von Mikroorganismen verschiedene Verfahren an (thermische, chemische und aktinische). Aufgrund der Vielfalt der Dinge und Materialien, die im medizinischen Bereich sterilisiert werden müssen, ist es klar, daß es *das* ideale und universelle Verfahren nicht gibt.

Vom Werkstoff des Instrumentes bzw. Gerä-

tes aber auch von der späteren Verwendung ist es abhängig, welches Verfahren für eine bestimmte Anwendung dem Ideal am nächsten kommt.

Grundsätzlich soll festgestellt werden, daß aus toxikologischer Sicht – sowohl in Hinblick auf den Patienten, das Personal aber auch die gesamte Umwelt – wenn möglich den thermischen Methoden der Vorzug gegeben werden soll. Abb. 2 gibt eine Übersicht der Sterilisationsverfahren (2, 13).

Thermische Verfahren

Heißluftsterilisator

Durch die notwendigen hohen Temperaturen (nach Möglichkeit min. 180 °C) eignet sich der Heißluftsterilisator nur für hitzestabile Werkstoffe wie Glas, Porzellan und Metalle sowie Öle, Puder, Paraffin, Fette und Glyzerin. Für die sichere Wirkung des Heißluftsterilisators ist ein möglichst schneller und gleichmäßiger Wärmeaustausch im Sterilisationsraum und zum Sterilisationsgut erste Voraussetzung. Daher können heute nur noch Geräte empfohlen werden, die über eine ständige Luftbewegung durch einen Ventilator verfügen. Nur bei kleinen Geräten kann unter Umständen auf die Zwangsventilation verzichtet werden.

Abb. 3 zeigt den idealisierten Temperaturverlauf bei der Heißluftsterilisation.

Die Differenz zwischen der Lufttemperatur und der Temperatur des Sterilgutes ist von mehreren Faktoren abhängig. Dazu gehören in erster Linie das Volumen des Gutes, die Verpackung und die Lage im Sterilisator. Die dadurch verursachte Ausgleichszeit muß natürlich bei der zeitlichen Abschätzung des Betriebsablaufes berücksichtigt werden. Die Abbildung 4 verdeutlicht die Verhältnisse in der Praxis (1).

Eingangs wurde bereits darauf hingewiesen, daß mit Hilfe trockener Hitze bei unterschiedlichen Temperaturen sterilisiert werden kann. So

---

Abb. 2. Sterilisationsverfahren und ihre Anwendungsmöglichkeiten (umrandet die für Klinik und Praxis wichtigen Verfahren) (modif. nach E. KANZ: Aseptik in der Chirurgie, Desinfektion und Sterilisation. Urban und Schwarzenberg, München-Berlin-Wien 1971, S. 63)

Sanitation, Desinfektion, Sterilisation

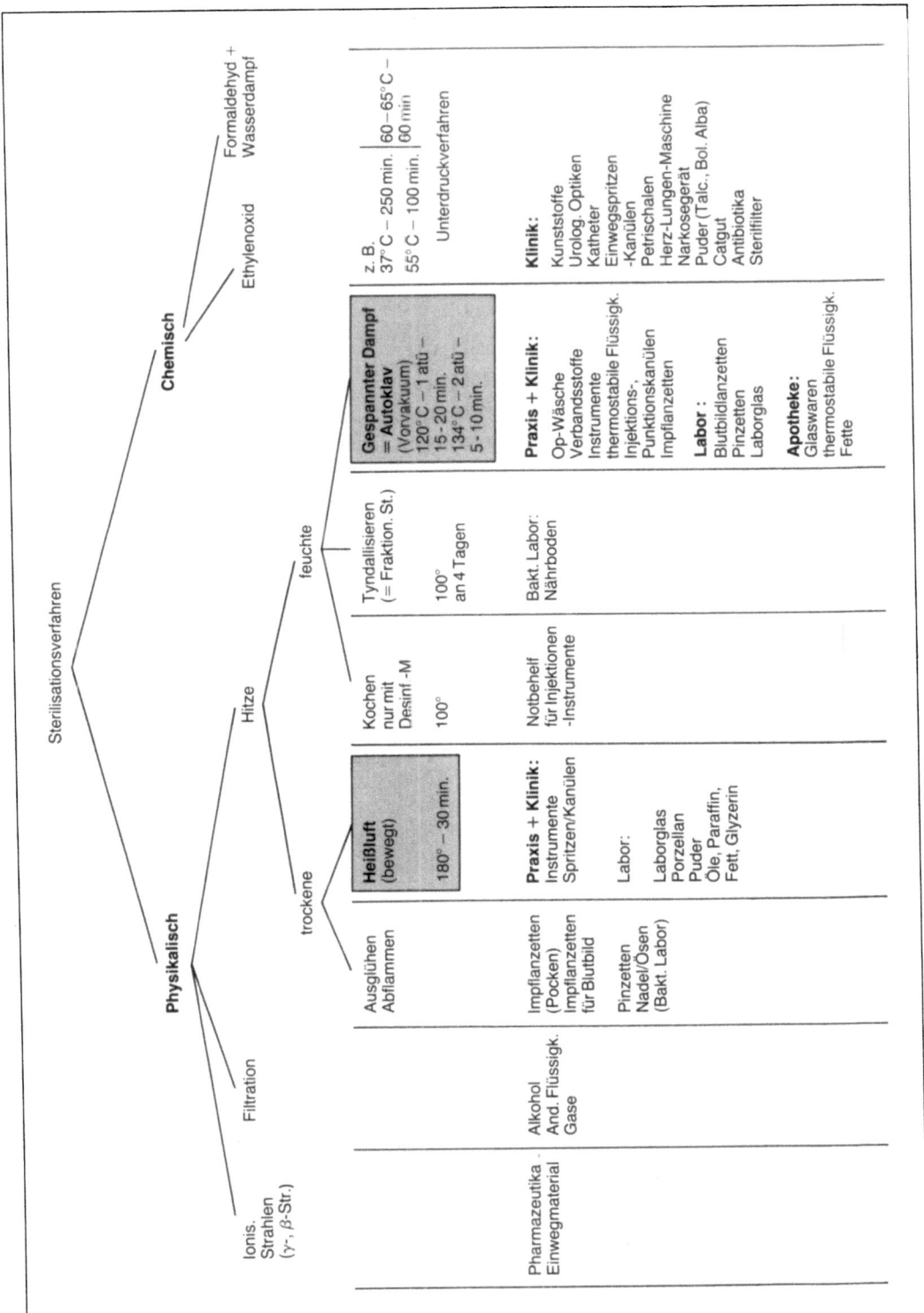

Abb. 2

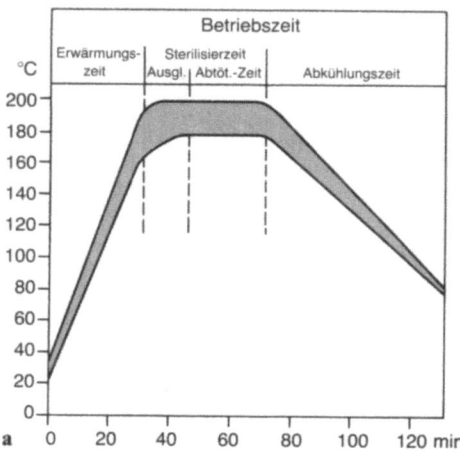
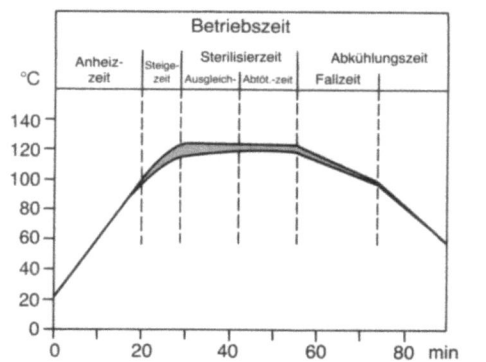

Abb. 3. a Idealisiertes Meßband einer Heißluftsterilisation unter gleichzeitiger Markierung der einzelnen Phasen der Betriebszeit (nach PRZYBOROWSKI und WÜRFEL: Leitfaden für die Sterilisationspraxis. Johann Ambrosius Barth, Leipzig 1966).

b Idealisiertes Meßband einer Dampfsterilisation unter gleichzeitiger Markierung der einzelnen Phasen der Betriebszeit (nach PRZYBOROWSKI und WÜRFEL: Leitfaden für die Sterilisationspraxis. J. A. Barth, Leipzig 1966)

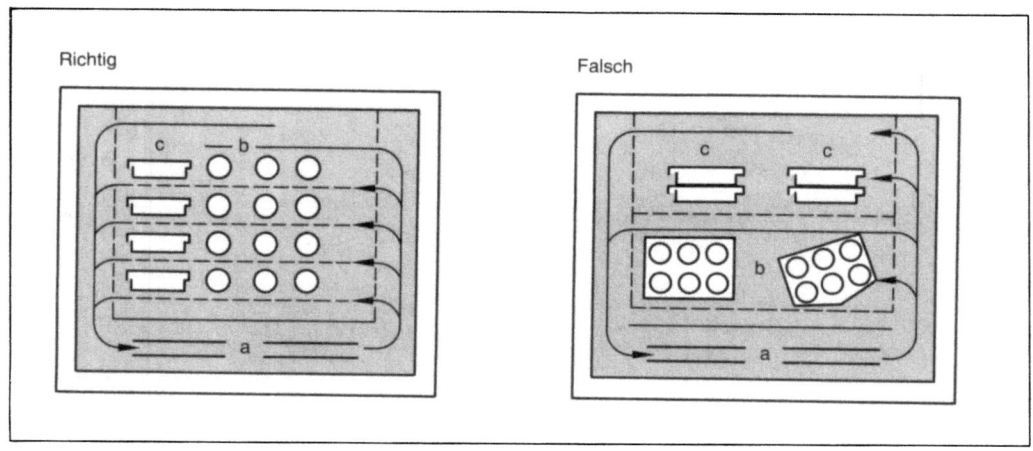

Abb. 4. Richtige und falsche Beschickung eines Heißluftsterilisators (aus ADAM, 1983)

beschreiben die modernen Pharmakopöen und die WHO Temperaturen zwischen 150–250 °C mit verschiedenen Einwirkzeiten. In der Praxis ist die Temperatur von 180 °C (DAB 8, 1978; Europäische Pharmakopöe, 2. Auflage, 1983) bei einer tatsächlichen Einwirkzeit und damit Sterilisierzeit von 30 Minuten am weitesten verbreitet.

Neben der Temperatur und der Einwirkzeit ist für eine sichere Sterilisation trockenes und sauberes Instrumentarium etc. eine wichtige Voraussetzung.

Autoklav – Sterilisation mit gespanntem Wasserdampf

Wie bereits bei der thermischen Inaktivierung erläutert, sind Mikroorganismen in feuchtem Milieu empfindlicher gegenüber einer Hitzeeinwirkung als in trockenem Zustand. Die Kombination von hoher Feuchte (Wasserdampf) und hoher Temperatur stellt für die Sterilisation ein Optimum an Sicherheit dar.

Von praktischer Bedeutung sind in diesem

Sanitation, Desinfektion, Sterilisation

Zusammenhang nur Temperaturen von über 100 °C.

Um diese Bedingungen – Wasserdampf mit mehr als 100 °C – zu erreichen, muß Wasser in einem geschlossenen Raum unter Druck erhitzt werden.

Dabei ist es von außerordentlicher Wichtigkeit, daß der gesamte Sterilisationsraum mit gesättigtem, gespannten Wasserdampf ausgefüllt ist. Es muß vermieden werden, daß in einzelnen Bereichen des Autoklaven besonders des Sterilisiergutes Luft bzw. nicht gesättigter Wasserdampf zurückbleibt. Denn nur gesättigter und gespannter Dampf erfüllt die Anforderungen, die an dieses Sterilisationsverfahren gestellt werden.

Dieser Punkt ist häufig die Ursache für Probleme bei der Dampfsterilisation. Die Effizienz eines Autoklaven bzw. des gesamten Sterilisierprozesses hängt einerseits ganz entscheidend von der Bauart des Gerätes, andererseits aber auch von der Art und Weise der Verpackung, dem Sterilisiergut und der Befüllung des Sterilisators ab. Die DIN 58946, Teil 1 unterscheidet unterschiedliche Dampfsterilisationsverfahren:

Die Dampfsterilisationsverfahren unterscheiden sich durch die Art der Entlüftung.

Strömungsverfahren sind Dampfsterilisationsverfahren, bei denen die Luft durch Sattdampf aus dem Sterilisierdruckbehälter verdrängt wird.

Das Gravitationsverfahren ist ein Strömungsverfahren, bei dem die Luft durch den Sattdampf nach unten über ein Strömungsventil aus dem Sterilisierdruckbehälter verdrängt wird.

Das fraktionierte Strömungsverfahren ist ein Strömungsverfahren, bei dem die Luft durch mehrere Stöße mit Sattdampf von $P_e > 1$ bar mit jeweils anschließender Druckentlastung aus dem Sterilisierdruckbehälter verdrängt wird.

Das Vakuumverfahren ist ein Dampfsterilisationsverfahren, bei dem die Luft durch Evakuierung aus dem Sterilisierdruckbehälter und dem Sterilisiergut entfernt wird.

Das Vorvakuumverfahren ist ein Vakuumverfahren, das durch folgende Betriebsphasen gekennzeichnet ist:

a) einmaliges Evakuieren des Sterilisierdruckbehälters auf einen Druck von $p_{abs} = 20$ bis 70 mbar;
b) Dampfeinlassen bis zum Erreichen des Betriebsüberdrucks.

Das Hochvakuumverfahren ist ein Vakuumverfahren, das durch folgende Betriebsphasen gekennzeichnet ist:

a) einmaliges Evakuieren auf einen Druck von $p_{abs} < 20$ mbar;
b) Dampfeinlassen bis zum Erreichen des Betriebsüberdrucks.

Das fraktionierte Vakuumverfahren ist ein Vakuumverfahren, das durch folgende Betriebsphasen gekennzeichnet ist:

a) mehrfach wiederholtes Evakuieren bis zu einem Druck von $p_{abs} < 130$ mbar im Wechsel mit Dampfeinströmung auf einen Druck, der unter oder über Atmosphärendruck liegt;
b) Dampfeinlassen bis zum Erreichen des Betriebsüberdrucks.

Das Dampfinjektionsverfahren ist ein Vakuumverfahren, das durch folgende Betriebsphasen gekennzeichnet ist:

a) einmaliges Evakuieren bis zu einem Druck von $p_{abs} < 70$ mbar bei gleichzeitigem Einströmen geringer Dampfmenge;
b) Dampfeinlassen bis zum Erreichen des Betriebsüberdrucks.

Einfache Autoklaven bestehen lediglich aus einem einwandigen Druckkessel. Wasser wird erhitzt, verdampft, steigt nach oben und verdrängt dort die Luft nach unten, die über dem Wasserspiegel durch ein später verschließbares Ventil nach außen geleitet werden kann. Bei diesen Geräten kann es sehr leicht passieren, daß abhängig vom Sterilisiergut Luft bzw. ungesättigter Wasserdampf im Sterilisationsraum verbleibt und eine sichere Sterilisation nicht gewährleistet ist.

Solche Autoklaven sind auch bei ordnungsgemäßer Bedienung (Dampfabsperrventil erst nach einiger Zeit verschließen – siehe Gebrauchsanleitung der Geräte) nicht für alle Sterilisiergüter geeignet.

Dies gilt auch für zweiwandige Geräte, bei denen der Wasserdampf von oben nach unten fällt und die dort anwesende Luft über ein Ablaßventil aus dem Sterilisator verdrängt (Gravitationsverfahren). Auch solche Geräte sind für die Sterilisation von Wäsche ungeeignet.

Eignung der Verpackungsarten für Dampf-Sterilisationsverfahren (DIN 58946, Teil 6)

Art der Verpackung		Dampf-Sterilisationsverfahren nach DIN 58 946 Teil 1				
Beschreibung	Symbolische Darstellung und Packlage	Gravitations-verfahren	Vorvakuum-verfahren	Fraktioniertes Vakuum-verfahren	Fraktioniertes Strömungs-verfahren	Dampf-injektions-verfahren
Textilien in Sterilisierbehälter mit Ventilen an Deckel und Boden nach DIN 58 952 Teil 1		−	o	+	+	o
		−	−	+	+	o
Textilien in Sterilisierbehälter mit Ventil im Deckel, kein Ventil am Boden		−	−	+	+	−
		−	−	+	+	−
Textilien in Sterilisierbehälter mit Filter in Deckel und Boden		+		+	+	+
		o	o	+	+	+
Textilien in Sterilisierbehälter mit Filter im Deckel, Boden nicht perforiert		−	−	+	+	+
		−	−	+	+	o
Textilien in Sterilisierbehälter mit Filter im Boden, Deckel nicht perforiert		o		+	+	+
		−	o	+	+	+
Instrumente auf Sterilisiersiebschale in Sterilisierbehälter mit Filter in Deckel und Boden		+	+	+	+	+
Instrumente auf Sterilisiersiebschale in Sterilisierbehälter mit Ventil in Deckel und Boden		−	o 5)	o 5)	o 5)	o 5)
Instrumente auf Sterilisiersiebschale in Sterilisierbehälter mit Ventil im Deckel, Boden nicht perforiert		−	o 5)	o 5)	o 5)	o 5)

4), 5) siehe Seite 5

Sanitation, Desinfektion, Sterilisation

Eignung der Verpackungsarten für Dampf-Sterilisationsverfahren (DIN 58946, Teil 6)

Art der Verpackung		Dampf-Sterilisationsverfahren nach DIN 58 946 Teil 1				
Beschreibung	Symbolische Darstellung und Packlage	Gravitations-verfahren	Vorvakuum-verfahren	Fraktioniertes Vakuum-verfahren	Fraktioniertes Strömungs-verfahren	Dampf-injektions-verfahren
Instrumente auf Sterilisiersiebschale in Sterilisierbehälter mit Filter im Deckel, Boden nicht perforiert		—	o 5)	o 5)	o 5)	o 5)
Behältnisse nicht perforiert, ohne Ventile		—	—	o	o	—
Sterilisationspapier nach DIN 58 953 Teil 2, einfach verpackt		+	+	+	+	+
Sterilisationspapier nach DIN 58 953 Teil 2, zweifach verpackt		o	+	+	+	+
Tuch einfach verpackt		+	+	+	+	+
Tuch zweifach verpackt		o	+	+	+	+
Klarsicht-Sterilisierverpackung 6) einfach		o	+	+	+	+
Klarsicht-Sterilisierverpackung 6) zweifach		o	o	+	+	+
Kunststoff-Folie einfach, verschlossen		o 7)	o 7)	o 7)	o 7)	o 7)
Kunststoff-Folie zweifach, verschlossen		—	—	—	—	—
Zeichenerklärung:		+ anwendbar	— Nicht anwendbar	o bedingt anwendbar		

4) Um Beladungs- und/oder Anwendungsfehler zu vermeiden, werden in Tabelle 1 Hinweise für die richtige oder falsche Kombination von Sterilisiergutverpackungen mit gebräuchlichen Dampf-Sterilisationsverfahren gegeben. Eignungskriterien für spezielle Sterilisiergüter oder Verpackungen hinsichtlich ihrer individuellen Eigenschaften können daraus nicht abgeleitet werden.
5) Geeignet sind solche Sterilisierbehälter, bei denen die Verdampfung oder Ableitung des Kondensats auch im unteren Bereich sichergestellt ist.
6) Kombinationsverpackung, bei der eine Seite aus Sterilisationspapier und die andere Seite aus durchsichtiger Folie besteht.
7) Geeignet ist nur Polyamid-Folie ausreichender Festigkeit, ausreichender Wasserdampf- und Luftdurchlässigkeit.

Geräte, die nach dem „Vorvakuum"- oder „Fraktioniertes Vakuum"-Verfahren arbeiten, werden den harten Anforderungen der Wäschesterilisation schon besser gerecht.

Bei diesen Geräten wird ein- oder mehrmals Vakuum in Sterilisator erzeugt und „fertiger" Wasserdampf in die Geräte geleitet. Dadurch kann das Verbleiben von Luft (sogenannte Luftinseln) im Sterilisiergut ausgeschlossen werden.

Ganz besonderer Berücksichtigung bedarf in diesem Zusammenhang die Verpackung. Die DIN 58946, Teil 5+6 gibt exakte Auskunft über die Verwendbarkeit verschiedener Instrumentencontainer und anderer Verpackungsmöglichkeiten bei den beschriebenen Sterilisationsverfahren.

Teil 5 informiert über Art und Verpackung des Sterilisiergutes in Klein-Sterilisatoren mit einem Nutzraum < 1 Sterilisiereinheit (StE).

1 StE ≙ 300 mm × 300 mm × 600 mm

Teil 6 macht entsprechende ausführliche Angaben für sogenannte Groß-Sterilisatoren, mit einem Fassungsvermögen > 1 StE. Außerdem findet man für beide Sterilisatorgrößen Hinweise über die Anwendbarkeit der verschiedenen Sterilisationsverfahren (Gravitations-, Vorvakuum-, fraktioniertes Vakuum-, fraktioniertes Strömungs- und Dampfinfektionsverfahren) für bestimmte Sterilisiergüter und Verpakkungsarten.

Weitergehende Angaben zu Packmitteln und der Sterilgutversorgung werden in der DIN 58952. Teil 1+2, sowie DIN 58953, Teil 1-8 gemacht. Darüber hinaus informiert sie über die Art des Packens.

Die Temperaturdiagramme (Abb. 5) machen den Unterschied zwischen horizontal und vertikal gepackter Wäsche beim Gravitationsverfahren deutlich (ADAM 1983). Besonders beachtet werden muß in diesem Zusammenhang die Perforationsart und -anordnungen in den Containern.

Ein Leitsatz bei der Wäschesterilisation muß sein: *locker und vertikal packen!*

Bei der Sterilisation mit gespanntem Dampf stehen zwei Temperaturen im Vordergrund vgl. Abb. 1):

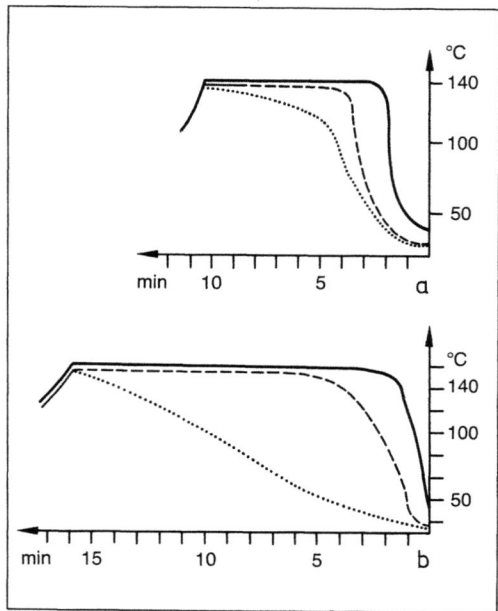

Abb. 5. a Gravitationsverfahren. Temperaturverlauf in vertikal. locker gepacktem Behälter, -, Temperatur am Apparatethermometer; ..., ---, Temperaturen an den ungünstigsten Stellen in der Wäsche (b) Gravitationsverfahren. Temperaturverlauf in horizontal, fest gepacktem Behälter. -, Temperatur am Apparatethermometer; ..., ---, Temperaturen an den ungünstigsten Stellen in der Wäsche (aus ADAM 1983)

120 °C - 1 atü - 15-20 Minuten } Sterilisa-
134 °C - 2 atü - ca. 5 Minuten } tionszeit
Darüber hinaus kommt in Form des „Blitzers" bzw. Blitzsterilisators eine Temperatur von
144 °C - 3 atü bzw.
153 °C - 4 atü zum Spektrum der Sterilisierprogramme hinzu.

Durch die im Vergleich zum Heißluftsterilisator niedrigere Temperatur ist dieses Verfahren für weitere Werkstoffe, Instrumente und Geräte geeignet, die den Temperaturbereich des Heißluftsterilisators nicht tolerieren. Dazu gehören in erster Linie Textilien, Gummi, Silikon und einige Kunststoffe.

Außerdem besteht die Möglichkeit (Gravitationsverfahren), Flüssigkeiten zu sterilisieren, die eine der oben genannten Temperaturen ohne Schädigung überstehen.

Dabei muß jedoch beachtet werden, daß der Dampfdruck im Anschluß an das Sterilisationsverfahren nur langsam gesenkt werden darf, da es sonst zum Siedeverzug und entspre-

Sanitation, Desinfektion, Sterilisation

chenden Folgen (Überkochen bzw. Explosion von Flaschen und Ampullen) kommen kann.

Ähnlich wie bei der Heißluftsterilisation sieht das Verfahrensprogramm beim Autoklaven aus (Abb.6). Auch hier durchläuft das Gerät die folgenden Phasen
1. Anheizzeit
2. Steige- und Entlüftungszeit
3. Ausgleichszeit
4. Sterilisationszeit
5. Abkühlzeit.

Während die Sterilisationszeit (siehe oben) von der Temperatur abhängig, vorgegeben ist, hängen die übrigen Programmteile vom Gerät, Sterilisiergut, der Verpackungsart und -weise ab.

Besonderes Augenmerk muß auch bei dieser Sterilisation der Ausgleichszeit geschenkt werden. In vielen Fällen muß sie, die vom Gerät nicht gemessen und registriert wird, empirisch ermittelt werden. In der Regel können diese Zeiten für unterschiedliches Sterilisiergut der Gebrauchsanweisung der Geräte entnommen werden.

Sterilisation mit energiereichen Strahlen

Bei dieser Art der Sterilisation kommen Elektronen- und Gammastrahlen zum Einsatz.

Bedingt durch hohe Anschaffungs- und Folgekosten der Geräte sowie die Problematik der notwendigen Strahlenschutzvorkehrungen fin-

Abb.6. Drei klinisch bewährte Sterilisationsverfahren (modif. aus GROSSGEBAUER: Klinische Synopse, Krankenhausinfektionen, Lysoform, Berlin 1979, S.38) (Beck und Schmidt 1982)

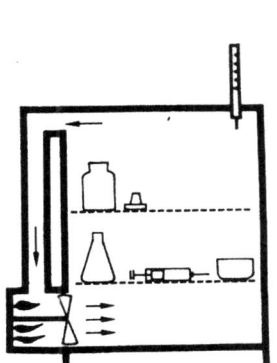
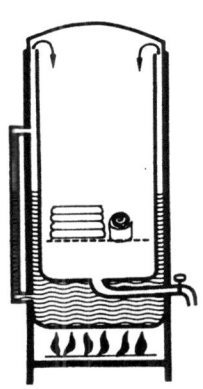
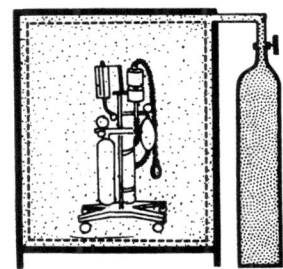

	Heißluft-Sterilisator	Autoklav	Ethylenoxid	Formaldehyd
Theoretische Abtötungszeiten	30 min – 180°C	1 atü – 120° – 15–20 min 2 atü – 134° – 5–10 min	37°C – 250 min 55°C – 100 min	60–65°C – 60 min
Bevorzugtes Sterilisiergut	Glasgeräte, Instrumente, Porzellan, Metall, Keramik	Op-Wäsche, Verbandstoffe, Bürsten, Instrumente, Thermostabile Flüssigkeiten	Kunststoffe, optische Geräte, hitzelabile Reagenzien, Herz-Lungen-Maschine	
Funktionsprüfung*	Prüfung erfolgt nach DIN-Vorschriften entsprechend der Verfahren und der Fragestellung (z.B. bei Inbetriebnahme, nach Reparatur, bei Routineüberprüfung). Methoden: Einlegen von Sporenerde, Kultursporen, Thermoelementen			
Besondere Bemerkungen	Instrumentenbehälter öffnen; Prinzip der Luftumwälzung	oft nach Prinzip der Zwangsdampfführung; Entfernung der Luftinseln (<10 %) durch Herstellen eines Vorvakuums Arbeiten mit gesättigtem, gespanntem Dampf	"Kalt"-Sterilisation; Ethylenoxid ist toxisch und explosiv! Daher Lagerung der Gasflasche in abgetrenntem Raum und 48stündige Lagerung des Sterilisierguts vor Gebrauch; Gas durchdringt z.B. bestimmte Folienverpackungen (MAK-Wert 50 ppm/90 mg/m^3/8 h)	
Weitere Verfahren zur Sterilisation bzw. Keimfreimachung: Verbrennen, Verglühen, Sterilfiltration, Strahlensterilisation				

* Auch von defekten Geräten können Infektketten ausgehen.

det man solche Geräte nicht in Praxis, Krankenhaus oder Klinik sondern im Bereich der Industrie. Mit Hilfe dieses Verfahrens werden Einwegmaterialien wie Spritzen, Kanülen, Transfusionsgeräte etc. aber auch chirurgisches Nahtmaterial, Kollagenmembranen, Erzeugnisse aus Fibrinschaum und Verbandsstoffe (BGB 1. I 1967, Seite 891) sterilisiert.

Lebensmittel und Medikamente dürfen in der BRD nicht zum Zwecke der Sterilisation mit Strahlen behandelt werden.

Das Sterilisiergut wird bei diesen Verfahren in Folien und unter Umständen Kartons verpackt und an der Strahlenquelle vorbeigeführt. Nach entsprechend langer Behandlung wird das sterilisierte Gut aus diesem Prozeß herausgenommen.

Keimentfernung durch Filtration

Bei dieser Entkeimungsmethode wird häufig zu Unrecht der Begriff „Sterilfiltration" benutzt. Die meisten der zur Anwendung kommenden Filtermaterialien haben eine Porenweite von 0,2 µm und halten keine Viren zurück. Nur Ultrafeinfilter mit hoher Adsorptionskapazität sind dazu in der Lage.

Das Verfahren der Filtration wird sowohl für Flüssigkeiten im Bereich der pharmazeutischen Industrie als auch im Bereich der Klinik zur Filtration von Gasen (z. B. zentrale Sauerstoff- bzw. Luftversorgung) sowie zur Aufbereitung der Zuluft bei Raumlufttechnischen Anlagen (siehe Kapitel „Reinlufttechnische Anlagen im OP-Bereich") eingesetzt.

Sterilisation mit Chemikalien

Immer dann, wenn hitzelabile Instrumente oder Geräte sterilisiert werden müssen und der Einsatz der Strahlensterilisation nicht möglich ist, bieten chemische Methoden einen Ausweg. Sie sollten jedoch nur dann zum Einsatz kommen, wenn physikalische Verfahren nicht möglich sind. Gründe für diese Einschränkung liegen in erster Linie in der Toxizität und Unsicherheit der chemischen Verbindungen bzw. Verfahren. Bei den zur Verfügung stehenden Verfahren steht Ethylenoxid im Vordergrund.

Ethylenoxid liegt bei Raumtemperatur in der gasförmigen Phase vor. Es hat einen fruchtig-aromatischen Geruch, ist aber bereits unterhalb der Geruchsschwelle toxisch (Kopfschmerz, Benommenheit, Bewußtlosigkeit). In höheren Konzentrationen führt es zu Reizerscheinungen der Schleimhäute.

Das Gas ist brennbar, in einer Mischung mit Luft sogar explosiv; deshalb wird es je nach Typ des Gerätes mit unterschiedlichen inerten Gasen wie Kohlensäure und Freon gemischt verwendet. Ethylenoxid hat ein großes mikrobizides Spektrum.

Wegen der gesundheitsschädigenden Wirkung von Ethylenoxid müssen sowohl bei der Installation als beim Betrieb der Geräte bestimmte Sicherheitsfaktoren berücksichtigt werden (DIN 58948, Teil 2, 5, 6, 7).

Geräte, die nach dem Unterdruckverfahren arbeiten (absoluter Druck im Gerät ist während der Sterilisierzeit kleiner als der atmosphärische Druck) bieten in diesem Zusammenhang eine höhere Sicherheit als Gleichdruck- und Überdruck-Verfahren.

Die Wirkung hängt neben der Konzentration und dem Druck des Gases von der Temperatur, (37 und 55 °C) der Feuchte und der Einwirkzeit ab. Der Erfolg des Sterilisationsverfahrens wird besonders durch Verunreinigungen mit Eiweiß und Salzkristallen beeinträchtigt.

Bei der Aufbereitung der Instrumente muß darauf geachtet werden, daß das Sterilisiergut nach der Behandlung mit Leitungswasser mit destilliertem Wasser gründlich gespült wird, um eine Kristallbildung zu verhindern.

Beim Einbringen in den Sterilisator darf das Gut weder naß sein, noch sollte es vorher zu stark getrocknet werden.

Bei nassen Schläuchen z. B. besteht die Möglichkeit, daß die Trocknungsphase im Anschluß an die Sterilisationsphase nicht ausreicht, daß durch Tropfen das Lumen von engen Schläuchen verlegt wird und daß schließlich das zurückbleibende Wasser das giftige Ethylenglykol enthalten kann.

Bei extrem trockenen Schläuchen besteht die Gefahr, daß die Befeuchtung im Gerät innerhalb der Sterilisierzeit für eine erfolgreiche Sterilisation nicht ausreicht.

Die genannten Fehlerquellen sind in der Regel die Ursache für die im Vergleich zum Autoklaven und zur Heißluftsterilisation beobachtete relativ hohe Unzuverlässigkeit dieses Verfahrens und damit den kritisch eingeschränkten Einsatz.

Neben den genannten Fehlern bei Technik

Sanitation, Desinfektion, Sterilisation

und Handhabung spielt auch die Verpackung eine entscheidende Rolle.

Die Einschweißfolie muß sowohl für Ethylenoxid als auch für Wasserdampf durchlässig sein.

Es können heute nur noch die bereits konfektionierten Sterilisierverpackungen empfohlen werden, bei denen die eine Seite aus transparenter Folie, die andere Seite aus porösem Material z. B. Papier besteht (DIN 58953, Teil 4).

Wegen der beschriebenen Toxizität muß nach dem Sterilisationsverfahren besonderer Wert auf die sogenannte *Desorption*, das Auslüften von Ethylenoxid, gelegt werden. Abhängig von der Oberflächenbeschaffenheit (glatt - rauh; Oberflächenladung) dauert dies bei verschiedenen Materialien unterschiedlich lange.

Es ist in diesem Rahmen nicht sinnvoll, alle möglichen Desorptionszeiten darzustellen. Es muß in jedem Fall der Hersteller des Sterilisators bzw. der zu sterilisierenden Güter befragt werden.

Eine von ADAM (1) zusammengefaßte Aufstellung soll lediglich eine Orientierungshilfe sein und gilt für *Auslüftzeiten bei Raumtemperatur:*

a) Für Gegenstände, die nicht länger als 30 Minuten mit dem Gewebe, Blut, Haut oder Schleimhaut des Patienten in Berührung kommen:
   1. Metallinstrumente   4 Stunden
   2. Gegenstände aus Gummi
      oder Plastik   24 Stunden
b) Für Gegenstände, die länger als 30 Minuten mit dem Gewebe, Blut, der Haut oder Schleimhaut des Patienten in Berührung kommen:
   3. Metallinstrumente   24 Stunden
   4. Gegenstände aus Gummi
      oder Plastik   1 Woche
   5. Herz-Lungen-Maschinenteile
      und Implantate   2 Wochen

Einige Hersteller bieten Entlüftungsschränke an, in denen durch höhere Temperatur und höheren Luftwechsel eine Verkürzung der Wartezeiten erreicht wird.

Durch den Einsatz solcher Schränke kann die Entlüftungszeit fast aller Güter auf max. 12 Stunden reduziert werden.

Exakte, spezifische Angaben müssen den entsprechenden Unterlagen entnommen werden.

Um auch das Personal vor gesundheitlicher Schädigung durch Ethylenoxid zu schützen, müssen für die Aufstellung der Sterilisatoren und der Entlüftungsschränke sowie der Lagerung der Gaskartuschen und des sterilisierten Gutes aus Sicherheitsgründen besondere Anforderungen erfüllt werden (DIN 58948, Teil 2, 5 und 6).

Eine Sonderform der Ethylenoxidsterilisation stellt das **Anprolene-Verfahren** dar.

Hierbei wird fast völlig auf die Hilfe der Technik verzichtet.

In einem Kunststoffbeutel befindet sich in einer Glasampulle Ethylenoxid. Dieser Beutel wird zusammen mit dem Sterilisiergut in einem zweiten Beutel verschlossen. Vor Schließen des Beutels wird die Glasampulle zerbrochen. Äthylenoxid gelangt in den äußeren Beutel, kommt mit dem Sterilisiergut in Kontakt und entweicht schließlich durch den zweiten Beutel in einen Metallbehälter. Diese Form der Ethylenoxid-Anwendung ist mit einer Reihe von Problemen und Risiken verbunden.

Es kann weder die notwendige Luftfeuchtigkeit und Gaskonzentration an allen Stellen des Gutes noch die Betriebssicherheit gewährleistet werden.

Darüber hinaus kann das Verfahren wegen der fehlenden Desorption nicht akzeptiert werden.

Als weitere chemische Verbindung, die zur Sterilisation eingesetzt wird, ist **Formaldehyd** zu nennen.

Es kommt in zwei Verfahrensarten zum Einsatz:
a) als Formaldehyd-Wasserdampf-Gemisch
b) als Formaldehyd-Alkohol-Keton-Gemisch (Chemiklav)

Das **Formaldehyd-Wasserdampfverfahren** ist erst seit kurzer Zeit in der BRD als Alternative zum Ethylenoxid im Einsatz.

Vorteile sind: Formaldehyd-Wasser-Gemische sind nicht brennbar oder explosiv, dringen nicht so gut in Kunststoffe ein wie Äthylenoxid und sind nach bisher vorliegenden Untersuchungen leicht und vom Sterilgut entfernbar. Dadurch entstehen keine Wartezeiten.

Die zum Einsatz kommende Temperatur liegt mit ca. 60 °C gering über der Ethylenoxidsterilisation und wird von fast allen Kunststoffen toleriert (siehe Herstellerangaben). Die Entscheidung für einen Bioindikator ist noch nicht endgültig gefallen (eine DIN ist in Vorbereitung). Man kann jedoch schon heute davon ausgehen, daß das Verfahren in seiner Sicherheit und seinem Sterilisierungseffekt dem Ethylenoxidverfahren *mehr* als ebenbürtig ist und so diesem aus toxischen Gesichtspunkten, wenn möglich, vorzuziehen ist.

Der **Chemiklav** arbeitet mit einem Gemisch aus Alkoholen, Formaldehyd und Ketonen bei Temperaturen von ca. 130 °C.

Nach Angaben des Herstellers soll das Verfahren bei nicht rostfreien Metallen keine Korrosion verursachen.

Aus diesem Grund ist das Gerät im Dentalbereich relativ weit verbreitet. Die Ergebnisse zur Verwendbarkeit von Bioindikatoren sind nicht einheitlich und erschweren die Beurteilung des Verfahrens erheblich.

Welcher Einfluß durch Eiweißbelastung und Einschluß von Mikroorganismen in nicht wasserlösliche Kristalle zu erwarten ist, kann zur Zeit nicht eindeutig gesagt werden.

Das Gerät sollte nur dort eingesetzt werden, wo dies wegen vorliegender Werkstoffe notwendig und wo Sterilität (für aseptisches Arbeiten) nicht zwingend ist.

In der Literatur wird auch heute noch der Begriff der „**Kaltsterilisation**" verwendet.

Hierbei handelt es sich um das Einlegen bzw. Durchspülen von Instrumentarium mit „sporizidem" Instrumentendesinfektionsmittel.

Die eingesetzten Präparate sind sporizid, erfüllen aus dieser Sicht die Kriterien einer Sterilisation. Da die Gegenstände jedoch nach ihrer eigentlichen Einwirkzeit verpackt und zum Gebrauch wieder ausgepackt und unter aseptischen Bedingungen abgespült werden müssen, ist das gesamte Verfahren unpraktisch und unsicher und damit keine Alternative zur Ethylenoxid- bzw. Formaldehydsterilisation von thermolabilem Instrumentarium.

Desinfektionsverfahren

Wie bei der Sterilisation kommen auch bei der Desinfektion sowohl physikalische als auch chemische Verfahren zum Einsatz. Aus der Sicht der Umwelthygiene sollte - wenn immer dies sinnvoll und möglich ist - physikalischen, hier den thermischen Methoden der Vorzug gegeben werden.

Thermische Desinfektion

Die rein thermische Desinfektion spielt heute immer noch eine sehr untergeordnete Rolle, obwohl im Bereich der Instrumentendesinfektion rein thermische Verfahren zur Verfügung stehen und vom Bundesgesundheitsamt als Desinfektion anerkannt sind.

Von zwei Firmen werden zur Zeit Spülmaschinen angeboten, deren Ablauf eine einwandfreie Desinfektion gewährleistet. Eine Vielzahl von Einsätzen macht die thermische Desinfektion von OP-Instrumenten, Kathetern, Schlauchsystemen für Narkose, Beatmung und Inhalation, von OP-Schuhen und z. B. Babyflaschen möglich.

Diese Spülautomaten halten, um eine Desinfektion zu erreichen 10 Minuten eine Temperatur von 93 °C.

Zur Desinfektion von kochfester Wäsche und anderen hitzestabilen Dingen bietet 15minütiges Auskochen unter Zusatz von 0,5% Soda eine einfache Möglichkeit. Auch diese Methode ist vom BGA anerkannt.

Zur Desinfektion von z. B. Bettgestellen, Matratzen und Kissen bieten sich Dampfdesinfektionsverfahren an.

Neben dem Dampfströmungsverfahren spielt das sogenannte fraktionierte Vakuumverfahren (VDV) die wichtigere Rolle und ist wegen seiner Tiefenwirkung in jedem Fall zu bevorzugen.

Dabei sind 2 Programme zur Desinfektion anerkannt: 75 °C/20 Min. und 105 °C/5 Min. Einwirkzeit (Bundesgesundheitsblatt 27: 82-91, 1984).

Desinfektion mittels Strahlen

Außer den im Bereich der Sterilisation einsetzbaren Strahlen kommen zur Desinfektion begrenzt die UV-Strahlen im Wellenbereich von 240-280 nm zum Einsatz. Ihre praktische Bedeutung und Effizienz muß jedoch zurückhaltend beurteilt werden.

Chemothermische Desinfektion

Sowohl zur Desinfektion von Wäsche aber auch von Instrumentarium besteht die Möglichkeit der Kombination von thermischem und chemischem Einfluß.

Entsprechende Verfahren für die Wäschedesinfektion sind vom Bundesgesundheitsamt gelistet (Bundesgesundheitsblatt 27: 82–91, 1984) und bieten folgende Wirkstoffgruppen an: Phenole, Formaldehyd, Sauerstoffabspalter, Chlorabspalter. Je nach Verschmutzungsgrad und mikrobizider Anforderung kann innerhalb der Wirkstoffgruppen zwischen mehreren Präparaten gewählt werden.

Chemische Desinfektion

Wie im Kapitel „Wirkungsmechanismus von Desinfektionsmitteln" beschrieben, sind eine Reihe chemischer Gruppen für die Abtötung bzw. Inaktivierung von Mikroorganismen geeignet. Stubstanzen, die in Frage kommen werden dort aufgeführt, in ihrer Wirkungsweise und -spektrum, ihren Anwendungsbereichen sowie ihren Vor- und Nachteilen (Nebenwirkungen) beschrieben.

Die folgenden Anforderungen an Desinfektionsmittel und -verfahren müssen gestellt werden:
1. breites Wirkungsspektrum
2. schnelle Wirkung (in Abhängigkeit von der Anwendung)
3. zuverlässige Wirkung bei Anwesenheit von Eiweiß, Fett, Kohlenhydraten und Salzen
4. Stabilität der Präparate (evtl. Angabe eines Verfallsdatums besonders bei Sauerstoff- und Chlorabspaltern)
5. Erhaltung des Gebrauchswertes von Werkstoffen unter der Desinfektionsmaßnahme
6. Unschädlichkeit für Mensch und Tier
   In Abhängigkeit vom Desinfektionsverfahren muß dessen gesundheitliche Unbedenklichkeit soweit dies möglich ist, bewiesen sein.
7. Die Präparate sollten nicht zu geruchlichen Belästigungen bis hin zu Schleimhautreizungen führen.

Wie bereits bei „Absterbekinetik von Mikroorganismen" beschrieben, hängt die Wirkung eines Desinfektionsmittels von verschiedenen Faktoren ab, von:
1. dem verwendeten Präparat, d.h. der Wirkstoffkombination
2. der Anwendungskonzentration
3. dem Anwendungsverfahren (z.B. Sprühen, Wischen, Einlegen)
4. der Temperatur
5. der Einwirkzeit
6. der Anwesenheit von Eiweiß, Fett, Kohlenhydraten, Salzen
7. der Oberfläche des zu desinfizierenden Gutes
8. dem Ein- und Durchdringvermögen und -möglichkeit des Präparates
9. der Ausgangskeimzahl.
(modifiziert nach (20)).

Wenn man die Einflußgrößen der chemischen Desinfektionsverfahren betrachtet, so kristallisieren sich nur wenige als Fehlerquellen in der Praxis heraus. Hier stehen die Anwendung falscher Konzentrationen sowie das Nichteinhalten der Einwirkzeit im Vordergrund. Als weitere häufige Ursache für eine unzureichende Desinfektion muß auch die Kombination verschiedener nichtkompatibler Produkte angesehen werden.

Nicht selten kann darüber hinaus beobachtet werden, daß Desinfektionsmittel zweckentfremdet eingesetzt werden.

Desinfektionsmittel stellen Präparate mit spezieller Anwendungscharakteristik dar. Allroundmittel und -verfahren gibt es nicht.

Der Anwendungsfehler, der mit Hilfe technischer Hilfsmittel zumindest teilweise ausgemerzt werden kann, ist die Dosierung.

Obwohl der Ansatz einer z.B. 0,5%igen Lösung einfach und problemlos erscheint, liegt in dieser Tätigkeit eine der wichtigsten und häufigsten Schwachpunkte der chemischen Desinfektionsverfahren.

Von seiten der Industrie werden eine Reihe von Dosierhilfen angeboten, die mehr oder weniger gut eine Verbesserung dieses Schwachpunktes ermöglichen.

Das Sortiment der Dosierhilfen reicht vom einfachen Dosierbecher bis zur zentralen Desinfektionsmitteldosieranlagen.

Alle angebotenen Systeme haben Vor- und Nachteile.

Dies gilt in besonderem Maße für ältere, *zentrale Dosieranlagen,* bei denen je nach Installationstechnik, nicht selten Kontaminationen besonders mit Pseudomonaden aufgedeckt werden. Es ist daher besonders bei diesen Anlagen auf eine regelmäßige (mindestens 4×/Jahr) mikrobiologische und chemische Überprüfung mittels Titrationsverfahren zu drängen. Darüber hinaus sollte monatlich eine Konzentrationsbestimmung mit Hilfe von Indikatorpapier durchgeführt werden.

Neben zentralen Dosieranlagen sind *dezentrale Anlagen* weit verbreitet. Die Desinfektionsmittellösung wird dabei im Bereich der Station oder der Funktionseinheit hergestellt, direkt gezapft und verwendet. Kontaminationen können bei den modernen Geräten, die sowohl den Anforderungen der BAM (Bundesamt für Materialforschung) als auch den Kriterien des BGA (Liste v. 3.3. 1984) entsprechen, ausgeschlossen werden. Wichtig ist bei der Konstruktion der Geräte die Trennung von Wasser und Desinfektionsmittellösung, so daß erst im Moment der Abnahme die Lösung hergestellt wird. Dezentrale Dosiergeräte können heute bei hohem Komfort als die sichersten Dosierhilfen angesehen werden.

Dadurch werden evtl. zu niedrige Desinfektionsmittelkonzentrationen im Bereich des Gerätes und damit die Entwicklung von Resistenzen gegenüber Desinfektionsmittelwirkstoffen vermieden. Die Geräte können für das Ansetzen von Flächen- und Instrumentendesinfektionsmitteln eingesetzt werden.

Bei der Installation muß daran gedacht werden, daß von der Wasserzufuhr her eine Mischbatterie vorgeschaltet wird, damit eine für die Wischdesinfektion von z.B. Mobiliar- u. Arbeitsflächen benötigte Lösung nicht zu kalt ist. In vielen Fällen wird nämlich im Anschluß an die exakte Dosierung durch das Gerät eine weitere Verdünnung mit warmem Wasser praktiziert, deren Resultat eine unterdosierte Lösung darstellt.

Geräte, die anzeigen, daß der Kanister mit Desinfektionsmittelkonzentrat leer ist bzw. sich automatisch abstellen, erhöhen die Sicherheit der Dosierung darüber hinaus und sind heute zu fordern.

Listen von Desinfektionsmitteln und -verfahren

Grundsätzlich sollten in der BRD nur solche Präparate im Krankenhaus und in der Praxis zum Einsatz kommen, die neutrale Gutachten vorlegen können und dadurch in eine der Listen aufgenommen worden sind.

Es muß zwischen 2 Listen unterschieden werden:
1. Liste der vom Bundesgesundheitsamt *(BGA)* geprüften und anerkannten Desinfektionsmittel und -verfahren (Stand 1.12. 1983: 9. Ausgabe vom 3.3. 1984, Bundesgesundheitsblatt 27, S. 82–91, 1984)
2. Liste der nach den „Richtlinien für die Prüfung chemischer Desinfektionsmittel" geprüften und von der Deutschen Gesellschaft für Hygiene und Mikrobiologie *(DGHM)* als wirksam befundenen Desinfektionsverfahren (Stand: 31.7. 1981: VI. Liste, mhp-Verlag GmbH, 1982).

Während in der Liste des Bundesgesundheitsamtes bei allen Desinfektionsverfahren die Abtötung von Tuberkelbazillen verlangt und eine hohe Eiweißbelastung berücksichtigt wird, wird dies bei den Anforderungskriterien der DGHM nur bei den Instrumentendesinfektionsmitteln gefordert.

Daraus resultiert automatisch eine höhere Anwendungskonzentration bei den vom BGA gelisteten Präparaten im Vergleich zur DGHM-Liste. Viele Produkte sind mit einem relativen niedrigen Wert in der DGHM-Liste und gleichzeitig mit einer wesentlich höheren Anwendungskonzentration in der BGA-Liste vertreten.

Diese relativ hohen Konzentrationen sind aus mehreren Gründen für die laufende Flächendesinfektion nicht praktikabel. Neben toxikologischen Gesichtspunkten spielen Preis, Korrosion sowie die Frage nach der Notwendigkeit und Effektivität dabei eine wesentliche Rolle.

Aus den genannten Gründen kann und sollte der Einsatz der BGA-Liste auf das notwendige Minimum reduziert werden.

Das Bundesseuchengesetz sagt dazu in § 10c: „Bei behördlich angeordneten Entseuchungen und Entwesungen dürfen nur Mittel und Verfahren verwendet werden, die vom Bundesgesundheitsamt, bei behördlich angeordneten Entrattungen nur solche verwendet werden, die von der Biologischen Bundesanstalt für Land- und Forstwirtschaft auf Brauchbarkeit geprüft und in eine zu veröffentlichende Liste aufgenommen sind."

Bei allen anderen Einsätzen von Desinfektionsmaßnahmen kann somit auf die Liste der DGHM zurückgegriffen werden. Dies gilt auch für die Fälle, wo nach BSeuchG meldepflichtigen Erkrankungen, bei denen eine Desinfektion behördlich nicht angeordnet worden ist und natürlich für die laufende Desinfektion zur Hospitalismusprophylaxe und in der allgemeinen Praxis.

Die Liste des **BGA** enthält folgende Abschnitte:
1. Thermische Verfahren
    1.1 Auskochen
    1.2 Verbrennen
    1.3 Dampfdesinfektionsverfahren
2. Chemische Mittel und Verfahren
    2.1 Wäschedesinfektion, Scheuerdesinfektion, Desinfektion von Ausscheidungen
    2.2 Hygienische Händedesinfektion

Sanitation, Desinfektion, Sterilisation

3. Besondere Verfahren
  3.1 Wäschedesinfektion in Waschmaschinen
  3.2 Desinfizierende Chemisch-Reinigung
  3.3 Instrumentendesinfektion
  3.4 Raumdesinfektion

Die einzelnen Mittel und Verfahren werden entsprechend ihres Wirkungsspektrums charakterisiert:
A. zur Abtötung von vegetativen bakteriellen Keimen einschließlich Mykobakterien sowie von Pilzen einschließlich pilzlicher Sporen geeignet;
B. zur Inaktivierung von Viren geeignet;
C. zur Abtötung von Sporen des Erregers des Milzbrandes geeignet;
D. zur Abtötung von Sporen der Erreger von Gasbrand, Gasödem und Wundstarrkrampf geeignet (zur Abtötung dieser Sporen müssen Sterilisationsverfahren angewendet werden, z. B. gespannter gesättigter Wasserdampf von 120 °C bei einer Einwirkungsdauer von 20 Min.).

Im Anhang zur Liste werden Empfehlungen zu weiteren im § 10 a BSeuchG nicht erfaßten Mitteln und Verfahren gegeben:
A. Desinfektion von Abwasser
B. Bekanntmachung des BGA über das Ergebnis der Prüfung von Desinfektionsmittel-Dosiergeräten.

Die VI. Liste der nach den „Richtlinien für die Prüfung chemischer Desinfektionsmittel" geprüften und von der **DGHM** als wirksam befundenen Desinfektionsverfahren ist in folgende 5 Abschnitte unterteilt:
1. Händedesinfektion
2 a. Flächendesinfektion
2 b. Flächendesinfektion mit Reinigern
3. Instrumentendesinfektion
4. Wäschedesinfektion

„Die Prüfung der gelisteten Verfahren bezieht sich nur auf die desinfizierende Wirkung; es wird keine Aussage über weitere Eigenschaften wie z. B. Hautreizungen, Korrosionserscheinungen, Reinigungseffekt gemacht."

Zur „Desinfektion bei Viruserkrankungen" wird in der Liste nicht Stellung genommen."

„Bei der Anwendung der in der VI. Liste aufgeführten Desinfektionsmittel kann dem Verbraucher die Gewißheit gegeben werden, daß das jeweilige Mittel in der geprüften Zusammensetzung für den Verwendungszweck geeignet ist und die angeführte Konzentration in der angeführten Einwirkungszeit eine entsprechende keimabtötende Leistung erbringt. Das sollte aber nicht darüber hinwegtäuschen, daß der Desinfektionseffekt nur dann gegeben ist, wenn die Präparate auch sachgemäß angewendet werden."

Neben den erwähnten Listen des BGA und der DGHM geben vom Bundesgesundheitsamt herausgegebene Merkblätter Hinweise zur Durchführung der Desinfektion bei bestimmten Infektionskrankheiten wie AIDS, Brucellose, Cholera, Hepatitis infectiosa, Keratoconjunctivitis epidemica, Milzbrand, Ornithose, Pocken, Scharlach, Tollwut, Toxoplasmose und Virushepatitis (erhältlich beim Deutschen Ärzte-Verlag, Postfach 400440, 5000 Köln 40).

Die Broschüre „Desinfektionsmaßnahmen bei Tuberkulose" gibt detaillierte Angaben zur chemischen Desinfektion bei Tuberkulose. Sie wird herausgegeben vom Deutschen Zentralkomitee zur Bekämpfung der Tuberkulose (Poppenhusenstr. 14C, 2000 Hamburg 60).

Spezielle Anwendungsbereiche und Verfahren der Desinfektion

Händedesinfektion

Daß die Hände als Überträger von Krankheitserregern im Krankenhaus und in der Praxis die wichtigste Rolle spielen, ist unumstritten. Darüber hinaus können sie jedoch auch als Infektionsquelle fungieren.

Der Effekt der Händedesinfektion wurde erstmals von Semmelweis (1848) eindrucksvoll nachgewiesen.

Seitdem hat es an ihrer Notwendigkeit keine Zweifel gegeben. Im deutschsprachigen Raum wird anders als in den angelsächsischen Ländern streng zwischen der
  Hygienischen Händedesinfektion und der
  Chirurgischen Händedesinfektion
unterschieden.

Die Mikroorganismen, die sich auf der Haut der Hände befinden können, werden in die sogenannte *transiente* und *residente* Flora unterschieden.

Unter *transiente Flora* werden die Mikroorganismen verstanden, die auch als sogenannte mikrobielle Kontakt- und Anflugkeime bezeichnet werden.

Das sind die Mikroorganismen, die von außen z. B. bei pflegerischen Tätigkeiten und Arbeiten in der Naßzelle auf die Oberfläche der

Hände gelangen und natürlich pathogen sein können. Sie vermehren sich in der Regel nicht auf den Händen, liegen relativ oberflächig und sind in der Regel leicht und schnell entfernbar.

Als *residente Flora* werden die Keime zusammengefaßt, die zur physiologischen Besiedlungsflora der gesunden Haut gezählt werden.

Dazu zählen Staphylococcus epidermidis, Staphylococcus saprophyticus, verschiedene Mikrokokkenspecies sowie Coryne- und Propionibakterien.

Weder gramnegative Stäbchen noch *Staphylococcus aureus* gehören zur physiologischen, werden jedoch immer wieder beim Pflegepersonal vorübergehend nachgewiesen.

Da die residente Flora in tiefer gelegenen Bereichen der Haut angesiedelt ist, bedarf ihre Entfernung eines wesentlich aufwendigeren Desinfektionsverfahrens im Vergleich zur hygienischen Händedesinfektion bzw. der transienten Flora.

Noch tiefer liegen und damit noch schlechter abtötbar sind Mikroorganismen in infizierten Läsionen, wie Panaritium und Abszeß.

Eine Desinfektion ist in solchen Fällen praktisch nicht möglich.

Von Flamm et al. (8) wurde ein Schema über die „Strategie zur Verhütung der Übertragung von Mikroorganismen durch die Hände" vorgestellt. Wichtigste Elemente stellen die Strategien

a) Hände sauber halten
b) Hände sauber machen
c) Hinderung der Keimabgabe
dar.

Hygienische Händedesinfektion. Aufgabe der hygienischen Händedesinfektion ist es, die transiente Keimflora zu eliminieren.

Kontaminationen sind möglich bei jedem Umgang mit dem Patienten, beim Bettenmachen, beim Arbeiten in den Naß- und Entsorgungsbereichen, beim Umgang mit Untersuchungsmaterial (Blut, Urin, Stuhl, Punktat) und natürlich bei Tätigkeiten im Labor, bei denen mit möglicherweise infektiösem Material umgegangen wird (Immunologie, Hämatologie, Hygiene, klinische Chemie, Mikrobiologie, Parasitologie, Virologie).

Bei der von Flamm et al. vorgestellten Strategie „Sauber machen" werden 2 Möglichkeiten angeboten, dieses Ziel zu erreichen:

Tabelle 1. Strategien zur Verhütung der Übertragung von Mikroorganismen durch die Hände (FLAMM et al., 1983)

Indikation	Strategien
1. Hände sind mögliche Vehikel für transiente Flora	
VOR (wahrscheinlicher) Kontamination der Hände (z. B. Verbandwechsel bei infizierter Wunde)	„HÄNDE SAUBER HALTEN" (Nicht-Kontamination) - berührungsloses Arbeiten (Instrumente statt Finger) - Handschuh (unsteril)

NACH (wahrscheinlicher) Kontamination der Hände
    keine Seuchenerreger
 	
    Seuchenerreger
	„HÄNDE SAUBER MACHEN" (Keimeliminierung)
	 - Händewaschen
	 - Hygienische Händedesinfektion
	 - Hygienische Händedesinfektion

2. Hände sind mögliche Infektionsquelle durch residente Flora	
VOR chirurgischen Eingriffen oder Kontakt mit extrem resistenzgeschwächten Patienten SANIERUNG von Keimträgern (z. B. Hände besiedelt mit S. aureus)	„HINDERUNG DER KEIMABGABE" - Händewaschen - Chirurgische Händedesinfektion - Handschuh (steril) - antiseptische Händewaschung
3. Infizierte Hand ist mögliche Infektionsquelle durch Infektionserreger	
z. B. eitriger Prozeß an den Händen	- Verzicht auf infektionsgefährdende Tätigkeit bis zur Sanierung

Sanitation, Desinfektion, Sterilisation

a) Händewaschen
b) Hygienische Händedesinfektion.

Die Entscheidung für die eine oder andere Methode ist im Einzelfall oft schwer und kann nicht immer eindeutig getroffen werden. Hilfestellung dabei kann jedoch die Wirkungscharakteristik der beiden Methoden leisten.

> Während es sich beim Händewaschen lediglich um das mechanische Ablösen von Mikroorganismen handelt, bei dem es nicht zum Abtöten von Krankheitserregern kommt, findet bei der hygienischen Händedesinfektion auf der Haut direkt eine Inaktivierung der Keime statt.

Darüber hinaus beträgt die Reduktion der Keimzahl auf der kontaminierten Hand bei der hygienischen Händedesinfektion mit alkoholischen Präparaten ca. 5 log-Stufen, d.h. aus 100000 Keimen wird 1, beim Händewaschen 3 log-Stufen, d.h. 1000 Mikroorganismen werden auf 1 reduziert.

Dieser Unterschied in der Reduktionsrate auf der Hand darf nicht unterschätzt werden, besonders unter dem Gesichtspunkt, daß nie bekannt ist, wie hoch im Einzelfall in der Praxis die Hände kontaminiert sind.

Die hygienische Händedesinfektion zeigt neben einer besseren Wirkung auf der Hand noch den Vorteil, daß die Keime dort auch abgetötet werden und die Gefahr der Weiterverbreitung am Waschbecken inklusive Handtuchspender etc. stark vermindert ist.

Die Verträglichkeit und die Praktikabilität zeichnen die hygienische Händedesinfektion mit weiteren Pluspunkten aus.

Von der Mehrzahl des Personals wird das Einreiben eines alkoholischen Präparates besser vertragen als das Händewaschen.

Durch den Einsatz alkoholischer Händeinfektionsmittel besteht keine Abhängigkeit vom Waschbecken und Handtuchspender. Das macht die Durchführung dieser Dekontaminationsmaßnahme flexibel und am Kontaminationsort einsetzbar.

Unter diesen Gesichtspunkten müssen auch die Vorschläge von Daschner gesehen werden, der eine Einteilung von Tätigkeiten anbietet nach denen
a) Händewaschen und
b) Händedesinfektion indiziert ist.

Wann müssen die Hände gewaschen werden?
(mind. 15 sec.!)
1. Vor Betreten bzw. vor Verlassen bestimmter gefährdeter Krankenhausbereiche (z. B. Operationssaal, Isoliereinheiten, Entbindungszimmer, Dialysestationen, Infektionsabteilungen usw.).
2. Bei Dienstbeginn.
3. Zwischen dem Umgang mit verschiedenen Patienten.
4. Nach Durchführung spezieller pflegerischer Arbeiten (z. B. Umgang mit Verbänden, Bettflaschen, Bettpfannen, Blasenkathetern, Absaugen von Tracheostoma, Berühren von Spucknäpfen, Winden.
5. Bei sichtbarer Verschmutzung der Hände.
6. Vor dem Essen.
7. Nach Toilettenbenützung.
8. Nach Husten, Niesen oder Schneuzen.
9. Vor Verlassen des Arbeitsplatzes.
10. Bei Gefahr starker Kontamination Einmalhandschuhe verwenden.

Händedesinfektion (HD) ist notwendig:
a) Vor chirurgischen Eingriffen (chirurgische HD).
b) Vor invasiven Eingriffen (Legen eines Venenkatheters, Legen eines Blasenkatheters, Angiographie, Bronchoskopie usw.) (hygienische HD).
c) Nach Kontakt mit Blut, Sekreten, Exkreten von Patienten (hygienische HD).
d) Nach Kontakt mit kontaminierten Objekten (z. B. Beatmungsmasken, Trachealtuben usw.) (hygienische HD).
e) Vor und nach Kontakt mit infektiösen Patienten (z. B. Tuberkulose, Salmonellose, Shigellose, Hepatitis usw.) (hygienische HD).
f) Bei Infektionsgefahr für Patient oder Pflegepersonal sind Einmalhandschuhe zu bevorzugen.

Einige der Punkte jedoch, für die Händewaschen als ausreichend angesehen wird, sind stark abhängig von der Art des Patienten, seiner Grunderkrankung und den Begleitumständen.

Wenn man sich prinzipiell für den teilweisen Einsatz des Händewaschens anstelle der hygienischen Händedesinfektion entscheidet, müssen darüber hinaus eine Reihe von Voraussetzungen gegeben sein (DASCHNER, 1980).

Besonders die Punkte 2 und 3 machen deutlich, daß an die Installation und die Pflege der Spendersysteme Anforderungen gestellt werden müssen, die in der Regel baulicherseits nicht erfüllt sind bzw. personell nicht abgedeckt werden können.

1. Ausreichende Anzahl von Waschbecken.
2. Wasserhahn möglichst mit Fuß- oder Ellenbogenbedienung; der Wasserhahn muß so angebracht bzw. beschaffen sein, daß Spritzen beim Händewaschen weitgehend vermieden wird.
3. Seifenspender müssen vor neuen Füllungen gründlich gereinigt bzw. desinfiziert werden.
4. Falls Stückseife verwendet wird, muß für guten Ablauf gesorgt werden, damit die Seife trocken liegt. Seife in Form von Pulver oder Seifenplättchen wäre vorzuziehen. Am besten keimfreie Flüssigseifen in Wegwerfflaschen.
5. Papier-Einmalhandtücher und entsprechende Abfallkörbe müssen zur Verfügung stehen.

Alle genannten Faktoren müssen letztendlich Berücksichtigung finden bei der Entscheidung Händewaschen oder Händedesinfektion.

Um diese Entscheidung zu erleichtern und für die Praxis zu vereinfachen, scheint es sinnvoll, als Dekontaminationsmaßnahme die Entscheidung zugunsten der hygienischen Händedesinfektion zu fällen.

Durchführung der hygienischen Händedesinfektion. Wie bereits beschrieben, kommen für die Durchführung der hygienischen Händedesinfektion nur alkoholische Präparate in Frage.

Dies bedeutet jedoch nicht, daß auch andere Wirkstoffe in diesen Produkten enthalten sind.

Neben der oder den alkoholischen Komponenten für die schnelle Wirkung beinhalten die meisten handelsüblichen Präparate einen Wirkstoff mit remanentem Effekt sowie sogenannte Rückfetter für die Pflege der Haut.

Die Präparate müssen in Direktspendern, die eine Ellenbogenbedienung ermöglichen, vorgehalten werden (VBG 103, Gesundheitsdienst). Ca. 3–5 ml des Mittels werden während 30 Sekunden in die Hände eingerieben. Dabei muß auf die Benetzung aller Partien der Hände geachtet werden. Da der mechanische Effekt des Einreibens nicht unterschätzt werden darf, ist Sorge dafür zu tragen, daß das Präparat im gesamten Handbereich auch eingerieben wird.

Falls nach der alkoholischen Einreibemethode die Hände eine makroskopische Verunreinigung zeigen, kann diese *nach* der Desinfektion mit Hilfe einer schwachsauer eingestellten Waschlotio beseitigt werden.

Leitsatz: Zuerst desinfizieren
dann reinigen

Nach Abspülen der Waschlotio werden die Hände mit einem Einweghandtuch abgetrocknet und falls erforderlich, je nach Hauttyp mit einer Pflegelotio behandelt.

Alle drei Präparate: Desinfektionsmittel, Waschlotio und Pflegecreme oder -lotio müssen in Direktspendern zur Verfügung stehen. Das gilt auch für die Einweghandtücher (VBG 103, Gesundheitsdienst).

Bereits 1980 hatte Grün darauf hingewiesen, daß eine Verdoppelung der Desinfektionsmittelmenge und der Einwirkzeit erforderlich ist, wenn Bakterien in 100% Plasma suspendiert sind.

Die von den Herstellern empfohlenen und in den Listen der DGHM und des BGA angegebenen Desinfektionsmittelmengen und Einwirkzeiten sind jeweils als Minimum anzusehen.

Sowohl bei der Kontamination mit tuberkulösem Sputum aber auch im Falle der Virushepatitis müssen im Rahmen der Händedesinfektion besondere Maßnahmen berücksichtigt werden.

Im Falle der Kontamination mit *tuberkulösem Sputum* lautet die Empfehlung des BGA: 5 Minuten Abreiben der Hände mit einem Wattebausch, der mit 80%igem Ethylalkohol (oder 70%igem Isopropanol bzw. 60%igem Propanol) getränkt ist. Die Watte ist anschließend durch Verbrennen zu vernichten. Bei Anwendung der in der BGA-Liste aufgenommenen Präparate ist das dort aufgeführte Verfahren zweimal durchzuführen.

Bei der *Virushepatitis* bietet die BGA-Liste kein Präparat als Alternative zum Chloramin-T (1%ig) an.

In der Richtlinie des BGA heißt es dazu, daß bevorzugt Chloramin-T eingesetzt werden solle. Dieser Wirkstoff ist unverträglicher als die herkömmlichen kommerziellen Präparate. Der

Streit um die Wertigkeit der Testmethoden zur Bestimmung der virusinaktivierenden Wirkung von Desinfektionsmitteln trägt zur Verunsicherung auf diesem Gebiet bei.

Nur wenige Präparate sind in befriedigendem Umfang auf ihre HBV-Wirksamkeit geprüft worden.

Die Gründe dafür liegen in den Schwierigkeiten der Testung. Da Hepatitis B-Viren nicht in Zellkulturen bzw. kleinen Labortieren gezüchtet werden können, ist der Nachweis des Verlustes der Infektiosität in der Regel (Ausnahme Schimpanse) nur indirekt möglich.

Als Auswertemethoden kommen
a) der Morphologische Alterations- und Desintegrationstest (MADT) nach KUWERT (15) mit Hilfe der Elektronenmikroskopie
b) ein immunologischer Test mit Nachweis des Verlustes der Antigenstrukturen HBsAg, HBcAg und HBeAg (FRÖSNER et al., 1982)
c) eine Kombination des Verlustnachweises des HBcAg und des viruseigenen Enzyms DNA-Polymerase (HOWARD, 1982)
in Betracht.

Auch ein Vergleich der Methoden ist bisher nicht durchgeführt worden. Dies macht dem Anwender den Vergleich der sich auf dem Markt befindlichen Präparate schwer, ja unmöglich.

Bei der Bewertung der Testmethoden muß berücksichtigt werden, daß
a) diese indirekten Versuchsanordnungen *keinen Verlust* der Infektiosität nachweisen sondern lediglich eine morphologische, immunologische sowie Stoffwechselveränderung, die eine *Verminderung* der Infektiosität wahrscheinlich machen!
b) die Versuche unter „in vitro" Bedingungen durchgeführt werden und damit praxisbedingte Einflüsse wie Blut, Serum etc. mehr oder weniger unberücksichtigt bleiben.

Noch problematischer wird die hygienische Händedesinfektion wenn die Hände sichtbar oder merklich mit keimhaltigen Ausscheidungen wie Eiter, Sputum, Stuhl, Exudat, Blut oder ähnlichem kontaminiert wurden. In diesem Fall, so die Richtlinie des BGA, sind die verschmutzten Stellen vor der eigentlichen Desinfektion mit einem Zellstoff- oder Wattebausch, der mit einem Desinfektionsmittel getränkt wird, zu reinigen.

Die hygienische Händedesinfektion ist dann 2 × hintereinander durchzuführen, ehe mit der Reinigung der Hände begonnen wird. Dazu wird, wie bereits weiter oben beschrieben, eine neutral oder schwach-sauer eingestellte Waschlotio verwendet. Zum Abtrocknen dienen Einmalhandtücher.

Der zuletzt geschilderte Ausnahmefall, die nicht nur kontaminierte, sondern auch sichtbar verschmutzte Hand macht deutlich, wie aufwendig eine hygienische Händedesinfektion unter den geschilderten Gegebenheiten sein kann. Das unterstreicht die sinnvolle Forderung, daß bei Kontakten der Hände mit dem Patienten, Pflegeutensilien etc., die neben einer mikrobiellen Kontamination auch eine Verschmutzung bedeuten, sowie z. B. bei Hepatitis B und Tuberkulose, Schutzhandschuhe zu tragen sind. Darüber hinaus bieten Hilfsmittel wie Pinzetten, Kornzangen oder Spatel weitere Möglichkeiten, Kontaminationen auszuschließen.

Chirurgische Händedesinfektion. Durch die chirurgische Händedesinfektion soll, wie bereits beschrieben, die residente Keimflora reduziert werden.

Die Maßnahme dient der aseptischen Vorbereitung der Operation. Obwohl während der Operation sterile Handschuhe getragen werden, ist die intensive und höchstmögliche Keimreduktion auf der Haut erforderlich, da ein Teil der OP-Handschuhe nach der Operation Mikroläsionen aufweisen, die den Austritt von Keimen erlauben. Aufgabe der chirurgischen Händedesinfektion ist es, eine Keimreduktion über längere Zeit unter dem Handschuh zu gewährleisten. Es stehen zwei Methoden zur Verfügung mit denen dieses Ziel erreicht werden kann:
a) Alkoholische Einreibemethode
b) Waschmethode.

Eine Reihe von Untersuchungen haben gezeigt, daß die alkoholische Einreibemethode der Waschmethode mit PVP-Jod-Präparaten überlegen ist. Bei kurzen Einwirkzeiten ist eine Wirkungslücke gegenüber Staph. aureus Grund für eine zurückhaltende Anwendung. Nur für den Teil der Anwender, die alkoholische Präparate nicht vertragen, stellen die Waschpräparate eine Alternative dar; längere Einwirkzeiten müssen wahrscheinlich eingehalten werden.

Voraussetzung für die Anwendung der Waschpräparate sind neben den bereits bei der hygienischen Händedesinfektion genannten Punkten, besonders die einwandfreie Wasserqualität im OP-Bereich. In vielen Krankenhäusern entspricht das verfügbare Wasser nicht den hygienischen Anforderungen, es enthält in solchen Fällen besonders Pseudomonaden in oft beträchtlicher Zahl.

Bei der mikrobiologischen Überprüfung sollte darauf geachtet werden, daß die Wasserqualität nicht nur entsprechend der Trinkwasserverordnung, also nach Abflammen des Wasserhahns, sondern auch vorher, untersucht wird.

In einigen Kliniken ist aus diesem Grunde eine zusätzliche, dezentrale Chlorungsanlage erforderlich. Unsere Untersuchungen ergaben, daß die Kontamination in den meisten Fällen durch Entfernen der Perlatoren bzw. durch das Abflammen der Wasserhähne entsprechend den Vorschriften der Trinkwasserverordnung verringert oder sogar eliminiert werden kann. Dies bedeutet, daß sich die mikrobielle Belastung des Wassers aus dem Auslauf (Perlator, Dichtung) des Wasserhahnes rekrutiert.

Neben einer klinikseigenen Chlorung (max. 0,3 mg/l) hat sich in unserer Klinik der Einbau von sogenannten Wasserstrahlreglern anstelle der Perlatoren bewährt. Nach einer längeren Anlaufzeit konnte durch die zwei genannten Maßnahmen eine befriedigende Lösung mit entsprechend niedrigerer mikrobieller Belastung erzielt werden; Kontaminationen mit Pseudomonas aeruginosa konnten bisher über einen längeren Zeitraum nicht beobachtet werden.

Durchführung

a) Einreibemethode

A. 1–2 Minuten Vorwaschen mit neutral oder schwach-sauer eingestellter Waschlotio, evtl. unter Verwendung einer weichen Bürste. Der Bürstvorgang muß auf Nagel und Nagelfalze beschränkt werden, um Mikroläsionen zu verhindern. Abspülen und Abstrocknen der Hände.

B. Zweimaliges Einreiben der Hände bzw. Unterarme mit einem alkoholischen Einreibepräparat insgesamt 5 Minuten.

2 Minuten   Hände und Unterarme bis Ellenbogen einreiben

anschließend

1 Minute   Einreiben bzw. mit steriler Bürste Einbürsten des Präparates im Bereich der Fingernägel

dann

2 Minuten   Einreiben des alkoholischen Präparates in die Hände bis zum Handgelenk.

C. Nach der Operation muß je nach Hauttyp eine gezielte Pflege mit einer Hautcreme oder -lotio durchgeführt werden.

Die Pflegemittel müssen in Direktspendern zur Verfügung gestellt werden. Gemeinschaftstöpfe oder -tiegel erfüllen nicht die hygienischen Anforderungen.

b) Waschmethode

Je nach Präparatetyp ca. 2–3 ml PVP-Jod-Waschlotio auf die Hände geben und entsprechend der Gebrauchsanleitung des Herstellers mit oder ohne Wasser 2,5 Minuten über Hände und Unterarme verreiben.

Dieser Vorgang wird wiederholt, so daß insgesamt 5 Minuten desinfizierend gewaschen worden ist.

Dann wird der entstandene Schaum mit Leitungswasser abgespült und die Hände mit sterilen Handtüchern abgetrocknet.

Nagelpflegesets, die in den Waschräumen der OP's zur Verfügung gestellt werden, müssen entweder Einmalartikel sein, oder nach Gebrauch sterilisiert werden.

> Zum Abschluß muß noch einmal betont werden, daß Hände mit infizierten Läsionen wie Panaritium, Paronchie und Abszeß permanent Erreger freisetzen. Keine Desinfektionsmaßnahme ist in der Lage, das zu verhindern. Dies bedingt, wegen der bestehenden Infektionsgefahr eine absolute Kontraindikation für jede ärztliche und pflegerische Tätigkeit.

Hautdesinfektion

Bei allen medizinischen Eingriffen, bei denen die Haut des Patienten verletzt wird, ist eine Hautdesinfektion erforderlich.

Da die Schutzbarriere des Körpers künstlich durchbrochen ist, ist die Gefahr einer Infektion unter diesen Umständen besonders groß.

Entsprechend dem Ausmaß des Eingriffes bzw. sonstigem Anlaß können folgende Indikationen für eine Hautdesinfektion unterschieden werden:

1. Präoperative Hautdesinfektion (Punktion)
2. Postoperative Hautdesinfektion – Antiseptische Wundbehandlung

3. Vor Injektionen, Blutentnahmen
4. Sanierung von infizierten Hautpartien.

Da beim Durchdringen der intakten Haut im Rahmen eines Eingriffes die Möglichkeit besteht, Mikroorganismen von der Hautoberfläche aber auch von tieferen Regionen der Haut in die Muskulatur bei i. m. Injektionen bzw. in das Operationsfeld zu verlagern, ist eine Reduktion sowohl der transienten als auch der residenten Hautflora erforderlich.

Die Verfahren müssen also den Kriterien der chirurgischen und nicht der hygienischen Händedesinfektion entsprechen.

Da es sich bei den meisten Hautdesinfektionsmitteln um alkoholische Präparate handelt und Alkohole Bakteriensporen nicht abtöten sondern konservieren, muß dafür Sorge getragen werden, daß die Präparate sporenfrei hergestellt werden und eine spätere Kontamination ausgeschlossen ist.

Lediglich die Präparate, die Jod oder Persäuren enthalten, können als autosterilisierend angesehen werden. In ihrer Zusammensetzung unterscheiden sich die alkoholischen Präparaten nur in einer Komponente von den Händedesinfektionsmitteln: sie enthalten keine Rückfetter. Diese verhindern nämlich das Haften von Klebefolien.

Im Rahmen der präoperativen Hautdesinfektion kommen neben den alkoholischen Präparaten PVP-Jod-Waschlotionen zum Einsatz, die auch bei der chirurgischen Händedesinfektion Verwendung finden.

Um eine schmerzfreie postoperative Hautdesinfektion und Wunddesinfektion durchführen zu können, stehen darüber hinaus wäßrige Präparate auf der Basis von PVP-Jod und organischen Quecksilberverbindungen zur Verfügung. Letztere sollten unter dem Gesichtspunkt der relativ schwachen Wirkung, besonders jedoch wegen der bekannten Toxizität nur in Ausnahmefällen zur Anwendung kommen.

Durchführung

Präoperative Hautdesinfektion. Die Vorbereitung beginnt in der Regel mit einer Ganzkörperwaschung am Tag vor der Operation z. B. mit einer PVP-Jod-Waschlotio.

Daran schließt sich, *falls erforderlich* die Entfernung von Haaren an. Diese sollten mit Enthaarungscremes und nicht mit der Rasur durchgeführt werden (Gefahr von Mikroläsionen!). Nur wenn die Enthaarung am Morgen der Operation durchgeführt wird, stellt die Rasur eine akzeptable Alternative dar. Die Verwendung von Rasierschaum bzw. PVP-Jod-Waschlotio und von Einwegrasiergeräten sind selbstverständlich.

Nach der Enthaarung kann die eigentliche Hautdesinfektion beginnen. Der Einreibemethode muß der Vorzug vor dem Sprühverfahren gegeben werden, da auch hier der mechanische Einfluß ausgenutzt werden muß.

Das Präparat wird nach dem Aufbringen in kreisenden Bewegungen von innen nach außen in Form einer Spirale mit einem sterilen Tupfer in die Haut eingerieben. Nach einer Einwirkzeit von 2,5 Minuten wird dieser Vorgang wiederholt, so daß die Einwirkzeit mindestens 5 Minuten beträgt

Anschließend können die Klebefolien angelegt werden.

Postoperative Hautdesinfektion. Nach Abschluß der Operation, d. h. nach der Hautnaht und beim Verbandswechsel wird mit Hilfe des Sprüh- oder Tupferverfahrens ein schmerzfreies Desinfektionsmittel (d. h. ohne Alkohol) aufgetragen. Die Ausführung dieser Tätigkeit im Anschluß an die Hautnaht gehört wie das Anlegen des sterilen Wundverbandes zu den Aufgaben und in der Verantwortungsbereich des OP-Teams.

Vor Injektionen, Blutentnahmen. Um die Verlagerung von Mikroorganismen von der Haut in tiefere Regionen des Organismus zu verhindern, muß dieser, am häufigsten durchgeführten Desinfektionsmaßnahme besonderes Augenmerk geschenkt werden.

Die Desinfektion wird mit einem sterilen, also sporenfreien Präparat durchgeführt. Das reine Ansprühen reicht nicht aus. Die Richtlinie des BGA schreibt die Verwendung von sterilisierten Tupfern und die Anwendung als Einreibeverfahren vor. Die Einwirkzeit von 1 Minute ist einzuhalten!

Sanierung von infizierten Hautpartien. Neben alkoholischen Präparaten spielen die PVP-Jod-Waschlotionen und PVP-Jod-Salben eine wesentlich größere Rolle.

Ihre Einsatzgebiete sind neben Verbrennungen auch Dekubitus und temporäre Infektionen beim Personal. Wichtig ist in diesem Zusammenhang die regelmäßige und gründliche Reinigung des Wund- bzw. Infektionsgebietes sowie der damit verbundene Neuauftrag der Medikamente.

Schleimhautdesinfektion/Schleimhautantisepsis

Diese Maßnahme bereitet sowohl aus der Sicht einer wünschenswerten, möglichst umfangreichen Wirkung als auch aus toxikologischer Sicht die größten Schwierigkeiten.

Einerseits können schnell wirkende, also alkoholische Präparate auf der Schleimhaut wegen ihrer Schmerzauslösung nicht eingesetzt werden, andererseits verbietet die hohe Resorptionsfähigkeit den Einsatz vieler Desinfektionsmittelwirkstoffe. Präparate, die in Frage kommen, enthalten in erster Linie PVP-Jod, Chlorhexidin oder anorganische Chlorabspalter in wäßriger Lösung.

Organische Quecksilberverbindungen, die sich auf dem Markt befinden, sollten aus toxikologischer Sicht nur in Ausnahmefällen akzeptiert werden.

Wie bei der Hautdesinfektion darf auch hier kein reines Sprühverfahren angewendet werden. In jedem Fall sollten sterile Tupfer im Einreibeverfahren die Wirkung der Präparate unterstützen.

Anwendungsgebiete stellen besonders der Blasenkatheterismus sowie Operationen im gynäkologischen und oralen Bereich dar.

Daneben kommt der Schleimhautdesinfektion in der Therapie im Rahmen von Blasen-, Uterus- und Peritonealraumspülungen eine weitere umstrittene Bedeutung zu. Die Frage nach der notwendigen Einwirkzeit kann kaum beantwortet werden, da entsprechende Testmodelle fehlen.

Abhängig von der Erkrankung des Patienten (Harnwegsinfekt) sollten Einwirkzeiten bis 30 Minuten kalkuliert werden.

Aus diesem Grund können dort, wo dies praktikabel ist, Salben aufgetragen werden, die über einen längeren Zeitraum einen hohen Wirkstoffpegel garantieren. Bei kleineren, weniger infektionsgefährdeten Eingriffen müssen Mindesteinwirkzeiten von 2–5 Minuten berücksichtigt werden.

Verfahren und Mittel zur Desinfektion von Stuhl, Urin und Auswurf

Ausscheidungen des Patienten werden in der Regel in Gefäße aufgefangen und anschließend entsorgt. Gleichzeitig müssen die Auffangbehälter, wenn es sich nicht um Einwegartikel handelt, so aufbereitet werden, daß diese ohne Gefährdung wiederverwendet werden können.

Zur Entsorgung von Urin und Stuhl und der Wiederaufbereitung von Steckbecken und Urinflaschen stehen Geräte zur Verfügung, die jedoch nur teilweise eine sichere Desinfektion bewirken und daher besonders bei Patientenwechsel durch eine Wischdesinfektion bzw. das Einlegen in ein Flächendesinfektionsmittel ergänzt werden muß. Aus diesen Gründen sollten Steckbecken und Urinflaschen patientengebunden eingesetzt werden.

Unter dem Gesichtspunkt der Wirksamkeit der Arbeitsplatzbelastung aber auch der allgemeinen Umwelthygiene sind Geräte zu bevorzugen, die rein thermisch, also ohne chemische Desinfektionsmittel, arbeiten.

Nur in wenigen Fällen aus der Gruppe der nach BSeuchG meldepflichtigen Erkrankungen ist eine separate Desinfektion von Ausscheidungen erforderlich, die von der Gesundheitsbehörde angeordnet wird (siehe auch Kap. „Versorgung und Entsorgung"). In der Desinfektionsmittelliste des Bundesgesundheitsamtes sind entsprechende Präparate aufgeführt, die dazu geeignet sind.

Zur *Stuhl*desinfektion wird ein Teil der Ausscheidung mit 2 Teilen einer 5% phenolischen Desinfektionsmittellösung bzw. 2 Teilen einer 20% Kalkmilch über einen Zeitraum von 6 Stunden versetzt. Dann erfolgt eine normale Entsorgung über die Toilette.

Urin wird mit der gleichen Menge einer 5%igen phenolischen Desinfektionsmittellösung über einen Zeitraum von 2 Stunden versetzt und dann normal entsorgt.

Auswurf

1 Teil Auswurf wird mit 2 Teilen gebrauchsfertiger (je nach Präparat 5 oder 6%) Desinfektionsmittellösung versetzt (siehe BGA-Liste). Die Einwirkzeit beträgt 4 Stunden.

Diese Verfahren können auch zur Desinfektion von z.B. Eiter, Punktatflüssigkeit und Erbrochenem eingesetzt werden, wenn dies aus seuchen- oder krankenhaushygienischer Sicht erforderlich ist.

Flächen-, Schluß- und Raumdesinfektion

In den letzten Jahren ist über die Effizienz der Flächendesinfektion viel diskutiert, gestritten und geschrieben worden.

Es hat viele Mißverständnisse gegeben, unter denen die Sache sehr gelitten hat. Die Flächendesinfektion umfaßt neben der Fußbodendesinfektion auch die Desinfektion von anderen horizontalen aber auch vertikalen Flächen, wie Untersuchungstische, Verbands- und Narkosewagen, Bettgestell, Nachttisch, Badewannen, Duschen, Toiletten, Wasch- und Ausgußbekken etc.

Die Aufzählung verdeutlicht bereits die Notwendigkeit einer differenzierten Betrachtung dieses Komplexes.

Es ist sicher schwierig, ja unmöglich, eine exakte Einteilung der genannten Flächen nach ihrer Bedeutung bei der Übertragung von Krankheitserregern zu machen.

Ohne Zweifel stünde der Fußboden in einer solchen Risikoabschätzung nicht im Vordergrund d. h. geringe bzw. nicht nachweisbare Bedeutung im Übertragungsweg von Mikroorganismen.

Dagegen müssen den Oberflächen von z. B. Verbandswagen und Untersuchungsliegen, abhängig vom Leiden des Patienten, größere bis große Bedeutung zugestanden werden. Die Diskussion: Desinfektion ja oder nein? – entfällt hier; es muß natürlich desinfiziert werden. In der Richtlinie zur Verhütung, Erkennung und Bekämpfung von Krankenhausinfektionen des BGA wird im Punkt 5.2 eine Aufteilung der Krankenhausbereiche vorgenommen:

5.2 Einordnung der Krankenhausbereiche.
5.2.1 Bereiche, die in besonderem Maße vor Infektionen geschützt werden müssen: Z. B. Einheiten zur Pflege von Transplantations- oder Verbrennungsfällen, für Intensivmedizin, ferner Sterilzellen, Operationsabteilungen, Entbindungseinheiten, Frühgeborenenstation, Zentralsterilisation (reine Seite), Diagnostikeinheiten mit operativen Eingriffen.
5.2.2 Bereiche, von denen bevorzugt Infektionen ausgehen können: z. B. Infektionseinheiten, „septische" Operationseinheiten, Räume mit Patienten mit offenen Infektionsherden, Einheiten für Intensivmedizin, Dialyseeinheiten und Kinderpolikliniken. Ferner können von Milchküchen, Laboratorien für mikrobiologische Untersuchungen, insbesondere auf Krankheitserreger, von der Prosektur, Tierställen, von der unreinen Seite der Wäscherei, der unreinen Seite der Bettenzentrale und von Abfallbeseitigungseinrichtungen Infektionen ausgehen.
5.2.3 Bereiche mit mittlerem Infektionsrisiko:

Dies sind nicht unter 5.2.1 oder 5.2.2 genannte stationäre Bereiche, Polikliniken, Ambulanzbereiche, Patientenaufnahmebereiche, Laboratorien, radiologische und nuklearmedizinische Einrichtungen, Abteilungen für physikalische Therapie, Küchen, Wäschereien, Sanitärräume.
5.2.4 Bereiche mit geringen Infektionsmöglichkeiten: z. B. Verwaltungsräume, Hörsäle, Unterrichtsräume, Personalwohn- und -speiseräume, Werkstätten u.a. technische Bereiche.

Die Richtlinie geht unter Berücksichtigung dieser Einordnung auf die Notwendigkeit der Hausreinigung bzw. -desinfektion ein (Punkt 6.12 der Richtlinie):

„Hausreinigung und -desinfektion

Da Reinigung und Desinfektion zur Bekämpfung der Krankenhausinfektion von großer Wichtigkeit sind, muß ihre ordnungsgemäße Durchführung stets gewährleistet sein.

In den unter 5.2.1 und 5.2.2 genannten Bereichen muß mindestens täglich einmal gereinigt und desinfiziert werden.

In den unter 5.2.4 genannten Bereichen mit geringer Infektionsmöglichkeit braucht nur feucht gereinigt zu werden.

Während in den Bereichen 5.2.3 und 5.2.4 für Reinigungsarbeiten angelernte Hilfskräfte eingesetzt werden können, dürfen in den Bereichen 5.2.1 und 5.2.2 die Reinigungs- und Desinfektionsarbeiten nur von speziell ausgebildeten Personen ausgeführt werden. Auf Veranlassung durch die Hygiene-Kommission sind Reinigungsanweisungen und Desinfektionspläne für Reinigungsfirmen und hauseigenes Personal aufzustellen."

Während so die Fußbodendesinfektion für die gefährdeten Bereiche 5.2.1 und 5.2.2 geregelt ist und eine Reinigung für den Bereich 5.2.4 als ausreichend angesehen wird, erfährt der Bereich 5.2.3, der den größten Umfang in einer Klinik ausmacht, keine klare Anordnung.

Auch aus rechtlicher Sicht steht es den Verantwortlichen in einem Krankenhaus somit frei, sich für die Reinigung oder die Desinfektion des Fußbodens zu entscheiden.

Die Effektivität einer Fußbodendesinfektion kann aufgrund epidemiologischer Daten anhand von Infektionsraten z. B. nicht bewiesen werden.

Dies hängt damit zusammen, daß der eventuell vorhandene Effekt sehr klein ist.

Gegen eine Fußbodendesinfektion im normalen Stationsbereich spricht:

1. keine oder minimale Gefahr der Übertragung über den Fußboden
2. Verwendung von Umweltschadstoffen (z. B. Formaldehyd)
3. Geruchsbelästigung.

Für eine Fußbodendesinfektion im normalen Stationsbereich spricht:
1. keine wesentlichen Mehrkosten
2. Möglichkeit der Keimverschleppung bei mangelhafter Desinfektion der Mops und deren Verwendung für mehrere Zimmer.
3. Bei unterschiedlicher Bewertung im Arbeitsbereich des Reinigungspersonals persönliche Überforderung der Angestellten.
4. In kleineren Krankenhäusern schlechte Trennungsmöglichkeit der einzelnen Bereiche nach Funktion und Zuständigkeit des Reinigungspersonals.

Als Grundvoraussetzung muß bei einer Entscheidung für die Fußbodenreinigung die einwandfreie, d. h. thermische Desinfektion und Aufbereitung, der Mops und Aufnehmer angesehen werden.

Darüber hinaus muß sichergestellt werden, daß getrennte Geräteeinheiten für die einzelnen Stationen bzw. Bereiche zur Verfügung stehen.

Wenn dies gewährleistet ist und das Reinigungspersonal entsprechend gut über Infektionsgefahren und Verschleppungsmöglichkeiten aufgeklärt ist, steht für den normalen Patientenversorgungsbereich einer bloßen Reinigung des Fußbodens in der Regel nichts entgegen.

Die Sicherheit kann weiter erhöht werden, indem moderne Reinigungssysteme zum Einsatz kommen, die eine strenge Trennung von reinem Desinfektions-/Reinigungsmittel und dem schmutzigen Aufnehmer ermöglichen. Solche Systeme werden von den Firmen Henkel, Taski und Vermop angeboten. Neben dem genannten Vorteil der Reinhaltung des Desinfektionsmittels bieten sie für das Personal auch ergonomische Vorteile.

Sie sind in diesen Punkten dem klassischen 2-Eimer-System überlegen. Abhängig vom System zeigen sich jedoch Schwierigkeiten bei der Desinfektion von Treppen, Stufen etc.

Bei Anwendung dieser Systeme wird für jeden Raum mindestens ein Aufnehmer verwendet, mit dem Desinfektions- oder Reinigungsmittel auf die Fläche aufgetragen werden.

Der Aufnehmer wird dann durch einen neuen ersetzt und evtl. überschüssiges Desinfektions- oder Reinigungsmittel vom Fußboden wieder aufgenommen. So kommt jeweils nur ein frisch aufbereiteter Mop mit der Desinfektionsmittel-Lösung in Kontakt. Für jedes Zimmer wird ein neues Aufnehmtuch verwendet, so daß Übertragungen von einem Zimmer zum anderen bzw. zu oder von einer Funktionseinheit ausgeschlossen werden können.

Bei der Aufbereitung der Mops oder Aufnehmer muß auf jeden Fall ein thermisches Verfahren mit anschließender Trocknung dem Einlegen in chemische Desinfektionsmittel vorgezogen werden.

Im Gegensatz zur Fußbodendesinfektion ist die Notwendigkeit der Desinfektion anderer Flächen wie z. B. Untersuchungstische, Verbands- und Notfallwagen, von Arbeitsflächen, Nachttisch, Bettgestell, Waschbecken, WC unumstritten.

Auch bei diesen Maßnahmen ist der **Wisch-/Scheuerdesinfektion** der Vorzug zu geben. Zur Durchführung sollten Einwegtücher verwendet werden (Schutzhandschuhe!). Dabei ist auf eine Trennung zwischen Sanitär- und Pflegebereich zu achten. Das heißt für jeden dieser Bereiche muß in je einem Eimer angesetzte Desinfektionsmittellösung und ein separates Aufwischtuch benützt werden.

In den Risikobereichen, besonders aber auch dort, wo eine räumliche Trennung von infizierten Patienten von anderen Patienten nicht möglich ist und eine Übertragungsgefahr besteht, muß für jedes Zimmer, u. U. für „jeden Patienten" ein eigenes Tuch verwendet werden. Desinfektionsmitteleimer müssen durch farbliche Markierung den Einsatz für die unterschiedlichen Bereiche unterstreichen.

Sowohl bei der Desinfektion des Fußbodens als auch der übrigen Fläche sollte die Strategie eingehalten werden:

---

zuerst die Stationsküche und das Stationszimmer
dann die Krankenzimmer und am Schluß die Naß- und Sanitärräume

---

desinfizieren bzw. reinigen.

Dadurch soll vermieden werden, daß Mikroorganismen aus den teilweise hochbelasteten Sanitärbereichen in die Krankenzimmer und Stationszimmer verschleppt werden.

Neben der bereits beschriebenen Wisch-/Scheuerdesinfektion steht für kleine, sonst unzugängliche Flächen, die *alkoholische Sprühdesinfektion* zur Verfügung. Für diese Art der Desinfektion gilt, was bereits an mehreren Stellen betont wurde: bei Desinfektionsmaßnahmen stellt der mechanische Effekt eine wesentliche Komponente dar; darüber hinaus sind die alkoholischen Präparate wegen Explosionsgefahr nicht unbegrenzt einsetzbar. Da mit dem alkoholischen Sprüh-, d. h. Ansprühverfahren außerdem keine Reinigung verbunden ist, gibt man heute allgemein der Wisch-/Scheuerdesinfektion den Vorzug.

In vielen Kliniken kann man im Rahmen der Flächendesinfektion noch die Ansprühdesinfektion von Matratzen beobachten.

Diese Maßnahme bewirkt keine sichere Infektionsverminderung. Für die Aufbereitung der Matratzen, die einen Baumwollbezug haben, gibt es nur die Möglichkeit, die Bezüge abzuziehen, sie chemothermisch (Zentrale Wäscherei) zu desinfizieren. Der Matratzenkern kann nur dem Dampfdesinfektionsverfahren sinnvoll behandelt werden.

Matratzenschonbezüge aus Gummi oder Kunstfasern stehen/standen im Ruf, nicht sehr patientenfreundlich zu sein. Der Patient schwitzt besonders in den Sommermonaten z. T. stark. Seit ca. 2 Jahren sind Schonbezüge auf dem Markt, die sich in einigen Krankenhäusern bereits gut bewährt haben und als angenehm beurteilt werden.

Bei den so ausgestatteten Matratzen ist die Desinfektion sehr vereinfacht:

Eine Wischdesinfektion ist ausreichend.

Der Einsatz solcher Hauben oder Bezüge bedeutet eine große personelle und Energieeinsparung.

Auch die Aufbereitung der Bettgestelle fällt in den Bereich der Flächendesinfektion.

Große und gut eingerichtete Kliniken verfügen über eine Bettenzentrale inklusive eines Bettenshelters, d. h. einer automatischen Wasch-/Desinfektionsanlage. Die Anlagen arbeiten nach dem Prinzip einer Autowaschanlage unter Zusatz von chlorhaltigen Desinfektionsmitteln. Bei der Einführung eines solchen Systems muß daran gedacht werden, daß die meisten der vorhandenen Betten durch die Behandlung im Shelter zu starker Korrosion neigen, die Radlager ausgewaschen und die Kopf- sowie Fußbretter beschädigt werden.

In der Regel ist daher bei der Anschaffung eines Bettenshelters der Neukauf von Betten zu berücksichtigen.

Die Leistung der Shelter wird in vielen Kliniken als unbefriedigend bewertet.

Einfacher und in der Regel nicht insuffizienter ist die Bettgestelldesinfektion im Wisch-/Scheuerverfahren. Zwar ist diese Methode personalintensiver, jedoch bei zuverlässigen Mitarbeitern nicht unbedingt die schlechtere Wahl.

Während bei Klinikneubauten und Umbauten der Platz für eine großzügig geplante Bettenzentrale mit reiner und unreiner Seite inklusive der Personalschleusen zur Verfügung steht, ist dies bei Altbauten häufig nicht der Fall. Bei Ausfall des Shelters gibt es dann keine zufriedenstellende Möglichkeit einer manuellen Desinfektion.

Im Falle einer zentralen Bettenaufbereitung – Betten aus den unterschiedlichsten Bereichen kreuzen sich hier – ist die räumliche und personelle Trennung in reine und unreine Seite auch im Störungsfall von höchster Wichtigkeit.

Die desinfizierten und frisch aufgerüsteten Betten müssen räumlich *und* personell von den schmutzigen und kontaminierten getrennt bleiben.

Ein weiterer Schutz ist durch die Abdeckung mit Schutzhauben gegeben.

Der Begriff der **Schlußdesinfektion** bezeichnet eine umfassende Desinfektion aller in einem Raum befindlichen Gegenstände einschließlich des Fußbodens und der Wände, soweit sie einer Desinfektion zugänglich sind, z. B. nach Verlegung des Patienten. Sie kann als Wisch-/Scheuerdesinfektion als Ansprühdesinfektion oder als Raumdesinfektion durch Verdampfung durchgeführt werden. Sie ist indiziert im Falle einiger nach BSeuchG meldepflichtiger Erkrankungen. Unter Berücksichtigung der bereits besprochenen Punkte, muß auch für diesen Bereich die Wisch-/Scheuerdesinfektion in ihrer Wirksamkeit an erster Stelle genannt werden. Sowohl bei der Formaldehyd-Verdampfung (5 g Formaldehyd/m^3) als auch bei der Ansprühdesinfektion muß eine Wisch-/Scheuerdesinfektion vorgeschaltet werden.

Die **Raumdesinfektion** mit Hilfe der Formalinverdampfung ist heute nur noch u. U. bei offener, ansteckungsfähiger Tbc, Aussatz, Milzbrand, Ornithose, Pest und Pocken indiziert. In der Regel ist aber auch hier eine intensive Wisch-/Scheuerdesinfektion zu bevorzugen.

Präparate, die für die Flächendesinfektion zur Verfügung stehen sind in der Liste des BGA und in der Liste der DGHM enthalten.

Die Angaben der BGA-Liste beziehen sich auf eine im Rahmen der BSeuchG angeordneten Desinfektion. In allen anderen Fällen gelten die Werte der Liste der Deutschen Gesellschaft für Hygiene und Mikrobiologie.

Die Präparate zur Flächendesinfektion sind in zwei Gruppen unterteilt:
2a. Flächendesinfektion
2b. Flächendesinfektion mit Reinigern.

Während die Präparate der Gruppe 2b. bereits über eine relativ gute gleichzeitige Reinigung verfügen, müßten bei den Präparaten der Gruppe 2a. bereits bei geringgradiger Verschmutzung Reinigungszusätze ergänzt werden.

Im Rahmen der Vereinfachung in diesem Bereich geht man immer mehr zu den sogenannten Kombinationspräparaten über.

Die Liste der DGHM unterscheidet zwischen

2 Einwirkzeiten: 1 Stunden-Wert
6 Stunden-Wert.

Überall dort, wo eine rasche Wirkung der Desinfektion erforderlich ist, sollte der 1 Stunden-Wert zur Anwendung kommen. In allen anderen Bereichen reicht der 6 Stunden-Wert aus.

In einer „Stellungnahme zur Flächendesinfektion im Krankenhaus", publiziert von deutschen Krankenhaushygienikern heißt es dazu: „Bei Wiederverwendung des Raumes oder von Einrichtungsgegenständen innerhalb kurzer Zeit (ca. 20 Minuten) werden die Verfahren in der „1-Stunden-Spalte" der VI. Liste der DGHM eingesetzt". (Hygiene + Medizin, 8, 1983)

Diese Empfehlung kann natürlich nur ein Anhaltspunkt bei der Entscheidung 1- oder 6-Stunden-Wert sein. Im Bereich einer Station oder eines Funktionsbereiches sollte auch aus Sicherheitsgründen zur gleichen Zeit nicht mit unterschiedlichen Konzentrationen gearbeitet werden.

Instrumentendesinfektion

Verunreinigte und kontaminierte Instrumente stellen eine Infektionsgefahr in Praxis und Klinik dar.

Einerseits besteht eine Gefahr für Pflege- und Reinigungspersonal, andererseits muß der Patient geschützt werden.

Um dies schnell und sicher zu erreichen, müssen Instrumente möglichst sofort nach Gebrauch einer Desinfektion zugeführt werden, bevor Blut, Sekrete, Gewebsreste angetrocknet sind und das Verfahren erschweren.

Bei der Auswahl der Verfahren ist in jedem Fall der *thermischen Methode der Vorzug* zu geben. Dies gilt besonders für Instrumentarium, das mit dem menschlichen Organismus direkt in Kontakt kommt und alle luftführenden Teile für Beatmung, Anästhesie, Sauerstoffzufuhr und Ultraschallvernebelung.

Manuelle Aufbereitung. In diesem Fall muß besonders bei spitzen und scharfen Instrumenten vor der Reinigung eine Desinfektion zum Schutz des Personals durchgeführt werden (VBG 103). Dies geschieht in der Regel durch das Einlegen in eine Instrumenten-Desinfektionsmittellösung. Dabei ist darauf zu achten, daß die Instrumente ganz von Desinfektionsmittel bedeckt sind und in z.B. Kathetern, Schläuchen und Kanülen keine Luftblasen zurückbleiben, die den Desinfektionserfolg in Frage stellen (u.U. manuell durchspülen). Instrumente müssen während des Einlegens so weit dies möglich ist, zerlegt werden.

Nach der Einwirkzeit werden die Instrumente gereinigt. Dabei müssen Handschuhe getragen werden (VBG 103). Anschließend erfolgt eine Spülung mit Aqua destillata, um Desinfektionsmittelreste zu entfernen.

Instrumente, die nicht steril zum Einsatz kommen, werden getrocknet, abgepackt und trocken bis zur Verwendung gelagert.

Instrumente für den aseptischen Einsatz werden nach dem Abspülen ebenfalls getrocknet, verpackt und zur Sterilisation weitergeleitet. Damit schließt sich der Kreislauf der Instrumentenaufbereitung im operativen Bereich. Hier spielt die Instrumentendesinfektion nur als Personalschutzmaßnahme (Hepatitis B!) eine Rolle, sie hat nichts mit dem Endziel Sterilität zu tun.

Maschinelle Aufbereitung. Spülmaschinen bieten heute im rein thermischen Verfahren (93 °C/10 Min.) die Möglichkeit, unterschiedliche Instrumente und andere Gegenstände wie Schuhe, Babyflaschen, Schläuche, sicher sowie schonend in einem Arbeitsgang zu reinigen, zu desinfizieren und zu trocknen.

Sanitation, Desinfektion, Sterilisation

Dabei muß ganz besonders auf die richtige Anordnung der Düsen im Spülraum geachtet werden, die für den Erfolg der Desinfektion mitverantwortlich ist. Die Firmen bieten heute eine große Palette von Spülmaschineneinsatzwagen, die für nahezu jedes Problem eine Lösung bieten. Bedienungsfehler und somit ungenügende Desinfektion sind beim Beschicken (Überladung und Versperren der Wasserstrahlführung) zu suchen. Es muß noch einmal betont werden, daß thermische Verfahren sowohl aus dem Gesichtspunkt der mikrobiziden Wirkung als auch der Umwelthygiene zu bevorzugen sind. In der Liste des BGA sind entsprechende Verfahren aufgenommen worden.

Desinfektion von Fiberendoskopen. Die Desinfektion von Fiberendoskopen stellt im Rahmen der Instrumentenaufbereitung ein besonderes Problem dar. Das Einlegen dieser Instrumente bietet keine Sicherheit für eine Desinfektion, auch das manuelle Durchspritzen des Präparates ist in der Regel unzureichend.

Lediglich mit Hilfe automatischer Durchspülgeräte, die für ein kontinuierliches Durchfließen sorgen, kann eine zuverlässige Desinfektion erzielt werden. Bei der Auswahl der Präparate, der Anwendungskonzentration muß man die Herstellerangaben und neutralen Gutachten zu Rate ziehen; Hepatitis-B-Wirksamkeit ist obligat.

Wichtig für den Erfolg der Desinfektion ist die Vorreinigung, die in der Regel manuell durchgeführt werden muß (Siehe auch Kap. „Endoskopie").

Gerätedesinfektion

Grundsätzlich sind Geräte entsprechend den Verfahren der Instrumenten- sowie Flächendesinfektion zu desinfizieren und partiell zu sterilisieren.

Die meisten der medizinischen Geräte sind sehr komplex aufgebaut und sind nicht ohne weiteres einem Verfahren zugänglich.

Beatmungs-, Narkose- und Sauerstoffgeräte sowie Ultraschallvernebler und Frühgebereneninkubatoren haben Wasserdampf-führende Teile und bieten gramnegativen Mikroorganismen, besonders den Pseudomonaden, hervorragende Wachstumsbedingungen.

Die sichere Desinfektion solcher Geräte steht in der Reihe der effizienten Hygienemaßnahmen an vorderster Stelle.

Grundsätzlich sind daher die Hersteller angehalten, so zu konstruieren, daß die genannten Geräte leicht zu reinigen und zu desinfizieren sind. Diese Forderung ist heute noch lange nicht erfüllt. Das kann daher teilweise auch den Einsatz von Einwegmaterialien z.B. bei Ultraschallverneblern, Beatmungs- und Absauggeräten bedeuten.

Die Teile der Geräte, die direkt oder indirekt mit dem Patienten in Kontakt kommen, bedürfen dabei natürlich besonderer Beachtung.

Die Ansprüche an den zu erreichenden Hygienestatus sind unterschiedlich. Die Teile, die durch den Patienten verunreinigt und kontaminiert werden, müssen leicht demontierbar und zu reinigen sein.

Eine *Desinfektion* reicht für die Teile des Gerätes aus, die mit intakter Haut, Schleimhaut, auch der Atemwege Kontakt haben. Nach Möglichkeit sollte sowohl aus mikrobiologischer als auch aus toxikologischer Sicht den thermischen Verfahren der Vorzug gegeben werden. Desinfizierte Geräteteile müssen bis zum Einsatz trocken und staubsicher gelagert werden.

Bei Patienten mit erhöhtem Infektionsrisiko ist auch für den beschriebenen Anwendungsbereich die Dampfsterilisation zu bevorzugen. Das gilt auch, wenn eine ordnungsgemäße Lagerung desinfizierter Teile nicht möglich ist.

Sterilisierte Geräteteile sind immer dann gefordert, wenn sie mit dem Blutkreislauf, sterilen Körperhöhlen und z.B. Wunden in Kontakt kommen. Die verwendeten Werkstoffe müssen daher eine Dampfsterilisation tolerieren. Das kann auch bedeuten, daß bei Systemen aus Gummi und Latex besondere Sterilisierprogramme, d.h. solche mit geringeren Druckschwankungen während der Vakuumphasen, erforderlich sind.

Als eine hygienische Schwachstelle müssen auch heute noch die Ultraschallvernebler angesehen werden. Ihre tägliche Aufbereitung, d.h. Wechsel bzw. Desinfektion/Sterilisation der aerosolführenden Teile, ist dringend erforderlich. Hohe Kontaminationen mit Pseudomonas aeruginosa stellen einen häufigen Befund bei Umgebungsuntersuchungen dar.

Eine Erleichterung für das zeitlich oft überforderte Stationspersonal bieten sterile Einwegsets; dies gilt ebenso für den Bereich der Beatmung.

Die Gerätestümpfe und andere nicht luft- bzw. aerosolführende Teile werden einer

Wischdesinfektion mit gleichzeitiger Reinigung unterzogen soweit dies möglich ist.

Bei schlecht zugänglichen Geräten kann darüber hinaus unter besonderen Umständen eine Behandlung im Aseptor (Formaldehyddampfdesinfektion) in Erwägung gezogen werden. Dies gilt jedoch auf keinen Fall für die Teile, die mit dem Patienten direkten bzw. indirekten Kontakt haben. Wegen der Restmengen von Formaldehyd nach Aseptor-Desinfektion stehen hier die thermischen Verfahren (Spülmaschinen, Dampfdesinfektion) im Vordergrund.

Für die *Frühgeboreneninkubatoren* kann zur Zeit kein ideales Verfahren angeboten werden. Untersuchungen, die in Zusammenarbeit mit dem BGA durchgeführt werden, haben gezeigt, daß nach Desinfektion im Aseptor Formaldehydkonzentrationen nachgewiesen wurden, die über der zulässigen maximalen Arbeitsplatzkonzentration liegen. Zwar kann diese Restmenge durch Veränderung der anschließenden Belüftung und durch den Einbau von Aktivkohlefiltern vermindert werden, entsprechende geprüfte Verfahren liegen jedoch zur Zeit noch nicht vor. Die Empfehlung heißt heute Wischdesinfektion, wenn möglich mit aldehyd- bzw. formaldehydfreien Flächendesinfektionsmitteln. Nach Möglichkeit sollten die Geräte erst nach 24 Stunden in Betrieb genommen werden. Grob-Flusen- und Bakterienfilter müssen entsprechend den Anweisungen der Hersteller, abhängig auch von der Staubbelastung, gereinigt bzw. erneuert werden. Die Inkubatorkammer darf erst kurz vor ihrem Einsatz mit sterilem, destilliertem Wasser aufgefüllt werden.

Nach spätestens 8 Tagen sollte der Inkubator neu aufbereitet werden.

Wäschedesinfektion

Gebrauchte Krankenhauswäsche ist mikrobiell verunreinigt, sie gilt damit als infektiös. Bei unsachgemäßem Umgang kann es zur Verbreitung von Krankheitserregern und damit zu Infektionskrankheiten kommen.

Das bedeutet, daß das Einsammeln der Wäsche unter bestimmten Vorsichtsmaßnahmen erfolgen muß und auch auf der Station eine Trennung von reiner und unreiner Wäsche streng einzuhalten ist (siehe Kap. „Krankenhaushygienische Beispiele ...") Diese Trennung muß auch beim Transport zur Wäscherei beachtet werden.

Transportwagen etc. müssen regelmäßig, d. h. täglich mindestens einmal desinfiziert werden. Krankenhauswäsche darf nach dem Einsammeln nicht mehr sortiert werden, es sei denn besondere Umstände erfordern dies.

In diesem Fall ist jedoch eine Prüfung mit einer Metallsuchsonde notwendig, um Verletzungen zu verhindern (VBG 103, VBG 1).

Normalerweise werden die gefüllten Wäsche-Wickelsäcke nach Lösen des Verschlusses in die Maschine gegeben, in der Maschine öffnen sich die Säcke automatisch und geben ihren Inhalt frei.

In der Richtlinie des BGA ist festgehalten, daß Krankenhauswäsche nur in Wäschereien gewaschen und gereinigt werden, die einen den Anforderungen der Krankenhaushygiene entsprechenden Betriebsverlauf gewährleisten. Dazu muß die Wäscherei räumlich in eine reine und unreine Seite getrennt sein. Entsprechende Luftführungssysteme und Personalschleusen (einkammerig) sind daher vorzusehen. Saubere Schutzkleidung muß vor dem Betreten der reinen Seite angelegt und eine Händedesinfektion durchgeführt werden. Grundsätzlich müssen die Waschmaschinen den Kriterien entsprechen, die vom BGA und der DGHM zur Wäschedesinfektion vorgegeben werden (Richtlinie des BGA; Liste der vom BGA anerkannten Desinfektionsverfahren, Liste der DGHM).

Verschiedene Wirkstoffe kommen in dem chemothermischen, maschinellen Desinfektionswaschverfahren zum Einsatz:
1. Formaldehyd und/oder sonstige Aldehyde bzw. Derivate als Wirkstoff,
2. Verfahren mit Persäuren als Wirkstoff.
   Diese Verfahren sind nicht für stark mit Blut verschmutzte Wäsche geeignet.
3. Verfahren mit Phenolderivaten als Wirkstoff,
4. Verfahren mit Chlor bzw. organischen Substanzen mit aktivem Chlor als Wirkstoff.
   Diese Verfahren sind nicht für stark verschmutzte Wäsche geeignet.

Während Präparate auf Aldehyd und Chlorbasis zur Abtötung vegetativer bakterieller Keime einschließlich Mykobakterien sowie Pilzen einschließlich pilzlicher Sporen *und* zur Inaktivierung von Viren geeignet sind, kann den Persäuren und Phenolen keine Virusinaktivierung attestiert werden. Für den Bereich der Persäuren wird eine solche Bestätigung z. Zt. jedoch erwartet.

Sanitation, Desinfektion, Sterilisation

Neben den chemo-thermischen Desinfektionswaschverfahren kommt in der Krankenhauswäscherei die desinfizierende Chemisch-Reinigung (Trockenreinigung) für Krankenhausdecken und Oberbekleidung in Betracht. Das hier zum Einsatz kommende Hypur T conc.-Verfahren deckt ebenfalls Bakterien, Pilze *und* Viren in seiner mikroBiziden Wirkung ab.

Bei allen Verfahren muß aus toxikologischer Sicht auf eine ausreichende Spülung bzw. Trocknung der Wäsche geachtet werden.

Alle Maschinen und Geräte, die mit der Wäsche außerhalb der eigentlichen Waschmaschine in Kontakt kommen, wie z. B. mechanische und thermische Trocknungsmaschinen sowie Transportbänder, müssen täglich mindestens einmal desinfiziert werden.

Nach dem Falten der Wäsche muß diese mit einem Schutz vor Kontamination zu den Einsatzorten transportiert werden.

Neben den beschriebenen maschinellen Verfahren zur Reinigung und Desinfektion, aufgenommen in die Liste der DGHM und des BGA's, spielt die rein chemische Wäschedesinfektion, d.h. das Einlegen der kontaminierten Wäsche nur eine untergeordnete Rolle. Entsprechende Verfahren sind in der Liste der vom BGA geprüften und anerkannten Desinfektionsmittel und -verfahren aufgenommen. Die Einwirkzeit beträgt bei allen Präparaten 12 Stunden.

Desinfektion von Krankentransportfahrzeugen

Rettungs- und Krankentransportwagen kommen zum Transport unterschiedlicher Patientengruppen zum Einsatz.

Zum Schutz der Patienten und des Personals müssen hygienische Maßnahmen ergriffen werden, um die Übertragung von Krankheitserregern zu verhindern. Da neben dem Transport von Patienten, die an ansteckenden Krankheiten leiden, Verunreinigungen mit Ausscheidungen, Sekreten, Blut, Eiter etc. zu mikrobiellen Kontaminationen führen können, sollten die Reinigungs- und Desinfektionsmaßnahmen durch ein Kontrollbuch jederzeit dokumentierbar sein.

Grundsätzlich müssen Krankentransport- und Rettungswagen *täglich* mit Hilfe der Wisch-/Scheuerdesinfektion und Unterstützung der Sprühdesinfektion mindestens einmal dekontaminiert werden (Liste der DGHM). In bestimmten Fällen von ansteckungsfähigen meldepflichtigen Erkrankungen müssen Präparate aus der Liste des BGA ausgewählt und die Desinfektion im Anschluß an den Transport durchgeführt werden.

Vor der Durchführung der Desinfektion der Krankentransportfahrzeuge müssen Wolldecken, Textilbezüge, benützte Steckbetten, Urinale, Trachealtuben, Instrumente, Blutdruckmeßgeräte und Einmalartikel aus dem Wageninneren entfernt und einer eigenen Desinfektion unterworfen werden. Decken, Lagerungsutensilien und Laken müssen bei jeder Verschmutzung mindestens jedoch täglich gewechselt werden. Kissen sollten nach jeder Benutzung neu bezogen werden.

Die im Rahmen der Krankentransporte anfallende Wäsche ist wie Krankenhauswäsche zu behandeln.

Dies gilt auch für die Schutzkleidung des Personals, die den üblichen Anforderungen entsprechen muß.

Bei Transporten von Infektionskranken muß eine spezielle Schutzkleidung angelegt werden, die nach Gebrauch mit der Außenseite nach innen zusammengefaltet entsorgt werden muß. Vor dem Anziehen einer neuen Schutzkleidung müssen die Hände desinfiziert werden. Für die Entsorgung der anfallenden Wäsche sind bakteriendichte Wäschesäcke bereitzuhalten.

Alle anfallenden Geräte und Instrumente, aber auch die Ausscheidungen müssen nach den üblichen Methoden aufbereitet bzw. entsorgt werden.

Überprüfung von Desinfektions- und Sterilisationsmaßnahmen

Desinfektions- und Sterilisationsverfahren sind in ihren Anforderungen z. T. präzise definiert. Trotzdem kommt es durch fehlerhaften Einsatz, Bedienung und Verpackung bzw. durch technische Mängel zu unbefriedigten Ergebnissen.

Daher ist es erforderlich die genannten Verfahren in ihrer Wirksamkeit zu überprüfen.

Im Falle der Hände-, Haut- und Schleimhautdesinfektion aber auch der Flächendesinfektion ist dies nicht bzw. nur begrenzt möglich.

Für die Sterilisationsverfahren sowie die thermischen und chemothermischen Desinfek-

Tabelle 2. Überprüfung der Wirksamkeit von Sterilisatoren

	bei jeder Charge	wöchentlich – spätestens nach ca. 30 Chargen	Überprüfung nach DIN
Autoklav	*chem./phys. Farbindikatoren:* Indikator-Klebestreifen, Brownetubes, Indikatorstreifen, Bowie-Dick-Papier	biologische Indikatoren zur eigenen Auswertung: z. B. Attest für Autoklav, Ethylenoxid (z. B. Spordi für Heißluft)	Indikatoren, die der DIN 58 946, Teil 4 entsprechen, z. B. Sporenerde a) jeweils nach 400 Chargen, spätestens nach 6 Monaten, b) nach jeder Reparatur nach den Vorschriften der DIN 58 946, Teil 3 und 6
Heißluft			Für die Überprüfung der Heißluftsterilisatoren existiert keine DIN. Überprüfung in Anlehnung an die Vorschriften „Autoklav"
Ethylenoxid			Indikatoren, die der DIN 58 948, Teil 4 entsprechen jeweils nach 200 Chargen, nach den Vorschriften der DIN 58 948, Teil 3

tionsverfahren stehen sinnvolle und aussagekräftige Nachweismethoden zur Verfügung.

Sterilisationsverfahren

Tagebuch

Es empfiehlt sich, für jeden Sterilisator ein Tagebuch zu führen, in dem folgende Angaben festgehalten werden:
Datum und Zeitpunkt der Sterilisation, Nummer der Sterilisiercharge, Sterilisiergut, Name des Bedienenden; soweit erforderlich sollten ferner notiert werden: Beginn der Betriebszeit, Zeitpunkt des Erreichens der Solltemperatur am Gerätethermometer, Ende der Ausgleichszeit (bzw. Beginn der Sterilisierzeit), Ende der Sterilisierzeit (bzw. Zeitpunkt des Abschaltens des Heizaggregates), Empfänger des sterilisierenden Gutes.

Der Sterilisator sollte mit einer Einrichtung zur automatischen Registrierung des Verfahrensablaufs ausgerüstet sein. Die Diagramme sind mit den zur Identifizierung der Charge erforderlichen Angaben zu versehen und aufzubewahren.

Mikrobiologische Kontrolle

In der Richtlinie für *die Erkennung, Verhütung und Bekämpfung von Krankenhausinfektionen des Bundesgesundheitsamtes heißt es:*
Das einwandfreie Funktionieren des Sterilisators sowie die sachgerechte Bedienung sind mit Hilfe von Bio-Indikatoren zu überprüfen. Hinweise geben DIN 58 946 Teil 4 und DIN 58 948 Teil 4. Die Häufigkeit, mit der derartige Prüfungen vorgenommen werden sollten, richtet sich nach der Art des Sterilisierverfahrens und der Störanfälligkeit der Anlagen. Sie sollten mindestens halbjährlich erfolgen. Zusätzliche Prüfungen sind nach Reparaturen erforderlich; sie können auch bei einem Wechsel des Bedienungspersonals angezeigt sein. – Bei Dampfsterilisationsverfahren, insbesondere bei Vakuumverfahren, können zusätzliche mikrobiologische Prüfungen nach Änderungen bzw. Reparaturen an der Dampfversorgungseinrichtung erforderlich werden.

> Die Prüfungen sollten unter den Bedingungen erfolgen, unter denen der Sterilisator üblicherweise betrieben wird, insbesondere hinsichtlich der Art des Gutes, dessen Menge und Anordnung.

Die Indikatoren sind im zu sterilisierenden Gut vorwiegend an den Stellen anzuordnen, an denen mit den längsten Ausgleichszeiten zu rechnen ist. In einem Protokoll sind nähere Angaben über die Durchführung der Prüfung, insbesondere hinsichtlich der Art der Bio-Indikatoren, ihrer Lage im Gut und der Art des Gutes festzuhalten. Über den Ausfall der Prüfung ist Buch zu führen.

Alle noch verfügbaren Chargen, von denen anzunehmen ist, daß sie unzureichend behan-

Prüfbericht
(nach DIN 58 946 Teil 3)

Diese Seite vollständig ausfüllen!

Prüfungsart
- ☐ Typprüfung
- ☐ Periodische Prüfung
- ☐ Prüfung nach Aufstellung
- ☐ Außerordentliche Prüfung

Angaben des Einsenders

Postleitzahl	Ort	Krankenhaus, Abteilung und Raum

Angaben über den Dampf-Sterilisator

Hersteller	Herstell-Nummer	Typ-Bezeichnung
Verfahren [1]	Chargennummer laut Betriebsstundenzähler	Betriebstemperatur

Angaben über die Prüfbedingungen

Geprüftes Sterilisierprogramm [2]	Volle Beladung/Teilbeladung	
Erreichter Betriebsüberdruck	Erreichtes Vakuum (Vorvakuum)	Sterilisiertemperatur
Sterilisierzeit	Verwendete Bio-Indikatoren	Sterilisiergut

Angaben über die Sterilisierverpackung [3] (zutreffendes ankreuzen)

Sterilisierbehälter mit Filter Boden und Deckel perforiert	Sterilisierbehälter mit Filter Boden perforiert	Sterilisierbehälter mit Filter Deckel perforiert	Sterilisierbehälter mit Ventilen in Boden und Deckel	Sterilisierbehälter mit Ventil im Boden	Sterilisierbehälter mit Ventil im Deckel
☐	☐	☐	☐	☐	☐

Tuch einlagig zweilagig	Tuch/Papier	Papier einlagig zweilagig	Papier/Folie einlagig zweilagig	Folie einlagig zweilagig	Sonstige Verpackung
☐ ☐	☐	☐ ☐	☐ ☐	☐ ☐	_____

Verteilung der Bio-Indikatoren im Sterilisiergut (zutreffende Figur ankreuzen)

☐ nach Bild 1 ☐ nach Bild 2 ☐ nach Bild 3 ☐ nach Bild 4 ☐ nach Bild 5

Bild 1
5 Prüfstellen in Waschepaket

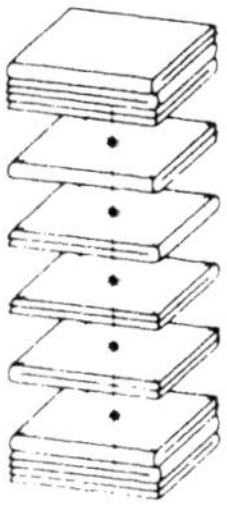

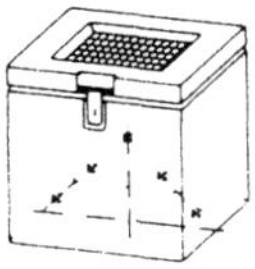

Bild 2
5 Prüfstellen in kleinem Sterilisierbehälter

Bild 3
3 Prüfstellen in Sterilisiersiebschale

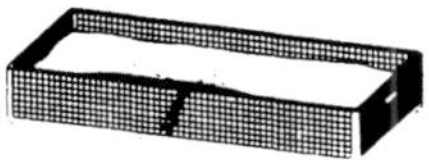

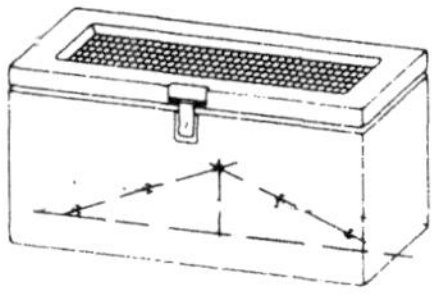

Bild 4
5 Prüfstellen in großem Sterilisierbehälter

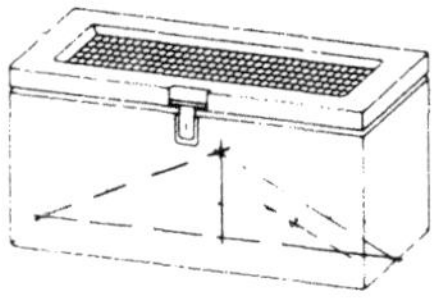

Bild 5
2 Prüfstellen in großem Sterilisierbehälter

Bio-Indikator Nummer 1 ist positive Kontrolle! Nicht sterilisieren!

Stempel und Unterschrift

Prüfung durchgeführt von:

Datum	Name, Unterschrift

Einsender:

Datum	

[1] Gravitationsverfahren
Frakt. Strömungsverfahren
Vorvakuumverfahren
Hochvakuumverfahren
Frakt. Vakuumverfahren
Dampfinjektionsverfahren

[2] Programm für Instrumente
Wäsche
Gummiwaren

[3] Beachte hierzu Tabelle 3 in DIN 58 946 Teil 5, Ausgabe Oktober 1978

Dieses Adressenfeld bitte vor Einsendung
vom Absender ausfüllen

Absender/Einsender

Bakteriologisches Institut

Rücksendedatum: _____

Labornummer: _____

Urschriftlich zurück

Ergebnis:

Bebrütet wurde(n):
Art der Bio-Indikatoren
Hersteller der Bio-Indikatoren
Nährmedium
Bebrütungstemperatur und -zeitspanne

Bio-Indikator Nr.:	1	2	3	4	5	6	7	8	9	10	11	12	13	14	15	16	17	18	19	20
Befund:																				

− kein Wachstum   + Wachstum   N nicht auswertbar

Hinweise für den Betreiber [4]:

☐ Der mikrobiologische Befund gibt keine Hinweise auf eine unzureichende Funktion des Dampf-Sterilisators. Er kann aufgrund der vorliegenden Prüfergebnisse weiterbetrieben werden.

☐ Der mikrobiologische Befund ist nicht eindeutig, der geprüfte Dampf-Sterilisator kann zunächst weiterbetrieben werden. Es muß unverzüglich eine Wiederholung der Prüfung vorgenommen werden. Bis dahin ist die Sterilisierzeit um .... zu verlängern.

☐ Der mikrobiologische Befund weist auf eine unzureichende Sterilisation hin, der geprüfte Dampf-Sterilisator darf bis zur Behebung des Fehlers nicht weiterbetrieben werden. Es wird eine Überprüfung der Betriebsmittelversorgung, der Bedienung und der Sterilisierverpackung empfohlen.

Bemerkungen:

Sachbearbeiter   Stempel und Unterschrift:

[4] Zutreffendes bitte ankreuzen

delt wurden, sind als unsteril zu deklarieren und einzuziehen. Die Anlage darf erst nach Instandsetzung und erneuter Prüfung zur Durchführung von Sterilisationen freigegeben werden.

In der DIN 58946 Teil 4 wird die Herstellung und Prüfung von Bio-Indikatoren für die Überprüfung der **Dampfsterilisatoren** beschrieben, neben den erwähnten Sporenpäckchen können ebenfalls auf Dampfresistenz (DIN 58946, Teil 4) überprüfte Bacillus stearothermophilus - Sporenstreifen verwendet werden.

Erweist sich ein Sterilisator als funktionsuntüchtig, so ist er sofort stillzulegen.

Die der DIN 58946 Teil 4 entsprechenden Bioindikatoren können von Hygiene-Instituten, Gesundheits- und Medizinaluntersuchungsämtern sowie privaten Instituten angefordert werden.

Die DIN 58946 Teil 3 enthält Angaben über die Häufigkeit und die Durchführung der Prüfung auf Wirksamkeit, über die Anzahl der zu verwendenden Bioindikatoren sowie deren Verteilung im Sterilisiergut. Dabei wird zwischen Wäsche-, Instrumenten- und Handschuhprogramm unterschieden. Die Zahl der notwendigen Bioindikatoren ist abhängig vom Fassungsvermögen des Autoklaven, ausgedrückt in Sterilisiereinheiten (Höhe = 300 mm, Breite = 300 mm, Tiefe = 600 mm) (Tab. 3).

Nach Benützung zur Überprüfung des Sterilisationsverfahrens werden sie zur Bebrütung und Auswertung zurückgeschickt.

Der Prüfbericht soll dem Formblatt für Prüfungsauswertung entsprechen und muß (2 Seiten) mindestens 1 Jahr aufbewahrt werden (DIN 58946, Teil 6).

Diese periodische Überprüfung von Dampfsterilisatoren muß halbjährlich, spätestens nach 400 Chargen durchgeführt werden.

Um die Sicherheit des Sterilisationsverfahrens zu erhöhen, wird darüber hinaus eine wöchentliche bis monatliche biologische Überprüfung mit biologischen Indikatoren empfohlen.

Dazu bieten sich Indikatoren an, die in der eigenen Abteilung, also Zentralsterilisation, Op etc. ausgewertet werden können. Diese enthalten in einem System Sporen auf einen Filterstreifen und getrennt davon in einer Glasampulle Nährbouillon mit einem Farbindikator.

Nach dem Sterilisationsprozeß wird die Glasampulle zerdrückt, das Nährmedium bedeckt den Sporenstreifen. Die Bebrütung ist in kleinen speziellen Brutkammern möglich. Abgelesen wird der Farbumschlag der Nährbouillon nach Bakterienvermehrung.

Chemisch/Physikalische Kontrolle

Weitere Überwachungsverfahren, stehen in Form von chemisch/physikalischen Indikatoren zur Verfügung. Es handelt sich dabei um mit Farbstoffen imprägnierte Papierstreifen, Papierbögen und Klebestreifen (Bowie-Dick-Verfahren).

Sie alle funktionieren nach dem gleichen Prinzip:
in Prinzip: in Abhängigkeit von Temperatur, Zeit und Luftfeuchte zeigen sie einen Farbum-

Tabelle 3. Anzahl und Verteilung der Bio-Indikatoren und Thermoelemente bei voller Beladung. (Aus ADAM, 1982 nach DIN 58946, Teil 3)

Fassungsvermögen	Anzahl der Wäsche- bzw. Handschuhpakete, Wäsche- bzw. Handschuhbehälter			Anzahl der Sterilisierbehälter bzw. Sterilisiersiebschalen mit Instrumenten mit je 3 Bio-Indikatoren
StE	mit je 5 Bio-Indikatoren	mit je 2 Bio-Indikatoren	davon mit 5 Thermoelementen	
1	1	–	1	1
2	1	–	1	1
4	2	–	1	2
6	2	1	1	2
8	2	1	1	2
12	3	2	1	3
18 und größer	4	3	1	4

F. Tilkes

Anhang A

Diese Seite vollständig ausfüllen!

Prüfungsart
- ☐ Typprüfung
- ☐ Prüfung nach Aufstellung
- ☐ Periodische Prüfung
- ☐ Außerordentliche Prüfung

ankenhaus, Abteilung und Raum

ʼr	Typ-Bezeichnung
laut Betriebsstundenzähler	Betriebstemperatur

		Sterilisiergut
erreichter Betriebsüberdruck	Erreichtes Vakuum (Vorvakuum)	Sterilisiertemperatur
Sterilisierzeit	Verwendete Bio-Indikatoren	verwendetes Sterilisiergas (%)

Angaben über die Sterilisierverpackung (zutreffendes ankreuzen)

Behältnis	unverpackt	Papier		Papier/Folie		Sonstige Verpackung
		einlagig	zweilagig	einlagig	zweilagig	
☐	☐	☐	☐	☐	☐	

Verteilung der Bio-Indikatoren in der Sterilisierkammer

oben — rechts — 4. Ebene — 3. Ebene — vorne — 2. Ebene — 1. Ebene — hinten — unten — links

Bio-Indikator Nummer 1 ist positive Kontrolle! Nicht sterilisieren!

Prüfung durchgeführt von:
| Datum | Name, Unterschrift |

Einsender:
| Datum |

Stempel und Unterschrift

¹) Unterdruck-Verfahren, Gleichdruck-Verfahren, Überdruck-Verfahren

(Anhang A der DIN 58948 Teil 2 unterliegt nicht der Nachdruckgenehmigung der DIN)

Sanitation, Desinfektion, Sterilisation

Dieses Adressenfeld bitte vor Einsendung
vom Absender ausfüllen

Absender/Einsender

Bakteriologisches Institut

Rücksendedatum: _____

Labornummer: _____

Urschriftlich zurück
Ergebnis
Bebrütet wurde(n)
Art der Bio-Indikatoren
Hersteller der Bio-Indikatoren
Nährmedium
Bebrütungstemperatur und -zeitspanne

Bio-Indikator Nr.:	1	2	3	4	5	6	7	8	9	10	11	12	13	14	15	16	17	18	19	20
Befund:																				

− kein Wachstum   + Wachstum   N nicht auswertbar

Bio-Indikator Nr.:	21	22	23	24	25	26	27	28	29	30	31	32	33	34	35	36	37	38	39	40
Befund:																				

Hinweise für den Betreiber[2]:

☐ Der mikrobiologische Befund gibt keine Hinweise auf eine unzureichende Funktion des Gas-Sterilisators. Er kann aufgrund der vorliegenden Prüfergebnisse weiterbetrieben werden.

☐ Der mikrobiologische Befund ist nicht eindeutig, der geprüfte Gas-Sterilisator kann zunächst weiterbetrieben werden. Es muß unverzüglich eine Wiederholung der Prüfung vorgenommen werden.

☐ Der mikrobiologische Befund weist auf eine unzureichende Sterilisation hin, der geprüfte Gas-Sterilisator darf bis zur Behebung des Fehlers nicht weiterbetrieben werden. Es wird eine Überprüfung der Betriebsmittelversorgung, der Bedienung und der Sterilisierverpackung empfohlen.

Bemerkungen:
_____
_____
_____

Sachbearbeiter   Stempel und Unterschrift

[2] Zutreffendes bitte ankreuzen

(Tabelle 1 aus DIN 58946, Teil 6 unterliegt nicht der Nachdruckgenehmigung der DIN) schlag, der sofort im Anschluß an das Verfahren, registriert werden kann.

Die Farbindikatoren sind kein Ersatz für die mikrobiologische Überprüfung, bieten aber die Möglichkeit für jede Sterilisiercharge auszusagen, daß ein Sterilisationsprozeß durchlaufen wurde. Sie können also jedem Wäsche-, Instrumenten- und Handschuhpaket beigelegt werden.

Die Papierbögen, bieten darüber hinaus die Möglichkeit, eine Aussage über die Dampfverteilung im Sterilisierraum und damit über das Vorhandensein und die Lage von Luftinseln zu machen besonders bei Geräten, die über keine automatische Prüfeinrichtung für Vakuumdichtigkeit besitzen (Entlüftungstest).

Als weitere physikalische Methode steht der Einsatz von Thermoelementen zur Verfügung.

Dieses Verfahren ist ebenfalls in der DIN 58946, Teil 3 beschrieben. Wegen des technischen Aufwandes kommt es heute jedoch nur relativ selten zum Einsatz.

Mikrobiologische und chemisch/physikalische Prüfungsverfahren sind grundsätzlich auch für die **Heißluftsterilisation** einsetzbar. Eine entsprechende DIN liegt jedoch noch nicht vor.

In Anlehnung an die Überprüfung von Autoklaven empfiehlt sich auch hier eine mindestens halbjährliche Untersuchung.

Neben der Sporenerde (DIN 58946, Teil 4) werden Sporenstreifen, die mit *Bacillus subtilis* imprägniert sind, zur Überprüfung verwendet. Farbindikatoren müssen auf die im Heißluftsterilisationsverfahren erforderlichen Temperaturen ausgelegt sein.

Anleitungen zur Überprüfung von **Ethylenoxid-Sterilisatoren** werden in der DIN 58948, Teil 3 und 6 gegeben.

Die Herstellung und Auswertung der zu verwendenden Bio-Indikatoren wird in Teil 4 dieser Norm beschrieben.

Als Testkeim wird *Bacillus subtilis, var. globigii* NCTC 10073 *(var. niger)* eingesetzt.

Um das Durchdringsvermögen von Äthylenoxid in organische Verunreinigungen zu berücksichtigen, werden die Sporensuspensionen mit Schafblut versetzt.

In der Anleitung zur Überprüfung werden Angaben zur Anzahl der Indikatoren und zur Verteilung im Sterilisierraum gemacht. Danach müssen mindestens 10 Indikatoren bei Geräten mit einem Nutzraum bis 100 l und mindestens 20 bei solchen mit einem Nutzraum von 100–500 l eingesetzt werden. Bei größeren Geräten muß im Einzelfall entschieden werden.

Die Anzahl und die Verteilung ist abhängig von der Art der Füllung und besonders von der Verpackung des Sterilisiergutes. Durch die Überprüfung muß eine repäsentative Aussage möglich sein.

Gassterilisatoren sind halbjährlich, mindestens jedoch nach 200 Chargen, einer periodischen Prüfung nach DIN 58948, Teil 3 zu unterziehen (DIN 58948, Teil 6).

Neben der periodischen ist die außerordentliche Überprüfung zu erwähnen, die dann durchgeführt wird, wenn Zweifel an der Wirksamkeit des Gas-Sterilisators bestehen (Reparatur, längere Einsatzpause).

Die Prüfungsberichte müssen 2 Jahre lang aufbewahrt werden.

Außer den Bio-Indikatoren entsprechend den DIN stehen weitere Indikatoren zur Verfügung, die den gleichen Aufbau haben, wie er bereits bei der Überprüfung des Autoklaven beschrieben ist (z. B. ATTEST,), und wie sie zur eigenen wöchentlichen Überprüfung einsetzbar sind. Chemisch/Physikalische Indikatoren ergänzen das Spektrum der Möglichkeiten.

Für die Überprüfung von Formaldehyd-Dampf-Sterilisatoren ist zur Zeit eine DIN in Erarbeitung (DIN 58948, Teil 9–14).

Desinfektionsverfahren

Dampf-Desinfektionsapparate

Grundsätzlich müssen alle Dampf-Desinfektionsapparate (Dampf-Strömungs-Verfahren; Vakuumverfahren, Dampf-Kreislaufverfahren) regelmäßig auf Funktionstüchtigkeit überprüft werden. Dies ist in der Anlage 7.2, „Durchführung der Desinfektion" zur Richtlinie des BGA festgelegt. Zur Durchführung der Überprüfung wird auf DIN 58949, Teil 3 verwiesen.

Wie bei den Sterilisationsverfahren wird hier neben der *Typprüfung und Prüfung nach Aufstellung* zwischen der *periodischen Prüfung* (mindestens jährlich) und der *außerordentlichen Prüfung* unterschieden. Im Rahmen der Überprüfung stehen die biologischen Indikatoren im Vordergrund; Thermoelemente kommen seltener zum Einsatz (Tabelle 3). Die Wahl des Testkeimes ist abhängig vom Anwendungsbereich und von der Materialverträglichkeit.

Bei Milzbrand, Pocken und Hepatitis infectiosa muß das 105 °C-Programm gewählt werden, Testkeime sind die Sporen von Bacillus subtilis.

Bei vegetativen Keimen und sonstigen Viren kommt Staphylococcus aureus zur Anwendung (Desinfektionstemperatur mindestens 75 °C).

Eine Norm zur Herstellung der Bio-Indikatoren ist in Erarbeitung. Die alte VDI-Richtlinie 2165 kann zur Zeit als Leitlinie zur Herstellung angesehen werden. Von Hygiene-Instituten und Medizinaluntersuchungsämtern werden Indikatoren zur Verfügung gestellt. Die Anzahl und die Verteilung der Indikatoren ist abhängig von der Nenngröße (DIN 58949, Teil 2).

Nenngröße	Nutzraum (m^3)
1	0,75–1,25
1,5	1,26–1,75
2	1,76–2,25
3	2,26–3,25
3,5	3,26–3,75
4	3,76–4,25
4,5	4,26–4,75
5	4,76–5,25

Durch die Verteilung der Bioindikatoren auf die gesamte Desinfektionskammer soll nachgewiesen werden, daß an allen Punkten eine Desinfektion erreicht wird. Bei Beladung nach Bedienungsanleitung wird der Desinfektionserfolg mit 10 Bioindikatoren überprüft.

Die Bioindikatoren werden 7 Tage bei 37 °C in Nährbouillon bebrütet. Wenn keiner der Indikatoren Bakterienwachstum anzeigt, kann von einer einwandfreien Desinfektion ausgegangen werden.

Das Ergebnis der Überprüfung ist zu protokollieren und sollte mindestens 1 Jahr lang aufbewahrt werden.

Instrumentenspülmaschinen

Um Spülmaschinen zur Aufbereitung von Instrumentarien, Schlauchsystemen etc. auf ihre desinfektorische Wirksamkeit zu überprüfen, empfiehlt es sich, halbjährlich eine mikrobiologische Überprüfung vorzunehmen.

Als Keimträger kommen Schlauchstücke und Schrauben, die mit einer Blut-Bakteriensuspension kontaminiert wurden in Frage; die Präparation der Indikatoren kann den „Richtlinien" für die Prüfung und Bewertung chemischer Desinfektionsverfahren" der Deutschen Gesellschaft für Hygiene und Mikrobiologie entnommen werden (Prüfung und Bewertung chemischer Desinfektionsverfahren – Anforderungen für die Aufnahme in die VII. Liste, Instrumentendesinfektion (Stand vom 1.02. 1984); Hygiene und Medizin 9, 41–46, 1984).

Wäschedesinfektion

In der Anlage zu den Ziffern 4.4.3 und 6.4 der „Richtlinie für die Erkennung, Verhütung und Bekämpfung von Krankenhausinfektionen" sind die Anforderungen an die Keimarmut der sauberen Wäsche definiert und in zwei Bereiche aufgeteilt:

1. *Bereich mit besonders hohen Anforderungen an die Keimarmut:* Die Wäsche muß steril sein. Sie ist deshalb in zweckmäßiger Verpackung mit gespanntem Dampf zu sterilisieren. Regelmäßige Kontrollen sind notwendig.

2. *Sonstige medizinische Bereiche:* Die Wäsche muß keimarm sein. Bei Abklatsch von Wäscheproben auf Nährböden sollen nach Bebrütung 9 von 10 Proben nicht mehr als 2 Kolonien je 10 ccm^2 aufweisen.

Die Wäsche ist zur Vermeidung von Rekontaminationen in geeigneter Weise zu verpacken.

Folgende Kontrolluntersuchungen werden daher in der Richtlinie des BGA vorgegeben:

Zur Sicherung des Desinfektionserfolges sind regelmäßige Kontrolluntersuchungen notwendig. Dabei müssen die chemischen und physikalischen Einflußgrößen (Zeit, Temperatur, Wirkstoffkonzentration) kontrolliert werden. Außerdem sind regelmäßige Prüfungen mittels mikrobiell kontaminierter Textilien (Bioindikatoren) vorzunehmen (vgl. z. B. VDI 2165 „Prüfung von Desinfektionsapparaten"). Zur Beurteilung der Rekontaminationsgefahr müssen gegebenenfalls Flüssigkeitsproben (Spülwasser, Abtropfwasser der gewaschenen Wäsche) sowie Proben derjenigen Oberflächen entnommen werden, die mit der Wäsche oder der Waschflotte in Berührung kommen (eventuell auch Abklatschproben von Schutzkleidung und von Händen). Über das Ergebnis aller Untersuchungen muß Protokoll geführt werden. Die Protokolle sind analog den Rechtsnormen für ärztliche Befunde aufzubewahren. Wird von der Wäscherei Sterilwäsche geliefert, so ist die Durchführung des Verfahrens bei jeder Charge mit geeigneten Behandlungsindikatoren zu kontrollieren und das Ergebnis zu protokollieren (siehe Anlage zu Ziffer 7.1 der Richtlinie). Die Überprüfung der Sterilisationsanlagen mit Bio-Indikatoren entsprechend DIN 58946 muß vierteljährlich erfolgen.

Um die hygienischen Anforderungen an die Wäsche zu überprüfen, sind jeweils mindestens 20 cm² große Flächen von verschiedenen Stellen der Wäsche abzuklatschen. Dabei sollen die Proben von den verschiedenen Wäschesorten stammen. Jeweils ein Drittel der Proben soll von Nahtstellen entnommen werden. Als Nährboden ist Caseinpepton-Sojabohnen-mehlpepton-Agar (entsprechend DAB, EP), erforderlichenfalls unter Zusatz von Enthemmungsmitteln entsprechend DGHM-Richtlinien (neueste Auflage) zu verwenden. Er ist 20 ± 1 °C zu bebrüten. 9 von 10 Proben dürfen nicht mehr als 2 Kolonien/10 cm² aufweisen.

Literatur

1. Adam W (1983) Sterilisation. In: Thofern E, Botzenhart K (Hrsg.) Hygiene und Infektionen im Krankenhaus. Fischer, Stuttgart New York
2. Beck EG, Schmidt P (1982) Hygiene – Präventivmedizin. Enke, Stuttgart
3. Borneff J, Borneff M (1982) Hygiene; Thieme, Stuttgart New York
4. Daschner F (1981) Hygiene auf Intensivstationen, Springer Verlag, Berlin Heidelberg New York
5. Daschner F (1980) Infektionskontrolle in Klinik und Praxis. Verlag Gerhard Witzstrock, Baden Baden Köln New York
6. Daschner F, Borneff J, Jackson GG, Parker MT (1977) Proven and unproven methods in hospital infection control. Fischer, Stuttgart New York
7. Dönhöfer HG, Jung E Desinfektionsrichtlinien für Rettungs-, Krankentransport- und Sanitätsfahrzeuge sowie für stationäre medizinische Einrichtungen. Lysoform Dr. Hans Rosemann GmbH, Berlin
8. Flamm H, Rotter M, Koller W, Wewalka G (1983) Desinfektion in: Hygiene und Infektionen im Krankenhaus. Hrsg. Thofern E, Botzenhart K, Fischer, Stuttgart New York
9. Gierhake FW (1983) Krankenhaushygiene, Verlag Kohlhammer, Stuttgart Berlin Köln Mainz
10. Händedesinfektion (1982) Internationales Seminar, München, September 1981. Selecta Symposien – Service, Gräfeling/München. Informed, Gräfeling/München
11. Just OH (1977) Praxis der klinischen Hygiene in Anästhesie und Intensivpflege, Thieme, Stuttgart
12. Just OH (1979) Klinische Hygiene und Intensivtherapie Patient. Thieme, Stuttgart
13. Kanz E (1971) Aseptik in der Chirurgie. Urban & Schwarzenberg, München Berlin Wien
14. Kuwert E, Scheiermann N, Thraenhart O (1982) Transmission der Hepatitis-Viren. mhp-Verlag GmbH, Wiesbaden
15. Kuwert E, Thraenhart O, Dermietzel R, Scheiermann N (1983) Zur Hepatitis B-Viruswirksamkeit und Hepatatoviruzidie von Desinfektionsverfahren auf der Grundlage des MADT, mhp-Verlag GmbH, Wiesbaden
16. Runnells RR Grundlagen und Durchführung der chemischen Trockengas-Sterilisation in „Gutachten über Harvey chemiclave Sterilisatoren", Micro-Mega AG, Deutschland, Bad Homburg
17. Schindel H-J, Till H-W (1983) Krankentransport und Hygiene. Öff. Gesundh.-Wesen 45: 246–248
18. Seelinger HPR, Dietrich M, Raff WK (1977) Bekämpfung des infektiösen Hospitalismus durch antimikrobielle Dekontamination. Braun, Karlsruhe
19. Steuer W (1979) Krankenhaushygiene, Fischer, Stuttgart New York
20. Steuer W, Lutz-Dettinger U (1983) Leitfaden der Desinfektion, Sterilisation und Entwesung; Fischer, Stuttgart New York
21. Thofern E, Botzenhart K (1983) Hygiene und Infektionen im Krankenhaus. Fischer, Stuttgart New York
22. Wallhäußer KH (1984) Praxis der Sterilisation, Desinfektion-Konservierung, Thieme, Stuttgart New York
23. Wille B (1981) Hospitalismus, Pharmazeutische Verlagsgesellschaft

Normen – Vorschriften – Richtlinien – Gesetz – Listen
1. DIN 58946, Teil 1–7, Dampfsterilisation[1]
2. DIN 58948, Teil 1–8, Gas-Sterilisatoren[1]
3. DIN 58949, Teil 1–3, Dampf-Desinfektionsapparate[1]
4. DIN 58952, Teil 1–6, Sterilgutversorgung[1]
5. Unfallverhütungsvorschrift – Allgemeine Vorschriften VBG 1 der Berufsgenossenschaft, 1981
6. Unfallverhütungsvorschrift Gesundheitsdienst – VBG 103 der Berufsgenossenschaft, 1982
7. Unfallverhütungsvorschrift Wäscherei – VBG 7y der Berufsgenossenschaft, 1982
8. „Richtlinien für Laboratorien" der Berufsgenossenschaft, Best. Nr. ZH 1/119, 1982
9. „Sicherheitsregeln zur Vermeidung von Brand- und Explosionsgefahren durch alkoholische Desinfektionsmittel" der Berufsgenossenschaft, Best.-Nr. ZH 1/598, 1979
10. VDI-Richtlinie 2165 – Prüfung von Desinfektionsapparaten, Januar 1964
11. Richtlinien für die Erkennung, Verhütung und Bekämpfung von Krankenhausinfektionen, Hrsg. Bundesgesundheitsamt, Berlin, Fischer, Stuttgart New York, 1976–1983

---
[1] Erhältlich über DIN Deutsches Institut für Normung e.V., Postfach 1107, 1000 Berlin 30

12. Bundesseuchengesetz – Gesetz zur Verhütung und Bekämpfung übertragbarer Krankheiten beim Menschen, in der Fassung der Bekanntmachung vom 18.12. 1979; BGBl. I, S. 2262, ber. I, 1980, S. 151
13. Liste der vom Bundesgesundheitsamt geprüften und anerkannten Desinfektionsmittel und -verfahren, Stand vom 1.12. 1983 (9. Ausgabe) Bundesgesundheitsblatt 27, Nr. 3, März 1984
14. VI. Liste der nach den „Richtlinien für die Prüfung chemischer Desinfektionsmittel" geprüften und von der Deutschen Gesellschaft für Hygiene und Mikrobiologie als wirksam befundenen Desinfektionsverfahren, Stand: 31.7. 1981, mhp-Verlag, GmbH, Mainz

Wirkungsmechanismus von Desinfektionsmitteln

U. EIGENER

Die heute auf dem Markt befindlichen Desinfektionspräparate enthalten eine Reihe sehr unterschiedlicher Wirkstoffe (2, 3). Die Auswahl für den Einsatz in Präparaten unterschiedlicher Anwendungsziele wird nach verschiedenen Gesichtspunkten vorgenommen wie Anwendungseigenschaften, Wirkungsspektrum, Wirkungsweise und Verträglichkeit. Von diesen Kriterien soll im Folgenden der Aspekt der Wirkungsweise betrachtet werden, der dann zwangsläufig auch die Frage des Wirkungsspektrums ansprechen wird. Sowohl bei Bakterien als auch bei Pilzen sind Unterschiede der Wirkungsmöglichkeit bestimmter Wirkstoffgruppen zu erkennen, und ebenso muß eine deutliche Abgrenzung bei der Wirkungsweise solcher Wirkstoffgruppen gegen Viren, also nicht zelluläre, obligate Zellparasiten, erkannt werden. Wenn auch die biochemische Einzelreaktion eines chemischen Wirkstoffes sicherlich überall entsprechend abläuft, so müssen die Voraussetzungen und der Effekt einer solchen Reaktion in den unterschiedlichen Gruppen von Mikroorganismen und Viren sehr verschieden eingeschätzt werden.

Konzentration und Einwirkungszeit

Jede Wirkung – sowohl chemischer als auch physikalischer Art – auf Mikroorganismen und Viren ist grundsätzlich von den beiden Parametern Konzentration (Dosis) und Einwirkungszeit abhängig. Hierbei wird in der Regel bei Erhöhung der Konzentration eine Verringerung der Einwirkungszeit und umgekehrt resultieren. Es tauchen jedoch Befunde auf, die diesem Prinzip zu widersprechen scheinen. So wurde darüber berichtet, daß Desinfektionspräparate auf Basis von PVP-Jod in geringeren Anwendungskonzentrationen eine bessere Wirkung gegen Staphylokokken zeigen, als in höheren Konzentrationen (25). Wenn man sich das Wirkungssystem jedoch genauer betrachtet (22), wird erkennbar, daß dies zwar bezüglich des eingesetzten Formelbestandteils PVP-Jod richtig ist, daß aber aufgrund eines sehr diffizilen Gleichgewichtsystems die eigentliche wirksame Verbindung, nämlich das freie Jod, bei höherer Verdünnung stärker freigesetzt wird und damit erst wirksam werden kann. Das vorgenannte System Konzentration/Einwirkungszeit scheint beispielsweise auch bei den Alkoholen für bestimmte Konzentrationsbereiche durchbrochen zu sein. Doch auch hier muß man erkennen, daß ein sekundärer Wirkungsmechanismus die eigentliche Korrelation Konzentration/Einwirkungszeit überdeckt: hochkonzentrierter unverdünnter Alkohol besitzt in bestimmten Versuchssystemen, wie ja lange bekannt, eine sehr viel schlechtere Wirkung als bestimmte, optimale Konzentrationsverhältnisse (z. B. 80% Äthanol, 70% Isopropanol und 60% Propanol (18)). Durch Wasserentzug wird bei zu hohen Konzentrationen eine Proteinstabilisierung und zum Teil eine schnelle Eiweißveränderung erreicht (Gerbung), die als „Schutzschicht" gegen weitere Wirkstoffpenetration in die Zelle dienen kann. Abgesehen aber von solchen Ausnahmesituationen finden wir in gebrauchsüblichen Konzentrationsbereichen von chemischen Desinfektionsmitteln eine Beziehung von Konzentration und Einwirkungszeit vor, die über kleine Bereiche proportional sein kann, über größere Bereiche eher durch eine exponentielle Funktion gekennzeichnet ist. So ist die Einwirkungszeit nicht unendlich zu verringern, da Penetrationsvorgänge der Wirkstoffe an den Wirkungsort zeitbestimmend werden. Gerade bei den Viren läßt sich dies gut erkennen, da wir es hier mit einem relativ einfachen Bauprinzip zu tun haben, und im Idealfall der Wirkstoff das Kapsid durchdringen muß, um die Nucleinsäure zu erreichen und dieses eigentlich infektiöse System zerstören zu können (7).

Abtötung und Wachstumshemmung

Aber auch eine Verringerung der Konzentration kann nicht beliebig durch eine Verlängerung der Einwirkungszeit kompensiert werden. Es ist bekannt, daß Wirkstoffe unter einer bestimmten Konzentration nicht mehr zu einer irreversiblen Schädigung der Zelle führen können. Solche Konzentrationen führen in Abhängigkeit vom Wirkstofftyp und vom Mikroorganismus in unterschiedlichem Maß zu einer wachstumshemmenden Wirkung. Selbstverständlich bleibt die Hemmwirkung auf Mikroorganismen beschränkt, die einen eigenständigen Stoffwechsel besitzen und damit zur eigenständigen Reproduktion befähigt sind. Die Viren sind in diesem Zusammenhang daher ohne Bedeutung. Die Ausprägung einer wachstumshemmenden Wirkung durch subletale Dosen ist bei den verschiedenen Wirkstoffgruppen sehr unterschiedlich. Hierbei wird der eigentliche Modus der Wirkung und die Fähigkeit der Zelle, Abwehrreaktionen zu entwickeln, von wesentlicher Bedeutung sein. Ausgesprochen geringe wachstumshemmende Eigenschaften besitzen beispielsweise die oxidativ wirksamen Wirkgruppen (z.B. Halogene und Perverbindungen) und auch die Hemmwirkung der Aldehyde ist nur gering ausgeprägt. Sowohl bei den Phenolen als auch den oberflächenaktiven Verbindungen hingegen ist eine starke wachstumshemmende Wirkung noch in subletalen Dosen zu erkennen. So muß man annehmen, daß bei solchen Substanzen - beispielsweise Chlorhexidin und Hexachlorophen - Zellschädigungen (z.B. Veränderungen der Funktion der Zytoplasmamembran) auch bei geringen Konzentrationen noch eintreten, die aber durch Reparaturmechanismen der Zelle kompensiert werden können (12). Bei der Frage der Wachstumshemmung erreichen wir viel eher als bei einem Abtötungsmechanismus im Sinne der Desinfektion einen Bereich spezifischer Wirkungen und Gegenwehr, so daß hier Unterschiede im Wirkungsspektrum weitaus deutlicher zum Ausdruck kommen. Es muß jedoch hervorgehoben werden, daß für spezielle Fragestellungen der Desinfektion eine ausgeprägte wachstumshemmende Wirkung erwünscht ist, wie z.B. bei der chirurgischen Händedesinfektion (19). Bei der Formulierung von Desinfektionsmitteln muß dann sogar der Weg gewählt werden, daß neben dem schnell und breit wirkenden Desinfektionswirkstoff noch ein Wirkstoff mit ausgeprägter wachstumshemmender Wirkung in die Formulierung eingebaut wird. Die Zielsetzung der Desinfektion ist ansonsten eine irreversible, möglichst unspezifische Schädigung der Mikroorganismen und Viren. Nur wenn dies erreicht wird, kann die Desinfektion ihre Aufgabe erfüllen. Nach dem zuvor Gesagten bedeutet dies, daß entsprechende Konzentrationen und Einwirkungszeiten auch vom Anwender einzuhalten sind.

Unspezifische Wirkung

Gerade die unspezifische Wirkung der Desinfektion ist eine Grundvoraussetzung für eine sinnvolle Prophylaxe. Ein möglichst breites Wirkungsspektrum gewährleistet weitestgehenden Schutz. Nicht von ungefähr haben Wirkstoffgruppen wie Aldehyde (3) und Perverbindungen (4) immer mehr in den letzten zehn Jahren an Bedeutung gegenüber anderen Wirkstoffgruppen gewonnen, da besonders auch die Bedeutung virusbedingter Infektionen erkannt wurde und Phenole und oberflächenaktive Verbindungen nur ungenügend gegen diese Krankheitserreger wirksam sind (7). Die Perverbindungen weisen darüber hinaus sogar noch eine sehr gute Wirkung gegenüber Bakteriensporen auf (6).

Sowohl gegenüber zellulären Mikroorganismen als auch gegenüber Viren besitzen die in Desinfektionsmitteln verwendeten Wirkstoffgruppen, in entsprechender Konzentration einen sehr unspezifischen Wirkungsmechanismus. Hierin ist ein grundsätzlicher Unterschied zu den Antibiotika und Chemotherapeutika zu sehen, die in jeweils bestimmte Stoffwechselvorgänge eingreifen (5). Zusätzlich wird erst hierdurch die Wirksamkeit gegen Viren ermöglicht, die ja aufgrund des fehlenden eigenen Stoffwechsels mit Antibiotika nicht bekämpft werden können.

Typisch für den Wirkungsmechanismus von Desinfektionsmittelwirkstoffen ist der Angriff auf Eiweißstrukturen, wobei unterschiedliche

Reaktionsorte möglich sind. So greifen Aldehyde insbesondere an den Aminogruppen an und führen in einer zweiphasigen Reaktion zu irreversiblen Verbindungen (3). Bei den oxidativ wirkenden Halogenen und Perverbindungen ist eine Reaktion mit reduktiven Gruppen (z. B. Sulfhydrylgruppen) anzunehmen und hierdurch eine grundsätzliche Veränderung der Eiweißstrukturen. Auch oberflächenaktive Verbindungen sind in ihrem ionischen Bestandteil zu Reaktionen mit Eiweiß befähigt. Gleiches gilt für Phenole und Alkohole (13). Aber nicht nur die grundsätzliche Möglichkeit der Eiweißreaktion ist für die Wirkung von Bedeutung, sondern auch der Wirkungsort in der Zelle. Hierbei ist in besonderem Maß die Penetrationsfähigkeit eines Wirkstoffes zu beachten. Die Penetrationsfähigkeit ist auf der einen Seite von dem Aufbau des Mikroorganismus oder Virus und der Hydrophilie bzw. Lipophilie des Wirkstoffmoleküls andererseits abhängig. So ist beispielsweise bei den Aldehyden die Lipophilie mit zunehmender Kettenlänge steigend und bei den Phenolen mit Zunahme der Alkylsubstituenten. Bei der Formulierung von Desinfektionsmitteln ist, um ein ausgewogenes Wirkungsspektrum zu erhalten, eine Ausgewogenheit zwischen lipophilen und hydrophilen Wirkstoffen zu beachten. Es ist also von Wirkungsseite wie auch von toxikologischer Seite falsch, nur die grobe Klassifizierung (z. B. Phenole oder Aldehyde) zu beachten. Einzelne Stoffe aus diesen Klassen können sich ganz erheblich unterscheiden (10).

Die erste Hürde bei der Penetration von Wirkstoffen ist, soweit vorhanden, die Schleimkapsel, die aus Polysacchariden aufgebaut ist. Die dann folgende Zellwand ist bereits bei einzelnen Gruppen von Mikroorganismen sehr unterschiedlich aufgebaut. So ist beispielsweise bei den grampositiven Bakterien die mehrschichtige Mureinschicht zu beachten, während bei den gramnegativen Bakterien häufig ein höherer Lipidanteil in der Zellwand vorzufinden ist (20). Dieser Aufbau stellt für die Penetrationsmöglichkeit von Wirkstoffen zwei ganz unterschiedliche Ausgangssituationen dar, die auch von Wirkstoffen offensichtlich unterschiedlich überwunden werden können (23). Der sich an die Zellwand anschließende periplasmatische Raum mit vielen Enzymen und die zytoplasmatische Membran als das wichtigste Organell der prokaryotischen Zelle sind sicher der wesentlichste Angriffsort von Desinfektionswirkstoffen. Die aus Lipoproteinen aufgebaute zytoplasmatische Membran ist für den aktiven und passiven Stofftransport und damit für die Osmoregulation verantwortlich und außerdem als Ort membrangebundener Enzyme (z. B. Atmungsketten-Enzyme) von Bedeutung. Eingriffe in diese Eiweißsysteme (Enzyme und Strukturproteine) durch Desinfektionswirkstoffe führen - bei ausreichender Konzentration - zum Zelltod. Neben diesen allgemeinen Reaktionen sind aber zusätzlich auch eine Anzahl von Einzelreaktionen bekannt, wie beispielsweise die Zerstörung der Dehydrogenasen und Oxidasen und die Unterbrechung der Atmungskettenphosphorylierung durch Phenole (12, 14). Schließlich dringen Wirkstoffe ins Zytoplasma und reagieren auch dort mit Eiweißkörpern (z. B. lösl. Enzymen, Ribosomen u. a.).

Bei den Bakterien und Pilzen ist noch sehr wenig über Einzelheiten bei dem Wirkungsablauf bekannt. Noch wesentlich geringer sind aber die Kenntnisse bei den Viren. Die Erfahrungen lehren jedoch, daß einige Wirkstoffgruppen recht gut wirksam sind (beispielsweise Aldehyde und insbesondere Perverbindungen), während andere nur eine sehr eingeschränkte Wirkung besitzen (z. B. Phenole, oberflächenaktive Verbindungen). Es kann vermutet werden, daß auch hier die Reaktivität mit dem Kapsid, Antigenen und spezifischen Rezeptororten, aber besonders auch die Penetrationsfähigkeit durch das Kapsid hindurch und letztendlich die Zerstörung der Nukleinsäure von wesentlicher Bedeutung sind. Bei den sehr gut wirksamen Perverbindungen konnte die Zerstörung der Nukleinsäure beispielsweise beim Poliovirus gezeigt werden (24). Aber auch bei den Viren dürfen Unterschiede in der Wirkung nicht nur bei den Desinfektionswirkstoffen gesucht werden, sondern auch die spezifische Morphologie der unterschiedlichen Viren muß beachtet werden.

Beeinflussende Faktoren

Der Charakter der chemischen Wirkstoffe, für die Wirkung eine chemische Reaktion einzugehen, bietet freilich auch die Möglichkeit der Beeinflussung durch andere Faktoren. Die Reaktivität in Bezug auf Proteine der Zelle und von Viren, wie sie vorher beschrieben wurde, beinhaltet natürlich auch die Möglichkeit, daß

Reaktionen mit eiweißhaltigen Verunreinigungen erfolgen. Ein Problem bietet dies beispielsweise, wo eiweißhaltige Ausscheidungen desinfiziert werden müssen. Aber auch die Wasserdesinfektion mit Hypochlorit kann durch organische Verunreinigung beeinflußt werden. Dem Reaktionssystem Mikroorganismus/Desinfektionsmittel steht ein Konkurrenzsystem „Verunreinigung"/Desinfektionsmittel entgegen, das die zur Verfügung stehende Wirkstoffkonzentration reduziert. Besonders anfällig gegen solche Einflüsse sind beispielsweise die sehr reaktiven Halogene. Aber auch die „Neutralisation" durch andere Chemikalien ist bekannt. So werden kationische Wirkstoffe (wie z.B. Quats und Chlorhexidin) durch anionische Tenside in der Wirkung erheblich gestört. Aus solchen Gründen sollten Abmischungen von Desinfektionsmitteln mit Reinigern nur dann erfolgen, wenn die Verträglichkeit geprüft wurde. Schließlich muß auf den Einfluß der Temperatur auf die Wirkung hingewiesen werden. Meist wird durch Temperaturerhöhung eine Wirkungsverbesserung erzielt, Temperaturverminderung bewirkt bei vielen Wirkstoffen einen Wirkungsverlust (21).

Resistenz gegen Desinfektionsmittelwirkstoffe

Die Beachtung der verschiedensten Faktoren, die in den Wirkungsablauf eines Desinfektionsmittels eingreifen können und z.B. eine Konzentrationsverminderung unter Praxisbedingungen bewirken, ist auch von Bedeutung, wenn die Frage der Resistenz gegenüber Desinfektionsmittelwirkstoffen angesprochen wird. Grundsätzlich kann davon ausgegangen werden, daß aufgrund der geschilderten unspezifischen Wirkungsweise von Desinfektionswirkstoffen bei Einwirkung einer ausreichenden Konzentration, die zu einer Abtötung der Mikroorganismenzellen führt, eine Resistenz in der Praxis nicht zu erwarten ist. Die Wahrscheinlichkeit, daß Mutanten auftauchen, die entsprechend hohe Konzentrationen tolerieren, ist so gering, daß sie für die Praxis keine Bedeutung hat. Dennoch wird über Stämme mit gesteigerter Resistenz, insbesondere im Zusammenhang mit zentralen Dosieranlagen, berichtet (9, 11, 17). Hierbei kann es sich durchaus um Stämme handeln, die grundsätzlich eine höhere primäre Resistenz besitzen als die üblichen Bakterienstämme, die für die Desinfektionsmitteltestung verwendet werden. Es ist aber wohl auch eine adaptive Resistenz nachweisbar. Voraussetzung für solche Befunde wird immer eine subletale Desinfektionsmittelkonzentration sein, die gerade in den Dosieranlagen durch verschiedene technische Probleme in den Leitungsnetzen bedingt sein kann. Hier seien vor allem Totleitungen und Beläge an der Leitungswandung (8, 16) genannt. Die Mechanismen, mit denen sich Mikroorganismen gegen Desinfektionsmittelwirkung schützen, sind nur annähernd bekannt. So wird als ein Mechanismus die Lipidanreicherung im Zellwandbereich beschrieben (12). Auch über den genetischen Mechanismus der Resistenzentwicklung liegen Erkenntnisse und zum Teil Hypothesen vor (15). Für Wirkstoffe wie Quecksilber ist eine plasmidische Determination der Resistenz bekannt (1), während für andere Wirkstoffe genauere Untersuchungen und Erfahrungen fehlen. Hier werden in der Zukunft weitere Untersuchungen nötig sein. Berücksichtigt man jedoch, daß viele Desinfektionsmittel sehr unterschiedliche Wirkstoffe enthalten und nicht nur einen Typ und daß bisher in der Praxis kaum Probleme mit desinfektionsmittelresistenten Stämmen bekannt sind, obwohl bereits über Jahrzehnte mit diesen Wirkstoffen gearbeitet wird, so ist eine Situation, wie wir sie von den Antibiotika her kennen, nicht zu erwarten. Das Prinzip der Desinfektionsmittelwirkung - nämlich die irreversible Schädigung der Zelle - schließt eine umfassende Resistenzsteigerung wohl aus, wenn ausreichend dosiert eine regelmäßige Desinfektion betrieben wird.

Literatur

1. Bauernfeindt A (1976) Anreicherung chemotherapieresistenter Hospitalkeime durch Desinfektion? Münch Med Wsch 118: 871-874
2. Edelmeyer H (1982) Über Eigenschaften, Wirkmechanismen und Wirkungen chemischer Desinfektionsmittel. Arch Lebmhyg 33: 1-32
3. Eggensperger H (1973) Dtsch Apoth Ztg 113, 785
4. Eggensperger H (1979) Desinfektionsmittel auf der Basis persäureabspaltender Verbindungen. Zbl Bakt Hyg I. Abt Orig B 168, 517-524
5. Eggensperger H (1980) Antibiotika und Desinfektionsmittel. Dtsch Apoth Ztg 120, 2272-2278
6. Eggensperger H (1982) Viruzide und sporizide Desinfektionsmittel auf der Basis von aktivem Sauerstoff. Dtsch Apoth Ztg 122, 2599-2602

7. Eigener U (1982) Zur Wirksamkeit von Desinfektionsmitteln gegen Viren. Krh-Hyg + Infekt Verh 2, 27–30
8. Exner M, Tuschewitzki G-J (1983) Extrazelluläre polymere Substanzen von Mikroorganismen - Vorkommen und krankenhaushygienische Bedeutung. Hyg + Med 8, 37–42
9. Grün L, Pitz N, Heyn U (1979) Untersuchungen von Flächendesinfektionsmitteln aus Krankenhäusern und erworbene Resistenz gegen Desinfektionsmittel 4, 271–274
10. Harke H-P (1983) Toxizität von Desinfektionsmittelwirkstoffen. Hyg + Med 8, 420
11. Heinzel M, Bellinger H (1981) Mikrobiologische Untersuchungen an dezentralen Dosieranlagen für Desinfektionsmittel, Teil 1: Keimgehaltsuntersuchungen. Zbl Bakt Hyg I. Abt Orig B 174, 299–313
12. Hugo WB (1967) The mode of action of antibacterial agents. J Appl Bact 30, 17–50
13. Hugo WB, Russel AD (1977) Pharmaceutical Microbiology. Blackwell Scientific publications Oxford
14. Lawrence CA, Block S (1968) Disinfection, Sterilization and Preservation. Lea + Febiger, Philadelphia
15. Lebek G (1981) Resistenzmechanismen gegen Desinfektionsmittel. Hyg + Med 6, 455–457
16. Löwer B, Eigener U (1984) Die Problematik der Verkeimung zentraler Dosieranlagen und ein Vorschlag zu ihrer Bewältigung. Hyg Praxis 4/84: 4
17. Primavesi CA (1980) Hygienische Probleme bei zentralen Desinfektionsversorgungsanlagen. 6. Symp der ÖGHMP
18. Rotter M, Koller W, Kundi M (1977) Eignung dreier Alkohole für eine Standarddesinfektionsmethode in der Wertbestimmung von Verfahren für die hygienische Händedesinfektion. Zbl Bakt Hyg I. Abt Orig B 164, 428
19. Rotter M (1980) Realismus in der Krankenhaushygiene: Händedesinfektion. Hyg + Med 5, 47–51
20. Salton M (1964) The bacterial cell wall. Elsevier Publishing Comp. Amsterdam
21. Schliesser Th, Wiest J-M (1979) Zur Temperaturabhängigkeit der bakteriziden Wirkung einiger chemischer Desinfektionsmittel. Zbl Bakt Hyg I. Abt Orig B 160, 560–566
22. Sonntag H-G (1983) Stellungnahme zur Bedeutung und Anwendung von PVP-Jod im medizinischen Bereich. Hyg + Med 8, 175–178
23. Sporkenbach J, Eigener U (1978) Beeinflussung der Wirkung von Formaldehyd bzw. Phenol auf Bakterienzellen, I. Einfluß von Austrocknung, Kationen und pH-Wert. Zbl Bakt Hyg I. Abt Orig B 166, 421–433
24. Sporkenbach-Höffler J, Wiegers KJ, Dernick R (1983) Untersuchungen zum Mechanismus der Virusinaktivierung durch Persäuren. Zbl Bakt Hyg I. Abt Orig B, 177, 469–481
25. Werner H-P (1982) Jodophore zur Desinfektion? I. Mitteilung: Scheinbar bakterizide Wirkung im Suspensionstest. Hyg + Med 7, 205–212

Toxizität von Desinfektionswirkstoffen

W. KÄSTNER

Die Frage nach der Toxizität von chemischen Produkten ist immer mit der Frage nach der Art ihrer Aufnahme in den Körper verbunden. Chemische Stoffe gelangen über die Speise- und Atemwege, aber auch durch die Haut oder Schleimhäute in den Organismus und können dabei lokale Schäden hervorrufen oder durch Verteilung im Körper an verschiedenen Organen angreifen und somit systemisch wirksam sein.

Beim Umgang mit Desinfektionsmitteln besteht weniger die Gefahr, daß eine Aufnahme oral, d. h. über die Speisewege, erfolgt, als vielmehr die Möglichkeit, daß flüchtige oder versprühte Bestandteile inhaliert werden, also über den Respirationstrakt zur Aufnahme gelangen oder bei Hautkontakt durch Resorption durch die Haut in den Körper kommen.

Während die orale Aufnahme infolge einer Verwechslung oder in suizidaler Absicht einmal erfolgt, muß bei der inhalativen oder percutanen Resorption mit einer wiederholten Aufnahme gerechnet werden. Bei einmaliger Aufnahme einer chemischen Verbindung ist deren akute Toxizität ausschlaggebend dafür, ob eine toxische Wirkung auftritt. Bei der wiederholten Aufnahme hängt der Grad einer möglichen Schädigung von Organen oder deren Funktionen außer von der aufgenommenen Menge im wesentlichen von den Vorgängen des Metabolismus und der Ausscheidung der toxischen Substanz ab. Wird die Substanz rasch aus dem Körper eliminiert, oder wird sie zu ungiftigen Metaboliten abgebaut, bleiben toxische Reaktionen entweder ganz aus, oder sie sind gering. Daneben darf nicht vergessen werden, daß bestimmte Substanzen auch Langzeiteffekte hervorrufen können, die sich erst nach länger dauerndem wiederholten Kontakt bemerkbar machen und bestimmte Organe betreffen (z. B. infolge der Bildung von Antikörpern, die zu allergischen Reaktionen an der Haut oder den Schleimhäuten Anlaß geben können).

Bei der toxikologischen Beurteilung von Desinfektionsmitteln und ihren Wirkstoffen dürfen nicht nur die Toxizitätsdaten der einzelnen Komponenten berücksichtigt werden, sondern man muß auch die Aufnahmemöglichkeiten beim praktischen Umgang mit den Produkten beachten. Diese sind je nach Einsatzgebiet sehr unterschiedlich. Durch Beachtung von Sicherheitsvorschriften und Anwendung von Schutzmaßnahmen lassen sich bei vielen Produkten Kontaktmöglichkeiten weitgehend oder ganz vermeiden, so daß mit dem bestimmungsgemäßen Einsatz der Produkte keinerlei toxikologisches Risiko verbunden ist. Mögliche Schädigungen beschränken sich auf Unglücksfälle.

Bei bestimmten Produkten, z. B. Händedesinfektionsmitteln, ist der direkte Kontakt Voraussetzung für ihre Wirksamkeit. Hier muß bei der Produktentwicklung und toxikologischen Absicherung alles getan werden, damit Schädigungen vermieden werden. Dies gelingt einerseits durch die Auswahl der mikrobizid wirksamen Bestandteile und andererseits durch umfassende toxikologische Prüfungen (Prüfung auf Hautverträglichkeit und sensibilisierende Eigenschaften, Studium der Resorption der Bestandteile usw.). Da nicht nur additive, sondern auch potenzierende Wirkungen der Einzelbestandteile in einem Produkt auftreten können und insbesondere das Eindringen von Substanzen in die Haut und die Schleimhäute durch bestimmte Rezepturbestandteile, z. B. Tenside, stark beeinflußt werden kann, genügt es nicht allein, die Einzelbestandteile zu untersuchen. Es müssen auch die Fertigprodukte einer entsprechenden toxikologischen Prüfung unterzogen werden.

Toxizitätsdaten und Klassifizierung

Systemische Toxizität

Zur allgemeinen Beurteilung der Giftigkeit einer Substanz oder eines Produktes wird die akute orale Toxizität bestimmt, bei gasförmigen oder flüchtigen Bestandteilen auch die akute inhalative Toxizität. Die Toxizitätsdaten werden als LD_{50}-Werte oder als LC_{50}-Werte angegeben. In neuerer Zeit bestimmt man vielfach nur, ob die Letal-Werte über einem bestimmten Limit liegen, weil auf diese Weise ebenfalls eine Einstufung möglich ist und die Anzahl der für den Toxizitätstest erforderlichen Versuchstiere stark reduziert werden kann. Die LD_{50}- bzw. LC_{50}-Werte besagen, daß bei einer bestimmten Dosis, die entweder oral oder inhalativ appliziert wird, im statistischen Mittel die Hälfte der Tiere innerhalb eines bestimmten Zeitraumes überlebt.

LD_0- oder LC_0-Werte geben an, daß bei dieser höchsten geprüften Dosis oder Konzentration alle Tiere überlebt haben. Während sich die LD-Werte auf mg/kg Körpergewicht beziehen, geben die LC-Werte diejenigen Konzentrationen an, bei denen für eine bestimmte Zeitdauer (meistens 4 Stunden) inhaliert worden ist.

Diese Angaben benötigt man, um die Substanzen in Giftklassen einteilen zu können (Giftverordnungen der Länder) oder um bestimmte Kennzeichnungen vorzuschreiben (Arbeitsstoff-Verordnung). Auch für den Vergiftungsfall bei versehentlicher oder absichtlicher Aufnahme sind die Werte für die erforderlichen therapeutischen Maßnahmen von gewisser Bedeutung.

Welche toxischen Effekte bei Langzeitaufnahme kleinerer Mengen auftreten können, wird in Tierversuchen zur Bestimmung der chronischen Toxizität geprüft. Während bei der Ermittlung der akuten Toxizität eine einmalige Applikation erfolgt, erhalten die Tiere bei der Bestimmung der chronischen Toxizität über einen längeren Zeitraum kleine Mengen der zu prüfenden Substanz mit dem Futter bzw. dem Trinkwasser oder müssen täglich für eine bestimmte Zeitdauer Luft einatmen, der die Prüfsubstanz beigemischt ist. Die Versuche werden über einen Zeitraum von drei Monaten oder länger durchgeführt. Die Bewertungsgröße eines solchen Versuches ist der „no-effect-level". Das ist diejenige höchste geprüfte Dosis, die über den gesamten Zeitraum von den Tieren aufgenommen wurde und zu keinen toxischen Reaktionen oder Organschäden geführt hat.

Lokale Verträglichkeit

Alle desinfizierend wirkenden Stoffe üben einen mehr oder weniger starken Effekt auf das lebende Gewebe aus, mit dem sie in Berührung kommen. Gelangen sie auf die Haut, so werden sie von dieser am Eindringen gehindert. Jedoch ist der Schutz der gesunden Haut nicht absolut und hängt von der chemischen Struktur der Substanz und anderen Parametern ab. Konzentration und Eindringvermögen einer Substanz in die Haut bestimmen, ob es zu einer lokalen Schädigung, d. h. zur lokalen Reizung oder Verätzung kommt. Trifft der Wirkstoff auf geschädigte oder entzündete Hautstellen, so sind die Abwehrreaktionen der Haut bereits gestört und die Substanz kann leichter und schneller in den Körper gelangen. Zu systemischen Vergiftungen infolge Hautresorption wird es nur mit sehr toxischen Substanzen kommen, bzw. wenn eine großflächige Kontamination erfolgt ist.

Lokale Effekte treten jedoch immer wieder auf, wenn Schutzbestimmungen unbeachtet bleiben, wenn ein Kontakt mit zu hohen Desinfektionsmittelkonzentrationen stattgefunden hat, wenn eine Vorschädigung der Haut bestanden hat oder wenn zusätzliche Schadfaktoren auf die Haut einwirken.

Neben der akuten Reizwirkung, die nach kurzer Kontaktzeit auftreten kann und meistens durch Anwendungsfehler hervorgerufen wird, sind chronische Formen der Hautschädigung wie Abnutzungsdermatose, verminderte Alkalineutralisationsfähigkeit der Haut und Sensibilisierung auch nach gewissenhaftester toxikologischer und klinischer Prüfung der Produkte nicht völlig auszuschließen.

Zum Problem der Sensibilisierung soll hier noch kurz Stellung genommen werden, da es oft zu Verwechslungen zwischen akuten und chronischen Erscheinungen kommt und allzuoft von einer Allergie gesprochen wird, wo eine solche gar nicht vorliegt.

Wie aus statistischen Untersuchungen in dermatologischen Kliniken hervorgeht, scheint die Allergisierungsrate in der Bevölkerung zuzunehmen. Möglicherweise ist dies aber auch nur ein scheinbarer Effekt, der auf besseren diagnostischen Verfahren beruht. Unter den Desinfektionswirkstoffen wird Formaldehyd immer wieder als allergisierende Substanz genannt. Hier soll jedoch darauf hingewiesen werden, daß Formaldehyd nicht nur in Desinfektionsmitteln, sondern in geringer Konzentration als Konservierungsmittel in vielen Produkten zum Einsatz kommt, so daß die Frage, durch welche Kontaktmöglichkeiten die Allergie im einzelnen hervorgerufen worden ist, oft nicht mit Sicherheit beantwortet werden kann. Sicherlich spielen aber auch Konzentrationsfragen eine wesentliche Rolle, da davon auszugehen ist, daß bei höheren Konzentrationen eine Schädigung der Haut auftritt und somit ein besseres Eindringen in den Körper möglich wird. Nur wenn eine bestimmte Substanzmenge in die lebenden Schichten der Haut eindringt, kann dort oder an anderer Stelle die Antikörperbildung in Gang gesetzt werden, die wiederum Voraussetzung für eine Allergie ist. Allergische Reaktionen treten gewöhnlich nur bei Einzelpersonen auf. Werden Hautirritationen bei einer Gruppe von Personen, die mit denselben Produkten Umgang haben, fast gleichzeitig ausgelöst, so kann davon ausgegangen werden, daß Anwendungsfehler vorliegen und es sich um primär irritative Reaktionen handelt. Tritt hingegen ein Ekzem nach längerer Anwendung eines Produktes auf, wobei keine Änderungen in der Anwendung vorgenommen wurden und auch keine Konzentrationsüberschreitungen vorgekommen sind, so muß mit einer Sensibilisierung gerechnet werden. In einem solchen Fall ist ein Dermatologe einzuschalten, der Allergietests vornehmen kann, um das Produkt zu ermitteln, das die Allergie verursacht hat.

Steht einwandfrei fest, daß ein bestimmtes Produkt die Allergie hervorgerufen hat, so sollte sich der Dermatologe mit der Herstellerfirma in Verbindung setzen, um die Einzelbestandteile für Testzwecke zu erhalten. Auf diese Weise kann die Allergie in ihrer Ursache aufgeklärt werden. Der Patient, der auf diese Weise erfährt, auf welche Substanz er überempfindlich reagiert, kann sich wirksam vor dem Wiederauftreten der Erkrankung schützen, indem er jeden Hautkontakt mit Produkten meidet, die den betreffenden Stoff enthalten.

Klassifizierung der Toxizitätsdaten von Desinfektionswirkstoffen und Desinfektionsmitteln

Zur Klassifizierung der Toxizitätsdaten von Desinfektionswirkstoffen soll die Giftklasseneinteilung des „Gesetzes zum Schutz vor gefährlichen Stoffen (Chemikaliengesetz)" von 1980 dienen, wobei folgende Grenzen für die bei oraler Applikation ermittelten LD_{50}-Werte angegeben werden.

---

1. sehr giftig: $LD_{50} < 25$ mg/kg
2. giftig: $LD_{50} = 25-200$ mg/kg
3. mindergiftig: $LD_{50} > 200-2000$ mg/kg

Stoffe mit LD_{50}-Werten oder LD-Werten über 2000 mg/kg werden nicht klassifiziert, d.h. sie gelten weder als „giftig" noch als „mindergiftig".

In der Tabelle 1 werden die häufigsten Desinfektionswirkstoffe aufgeführt und nach ihren akuten Toxizitätsdaten in die entsprechenden Klassen eingestuft. Wie aus der Tabelle hervorgeht, gibt es keine Desinfektionswirkstoffe, die als „sehr giftig" zu bezeichnen sind, die meisten von ihnen zählen zu den „mindergiftigen" Substanzen.

Diejenigen Wirkstoffe, die für die Hände- und Körperdesinfektion zum Einsatz kommen, d.h. die bestimmungsgemäß mit dem menschlichen Körper Kontakt haben, sind weder als „giftig" noch als „mindergiftig" zu bezeichnen, was für die gebräuchlichsten Alkohole, für Chlorhexidindigluconat und für Polyvinylpyrrolidon-Iod zutrifft. Hände- und Hautdesinfektionsmittel mit metallorganischen Verbindungen, die zu den giftigen Substanzen zählen, sowie solche mit phenolischen Substanzen, die übrigens im vorigen Jahrhundert als erste derartige Wirkstoffe erkannt wurden, sind weitgehend durch die wesentlich weniger toxischen alkoholischen Produkte ersetzt worden.

Die Sauerstoff- und Aktivchlor-abspaltenden Substanzen kommen vorwiegend in Instrumentendesinfektionsmitteln und in solchen zur chemothermischen Wäschedesinfektion, diejenigen auf Aldehyd- und Kationtensid-Basis vorwiegend als Flächen- und Instrumentendesinfektionsmittel zum Einsatz. Soll auf einer kleinen Fläche schnell eine Desinfektion erreicht werden, so werden meist Produkte eingesetzt, die mit Hilfe von Treibgas oder mit einer Sprühpistole aufgesprüht werden. Neben Aldehyden oder anderen Wirkstoffen werden dabei Alkohole als Trägersubstanzen und Lösungsmittel verwendet, die rasch verdunsten, so daß die Fläche schnell abtrocknet und für den Einsatz bereit steht. Dabei wird gleichzeitig die rasche mikrobizide Wirkung der Alkohole ausgenutzt.

Es ergibt sich aufgrund der Bestandteile der Desinfektionsmittel fast von selbst, daß die LD_{50}-Werte der Desinfektionsmittel meist im Grammbereich liegen, so daß die meisten Wirkstoffkonzentrate in die Klasse der „mindergiftigen" Stoffe einzuordnen sind. Ein Teil, und zwar insbesondere die alkoholischen Sprühprodukte sowie die Hände- und Körperdesinfektionsmittel, die unverdünnt zum Einsatz kommen, weisen sogar LD_{50}-Werte von > 2 g/kg auf, sind also als wenig oder praktisch ungiftig zu bezeichnen.

Beurteilung der Inhalationstoxizität von Desinfektionswirkstoffen

Was die Inhalationstoxizität von Desinfektionswirkstoffen betrifft, so sind nur wenige dieser Substanzen stärker flüchtig. Neben den Alkoholen, die keine hohe Inhalationstoxizität besitzen, ist besonders Formaldehyd zu erwähnen. Formaldehyd ist an seinem stechenden Geruch und seiner schleimhautreizenden Wirkung leicht zu erkennen. Die Geruchsschwelle liegt deutlich unter der toxischen Konzentration, so daß die Gefahr einer inhalativen Vergiftung sehr gering ist. Bei der Sprühdesinfektion können Konzentrationen auftreten, bei denen eine Schleimhautreizung erfolgt, so daß der Desinfektor die Desinfektionsmaßnahmen unter einer Atemschutzmaske vornehmen muß. Befürchtungen, daß beim Einsatz Formaldehyd-haltiger Produkte für die Wischdesinfektion oder als Desinfektionssprays für kleine Flächen durch wiederholte Aufnahme schädliche Langzeitwirkungen beim Menschen auftreten können, sind unbegründet, wie die Konzentrationsmessungen von Knecht und Woitowitz (1) gezeigt haben. Für die industrielle Herstellung oder Verarbeitung wurden für Formaldehyd und viele andere Substanzen aufgrund von Toxizitätsdaten und Belästigungsschwellen Luftkonzentrationen festgelegt, bei deren Einhaltung auch im Fall von Langzeitexposition

Tabelle 1. Giftklassenzugehörigkeit der Desinfektionswirkstoffe. Einstufung nach dem Deutschen Chemikaliengesetz

Substanzklasse	Desinfektionswirkstoffe	Giftklassen (LD_{50}-Werte in mg/kg)			
		sehr giftig < 25	giftig 25–200	mindergiftig > 200–2000	nicht klassifiziert > 2000
Phenole Phenolabkömmlinge	Phenol (Karbolsäure)			x	
	o-Kresol		x		
	m-Kresol			x	
	p-Kresol			x	
	p-Chlor-m-kresol			x	
	o-Phenylphenol				x
	Tetrachlorphenol		x		
Diphenylderivate	Hexachlorophen		x		
	Trichlorsan (Irgasan DP 300)				x
Aldehyde	Formaldehyd			x	
	Glyoxal			x	
	Glutaraldehyd			x	
Alkohole	Benzylalkohol			x	
	Ethylalkohol				x
	n-Propanol				x
	Isopropanol				x
Oxidationsmittel	Wasserstoffperoxid			x	
	Peressigsäure			x	
Halogenverbindungen	Kaliumiodid			x	
	Natriumiodid				x
	PVP-Jod (Jodophore)				x
Aktivchlorträger	Dichlorisocyanur- und Trichlorisocyanursäure			x	
	Kalium- und Natriumdichlorisocyanurat			x	
	Chloramin-T (p-Toluolsulfonchloramidnatrium)			x	
metallorganische Verbindungen	Phenylquecksilberacetat	x			
	Tri-n-butylzinnbenzoat		x		
	Tri-n-butylzinnacetat		x		
sonstige Desinfektionswirkstoffe	Benzalkoniumchlorid			x	
	Chlorhexidindiglukonat				x
	Oligo-hexamethylenbiguanid (Vantocil IB)				x

über acht Stunden/Arbeitstag bei fünf Arbeitstagen pro Woche über ein ganzes Arbeitsleben hin keine toxischen Effekte zu erwarten sind. Diese MAK-Werte (Maximale Arbeitsplatzkonzentrationen) werden bei Anwendung Formaldehyd-haltiger Flächendesinfektionsmittel im Wischverfahren nicht oder nur kurzzeitig geringgradig überschritten, in der überwiegenden Zeit der Exposition aber nicht erreicht. Auch eine cancerogene (krebsverursachende) Wirkung kann ausgeschlossen werden, weil epidemiologische Studien gezeigt haben, daß bei Berufsgruppen, die über viele Jahre einer hohen Formaldehydkonzentration ausgesetzt waren, keine erhöhte Krebsrate festzustellen ist.

Die in den USA in einer Langzeitstudie an Ratten und Mäusen beobachteten Nasentumoren entstanden nach langer Applikation hoher Formaldehydkonzentrationen, die weit über der menschlichen Geruchsschwelle bzw. den MAK-Werten lagen. Sie sind als unspezifische Antwort der empfindlichen Nasenschleimhäute der Ratten auf einen langdauernden Reiz aufzufassen.

Es ist zu erwarten, daß auch andere Gase, die eine Reizwirkung auf die Nasenschleimhäute ausüben, derartige Reaktionen hervorrufen können. Bei Versuchen mit anderen Tierarten wie Hunden, Affen und Hamstern wurde hingegen mit Formaldehyd in etwas niedrigeren Konzentrationen keine derartige Tumorbildung beobachtet (2).

Körperdesinfektionsmittel

Unter den Desinfektionsmitteln nehmen die Körperdesinfektionsmittel eine Sonderstellung ein, weil sie bestimmungsgemäß am menschlichen Körper angewandt werden und dort prophylaktische und therapeutische Wirkungen haben. Sie gehören zu den Arzneimitteln und unterliegen dem Zulassungsverfahren des Bundesgesundheitsamtes. Das bedeutet, daß neben ihrer Toxizität auch die Wirksamkeit und Verträglichkeit in klinischen Prüfungen nachgewiesen werden muß.

Man unterscheidet Haut- und Händedesinfektionsmittel, Schleimhaut- und Wunddesinfektionsmittel und solche zur Fußpilzprophylaxe.

Die Wirksubstanzen dieser Produkte stammen aus fast allen Desinfektionsmittelgruppen, wobei die Alkohole bei Haut- und Händedesinfektionsmitteln im Vordergrund stehen. Bei den Schleimhaut- und Wunddesinfektionsmitteln werden neben Alkoholen, die ihre Wirksamkeit nur in höheren Konzentrationen entfalten und deshalb wegen der damit verbundenen Reizwirkung nur bedingt, d. h. in niedrigen Konzentrationen im Gemisch mit anderen Wirksubstanzen einsatzfähig sind, vorwiegend Chlorhexidin und an Polyvinylpyrrolidon gebundenes Iod (Povidon-Iod, PVP-Iod) verwendet.

Die kritiklose Verwendung von PVP-Iod ist jedoch nicht unbedenklich. Es ist festgestellt worden, daß die Anwendung PVP-Iod-haltiger Desinfektionsmittel auf Wunden und Schleimhäuten, aber auch auf intakter Haut zu einem Überschuß von Iod und PVP-Iod in der Blutbahn führen kann. Dabei ist der Anstieg des Gesamtjodspiegels besonders ausgeprägt bei intraperitonealer Anwendung, bei Applikationen an Schleimhäuten, bei großflächigen und/oder wiederholten Applikationen. Ein Iodüberschuß ist aber in bestimmten Fällen mit einem toxikologischen Risiko verbunden. Bei Erwachsenen mit einer latenten (klinisch nicht auffälligen) Schilddrüsenfunktionsstörung kann ein erhöhtes Iodangebot zur Manifestation der Hyperthyreose (Schilddrüsenüberfunktion) beitragen. Diese Gefahr ist in Ländern mit alimentärem Iodmangel, zu denen auch Deutschland gehört, besonders groß.

Sowohl in der Schwangerschaft als auch bei Neugeborenen, insbesondere Frühgeborenen und Säuglingen kann ein besonderes Risiko der iodinduzierten Hypothyreose (Schilddrüsenunterfunktion) in bezug auf die intellektuelle und somatische Entwicklung des Kindes nicht ausgeschlossen werden, wenn entweder die Schwangere oder der Säugling mit iodhaltigen Produkten behandelt wird.

Es wird deshalb empfohlen, PVP-Iod-haltige Desinfektionsmittel nur noch dort zum Einsatz zu bringen, wo keine iodfreien Alternativprodukte zur Verfügung stehen (Behandlung von Verbrennungen der Haut) und PVP-Iod-haltige Arzneimittel nicht unkontrolliert anzuwenden, d. h. sie der Verschreibungspflicht zu unterwerfen.

Schlußbemerkungen

Die mit dem bestimmungsgemäßen Einsatz von Desinfektionsmitteln verbundenen toxikologischen Risiken sind gering, wenn beim Einsatz von Instrumenten- und Flächendesinfektionsmitteln die vorgeschriebenen Sicherheitsmaßnahmen (z. B. Vorschriften der Berufsgenossenschaften) eingehalten werden. Die Desinfektionswirkstoffe gehören in ihrer Mehrzahl zu den „mindergiftigen" oder nicht klassifizierten Substanzen. Die im Handel befindlichen Desinfektionsmittel weisen daher auch nur eine geringe akute Toxizität auf. Schadwirkungen sind, wenn solche überhaupt auftreten, meist lokale Effekte an Haut und Schleimhäuten, die entweder als primäre Irritationen oder als Sensibilisierungen zur Beobachtung kommen. Erstere lassen sich auf fehlerhafte Anwendungen zurückführen, letztere betreffen Einzelpersonen und können nur mit Hilfe bestimmter Testverfahren aufgeklärt werden. Einige Desinfektionswirkstoffe bedürfen besonderer Beachtung, was ihre sensibilisierenden Eigenschaften, ihre inhalative Toxizität (Formaldehyd) oder ihre Auswirkungen bei resorptiver Aufnahme (PVP-Iod) betrifft. Mögliche Gefahren beim Umgang mit Produkten, die derartige Bestandteile enthalten, lassen sich durch Beachtung von Sicherheitsvorschriften (Hautschutz, Atemschutz beim großflächigen Versprühen) oder durch Einschränkung der Indikationen und Ausweichen auf Alternativprodukte vermeiden.

Literatur

1. Knecht U, Woitowitz H-J (1979) Felduntersuchungen zur Belastung der Raumluft durch Formaldehyd in Kliniken und Instituten. Öff Gesundh Wesen 41: 715–723
2. Gunby P (1980) Fact or fiction about formaldehyde? JAMA 243: 1697–1703

PVP-Iod zur Desinfektion und Therapie

F. HÜBNER und H. LIPP

Einleitung

Iod wird seit langem zu Desinfektionszwecken benutzt und stellt noch immer das wirksamste bekannte Mittel zur Hautdesinfektion dar (3). Bereits kurz nach seiner Entdeckung im Jahre 1811 wurde dieses Element in verschiedenster Form gezielt in der Medizin eingesetzt, wobei seine breite mikrobizide Wirkung rasch erkannt wurde. Lugol'sche Lösung und Iodtinktur als klassische Zubereitungen dienten den Medizinern als vielseitiges und wirksames Haut- und Wunddesinfiziens (15). So beschrieb DAVIES bereits 1839 die Anwendung von Iod bei Erysipel, Phlegmon, bei Karbunkeln, Ulcera und jeder Art von Wundbehandlungen, einschließlich Verbrennungen (4).

Der uneingeschränkten Anwendung des elementaren Iods standen auf der anderen Seite Nachteile entgegen wie schlechte Löslichkeit in Wasser, häufige Unverträglichkeiten auf Haut und Wunden und die Möglichkeit von Allergisierungen. Andere Wirkstoffe wie Phenole und Quecksilberverbindungen traten an seine Stelle, deren toxische Wirkungen erst in der Folgezeit bekannt wurden.

Mit der Entdeckung der Penicilline und anderer Antibiotika hielt man seit Mitte unseres Jahrhunderts das Problem der Antisepsis für überwunden. Die Einführung dieser Substanzen in die Therapie bakterieller Infektionen brachte jedoch rasch neue Probleme, die besonders bei lokaler Anwendung auftraten (19). Resistenzentwicklungen und damit verbundene Selektionen hochpathogener Keime wurden mit zunehmendem Antibiotikaverbrauch beobachtet und führten zum Begriff des Hospitalismus (1). Allergische Reaktionen treten bei lokaler Therapie häufig auf und schließen diese Wirkstoffe von der unentbehrlichen systemischen Gabe bei den betroffenen Personen aus.

Trotz der Fortschritte in der Entwicklung immer neuer Antibiotika-Generationen (Tetracycline, Cephalosporine u.a.) besann man sich zunehmend auf bewährte Antiseptika zur Infektionsbekämpfung, vor allem als Alternative bei lokalen antiseptischen Maßnahmen.

Mittlerweile konnten mit den Iodophoren, insbesondere dem Polyvinylpyrrolidon-Iod (PVP-Iod), die bekannten Nachteile des elementaren Iods beseitigt werden, ohne Einbußen in der mikrobiziden Wirkung. Der PVP-Iod-Komplex fand aufgrund seiner Vorteile eine rasche Verbreitung in der klinischen Praxis, wobei neueste chemische und medizinische Erkenntnisse (12, 28) dem Praktiker die Entscheidung über den Einsatz dieses Wirkstoffes in seinen verschiedenen Zubereitungsformen erleichtern. Heute werden PVP-Iod-Präparate zur Desinfektion von Haut- und Schleimhaut, zur antiseptischen Wundbehandlung, bei Verbrennungen, chirurgischen Eingriffen, Spülungen und zur Händedesinfektion verwendet (9).

Chemie

Iod gehört zu den Halogenen und zeichnet sich durch eine hohe Reaktivität, auch gegenüber organischem Material, aus. Bei Raumtemperatur bildet elementares Iod schwarz-violett glänzende Kristalle, die leicht mit violetten Dämpfen sublimieren. Die Löslichkeit in Alkoholen ist gut (Iodtinktur), während in wässeriger Lösung zu diesem Zweck der Zusatz von Kaliumiodid erforderlich ist (Lugol'sche Lösung 1% I_2, 2% KI).

Polyvinylpyrrolidon (PVP), die Trägersubstanz des Iods, ist ein synthetisches Polymer mit einer den Proteinen ähnlichen Struktur. PVP-Iod wird heute großtechnisch über einen trockenen Prozeß aus den Einzelsubstanzen hergestellt. Bei dieser Umsetzung wird ca. ⅓ des Iods in Iodid überführt, wobei das resultierende I_3^- Anion im Polymerkomplex ionisch gebunden wird. Abb. 1 gibt eine Vorstellung der Struktur, die im Feststoff die Form einer Helix annimmt (23).

Freie, nicht an der Iod-Komplexierung beteiligte Pyrrolidon-Ringe sind für die gute Wasserlöslichkeit des Makromoleküls verantwortlich. Der Dampfdruck des Iods ist in diesem Komplex nahezu auf Null erniedrigt und es läßt sich mit Lösungsmitteln wie Chloroform nicht extrahieren.

Handelsübliche PVP-Iod-Präparate enthalten zwischen 7,5% und 10% des Iod-Komplexes; der Gehalt an verfügbarem Iod beträgt jeweils 10% dieser Menge.

Er kann titrimetrisch mit Thiosulfat bestimmt werden und steht insgesamt als Reservoir für Desinfektionszwecke zur Verfügung. Als freies, nicht komplex-gebundenes Iod bezeichnet man den Anteil, der im Gleichgewicht in elementarer Form als I_2 aus dem Komplex freigesetzt wird (10).

$$PVP \cdot HI_3 \rightleftharpoons PVP + H^\oplus + I^\ominus + I_2$$

Neuere Untersuchungen bestätigen die Annahme, daß nur diese Iodmoleküle für die momentane, mikrobizide Wirkung verantwortlich sind (2). Sobald freies Iod bei der Einwirkung auf Mikroorganismen verbraucht wird, wird es aus der Gesamtmenge an verfügbarem Iod nachgeliefert, und zwar so lange, bis alles Iod auf diese Weise abreagiert hat. Im Gegensatz zur Lugol'schen Lösung liegt nur ein verschwindend geringer Bruchteil elementaren Iods vor (ca. 2–10 ppm), worauf nicht zuletzt die gute Verträglichkeit von PVP-Iod-Lösungen zurückgeführt wird (14). Der Anteil freien Iods hängt von zahlreichen Faktoren ab wie der Konzentration an verfügbarem Iod (14), der Temperatur (17) und dem Verhältnis Iod/Iodid (21).

Mikrobiologie

Die umfassende Wirksamkeit des elementaren Iods bleibt auch bei den PVP-Iod-Zubereitungen erhalten. Die starke mikrobizide Wirkung von Iod und PVP-Iod läßt sich aus seiner hohen Reaktivität ableiten. Durch Oxidation und

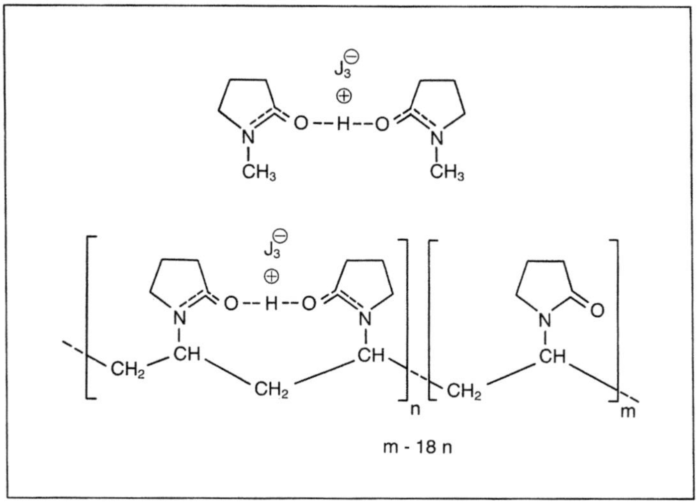

Abb. 1. Strukturvorschlag für PVP-Iod im festen Zustand

Tabelle 1. Die Wirkungslücken der gebräuchlichsten Lokalantibiotika im Vergleich zu PVP-Iod

	Sulfonamide	Chloramphenicol	Neomycinsulfat	Fusidinsäure	Gentamycinsulfat	Nitrofurazon	Spiramycin	Tetracyclin	PVP-Iod-Komplex
Staphylokokken									
Streptokokken									
E. coli									
Proteus Species									
Pseudomonas aeruginosa									
Klebsiellen									
Pilze									
Allergie	6%	3–5%	15%	selten	selten	3–4%	selten	2–4%	selten
Resistenzentwicklung	langsam	langsam	rasch	schnell	langsam	langsam	langsam	langsam	keine
Parallelresistenz	+	+	+	+	+	+	+	+	–
Proteinbindung	-90%	50%	45%	90%	gering	50%	gering	20–75%	hoch

☐ hohe Empfindlichkeit
☐ geringe Empfindlichkeit bzw. hohe Resistenz

Iodierung werden Aminosäuren irreversibel verändert und die Funktion von Proteinen aufgehoben; Zellstrukturen und Membranen werden dabei zerstört. Resistenzentwicklungen sind bisher nicht beobachtet worden und bei diesem Wirkmechanismus auch nicht zu erwarten.

Erfaßt werden grampositive und -negative Bakterien, Mycobakterien, Pilze und Hefen bei Einwirkzeiten zwischen einer halben und 10 Minuten. Besonders eindrucksvoll ist der Vergleich mit anderen Wirkstoffen, wie sie in der lokalen antibakteriellen Therapie heute noch verwendet werden (9) (Tab. 1).

Der den Halogenen eigene Eiweißfehler wird erst bei verdünnten Lösungen mit weniger als 1% PVP-Iod sichtbar, wobei die braune Lösung entfärbt wird. Bei höheren Konzentrationen wird über das Iod-Reservoir genügend Wirkstoff angeboten, um den Desinfektionserfolg auch bei Anwesenheit von Blut, Eiter und Verunreinigungen sicherzustellen. Auch Bakteriensporen werden in Suspension bei verlängerten Einwirkzeiten abgetötet. PVP-Iod-Lösungen haben damit autosterilisierende Eigenschaften im Gegensatz zu reinen Alkoholen.

Die Inaktivierung von Viren ist präparateabhängig (24, 26). Auch wenn noch weitere Untersuchungen notwendig sind, kann man davon ausgehen, daß behüllte Viren wie Herpes, Adeno und Pocken durch PVP-Iod inaktiviert werden. Dies bestätigen auch Praxiserfahrungen gerade bei Herpes-Infektionen (25). Unbehüllte Viren werden erst bei stark verlängerten Einwirkzeiten inaktiviert. Kuwert et al. (18) gelang der Nachweis für die Zerstörung von Hepatitis-B-Viren im Sinne einer wirkungsvollen Prophylaxe innerhalb der Zeit für die chirurgische Händedesinfektion.

Es ist bekannt, daß mit zunehmender Verdünnung die Wirkung gegenüber Mikroorganismen rascher erfolgt (2, 22), um dann bei Konzentrationen unterhalb 0,1% PVP-Iod wieder abzufallen. Zurückgeführt wird diese bei anderen Wirkstoffen nicht beobachtete Erscheinung auf verschiedene Gleichgewichtsreaktionen in PVP-Iod-Lösungen. Dabei durchläuft in Abhängigkeit von der Konzentration der Anteil des freien, nicht komplex-gebundenen Iods ein Maximum, welches mit der Abtötungskinetik korreliert (Abb. 2). Über eine gezielte Einstellung des Verhältnisses Iod/Iodid (21) lassen sich PVP-Iod-Lösungen herstellen, die als Konzentrat die Richtlinien der DGHM erreichen (VII. Liste, hyg. Händedesinfektion; $\log KR_t \geq 5$ in 1 min). Die „Staphylococcen-Lücke" (22) konnte damit geschlossen werden.

Pharmakologie und Toxikologie

Die Verträglichkeit der PVP-Iod-Zubereitungen auf Haut und Wunden konnte gegenüber der Lugol'schen Lösung entscheidend verbessert werden. Hautirritationen werden deutlich weniger beobachtet und echte Iod-Allergien sind selbst bei Risikogruppen äußerst selten (5).

Ausführliche Untersuchungen liegen auch zur kanzerogenen und mutagenen Wirkung vor (7), wonach Risiken dieser Art bei der Anwendung am Menschen auszuschließen sind.

In vitro-Versuche zeigen eine gewisse Zelltoxizität von PVP-Iod. Eine stagnierende Epithelisierung von Wundflächen ist jedoch erst nach mehrwöchiger Anwendung zu beobachten. In diesem Stadium verringerter Infektionsgefahr tritt eine endgültige Abheilung auf, ohne daß es weiterer chemotherapeutischer Maßnahmen bedarf. Das Anwachsen von Spalthauttransplantaten wird unter PVP-Iod-Behandlung nicht behindert (9).

Häufig gestellt werden Fragen zur Resorption von PVP-Iod und Iodid, vor allem bei der Anwendung auf Schleimhäuten und Wunden. Eine signifikante Aufnahme der Trägermoleküle z. B. über die Blasenwand ist im Tierversuch nicht zu beobachten (6). Die Ausscheidung von direkt appliziertem PVP, welches früher als Plasmaexpander eingesetzt wurde, erfolgt in Abhängigkeit vom Molekulargewicht unterschiedlich schnell (16).

Die Resorption von Iodid bei der Anwendung von PVP-Iod ist bekannt und führt wie bei allen iodhaltigen Präparaten zu einer Beeinflussung der Schilddrüsenfunktion.

Die gesunde Schilddrüse ist in der Lage, sich an ein erhöhtes Iodangebot, zumindest über kürzere Zeit, ohne erkennbaren Schaden anzupassen (8). Die Mitteilung der Bundesärztekammer (28) zu diesem Thema betont, daß bestimmte Personengruppen besonders empfindlich auf Iodgaben reagieren. Dazu gehören Patienten mit manifester oder latenter Schilddrüsenüberfunktion (Hyperthyreose) sowie Schwangere und Neugeborene. Bei letzteren hemmt der Iodüberschuß die fetale Schilddrüsenhormonsynthese (Hypothyreose) mit dem Risiko von schwerwiegenden Entwicklungsstörungen. Die Indikation sollte entsprechend streng gestellt werden mit Überwachung des Hormonhaushalts.

Gemessen an der Häufigkeit, mit der Patienten in Klinik und Praxis iodexponiert sind, scheint das statistische mittlere Risiko einer Hyperthyreose nach Iodzufuhr selbst bei Patienten mit einer Struma nodosa relativ gering zu sein (11). Schwere Hyperthyreosen mit vitaler Gefährdung des Patienten sind auch im Iodmangelgebiet BRD in epidemiologischer Hinsicht selten und werden von Glöbel et al. mit einem Risiko von $1 : 10^5$ abgeschätzt (8).

Klinische Anwendung

Die Literatur mit Anwendungsbeispielen für PVP-Iod ist für den Praktiker beinah unüberschaubar geworden und die wichtigsten Gebiete können nur kurz umrissen werden (12).

Wundbehandlung

Infizierte oder stark infektionsgefährdete Wunden, von der einfachen Schürfwunde bis zum Ulcus cruris, überwiegen im Klinikalltag und werden durch lokale antimikrobielle Maßnahmen versorgt.

Häufig genügt die Reinigung der Verletzung mit PVP-Iod-Lösung. Infizierte Wunden erfordern eine chirurgische Behandlung, die durch gezielte antiseptische Maßnahmen wirkungsvoll unterstützt wird. PVP-Iod-Salbe enthält den Wirkstoff in wasserlöslicher Grundlage und erleichtert die Wundversorgung. Fertig

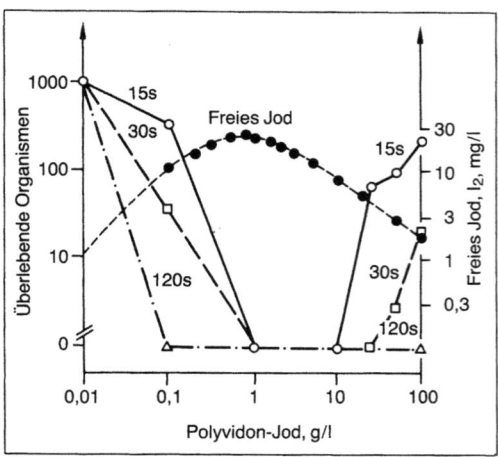

Abb. 2. Einfluß der PI-Konzentration und der Einwirkungsdauer auf die Überlebensrate von *S. aureus*: Vergleich mit dem Konzentrationsprofil von freiem Jod in wäßrigen PI-Lösungen bei 25 °C. Maximal überlebende Organismen von $1{,}7 \cdot 10^4$ Zellen. (Nach BERKELMANN et al. [2])

beschichtete PVP-Iod-Salbengaze-Streifen vereinfachen den hygienischen Verbandwechsel und können leicht und ohne Komplikationen auf größere Wundflächen (z. B. Verbrennungen) aufgelegt werden.

Die kombinierte Reinigung und Wundversorgung hat sich auch bei Verbrennungspatienten II. und III. Grades bewährt und verhindert die bei Antibiotikatherapie gefürchteten Pilzinfektionen (20, 27).

Chirurgie

Neben der Hautdesinfektion werden prä-, intra- und postoperative Spülungen mit PVP-Iod-Lösungen praktiziert. Einschränkungen für einzelne Disziplinen z. B. bei eitriger Peritonitis oder auf Gelenkflächen werden in der Fachliteratur ausführlich diskutiert (12).

Desinfektion von Haut und Schleimhaut

Gerade auf Schleimhäuten zeichnet sich PVP-Iod durch eine gute Verträglichkeit aus, und es ist eine Alternative zu den toxikologisch bedenklichen Phenolen und Quecksilberverbindungen (13). Sämtliche antiseptischen Maßnahmen (z. B. vor Katheterisierung, Vaginaluntersuchungen etc.) werden mit wässerigen PVP-Iod-Lösungen durchgeführt.

Die Hautdesinfektion vor Injektionen, Punktionen, Biopsien, aber auch operativen Eingriffen kann rasch mit einem alkoholischen Kombinationspräparat vorgenommen werden, welches durch einen geringen Anteil von 0,1% Iod eine gute Remanenzwirkung erreicht und vor einer Verkeimung mit Sporen geschützt ist.

Händedesinfektion

Die Diskussion um die Wirksamkeit wässeriger PVP-Iod-Zubereitungen bei kurzen Einwirkzeiten (22) führte zur Entwicklung neuer Produkte für diesen spezifischen Anwendungsbereich. Heute stehen Waschpräparate zur Verfügung, welche die Prüfrichtlinien der Deutschen Gesellschaft für Hygiene und Mikrobiologie ohne Abstriche in der Hautverträglichkeit erfüllen.

Dies wird durch den Nachweis der Inaktivierung von Hepatitis-B-Viren zur Prophylaxe unterstrichen (18).

Zusammenfassung

Polyvinylpyrrolidon-Iod hat sich in den letzten zwei Jahrzehnten in der klinischen Praxis bewährt. Umfangreiche Untersuchungen zur Chemie, Mikrobiologie, Pharmakologie und Anwendung liegen vor und erleichtern die Entscheidung des Arztes über den richtigen Einsatz. Wie bei jedem Medikament sind die Nebenwirkungen zu beachten, wobei schwerwiegende toxikologische Risiken nicht berichtet werden. Pharmakologisch interessant ist die Auswirkung auf den Schilddrüsenhaushalt, der sich in den meisten Fällen auch bei längerer Anwendung nach Beendigung der Therapie rasch wieder normalisiert. Auf Grund der guten Nutzen-Risiko-Relation und teilweise fehlender Alternativpräparate wird PVP-Iod auch weiterhin mit Erfolg in der Klinik eingesetzt werden.

Literatur

1. Beck EG (1978) Biotech Umschau 2: 40
2. Berkelman RL, Holland BW, Anderson RL (1982) J Clin Microbiol 15: 635
3. Bruns W (1983) Antibiotika und Chemotherapeutika. In: Allg und spezielle Pharmakologie und Toxikologie, Hrsg Forth W, Henschler D, Rummel W, 4. Aufl, Bibl Inst, Mannheim Wien Zürich, S 617
4. Davies J Selections in Pathology and Surgery zitiert nach (15)
5. Düngemann H (1980) Umweltmedizin 1: 13
6. Franke J, Oeff K, Raetzel G in (12), S 137
7. Gelbke HP, Merkle J in (12), S 20
8. Glöbel B, Glöbel H, Andreas C (1984) Dtsch med Wschr 109: 1081
9. Görtz G, Häring R in (12), S 73
10. Gottardi W (1983) Hyg + Med 8: 203
11. Herrmann J, Emrich D, Kemper F, Köbberling J, Pickardt RC, Stubbe P (1984) Dtsch med Wschr 109: 1077
12. Hierholzer G, Görtz G (Hrsg) (1984) PVP-Iod in der operativen Medizin. Springer, Berlin Heidelberg Tokio New York
13. Hierholzer S, Hierholzer G in (12), S 136
14. Horn D, Ditter W in (12), S 7
15. Knolle P (1975) Hosp Hyg 67: 389
16. Knolle P (1982) Pharm Ind 44: 866
17. Koppensteiner G, Pfeiffer M (1983) Krankenhaushyg 5: 217
18. Kuwert E, Dermietzel R, Traenhart T Untersuchung der Hepatitis-B-Viren-zerstörenden Aktivität des Händedesinfektionsmittels auf der Basis PVP-Iod und Tensid in wässeriger Lösung: Braunosan H plus. Fachgutachten aus dem Institut für medizinische Virologie und Immunologie der Universität Essen, 18.02.1983

19. Lick RF (1979) Infektionsbekämpfung in der Chirurgie. Altemeier WA (Ed). Schattauer, Stuttgart New York, pp 2
20. Pfeiffer M, Hübner F (1985) Hyg + Med 10: 259
21. Pinter E, Rackur H, Schubert R (1984) Pharm Ind 46: 640
22. Primavesi CA (1983) Hyg + Med 8: 198 und darin zitierte Literatur
23. Schwarz W, Schenk HU in (12), S 1
24. Scott FW (1980) Am J Vet Res 41: 410
25. Singha HSK, Nasr MS (1982) J Int Med Res 10: 39
26. Sporkenbach I (1980) Hyg + Med 5: 357
27. Tiedtke R, Dinkelaker F, Rahmanzadeh R, Renk E in (12), S 244
28. Wolf HP, Rebentisch E, et al (1985) Mitteilung des wissenschaftlichen Beirates der Bundesärztekammer zur Anwendung von Polyvinylpyrrolidon-Iod-Komplexen. Dtsch Ärzteblatt 82: 1434 Ausgabe B

Bioindikatoren für Sterilisationsverfahren

M. KAPPNER

Ziel der verschiedenen Sterilisationsverfahren (z. B. Heißluft-, Dampf-, Ethylenoxid-, Strahlensterilisation) ist es, ein Produkt oder einen Gegenstand von allen vermehrungsfähigen Mikroorganismen frei zu machen.

Die Überwachung eines Sterilisationsprozesses dient dem Zweck, zunächst die Prozeßparameter festzulegen und dann im Routinebetrieb nachzuweisen, daß mit den einmal festgelegten Prozeßparametern reproduzierbar die gewünschte Keimfreiheit erreicht wird.

> Ein Sterilisationsindikator muß auf alle Prozeßparameter, die einen Einfluß auf das Absterbeverhalten der Mikroorganismen haben, ansprechen.

Zur Kontrolle von Sterilisationsverfahren sind chemische, physikalische sowie mikrobiologische Indikatoren bekannt.

Die chemische und physikalische Kontrolle einzelner Prozeßparameter (z. B. Temperatur, relative Feuchte, Konzentration des chemischen Agens) ermöglicht zwar meist eine zuverlässige quantitative Aussage, sie gibt jedoch keinerlei Anhaltspunkte für das teilweise komplexe Zusammenspiel der einzelnen Parameter bezüglich der Effizienz des Sterilisationsverfahrens. Der routinemäßige Einsatz von chemischen und physikalischen Sterilisationsindikatoren ist deshalb auf wenige Sterilisationsverfahren beschränkt, deren Effizienz nur von wenigen, leicht erfaßbaren Prozeßparametern abhängig ist. Die Konstanz der Bestrahlungsdosis bei einer Strahlensterilisation kann zuverlässig durch chemische oder physikalische Indikatoren verfolgt werden. Auch eine Heißluftsterilisation mit den Variablen Temperatur und Zeit ist recht sicher durch chemische und physikalische Indikatoren zu kontrollieren. Die mikrobiologische Kontrolle dient bei diesen Verfahren nur zur generellen Festlegung der Sterilisationsbedingungen. Im Gegensatz dazu wird man bei der Dampfsterilisation (mit den Parametern Temperatur, Wasserdampfsättigung und Zeit) oder besonders bei der Ethylenoxidsterilisation (mit den Prozeßvariablen Ethylenoxid-Konzentration, relative Feuchte, Temperatur und Zeit) wegen der Abhängigkeit der Sterilisationseffizienz von dem sehr komplexen Zusammenspiel der einzelnen Variablen nie auf eine routinemäßige mikrobiologische Kontrolle des Sterilisationserfolges verzichten können.

Beim Sterilitätsnachweis, dem direkten mikrobiologischen Test zur Bewertung der Qualität der Sterilisationsbedingungen, wird die Keimfreiheit des Sterilisiergutes nach der Sterilisation untersucht. Der Sterilitätsnachweis kann erbracht werden, indem ein repräsentativer Anteil des sterilisierten Gutes auf Sterilität getestet wird oder indem die Abtötung von speziellen Testkeimen (Bioindikatoren) in einzelnen Sterilisiergutmustern mit definierter Kontamination oder in separaten Testkeimsets untersucht wird.

Stichprobenuntersuchungen des sterilisierten Gutes sind als alleinige Untersuchungsmaßnahme zur Beurteilung der Effizienz des Sterilisationsprozesses ungeeignet, da die Stichprobenzahl stets beschränkt ist und nicht zuletzt der Kontaminationsgrad des Sterilisiergutes vor der Sterilisation sowie Art und Resistenz der Kontaminationskeime generell unberücksichtigt bleiben.

Die Testkeime können einer Probe des zu sterilisierenden Materials zugegeben oder auf einen separaten Testkeimträger, z. B. Papierstreifen oder Glaskugeln, aufgebracht werden. Die Testkeime sollten von normalerweise vorkommenden Kontaminationskeimen leicht zu unterscheiden sein, damit bei einer direkten Sterilisiergutkontamination das Absterbeverhalten der Testkeime neben dem der natürlichen Kontaminationskeime sicher getestet werden kann. Bioindikatoren ermöglichen eine Aussage zur Kinetik des Abtötungsprozesses der Testkeime und somit eine zuverlässige Kontrolle des Sterilisationserfolges. Bioindikator-Sets müssen dem zu sterilisierenden Gut nach Dimension oder Material nicht unbedingt ähnlich sein. Wichtig ist lediglich, daß unter den Sterilisationsbedingungen die Resistenz der Testkeime in einem bekannten Verhältnis zur Resistenz der üblicherweise vorkommenden Kontaminationskeime steht. Die Testkeime, meist speziell standardisierte Sporen einer bestimmten Mikroorganismenart, besitzen unter Einhaltung definierter Lagerungsbedingungen (Temperatur, relative Feuchte) für einen Zeitraum von mehreren Monaten eine gleichbleibende Resistenz.

Ergibt eine Sterilitätsprüfung Keimfreiheit, so kann mit Sicherheit nur bestätigt werden, daß die untersuchten Proben keimfrei sind. Über die Leistungsfähigkeit des angewandten Sterilisationsverfahrens ermöglicht die alleinige Stichprobenuntersuchung des sterilisierten Gutes keine Aussage.

Der Bioindikator wird zusammen mit dem zu sterilisierenden Gut dem Sterilisationsprozeß unterworfen, wobei er bevorzugt an sterilisationstechnisch schwierigen und problematischen Stellen exponiert wird. Nach dem Sterilisationsprozeß wird der Bioindikator auf lebensfähige Testkeime in einem geeigneten Nährmedium untersucht. Ein Wachstum von Testkeimen in dem Indikatornährmedium zeigt, daß die Sterilisationsbedingungen nicht ausreichend waren.

Wie im Sterilisiergut sterben auch die Testkeime auf dem Bioindikator unter den Sterilisationsbedingungen nicht schlagartig ab. Im idealen Fall vermindert sich die Anzahl der vermehrungsfähigen Keime pro Zeiteinheit um einen konstanten Prozentsatz. Wird der Logarithmus der Anzahl lebensfähiger Keime gegen

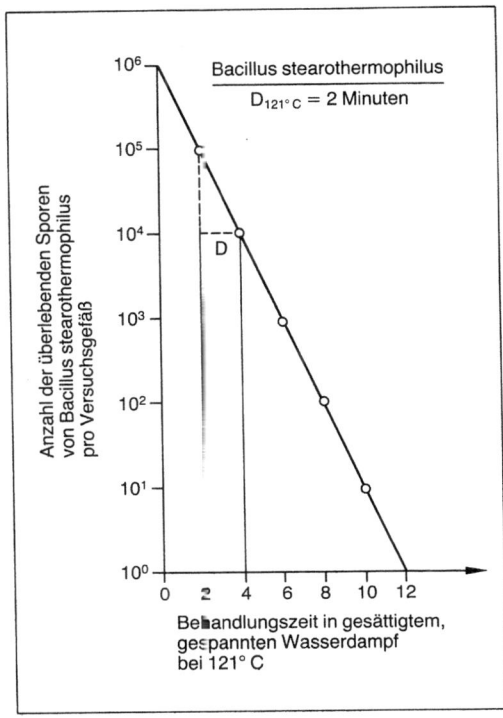

Abb. 1. Die Überlebenskurve für Bacillus stearothermophilus-Sporen in gesättigtem Wasserdampf bei 121 °C (aus WALLHÄUSER 1978)

die Sterilisationszeit in einem Koordinatensystem aufgetragen, so ergibt sich die in Abb. 1 dargestellte Gerade.

In Abhängigkeit von den Sterilisationsbedingungen sowie von der Art und Resistenz der Testkeime verlaufen die Überlebenskurven unterschiedlich steil.

Als quantitatives Maß für die Widerstandsfähigkeit der Mikroorganismen gegenüber den Sterilisationsbedingungen dienen u. a. die „Dezimale Reduktionszeit" (D-Wert) sowie die „Abtötungszeit". Der D-Wert gibt die Zeit in Minuten an, innerhalb der die Anzahl der vermehrungsfähigen Keime auf $1/10$ abnimmt. Die Abtötungszeit gibt an, wie lange die Sterilisationsbedingungen andauern müssen, bis keine Keime mehr nachgewiesen werden können. Durch Bioindikatoren mit einer bestimmten Anzahl von Testkeimen, deren D-Wert bekannt ist, kann die Sicherheit des Sterilisationsverfahrens im Vergleich zur Anzahl und Resistenz von Kontaminationskeimen in einer Probe zuverlässig beurteilt werden. Mit Hilfe der Abtötungskurve der Bioindikator-Testkeime kann die Effizienz des Sterilisationsverfahrens auch noch über die sogenannte Abtötungszeit der Testorganismen bis zum Ablauf einer zusätzlichen Sicherheitsspanne, z. B. 10^{-6} Keime/Testeinheit, gesichert werden.

Bioindikatoren zur Kontrolle der wichtigsten Labor-Sterilisationsverfahren (Heißluft-, Dampf-, Ethylenoxid-Sterilisation) sind in den verschiedensten Ausführungsformen bekannt und kommerziell erhältlich.

Der wichtigste natürliche Bioindikator ist *Sporenerde;* dabei handelt es sich meist um Komposterde, die zu 0,2–2,0 g in speziellen Päckchen abgepackt ist. Nach der Exposition in der Sterilisationskammer werden die Sporenerde-Päckchen unter aseptischen Bedingungen geöffnet und die Sporenerde wird in Kulturröhrchen mit einem Nährmedium überführt. Die Kulturen werden bebrütet und z. B. nach 1, 3, 7 und 14 Tagen auf Trübung durch Mikroorganismenwachstum überprüft. Trübe Röhrchen werden oft zusätzlich durch Überimpfen einer Probe auf einen Nährboden untersucht.

Die Verwendung von Sporenerde als Bioindikator ist nicht unproblematisch, da die Zusammensetzung der Mikroorganismenflora der Erde und die Resistenz der Mikroorganismen gegenüber den Sterilisationsbedingungen sehr unterschiedlich sein kann. Die Beurteilung der Sterilisationseffizienz ist umständlich und langwierig, da die Proben mehrere Tage bebrütet werden müssen. Oft kann erst nach Überimpfung einer Probe auf einen Nährboden eine sichere Aussage über ein Mikroorganismenwachstum gemacht werden, da die Sporenerde selbst bereits eine Trübung des Nährmediums bewirkt.

Neben Bioindikatoren mit natürlicher Keimpopulation, wie Sporenerde, werden hauptsächlich Bioindikatoren verwendet, die Reinkulturen von Testorganismen auf Trägern wie Filterpapierstreifen, Aluminiumfolie, Glaskugeln oder – bei thermophilen Testkeimen – direkt in einer Indikatorbouillon enthalten. Reinkulturen bieten den Vorzug, daß die Resistenz der Testkeime gegenüber den Sterilisationsbedingungen recht gut reproduzierbar eingestellt werden kann. Die Resistenz der Testkeime ist gegenüber den verschiedenen Sterilisationsbedingungen unterschiedlich. Für die einzelnen Sterilisationsverfahren werden deshalb spezielle Testkeime empfohlen, die in Relation zur Widerstandsfähigkeit der normalen Kontaminationskeime eine hohe Widerstandsfähigkeit gegenüber den Sterilisationsbedingungen besitzen. In Tabelle 1 sind Leistungscharakteristika für Bioindikatoren zur Dampf- und Ethylenoxidsterilisation dargestellt.

Bioindikatoren für Sterilisationsverfahren, die kommerziell in den verschiedensten Ausführungsformen angeboten werden, stellen beim fachkundigen und kritischen Einsatz eine einfache und sichere Methode zur Kontrolle von Sterilisationsverfahren dar.

Literatur

1. Block SS (1977) Desinfection, Sterilization and Preservation, 2nd Ed. Verlag Lea and Febiger, Philadelphia

Tabelle 1. Leistungscharakteristika einiger Bioindikatoren (in Anlehnung an USP XIX und XX)

Sterilisationsart	Testkeim	Sterilisationsbedingungen	Überlebenszeit der Testkeime min.	Abtötungszeit der Testkeime max. min.
gesättigter Dampf	Bacillus stearothermophilus Sporen (ATCC 7953)	$121 \pm 0{,}5\,°C$ gesättigter Dampf	5	15
Ethylenoxid	Bacillus subtilis var. globigi Sporen (NCTC 10073)	A) 600 ± 30 mg/l Ethylenoxid $54 \pm 1\,°C$ $60 \pm 20\%$ rel. Feuchte	15	120
		B) 1200 ± 120 mg/l Ethylenoxid $54 \pm 1\,°C$ $60 \pm 20\%$ rel. Feuchte	5	30

2. Costin I D, Grigo J (1974) Bioindikatoren zur Autoklavierungskontrolle. Einige theoretische Aspekte und praktische Erfahrungen bei der Entwicklung. Zbl Bakt Hyg, I Abt Orig A 227: 483-521
3. Ernst R R (1974) Ethylene Oxide Sterilization Kinetics. Biotechnol a Bioeng Symp 4: 865-878
4. Holstein N (1975) Untersuchungen zu Funktionsprüfungen von Autoklaven mittels Bioindikatoren. Zbl Bakt Hyg, I Abt Orig B 160: 443-457
5. Wallhäuser H H (1978) Sterilisation - Desinfektion - Konservierung. Georg Thieme Verlag, Stuttgart
6. Spicher G (1973) Mikrobiologische Sterilisationsindikatoren. Allgemeines und Grundsätzliches. Zbl Bakt Hyg, I Abt Orig A 224: 527-553

Normen und Vorschriften
United States Pharmacopeia XIX sowie XX
DIN 58946 Teil 4. Sterilisation; Dampf-Sterilisatoren; Bioindikatoren; Begriffe, Anforderungen, Prüfung
DIN 58947. Sporenerde zur Prüfung von Dampf- und Heißluftsterilisatoren
DIN 58948 Teil 4. Sterilisation; Gas-Sterilisatoren; Bioindikatoren zur Prüfung auf Wirksamkeit der Ethylenoxid-Gas-Sterilisatoren

Parenterale Therapie und Arzneimittelsicherheit*

H.-H. BAETCKE

Die besondere Bedeutung der parenteralen Therapie in der Intensivmedizin

Die Aufgabe der Intensivmedizin ist es, Patienten aus hochkritischen Zuständen zunächst einmal herauszubringen, um anschließend eine gemächlichere, wenn möglich kausale Therapie einzuleiten.

Selbst bei einer bewußt rationalen Arzneimittel- und Infusionstherapie kommen auf Intensivstationen etwa 30-40 verschiedene Medikamente und 15-20 unterschiedliche Infusionslösungen besonders häufig, zum Teil sogar regelmäßig zur Anwendung (8,34).

Da die Patienten aus verschiedenen Gründen oral nichts zu sich nehmen können oder eine zuverlässigere, schnellere oder intensivere Wirkung erreicht werden soll, hat die parenterale Darreichung in der Intensivmedizin deutlichen Vorrang vor oralen Arzneiformen.

Verschiedene Gründe führen dazu, daß die genannten Arzneimittel und Infusionslösungen kombiniert werden:
- Der erwünschte pharmakologische Effekt einer kontinuierlichen und/oder gleichzeitigen Zufuhr von Pharmaka in „Träger-Lösungen".
- Die Begrenzung der möglichen venösen Zugangswege zwingt zu gemeinsamer Zufuhr.

Wie weit hier Bequemlichkeit eine Rolle spielt oder die Versuchung, die i.v.-Medikation auch bei momentan nicht greifbarem Arzt weiterzuführen, möge der Leser beurteilen.
- Der erwünschte physiologische Effekt von Nährlösungen erfordert simultane Infusion verschiedenartiger Infusionslösungen (8).

Diese - durchaus nicht auf Intensivstationen beschränkten - Gepflogenheiten sind sowohl quantitativ (2) als auch qualitativ (3) untersucht worden. Danach werden bei fast ⅔ der Infusionen durch Zumischen oder Zuspritzen Injektabilia zugesetzt.

Arzneimittelsicherheit als multidisziplinäre Aufgabe

Die Ergebnisse lassen erkennen, daß hier die Arzneimittelsicherheit in Frage gestellt wird. Man sollte sich vergegenwärtigen, daß das Anlegen einer Infusion und insbesondere natürlich venae sectio und Katheterisierung kleine intensivmedizinische Eingriffe darstellen, auch wenn diese heute zur Routine geworden sind. Also bereits die Infusionstherapie als solche erfordert ein hohes Maß an Sorgfalt und Kooperation aller Beteiligten auf verschiedenen Stufen.

In Abb. 1 sind die Partner dieser Zusammenarbeit dargestellt.

Sie beginnt bei der gezielten und verantwor-

---

* Kurzfassung der Broschüre „Kombinierte parenterale Arzneimittelanwendung" Boehringer Mannheim GmbH © 1985

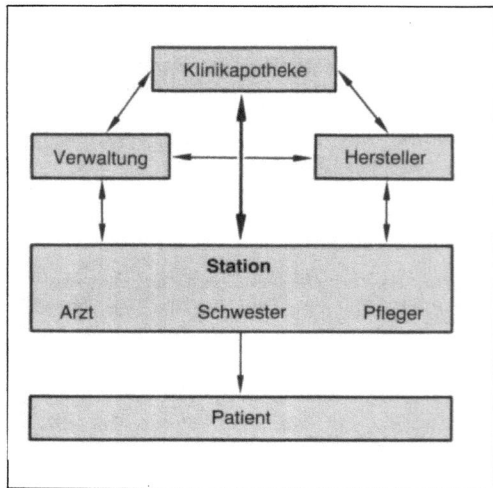

Abb. 1

tungsbewußten Auswahl der Infusionsgeräte und des übrigen Einmalzubehörs bis hin zu den Infusionspumpen. Besonders überlegt sein will die Entscheidung, welche Infusionslösungen im einzelnen und im Konzept beschafft und vorrätig gehalten werden sollen (9).

Erst in den letzten Jahren ist mit einer Systematisierung der Infusionslösungen begonnen worden (10, 41).

Auf der Station schließlich gewinnt das Wissen um die spezifischen Gefahrenpunkte bei der Anwendung entscheidende Bedeutung:
Sichtkontrolle von Behälter, Inhalt und Infusionsgerät
Regeln der Asepsis
   Verbindungsstelle Infusionsgerät – Patient
   Belüftung des Systems nur über Filter
   Kontaminationsgefährdung an verschiedenen Stellen
   täglicher Wechsel des Systems
Regulierung der Infusionsgeschwindigkeit
Dokumentation und Überwachung
Osmolarität je nach Zugangsweg
Vorsichtsmaßnahmen bei Zumischen/Zuspritzen (9)

Ahnefeld hat es präzis so formuliert: „Für den Anwender ist die Qualität der Infusionslösung zu dem Zeitpunkt entscheidend, wo sie die Blutbahn des Patienten erreicht."

Verfolgt man die Literatur, so tut sich folgendes kuriose Phänomen auf:
Einerseits wurde die Infusionstherapie mit allem, was dazu gehört, im Laufe der Jahre immer weiter vervollständigt. Gleichzeitig und in der Folge davon, nämlich mit der steigenden Sicherheit, erschloß sie weitere therapeutische Möglichkeiten (1):

So ist insbesondere im Rahmen einer intensivmedizinischen Behandlung eine wochen-, unter Umständen sogar monatelange Anwendung Routine geworden (1).

Andererseits scheint genau diese Routine im klinischen Alltag zu teilweise unkritischem, unbedachtem Umgang mit dieser anspruchsvollen Therapieform geführt zu haben.

Für eine Zielsetzung mögen folgende Vergleiche statthaft sein:
- Im allgemeinen Luftreiseverkehr der heutigen Zeit gelten andere Sicherheitsmaßstäbe als in der Pionierzeit der Fliegerei.
- Im heutigen chirurgischen Alltag werden andere Sicherheitsansprüche gestellt als in der Anfangszeit der Narkosetechnik.

In beiden Fällen kristallisierten sich durch die Erfahrung im breiten Einsatz bestimmte Sicherheitskautelen heraus, die dann Standard wurden. Beim Arzneimittel ist dies die Kenntnis der Wirkung, Anwendungsweise, Nebenwirkungen und Kontraindikationen.

Zurück zur Infusionstherapie: In Anlehnung an die GMP[1]-Richtlinien, die einen Qualitätsmaßstab auf Herstellerseite darstellen, wird daher für den Anwenderbereich folgerichtig Good Hospital Practice, also GHP, gefordert. Nach Ahnefeld konzentriert sich das Problem in diesem Bereich auf das Zumischen und Zuspritzen von Pharmaka (1). Es leuchtet ein, daß eine Kette nur so stark oder sicher sein kann wie ihr schwächstes Glied.

Ein minderwertiges Mischpult macht die Aufnahmequalität des besten Tonstudios zunichte!

Über den Umgang mit Risiken

Jeder hat ständig mit Risiken umzugehen. Doch – wie man besonders anschaulich bei Kleinkindern sehen kann – ist dabei nur derjenige erfolgreich, der die Risiken
- überhaupt kennt
- im Einzelfall erkennt
- sie einschätzen kann.

Umgang mit Risiken bedeutet also, abwägen

---
[1] GMP = Good manufacturing practices

und entscheiden zu können. In der Medizin heißt das konkret:
a) Wie groß ist - unter Annahme einer bestimmten Erkrankung - das Risiko einer unterlassenen Therapie?
b) Wie groß ist bei Durchführung dieser Therapie das Risiko aller möglichen Nebenwirkungen?

Dabei gilt es zu beachten, daß auch bei besten allgemeinen und individuellen Kenntnissen bei jeder Therapie ein Rest von unkalkulierbarem Risiko bleibt.

Wie die dazu notwendigen Erkenntnisse gewonnen und umgesetzt werden können, zeigt das Beispiel einer unentbehrlichen Antibiotika-Gruppe, der Aminoglykoside:
- Bewährung im klinischen Alltag
- gelegentliches Auftreten von Gehörschäden unter der Therapie
- Ermittlung der Korrelation Nebenwirkung - Dosierung - Dauer der Aminoglykosid-Therapie, d.h.
- Erkennen der entscheidenden Parameter Blutspiegel und Therapiedauer
- Konsequenz: Entwicklung praktikabler Testkits; möglichst kurze Therapie unter Blutspiegelkontrolle.

Der behandelnde Arzt bedient sich hier per Antibiogramm und Blutspiegelüberwachung konsiliarischer Leistungen anderer Abteilungen. Das Resultat: Risikominimierung. Dieses Prinzip ist weitverbreitet und selbstverständlich. Nur sind die Zusammenhänge bei der Mischung von Parenteralia nicht so klar bzw. offenkundig.

Meldungen über Schadens- bzw. Todesfälle sind hier aus verschiedenen Gründen unwahrscheinlich. In einer grundlegenden Betrachtung eines Pathologen zeigt sich, wie schwierig die Zuordnung von Ursachen zu Krankheitsbildern bzw. Todesfällen ganz allgemein ist (11).

Die revidierte Auffassung von der Todesursache als „Summationsphänomen von Störeffekten" relativiert das bisherige einfache Ursache-Wirkungsdenken und vermeidet damit von vornherein das Dilemma einer fehlleitenden Klassifizierung (12).

Dieser neue Ansatz will sicher nicht die Bedeutung der Nebenwirkungs-Meldesysteme in Frage stellen, sondern legt eher Verbesserungen nahe.

Der Erfassungsbogen der Arzneimittelkommission der Deutschen Ärzteschaft z.B. ist für eine Meldung anwendungsbedingter Nebenwirkungen wenig geeignet, weil das Eintragen der nötigen Angaben durch das vorgegebene Raster Schwierigkeiten macht. Ein für diese speziellen Belange besser zugeschnittenes Formular wird in dieser Broschüre vorgestellt.

Was die Auswertung von solchen Meldungen angeht, so kann der Wert einer Statistik natürlich nicht besser sein als das, was an Informationen am Anfang eingebracht wird. Mit steigender Kenntnis möglicher Risiken werden jedoch Entscheidungen für Mischinfusionen bewußter und kritischer gefällt.

Der Kompromiß

Aus dem bisher Gesagten geht hervor, daß die kombinierte Anwendung von Parenteralia oftmals einen Kompromiß darstellt, nämlich einen Kompromiß zwischen therapeutischen Erfordernissen auf der einen und pharmazeutischen Möglichkeiten auf der anderen Seite. Die beiden Extreme lassen sich in etwa so beschreiben:
- improvisiertes Mischen nach dem Cocktailprinzip, charakterisiert durch additives Denken, fehlendes Problembewußtsein;
- kategorisches Ablehnen jeder Mischung.

In beiden Fällen ist dem Patienten wenig gedient. Es gilt, in dem umschriebenen Bereich ein Optimum zu finden und die rechtliche und moralische Verantwortung für den Arzt tragbar zu machen.

Einige Definitionen und Abgrenzungen

Inkompatibilität ist die Unverträglichkeit verschiedener Stoffe miteinander. Arzneimittelrechtlich spricht man von Inkompatibilität, wenn Stoffe zusammengebracht werden, die nicht zusammengebracht werden dürften, da sonst physikalische oder chemische Veränderungen der Stoffe eintreten.

Im Gegensatz zur Interaktion betreffen Inkompatibilitäten im wesentlichen störende Vorgänge außerhalb bzw. unter Nichtbeteiligung des Körpers (in vitro). Die Qualität der Arzneimittel wird beeinträchtigt, der therapeutische Wert gemindert. Beispiel: Aminophyllin fällt in sauren Infusionslösungen oder bei sauren Zusätzen aus.

Interaktionen, Wechselwirkungen im engeren Sinne, finden dagegen im Organismus statt. Auswirkung je nach therapeutischer Absicht positiv oder negativ. Beispiel: Aminophyllin hebt bereits in i. v. Dosen von 60 mg die sedierende Wirkung von Diazepam auf (33).

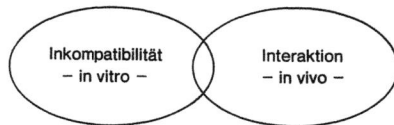

Dem Kliniker wird diese Unterscheidung vielleicht insofern nicht allzu bedeutend erscheinen, als er in beiden Fällen vorrangig negative Einflüsse durch die Kombination von Pharmaka sieht.

Inkompatibilitäten lassen sich nach KÖCHEL (7) wie folgt unterteilen:
I visuell sichtbare, physikalisch-chemische Inkompatibilitäten
II larvierte, physikalisch-chemische Inkompatibilitäten
III therapeutische Inkompatibilitäten.

Arzneimittelrechtliche Aspekte

So wie es jedem, der Arzneimittel herstellt und in Verkehr bringt, verboten ist, bedenkliche Arzneimittel in Verkehr zu bringen, so ist es auch dem Arzt nicht gestattet, Arzneimittel anzuwenden, welche möglicherweise bedenklich sind.

Arzneimittelrechtlich bedenklich sind Arzneimittel, bei denen nach dem jeweiligen Stand der wissenschaftlichen Erkenntnisse der begründete Verdacht besteht, daß sie bei bestimmungsgemäßem Gebrauch schädliche Wirkungen haben, die über ein nach den Erkenntnissen der medizinischen Wissenschaft vertretbares Maß hinausgehen.

Diese Entscheidungssituation trifft den Kliniker Tag für Tag, insbesondere dann, wenn er auf Intensivstationen tätig ist. Vor jeder Therapieentscheidung obliegt es ihm, erwünschte gegen unerwünschte Wirkungen bzw. das Risiko eines Schadens durch die beabsichtigte Therapie gegen das Risiko der unterlassenen Therapie oder einer Alternativtherapie abzuwägen.

Der Arzt entscheidet in der Regel allein und trägt auch für die Entscheidung die Verantwortung, welche Therapie er einschlägt. Oftmals muß er den mutmaßlichen Willen des Patienten, ohne den der Heileingriff nicht zulässig wäre, ergründen und dann im Sinne des Patienten handeln. Dies ist immer eine Entscheidung unter Risiko.

Für den Arzt unproblematisch ist der Fall, daß ein Injektionspräparat einem Infusionspräparat durch Injektion in die der Armvene zuführende Kanüle verabreicht wird. Dieser Vorgang ist in der Regel kein Mischen im eigentlichen Sinne, sondern unmittelbare therapeutische Anwendung. Für diese therapeutische Anwendung liegt die Verantwortung beim Arzt. Er muß abwägen, ob die Zufuhr des auf diese Weise injizierten Präparates im Hinblick auf den Zustand des Patienten angebracht und bei der Nutzen-/Risiko-Abwägung angezeigt ist.

Rechtlich anders stellt sich die Situation allerdings dar, wenn echte Mischungen in der Klinik hergestellt werden. Stellt z. B. die Klinikapotheke aus zugekauften Infusionslösungen und Injektionslösungen oder sonstigen Stoffen durch Vermischen Arzneimittel her, welche im voraus hergestellt und in einer zur Abgabe an den Verbraucher bestimmten Packung an die Stationen abgegeben werden, so handelt es sich um Fertigarzneimittel im Sinne von § 21, Abs. 1 in Verbindung mit § 4, Abs. 1 AMG, welche der Zulassungspflicht unterliegen würden. Allerdings bedarf es einer Zulassung nicht für Arzneimittel, die zur Anwendung beim Menschen bestimmt sind und aufgrund nachweislich häufiger ärztlicher Verschreibung in einer Apotheke in Chargengrößen bis zu 100 abgabefertigen Packungen an einem Tag im Rahmen des üblichen Apothekenbetriebes hergestellt werden und zur Abgabe in dieser Apotheke bestimmt sind.

Davon zu unterscheiden ist aber der Fall, daß aufgrund von Einzelanweisungen, z. B. der Station an die Klinikapotheke, einzelne Arzneimittel aus zugekauften Infusionslösungen und Injektionslösungen oder sonstigen Stoffen hergestellt werden. Hierbei handelt es sich nicht mehr um *Fertigarzneimittel*, sondern um *Einzelzubereitungen*, welche nicht der Zulassungspflicht unterliegen.

Unabhängig davon darf auch die Klinikapotheke, welche solche Arzneimittel herstellt, diese nicht in Verkehr bringen, wenn sie bedenklich sind.

Dabei ist zu beachten, daß es Zweck des Arzneimittelgesetzes ist, für die Sicherheit im Verkehr mit Arzneimitteln zu sorgen, insbesondere Qualität, Wirksamkeit und Unbedenklichkeit im Interesse einer ordnungsgemäßen Arzneimittelversorgung sicherzustellen.

Selbstverständlich ist jedes Umfüllen, jedes Zumischen, soweit es nicht Teil therapeutischer Anwendung ist, ein Hersteller im Sinne des AMG (vgl. § 4 Abs. 14 AMG). Grundsätzlich ist das Herstellen von Arzneimitteln erlaubnispflichtig gemäß § 13 AMG. Dieser Erlaubnis bedarf allerdings die Klinikapotheke nicht, soweit die Herstellung im Rahmen des üblichen Apothekenbetriebes geschieht. Einzelanfertigung aufgrund ärztlicher Verschreibung bedarf keiner Erlaubnis. Dies ergibt sich aus § 13 Abs. 2 AMG. Durch den Zusatz „im Rahmen des üblichen Apothekenbetriebes" bringt der Gesetzgeber zum Ausdruck, daß er nur solche Produkte von der Herstellerlaubnis ausnehmen will, welche in dem eigenen Apothekenbetrieb abgegeben werden.

Krankenhausapotheken per se bedürfen aufgrund der gesetzlichen Regelung des § 13 Abs. 2 Ziffer 2 AMG einer Apothekenbetriebserlaubnis nach § 14 des Apothekengesetzes. Die Träger sind deshalb im Rahmen der Befugnis, Arzneimittel abzugeben, von der Erlaubnispflicht für die Herstellung der fraglichen Arzneimittel befreit.

Dennoch ist zu beachten, daß – wie oben dargelegt – keine bedenklichen Arzneimittel in Verkehr gebracht werden dürfen, wobei „in Verkehr bringen" bereits das Vorrätighalten zum Verkauf oder zu sonstiger Abgabe, das Feilhalten, das Feilbieten und die Abgabe an andere einschließt.

Die Beurteilung des Kriteriums der Bedenklichkeit unterliegt einer Eigendynamik, da Arzneimittel immer dann bedenklich sind, wenn nach dem jeweiligen Stand der wissenschaftlichen Erkenntnisse der begründete Verdacht besteht, daß sie bei bestimmungsgemäßem Gebrauch schädliche Wirkungen haben, die über ein nach den Erkenntnissen der medizinischen Wissenschaft vertretbares Maß hinausgehen (vgl. § 5 Abs. 2 AMG).

Dies bedeutet für den jeweils Verantwortlichen, daß er sich auf dem jeweils neuesten Stand der Erkenntnisse zu halten hat. Dazu gehört auch, daß der jeweilige Hersteller sein Arzneimittel beobachtet. Unabhängig davon hat natürlich der Hersteller alle Maßnahmen zu treffen, die erforderlich sind, um Gesundheitsschäden zu vermeiden oder auf ein vertretbares Maß herabzusetzen. Hierzu dient insbesondere die Information des anwendenden Arztes und ggf. auch des Patienten in Form von deutlichen Warnhinweisen oder sonstigen Hinweisen auf Nebenwirkungen und Kontraindikationen. Diese Informationen sollen dem Arzt resp. dem Patienten Klarheit über die Anwendungsrisiken verschaffen und ihm die Möglichkeit geben, die Nutzen-/Risiko-Abwägung im Rahmen der therapeutischen Anwendung des Arzneimittels vorzunehmen.

Natürlich reicht es für die Bejahung der Frage der Bedenklichkeit nicht aus, daß nur ein höchst unpräziser Verdacht der Schädlichkeit vorliegt. Die Schädlichkeit muß vielmehr durch wissenschaftliche Erkenntnisse oder Erfahrungen begründet sein. Wo diese Erkenntnisse herrühren, ob aus theoretischen Überlegungen oder praktischen präklinischen oder klinischen Untersuchungen, ist nicht relevant.

Naturgemäß lassen sich Nebenwirkungen bei wirksamen Arzneimitteln kaum ausschließen. Deshalb muß immer abgewogen werden, daß der therapeutische Nutzen höher ist als der mögliche Schaden, welcher durch die Anwendung hervorgerufen werden kann. Das Kriterium, welches bei der Zulassung durch die Bundesoberbehörden zugrundegelegt wird, ist das der Vertretbarkeit als Ergebnis der medizinischen Nutzen-/Risiko-Abwägung.

Bei der therapeutischen Anwendung ist, wie bereits dargelegt, die Aufklärung des Patienten soweit wie möglich erforderlich, wobei im Hinblick auf die Offenbarung von Befunden und des beabsichtigten Eingriffs erhebliches psychologisches Einfühlungsvermögen des Arztes erforderlich ist (43, 44). Bei der Risikoaufklärung gilt es, Komplikationsrate und Dringlichkeit des Eingriffs für den Patienten abzuwägen. Bei einem bewußtlosen Patienten muß in der Regel unterstellt werden, daß er die indizierte Therapie wünscht. Zur therapeutischen Entscheidung müssen also möglichst alle Umstände herangezogen werden, welche für die Entscheidung von Wichtigkeit sind.

Die technische Seite

Auf welche Weise bislang in der Praxis Medikamente und Infusionslösungen kombiniert werden, ist in einem Beitrag von Schmitz und Ahnefeld zusammengestellt worden (13):

I. Zumischen zu einer gebrauchsfertigen Infusionslösung

II. Kombinationen mit einer zweiten Infusionslösung
  A) in einem gemeinsamen Behältnis
  B) im Bypass
III. Zuspritzen in das Infusionssystem
  A) in den Schlauch
  B) über Dreiwegehahn.

Wie das im einzelnen vor sich geht, ist 1980 durch Befragung in 10 Krankenhäusern untersucht worden (3).

Dabei wurden folgende Kriterien berücksichtigt:
- Verordnung der Zusatzmedikation
- Ort der Herstellung der Mischinfusion
- Zeitpunkt der Zubereitung der Mischinfusion
- Personen, die Mischinfusionen zubereiten
- Vorgehen bei der Zusatzmedikation
- Aufbewahrung der fertigen Mischinfusion
- Kennzeichnung der Mischinfusion
- Einstellung der Tropfgeschwindigkeit
- Überwachung und Laufzeit der Infusion.

Es stellte sich heraus, daß die Zubereitung und damit großenteils auch die Kontrolle der Mischinfusionen weitgehend Laienkräften im Sinne des AMG überlassen war.

Die 5 Säulen der Stabilität

Ohne klare Vorstellungen über den Begriff Stabilität bleibt das Verständnis für (In)Kompatibilität begrenzt.

Das amerikanische Arzneibuch USP XX beschreibt fünf Arten der Stabilität (Tab. 1). Diese Kriterien schließen zugleich die Tatsache mit ein, daß neben der Kombination von Substanzen als solcher noch weitere Faktoren Einfluß auf die Stabilität haben können:
- Luftzutritt bei der Mischung und während der Infusion
  A) Kohlendioxid → pH-Verschiebung
  B) Sauerstoff → Oxidationsvorgänge
- Keimzutritt
- Lichteinstrahlung
- Behälter-, Filter- und Schlauchmaterial (31, 32, 35).

Tabelle 1

Stabilität	Gleichbleibende Eigenschaften während der Verwendungsdauer
Chemische Stabilität	Deklarierter Gehalt und chemische Stabilität aller aktiven Bestandteile bleiben innerhalb angegebener Grenzen. Hier hat sich im internationalen Gebrauch die 90-95%-Grenze durchgesetzt, sofern keine toxischen Abbauprodukte entstehen
Physikalische Stabilität	Eigenschaften wie Aussehen, Geschmack, Einheitlichkeit, Löslichkeit und Suspendierbarkeit bleiben erhalten
Mikrobiologische Stabilität	Sterilität oder Widerstandsfähigkeit gegen mikrobielles Wachstum. Bleibende Wirksamkeit von Konservierungsmitteln
Therapeutische Stabilität	Therapeutische Wirksamkeit bleibt unverändert
Toxikologische Stabilität	Keine signifikante Steigerung der Toxizität

Welche Folgen sind für den Patienten durch parenterale Mischungen möglich?

Die Wirkung gleichzeitig verabreichter Arzneistoffe kann durch wechselseitige Beeinflussung abgeschwächt, verstärkt oder durch toxische Reaktionsprodukte auf eine unerwartete Weise verändert werden. Doch von diesen pharmakodynamischen und pharmakokinetischen Auswirkungen soll hier nicht die Rede sein.

Partikelbelastung/Materielle Verunreinigungen

Mit dem bloßen Auge lassen sich nur Partikel ausmachen, die größer als etwa 50 μm sind. Die Entwicklung von geeigneten automatischen Zählgeräten gestattet seit einiger Zeit, auch kleinere und kleinste Partikel in statistisch aussagekräftigem Umfang zu erfassen (4-6).

Ein großer Teil der in Infusionslösungen gefundenen Partikel hat Durchmesser von 2-50 μm und liegt damit in der Größenordnung von Blutbestandteilen, wobei diese allerdings den physiologischen Vorteil haben, daß sie verformbar sind.

Abgesehen davon, daß diese Verunreinigungen aus verschiedenen Materialien bestehen können (s. Tab. 2), ist es für eine pragmatische Betrachtung wichtig zu wissen, *woher* sie kommen.

Tabelle 2. Materialien von Partikeln in Infusionslösungen (1)

Gummipartikel	Plastikbestandteile
Elastomere	Glasfasern
Holzstückchen	Gelatine
Zellulose	Salze
Papierfasern	Pilze
Stärkeähnliche Partikel	Diatomeen
Lacküberzug	Krustazeen

Hierbei lassen sich zwei Gruppen unterscheiden:
A) die herstellungsbedingte Kontamination: durch Lösung + Behältnis + Verschluß
B) die anwendungsbedingte Kontamination: durch Zubehör + Handhabung.

In für die Intensivtherapie relevanten Simulationsversuchen zeigte sich, daß die aus Rubrik B resultierende Belastung diejenige aus Rubrik A um ein Vielfaches übertraf.

Der Hauptteil geht also auf das Konto der Zusatzinjektionen (30).

Insbesondere für eine länger dauernde Infusionstherapie sind daraus erwachsende potentielle Gefahren für den Patienten nicht zu bestreiten. Nicht allein das einzelne große, sondern ebenfalls die Massierung vieler kleiner Teilchen kann zur Gefäßverstopfung oder Ausbildung von Fibrosen bzw. Nekrosen führen oder an der Entstehung einer respiratorischen Insuffizienz mit beteiligt sein. Dabei ist die Ausgangslage gerade bei Intensivtherapie-Patienten oft besonders ungünstig (14, 28, 30, 36).

Wie kann hier das Risiko gemindert werden? Die Herstellung absolut partikelfreier Lösungen ist aus technischen und finanziellen Gründen nicht zu erwarten. Überhaupt nehmen bislang auch nur wenige Arzneibücher zu diesem Problem in Form von Grenzwerten Stellung, weil die entscheidenden Kriterien für eine Partikelbegrenzung noch nicht gefunden sind. Schließlich gibt es der Natur nach verschiedene Arten von Partikeln (vgl. Tab. 2), die wiederum nach Metabolisierbarkeit oder Ausscheidungsfähigkeit usw. unterteilt werden können.

Etliche Wissenschaftler, die sich mit diesen Fragen eingehend befaßt haben, sehen keinen Grund mehr, hier noch weiter zu forschen, ohne nicht schon jetzt das Mögliche zu tun, um den Partikeleinstrom am Patienten deutlich zu senken.

Vergleicht man mit diesem Ziel die Partikelanteile nach ihrer Herkunft, so zeigt sich, daß allein durch Zusatzinjektionen eine größere Belastung entsteht, als der Summe der Partikel aus Infusionslösung, Stopfenabrieb und Infusionssystem entspricht. Der patientennahe Einsatz von Filtern ist zu begrüßen, seine Effektivität bleibt jedoch wegen der Durchflußminderung und Verlegungsgefahr begrenzt. Zumindest sollten Infusionsgeräte mit eingebautem 15 μm-Filter (DIN 58 362) verwendet werden, um „grobe" Partikel abzufangen.

Neuere Arbeiten belegen, daß 5 μm-Filter erwartungsgemäß erheblich effizienter sind. Statt 10% (15 μm) vermögen sie ca. 90% der anfallenden Partikel zu eliminieren, ohne die Durchflußraten in kritischem Ausmaß zu vermindern (30). So scheint sich diese Porenweite als brauchbarer Kompromiß herauszukristallisieren. Die Praktikabilität soll auch für den klinischen Routinebetrieb unter bestimmten Voraussetzungen gegeben sein:

Durch regelmäßiges bzw. gezieltes Durchspülen des Systems mit physiologischer Kochsalzlösung, besonders nach Zusatzinjektionen, kann ein Verlegen der Filterfläche weitgehend vermieden werden (36).

Auf völlig anderer Ebene liegt die Gefahr ei-

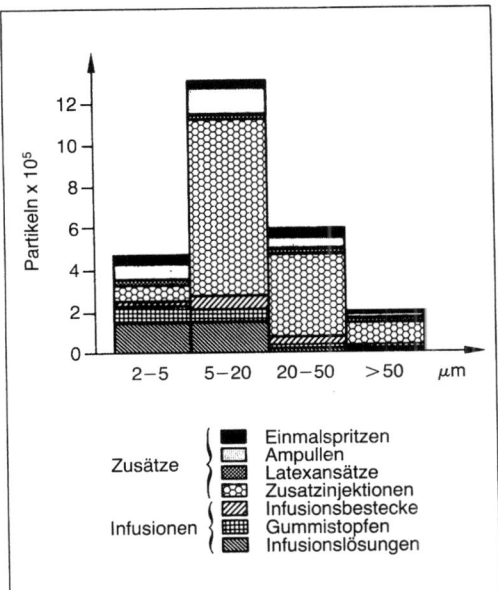

Abb. 2. Partikelbelastung eines Patienten und Herkunft der Partikeln während 24 Std. Intensivtherapie (Modellversuch aus: F. W. AHNEFELD, Infusionslösungen, Bd. 14 d. R. Klinische Anästhesiologie und Intensivtherapie, Springer Verlag, Berlin, Heidelberg, New York 1977)

nes trügerischen Sicherheitsgefühls, vor dem Daschner gewarnt hat: Bakterien können diese Filter natürlich nicht erfassen.

Mikrobielle Belastung

Was die bakterielle Kontaminationsgefahr betrifft, so ist sie eng mit dem vorigen Kontext verbunden. Die wunden Punkte sind hier neben den Einstichstellen für Zusatzinjektionen die Konnektionsstelle zwischen zentralvenösem Katheter und Infusionssystem, die Kathetereintrittsstelle in die Haut und die Katheterabdeckung.

Filter mit einer Porenweite von 0,2 μm, die Mikroben abzuhalten vermögen, sind bislang nicht für die Routine geeignet.

In den USA steigt die Zahl der Zumischdienste[1] in Klinikapotheken ständig, die Personalstruktur ist entsprechend ausgelegt (27). Um die Sicherheit des Verfahrens zu belegen, sind Sterilitätstestprogramme erarbeitet worden. Dabei ging man davon aus, daß besonders bei Antibiotika-Zumischungen allzu leicht Autosterilität unterstellt wird. Es wurde deshalb geprüft, welche Keime sich unter verschiedenen Bedingungen in welchen Zeiträumen vermehren (15, 17).

Dabei zeigte sich, daß zwar einige Keime in diesen viel gebrauchten Infusionsmischlösungen schlecht oder gar nicht wuchsen, andere dagegen umso besser, wobei insbesondere „typische" Hospitalismuskeime wie Staphylokokken, Klebsiella, Serratia, Enterobacter und Pseudomonas erwähnt werden (16, 19, 22).

Möglichkeit und Ausmaß der bakteriellen Kontamination steigen verständlicherweise mit der Anzahl der erfolgten Manipulationen beim Mischen parenteraler Lösungen (4). Besonders anfällig sind wegen ihrer guten Nährbodeneigenschaften natürlich Lösungen für die parenterale Ernährung. Spätestens hier leuchtet die Forderung nach aseptischer Zubereitung von Mischungen ein. In Karlsruhe war das Angebot eines Mischlösungs-Service durch die Apotheke speziell für die Neonatologie erfolgreich und ist zur ständigen Einrichtung geworden (18). Analoge Erfahrungen wurden in Nürnberg bei der Herstellung von Komplett-Mischlösungen für chirurgische Patienten gemacht

(26). Initiativen in dieser Richtung erscheinen für den Intensivbereich besonders wertvoll, da neben den speziellen intensivmedizinischen Maßnahmen schon der Patient einige Ursachen von Krankenhausinfektionen bedingt (21):

allgemeine Abwehrschwäche (Polytrauma, Herzinfarkt)
Immundefekte
hohes Alter
lokale Gewebeschwäche
Antibiotikatherapie
Zytostatikatherapie
Strahlentherapie.

Lösungswege

Erhebungsbogen für Kompatibilitätsaussagen

Die Frage nach der Mischbarkeit von Injektions- mit Infusionslösungen reicht im Grunde tiefer als sie in der Praxis klingt. Zur Erarbeitung einer praxisgerechten, d.h. therapeutisch hilfreichen Aussage sei folgender Erhebungsbogen vorgeschlagen, der hier zunächst bewußt ausführlich gestaltet wurde (vgl. S. 379).

Aus der Struktur des Fragebogens geht hervor, welche Personengruppen bzw. Stellen bei einem solchen Lösungsmodell beteiligt würden:
- Schwester/Pflegepersonal
- Hygiene-Fachkraft
- Stationsarzt
- Klinikapotheker + Labor
- Hersteller + Labor.

Es sind damit verschiedene Denkansätze vertreten, nämlich der praktisch-orientierte, der therapeutisch-orientierte und der stofflich-orientierte.

Für die Koordination einer dezentralen Kompatibilitätsforschung bietet sich der Klinikapotheker an. Er steht traditionell in kontinuierlichem und kompetentem Kontakt mit dem Hersteller.

Als Beispiel für dessen Bemühungen um praxisgerechte Information sei erwähnt, daß die Arbeitsgemeinschaft Deutscher Krankenhausapotheker (ADKA) in den 70er Jahren in Zusammenarbeit mit dem Bundesverband der Pharmazeutischen Industrie die sogenannten Standardinformationen für Krankenhausapotheker entwickelt hat (23).

Diese nach einem vorgegebenen Raster zusammengestellten Angaben zu den wichtigen Klinikpräparaten bilden die Grundlage für

---
[1] „iv-admixture services" – Anfertigung von parenteralen Mischungen unter aseptischen Bedingungen (LF-Box etc.)

Erhebungsbogen für Kompatibilitätsaussagen
Bitte in Zusammenarbeit mit Pflegepersonal
ausfüllen und an die Apotheke zurücksenden.

A) Verwendete Infusionslösung:

Präparat:

Stärke:

Volumen:

Hersteller:

Chargenbezeichnung:

Verfalldatum:

Behältermaterial: Glas   PE   PVC

B) Verwendete Injektionslösungen:

              1   2   3   4   5

Name:

Stärke:

Volumen:

Hersteller:

Chargenbezeichnung:

Verfalldatum:

Lyophilisat?

C) Mischvorgang:

1. Reihenfolge der Mischung:
2. Zeitraum zwischen Herstellung
 der Mischung und Applikation   Std.   Min.
3. Verordnete Infusionsgeschwindigkeit in ml/min:
 Art der Steuerung
 Kolbenpumpe/Infusionsregler/Schlauchrollen-
 pumpe/Peristaltikpumpe
4. Infusionsdauer
5. Die Injektion der Zusatzmedikation erfolgte
 in das Infusionsbehältnis
 in das Infusionssystem (Dreiwegehahn, T- oder
 Y-Stück, Latexstück etc.)
6. Wurde ein Infusionssystem mit Belüftungsfilter
 verwendet?

D) Patient (Initialen):

Diagnose(n):

Alter:

Begleiterkrankungen:

Co-Medikation:

E) Therapeutische Zielsetzung:

Station: Klinik:

Stationsarzt:

Sonstige Anmerkungen, wie z. B.:
- apparative Besonderheiten, wie Messung des
 ZVD, Bypass inj., Dreiwegehahn
- Lokalisation des Filters im Infusionsgerät
- Material des Infusionsgerätes
- räumliche Gegebenheiten (laminar flow?)

---

eine zugriffsfähige Dokumentation über einzelne Arzneimittel in der Krankenhausapotheke.

Dort finden sich auch „technische Daten" zum Wirkstoff bzw. zur fertigen Arzneiform: Löslichkeit, Stabilität, Dissoziationskonstante, pH-Wert, Osmolarität usw.

Dem Klinikapotheker ist es damit in bestimmten Fällen möglich, näherungsweise Aussagen zu angestrebten Mischungen zu machen (24, 25).

Sofern keine herstellerseitigen Kompatibilitätsangaben vorliegen, kann sich der Krankenhausapotheker durch Einsicht in verschiedene Standardwerke (z. B. 29) bzw. Übersichtsarbeiten (40, 42) ein erstes Bild davon machen, was prüfenswert bzw. was von vornherein auszuschließen ist.

Stellenwert der Laborarbeit

Um auf empirischem Wege zu weiteren entscheidungsrelevanten Erkenntnissen zu gelangen, sind verschiedene Untersuchungsprogramme entwickelt worden. In einem den Klinikbedingungen möglichst nahekommenden „Simulationsversuch werden über 24 Stunden folgende Parameter beobachtet bzw. gemessen:
Gasentwicklung,
Opaleszenz, Trübung, Ausfällung,
Verfärbung,

pH-Wert, Titrationsazidität, Absorption im Bereich von ca. 200–700 nm unter besonderer Berücksichtigung charakteristischer Banden (UV/VIS-Spektrometrie).

Die Benutzung bestehender Kompatibilitätslisten sollte durch den Klinikapotheker erfolgen, der die Angaben vergleicht, die Relevanz der Mischungsverhältnisse und Methodiken prüft und entscheidet, ob weitere Prüfungen erforderlich sind[1]. Der Klinikapotheker kann den Umfang der Probleme am besten abschätzen. Wenn bei ihm die Anfragen der jeweils versorgten Kliniken zusammenlaufen, gelingt eine Selektion dessen, was zu prüfen sich lohnt. Die Kosten für die Untersuchung einer binären Mischung dürften je nach Umfang zwischen DM 100,- und 5000,- liegen. Daraus läßt sich der finanzielle Aufwand ermessen, der entstünde, wenn therapeutisch wenig sinnvolle Kombinationen geprüft würden. Die entmutigende Unzahl theoretisch möglicher Kombinationen macht eine sorgfältige Auswahl nach klinischer Relevanz unverzichtbar.

Allgemeine Richtlinien

Im Bestreben, die Praxis bei Mischungen von vornherein so übersichtlich und sicher wie möglich zu gestalten, sind von verschiedener Seite Empfehlungen ausgesprochen worden, die unmittelbar beherzigt werden sollten.

Nach Ahnefeld und Kilian seien genannt (6):
1. Die Veränderung einer gebrauchsfertigen Infusionslösung durch Zumischen und Zuspritzen eines Medikamentes sollte nur bei wirklicher therapeutischer Notwendigkeit erfolgen.
2. Das Zumischen sollte zügig erfolgen und nur nach vorheriger Information über mögliche Inkompatibilitäten.
3. Um das Problem möglicher Inkompatibilitäten überschauen zu können, sollte sich das Zumischen möglichst auf ein Medikament pro Infusionslösung beschränken.

---
[1] Wertvolle Hinweise sind auch einem amerikanischen Handbuch zu entnehmen (69).

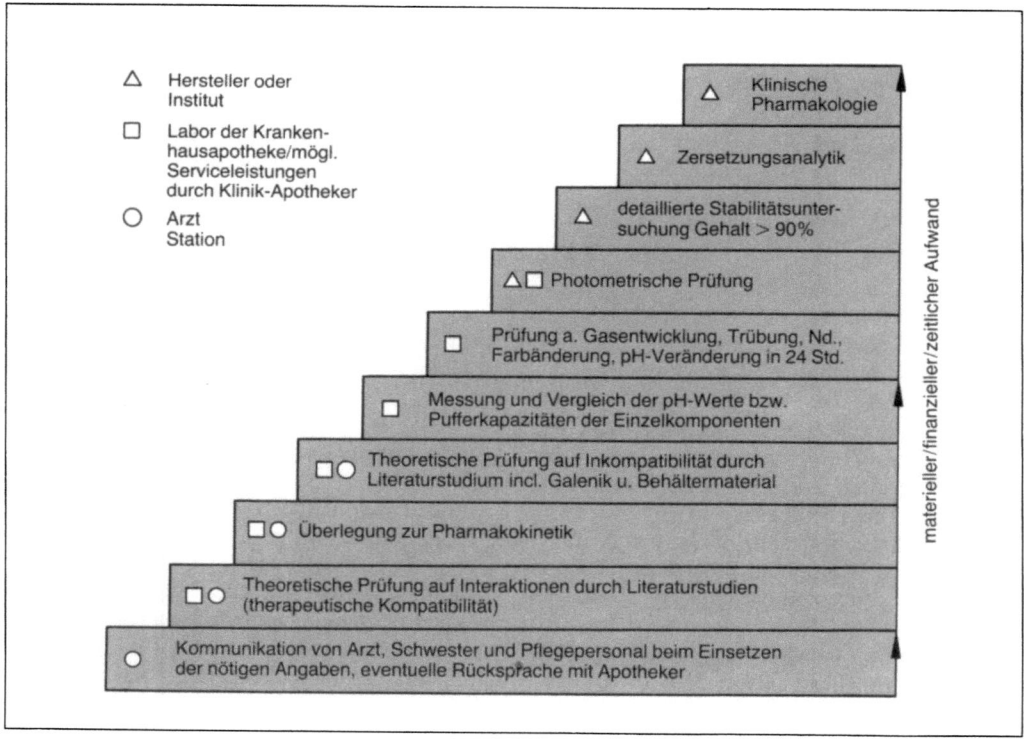

Abb. 3

Gefahrenquellen

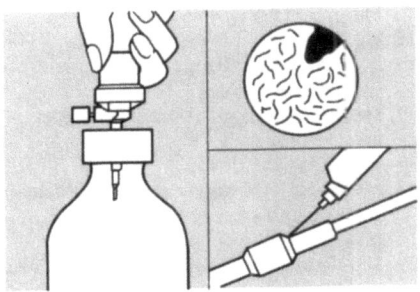

1. Handhabung der Technik
2. Kontamination
3. Unverträglichkeiten aus der Therapie

Abb. 4

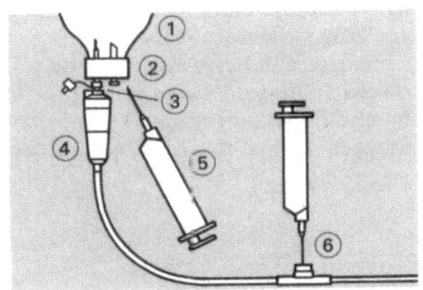

Gefahrenquelle: Mikrobielle Kontamination

1. Behälter
2. Behälterverschluß
3. Belüftung
4. Infusionsgerät
5. Zusatzinjektion
6. separate Zuspritzvorrichtung

Abb. 5

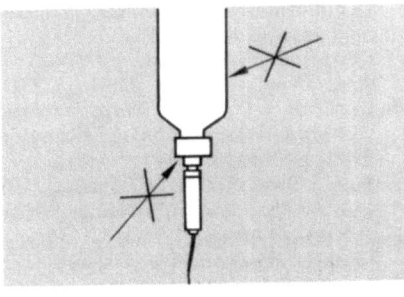

Gefahrenquelle: Belüftung des Infusionssystems

Mikrobielle Kontamination
Zutritt ungefilterter Raumluft

Abb. 6

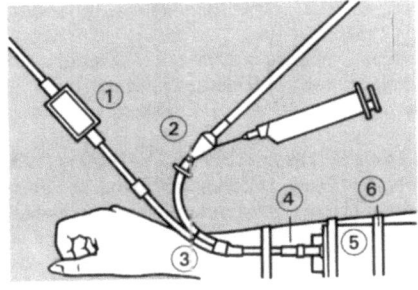

Gefahrenquelle: Mikrobielle Kontamination

1. Inline-Filter
2. Elastisches Verbindungsstück
3. Y-Stück
4. Konnektionsstelle (Katheter-Infusionssystem)
5. Kathetereintrittsstelle
6. Katheterabdeckung (feuchte Kammer)

Abb. 7

4. Medikamente, die erst durch Mischen mit einem Diluens gebrauchsfertig werden, sollen prinzipiell nicht einer Infusionslösung zugemischt werden, sondern gegebenenfalls im Bypass infundiert werden.
5. Bestimmte Lösungen sollen von vornherein nicht zum Zumischen verwendet werden:
   a) Aminosäurenlösungen
   b) Fettemulsionen
   c) Konzentratlösungen zur Osmotherapie oder zur Korrektur von Störungen des Säuren-Basen-Haushalts
   d) Blut und Blutderivate
   e) hochkonzentrierte Kohlenhydratlösungen.

Mögliches Stufenprogramm zur Kompatibilitätsprüfung

Das im folgenden skizzierte Stufenprogramm (Abb. 3, S. 380) zeigt schließlich einen Weg der Zusammenarbeit auf, unter Berücksichtigung des zwangsläufig steigenden Aufwandes.

Es leuchtet ein, daß beispielsweise eine mikrobiologische Testung oder eine erschöpfende Stabilitäts- und Zersetzungsanalytik nur in klinisch wichtigen Fällen durchgeführt werden kann.

Literatur

1. Schmitz JE, Ahnefeld FW, Kilian J (1979) Probleme bei der gleichzeitigen parenteralen Applikation von Medikamenten. Pharmazie heute 80, Bd II, Juli 1979 und Aug./Sept. 1979 (als Beilage der Dtsch Apoth Ztg)
2. Felis W (1981) Kompatibilitätsstudie MPS, Mainz
3. Schaaf D (1980) Herstellung von Mischinfusionen in der Praxis. Infusionstherapie u Klin Ernährung 6: 320 oder Krankenhauspharmazie (1981) 2: 34
4. Einberger C und Schmitt D (1981) Sterilität und Partikelgehalt. Krankenhauspharmazie 2: 8
5. Messerschmidt W (1980) Krankenhauspharmazie 1: 24
6. Ahnefeld FW, Schmitz JE und Vogel HR (1980) Kontaminationen, Inkompatibilitäten und Interaktionen bei der Anwendung von Infusionslösungen und Medikamenten. Medizinisch-Pharmazeutische Studienges VII, Bad Kreuznach
7. Köchel F (1967) Inkompatibilitäten von Mischungen parenteraler Lösungen. Krankenhaus-Apotheke 17: Mitteilung 1, Krankenhaus-Apotheke 17: Mitteilung 2
8. Schuster HP, Gilfrich und Rey (1980) Inkompatibilitätsprobleme im intensiv-medizinischen Bereich aus der Sicht des Klinikers. Medizinisch-Pharmazeutische Studienges VII, Bad Kreuznach
9. Ahnefeld FW Good Hospital Practices - Eine zusätzliche Voraussetzung für die Arzneimittel-Sicherheit (1 Referat aus 6.)
10. Infusionslösungen. Techn Probleme in der Herstellung und Anwendung. Klin Anaesthesiologie und Intensivtherapie 14 (1977), Springer Verlag
11. Leiss J (1982) Die Todesursache unter individualpathologischen Gesichtspunkten. Dtsch med Wschr 107: 1069 ff.
12. Becker V et al (1977) Todesursache als Summationsphänomen. Therapiewoche 27: 8811
13. Frey R, Kimbel KH, Lenz E (Hrsg.) (1979) Arzneitherapie - Fortschritte, Fehler, Gefahren. Symposiumsband, G Fischer-Verlag
14. Schubert G, Reifferscheid P und Flach A (1972) Mikroembolien von Fremdmaterial nach Angiografien und i. v.-Infusionen. Dtsch med Wschr 97: 1745
15. Sterility-Testing, Program for Antibiotics and other Intravenous Admixtures. Amer J Hosp Pharm 39 (1982): 452
16. Blech MF, Noel N und Hartemann P (1980) Infusionslösungen: Risiko nosokomialer Infektion. Umweltmedizin 4: 63
17. Method for Testing Aseptic Technique of Intravenous Admixture Personnel. Amer J Hosp Pharm 39 (1982): 457
18. Meyer HJ und Wever K (1982) Arzneimittelherstellung und klinische Pharmazie. Krankenhauspharmazie 3: 29 ff.
19. Schramm G und Bianchi S (1982) Verkeimung rückläufiger Infusionsflaschen. Krankenhauspharmazie 3: 33
20. Daschner F Infektiöse Komplikationen bei der Infusionstherapie vgl. (10)
21. Börner U und Hempelmann G Hygienische Probleme in der operativen Intensivmedizin. Aus: Kompendium des Krankenhauswesens Hrsg Wilfried von Eiff, Band 2, Bettendorf Verlagsgesellschaft
22. Gaßner A et al (1978) Bakterielle Kontamination von Infusionslösungen für die parenterale Ernährung. Intensivmed 15: 99
23. Die Standardinformation für Krankenhausapotheker. Krankenhauspharmazie 1 (1981): 1
24. Herzfeldt CD (1980) Dissoziationskonstanten von Arzneistoffen - Eine Übersichtstabelle. Pharmaz Ztg 12: 608 ff.
25. Martin, Swarbrick und Cammarata (1975) Physikalische Pharmazie. Wiss Verlagsges Stuttgart
26. Scherbel G und Bock E (1982) „Mischinfusionslösungen in Beuteln - Galenik und Klinik". Krankenhauspharmazie 3: 131
27. Malky MI and Haspela NA (1981) Efficient method of preparing parenteral nutrition Solutions for neonates. Amer J Hosp Pharm 38: 384
28. Klaus E Materielle Verunreinigungen in Infusionslösungen. Review vgl (13): 54-69
29. Trissel LA (1984) Handbook on injectable drugs, 3rd Edition. ASHP 4630 Montgomery Avenue, Washington DC 20014 (ca. 600 Seiten)
30. Schmitz JE und Falk H (1983) Partikel in Infusionslösungen. Infusionstherapie 10: 250-253
31. Nedich RL (1983) Selection of containers and closure systems for injectable products. Amer J Hosp Pharm 40: 1924-1927
32. Kowaluk EA et al (1983) Drug loss in Polyolefin Infusion Systems. Amer J Hosp Pharm 40: 118
33. Arvidsson SB et al (1984) Aminophylline Inhibition of Diazepam Sedation. Lancet, Feb 25: 463
34. Schuster HP (1983) Medikamente und Infusionen in der Intensivmedizin. Intensivmed 20: 243-249
35. D'Arcy et al (1983) Drug Interactions with Medical Plastics. Drug Intell Clin Pharm 17: 726-731

36. Schäfers H-J und Vennebusch H (1983) Risiko der Fremdkörper-Kontamination bei Infusionstherapie vermeidbar. Anäst Intensivmed 24: 320-325
37. Knight P et al (1983) CaxP and Ca/P in the Parenteral Feeding of Preterm Infants. J Parent Enter Nutr 7: 110-114
38. Poole RL et al (1983) Calcium and Phosphorus in Neonatal Parenteral Nutrition Solutions. J Parent Enter Nutr 7: 358-360
39. Zusatzampullen-Elektrolytkonzentrate Salvia, Gebrauchsinformationen für Fachkreise, Prospekt
40. Rapp RP, Wermeling DP and Piecoro Jr JJ (1984) Guidelines for the administration of Commonly used intravenous drugs. Drug Intell Clin Pharm 18: 218-232
41. Monografie „Infusionslösungen für Erwachsene und Kinder", erstellt von Kommission B10 („Infusion und Transfusion") als Aufbereitung wiss Erkenntnismaterials (nach § 25 Abs 7 AMG II), im Frühjahr 1984 als Entwurf zur Diskussion gestellt
42. Niemiec PW et al (1984) Compatibility considerations in parenteral nutrient solutions. Am J Hosp Pharm 41: 893
43. Staak M (1982) Arzt und Recht: Hätten Sie Theodor Storm aufgeklärt? Med Trib 9: 53
44. Uhlenbruch W (1973/4) Infusionstherapie und Recht. Infusionstherapie 1: 72

Sicherheitskriterien bei der Hämodialyse

G. ROSSKOPF, D. RATH, R. HEITMEIER und F. VON DER HAAR

Einleitung

Die Behandlung von Patienten mit akuter bzw. chronischer Niereninsuffizienz ist inzwischen zu einem Routineverfahren geworden, das neben der klinischen Anwendung auch in sog. Limited Care Zentren und als Heimdialyse in der Wohnung des Patienten durchgeführt wird.

Neben dem mittlerweile erreichten hohen Entwicklungs- bzw. Fertigungsstand der zur Therapie verwendeten elektromedizinischen Geräte, Kunststoffeinmalartikel und Dialysierflüssigkeiten wurde dem Sicherheitsaspekt durch eine Vielzahl bereits erlassener oder in Kürze in Kraft tretender Gesetze, Verordnungen und Empfehlungen national und international Rechnung getragen, deren wichtigste in Tabelle 1 zusammengefaßt sind.

Die wesentlichen Gefährdungen, denen Dialysepatienten während der Behandlung in Ver-

Tabelle 1. Normen und Vorschriften für die Sicherheit bei Hämodialyse

Norm/Vorschrift	Titel
VDE 0750 Teil 1, 5.82 DIN IEC 601 Teil 1	„Sicherheit elektromedizinischer Geräte - Allgemeine Festlegungen"
VDE 0750 Teil 206, 9.84 DIN 57750 Teil 206	„Elektromedizinische Geräte - Hämodialysegeräte - Besondere Festlegungen für die Sicherheit"
VDE 0753 Teil 4, Entwurf	„Anwendungsregeln für Hämodialysegeräte"
VDE 0107 6.81 DIN 57107	„Errichten und Prüfen von elektrischen Anlagen in medizinisch genutzten Räumen"
VDE 0750 Teil 211, 12.84 DIN 57750 Teil 211	„Elektromedizinische Geräte - Medizinische Versorgungseinheiten - Besondere Festlegungen für die Sicherheit"
VDE 0751 Teil 1, ... 84 DIN 57751 Teil 1	„Instandsetzung, Änderung und Prüfung von elektrischen medizinischen Geräten - Allgemeine Festlegungen"
DIN 58352 Teil 1	„Extrakorporaler Kreislauf - Hämodialyse-Begriffe"
DIN 58352 Teil 2	„Extrakorporaler Kreislauf - Hämodialyse - Hauptmaße der Komponenten"
DIN 58352 Teil 3 (in Beratung)	„Extrakorporaler Kreislauf - Hämodialyse - Dialysatoren und Blutschlauchsysteme aus Kunststoffen - Anforderungen, Prüfung"
DIN 13090 Teil 3	„Kegel und Kegelverbindungen für medizinische Geräte - Dialysator-Blutanschluß"

Tabelle 2. Gefährdung bei der Dialyse durch das Einmalsystem (Kanülen, Überleitungen, Dialysator)

Blutverlust	Restblut, Ruptur der Dialysatormembran, Diskonnektion, Sickerblutungen
Thrombosierung des Blutes	nicht hämokompatible Materialien, Strömungshindernisse
Schädigung von Blutkörperchen	Ungeeignete, strömungsungünstige Bauteile
Vergiftung (auch Langzeiteinwirkung) durch Kumulation von Exo- und Endotoxinen	Weichmacherauswanderung, Desinfektionsmittel nach Behandlung zur Wiederverwendung, unzureichende Dialysator-Permeabilität
Eindringen von Partikeln und Krankheitserregern in das Blut	Unzureichende Spülung vor der Dialyse, unsaubere Materialien, Ruptur der Dialysemembran bei gleichzeitig ungünstigen Druckverhältnissen, Unsterilität, Pyrogene
Verletzung an Gefäßen	Schlechte Nadel, Fehlpunktion, falsche Positionen der Punktionskanüle
Luftembolie	Durch Luftinfusion, z.B. durch Undichtigkeit im Überleitungssystem vor der Blutpumpe

Tabelle 3. Gefährdung bei der Dialyse durch das Dialysegerät

Blutverluste durch innere Blutungen	Überheparinisierung
Thrombosierung des Blutes	Defekte Heparinpumpe
Unphysiologische Veränderung der chemischen Parameter	Falsches Mischungsverhältnis für die Dialysierflüssigkeit, defekte Leitfähigkeitsregelung und Überwachung
Schädigung von Blutkörperchen	Falsche Temperatur der Dialysierflüssigkeit, ungünstige Verhältnisse an der Blutpumpe, zu hoher Blutfluß
Denaturierung von Bluteiweißen	Falsche Temperatur der Dialysierflüssigkeit
Falsche Flüssigkeitsbilanz	Fehlerhafte Ultrafiltration durch Defekte, exzessive Ultrafiltration, umgekehrte Filtration
Verätzungen, Vergiftungen, Allergien	Fehlerhafter Gebrauch von Reinigungs- und Desinfektionsmitteln
Elektrischer Schlag	Gerätedefekt, fehlerhafte oder falsche Elektroinstallation

Tabelle 4. Gefährdung bei der Dialyse durch die Dialysierflüssigkeit

Osmotische Druckveränderungen, Hyper-/Hypokaliämie, Herzversagen	Falsche Konzentratauswahl
Dementia dialytica	Aluminium-haltiges Wasser
Hypercalcämie, Knochenstoffwechselstörungen, Hartwassersyndrom	Fehlerhafte Wasseraufbereitung
Alkalose oder Acidose	Verwechslung von Kanistern, schwankender pH-Wert des Eingangswassers bei der Bicarbonat-Dialyse

bindung mit Geräten und Verbrauchsmaterialien ausgesetzt sind, werden in den Tabellen 2 bis 4 erläutert.

Anforderungen an Installation

Die Installationen von Dialyseräumen sind durch die VDE-Vorschrift 0107/6.81 geregelt und in der Raumgruppe 1 beschrieben. Zulässig hinsichtlich der elektrischen Installation sind Schutzisolierung, Schutzkleinspannung oder Fehlerstromschutzschaltung, wobei letzte heute überwiegen. Sonderregelungen gelten für die Heimdialyse.

Bezüglich der sanitären Installation sind geeignete Schutzmaßnahmen wie Rohrtrenner oder freier Auslauf im Wasserzu- oder -ablauf vorzusehen, um Kontaminationen des Trinkwassers zu vermeiden.

Von besonderer Bedeutung ist die Qualität des für die Herstellung der Dialysierflüssigkeit benötigten Wassers.

Tabelle 5 faßt einen Forderungskatalog der AAMI (Association for the Advancement of Medical Instrumentation) zusammen. Diese Voraussetzungen werden am besten durch Umkehr-Osmose-Anlagen erfüllt. Darüber hinaus finden jedoch auch Enthärteranlagen und Ionen-Austauscher Verwendung.

Hier ist der Überwachung und Reinigung der Wasseraufbereitungssysteme große Beachtung zu schenken, da erhebliche Langzeitkomplikationen bei Patienten auf die Wasseraufbereitung zurückzuführen sind (Hartwasser-Syndrom, Dementia dialytica etc.)

Neuere Veröffentlichungen (1) zeigen, daß die Desinfektion von RO-Anlagen wegen der möglichen Einschwemmung von Rückständen in den extrakorporalen Kreislauf über die Dialysatormembran zurückhaltender und erst oberhalb von Keimspiegeln > 100 Keime/ml durchgeführt werden sollte.

Darüber hinaus steht nicht die kurzfristige Keimreduktion, sondern die Beseitigung der Ursachen (Strömungstotzonen etc.) im Vordergrund.

Anforderungen an Verbrauchsmaterialien

Zur Zeit werden einschlägige DIN- bzw. ISO-Normen für die zur Dialyse notwendigen Überleitungssysteme erarbeitet bzw. sind verabschiedet. Sie betreffen u. a. Verbindungen zu den arteriellen und venösen Punktionskanülen sowie dem Dialysator mit Lock-Verschraubungen.

Ferner sind durch DIN 58352 Teil 2 Bauteile in Überleitungssystemen in Verbindung mit Überwachungseinrichtungen des Hämodialysegerätes normiert wie z. B. Druckkissen zur Überwachung des Blutpumpenflusses, venöser Blasenfänger zur Überwachung auf Mikroblasen oder Blutspiegelabfall zur Vermeidung einer Luftembolie sowie Anschlüsse für die Druckmeßleitung für den venösen Rücklaufdruck. Die Anschlüsse für die Druckmeßleitungen sollten mit Filtern unter Verwendung hydrophober Membranen versehen sein zum Schutz der Manometer bzw. vor Kontaminationen des Patienten.

Zugänge in das Schlauchsystem sollten zur Vermeidung von Lufteintritt *vor* dem arteriellen Blutpumpenschlauch und *hinter* dem venösen Blasenfänger wegen der Emboliegefahr vermieden werden.

Injektionszuspritzstücke müssen mindestens sechsmal an der gleichen Stelle punktierbar sein, ohne Undichtigkeiten oder Ausstanzungen von Partikeln hervorzurufen.

Übergänge zwischen Bausteinen unterschiedlicher Innendurchmesser sind strömungstechnisch zur Minimierung der Blutkörperchenbelastung zu gestalten. Selbstverständlich sind in-process bzw. Endkontrol-

Tabelle 5. Forderungen an für die Dialyse geeignetes Wasser nach AAMI „American National Standard for Hämodialysis Systems" Mai 1982

	Max. Wert (mg/l)
Calcium	10
Magnesium	4
Natrium	70
Kalium	8
Fluor	0,2
Chlor	0,5
Chloramin	0,1
Nitrate	2
Sulfate	100
Kupfer, Barium, Zink	<0,1
Aluminium	0,01
Arsen, Silber, Gold	<0,005
Cadmium	0,005
Chrom	0,014
Selen	0,014
Quecksilber	0,002

len auf Dichtigkeiten, Pyrogenfreiheit und Sterilität.

In jüngerer Zeit wurde die Frage der Weichmacherauswanderung (DOP, DEHP) aus den PVC-Systemen und mögliche Langzeitkomplikationen diskutiert.

Die Verwendung alternativer Weichmacher mit geringerer Extraktion (Trimellitatsäure-Ester) ist wegen der noch nicht geklärten toxikologischen Fragen (Abbaumechanismus, Kumulation) weiter in der klinischen Prüfphase.

Die Frage einer Belastung durch das zur Sterilisation verwendete Äthylenoxid scheint unkritisch, da die Belastung innerhalb einer Lagerdauer von 4 Wochen unter der geforderten Grenze von 2 ppm liegt (2) (Abb. 1). Diese Zeit scheint aufgrund organisatorischer Zwänge wie Zwischenlagerung im Herstellerwerk, Auslieferung und Lagerung bis zur Verwendung beim Anwender im Regelfall gesichert.

Konzentrate zur Herstellung von Dialysierflüssigkeiten gelten nach neuester Verordnung als zulassungspflichtig. Offen ist noch die Frage einer Einzelzulassung für jede einzelne Rezeptur oder sog. Bandbreiten physiologisch relevanter Elektrolytkonzentrationen. Übergangsregelungen für bereits im Verkehr befindliche Rezepturen sind vorgesehen.

Neben den in den Pharmakopöen beschriebenen Vorgaben sind auch Empfehlungen hinsichtlich der Aluminiumgrenzwerte der Konzentrate zu berücksichtigen. Der Schlüssel zum Problem liegt jedoch wegen des Verdünnungsfaktors 1:34 beim Al-Gehalt des Wassers, das zur Verdünnung des Konzentrats eingesetzt wird. Sicher scheint nur die Verwendung von geeigneten Umkehr-Osmose-Anlagen.

Auch Anforderungen für Dialysatoren sind als DIN- und ISO-Entwürfe in Beratung.

Neben den prinzipiellen Forderungen nach Unversehrtheit, Pyrogenfreiheit und Sterilität sind die Produkte patientenspezifisch nach Clearances und Ultrafiltrationsangaben einzusetzen, wobei zu berücksichtigen ist, daß in vivo-Werte und in vitro-Angaben der Hersteller differieren.

In letzter Zeit wurden Probleme bei der Verwendung *nichtsynthetischer* Membranen („First-Use-Syndrom") mit Leukozytensturz nach 15 Minuten, Allergien und vereinzelt Todesfälle beschrieben.

Das Problem des Leukozytenabfalls könnte durch Veresterung des Membranmaterials oder Flächenreduktion mittels Membranen geringerer Dicke und erhöhter Leistungsfähigkeit gelöst werden, nicht jedoch die hypersensitiven Reaktionen.

Neuerdings wird das zur Sterilisation verwendete Äthylenoxid beschuldigt, das sich bevorzugt in der Vorgußmesse aus Polyurethan im Dialysator ansammelt. Hier sind die Handlingsempfehlungen der einzelnen Hersteller dringend zu beachten.

Versuche wurden auch mit γ-sterilisierten synthetischen Membranen gemacht.

Die angebotenen Kunststoffsysteme (Dialysator, Überleitungssysteme, Kanülen) sind vom Hersteller als Einmalartikel deklariert. Die mehrfache Wiederverwendung von Dialysatoren mittels Formalin ist nicht ohne Risiko und unterliegt der eigenen Verantwortung des Anwenders.

Neuere Dialysatoren mit erhöhten Ultrafiltrations-Faktoren verlangen den Aufbau sehr niedriger Transmembrandrücke. Da ferner diese Dialysatoren unterschiedliche Durchgangswiderstände besitzen, kann es dann in einzelnen Abschnitten der Dialysatoren zu umgekehrten Druckverhältnissen kommen. Bei Rupturen besteht somit die Gefahr eines Übertritts

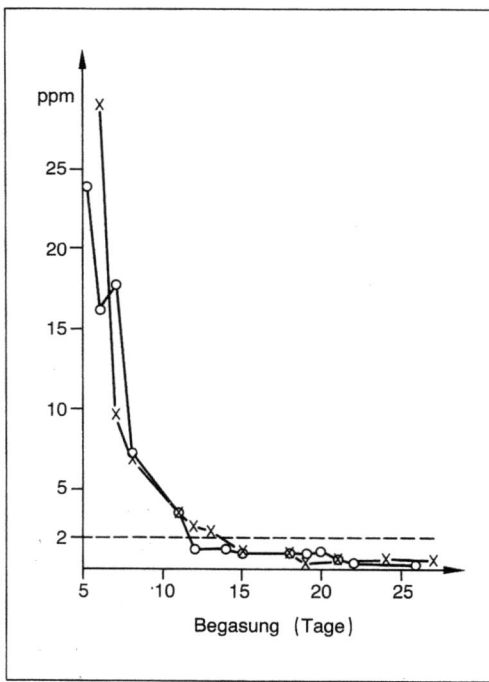

Abb. 1. Desorptionsverhalten von Ethylenoxid an PVC-Schlauch. ×, Photometrie-Kurve; ○, GC-Kurve

unsteriler Dialysierflüssigkeit in das Blut des Patienten. Derartige Dialysatoren sollten nur in Verbindung mit Geräten eingesetzt werden, die den Dialysierflüssigkeitseinlaufdruck in dem Dialysator überwachen und bei einer geeigneten Druckdifferenz zum venösen Rücklaufdruck Alarm auslösen.

Die steigende Anwendung der Bicarbonat-Dialyse, die die Verwendung eines „Säurekonzentrates" und separater Bicarbonatlösung erfordert, erhöht die Verwechslungsgefahr der einzelnen Kanistertypen durch das Personal. Hier sind neben apparativen Sicherheitsmaßnahmen verwechslungssichere Etikettierungen der Kanister mit eindeutigen Farbcodierungen wünschenswert.

Für die Gerätedesinfektion werden unterschiedliche Präparate angeboten. Diese erfüllen weitgehend die Forderung der Deutschen Gesellschaft für Hygiene und Mikrobiologie (DGHM) und sind gelistet.

Für die Gewährleistung der ausreichenden Reinigungs- und Desinfektionswirkung sind die Anwendungsvorschriften der Hersteller bzgl. Einwirkkonzentration, -dauer und Ausspülzeit dringend zu beachten, ferner gerätespezifische Empfehlungen der Gerätehersteller.

Für viele Produkte ist die Hepatitis-inaktivierende Wirkung gutachtlich bestätigt.

Als Besonderheit bei der Gerätedesinfektion nach Bicarbonatdialysen sollte beachtet werden, daß vor Anwendung des Desinfektionsmittels zuvor eventuelle Karbonatniederschläge durch vorzugsweise Zitronensäure entfernt werden. Auch hier liegen meist entsprechende Empfehlungen der Gerätehersteller vor.

Geräteanforderungen

Da der gesamte Dialysekreislauf über das Dialysegerät geregelt und überwacht wird, kommt den Sicherheitsanforderungen an diese Monitoren eine zentrale Bedeutung zu.

Ein modernes Dialysegerät sollte aus Anwendersicht folgende Ausstattungsmerkmale besitzen:
1. Ultrafiltrationsregelung
2. Transmembrandruckregelung
3. Ultrafiltrationsprofile
4. Sequentielle Ultrafiltration
5. Single-Needle-Betrieb
6. Zusatzkonzentrat-Dosierung (Bicarbonat)
7. Leichte Bedienbarkeit
8. Integriertes Desinfektionsprogramm
9. Hohes Sicherheitsniveau (IEC/VDE/DIN)
10. einfache Servicemöglichkeiten

Darüber hinaus faßte BÖCKMANN (3) folgende Sicherheitsforderungen in einer Studie des TÜV für Dialysegeräte zusammen:
a) zuverlässige Erkennung von Luft und Blutschaum im extrakorporalen Kreislauf zur Vermeidung von Luftembolien
b) Überwachung des venösen Blutdruckes
c) zuverlässige Heparinisierung und Möglichkeiten zur Zufuhr des Heparins im venösen Niederdruck-Bereich
d) sichere Erkennung von Blutlecks im Dialysator
e) zuverlässige und sichere Trennung von Patienten- und extrakorporalem Blutkreislauf im Fehlerfall
f) Überwachung der Dialysierflüssigkeitskonzentration durch z. B. eine Leitfähigkeitsmessung
g) zuverlässige Vermeidung von Dialysierflüssigkeitstemperaturen oberhalb 41 °C
h) Vermeiden des Eintritts von Dialysierflüssigkeit in den Dialysator bei fehlerhaften Konzentrations- und Temperaturbedingungen
i) wirksame Entgasung der Dialysierflüssigkeit
j) wirksame galvanische Trennung zwischen Netzspannung und Kleinspannung unter Berücksichtigung der einschlägigen VDE-Schutzbestimmungen
k) ausreichender Feuchtigkeitsschutz aller spannungsführenden (insbesondere netzspannungsführenden) Bauteile
l) zuverlässiger Berührungsschutz insbesondere gegen netzspannungsführende Bauteile auch im Bereich der Heizung
m) zuverlässige Reinigung bzw. Desinfektion aller notwendigen Bauteile
n) zuverlässige und sichere Verriegelung zwischen dem Dialysebetrieb und der Desinfektionsphase des Gerätes
o) einmalige Verwendung von sterilen Schlauchsystemen und Dialysatoren

In der Norm „Elektromedizinische Geräte - Hämodialyse - Besondere Festlegung für die Sicherheit" VDE 0750/Teil 206 sind diese genannten relevanten Sicherheitsfunktionen noch einmal zusammengefaßt.

Eine auf dieser Basis abgeleitete Sicherheitsphilosophie muß folgende Kernpunkte berücksichtigen:

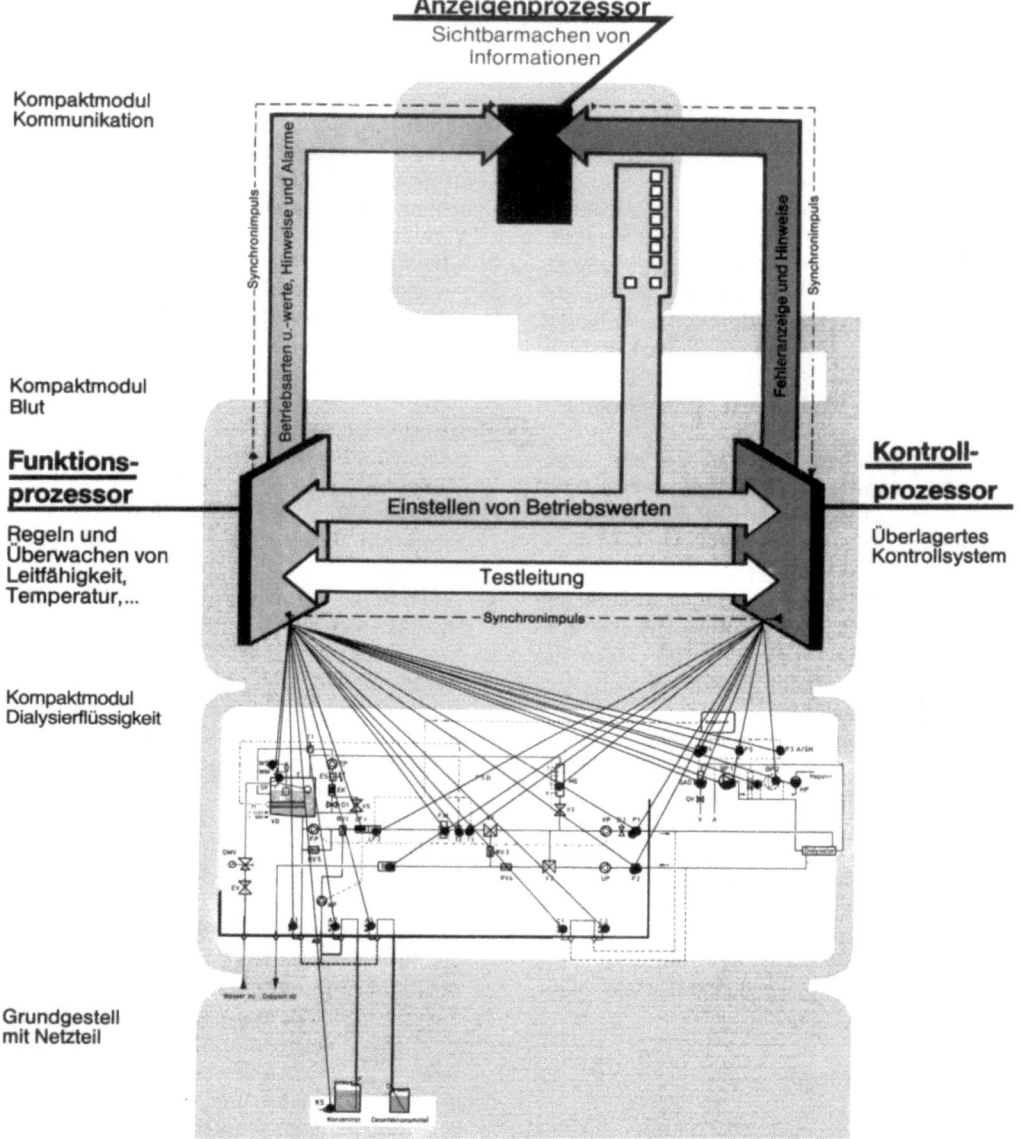

Abb. 2. Multiprozessor-System

I. Ein einzelner Fehler darf zu keiner Gefährdung von Patient, Bedienenden und Umgebung führen
II. Ein Fehler, der für sich allein zu keiner Gefährdung führt, muß entweder
   a) das Gerät möglichst sofort in den sicheren Zustand überführen
   b) durch eine Prüfschaltung rechtzeitig erkannt werden
   c) durch eine periodisch durchzuführende Inspektion rechtzeitig erkannt werden
III. Wird der erste Fehler nicht erkannt, so darf das Gerät in Kombination mit einem zweiten Fehler keine Gefährdung verursachen
IV. Ein Abbruch der Fehlerbetrachtung nach zwei Fehlern ist zulässig, wenn eine Gefährdung durch Hinzutreten eines dritten nur bei bestimmten Einzelfehlern entstehen kann.

Dieses Konzept läßt sich optimal mit einem **Multiprozessorsystem** realisieren, wie es exemplarisch in Abb. 2 dargestellt wird.
Dieses System besteht aus
a) dem Funktionsprozessor (F-μP)
b) dem Kontrollprozessor (K-μP)
c) dem Anzeigenprozessor (A-μP)

Der Funktionsprozessor steuert den Prozeß und die Kommunikation zwischen Anwender und Prozeß; dies geschieht mit Unterstützung des A-μP. Die vom Anwender gewünschten Betriebswerte (Temperatur, Leitfähigkeit) oder Betriebsarten (UF-Programm, Single-Needle etc.) werden vom F-μP in Sollwerte für die zugeordneten Regler und Schaltbefehle der zugeordneten Ventile umgesetzt.

Der K-μP kontrolliert die ordnungsgemäße Funktion des F-μP. Er erhält parallel zum F-μP die Tastatur und ist somit in der Lage, die Eingaben des Anwenders völlig unabhängig zu verfolgen. Darüber hinaus werden kontinuierlich die vom F-μP eingestellten Istwerte mit den gewünschten Sollwerten verglichen und das System bei Überschreiten einer Toleranzgrenze in den sicheren Zustand überführt.

Der Anzeigenprozessor erzeugt aus den Mitteilungen der F- und K-μPs die entsprechenden Texte und Darstellungen auf dem Bildschirm.

Das Dialysegerät ist modular aufgebaut und besteht aus Grundgestell, Dialysierflüssigkeits-, Blut- und Kommunikationsmonitor (Abb. 3).

Ein vollautomatisches Prüfprogramm läuft vor Beginn der Dialyse ab. Der gesamte Dialyseablauf kann vorher einprogrammiert werden.

Am 01.01.1986 tritt die Medizingeräteverordnung in Kraft. Sie verlangt neben einer TÜV-Prüfung eine Bauartzulassung. Geräte, die bereits vor diesem Termin in Serie produziert wurden, können mit einer „vereinfachten Bauartprüfung" weiterbetrieben werden.

Ferner müssen alle Geräte entsprechend dem „Funkstörgesetz" eine entsprechende Plakette tragen oder ein entsprechendes Zertifikat des Herstellers beigefügt sein. Diese Bestimmung trat am 01.01.1985 in Kraft.

Diese gesamten beschriebenen Bestimmungen werden die Gerätehersteller zu erheblichen konzeptionellen Neuerungen bei Neuentwicklungen zwingen. Es bleibt zu wünschen, daß die Anwender den neuen differenzierten technischen Lösungsangeboten bei ihren Investitionsentscheidungen Rechnung tragen, um baldmöglichst im Sinne einer erhöhten Patientensicherheit in der Hämodialyse zu einem den beschriebenen Vorschriften entsprechenden Gerätebestand zu kommen.

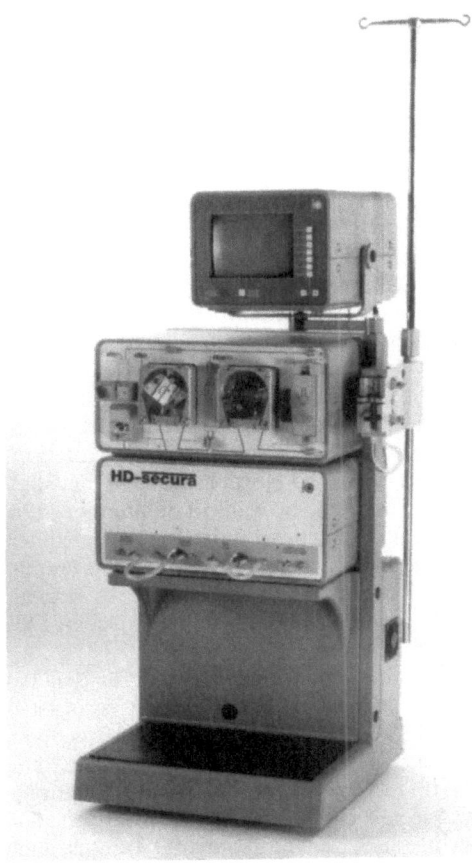

Abb. 3. Dialysegerät

Literatur

1. Böckmann (1985) Vortrag Int. Fachtagung für Krankenschwestern und -pfleger (März 1985)
2. Morsch (1984) Diplomarbeit Fachhochschule Münster/BBM AG „Vergleichende Bestimmung von Äthylenoxidrückständen an Kunststoff mittels Dampfraum-GC und Photometrie
3. Böckmann „Studie zur Verbesserung der Sicherheit von Dialyseverfahren und Dialysegeräten" TÜV Rheinland

Medizintechnik und Systeme für die künstliche Beatmung

E. GRUNDMEIER

Lungenkomplikationen beatmeter Patienten treten unter anderem als Folge ungenügender Befeuchtung der Atemluft auf. Zum einen ist die Sättigung der Einatemluft mit Wasser speziell bei intubierten und tracheotomierten Patienten erforderlich, zum anderen ist eine einwandfreie mikrobiologische Qualität der Wasserstellen der medizinischen Geräte unerläßlich.

Zu geringe relative Feuchte führt durch Austrocknung der Schleimhaut zur Sekreteindickung. Infolge der Zunahme der Viskosität kommt es zu einer Ansammlung von Sekret, wodurch die Funktion des Flimmerepithels schwerwiegend beeinträchtigt wird. Diese fortdauernde Retention bietet im tracheobronchialen Raum einen günstigen Nährboden für Mikroorganismen.

Bei maschineller Beatmung wird der natürliche Anfeuchtungs-, Erwärmungs- und Reinigungsmechanismus ausgeschaltet, so daß die Inspirationsluft künstlich angefeuchtet und erwärmt werden muß. Die normale Temperatur der eingeatmeten Luft in der Trachea des gesunden Menschen liegt zwischen 32 und 36 °C. Entscheidend für die Ziliartätigkeit ist der absolute Wassergehalt der eingeatmeten Luft. Bei 0 °C enthält $1m^3$ völlig gesättigte Luft 4,8 mg Wasser. Bei Körpertemperatur muß dieselbe Menge Luft jedoch 43,8 mg Wasser enthalten. Bei einem Beatmungsvolumen von z.B. 20 l/min müssen in einer Stunde 1200 l Gasgemisch auf 37 °C erwärmt werden. Um eine 100%ige relative Feuchte zu erreichen, muß das Atemgas 52,6 mg Wasser enthalten; bei einem Flow von 60 l/min sind 157,7 mg H_2O erforderlich.

In zahlreichen Veröffentlichungen wird die Kontamination von Wasserstellen medizinischer Geräte beschrieben. Sie sind häufig Ursache nosokomialer Infektionen. Die Wasserstellen wiederum werden auf vielfältige Weise kontaminiert:

- Verwendung von kontaminiertem Wasser
- Kontamination und Vermehrung der Keime im Trinkwasser sowie an den Auslässen, Perlatoren und Belüftern
- Verwendung von Wasser aus ungeeigneten Behältern
- Verwendung von kontaminierten Geräteteilen
- Kontamination und Vermehrung während des Betriebes.

Besondere Beachtung muß den Beatmungs- und Sauerstoffgeräten sowie den Ultraschallverneblern geschenkt werden. Patienten, bei denen derartige Geräte zum Einsatz kommen, sind in den meisten Fällen bereits durch die Grunderkrankung stark geschwächt, so daß eine zusätzliche Belastung schwerwiegende Folgen hat.

Anhand einer Studie in außerepidemischen Zeiten demonstrierten PIERCE und SANFORD (2) den direkten Zusammenhang mit der Inzidenz nekrotisierender Pneumonien durch gramnegative Bakterien und dem Ausmaß kontaminierter Wasserproben aus Beatmungsgeräten. Nach Ausschaltung der Kontamination infolge Verbesserung der Aufbereitungsmethode sank die Anzahl der bei den Obduktionen nachgewiesenen nekrotisierenden Pneumonien durch gramnegative Bakterien. In einer 1983 durchgeführten Studie von SPIELMANN und WERNER (5) wurden 522 Wasserproben aus medizinischen Geräten wie Inkubatoren, Beatmungsgeräten, Absaug- und Sauerstoffgeräten, Ultraschallverneblern und Dialysegeräten sowie aus Flaschen und Behältern zur Bevorratung von Aqua dest. mikrobiologisch untersucht. Insgesamt waren 69 Krankenhäuser mit 71 Intensivstationen sowie 85 Normalstationen beteiligt.

63,8% der Proben waren kontaminiert. Die insgesamt 32% kontaminierten Wasserstellen aus Beatmungsgeräten sowie der herkömmlichen Ultraschallvernebler wiesen vorwiegend Pseudomonaden in Keimzahlen zwischen 1 bis 6 log Einheiten auf.

In Kenntnis derartiger Risiken für den Patienten darf die Kontamination von Wasserstellen nicht als nebensächlich eingestuft werden. Bei den nachgewiesenen Keimzahlen von $10^4 - 10^7$/ml Wasser werden bei der Inhalationstherapie mit ca. 300 ml $10^6 - 10^9$ Mikroorganismen in die Alveolen gebracht, wodurch auch bei geringer Virulenz der Keime aufgrund der schlechten Abwehrlage der Patienten mit einer Verschlechterung des Gesundheitszustandes zu rechnen ist.

Einen direkten Zusammenhang zwischen den kontaminierten Beatmungs- und Inhalationsgeräten und der Besiedelung/Infektion des Patienten, bei welchem das Gerät zum Einsatz kam, wurde auf zwei Intensivstationen (für Frühgeborene und neurochirurgische Patienten) nachgewiesen. Parallel erfolgte die Bestimmung der Kontamination der Wasserstelle sowie der Mikroorganismen im Trachealsekret. Als Indikator für das Risiko des Beatmungspatienten wurde die Identität der Isolate mit den Wasserproben herangezogen. Zunächst wurde ohne Abänderung der Aufbereitungsmethoden der medizinischen Geräte der Ist-Zustand erhoben. Hier ergaben sich Kontaminationen in dem o. g. Ausmaß.

Wie beispielhaft in der Abbildung 1 dargestellt, waren 12 der Wasserproben mit insgesamt 13 Keimisolaten kontaminiert. Die schwarz markierten Keimisolate wurden als ‚identisch' im Trachealsekret und den Wasserstellen der medizinischen Geräte eingestuft. Aufgrund des gehäuften – insgesamt 30mal – Nachweises ‚identischer' Keimarten aus den Wasserproben und den Trachealsekreten wurde eine baldmögliche Sanierung angestrebt.

Nach Einführung des Sterilwassersystems (Aquapak und Conchapak) sowie Unterweisung des Personals erbrachten die anschließenden Untersuchungen während drei Monaten nur insgesamt dreimal den Nachweis von S. epidermidis und einmal aerobe Sporenbildner in geringer Anzahl, die Autoren schließen eine Sekundärkontamination bei der Probennahme nicht aus (Abb. 2). Pseudomonaden und Enterobakterien wurden hier nicht nachgewiesen. Durch den Einsatz von Sterilwassersystemen wird das Risiko, welches ansonsten von

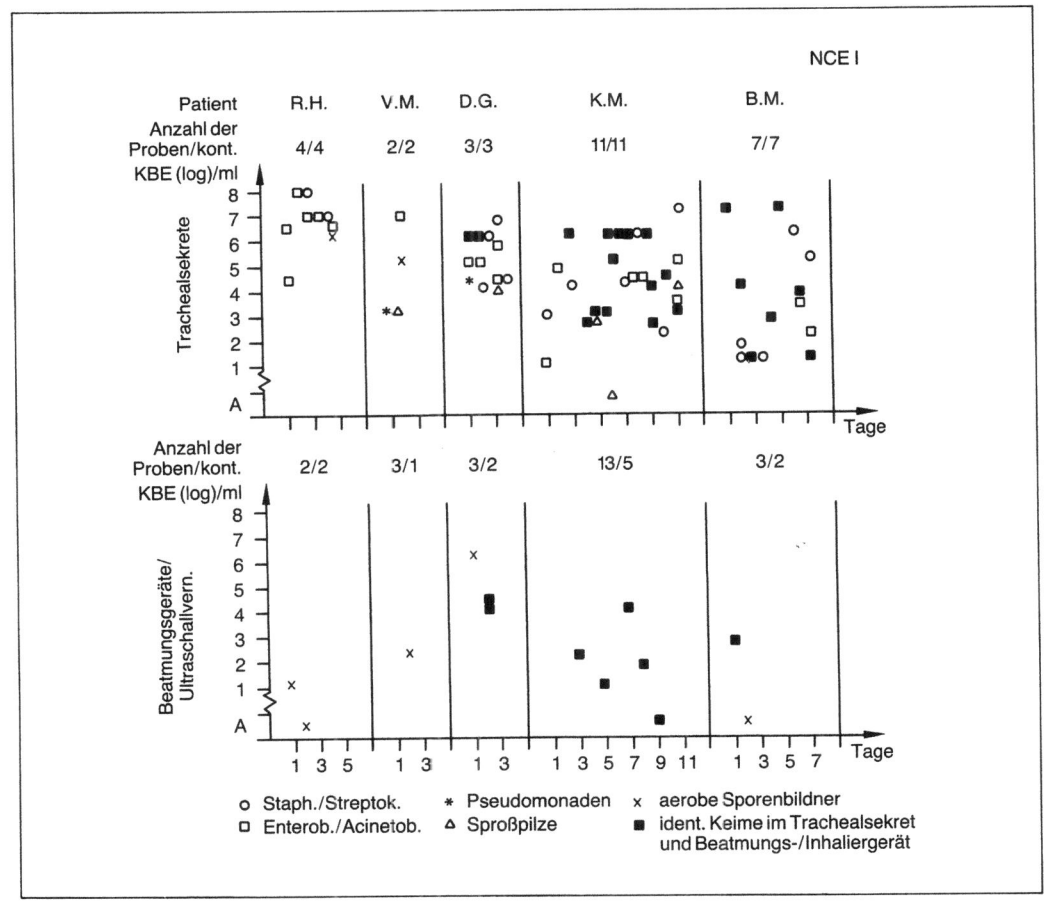

Abb. 1. Isolate aus den Trachealsekreten und Wasserproben der medizinischen Geräte, welche bei den jeweiligen Patienten angewendet wurden

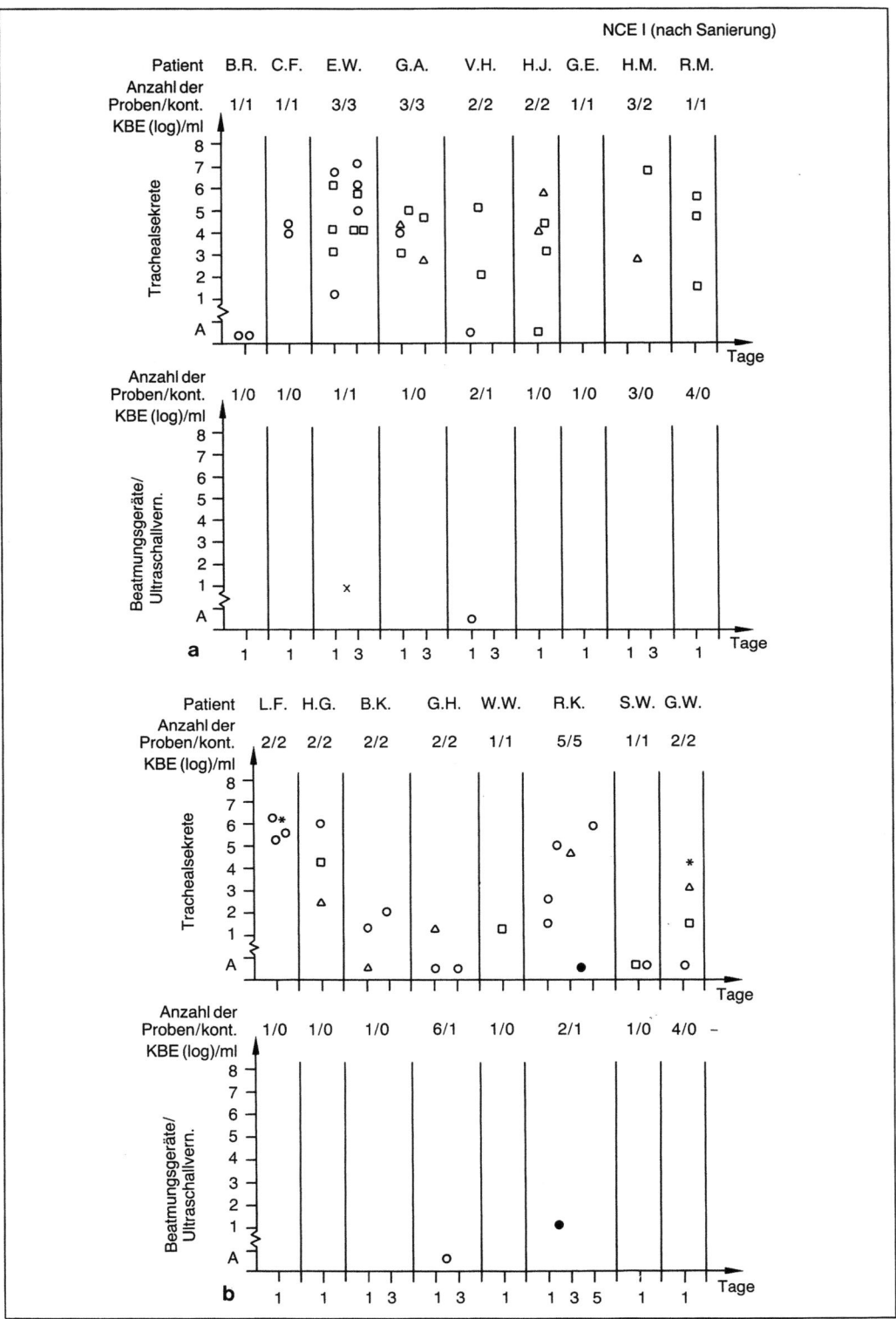

Abb. 2a, b

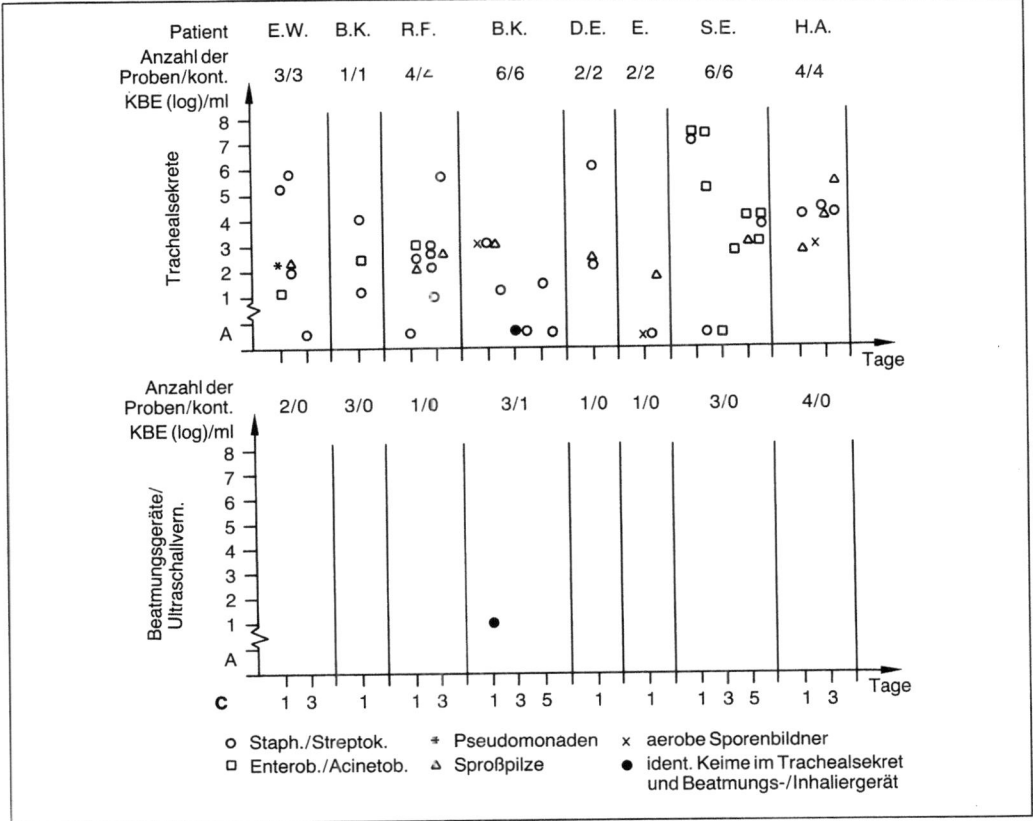

Abb. 2a-c Keimisolate aus den Trachealsekreten und den Wasserproben nach Einführung eines Sterilwassersystems

derartigen medizinischen Geräten ausgeht, eliminiert.

Die Kontamination medizinischer Geräte erfolgt nicht zwangsläufig während des Betriebes vom Patienten aus, da sonst auch bei Einsatz von Sterilwassersystemen keine einwandfreien Resultate zu erzielen wären. Vielmehr gilt die Infektion des Patienten von kontaminierten Wasserstellen in medizinischen Geräten ausgehend als bewiesen.

Nosokomiale Pneumonien sind durch die höchste Mortalitätsrate aller bedeutsamen Infektionen belastet und führen zu verlängertem Krankenhausaufenthalt.

Aus ärztlicher Sicht ist die Minimalanforderung einer Expertengruppe nach dem Wechsel der gesamten Einheit innerhalb von 8–12 Stunden unter folgenden Voraussetzungen:

> Verwendung von sterilem Aqua dest.
> alle Teile, welche bakteriell kontaminiert werden können, müssen im Autoklaven sterilisiert werden können oder zumindest dampfdesinfizierbar sein

unbedingt zu beachten.

Aufwendige mikrobiologische Kontrollen, welche bei nicht verläßlich gesicherter Aufbereitung und deren Organisation für die Sicherheit des Patienten unerläßlich sind, können beim Einsatz von Sterilwassersystemen entfallen.

Ein derartiges System besteht aus den drei Hauptelementen (Abb. 3):
- Conchatherm-Heizgerät
- steril verpackter Conchapak-Zylinder
- Concha 1500-Behälter mit 1625 ml sterilem Aqua dest.

Das geschlossene System ist mit sterilem Aqua dest. zur Inhalation gemäß USP-Standard vorgefüllt. Dem Wasser sind keinerlei bakteriosta-

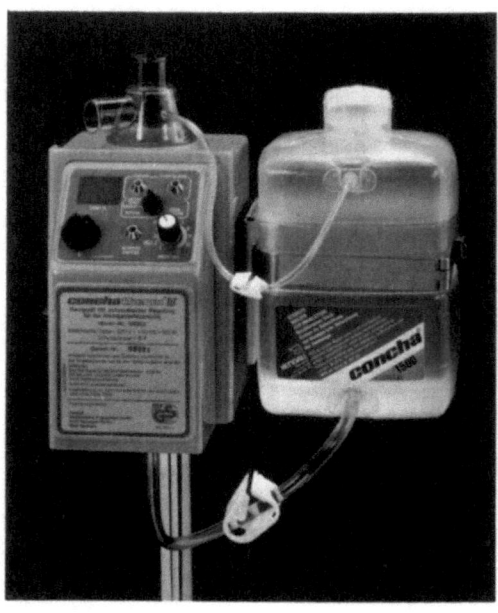

Abb. 3

tische Wirkstoffe beigefügt, welche Komplikationen hervorrufen könnten.

Das Wasser wird mittels Schwerkraft in den Boden des Concha-Zylinders transportiert (Abb. 4). Durch das Prinzip der kommunizierenden Röhren kann es nicht zu einer Überfüllung des Zylinders kommen. Da der Zylinder mit einem saugfähigen Spezialpapier ausgekleidet ist, wird eine maximale Verdunstungsoberfläche erreicht und eine 100%ige molekulare Feuchte des Atemgases gewährleistet. Luft- und Sauerstoffmischungen werden durch den oberen Teil des Zylinders geleitet, angefeuchtet, erwärmt und dem Patienten zugeführt.

Insgesamt entspricht das Concha-Sterilsystem den geforderten physiologischen Grundsätzen, nämlich der Anfeuchtung von Luft oder Sauerstoff mit molekularem Wasserdampf

Abb. 4. Funktionsschema des Concha-Sterilwassersystems

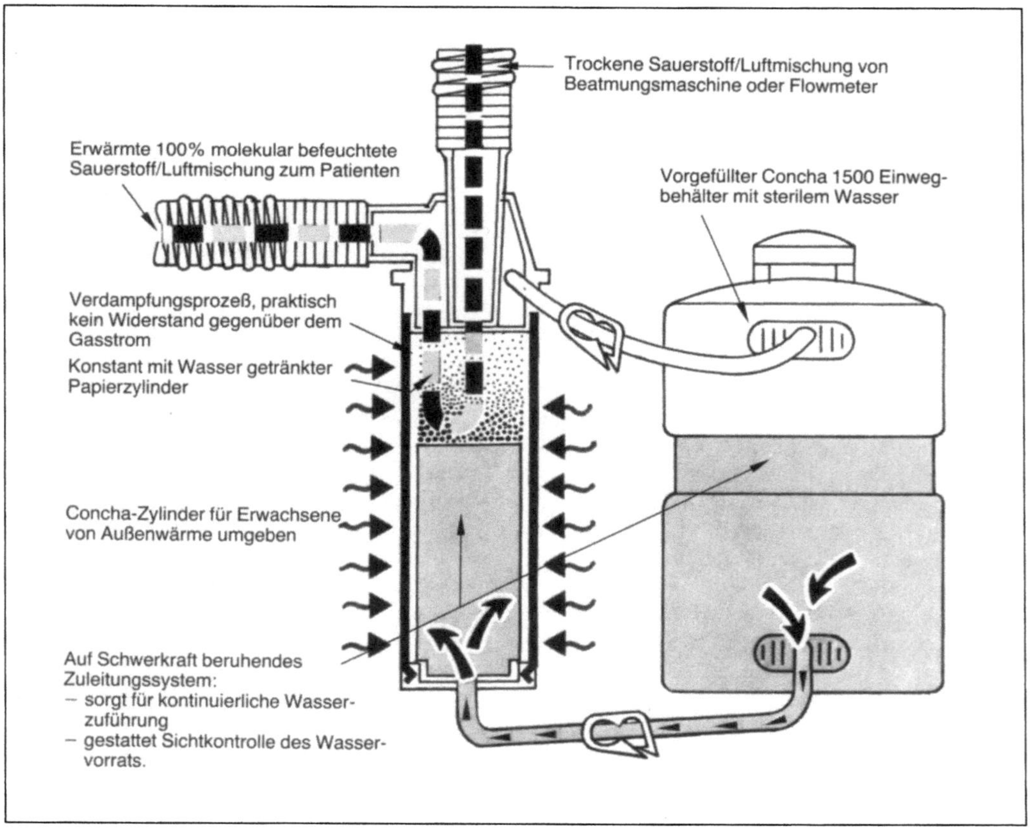

durch Verdunstung bei gleichzeitiger Atemgas-Erwärmung.

Concha ist sofort einsetzbar und einfach in der Handhabung. Die Wasserbehälter können ohne den Ventilationskreislauf des Patienten bei der Beatmung zu unterbrechen ausgetauscht werden. Da die Wasserreservoire nicht nachgefüllt werden, entfällt die Möglichkeit der Kontamination bei sachgerechter Handhabung. Die kostenaufwendige Reinigung und Sterilisation der Anfeuchtungssysteme, Verneblerkammern oder Cascadenbehälter wird überflüssig.

Die geschlossenen Concha Sterilwassersysteme erfüllen alle Anforderungen im Hinblick auf die Krankenhaushygiene und Kostendämpfung.

Literatur

1. Legler F (1984) Ergebnis des Expertengespräches zwischen Krankenhaushygienikern am 28.3.1984 (Resolution). Hyg+Med 9: 196
2. Pierce A K, Sanford J P (1970) Control of microbial contamination of inhalation therapy equipment. In: Proceedings of the international conference on nosocomial infections, August, 3–6
3. Pierce A K, Sanford J P (1973) Bacterial contamination of aerosols. Arch Intern Med 131: 156
4. Pierce A K, Sanford J P, Thomas G D, Leonard J S (1970) Long-term evaluation of decontamination of inhalation – therapy equipment and the occurrence of necrotizing pneumonia. N Engl J Med 282: 528
5. Spielmann M, Werner H-P (1984) Mikrobiologische Kontamination von Wasserstellen medizinischer Geräte in Krankenhäusern von Rheinland-Pfalz. Hyg+Med 9: 248
6. Spielmann M, Werner H-P (1984) Mikrobiologische Sanierung von Wasserstellen in Beatmungs- und Inhalationsgeräten. Hyg+Med 9: 479

Einsatzmöglichkeiten von automatischen Formaldehyd-Desinfektionskammern

J. SLEMMER

Vorteile automatischer Desinfektionsverfahren

Medizintechnische Geräte mit lebenserhaltenden Funktionen sowie ihr Zubehör müssen nicht nur aus technischer, sondern auch aus hygienischer Sicht erhöhten Anforderungen entsprechen. Die hygienischen Maßnahmen bei der Aufbereitung medizintechnischer Geräte sind Bestandteil der Anwendungssicherheit dieser Geräte (1).

Vor zivilrechtlicher Haftung und möglicherweise strafrechtlicher Verantwortung bei einem Hygienezwischenfall kann sich der Krankenhausträger durch Nachweis der erforderlichen hygienischen Sorgfalt absichern, wozu neben organisatorischen Maßnahmen auch eine geeignete sachliche Ausstattung gehört. Als Elemente einer besonders geeigneten sachlichen Ausstattung gelten Desinfektions- und Sterilisationseinrichtungen, in denen die Funktionen automatisch ablaufen. Der Einsatz solcher maschinell gesteuerten Anlagen reduziert die Fehlerursache „menschliches Versagen" auf ein Mindestmaß. Funktionsstörungen werden von der Anlage selbst angezeigt, so daß im Fehlerfall Maßnahmen ergriffen werden können, bevor eine Gefährdung des Patienten überhaupt möglich ist.

Es ist an dieser Stelle interessant festzuhalten, daß die in den Listen des Bundesgesundheitsamtes (2) bzw. der Deutschen Gesellschaft für Hygiene und Mikrobiologie (3) vorgeschriebenen Einwirkzeiten chemischer Desinfektionsmittel strenggenommen nur in geschlossenen Systemen eingehalten werden können. Welche Bedeutung kommt sonst einer Einwirkzeit von 4 oder 6 Stunden zu, wenn das manuell aufgetragene Desinfektionsmittel in nur wenigen Minuten angetrocknet ist?

Ein weiterer für den Anwender wichtiger Aspekt automatisch arbeitender Anlagen ergibt sich aus der Möglichkeit, die für den Desinfektions- oder Sterilisationserfolg verantwortlichen Parameter abgreifen und gegebenenfalls dokumentieren zu können.

Stellenwert von Formaldehyd in der Hygiene

Der gemeinsame Formaldehyd-Bericht des Bundesgesundheitsamtes, der Bundesanstalt für Arbeitsschutz und des Umweltbundesamtes (4) enthält unter anderem eine Bewertung von Formaldehyd als Desinfektionsmittel. Die Möglichkeit einer thermischen Aufbereitung von medizintechnischen Geräten auf breiter Basis wird hier gefordert, bei der Behandlung von thermolabilen Materialien wird jedoch die Verwendung von chemischen Mitteln, insbesondere von Formaldehyd, nicht ausgeschlossen, sondern sogar gestattet: „Ist eine chemische Desinfektion oder Sterilisation unumgänglich, kann auf Formaldehyd nicht verzichtet werden."

Eigenschaften von Formaldehyd im Vergleich zu anderen Wirkstoffen (4):

„Hinsichtlich der Wirksamkeit zeichnet sich Formaldehyd gegenüber anderen für Desinfektionsmittel verwendeten Wirkstoffen durch eine Kombination günstiger Eigenschaften aus:
- Er besitzt ein breites Wirkungsspektrum; er ist sowohl gegen Bakterien, Mykobakterien, Pilze und vor allem auch Viren wirksam.
- Er vermag auch bakterielle Sporen abzutöten.
- Er ist ein in Wasser gut lösliches Gas und vermag somit auch Keime abzutöten, die beim Ausbringen des Desinfektionsmittels nicht unmittelbar erreicht wurden.
- Er wird in seiner Wirksamkeit durch Eiweiß und ähnliche Belastungen nicht oder nur wenig beeinträchtigt.
- Seine Wirksamkeit ist vom pH-Wert des Milieus praktisch unabhängig.
- Die Wirkstofflösungen sind unbegrenzt haltbar.
- Er zeigt nur geringe korrodierende Wirkungen.

Die zur Verhütung und Bekämpfung von Krankenhausinfektionen und Seuchen verwendeten Desinfektionsmittel müssen vor allem unempfindlich sein gegen organische Substanzen, wie z.B. Blut, Serum und Sputum, in die die Krankheitserreger in der Regel eingebettet sind. Die Mittel sollen zugleich ein breites Wirkungsspektrum besitzen. Die Wirkstoffe Chlor, chlorabspaltende Verbindungen und Persäuren, die gleichfalls ein breites Wirkungsspektrum besitzen, sind gegenüber organischen Belastungen sehr empfindlich. Die gegen organische Belastungen unempfindlichen Wirkstoffe, wie vor allem Phenol, Kresol und p-Chlor-m-Kresol, versagen gegenüber zahlreichen Viren. In die engere Wahl kommen somit nur Aldehyde, von denen sich neben dem Formaldehyd lediglich Glutardialdehyd und Glyoxal als Wirkstoffe von Desinfektionsmitteln haben durchsetzen können. Glyoxal ist allerdings gegen Mykobakterien und Viren nur schwach wirksam, zum Teil sogar unwirksam. Ferner ist es bei der praktischen Anwendung unzuverlässig, weil es nur dann optimale Wirkung zeigt, wenn die Desinfektionsmittel-Lösungen an der behandelten Oberfläche antrocknen. Der Glutardialdehyd ist dem Wirkungsspektrum nach dem Formaldehyd zwar sehr ähnlich, doch sind seine Wirksamkeit und seine Stabilität vom pH-Wert abhängig. Im alkalischen Milieu ist er gut wirksam und sogar sporizid, jedoch nicht lagerbeständig; im sauren Bereich ist er stabil, aber nur verzögert wirksam. Die Verwendbarkeit von Glutardialdehyd ist auch dadurch eingeschränkt, daß er einen stechenden Geruch besitzt und die Schleimhäute reizt."

So weit das Zitat aus dem Formaldehyd-Bericht. Es bleibt zu bemerken, daß wegen der Polymerisation und Ausflockung des Wirkstoffes für Formaldehyd-Lösungen ein Haltbarkeitsdatum angegeben wird.

Der Formaldehyd-Bericht enthält im weiteren noch die Feststellung, daß das Personal in ausreichendem Maße geschützt werden kann, wenn die Verfahren in geschlossenen Apparaten ablaufen. „Dabei ist sicherzustellen, daß der Formaldehydgehalt der in der Behandlungskammer enthaltenen Luft vor dem Öffnen der Kammer hinreichend niedrig ist bzw. daß die formaldehydhaltige Luft in zweckmäßiger Weise aus der Kammer abgesaugt wird." Automatisch arbeitende Formaldehyd-Desinfektionskammern sind so konzipiert, daß der Wirkstoff nach Abschluß der Desinfektion über eine Leitung abgeführt und das Kammervolumen hinreichend lang mit Frischluft gespült werden können.

Die Verantwortung für das Personal wird den leitenden Arzt, der abzuwägen hat zwischen den notwendigen hygienischen Erfordernissen und der damit verbundenen Belastung des Personals und der Patienten, folgerichtig dazu veranlassen, bei der Desinfektion von thermolabilen Materialien und Geräten automatisch ablaufenden Formaldehyd-Desinfektionsverfahren gegenüber der manuellen Scheuer-Wisch-Desinfektion vorzuziehen.

Der Formaldehyd-Bericht (4) mahnt zur Vorsicht beim Umgang mit diesem vielseitigen Wirkstoff, der Allergien verursachen kann: „Die allergene Wirkung von Formaldehyd zeigt sich in erster Linie nach direktem Kontakt mit der Haut. Allergische Reaktionen nach Inhalation von Formaldehyd sind äußerst selten." „Bei medizinischen Berufen steht Formaldehyd mit an erster Stelle sämtlicher Substanzen, die eine allergische Hautkrankheit (Ekzem) als Berufskrankheit auslösen können." „Außerdem sind nach Einwirkung von Formaldehyd auch nicht allergische, chronische Atemfunktionsstörungen unterschiedlicher Ausprägung und Schwere beobachtet worden."

Eine positive Beziehung zwischen Formaldehyd-Einwirkung und Tumorentstehung hat sich aus den Ergebnissen der bisher vorliegenden epidemiologischen Untersuchungen nicht ergeben. „Da jedoch nicht alle Verdachtsmomente ausgeschlossen werden können, bleibt ein Verdacht auf ein krebserzeugendes Potential bestehen."

Der Formaldehyd-Bericht fordert in einem Maßnahmenkatalog unter anderem, daß die Belastungen durch Formaldehyd in allen Bereichen so gering wie möglich zu halten sind und „im Sinne des vorbeugenden Verbraucherschutzes ist der Ersatz von Formaldehyd anzustreben."

Verfahrensablauf in Formaldehyd-Desinfektionskammern

Es gibt verschiedene Wege, in automatischen Desinfektionskammern den Wirkstoff Formaldehyd einzusetzen. Neben den Schrankgeräten, die bedingt durch ihre Abmessungen nur Kleinmaterial aufnehmen können, haben sich für die Desinfektion von vielen medizintechnischen Geräten begehbare, große Desinfektionskammern bewährt, die bei Umgebungsdruck und Zimmertemperatur arbeiten (5).

Moderne medizintechnische Geräte enthalten nämlich eine Reihe von Komponenten wie z. B. Flüssigkristall-Anzeigen, Bildschirme mit Berührungsbedienung, Batterien usw., die mikrobizid wirksamen thermischen Belastungen oder niedrigen Drücken nicht ausgesetzt werden dürfen. Ähnliches gilt auch für die Verdampfer von flüssigen Narkosemitteln, die in der Regel Bestandteil der Narkosegeräte sind.

Das spezielle, materialschonende Desinfektionsverfahren (5) beruht auf zwei physikalischen Voraussetzungen:
- der guten Löslichkeit des gasförmigen Formaldehyds in Wasser,
- der Entstehung von Kondensat auf allen, also auch senkrechten Flächen, wenn die Voraussetzungen für die Kondensatbildung insgesamt erfüllt sind.

Nach der Bestückung der Desinfektionskammer und Schließen der Türen wird das Desinfektionsprogramm gestartet. Zunächst wird eine vorgegebene Menge wäßriger Formaldehydlösung mit entsprechender Wirkstoffkonzentration thermisch verdampft. Die Verdampfung der Desinfektionslösung bewirkt ein geringfügiges Ansteigen der Lufttemperatur in der Kammer und eine Sättigung des Kammervolumens mit Wasserdampf. Während der Verdampfung der Desinfektionslösung beginnt schon der Wasserdampf an allen zugänglichen Oberflächen zu kondensieren und bildet an den zu behandelnden Geräteoberflächen aber auch an allen Wänden einen zusammenhängenden, dünnen Kondensatfilm. Der ebenfalls in der Kammerluft befindliche gasförmige Wirkstoff löst sich im Kondensatfilm und wirkt auf allen benetzten Oberflächen auf die sich dort befindlichen Mikroorganismen ein.

Da das Kammervolumen im Gegensatz zu sonstigen Räumlichkeiten, in denen die Scheuer-Wisch-Desinfektion durchgeführt wird, ein geschlossenes System darstellt, können Einwirkzeiten von beliebiger Dauer eingehalten werden. Für die Praxis haben sich zwei Programme, die eine Einwirkzeit von 1,5 bzw. wahlweise 8,5 Stunden haben, bewährt.

Auf die Einwirkzeit folgt die Belüftungsphase, während der die Kammer mit gefilterter Frischluft gespült wird. Die Zeit für die Spülung der Kammer ist so bemessen, daß die zurückbleibende Konzentration des gasförmigen Wirkstoffes hinreichend, d.h. bis in die Nähe des MAK-Wertes, verringert wird. Chemisch oder physikalisch gebundene Wirkstoffspuren benötigen dabei längere Auslüftzeiten, weil sie vor ihrer Entfernung noch in den gasförmigen Zustand überführt werden müssen.

Es ist üblich, jedoch für die Desinfektionswirksamkeit nicht erforderlich, daß nach dem Entfernen von Wasserdampf und Formaldehyd die Kammer kurzzeitig mit gasförmigem Ammoniak gespült wird. Zweck dieses Schrittes ist das chemische Binden von eventuellen Formaldehyd-Rückständen auf den Geräteoberflächen als Urotropin.

Nach erneuter Spülung der Kammer mit gefilterter Frischluft ist das Programm zu Ende. Die desinfizierten Geräte können entnommen und sofort wieder verwendet werden. Die Dauer des Desinfektionsprogrammes beträgt ca.

3 Stunden bei 1,5 Stunden Einwirkzeit bzw. ca. 10 Stunden bei 8,5 Stunden Einwirkzeit.

Betrachtet man die wirtschaftlichen Aspekte der routinemäßigen Desinfektionsarbeiten, so müssen bei automatischen Desinfektionskammern die Beschaffungs- und Betriebskosten sowie geringe Personalkosten angesetzt werden.

Problematik der Formaldehyd-Rückstände

Jedes chemische Desinfektionsverfahren ist mit der Problematik von Wirkstoffrückständen auf den behandelten Oberflächen behaftet. Das nachträgliche Abwischen der Geräte mit nassen Tüchern kann die Desinfektionsmittelreste nicht vollständig entfernen. Diese Behandlung stellt u. U. sogar die vorausgegangene Desinfektion des Gerätes wieder in Frage. Rückstandsarme Verfahren und die genaue Beachtung der Betriebsanleitungen entsprechender Desinfektionsautomaten bieten noch die beste Möglichkeit, um Desinfektionsmittelrückstände von vorne herein gering zu halten.

Während die Rolle der Desinfektionsmittelrückstände im allgemeinen vernachlässigbar ist, wurde diese Problematik im Zusammenhang mit Inkubatoren ausführlich diskutiert. Der entscheidende Unterschied zu anderen medizintechnischen Geräten besteht darin, daß beim Inkubator die Geräteoberflächen gleichzeitig atemgasführende Konstruktionselemente sind und somit die Patientenluft beeinträchtigen können.

Der Formaldehyd-Bericht (4) geht an mehreren Stellen auf die Problematik der Formaldehyd-Rückstände in Inkubatoren ein:

Nach derzeitigem Stand werden in Deutschland Inkubatoren für Früh- und Neugeborene häufig sowohl in Formaldehyd-Kammern wie auch mit der Scheuer-Wisch-Desinfektion desinfiziert. Dabei ist die Frage offen, wie sichergestellt bzw. Vorsorge getroffen werden kann, daß vor der Wiederbenutzung die Formaldehyd-Konzentration der Innenluft in diesen Geräten auf unbedenklich geringe Werte abgeklungen ist.

Unabhängig von einer abschließenden Klärung dieser Problematik hat die Ad-hoc-Kommission des Bundesgesundheitsamtes „Formaldehyd in Inkubatoren" eine Empfehlung ausgesprochen, die darauf abzielt, die Formaldehyd-Belastung für Früh- und Neugeborene so gering wie möglich zu halten (6).

„Die Hersteller von Inkubatoren sind aufgefordert, die Geräte und Verfahren zu deren Desinfektion derart zu konzipieren oder zu verbessern, daß die Belastungen der Innenluft durch Chemikalien ausgeschlossen sind. Das bedeutet, daß Inkubatoren entwickelt werden sollten, die einer themischen Desinfektion standhalten."

In den Empfehlungen am Ende des Berichts wird das Thema noch einmal angesprochen:

„Besonders vordringlich ist das Problem nicht akzeptabler Formaldehyd-Konzentrationen in Inkubatoren. Es wird empfohlen, die bisher zur Desinfektion von Inkubatoren benutzte Formaldehyd-Verdampfung nicht mehr anzuwenden."

In einer zweiten Empfehlung (7) hat die Adhoc-Kommission des Bundesgesundheitsamtes ihr Bedenken wegen möglicher Desinfektionsmittelrückstände noch einmal unterstrichen und sich dafür ausgesprochen, daß zur Desinfektion von Inkubatoren Formaldehyd-Desinfektionskammern nicht mehr verwendet werden sollen. Inkubatoren, die sich noch nicht thermisch desinfizieren lassen, sollen nach einer Behandlung mit formaldehydhaltigen Desinfektionsmitteln *vor* ihrer Wiederverwendung durch Belüften – möglichst unter Verwendung eines Aktivkohlefilters – von Rückständen befreit werden.

Um die Diskussion über vertretbare Formaldehyd-Rückstände in Narkose- und Beatmungszubehör aus Gummi oder Silikon von vornherein auszuschließen, erscheint es konsequent, die Empfehlungen des Bundesgesundheitsamtes auch auf die Behandlung von Atemschläuchen, Atembeuteln, Masken und ähnlichen Teilen auszudehnen. Narkose- und Beatmungszubehör aus Gummi oder Silikon können ohnehin in Reinigungs- und Desinfektionsautomaten thermisch desinfiziert oder in Autoklaven sterilisiert werden.

Überwachung der Desinfektionswirksamkeit

Automatisch arbeitende Desinfektionskammern haben den Vorteil, daß bei bestimmungsgemäßem Gebrauch ihre Desinfektionswirksamkeit erwiesen und wiederholbar ist. Im allgemeinen ist die Desinfektionswirksamkeit solcher Kammern in wissenschaftlichen Untersuchungen und in Gutachten mehrfach erhärtet (8).

Dennoch muß in regelmäßigen Abständen die tatsächliche Desinfektionsleistung mit Bioindikatoren, d. h. an lebensfähigen Mikroorganismen oder an Sporen überprüft werden. Eine der Wirkungsweise von Formaldehyd-Kammern angepaßte Methode (9) verwendet zwei verschiedene Testkeime, die in der Kammer zusammen mit den zu desinfizierenden Geräten behandelt werden. Die anschließende Bebrütung der Probe gibt über den Desinfektionserfolg Aufschluß: ist kein Stoffwechsel der Mikroorganismen nachweisbar, so war die Desinfektion erfolgreich. Andernfalls muß die Prüfung wiederholt und gegebenenfalls die Desinfektionskammer überprüft werden.

Bioindikatoren mit vegetativen Keimen bereiten heute noch logistische Schwierigkeiten. Oft dauert der Postweg zu lange, oder die Überprüfung der Desinfektionskammer muß zu kurzfristig vorgenommen werden. Es bleibt abzuwarten, daß im Zuge der Normung auch für Formaldehyd-Kammern gut handhabbare Bioindikatoren festgelegt werden können. Dadurch könnte der heute noch vorkommenden und eigentlich ungeeigneten Anwendung von Bioindikatoren aus dem Bereich der thermischen Desinfektion oder Sterilisation in Formaldehyd-Kammern ein Riegel vorgeschoben werden.

Literatur

1. Empfehlungen der Deutschen Gesellschaft für Anästhesiologie und Intensivmedizin; Anästhesiologie und Intensivmedizin 2/84: 79-82
2. Liste der vom Bundesgesundheitsamt geprüften und anerkannten Desinfektionsmittel und -verfahren; Bundesgesundheitsblatt 27 Nr. 3 März 1984: 82-90
3. Deutsche Gesellschaft für Hygiene und Mikrobiologie; VI. Liste der geprüften und als wirksam befundenen Desinfektionsverfahren; mhp-Verlag, 1981
4. Gemeinsamer Bericht des Bundesgesundheitsamtes, der Bundesanstalt für Arbeitsschutz und des Umweltbundesamtes, Formaldehyd, Kohlhammer Verlag, 1984
5. Drägerwerk AG, Lübeck; Dräger Aseptor, Technische Unterlagen
6. Ad-hoc-Kommission des Bundesgesundheitsamtes (1983) Formaldehyd in Inkubatoren, Bundesgesundheitsblatt 26, Nr 2: 54-55
7. Ad-hoc-Kommission des Bundesgesundheitsamtes (1985) Formaldehyd in Inkubatoren, Zweite Empfehlung; Bundesgesundheitsblatt 28 (in Vorbereitung)
8. Schmidt-Lorenz W, Ammann N (1982) Quantitative Untersuchungen über die mikrobizide Wirksamkeit von Formaldehyd-Lösungen nach Verdampfung und Rekondensation in einer Modellkammer. ZBl Bakt Hyg, I Abt Orig B 176: 79-104
9. Sacré C, Freerksen R, Merö E (1982) Studie zur bakteriologischen Überprüfung von Formaldehyd-Desinfektionskammern. Öff Gesundh-Wes 44: 386-389

Die Rolle des Menschen in der OP-Aseptik

J. HOBORN

Einführung

Bevor die Rolle des Menschen in der OP-Aseptik erörtert wird, muß dessen Platz im gesamten System betrachtet werden. Ein ganzes System von Hygieneregeln beeinflußt alle Aktivitäten und Routinen in dieser Abteilung, um optimale hygienisch-bakteriologische Bedingungen im Wundgebiet zu garantieren. Im wesentlichen treffen hier vier Beeinflussungsfaktoren (Abb. 1) an der chirurgischen Wunde zusammen: *Materialien, Personal, Patient und Luft.* Diese vier Faktoren passieren das Krankenhaus durch Räume mit beträchtlichen Unterschieden in der bakteriologischen Qualität. Vergleichen wir nur allgemeine Räumlichkeiten (Abb. 1, Zone I) mit dem Operationsbereich. Außerhalb des Operationssaals wird kein bestimmter bakteriologischer Status gefordert, und dort werden meistens auch keine speziellen Maßnahmen getroffen. Im Operationssaal hingegen muß der bakteriologische Status ganz bestimmten Vorstellungen entsprechen. Besondere Maßnahmen sollen diese Eigenschaften während des ganzen Operationsprogramms erhalten. Dazu gehört zum Beispiel das Schleu-

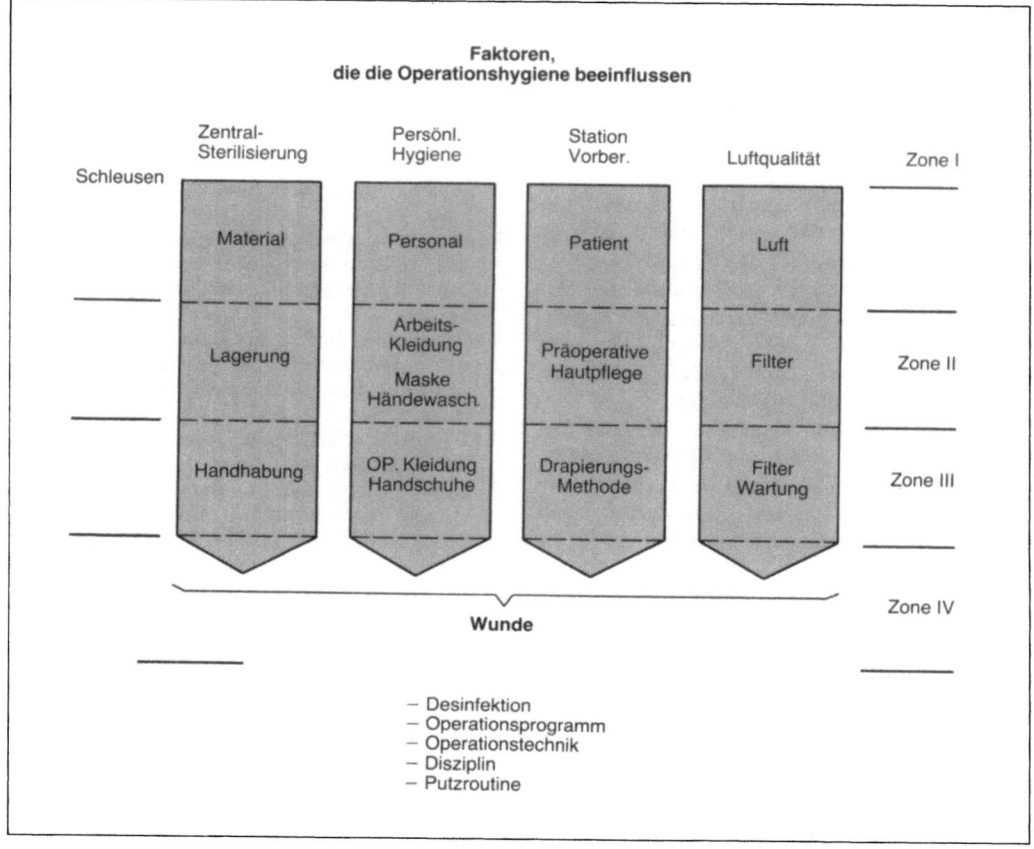

Abb. 1. Faktoren, die die Operationshygiene beeinflussen

sensystem. Ein bauliches System von Zonen (Abb. 1, Zone I-IV) bieten dem Personal die *psychologische Unterstützung,* damit gewisse Regeln besser beachtet werden. Diese Unterstützung ist von größter Wichtigkeit.

Materialien

Die erforderlichen bakteriologischen Eigenschaften der verwendeten Materialien werden im Krankenhaus wie auch in der Industrie in Sterilisationsanlagen erreicht. Die Sterilität muß durch ein Verpackungssystem sowohl während der Lagerung wie auch während des Transports geschützt werden. Die äußere Schutzverpackung nimmt die mikrobiologischen Verunreinigungen während Lagerung und Transport auf und muß darum schon außerhalb des Operationstraktes entfernt werden, zum Beispiel in der Materialschleuse. Die Lagerung von Materialien bis zum Gebrauch darf den einmal erreichten Status nicht negativ beeinflussen. Darum soll die Lagerung staubfrei erfolgen, und es sollen alle unnötigen Manipulationen mit diesen Gegenständen vermieden werden. Wenn staubdichte Verpackungen vorhanden sind, sollen diese so lange wie möglich ungeöffnet bleiben. Die Stationsverpackung ist Träger von wichtiger Information und sollte auch bewahrt werden. Die Vorbereitung zur Verwendung im Operationssaal sollte so erfolgen, daß die Sterilität erhalten bleibt. Dies bedingt eine sorgfältige Wahl des Zeitpunktes für das Auspacken der Instrumente und ein möglichst turbulenzarmes Entfalten der Operationstücher.

Das Personal

> Die persönliche Hygiene beginnt bereits zu Hause im Badezimmer.

Die Reinigung soll so erfolgen, daß später im OP möglichst wenig negative Effekte entstehen. So ist erwiesen, daß eine Dusche die Anzahl der freigegebenen Hautpartikel mit Hautorganismen erhöht. Aufgrund dieser Erkenntnis sollte man erst nach der Arbeit duschen.

Die persönlichen Kleider enthalten große Zahlen von losen Haut- und Staubpartikeln und dürfen darum nicht in den Operationstrakt mitgenommen werden. Sie sollten deshalb in der Personalschleuse deponiert und durch Bereichskleidung ersetzt werden. Die Bereichskleidung darf auf keinen Fall außerhalb des Operationstraktes getragen werden!

Der Mensch ist sowohl als Träger von Mikroorganismen als auch wegen seiner Motorik das Hauptrisiko in einer reinen Umgebung. Die Erhaltung der OP-Aseptik-Qualität kann darum durch geeignete Maßnahmen und Arbeitstechniken in Bezug auf Personal und Patient auf eine relevante Art gewährleistet werden. Hier ist also Hygiene auch eine Frage der konsequenten Einhaltung der erwähnten Maßnahmen zur Erzielung eines Optimums.

Der Mensch ist Träger verschiedener normaler Bakterienfloren. Diese können in Nase, Mund, Achselhöhlen, Perinealgegend, Genitalien, Darm, Füßen und Haut nachgewiesen werden. Das Vorkommen von Organismen auf unserer Hautoberfläche ist eine bakteriologisch interessante Tatsache. Diese bedeutet aber nicht unbedingt, daß sich die Organismen durch die Luft auf ihre Umgebung ausbreiten. Dies kann eher durch Berührung erfolgen. Es hat sich beispielsweise gezeigt, daß 40% der gebrauchten Operationskittel nachher eine unsterile Vorderseite aufweisen.

Es ist gezeigt worden (Abb. 2), daß die in der Luft befindlichen Hautkeime vom menschlichen Körper bis zu etwa 70% aus der Perinealregion stammen, 10% vom Kopf und der Rest von Axillen und Haut. Diese Verteilung ist für Frauen und Männer gleich. Die Gesamtzahl ist aber für Männer mehrfach höher.

Die Auswahl der Handschuhe ist sehr wichtig, ist doch erwiesen, daß 40 bis 90% der OP-Handschuhe nach Gebrauch Löcher aufweisen. Durch diese kann die Wunde mit Schweiß,

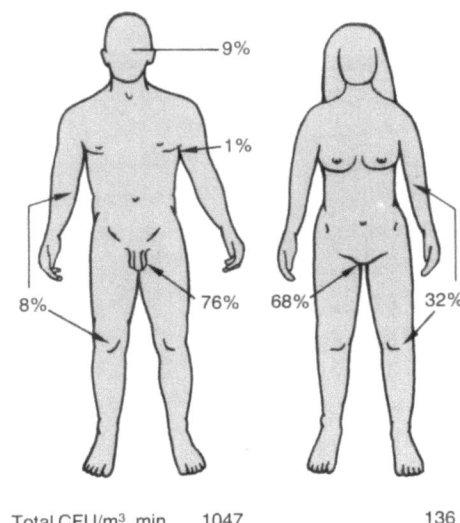

Abb. 2. Verbreitung von Hautkeimen bei Männern und Frauen

der residente Hautflora transportiert, verunreinigt werden.

Eine andere Form von Kontaktübertragung besteht zwischen Handgelenk und Wunde. Dieser Teil der OP-Mäntel ist als hochkontaminiert gefunden worden. So hat auch eine Untersuchung gezeigt, daß der Operateur in 6% der Operationen mit diesem Teil seines Körpers in Kontakt mit der Wunde gekommen war. Die Übertragungskapazität zwischen nassen, infizierten Textilien und einer sterilen Oberfläche hat sich ebenfalls als hocheffektiv erwiesen.

Barrierematerialien

Die Aufgabe der Barrierematerialien ist hauptsächlich die Übertragung von Keimen zwischen Personal und Wunde bzw. Patient und Wunde zu minimieren. Die hauptsächlichen Streuquellen und Übertragungswege sind oben diskutiert.

Kontaktübertragung muß in der allgemeinen Chirurgie als die häufigste betrachtet werden. In der Implantatchirurgie hat sich gezeigt, daß zusätzlich die Luftreinheit von wesentlicher Bedeutung ist.

Normale textile Materialien sind als Barrieren völlig wirkungslos. Eine Erhöhung der An-

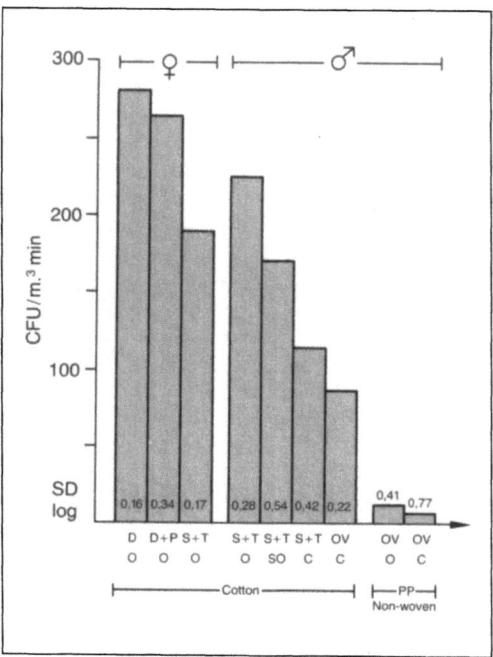

Abb. 3. Einwirkung von Arbeitskleidung auf Freisetzung von Hautkeimen. Vergleich von verschiedenen Ausführungen. *D*, Kleid; *P*, Strumpfhose; *S*, Hemd; *T*, Hosen; *OV*, Overall; *O*, offene Hosenbeine; *C*, Hosenbeine mit Manschetten; *SO*, Hosenbeine halboffen; *PP*, Polypropylene

zahl der Schichten reduziert in sehr geringem Umfange die Kontaktübertragung. Da aber große Zahlen von Keimen durch nasse Textilien transportiert werden können, löst dieses das Problem nicht. Die einzige Lösung ist hier, daß wirklich keimdichte Schichten eingelegt werden oder eingebaut sind.

Die kritischen Flächen sind beim Personal die unteren Teile der Ärmel und die Brust-Bauch-Region, bei Patienten das Gebiet rund um die Wunde. Verschiedene Lösungen stehen hier zur Verfügung. Der textile OP-Mantel kann über einer fabrikreinen Plastikschürze getragen werden, oder ein Stück undurchlässiges Plastiklaminat kann auf die Brust-Bauch-Region geklebt werden. Ärmelschützer aus undurchlässigem Material können als Ergänzung zum textilen OP-Mantel verwendet werden. Einweg-OP-Mäntel mit eingebauten Barrieren in Ärmeln und Front sind natürlich eine einfachere Lösung. Für den Patienten können Schichten von Plastikfolie zwischen die Textillagen eingelegt werden. Trotzdem bestehen die Möglichkeiten für eine Übertragung, weil die Ränder gegen die Wunde nicht an der Haut fixiert sind. Auch hier gibt es eine Einwegalternative, bei der ein echt keimdichtes Material mit selbstklebenden Rändern versehen ist. Dadurch bekommt man Undurchlässigkeit und Schutz vor Einwirkung von nicht desinfizierten Hautflächen auf einmal.

Bei **Implantatchirurgie,** bei der die Luftreinheit als wichtig bewiesen ist, bestehen jetzt zwei Möglichkeiten, dafür zu sorgen. Seit Jahren gehen Entwicklungsarbeiten voran, um Belüftungsanlagen zu konstruieren, mit denen keimarme Luft im Wundgebiet gewährleistet werden kann. Solche Anlagen sind vorhanden, aber bergen gewisse Nachteile, ökonomisch und arbeitsmäßig. Gewisse Eingriffe können auch aus praktischen Gründen nicht in diesen Anlagen ausgeführt werden. Jetzt besteht aber die Möglichkeit, die Luftreinheit zu gewährleisten durch Veränderung der Arbeitskleidung des Personals. Durch Gebrauch von einem, aus Spezialmaterial (Vliesstoff) konstruiertem „Monteur"-Anzug für das Personal im OP werden die keimtragenden Hautpartikel daran gehindert, die Luft zu kontaminieren (Abb. 3). Als Kontaktbarriere wird dann darüber ein steriler Mantel, wie oben beschrieben, getragen.

Funktionell-bauliche Anforderungen

F. LABRYGA

Bedeutung

Die an der Erarbeitung der „Richtlinie für die Erkennung, Verhütung und Bekämpfung von Krankenhausinfektionen" beteiligten Hygieniker und sicher auch die übrigen in der Krankenhaushygiene tätigen Fachleute stimmen darin überein, daß die betrieblich-organisatorischen Maßnahmen in ihrer Bedeutung für eine gute Krankenhaushygiene wesentlich höher einzuschätzen sind als die funktionell-baulichen. Die erstgenannten Maßnahmen entsprechen vergleichsweise den laufenden Betriebskosten eines Krankenhauses, die gegenüber den nur einmal auftretenden Investitionskosten einen wesentlich höheren Stellenwert haben. Der Vergleich läßt aber auch erkennen, daß funktionell-bauliche Maßnahmen nicht unterbewertet werden dürfen. Sie bilden im allgemeinen die Voraussetzung für einen in hygienischer Hinsicht gut organisierten Betriebsablauf.

Unsicherheiten in der Beurteilung des aufgezeigten Zusammenhangs treten dann auf, wenn die zur Durchführung funktionell-baulicher Maßnahmen erforderlichen Investitionskosten nicht in ausreichendem Maße zur Verfügung stehen. In diesem Fall müssen die Verantwortlichen sorgfältig abwägen, wie die Mittel am wirkungsvollsten einzusetzen sind. Kosten-Nutzen-Analysen können meist nicht angewendet werden, weil sie wegen der großen Zahl der Parameter einen zu hohen Aufwand erfordern. Als Grundlagen der Entscheidung bleiben eigene fachliche Kenntnisse und Erfahrungen sowie die Orientierung am „Stand der Technik", der für die Bundesrepublik Deutschland einschließlich West-Berlins in der bereits genannten Richtlinie des Bundesgesundheitsamtes (BGA) festgelegt ist.

Vorgehensweise

Da die vor allem in den Anlagen zur Richtlinie für funktionell-bauliche Probleme gegebenen Empfehlungen trotz ihrer teilweise schon mehrere Jahre zurückliegenden Veröffentlichung auch heute gültig sind und (bis auf geringfügige Ausnahmen) keine Notwendigkeit zur Neuauflage besteht, kann der hier vorgelegte Beitrag nur dann nützlich sein, wenn er die verbalen Empfehlungen der Anlagen durch Zeichnungen ergänzt. Dabei muß darauf hingewiesen werden, daß die aufgezeigten Lösungen Beispiele darstellen, die nicht als architektonische Entwürfe anzusehen sind. Sie sollen vielmehr hygienische Anforderungen umsetzen, gelegentlich vielseitig interpretierbare Empfehlungen veranschaulichen und damit die fachspezifischen Auseinandersetzungen versachlichen. Es wurde daher bewußt eine schematische Form gewählt, die den Charakter einer Grundsatzlösung unterstreicht.

Der verfügbare Raum zwingt zur Begrenzung. Ausgewählt wurden Lösungsvorschläge aus Bereichen, die „in besonderem Maße vor Infektionen geschützt werden müssen" oder „von denen bevorzugt Infektionen ausgehen können" (1). Die Hinweise zu den funktionell-baulichen Maßnahmen mußten auf die wichtigsten Aspekte beschränkt werden.

Folgende Räume (Funktionselemente), Raumgruppen (Funktionseinheiten) und Funktionsstellen werden behandelt: Schleusen, Operation, Intensivmedizin, Infektionskrankenpflege, Dialyse, Wöchnerinnen- und Neugeborenenpflege, Sterilgutversorgung, Bettenaufbereitung und Abfallbeseitigung.

Die Vorschläge für die Schleusen entstammen einer im Auftrage des Bundesministeriums für Arbeit und Sozialordnung vom Verfasser durchgeführten Forschungsarbeit mit dem Titel „Untersuchungen zur Einführung von Standards für die Bauprogrammplanung Allgemeiner Krankenhäuser" (2). Sie sind auf einem Raster 0,60 m × 0,60 m entwickelt und im Maßstab 1:100 dargestellt. Die Größe der Pfeile entspricht der jeweils erforderlichen Durchgangsbreite der Tür. Bei den übrigen Schemata handelt es sich um Entwürfe des Verfassers, mit Ausnahme der Bilder 14 und 21 (Entwürfe von Novotny & Mähner für die Städtischen Kliniken Osnabrück mit Beratung und Modifikation durch den Verfasser). Diesen Darstellungen liegt der Konstruktionsraster 7,80 m × 7,80 m zugrunde. Sie haben den Maßstab 1:500.

Schleusen

Die Anlage 4.2.3 der Richtlinie des BGA „Anforderungen der Hygiene an Schleusen im Krankenhaus" unterscheidet nach der Funktion drei Arten:

Patientenschleusen, Personalschleusen sowie Material- und Geräteschleusen.

Patientenschleusen

Für die unterschiedlichen Anforderungen stehen drei Standards zur Verfügung:

Bei der in der Nutzfläche besonders knapp bemessenen Patientenschleuse I wird der Pa-

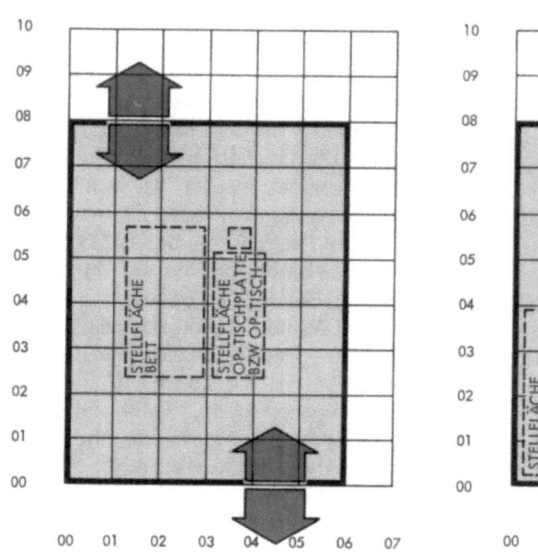

Abb. 1. Patientenschleuse I. – Als Flurerweiterung möglich. Nutzfläche ca. 16 m². Keine mechanische Umbetteinrichtung

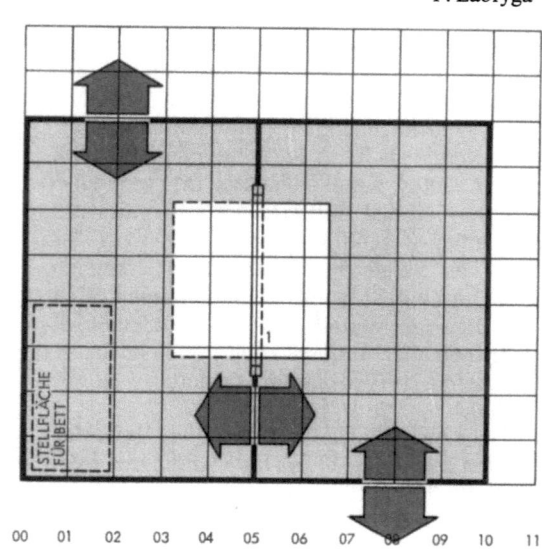

Abb. 2. Patientenschleuse II (Querorientierung). – Mit zwei durch Wand oder Schwelle getrennten Raumteilen. Nutzfläche ca. 27 m². *1*, Patienten-Umbetteinrichtung

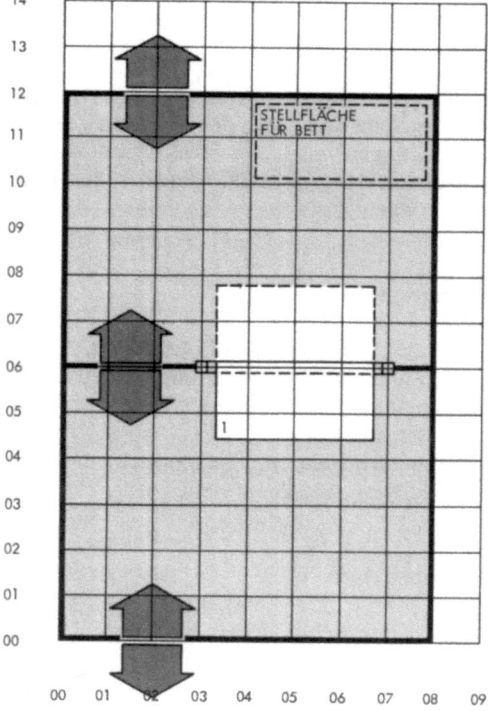

◁ **Abb. 3.** Patientenschleuse III (Längsorientierung). – Mit zwei durch Wand oder Schwelle getrennten Raumteilen. Nutzfläche ca. 33 m². *1*, Patienten-Umbetteinrichtung

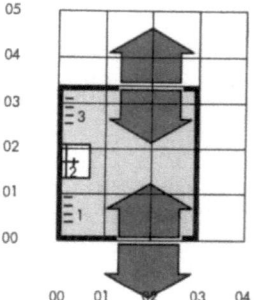

Abb. 4. Personalschleuse I. – Anordnung vor einzelnen Räumen oder Funktionseinheiten. Nutzfläche bei doppelter Anordnung (Damen und Herren) ca. 8 m². *1*, Schrank für Berufskleidung; *2*, Waschbecken; *3*, Schrank für Schutzkleidung

tient ohne eine mechanische Umbetteinrichtung vom Bett auf die OP-Platte gelagert (Abb. 1).

Die Patientenschleuse II verfügt über eine mechanische Umbetteinrichtung, die den Raum in zwei Kammern unterteilt (Abb. 2). Aus psychologischen Gründen verzichtet man heute häufig auf die räumliche Trennung und markiert die Grenze durch eine nicht überfahrbare Schwelle. Für Notfälle ist jedoch ein unmittelbarer Durchgang offenzuhalten. Wenn in der Schleusenzone entwurfliche Zwänge bestehen, kann die Patientenschleuse III verwendet werden, die ein für diese Situation günstiges Raum-Seiten-Verhältnis hat (Abb. 3). Als nachteilig erweist sich hier die jeweils notwendige 90°-Drehung von Bett und OP-Platte.

Personalschleusen

Die Personalschleuse I wird bei geringer Personenzahl vor einzelnen Räumen oder Funktionseinheiten angeordnet und bietet Wasch- und Umkleidemöglichkeiten (Abb. 4).

Die Personalschleuse II erfüllt mit geringstmöglichem Flächenaufwand die Anforderungen der getrennten Wegeführung für das sich ein- und ausschleusende Personal (Abb. 5). Bei spiegelbildlicher Anordnung sollte das zwischen den beiden Schrankzonen liegende Wandelement so konstruiert werden, daß es entsprechend dem Zahlenverhältnis zwischen weiblichen und männlichen Beschäftigten verschoben werden kann.

In der größeren Personalschleuse III ist durch Drehung einer Schrankzone eine ähnliche flexible Nutzung zu erreichen (Abb. 6). Außerdem verfügt dieses Schema über eine Dusche.

Das gilt auch für die Personalschleuse IV (Abb. 7). Die Abschlußwand des Garderobenschrankraumes kann – wenn der Zugang von zwei Seiten möglich ist – ebenfalls verschiebbar ausgebildet werden.

Eine Sonderform bildet die Kittelschleuse, die einem für Patienten nutzbaren Raum vorgelagert ist und deshalb die Durchfahrt von Fahrtragen und Betten ermöglichen muß (Abb. 8).

Vor Bereichen mit geringeren hygienischen Anforderungen (z. B. Entbindungseinheiten) können für Personal und Besucher sogenannte Einkammerschleusen angeordnet werden (Abb. 9). Sie bringen Flächeneinsparungen, da Funktionen des Aus- und Ankleidens in einem Raum zusammengefaßt sind.

Material- und Geräteschleusen

Zur Ein- und Ausschleusung von reinen sowie unreinen Materialien und Geräten stehen drei Standardlösungen zur Verfügung.

Die Ver- und Entsorgungsschleusen I werden auf einfache Weise durch Abschottung von Verkehrsfluren hergestellt, deren Erweiterungen Abstellmöglichkeiten für Transport- und Lagerwagen bieten (Abb. 10).

Die Ver- und Entsorgungsschleusen II sind als Räume konzipiert und enthalten Lagereinrichtungen, Ausgußbecken, Stellflächen für Geräte sowie für Transport- und Lagerwagen (Abb. 11).

Für größere Betriebsstellen wird die Versorgungsschleuse III vorgeschlagen (Abb. 12).

Operation

Die wichtigsten in Anlage 4.3.3 der BGA-Richtlinie für die Funktionsstelle Operation gegebenen funktionell-baulichen Empfehlungen lassen sich wie folgt zusammenfassen:
- Die aseptischen Operationseinheiten sind von den septischen zu trennen. In neuerer Zeit wird häufiger vorgeschlagen, auf diese strenge Trennung zu verzichten. Die BGA-Kommission hält jedoch an ihrer Empfehlung fest, „weil diese Lösung den höchsten Grad der Sicherheit für Patienten und Personal bietet" (3).
- Die Größe einer Teilstelle Operation soll nicht mehr als 8 Funktionseinheiten (Operationsraum mit zugehörigen Nebenräumen) aufweisen.
- Der Zugang zur Funktionsstelle muß über Patienten-, Personal- sowie Material- und Geräteschleusen erfolgen.
- Bei der Wegeführung ist eine Trennung der Flure für Patienten, Personal, Geräte und nichtsteriles Material nicht erforderlich.
- Zu jedem Operationsraum gehören in der Regel ein Einleitungsraum, ein Waschraum (auch gemeinsam für zwei Operationsräume) und ein Ausleitungsraum.
- Der Aufwachraum soll einen direkten Zugang von den Operationseinheiten aufweisen, jedoch außerhalb der Funktionsstelle liegen.

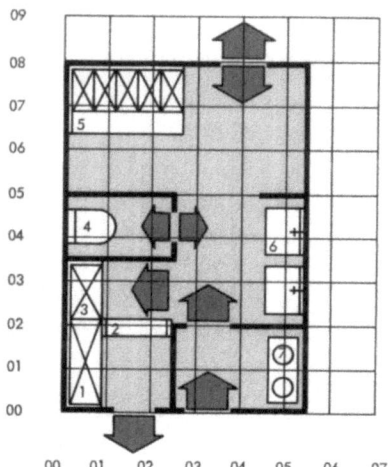

Abb. 5. Personalschleuse II. – Dreiraumschleuse für Bereiche, die in besonderem Maße vor Infektionen geschützt werden müssen. Nutzfläche bei doppelter Anordnung (etwa 10–12 Damen und Herren) ca. 28 m². *1*, Schrank für Schutzkleidung; *2*, Überschwenkbank; *3*, Regal für OP-Schuhe; *4*, WC; *5*, Garderobenschränke mit Sitzbank; *6*, Waschbecken; *7*, Wäsche- und Abfallsammler

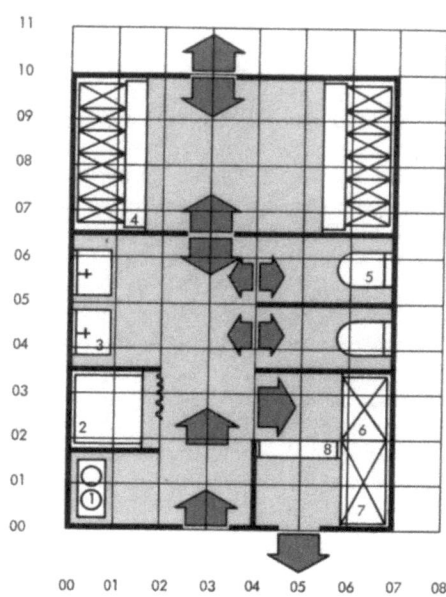

Abb. 6. Personalschleuse III. – Dreiraumschleuse mit Dusche. Nutzfläche bei doppelter Anordnung (24–30 Damen und Herren) ca. 48 m². *1*, Wäsche- und Abfallsammler; *2*, Dusche; *3*, Waschbecken; *4*, Garderobenschränke mit Sitzbank; *5*, WC; *6*, Regal für OP-Schuhe; *7*, Schrank für Schutzkleidung; *8*, Überschwenkbank

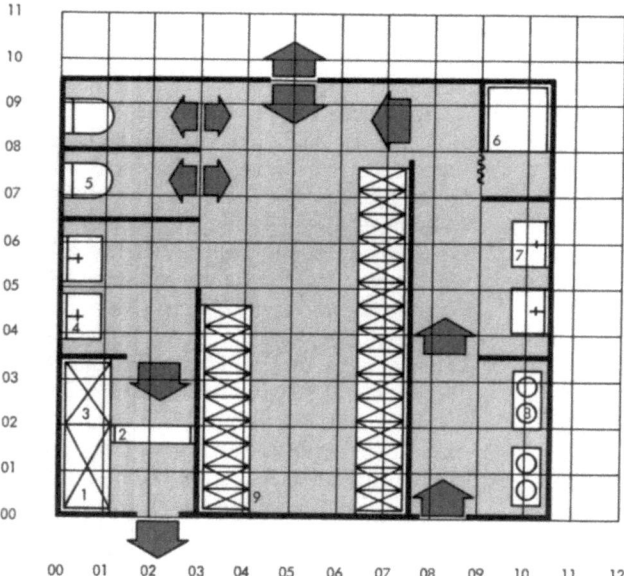

Abb. 7. Personalschleuse IV. – Dreiraumschleuse mit Dusche. Nutzfläche bei doppelter Anordnung (48–60 Damen und Herren) ca. 68 m². *1*, Schrank für Schutzkleidung; *2*, Überschwenkbank; *3*, Regal für OP-Schuhe; *4*, Waschbecken; *5*, WC; *6*, Dusche; *7*, Waschbecken; *8*, Wäsche- und Abfallsammler

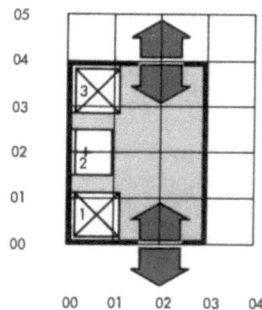

Abb. 8. Kittelschleuse. – Anordnung vor Räumen mit kurzfristigem Aufenthalt des Personals. Möglichkeit der Durchfahrt von Fahrtragen und Betten. Nutzfläche ca. 6 m². *1*, Berufskittel; *2*, Waschbecken; *3*, Schutzkittel

Funktionell-bauliche Anforderungen

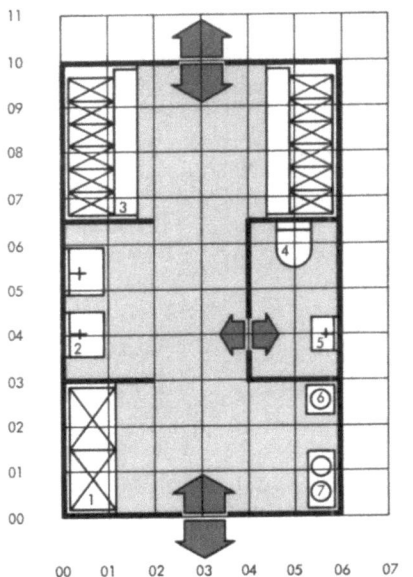

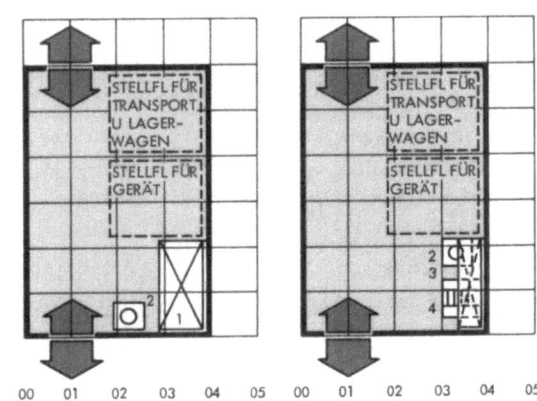

Abb. 11. Ver- und Entsorgungsschleusen II. – Jeweils eigene Räume mit einer Nutzfläche von insgesamt ca. 16 m². *1*, Regal für Handvorrat; *2*, Wäsche- und Abfallsammler; *3*, Wandhängeregal für Reinigungs- und Desinfektionsutensilien; *4*, Ausgußbecken

Abb. 9. Personal- und Besucherschleuse. – Für Bereiche mit geringeren hygienischen Anforderungen. Benutzung durch Personal und Besucher. Nutzfläche bei doppelter Anordnung (24–30 Damen und Herren) ca. 40 m². *1*, Schrank für Schutzkleidung und Überschuhe; *2*, Waschbecken; *3*, Garderobenschränke mit Sitzbank; *4*, WC; *5*, Handwaschbecken; *6*, Abfallsammler; *7*, Wäsche- und Überschuhsammler

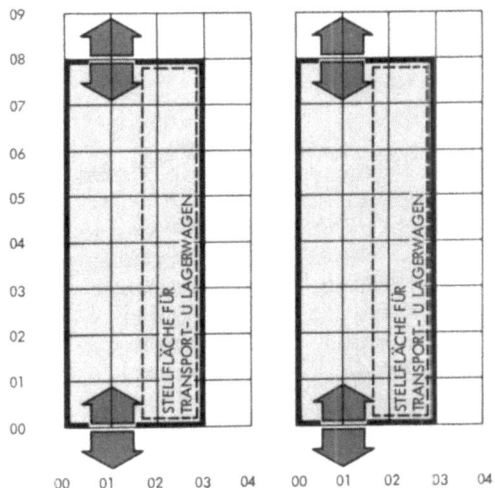

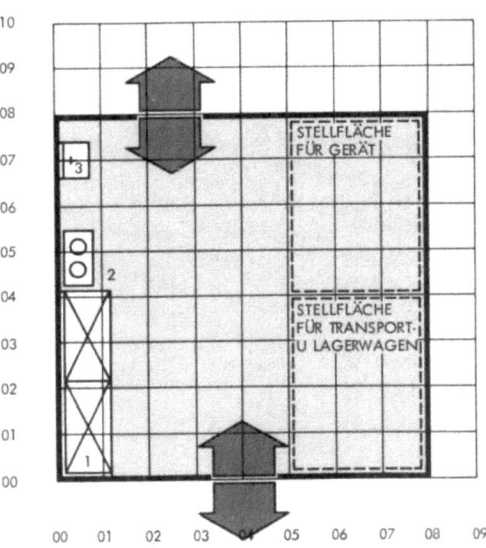

Abb. 10. Ver- und Entsorgungsschleusen I. – Abschottung von Verkehrsflächen mit Flurerweiterungen (bei Fluchtwegen Brandlasten beachten). Nutzfläche für beide Schleusen ca. 16 m²

Abb. 12. Versorgungsschleuse III. – Für größere Betriebsstellen. Nutzfläche ca. 22 m². *1*, Regal für Handvorrat; *2*, Wäsche- und Abfallsammler; *3*, Handwaschbecken

Abb. 13 zeigt einen Schemavorschlag für eine mittelgroße Betriebsstelle, die die oben genannten Anforderungen erfüllt. Der Aufwachraum liegt in der zusammengefaßten Schleusenzone, der über die beiden Patientenschleusen erreicht werden kann und auch nach Beendigung des Operationsprogramms betriebsbereit ist. Als vorteilhaft werten die Chirurgen in zunehmendem Maße die Möglichkeit der natürlichen Belichtung der Operationsräume. Der Schemagrundriß für eine große Funktionsstelle (Abb. 14) folgt ebenfalls den Empfehlungen der BGA-Richtlinie. Die vorgelagerte Schleusenzone mit jeweils eigenen Räumen für die Aseptische und für die Septische Teilstelle enthält wiederum den Aufwachraum mit Zugang über die Patientenschleuse der Aseptischen Teilstelle. Die sieben aseptischen Operationsräume liegen an drei Flurabschnitten, um eine Reduzierung der Keimbelastung zu erreichen. Die Operationseinheiten des hinteren Flures weisen im Gegensatz zu den übrigen Einheiten keine eigenen Ein- und Ausleitungsräume auf, da hier Operationen mit langer Dauer durchgeführt werden, für die eine derartige Trennung nicht erforderlich erscheint. Für die Anlieferung des Sterilmaterials ist ein äußerer Flur vorgesehen, der direkt zum Sterilgutlager führt.

Intensivmedizin

Für die Einheiten der Intensivtherapie gelten entsprechend der Teilanlage 4.3.4 der BGA-Richtlinie die folgenden wichtigen funktionell-baulichen Empfehlungen:
- Die Einheiten für konservative und operative Gebiete sollten bei entsprechender Größe des Hauses getrennt werden.
- Eine Einheit soll nicht mehr als 16 Betten umfassen.
- Da Mehrbettzimmer die Keimübertragung begünstigen, sind vorwiegend Einbetträume erforderlich.
- Etwa ein Drittel der Räume sollte Vorräume erhalten.
- Der Zugang zu den Einheiten für Intensivtherapie erfolgt für Patienten, Personal sowie Ver- und Entsorgungsgüter über entsprechende Schleusen.

Die in Abb. 15 dargestellte kleine Intensiveinheit mit 8 Betten wird interdisziplinär genutzt. Sie gliedert sich in drei Zonen: Schleusen, Krankenzimmer und Betriebs- sowie Nebenräume. Zwei Zimmer sind mit Schleusen ausgestattet, in denen sich Einrichtungen zur Händedesinfektion und -reinigung, zum Wechsel der Schutzkleidung und zur Desinfektion von Geräten befinden. Diese Räume verfügen in der Sanitärzelle auch über eine Fäkalienspüle.

Eine größere Betriebsstelle mit zwei getrennten Einheiten für Chirurgie und Innere Medizin mit jeweils 10 Betten wird in Abb. 16 vorgestellt. Beide Einheiten sind im Raumangebot weitgehend selbständig, mit Ausnahme der gemeinsam genutzten Besucherschleuse, der Ver- und Entsorgungsschleusen sowie der Aufbereitungsräume für Geräte und Betten.

Infektionskrankenpflege

Aus den in Anlage 4.3.5 der BGA-Richtlinie gegebenen Empfehlungen lassen sich die folgenden wichtigen Hinweise zur funktionell-baulichen Gestaltung zusammenfassen:
- Infektionseinheiten sollen möglichst weit von Bereichen entfernt liegen, die einen erhöhten Infektionsschutz erfordern.
- Optimal ist ein eingeschossiges, ebenerdiges Gebäude.
- Die Gliederung der Betriebsstelle soll die Nutzung von einzelnen Einheiten für andere Pflegeaufgaben ermöglichen.
- Patienten müssen unmittelbar von außen in das Krankenzimmer eingeliefert werden. Bei nicht ebenerdiger Lage der Infektionseinheit sind ein eigener Aufzug und ein äußerer Gang erforderlich.
- Der Zugang für Personal sowie Geräte und Güter erfolgt über Schleusen.
- Für Besucher soll Sicht- und Sprechkontakt gewährleistet sein.

Einen Schemavorschlag für eine ebenerdige Infektionskrankenpflege mit zwei getrennten und damit jeweils auch für andere Pflegeaufgaben zu nutzenden Einheiten mit je 10 Betten zeigt Abb. 17. Den Einheiten gemeinsam zugeordnet sind folgende Räume: Untersuchungsraum, Arztraum und Entlassungsbad. Außerdem verfügen sie über eine Bettenaufbereitung, in der von außen angelieferte Bettgestelle und Matratzen gereinigt und desinfiziert werden. Jedes Krankenzimmer (vorwiegend Einbetträume) ist mit einer Kittelschleuse und einer Naßzelle ausgestattet. Von außen kommende Besucher können sich in einer jeweils zwei Krankenzim-

Funktionell-bauliche Anforderungen

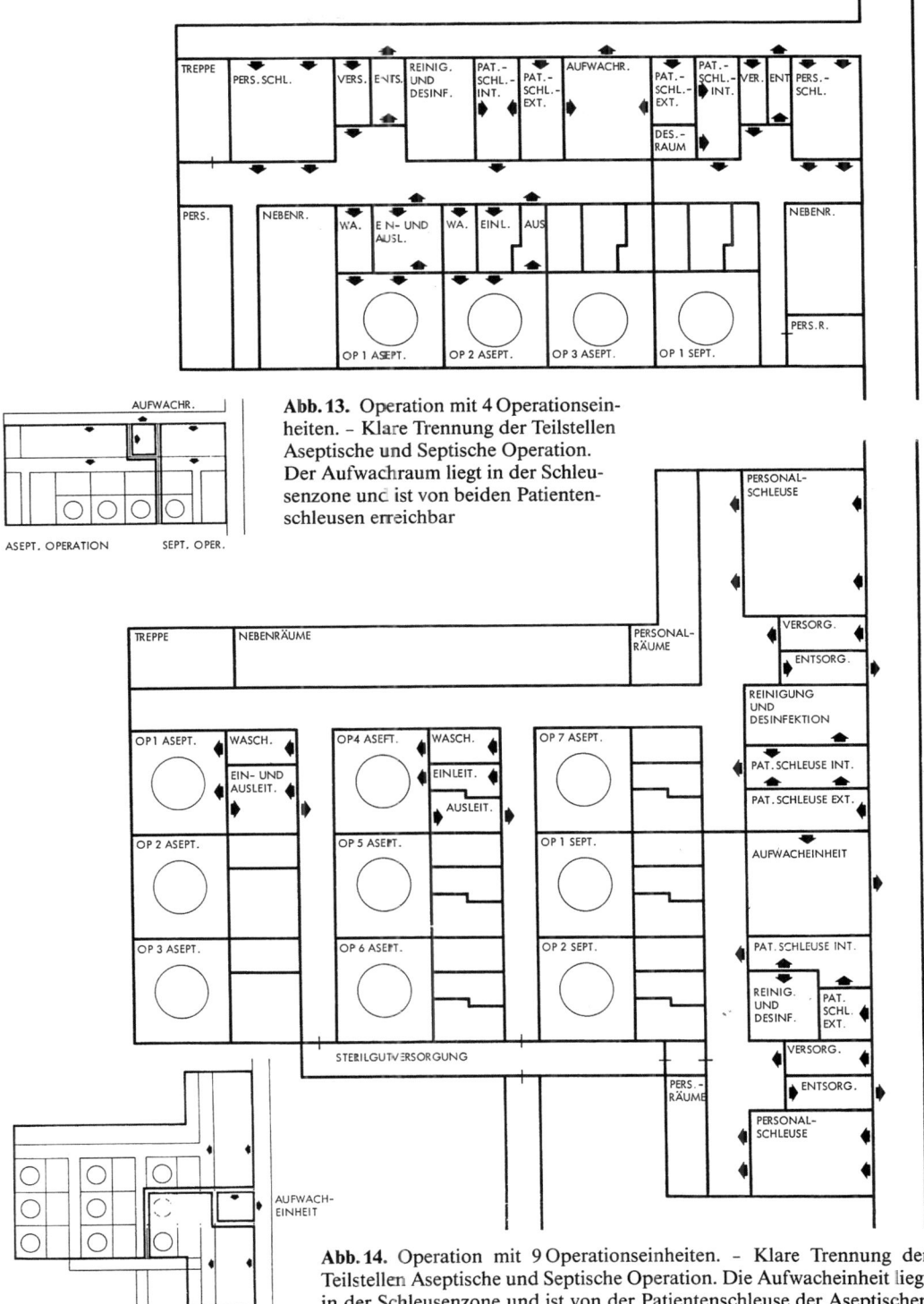

Abb. 13. Operation mit 4 Operationseinheiten. – Klare Trennung der Teilstellen Aseptische und Septische Operation. Der Aufwachraum liegt in der Schleusenzone und ist von beiden Patientenschleusen erreichbar

Abb. 14. Operation mit 9 Operationseinheiten. – Klare Trennung der Teilstellen Aseptische und Septische Operation. Die Aufwacheinheit liegt in der Schleusenzone und ist von der Patientenschleuse der Aseptischen Teilstelle erreichbar

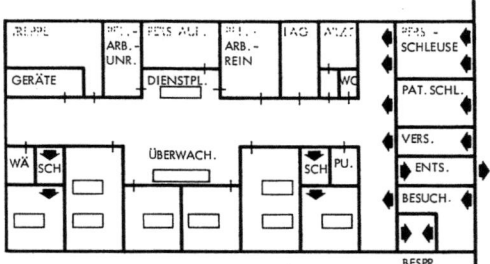
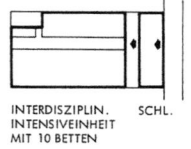

Abb. 15. Intensivmedizin mit einer interdisziplinären Einheit mit 8 Betten. – Geräteaufbereitung an zentraler Stelle

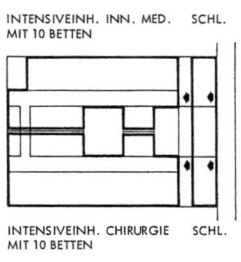
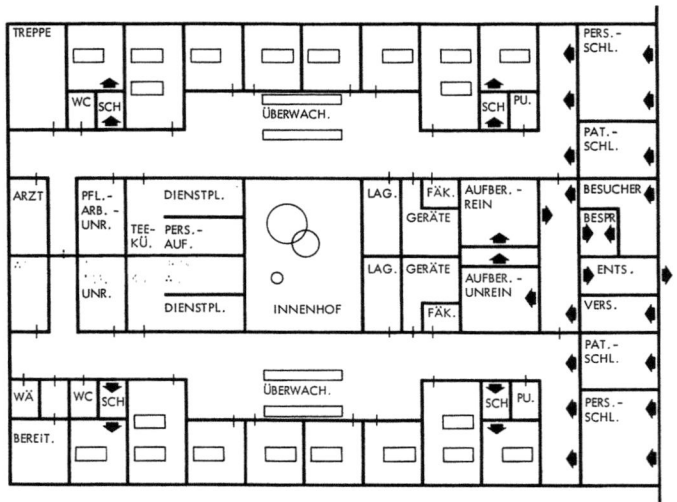

Abb. 16. Intensivmedizin mit zwei Einheiten für Chirurgie und Innere Medizin mit jeweils 10 Betten. – Doppelfluranlage mit Innenhof. Weitgehend selbständige Einheiten

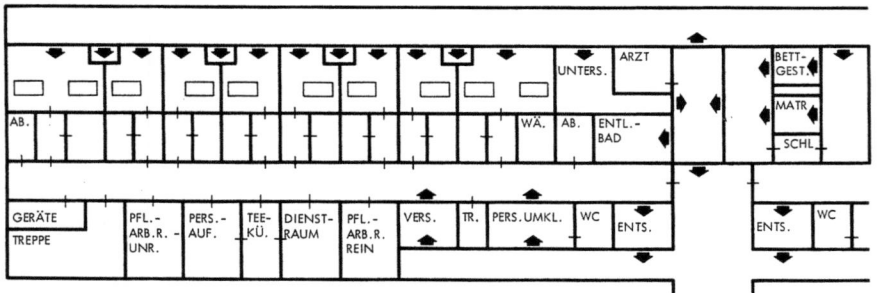
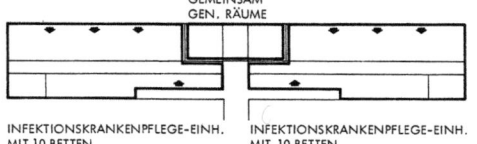

Abb. 17. Infektionskrankenpflege mit zwei Einheiten mit jeweils 10 Betten. – Zugang der infektiösen Patienten über Außengang, auch zur Untersuchung. Für Besucher gibt es eine schützende Kabine; für Personal sowie Ver- und Entsorgungsgüter sind Schleusen vorgesehen

mern vorgelagerten Glaskabine vor Witterungseinflüssen schützen.

Dialyse

Gemäß Teilanlage 4.3.4 der BGA-Richtlinie ist bei Dialyseeinheiten auf die folgenden wichtigen funktionell-baulichen Empfehlungen zu achten:
- Dialyseeinheiten sollten mindestens 10 Plätze haben.
- Erforderlich ist eine räumliche Trennung der Patienten nach Gruppe A (Patienten, von denen Infektionen ausgehen können) und Gruppe B (Patienten, von denen keine Infektionen ausgehen).
- Gemeinsam dürfen folgende Räume genutzt werden: Raum für die Vorbereitung der Dialysesysteme, reine Arbeitsräume, Laboratoriumsplatz, Teeküche, Diensträume für Pflegepersonal und Ärzte, Personalaufenthaltsraum.
- Ein Dialyseraum sollte nicht mehr als 6 Bettplätze aufweisen.
- Zwischen den Betten ist ein Abstand von etwa 2 m erforderlich.

Abb. 18 stellt eine Dialyseeinheit mit 10 Betten dar, in der über getrennte Zugänge Räumlichkeiten für Patienten der Gruppen A und B erschlossen werden. Günstige Voraussetzungen für die hier vorgeschlagene Anordnung bietet eine ebenerdige Anlage.

In Abb. 19 liegt die Einheit für Patienten der Gruppe A mit 4 Bettplätzen als in sich abgeschlossene Raumgruppe in der Einheit für Patienten der Gruppe B mit 16 Bettplätzen. Dadurch wird die gemeinsame Nutzung der Schleusenzone und einiger anderer Räume ermöglicht. Die gefährdenden Patienten sollten direkt bestellt werden, so daß ein Warteraum entfallen kann.

Wöchnerinnen- und Neugeborenenpflege

Hinweise zur funktionell-baulichen Gestaltung finden sich in Anlage 4.3.1 der BGA-Richtlinie, Abschnitt Spezialpflegeeinheiten:
- Im Hinblick auf das Infektionsrisiko der Neugeborenen bietet das Rooming-in-System, bei dem die Mutter und ihr Säugling Tag und Nacht im gleichen Raum untergebracht werden, die geringsten Gefahren.
- Das Rooming-in-System im Einbettzimmer ist günstiger als im Zweibettzimmer. Es ist auch dem Kontaktsystem vorzuziehen, bei dem Mütter und Säuglinge in unmittelbar benachbarten Räumen liegen.
- Das Zentralsystem, bei dem die Neugeborenen bis auf die Stillzeiten von den Müttern getrennt sind, erfordert die Unterteilung in kleine, möglichst für nicht mehr als 4 Neugeborene angelegte Pflegeeinheiten und eine abgetrennte Unterbringung von ansteckungsverdächtigen und erkrankten Neugeborenen.
- Das Zentralsystem und das Mischsystem, bei dem die Säuglinge während der Nacht in zentralen Räumen untergebracht werden, sind nicht zu empfehlen.

Im Schema für die Wöchnerinnen- und Neugeborenenpflege (Abb. 20) finden sich fünf unterschiedliche Nutzungsvarianten der Patientenzimmer, die sich je nach den örtlichen Anforderungen kombinieren lassen: Einzelzimmer mit Rooming-in-System, Einzelzimmer, die Mitaufnahme des Vaters oder einer anderen Bezugsperson ermöglichen, Einzelzimmer als Isolierzimmer mit Kittelschleuse und mit abtrennbarem Platz für das Neugeborene sowie Zweibettzimmer für Wöchnerinnen mit dazwischen liegenden Säuglingsräumen. Für den Fall, daß sich nicht genügend Frauen finden, die das Rooming-in-System in seiner vollen Ausprägung akzeptieren, bieten die Säuglingsräume des Kontaktsystems eine Reserve für die Unterbringung zur Nachtzeit.

Sterilgutversorgung und Desinfektion

Aus verständlichen Gründen sind die Probleme der Sterilisation und Desinfektion in der BGA-Richtlinie sehr ausführlich behandelt (4). Hier werden nur die wichtigsten funktionell-baulichen Maßnahmen der Anlage 4.4.1 aufgezeigt:
- Die Sterilisationseinheit soll möglichst in der Nähe der Hauptbedarfsstelle für Sterilgut liegen. Empfehlenswert ist eine unmittelbare Verbindung zwischen der Hauptbedarfsstelle und dem Sterilgutlager.
- Zu unterscheiden sind: Bereich vor der Sterilisation, Bereich der Sterilisatoren und Bereich nach der Sterilisation.
- Bei einer Kombination der Sterilisationseinheit mit einer Desinfektionseinheit sind zusätzliche Räume erforderlich.

- Die Bereiche vor und nach der Sterilisation sollen mit eigenen Personalumkleiden ausgestattet werden.

In erster Linie aus Gründen der Rationalisierung sind in Abb. 21 die Räume zur Durchführung der Güterdesinfektion und -sterilisation zusammengefaßt. Es gibt eine gemeinsame Annahme, getrennte Bearbeitungszonen und eine gemeinsame Ausgabe, die zur Hauptbedarfsstelle (OP) und zu den übrigen Bedarfsstellen des Hauses orientiert ist. Der Raum des Desinfektors liegt zentral mit Übersicht über die wichtigsten Arbeitsplätze. Zusätzlich zu den Forderungen der BGA-Richtlinie wurden vor der Sterilisation die unreinen von den reinen Arbeiten getrennt. In diese Zonen führen auch die beiden Personalumkleiden. In den Bereich nach der Sterilisation gelangt man durch den Raum des Desinfektors mit Einrichtungen zur Händedesinfektion und zum Kittelwechsel.

Bettenaufbereitung

Die Anforderungen an die Bettenaufbereitung sind in den Anlagen 4.4.2 und 6.5 der BGA-Richtlinie aufgeführt. Hier finden sich die folgenden Hinweise auf funktionell-bauliche Maßnahmen:
- Zu unterscheiden sind zentrale, teilzentrale und dezentrale Anlagen der Bettenaufbereitung.
- Die zentrale Bettenaufbereitung gliedert sich in eine unreine und eine reine Seite mit jeweils ausreichendem Stauraum sowie einem Arbeitsraum für die Wartung der Bettgestelle auf der reinen Seite.
- Die teilzentrale Bettenaufbereitung umfaßt einen Abrüstraum, einen Desinfektions- und Reinigungsraum sowie einen Aufrüstraum.
- Die dezentrale Bettenaufbereitung wird in einem Raum in der Nähe des Verwendungsortes durchgeführt. Die Desinfektion des Matratzenkerns, der Kopfkissen und der Bettdecken ist hier in der Regel nicht möglich.

Bei dem in Abb. 22 dargestellten Schema einer teilzentralen Bettenaufbereitung sind mechanisierte Anlagen zur Reinigung, Desinfektion und Trocknung der Bettgestelle sowie zur Desinfektion der Matratzen vorgesehen. Da die Anlagen nur von einer Person bedient werden, ist ein kleiner Umkleideraum zwischen der unreinen und reinen Seite angeordnet.

Die zentrale Bettenaufbereitung (Abb. 23) bietet sämtliche Einrichtungen zur Reinigung und Desinfektion der Bettenteile und Pflegeutensilien sowie zur Wartung und Reparatur der Bettgestelle. Außerdem sind Lager für Reservebetten und Bettzubehör vorhanden. Im allgemeinen muß die Stellfläche für unreine Betten größer ausgelegt werden als die Stellfläche für reine Betten, weil reine, mit einer Schutzhülle versehene Betten leichter an anderer Stelle aufbewahrt werden können.

Abfallbeseitigung

Aus der Anlage 6.8 der BGA-Richtlinie lassen sich die folgenden Hinweise auf funktionell-bauliche Maßnahmen ableiten:
- Zu unterscheiden sind Abfälle der Gruppe A (keine Maßnahmen zur Infektionsverhütung), der Gruppe B (Maßnahmen zur Infektionsverhütung) und Gruppe C (besondere Maßnahmen zur Infektionsverhütung).
- Räume für die zentrale Lagerung der Abfälle (Gruppen A und B) sollen so angeordnet werden, daß sie umliegende Bereiche nicht beeinträchtigen. Sie sollen von außen zugänglich sein.
- Abfall der Gruppe C sollte gekühlt und nicht in großen Mengen gelagert werden. Er ist entweder in einer zentralen Spezialanlage zu verbrennen oder mit gespanntem gesättigten Wasserdampf zu desinfizieren und dem Abfall der Gruppen A und B beizugeben.
- Erforderlich sind Einrichtungen zur Händedesinfektion und -reinigung sowie zum Schutzkittelwechsel.

Die in Abb. 24 aufgezeigte Funktionsstelle Abfallbeseitigung enthält die in der Richtlinie geforderten Räume, die im Hinblick auf die Wiederverwendung bestimmter Abfallgüter durch zusätzliche Räume ergänzt sind. Außerdem ist ein Raum für die Desinfektion und Reinigung der Abfall-Transportwagen angeschlossen. Eine bisher nur als Prototyp existierende Anlage zur Abfallentsorgung befindet sich in der Medizinischen Hochschule in Hannover. Hier werden die Abfälle der Gruppen A und B in eine Entsorgungsanlage transportiert, die sie zerkleinert und mit Hilfe von Mikrowellen desinfiziert. Das Granulat kann auf einer Mülldeponie gelagert oder nach einer Sortierung dem Recycling zugeführt werden.

Funktionell-bauliche Anforderungen

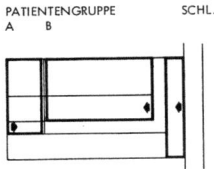
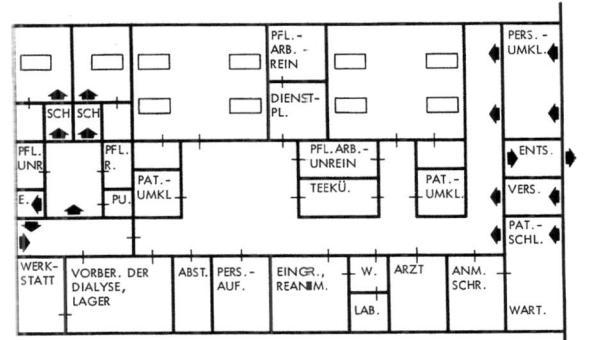

Abb. 18. Dialyse mit 10 Plätzen. – Trennung in Einheiten für Patienten der Gruppen A und B mit eigenen Zugängen. Gemeinsame Nutzung einiger Räume

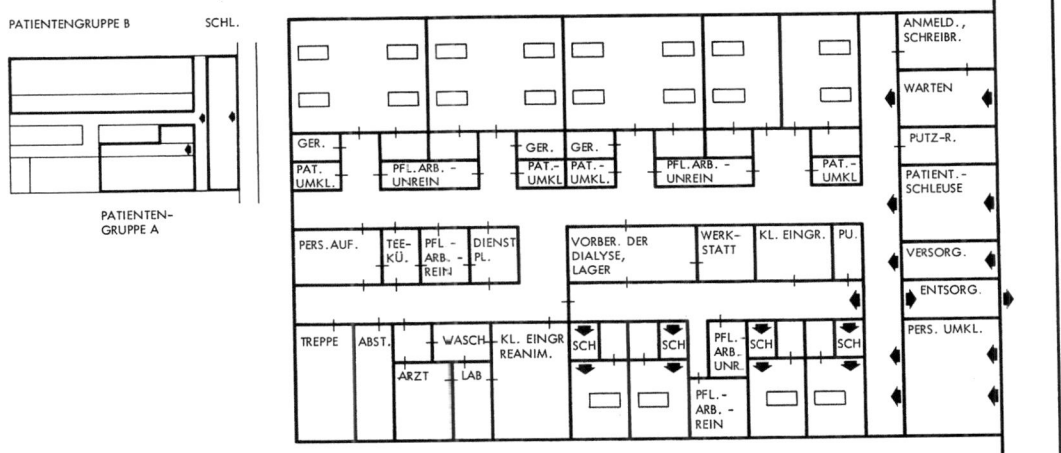

Abb. 19. Dialyse mit 20 Plätzen. – Die Doppelfluranlage ermöglicht trotz gemeinsamer Nutzung der Schleusenzone und einiger anderer Räume die Trennung in Einheiten für Patienten der Gruppen A und B

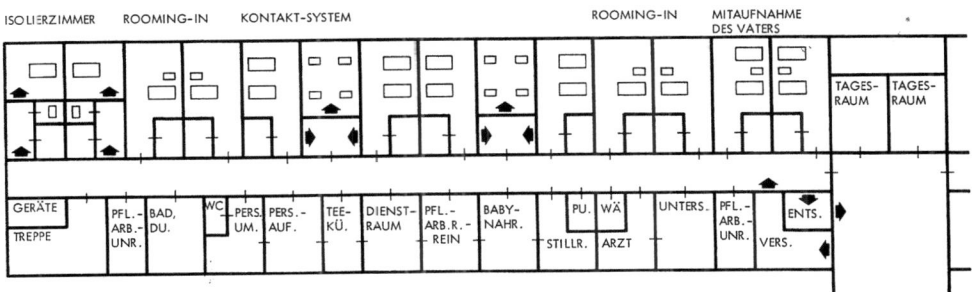

Abb. 20. Wöchnerinnen- und Neugeborenenpflege mit 18 Betten. – Unterbringung der Neugeborenen im Rooming-in-System oder im Kontakt-System. Zwei Zimmer haben Isoliermöglichkeiten für die Mutter und das Kind, zwei Räume bieten Gelegenheit zur Mitaufnahme des Vaters. Auf eine zentrale Unterbringung der Neugeborenen wurde verzichtet

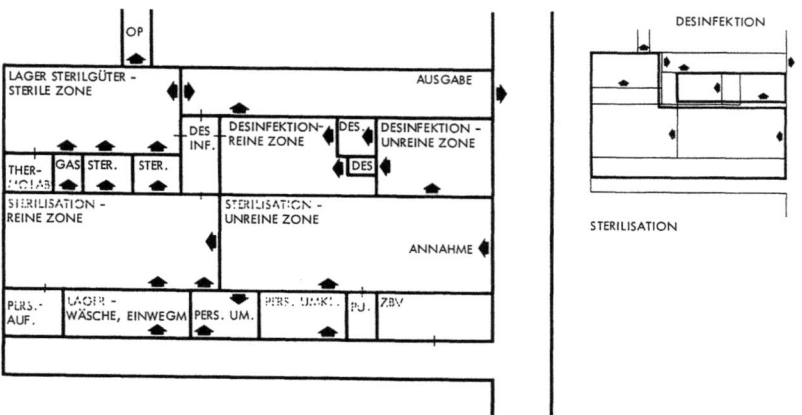

Abb. 21. Sterilgutversorgung mit Desinfektion. – Unreine Geräte und Materialien gelangen über eine gemeinsame Annahme in die Bearbeitungszonen, dann zur Sterilisation oder zur Desinfektion und schließlich zu einer gemeinsamen Ausgabe oder zur Funktionsstelle Operation

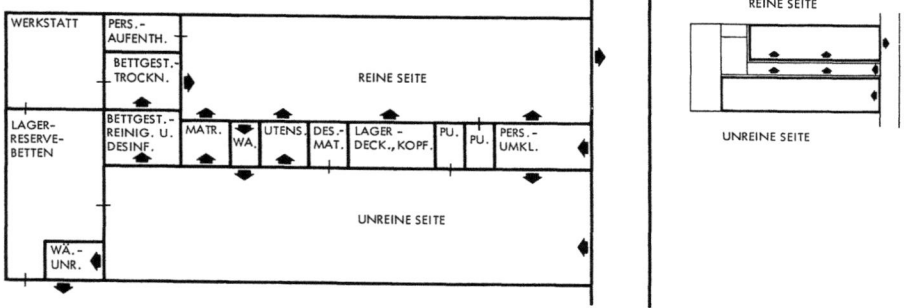

Abb. 23. Zentrale Bettenaufbereitung. – Bei kompakten Krankenhausanlagen mit kurzen Verkehrswegen ist die zentrale Aufbereitung mit Einrichtungen zur Wartung und Reparatur der Bettgestelle zweckmäßig

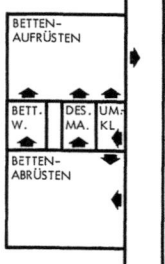

Abb. 22. Teilzentrale Bettenaufbereitung. – Bei Anordnung in der Nähe der größeren Bedarfsstellen (z. B. Pflegeebene) werden lange Transportwege und damit die Gefahren der Keimverstreuung eingeschränkt

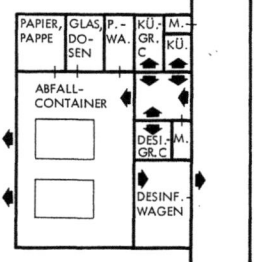

Abb. 24. Abfallbeseitigung. – Krankenhausabfälle der Gruppen A und B gelangen direkt in den Müllcontainer. Abfälle der Gruppe C werden vorher kühl gelagert und mit Dampf desinfiziert. Getrennte Lagerung von Papier, Pappe, Glas und Dosen

Ausblick

Bei genauerer Betrachtung der aufgezeigten Maßnahmen, die zur Verhütung und Bekämpfung von Krankenhausinfektionen gefordert werden, ist zu erkennen, daß sie zu einem großen Teil ohnehin aus Gründen eines reibungslosen Betriebsablaufs notwendig sind. Der verbleibende Teil der Investitionskosten auslösenden Maßnahmen dient der Minderung von Krankheitsrisiken. Für diesen Zweck werden auch sonst beträchtliche finanzielle Anstrengungen nicht gescheut (zum Beispiel Mittel für Arbeitsschutz und Brandschutz).

Manche der in diesem Beitrag aufgezeigten Vorstellungen werden sich im Laufe der Zeit wandeln. Die Entwicklung muß daher aufmerksam verfolgt werden. Grundsätzlich ist zu bedenken, daß Hygiene und damit auch jede sie unterstützende funktionell-bauliche Maßnahme jeweils nur eine „Kunst des Möglichen" sein kann.

Literatur

1. Bundesgesundheitsamt (Hrsg) (1976) Richtlinie für die Erkennung, Verhütung und Bekämpfung von Krankenhausinfektionen, Abschnitt 5.2.1, Stuttgart
2. Kröger O, Labryga F, Schomacker R (1982) Untersuchungen zur Einführung von Standards für die Bauprogrammplanung Allgemeiner Krankenhäuser, Bauprogrammplanung der Ausstattung. Forschungsberichte des Bundesministers für Arbeit und Sozialordnung, No 75, Band 3, Bonn
3. Bundesgesundheitsamt (Hrsg) (1979) Anlage 4.3.3 zur Richtlinie (siehe 1). Bundesgesundheitsblatt 22, No 10, S 183-185
4. Bundesgesundheitsamt (Hrsg) (1980) Anlagen 7.1 und 7.2 zur Richtlinie (siehe 1). Bundesgesundheitsblatt 22, No 10, S 193-200 und 23, No 23, S 356-364

Raumlufttechnische Anlagen im OP-Bereich

P. Renger und P. R. M. Schmidt

Einleitung

Raumlufttechnische (RLT-)Anlagen in Krankenhäusern kommen besonders in Räumen zum Einsatz, wo hohe und höchste Anforderungen an Luftqualität und Keimarmut gestellt werden. Hierbei handelt es sich in erster Linie um Operationsräume und ausgewählte Bereiche der Intensivpflege (Tabelle 1: Spalte 14). Besonders hohe Anforderungen werden an Operationsräume gestellt, die für hochaseptische Eingriffe vorgesehen sind, wie z. B. Implantationen, Transplantationen, Knochen- und Neurochirurgie.

Eine RLT-Anlage im Operationsraum hat folgende Aufgaben zu erfüllen:
Sicherstellung der arbeitsphysiologischen Bedingungen für das Operationsteam und gegebenenfalls den Patienten, d.h. die thermophysiologische Konditionierung der Luft und Gewährleistung definierter Außenluftraten zur Lufterneuerung. Diese Forderungen sollen die Behaglichkeitsbedürfnisse des Menschen erfüllen, was bei schwierigen und lang andauernden chirurgischen Eingriffen für das Operationsteam von besonderer Bedeutung ist, was in anderen Fällen für den Patienten besonders geboten sein kann. Die Anforderungen des Operationsteams und des Patienten können nur selten gleichzeitig erfüllt werden.

Die schnelle Abfuhr freiwerdender Luftverunreinigungen und Mikroorganismen vor allem aus dem kritischen Bereich des Wundfeldes und des Instrumententisches.

Die Zufuhr möglichst keimfreier Luft in den kritischen Bereich. Das Luftführungssystem hat hierbei sicherzustellen, daß die eingebrachte keimfreie Luft stabil und induktionsarm in den Operationsbereich nachfließt, um eine große Zone hoher Reinheit aufzubauen und aufrechtzuerhalten, die vor allem das Operations-

Tabelle 1. Anforderungen an die RLT-Anlagen in Krankenanstalten nach DIN 1946, Teil 4 (1)

1	2	3	4	5	6	7	8	9	10	11	12	13	14	15
	Raumklasse	Raumart	Raumluftzustände				Mindestaußenluftvolumen-strom bezogen auf			Abluft-volumen-strom bezogen mind. m³/h	Filter-stufen[1]	zulässige Grenzwerte für den Anlagen-schall-druckpegel dB(A)	RLT-Anlage unent-behrlich	Bemerkungen und Erläuterungen
			Mindest-Soll-tempe-ratur °C	zuge-hörige Feuchte %	Höchst-Soll-tempe-ratur °C	zuge-hörige Feuchte %	1 Person (Luft-rate) m³/h	1 m² Raum-grund-fläche m³/h·m²	1 m³ Rauminhalt (Luftwech-sel) m³/h·m³					
1	I. Besonders hohe Forderungen an die Keimarmut	OP-Räume[2] (soweit nicht zur Raumklasse II gehörend)	21[3,4]	45 bis 65	24[3,4]	50 bis 60		60	20		B_2+C+S	40[3]	+	[1] siehe Erläuterungen zu Tabelle 1 [2] Z.B. für Transplantationen, Herzoperationen, Gelenkpro-thetik, Alloplastik u.ä. [3] Abweichungen nach medizinischen Erfordernissen und danach angewandter Raumlufttechnik möglich, siehe zu 1.1, vierter Absatz [4] Ganzjährig von min. bis max. frei wählbar zusammenhängend mit zugehörigen Räumen der OP-Abteilung [5] Die Definition der Funktionseinheit entspricht der Richtlinie für die Erkennung, Verhütung und Bekämpfung von Krankenhausinfektionen. Funktionseinheit = Operationsraum mit zugehörigen Nebenräumen (Einleitungsraum, Ausleitungsraum, Waschraum oder Patienten- und Personalschleusen oder Dienst- und Aufenthaltsräume [6] Nachtwerte etwa 5 dB niedriger in Verbindung mit Senkung des Luftvolumenstromes, jedoch nicht unter 50 m³/h·Pers [7] Z.B. für Immunsuppression, Leukämie, Zytostatika, Behandlung Schwerverbrannter; hierzu gehören auch sonstige Sterilräume. Für alle diese Räume sind erforderlichenfalls die aufgaben-bezogenen Werte gesondert festzulegen [8] RLT-Anlagen unentbehrlich für einen Teil der HNO-Stationen [9] nach Bedarf [10] nur sofern als Arbeitsraum ständig genutzt [11] Raumlufttemperatur 2 bis 4°C über Wassertemperatur bis zu einer Raumtemperatur von 28°C. Bei einer Wassertemperatur ab 28°C sollen beide Temperaturen gleich sein [12] Festlegungen müssen nach Erträglichkeit und bauphysikal. Anforderungen erfolgen [13] Im benachbarten Bettenzimmer dürfen 35 dB(A) nicht überschritten werden [14] Analog Raumklasse III [15] Es gilt DIN 1946 Teil 2, Ausgabe April 1960, Tabelle 2 [16] Einheit m³/m²·h
2		Übrige Räume der Funktionseinheit OP[5]	21	45 bis 65	24	50 bis 60		45	15		B_2+C+S	40	+	
3		Sonstige Räume und Flure der OP-Abteilung[1]	22	35 bis 65	26[3]	35 bis 60		30	10		B_2+C+S	40[6]	+	
7	II. Hohe Forderungen an die Keimarmut	OP-Räume (soweit nicht zur Raumklasse I gehörend)	21[4]	45 bis 65	24[4]	50 bis 60		60	20		B_2+C+R	40	+	
8		Übrige Räume der Funktionseinheit OP[5]	21	45 bis 65	24	50 bis 60		30	10		B_2+C+R	40	+	
9		Sonstige Räume und Flure der OP-Abteilung[1]	22	35 bis 65	26[3]	35 bis 60		30	10		B_2+C+R	40[6]	+	
10		Unfall-OP	21[4]	45 bis 65	24[3,4]	50 bis 60		45	15		B_2+C+R	40	+	
11		Intensivpflege (chirurg. u. internistisch[7])	24	35 bis 55	26	35 bis 60		30	10		B_2+C+R	35	++	
12		Entbindungsräume	24	50 bis 60	26	50 bis 60		30	8		B_2+C+R	35	++	
13		Frühgeborenenstation	24	35 bis 55	26	35 bis 60		25	8		B_2+C+R	35	++	
14		Neugeborenenstation	24	35 bis 55	26	35 bis 60					B_2+C+C	35	++	
15		Säuglingsstation	22	35 bis 60	26	35 bis 60		15	5		B_2+C+C	35	++	
20	III. Normale Forderungen an die Keimarmut	Bettenzimmer[1]					70	10	3		B_2+C	35[6]		
21		Tagesräume					70	15	5		B_2+C	40		
22		Flure						1,9	1,9		B_2+C	40	+[1,9]	
23		Untersuchungs- u. Behandlungsräume						15[10]	5	50	B_2+C	40	+	
24		Umkleidekabinen									B_2+C	50		
25		Röntgen-Diagnostik						15[10]	5		B_2+C	45		
26		Strahlentherapie						15[10]	5		B_2+C	45		
27		Räume für kleine Eingriffe				12		12	5[12]		B_2+C	45		
28		Sammel- und Bewegungsbäder						15	5		B_2+C	50	++	
29		Massageräume		12				10	3		B_2+C	50		
30		Gymnastiksaal						10	3		B_2+C	50		
31		Ruheräume						20	7		B_2+C	40		
32		Bettenzentrale						20	7	60	B_2+C	50	++	
33		Zentralsterilisation			22			20	7	150	B_2+C	50	++	
34		Prosektur								150	B_2+C	45	++	
35		WC										[13]		
36		Duschbad										[13]		
37		Wannenbad	11											
41	IV. Räume mit kontaminierter Luft	Infektionsabteilung					70		5		B_2+C	[14]	++	
42		Isotopenbehandlungsräume			15			10	3		B_2+C	40	++	
46	V. Sonstiges	Fäkalienräume								15[16]		[15]	+	

feld und die Instrumentenablage gegen eine Luftkeimübertragung abschirmt.

Durch gezielte Überdruckhaltung ist in einem OP-Raum das Zuströmen keimhaltiger Luft aus anderen Krankenhausbereichen zu verhindern.

Zur Frage der Keimfreisetzung im Operationsraum ist zunächst festzustellen, daß umfangreiche Untersuchungen gezeigt haben, daß nach heutigem Stand der Technik (3 Filterstufen nach DIN 1946, Blatt 4 (1)) die Zuluft einer RLT-Anlage praktisch keimfrei ist. Dieses gilt insbesondere bei dem zunehmend üblichen Einsatz endständiger Schwebstoffilter. Ein aerogenes Infektionsrisiko, verursacht durch die Zuluft einer Klimaanlage, kann daher ausgeschlossen werden.

Die überwiegende Anzahl der in der Raumluft eines Operationssaales nachweisbaren Keime werden als Kontaktkeime in den Operationsraum eingebracht, dort abgelöst und so erst sekundär zu Luftkeimen. Als Keimquellen kommen somit nur der Patient und vor allem aber das anwesende Personal in Frage. Die Ausbreitung der freigesetzten Luftkeime wird wesentlich durch das Luftführungssystem beeinflußt. Für die Keimkonzentration im kritischen Bereich sind also die Faktoren Patient, OP-Personal und Luftführungssystem mit unterschiedlich hohem Stellenwert maßgeblich. Maßnahmen zum Minimierung des Luftkeimgehaltes im kritischen Bereich müssen naturgemäß bei diesen Quellen der Verunreinigung ergriffen werden.

Beim Patienten ist die allgemeine Verfassung (Alter, Konstitution etc.) ein bestimmender Faktor. Möglichkeiten zur Reduzierung der vom Patienten emittierten Keime liegen u.a. in der Art der Abdeckung, der Hautdesinfektion und der präoperativen Vorbereitung.

Es liegt in der Natur der Sache, daß beim Personal die Abgabe von Partikeln und Keimen mit dem Grad der körperlichen Aktivität zunimmt. Neben der Wahl geeigneter Bekleidung (Schutzkleidung mit langem Arm und aus abriebfestem Material, Nackenschutz, Mundschutz, ggf. Schutzhelm mit integrierter Atemluftabsaugung) kommt der Disziplin des Personals im Operationsraum besondere Bedeutung zu. Alle vermeidbaren Aktivitäten und Bewegungen sind zu unterlassen.

Das Luftführungssystem hat die Aufgabe, die (aufgrund der unvermeidbar freiwerdenden Verunreinigungen) kontaminierte Luft auf schnellstem Wege aus dem kritischen Bereich abzuführen und diesen weitgehend gegen außerhalb freiwerdende Verunreinigungen abzuschirmen. Es muß eine großflächige möglichst keimarme Zone geschaffen werden, in der der Operationstisch und die Instrumentenablage, ohne Einengung der Bewegungsfreiheit für das OP-Team, in jede erforderliche Lage verstellt und gedreht werden können und der Einsatz medizinisch-technischen Gerätes die stabilen Strömungsverhältnisse nicht beeinträchtigt.

RLT-Anlagen mit einer gezielten Luftführung sind also als infektionsprophylaktische Maßnahme zu verstehen. Die nur wenigen vorhandenen Untersuchungen zeigen, daß solche RLT-Anlagen zur Senkung postoperativer Infektionsraten beitragen. Dieses muß vor dem Hintergrund von über 4% Krankenhausinfektionen gesehen werden, welche einen erheblichen Kostenfaktor durch verlängerte Liegezeiten und zusätzliche Behandlungen darstellen.

Im Rahmen einer Studie von LIDWELL et al (2) wurden in England, unterstützt durch das „Medical Research Council" von 1974–1979 über 8000 Hüft- und Kniegelenksoperationen an 19 verschiedenen Krankenhäusern verfolgt und bezüglich der postoperativen Infektionen, abhängig von konventionellen und keimarmen Luftführungssystemen, ausgewertet. Diese Untersuchung zeigt, daß die Infektionsrate bei keimarmen Bedingungen gegenüber normal klimatisierten OP-Räumen um den Faktor 2,6 abgesenkt werden kann.

Technische Anforderungen an RLT-Anlagen in Operationsräumen

Anforderungen für die Erstellung und den Betrieb von RLT-Anlagen in Krankenhäusern sind für die Bundesrepublik Deutschland in DIN 1946, Teil 4 (1) festgelegt. Darüber hinaus gelten zusätzlich die Anforderungen der DIN 1946, Teil 2 (3). In Tabelle 1 ist eine Zusammenstellung der Anforderungen aus DIN 1946, Teil 4 wiedergegeben. Die dort getroffenen Festlegungen bedingen vor allem bei den RLT-Anlagen von Operationsräumen erhebliche Energiekosten für deren Betrieb und teilweise auch erhöhte Investitionskosten für deren Erstellung, so daß von mehreren Bundesländern seit Erscheinen dieser Norm Erlasse ergangen sind, die die Norm-Anforderungen abmindern. Tabelle 2 vermittelt eine Übersicht

Tabelle 2. Abminderungen der Anforderungen an RLT-Anlagen in Operationsräumen durch Ministerialerlasse der Bundesländer (4 bis 8)

Anforderungen		DIN 1946/4	Baden-Württemberg	Bayern	Hamburg	Hessen	Nordrhein-Westfalen	Rheinland-Pfalz
Luftwechsel für Raumkl. II	1/h	20	15	–	15	15	15	15
min. Außenluftrate	%	100	–	–	–	33	–	30
Luftrate außerhalb der Betriebszeit	%	50	30	–	30	30	–	30 (0)
max. Schalldruckpegel	dB(A)	40	–	45	45	– (45)	–	45
Auslegungstemperatur im Winter	°C	24	22	–	–	21	22	–
Auslegungstemperatur im Sommer	°C	21	23	26	24	26 (24)	23	26
min. rel. Feuchte im Winter	%	45	40	–	–	30	–	–
max. rel. Feuchte im Sommer	%	60	–	–	–	65	–	–

über diese Abweichungen, die teilweise nicht nur zugelassen sondern gefordert werden. Die in Hessen geltenden Abminderungen gehen dabei im allgemeinen am weitesten, wohl vor allem, weil der Hessische Erlaß der jüngste ist.

Die wesentlichen Anforderungen der DIN 1946, Teil 4 (1) für die RLT-Anlagen in Operationsräumen lauten:

reiner Außenluftbetrieb (Hessen: 33% Außenluft, 67% Umluft aus dem gleichen Raum)

20-facher Raumluftwechsel (Hessen: 15-facher Luftwechsel bei normalen Operationsräumen)

Raumtemperatur 21 bis 24 °C, wobei diese frei wählbar sein soll, d.h. es kann jederzeit ein beliebiger Sollwert aus diesem Intervall gefordert werden (Hessen: im Winter 21 °C, im Sommer 26 °C, keine freie Wählbarkeit)

relative Luftfeuchte 45 bis 65% bei 21 °C, 50 bis 60% bei 24 °C, wobei diese nicht frei wählbar ist (Hessen: im Winter ≥ 30%, im Sommer ≤ 65%)

Zuluftvolumenstrom außerhalb der Betriebszeit mindestens 50% (Hessen: 30%), dann keine Temperatur- und Feuchteregelung

Schalldruckpegel infolge der RLT-Anlage im Operationsraum maximal 40 dB(A) (Hessen: 45 dB(A))

dreistufige Filterung der Zuluft, und zwar 1. Filterstufe vor der Luftaufbereitung EU4 (früher B2), 2. Filterstufe nach der Luftaufbereitung EU9 (früher C), 3. Filterstufe möglichst als endständiges Schwebstoffilter der Klasse S für OP's mit besonders hohen Anforderungen an die Keimarmut bzw. der Klasse R für alle übrigen OP's.

Die Zugfreiheit der Luftführung im OP-Raum wird nur durch die übergeordneten Anforderungen der DIN 1946, Teil 2 (3) geregelt (z.B. Luftgeschwindigkeit kleiner gleich 0,25 m/s bei 23 °C).

Die Art der Luftführung ist nur für besondere Anforderungen an die Keimarmut verbal beschrieben, ohne daß technische Festlegungen getroffen werden.

Hygienisch-mikrobiologische Anforderungen an RLT-Anlagen in Operationsräumen

Im Gegensatz zu einigen anderen Industrienationen existieren in der Bundesrepublik Deutschland keine expliziten mikrobiologischen Anforderungen für Operationsräume, etwa durch Angabe eines geforderten Keimpegels. Solche Anforderungen sind allenfalls implizit in den dargestellten Festlegungen des Außenluftbetriebes, der Filterausrüstung und des Raumluftwechsel spezifiziert, wobei allerdings der erhebliche Einfluß des Luftführungssystems auf die Keimausbreitung und -abfuhr unberücksichtigt bleibt. Es kann also bestenfalls von einer Keimabfuhr durch Verdünnung ausgegangen werden.

Im Ausland sind Orientierungswerte für die

Luftqualität beispielsweise durch den Reinheitsstandard amerikanischer Richtlinien angegeben, wonach bei infektionsgefährdeten Eingriffen während des Betriebes höchstens 35–70 Keime/m³ Luft zulässig sind. Das Schweizerische Krankenhausinstitut (SKI) fordert dagegen in seinen „Richtlinien für Bau, Betrieb und Überwachung von lüftungstechnischen Anlagen in Spitälern" (9) bei arbeitsgerechtem Verhalten im kritischen Bereich maximal 10 Keime/m³ für Gelenk-, Knochen- und Herzoperationen und Transplantationen. Für alle anderen OP-Räume ist ein Luftkeimpegel von maximal 200 Keimen/m³ gefordert.

Aus ingenieurmäßiger Sicht sind solche Forderungen einerseits zu begrüßen, weil sie sehr viel besser als ein geforderter Raumluftwechsel das hygienische Ziel der RLT-Anlage beschreiben, andererseits haben solche Forderungen den Nachteil, daß der Keimpegel bei sonst gleichen Bedingungen erheblich von der Art der Operation und von der Disziplin des Operationsteams abhängt (keine konstante Keimquelle) und daß Keimmessungen nur aufwendig und diskontinuierlich durchgeführt werden können. Diese Zusammenhänge erschweren den Nachweis obengenannter Keimpegelforderungen in der Praxis ungemein.

Als Ausweg aus diesem Dilemma werden daher oftmals Partikelmessungen und Tracergas-Messungen durchgeführt, um die besondere keimabführende Wirkung eines Luftführungssystems zu simulieren. Dabei haben Partikelmessungen den Vorteil, daß Partikel ihrer Menge und ihrer Größe nach einfacher erfaßt werden können als Keime, die stets an Partikeln anlagern. Sie haben allerdings ebenfalls den Nachteil, daß es praktisch nicht gelingt eine reproduzierbare Partikelquelle herzustellen. Bei Tracergas-Messungen, im allgemeinen wird Lachgas verwendet, wird die Keimquelle durch eine kontinuierliche, bekannte Gasinjektion simuliert und an den interessierenden Orten die Gaskonzentration gemessen. Beides, Injektion und Messung, ist vergleichsweise leicht und vor allem reproduzierbar möglich. Solche Messungen haben allerdings den Nachteil, daß sich die Gasausbreitung durch Diffusion und infolge nicht vorhandener Sedimentation gegebenenfalls von derjenigen von Keimen unterscheidet und daß ein Absterben der Keime im Luftraum nicht nachgebildet werden kann.

Luftführungssysteme für Operationsräume

Herkömmliche Luftführungssysteme arbeiten nach dem Prinzip der Mischströmung, d. h. die aufbereitete Luft wird durch Luftauslässe (Gitter, Anemostat, Schrägschirm) unter starker

Abb. 1. Schematische Darstellung der Luftströmung im Operationsraum bei Einsatz eines konventionellen Deckenluftverteilers

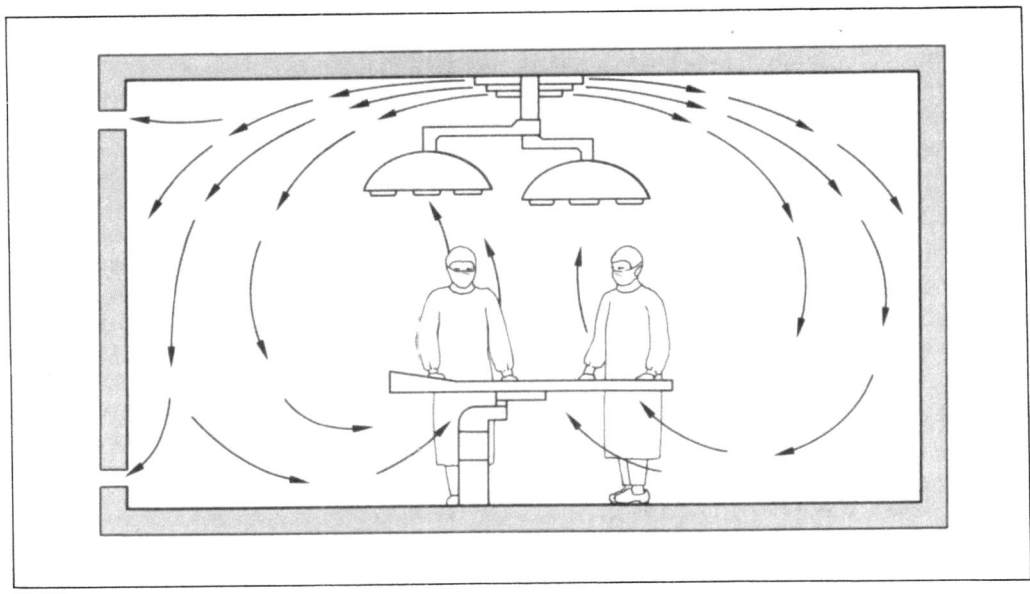

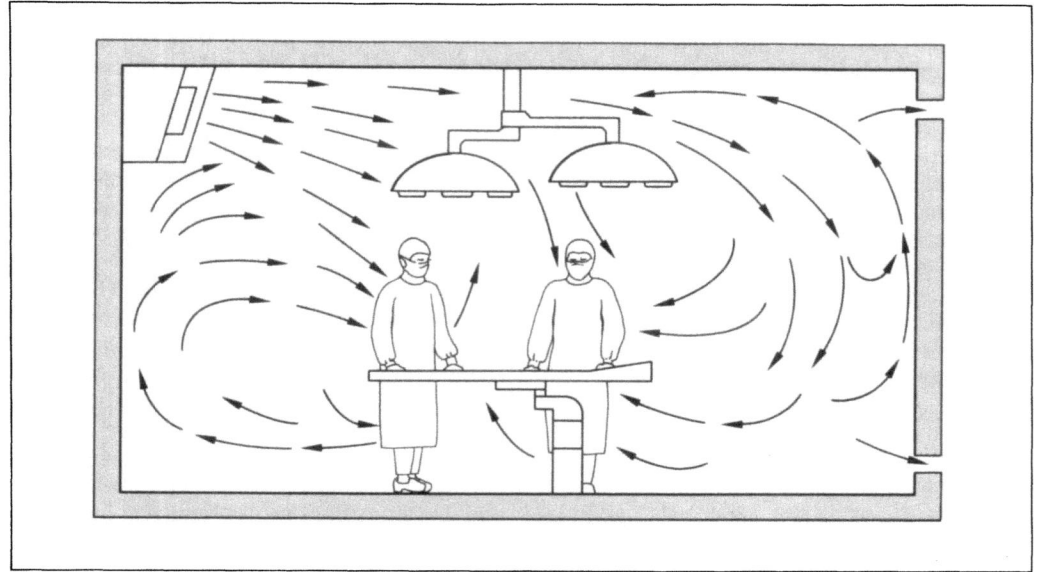

Abb. 2. Schematische Darstellung der Luftströmung im Operationsraum bei Einsatz eines Schrägschirmauslasses (ähnliche Verhältnisse bei konventionellem Wandauslaß)

Beimischung (Induktion) von im Raum vorhandener, kontaminierter Luft in den OP-Raum eingeführt (Abb. 1 und 2). Die Luftführung ist bei diesen jedoch nicht definiert, es wird im kritischen Bereich (OP-Tisch und Instrumentenablage) keine gegenüber dem übrigen Operationsraum keimarme Zone gewährleistet.

Eine Keimreduktion ist nur in dem Maße zu erwarten, wie dem Operationsraum keimfreie Zuluft zugeführt wird. Die gemessenen Keimpegel liegen für solche Systeme mit ca. 200–800 Keime/m³ sehr hoch. Weitere Nachteile solcher Systeme liegen darin, daß die Luftströmung bei diesen erheblich durch thermische Einflüsse von Lampen und Personen sowie durch medizinisch-technische Geräte beeinflußt werden kann, daß es im Bereich des OP-Tisches gegebenenfalls zu Aufwärtsströmungen kommen kann, wie Abb. 1 und 2 zeigen, die im allgemeinen stark kontaminiert sind, und daß darüber hinaus das Raumströmungsbild erheblich von der Zulufttemperatur abhängt, die sich während des Betriebes abhängig vom Wärmeanfall im Operationsraum ändern kann. Insbesondere für Systeme mit einem Wandauslaß (Abb. 2) hängt es maßgeblich von der Zulufttemperatur ab, wieweit der Zuluftstrahl in den Raum reicht, ob er vorteilhaft auf dem OP-Tisch endet oder ob er dort eine Aufwärtsströmung indiziert.

Eine sofortige und vollständige Abführung aller freiwerdenden Luftkeime ist im Gegensatz dazu nur durch Anwendung einer turbulenzarmen Verdrängungsströmung mit 200–500-fachem Luftwechsel möglich (Abb. 3). Solche Anlagen sind als „Laminar-Flow-Anlagen" bekannt. Die hohen Betriebs- und Investitionskosten sprechen jedoch gegen dieses System und veranlaßten Ärzte, Hygieniker und Ingenieure zu Überlegungen, um mit wesentlich geringeren Luftmengen ähnlich keimarme Verhältnisse zu gewährleisten.

Einen ersten Schritt in diese Richtung stellte die OP-Kabine dar. Diese Kabinen werden mit einem horizontalen oder vertikalen Laminarflow durchströmt. Durch entsprechende Plazierung des Patienten und des OP-Teams wird das Risiko einer Übertragung von Keimen vom OP-Team zum Wundfeld auf aerogenem Weg minimiert. In der Kabine befinden sich ausschließlich die an der Operation unmittelbar beteiligten Personen. Grundsätzlich werden in der OP-Kabine Atemluftabsaughelme (Abb. 4) bzw. Körper-Absaugsysteme (Body-Exhaust-System) getragen. Das Anästhesiepersonal und die Springer (Instrumentenzureiche) halten sich außerhalb der Kabine auf. Der Einsatz solcher Kabinen garantiert zwar ein Höchstmaß

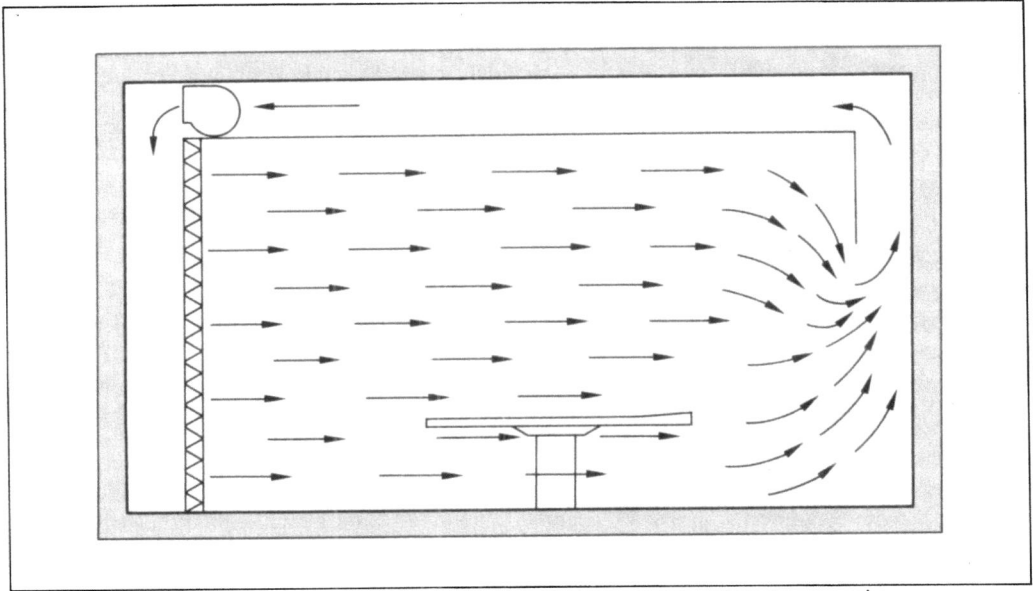

an Keimarmut (kleiner als 5 Keime/m^3), schränkt jedoch sehr stark die Einsatzmöglichkeit ein. Trotz der Minimierung des eigentlichen Arbeitsraumes (ca. $L \times B \times H = 4 \times 3 \times 2{,}5$ m) sind noch immer große Luftvolumenströme zur Aufrechterhaltung der Verdrängungsströmung erforderlich (16 000 bis 22 000 m^3/h), deren Konditionierung (Aufbereitung) und deren Transport auch dann große Luftaufbereitungsgeräte und enorme Betriebskosten erfordern, wenn diese Anlagen, wie üblich, mit Umluft betrieben werden. Sie werden daher in der Bundesrepublik Deutschland nur noch in Ausnahmefällen gefördert (genehmigt und finanziert). Nach DIN 1946, Blatt 4, stehen für die raumlufttechnische Anlage des gesamten OP-Raumes nur ca. 10% der Zuluftmenge als Außenluft zur Verfügung, wie sie der Betrieb einer OP-Kabine mit wesentlich geringeren Abmessungen erfordert. Bei der an sich wünschenswerten Zuluftzuführung über ein großes Lochdeckenfeld über dem OP-Tisch besteht für diese vergleichsweise kleinen Zuluftmengen, die aus Betriebskostengründen auch nicht überschritten werden, die strömungstechnische Problematik, daß sich für die über den ganzen kritischen Bereich beabsichtigte Abwärtsströmung eine so geringe Strömungsgeschwindigkeit ergibt, daß diese Strömung nicht stabil bleibt, daß es zu erheblichen Beimischungen (Induktionen) von Raumluft kommt

Abb. 3. Schematische Darstellung der Luftströmung in Operationsräumen bei Einsatz eines Laminar-Flow-Systems

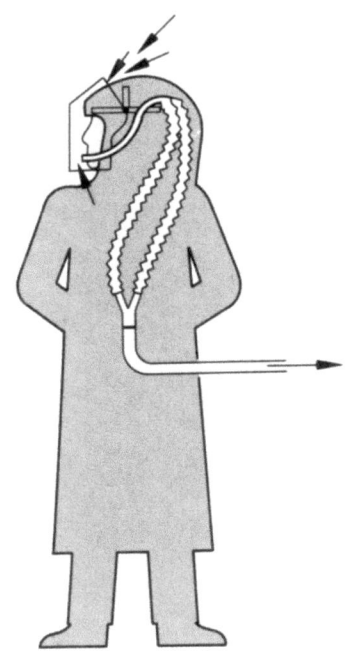

Abb. 4. Prinzipdarstellung eines Atemluft-Absaugesystemes (System ALAS der Fa. Drägerwerk, Lübeck)

und daß somit nicht ausreichend keimfreie Luft in den Bereich des Wundfeldes und der Instrumentenablage gelangt.

Es hat daher nicht an Versuchen gefehlt, diese Abwärtsströmung zu stabilisieren, die mit geringer Geschwindigkeit von einem großen Lochdeckenauslaß ausströmt. Dazu wurden unter anderem Schürzen aus Kunststoff (System Meierhans), das Zuluftdeckenfeld umgebende Luftschleier (System Allander) eingesetzt, wie es besonders in letzter Zeit mehrere Systeme gibt, bei denen die Fläche des Deckenauslasses sehr klein gewählt wird, um die Luftaustrittsgeschwindigkeit am Auslaß zu erhöhen. Solche Systeme haben teilweise Nachteile dadurch, daß sie den Operationsablauf behindern, daß sie nur ein geometrisch sehr begrenztes Wirkungsfeld haben, daß sie sehr empfindlich auf Strömungshindernisse wie OP-Lampen und sonstige deckenmontierte Geräte reagieren und daß sie in ihrer Wirkung sehr von der Zulufttemperatur abhängen. Ein vor einigen Jahren vorgestelltes Reinfeldverfahren (System Nouri) bewirkt eine Abschirmung der kritischen Bereiche, Wundfeld und Instrumentenablage, in dem dort über textile Schlauchringe gezielt keimfreie Zuluft zugeführt wird (Abb. 5). Dieses System liefert im Versuch hervorragende Resultate bei der Keimmessung in den abgeschirmten Bereichen, es hat sich jedoch bislang nicht durchsetzen können, wohl vor allem aufgrund der möglichen Behinderungen für den Operator.

Das am weitesten verbreitete und bewährteste System zur Stabilisierung eines großen Zuluftstrahles ist die OP-Zuluftdecke mit Stützstrahl.

Die Stützstrahlen sind asymmetrisch über dem Fußende des OP-Tisches mit einer Neigung in Richtung Kopfende des OP-Tisches angeordnet (Abb. 6 und 7). Die aus dem Deckenfeld ausströmende Luft lehnt sich aufgrund des Coanda-Effektes an den großen Massenstrom der Stützstrahlen an. Im gesamten Bereich unter der OP-Zuluftdecke bildet sich eine stabile, abwärts gerichtete Luftbewegung aus. Bedingt durch die Temperaturdifferenz zwischen Zuluft und Raumluft kommt es zu einer geringen Einschnürung des Zuluftstromes. Am Kopf- und Fußende sowie links und rechts des OP-Tisches bilden sich stabile Sekundärwalzen aus. Am OP-Tisch strömt die Luft nach unten mit Vorzugsrichtung zum Kopf des Patienten (Anästhesie). In Höhe des OP-Tisches bis zum Fußboden bildet sich in allen Punkten eine vom Tisch weggerichtete Strömung aus, die Luftverunreinigungen und Mikroorganismen schnell abführt. Personen und im Deckenfeld

Abb. 5. Schematische Darstellung der Luftströmung im Operationsraum bei Einsatz eines Ring-Quellauslasses (Reinfeld-Verfahren)

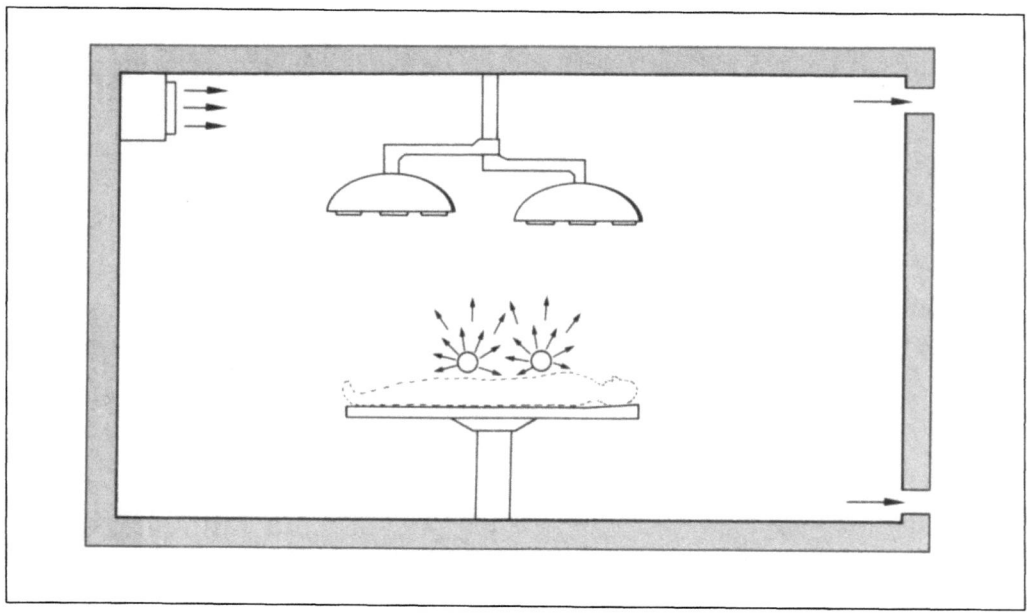

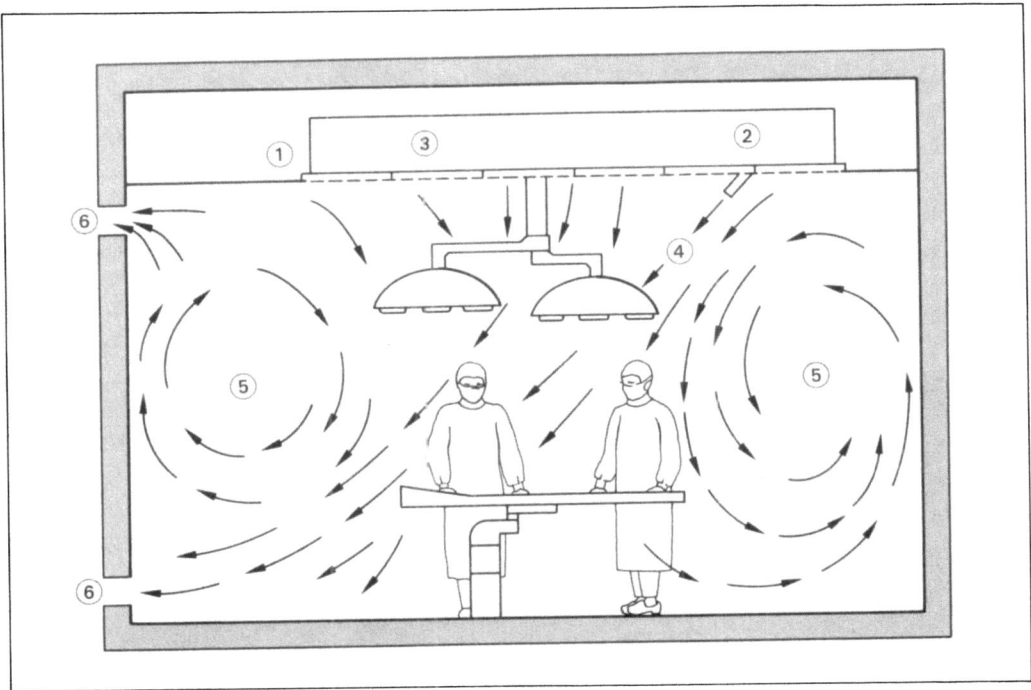

Abb. 6. Schematische Darstellung der Luftströmung in Operationsräumen bei Einsatz einer OP-Zuluftdecke mit Stützstrahl (Längsschnitt). *1*, Zuluftdecke (Lochdeckel); *2*, Düsen für Stützstrahl; *3*, Druckkasten; *4*, keimfreie Zuluft; *5*, Sekundärwalzen; *6*, Abluftöffnungen

integrierte Geräte haben praktisch keinen negativen Einfluß auf das Strömungsbild.

Bei Einsatz der OP-Zuluftdecke mit Stützstrahl bildet sich damit im kritischen Bereich eine stabile, abwärts gerichtete Strömung geringer Geschwindigkeit aus, wodurch eine sichere Zufuhr keimarmer Luft aus dem Deckenbereich erreicht wird. Bei einer Zuluft-Deckenfläche von z.B. 3 × 3 m bietet das System durch die geringe Einschnürung einen großen keimarmen Arbeitsbereich von ca. 2,4 × 2,4 m. Diese großflächige Zone gestattet im Bedarfsfall unterschiedliche Plazierung des OP-Teams und variable Positionierung des OP-Tisches und der Instrumentenablage.

Die OP-Zuluftdecke arbeitet nach dem Prinzip der induktionsarmen Verdünnungsströmung. Die Zufuhr der aufbereiteten Luft erfolgt über endständige Hochleistungs-Schwebstoffilter in die Druckkammer der Lochdecke. Dimensionierung und Form ist so gewählt, daß ein gleichmäßiges Ausströmen aus der Decke und den Stützstrahlen mit geringer Geschwindigkeit sichergestellt ist.

Messung des Luftkeimgehaltes

Zur Ermittlung des Keimpegels der Raumluft und zum Nachweis der Funktionstüchtigkeit der OP-Zuluftdecke mit Stützstrahl wurden in sechs OP-Räumen an fünf verschiedenen Kliniken zahlreiche Keimmessungen durchgeführt [10]. Sie erfolgten während der operativen Eingriffe, da allein dieses Verfahren im Gegensatz zu simulierten Operationen repräsentative Resultate liefert.

Bei den durchgeführten Messungen wurde ein modifiziertes Sartorius-System angewendet (Abb. 8 und 9). Diese Methode bietet eine ausreichende Sicherheit für vergleichende Messungen, sie wurde auch vom Arbeitskreis der Deutschen Gesellschaft für Orthopädie und Traumatologie für eine umfangreiche standardisierte Untersuchungsserie von Luftkeimzahlmessungen in OP-Räumen ausgewählt. Somit liegen vergleichbare Meßergebnisse aus OP-

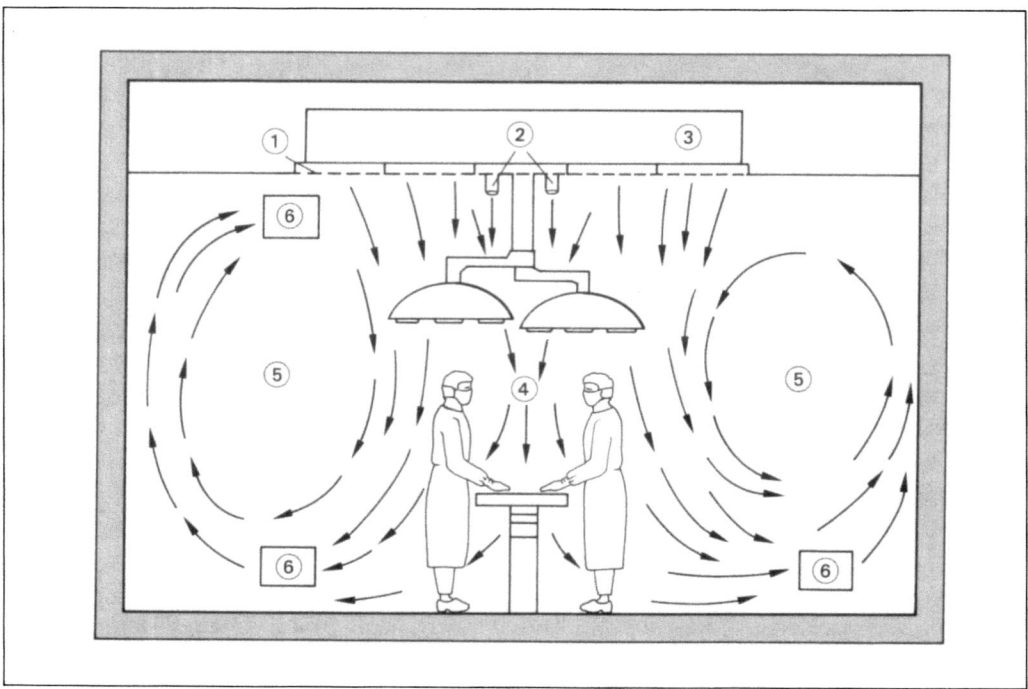

Abb. 7. Schematische Darstellung der Luftströmung im Operationsraum bei Einsatz einer OP-Zuluftdecke mit Stützstrahl (Querschnitt). *1*, Zuluftdecke (Lochdecke); *2*, Düsen für Stützstrahl; *3*, Druckkasten; *4*, keimfreie Zuluft; *5*, Sekundärwalzen; *6*, Abluftöffnungen

Räumen mit unterschiedlichen Luftführungssystemen vor.

Um eine vergleichbare Bewertung der Ergebnisse der einzelnen Meßreihen vornehmen zu können, ist es unbedingt erforderlich, die Randbedingungen bei der jeweiligen Operation zu berücksichtigen, da sie die Quelle der dominierenden Sekundärkeime bilden und die Resultate dadurch wesentlich bestimmt werden. Vergleichbare, repräsentative Meßergebnisse des Luftkeimpegels in unterschiedlichen „Schwierigkeitsgraden" des Operationsverlaufes wurden zusätzlich durch exakte Beobachtung und Protokollierung der Vorgänge im Operationsumfeld, wie z. B. Art der Aktivität, Anzahl der Personen im OP-Raum und allgemeines Verhalten des Personals erfaßt. Bei der Beurteilung des Luftkeimpegels spielen kurzfristige Spitzenwerte während besonders kritischer Tätigkeiten eine wichtige Rolle. Aus diesem Grunde sollten die Luftkeimzahlen in möglichst kurzen Zeitintervallen und möglichst kontinuierlich gemessen werden. Das verwendete Sartorius-System ermöglicht es, während des gesamten Operationsvorganges Messungen im Rhythmus 5 Minuten Messung – 2 Minuten Pause durchzuführen. Die Beschickung des Filterkopfes sowie das Auswechseln der Filter erfolgte durch einen Assistenten in steriler Kleidung, der je nach der für das Operationsteam geltenden Arbeitsweise mit oder ohne Atemluftabsaugung ausgestattet war.

Die Keimzahlmessungen während des Operationsbetriebes zeigen, daß mit der OP-Zuluftdecke mit Stützstrahl die keimarme Luft stabil in den kritischen Bereich eingebracht wird und dort freiwerdende Keime schnell abgeführt werden (Abb. 10 und 11). Die durchschnittlich ermittelten Keimzahlen liegen bei ca. 30 Keimen/m^3 und damit deutlich unter den Orientierungswerten der amerikanischen Richtlinien für den Reinheitsgrad in OP-Räumen. Die Funktionsfähigkeit zeigt sich um so beeindruckender im Vergleich zu einem konventionellen Luftführungssystem (Abb. 12), bei dem durchschnittliche Keimzahlen von 230 Keimen/m^3

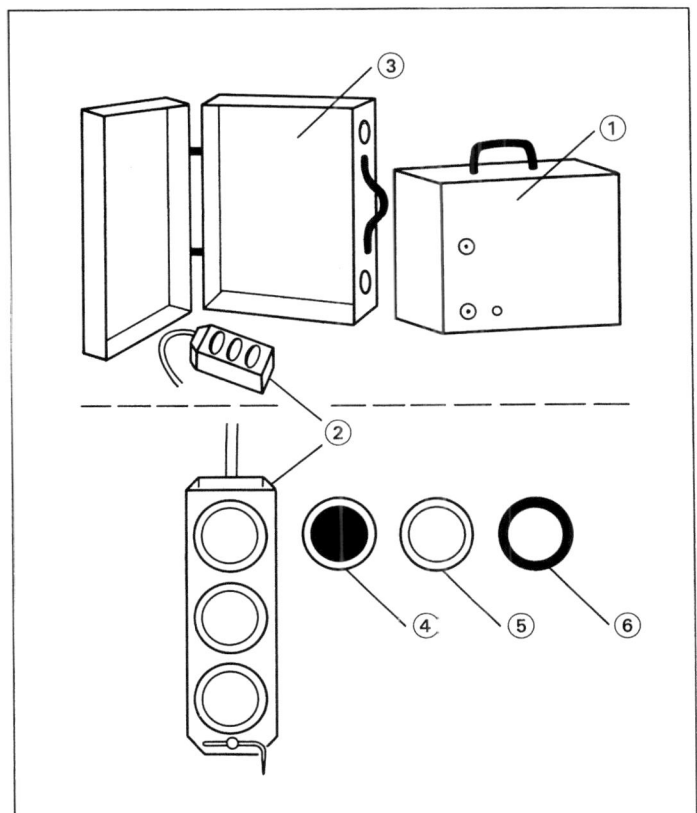

Abb. 8. Modifizierter Sartorius-Sampler (System Weber). *1*, Absaugpumpe; *2*, Filterkopf; *3*, Steuereinheit; *4*, Fritte; *5*, Gelatine-Membranfilter; *6*, Silikondichtung

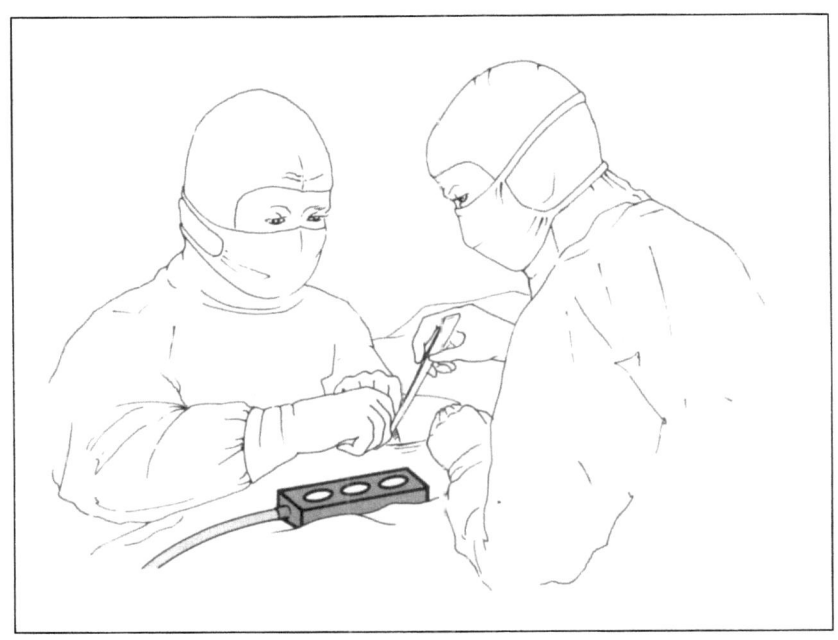

Abb. 9. Keimzahl-Messung während der Operation

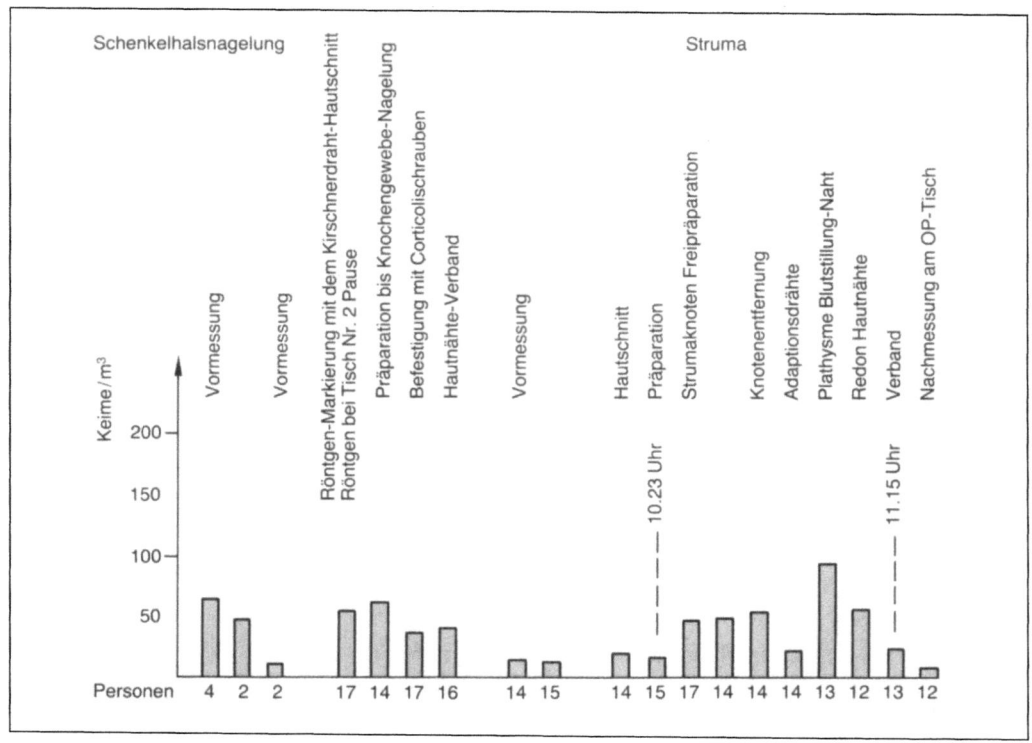

Abb. 10. Ergebnisse einer Keimzahlmessung in einem Doppel-OP mit zwei getrennten OP-Zuluftdecken mit Stützstrahl bei gleichzeitiger Operation an zwei OP-Tischen. Durchschnittliche Keimzahl: 47 Keime/m³

mit Spitzenwerten bis 560 Keime/m³ festgestellt wurden.

Zusätzliche Maßnahmen als Ergänzung zum OP-Zuluftdeckensystem wirken sich ergebnisverbessernd aus. So reduzierte sich der Keimgehalt in der Luft auf ca. 10 Keime/m³ bei Einsatz einer Hygienetrennwand, die den OP-Tisch und das OP-Team vom übrigen OP-Raum und OP-Personal abschirmt (Abb. 13) und bei Einsatz von Atemluftabsaugungen.

Diese Ergebnisse erfüllen die Forderungen des Schweizerischen Krankenhausinstitutes (SKI), das in seinen „Richtlinien für Bau, Betrieb und Überwachung von lüftungstechnischen Anlagen in Spitälern" [9] bei arbeitsgerechtem Verhalten des OP-Teams für Gelenk- und Knochenoperationen, Herzoperationen und Transplantationen im kritischen Bereich maximal 10 Keime/m³ zuläßt. Vergleiche mit Laminar-Flow-Anlagen zeigen, daß mit der OP-Zuluftdecke mit Stützstrahl nahezu die gleichen niedrigen Keimzahlen (< 5 Keime/m³) erreicht werden können, dieses jedoch mit erheblich geringeren Betriebs- und Investitionskosten und ohne Behinderung und Einengung des Operationsteams. Abbildung 14 zeigt ein Ausführungsbeispiel einer OP-Zuluftdecke mit Stützstrahl.

Betriebsunterbrechungen und Anlagenausfall

Wie bereits dargestellt, schreibt die DIN 1946, Teil 4 (1), einen durchgehenden Anlagenbetrieb vor, wobei in den Außerbetriebszeiten nur 50% des Nenn-Zuluftvolumenstromes gefördert zu werden braucht. Diese Festlegung hat ihre Ursache vor allem darin,
- daß die gewünschte Druckhaltung stets gewährleistet bleibt,
- daß die Schwebstoffilter ständig mit einer Mindestgeschwindigkeit durchströmt werden (deren Abscheidewirkung läßt bei geringen Luftgeschwindigkeiten nach) und
- daß Rückströmungen in die Zuluftkanäle,

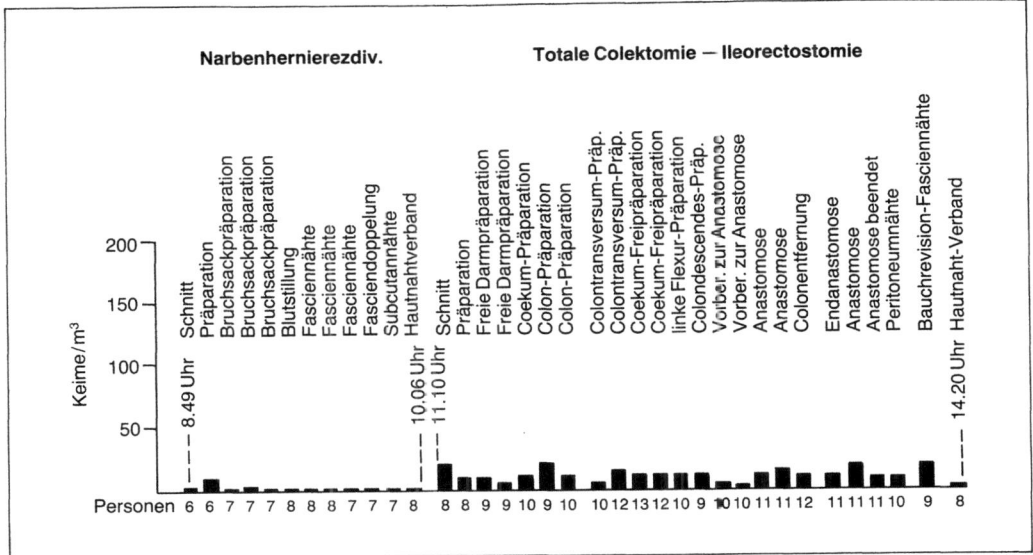

Abb. 11. Resultate einer Keimzahlmessung unter optimalen Voraussetzungen bezüglich Raumordnung, Druckhaltung und Disziplin des Personals. Durchschnittliche Keimzahl: 12 Keime/m³

vor allem in die Kanalteile hinter der 3. Filterstufe, verhindert werden.

Reparatur- und wartungsbedingte Betriebsunterbrechungen, z. B. für den Wechsel der Schwebstoffilter, sind auf die erforderliche Mindestdauer zu beschränken. Außerdem sind dazu die jeweils vor der 3. Filterstufe vorhandenen luftdichten Absperrklappen zu schließen. Nach Abschluß der Unterbrechung ist eine Reinigung und Desinfektion der Zuluftanlagenteile hinter der 3. Filterstufe erforderlich, wobei die Anlage mit dem Nenn-Zuluftvolumenstrom betrieben werden soll.

Störungsbedingte Betriebsunterbrechungen sind nach DIN 1946, Teil 4 (1), durch technische Vorkehrungen weitgehend auszuschließen. Aus hygienischer Sicht kritisch ist praktisch nur ein **Ventilatorausfall**. So muß der Betrieb der Anlagen, mit Ausnahme der Kühlung, auch bei Ausfall der allgemeinen Stromversorgung sichergestellt sein (Anschluß an Notstromaggregat). Bei einem Ausfall des Zuluftventilators muß bei Anlagen mit einer Überdruckhaltung automatisch auch der Abluftventilator abgeschaltet werden.

Bei Unterdruckhaltung (septische OP's) gilt die umgekehrte Verriegelung. Da Ventilatorausfälle durch Stromausfall praktisch ausgeschlossen sind, kommen als Ausfallmöglichkeit nur noch in Betracht:
- Ausfall des Keilriemens,
- Ausfall der Laufradlager und
- Aufall des Antriebsmotors.

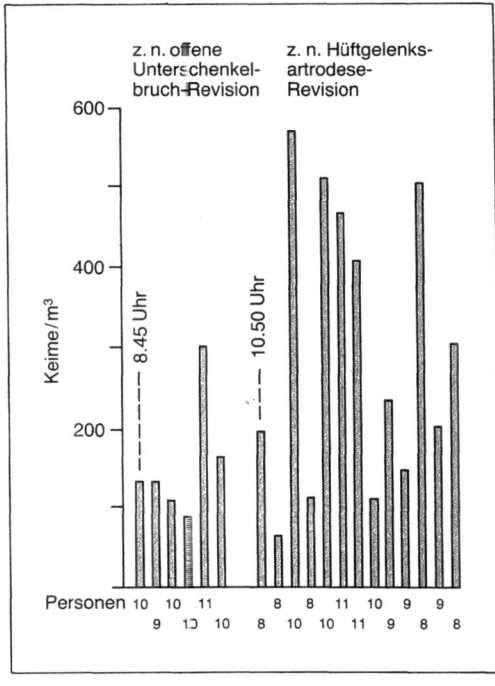

Abb. 12. Ergebnisse einer Keimzahlmessung mit einem konventionellen Luftführungssystem. Durchschnittliche Keimzahl: 226 Keime/m³

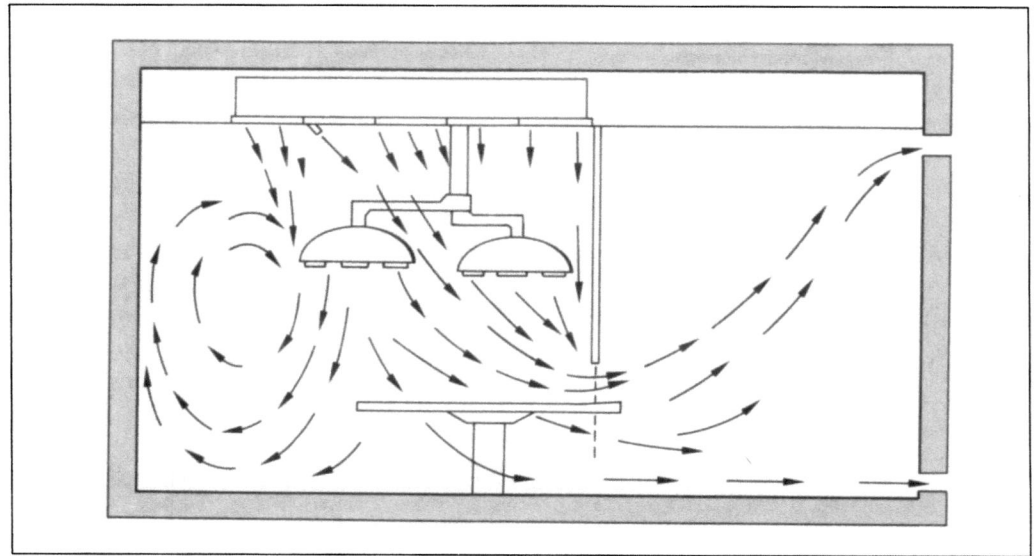

Abb. 13. Schematische Darstellung der Luftströmung im Operationsraum bei Einsatz einer OP-Zuluftdecke mit Stützstrahl und einer Hygiene-Trennwand

Diesen ist durch regelmäßige Wartung und Erneuerung der Keilriemen, Lager und gegebenenfalls der Motorbürsten vorzubeugen.

Kommt es während einer Operation dennoch zu einer Störung der Ventilatoren, so ist dieses bei Räumen mit Überdruck vor allem für den Zuluftventilator und bei Räumen mit Unterdruck für den Abluftventilator kritisch. Im allgemeinen wird davon auszugehen sein, daß die Operation nicht unterbrochen werden kann. Während des Anlagenstillstandes ergibt sich zwangsläufig:

- Ein Ansteigen der Keim- und Partikelzahlen,
- ein Wegfall der Schutzdruckhaltung und
- eine Verschlechterung der klimaphysiologischen Verhältnisse (Ansteigen der Temperatur, Verschlechterung der Luftqualität).

Ein Ansteigen der Keim- und Partikelzahlen läßt sich nur durch erhöhte Disziplin des OP-Teams begrenzen. Jede unnötige Bewegung im Raum ist zu vermeiden. Auf den Wegfall der Schutzdruckhaltung kann nur reagiert werden, indem ein Öffnen der Türen zu Nachbarräumen vermieden wird. Dem Ansteigen der

Tabelle 3. Wiederinbetriebnahme der RLT-Anlage und Desinfektion des Operationssaales nach störungsbedingtem Anlagenstillstand

Dauer des Anlagenstillstandes (min)	verbleibende Operationsdauer (min)	Wiederinbetriebnahme der Anlage	Desinfektion nach der Operation
<30	-	sofort	normal
>30	< 60	nach der Operation, nächste Operation 30 min. nach Inbetriebnahme	normal
	> 60	sofort	normal
>60	<120	nach der Operation	Naßwisch- und Raumdesinfektion 30 min. nach Wiederinbetriebnahme der Anlage
	>120	sofort	Naßwisch- und Raumdesinfektion 30 min. nach Wiederinbetriebnahme der Anlage

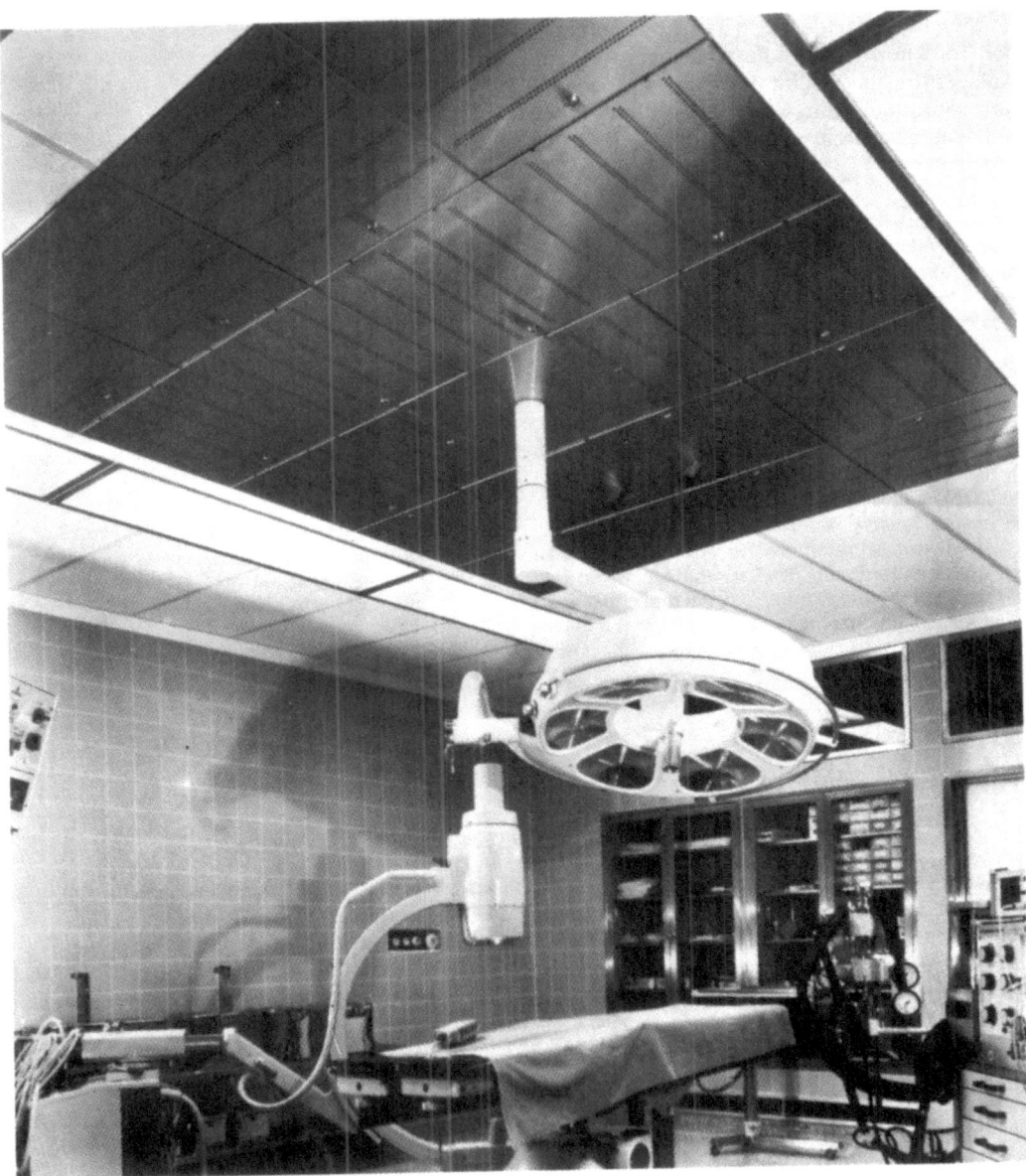

Abb. 14. Ausführungsbeispiel einer OP-Zuluftdecke mit Stützstrahl

Raumtemperatur kann begegnet werden, wenn ein vermeidbarer Wärmeanfall durch das Abschalten nicht benötigter elektrischer Geräte ausgeschlossen wird. Die Verschlechterung der Luftqualität kann nur durch natürliche Lüftung eingeschränkt werden, wobei eine Fensterlüftung vorzuziehen ist, soweit diese möglich ist.

Die Frage, wann die Anlage wieder in Betrieb genommen werden sollte, hängt sowohl von der Dauer der Betriebsunterbrechung wie von der absehbaren weiteren Operationsdauer ab. Das wesentliche Problem bei der Wiederinbetriebnahme ist ein unvermeidbarer, vorübergehender, erheblich verstärkter Partikelauswurf der Schwebstoffilter, der von einem Keimauswurf begleitet sein kann und dessen Dauer etwas von der Dauer der Betriebsunterbrechung abhängt. Inwieweit dieser Partikelauswurf gefährlich ist, bedarf jeweils einer Abwägung mit den Infektionsrisiken, die mit einem weiteren Anlagenstillstand beim Fortgang der Operation verbunden sind. Die Richtwerte in Tabelle 3 können hierzu nur als Anhalt verstanden werden.

Literatur

1. DIN 1946, Teil 4: Raumlufttechnische Anlagen in Krankenhäusern, Ausg. 4.78
2. Lidwell OM, Lowbury EJL, Whyte W, Blowers R, Stanley SJ, Lowe D (1982) Effect of ultraclean air in operating rooms on deep sepsis in the joint after total hip or knee replacement: a randomized study. Brit Medical Journ 285: 10–14
3. DIN 1946, Teil 2: Raumlufttechnik – Gesundheitstechnische Anforderungen, Ausg. 1.83
4. Erlaß des Ministeriums für Arbeit, Gesundheit und Sozialordnung (des Landes Baden-Württemberg) über die Planung von Krankenhäusern; hier: Raumlufttechnische Anlagen in Krankenanstalten nach der Norm DIN 1946, Teil 4, vom 01. Okt. 1979, Gem. Amtsblatt 27 (1979), Nr. 39
5. Eingeschränkte Anwendung allgemeiner technischer Regeln im Krankenhausbau, Mitt. der Gesundheitsbehörde der Freien und Hansestadt Hamburg vom 20.08.1980
6. Raumlufttechnische Anlage in Krankenhäusern nach DIN 1946, Teil 4, Gemeinsamer Erlaß der Hessischen Minister der Finanzen, des Innern, des Kultusministers und des Sozialministers vom 28.03.1984
7. Anwendung der DIN 1946, Teil 4, Raumlufttechnische Anlagen in Krankenhäusern, Runderlaß des Ministers für Arbeit, Gesundheit und Soziales in Nordrhein-Westfalen vom 15.12.1980
8. Modifikation DIN 1946, Teil 4, vom April 1978 für Rheinland-Pfalz, Juli 1982
9. Richtlinien für Bau, Betrieb und Überwachung von Lüftungstechnischen Anlagen in Spitälern, SKI, Bulletin Nr. 4 (Dez. 1975)
10. Renger P, Pinks W (1983) Messungen von Keimzahlen und aerogenen Ausbreitungswegen in Operationsräumen mit dem Luftführungssystem „Zuluftdecke mit Stützstrahl", Hyg+Med 3: 115–121

Trinkwasser

J. PRUCHA

Wasser, H_2O, das Oxid des Wasserstoffs, ist die weitaus häufigste und wichtigste chemische Verbindung auf der Erdoberfläche. Etwa 1400 Mio. Kubikkilometer Wasser bedecken die Erdoberfläche, nur 2,6% davon sind Süßwasser, das sind immerhin noch rund 36 Mio. km^3. Die Einteilung der Wassermenge der Erde ist in Tabelle 1 aufgeführt.

Wasser war der Lebensraum der ersten Organismen der Erde und hat diese fundamentale Bedeutung auch beibehalten, nachdem eine große Zahl von Organismen zum Landleben übergegangen war. Während Leben, wenn auch in primitivster Form, ohne Sauerstoff möglich ist, gibt es ohne Wasser kein Leben. In wäßrigen Lösungen laufen die lebenerhaltenden Vorgänge ab. Die Nahrung wird in wäßriger Lösung oder mit Wasser aufgenommen und die Endprodukte des Stoffwechsels sind wieder hauptsächlich Wasser, in dem die übrigen Abfallstoffe gelöst, suspendiert oder emulgiert den Organismus verlassen. Der menschliche Körper selbst besteht zu rund 60–65% aus Wasser und bereits 15% Wasserverlust führen zum Verdurstungstod.

Die überragende Bedeutung erhält das Wasser einerseits dadurch, daß es flüssig ist, und andererseits – selbst kein Elektrolyt – ist es das beste natürliche Lösungsmittel für viele Stoffe, insbesondere für anorganische Verbindungen. Es besitzt eine gute Löslichkeit für Gase.

Auf der Erde gibt es nirgends reines Wasser. Im Wasser sind stets mehr oder weniger viele

Tabelle 1. Wassermenge der Erde

Polareis und Gletscher	2,01	%
Grundwasser und Bodenfeuchte	0,58	%
Wasser in Seen und Flüssen	0,02	%
in der Atmosphäre als Dampf und Wolken	0,001	%
Gewebewasser in lebenden Organismen	0,00007	%
Süßwassermenge	2,61	%
Weltmeere	97,39	%
Gesamtmenge	100,00	%

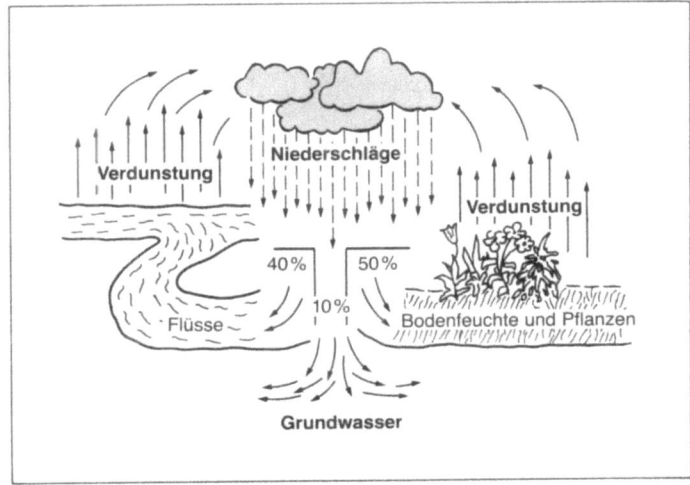

Abb. 1. Wasserkreislauf auf der Erde

Stoffe in verschiedener Konzentration enthalten. Das Wasser befindet sich als Flüssigkeit auf der Erde im Kreislauf (Abb. 1) und in irgendeinem lösenden Kontakt mit seinen natürlichen Behältnissen im Boden (Grundwasser), auf der Erdoberfläche (Oberflächenwasser) und in der Luft (Regenwasser). Das Wasser kann dabei auch zum Träger von Krankheitskeimen und von toxischen Stoffen aus der Natur oder der menschlichen Tätigkeit werden. Welche Bedeutung dem Wasser für die menschliche Gesundheit zukommt, hat bereits der große griechische Arzt Hippokrates (460 v. Chr.) erkannt. Er faßt die Krankheit als einen Reaktionsprozeß zwischen dem menschlichen Organismus, Luft, Wasser und erdlicher Umgebung auf und schreibt in seinem Buch fundamentale Erkenntnisse nieder, die bis heute sinngemäß nicht an Bedeutung verloren haben: Denn auf das Wasser kommt es am meisten an, wenn man gesund sein will.

Wasserbedarf

Rund 3700 Mio. m³ Wasser flossen allein in der Bundesrepublik Deutschland im Jahre 1982 durch die Leitungen der öffentlichen Wasserversorgung, die mit Wassergewinnungsanlagen über 96% des gesamten Wasserbedarfs decken. Davon wurden etwa 2700 Mio. m³, das sind über 70%, in den Bereich „Haushalte und Kleingewerbe" abgegeben, was einem täglichen Wasserverbrauch von 147 l je Einwohner entspricht. Die Menge des genutzten Wassers verringert sich durch Verdunstung und Gebrauch um etwa 20%, so daß 80% als Abwasser wieder in die Gewässer zurückkehren. Die Industrie deckt ihren Wasserbedarf jedoch schon zu 60% aus den eigenen Abwässern.

Zur Zeit gewinnt man in Deutschland ca. 18 Mrd. m³ Grund- und Quellwasser, d. h. etwa die Hälfte des nutzbaren Vorkommens wird bereits gefördert. Anders ist die Situation bei dem Oberflächenwasser, denn da werden nur ca. 10% des oberirdischen Abflusses für die Wasserversorgung herangezogen. Hygienisch ungünstig ist die erwähnte Abwassereinleitung in die Gewässer. Die Abwasserkonzentration in einigen Gewässern beträgt bereits ca. 20%, für manche Städte wird der Anteil im Rohwasser (für Trinkwasseraufbereitung) aber wesentlich höher liegen. Die damit verbundene und in Zukunft noch zunehmende mikrobielle, virale, chemische und thermische Belastung des zu Trinkwasser aufzubereitenden Rohwassers stellt ein wachsendes Problem dar.

Im Durchschnitt müssen dem Organismus eines Erwachsenen täglich im Sommer 3,6 l, im Winter 3,0 l Wasser zugeführt werden. Neben diesem physiologischen Wasserbedarf werden noch weitere Wassermengen für die Körperreinigung, die Hausarbeit sowie für Autowaschen, Rasensprengen usw. verbraucht.

Man schätzt den mittleren Gesamtwasserbedarf wie folgt:
beim Einwohner auf dem Land
50 l/Kopf/Tag
beim Einwohner in der Kleinstadt
100 l/Kopf/Tag

beim Einwohner in der Mittelstadt
100-200 l/Kopf/Tag
beim Einwohner in der Großstadt
120-250 l/Kopf/Tag
beim Kranken im Hospital
680 (350-1000) l/Kopf/Tag
beim Schüler in Schulen
27 (6-94) l/Kopf/Tag
beim Häftling in Anstalten
270 (150-750) l/Kopf/Tag

Wie aus der Aufstellung ersichtlich ist, zählt das Krankenhaus bezüglich der Wasserversorgung zu den verbrauchsintensiven Einrichtungen. Der Wasserbedarf je Patient ist mindestens mit der doppelten Menge des normalen Bedarfswertes zu veranschlagen. Auf den Wasserbedarf wirken sich sowohl die Größe als auch die Ausstattung des Krankenhauses aus. Krankenhäuser mit intensiv genutzter Balneotherapie, Wannen- und Bewegungsbädern müssen mit dem höchsten Wasserverbrauch rechnen. Aus der obigen Aufstellung geht hervor, daß er bei einem Kranken im Krankenhaus bei fast 700 l pro Bett und Tag liegt. Für ambulante Patienten (ohne Bäder-Therapie) können 50 l an Bedarf gerechnet werden. Für einen ambulanten Balneotherapie-Patienten kommen 250 l hinzu. In diesen Zahlen sind auch die Mengen des sonstigen Brauchwassers eines Krankenhauses enthalten (Küche, Wäscherei, Klimatisierung, Dialyse-Abteilung usw.)

Wasservorkommen

Niederschlagswasser. Die Meinung, daß Niederschlagswasser sehr reines Wasser ist, da es sein Vorhandensein einem natürlichen Destillationsvorgang verdankt, ist nur sehr eingeschränkt vertretbar. Infolge der guten Löslichkeit vieler Stoffe in Wasser und der großen wirksamen Oberfläche sowie durch das „Mitreißen" gut löslicher Stoffe und Partikeln wird das Niederschlagswasser selbst belastet.

Unterirdisches Wasser (Grundwasser). Das Grundwasser stammt vorwiegend von den Niederschlägen und bildet sich teils durch Versikkerung, teils aber durch Kondensation von Wasserdampf. Die Niederschläge nehmen von der Bodenoberfläche gelöste und ungelöste Stoffe auf, d.h. die Beschaffenheit des Wassers wird dabei, hygienisch gesehen, zunächst schlechter.

Beim Durchtritt durch den Boden findet eine Reinigung statt: Ungelöste Stoffe einschließlich Mikroorganismen werden zurückgehalten und gelöstes organisches Material mineralisiert. Die aus der Bodenluft in das Wasser übergehende Kohlensäure begünstigt gleichzeitig die Lösung von Bodenbestandteilen, die z.T. beim Geschmack von Bedeutung sind.

Der Effekt des Bodens als mechanisches und adsorptives Filter (abhängig von der Porengröße, d.h. gut bei Sand, schlecht bei Kies und bei spaltenreichem Gestein) zeigt sich an den Keimzahlen im Wasser. Im allgemeinen finden sich pro cm^3 Boden:

an der Geländeoberfläche	mehrere Millionen Keime
in 0,1-0,2 m Tiefe	mehrere 100 000 Keime
in 1 m Tiefe	mehrere 1000 Keime
in 4 m Tiefe	einige wenige Keime
in 6-7 m Tiefe	keine Keime

Mineral- und Heilwässer sind natürlich zutage tretende Quellwässer oder z.B. durch Bohrung erschlossene tiefe Grundwässer, die sich im Erdinnern mit gelösten Salzen, häufig auch mit Gasen angereichert haben und aufgrund ihres Mineralstoff- und Spurenelementgehalts bzw. infolge ihres Gehalts an pharmakologisch wirksamen Substanzen eine wohltuend-erfrischende und gesundheitsfördernde Wirkung (Mineralwässer) bzw. spezielle Heilwirkungen (Heilwässer) aufweisen. Die Mineral- und Heilwässer sind hygienisch einwandfrei.

Bei natürlichem Mineralwasser und Quellwasser sind nur folgende Bearbeitungsverfahren zugelassen: Enteisenung, Entschwefelung (Belüftung und Filtration), vollständiger oder teilweiser Entzug der freien Kohlensäure durch ausschließlich physikalische Verfahren, Versetzen oder Wiederversetzen mit Kohlendioxid.

Es dürfen keine Stoffe zugesetzt und keine Verfahren zu dem Zweck durchgeführt werden, den Keimgehalt im natürlichen Mineralwasser zu verändern.

Im Gegensatz dazu sind bei Tafelwasser Zusätze erlaubt, und zwar: natürliches salzreiches Wasser (Natursole) oder durch Wasserentzug im Gehalt an Salzen angereichertes natürliches Mineralwasser, Meerwasser sowie einige Chloride oder Karbonate.

Heilwässer sind natürliche Heilmittel des Bodens. Die chemische Zusammensetzung und die physikalischen Eigenschaften sind durch Heilwasseranalysen nachzuweisen und durch Kontrollanalysen zu überprüfen. Durch hygienische und mikrobiologische Untersuchungen ist sicherzustellen, daß die Heilwässer an ihrer Austrittsstelle, ihren Anwendungsorten oder nach der Abfüllung in die für die Verbraucher bestimmten Behältnisse hygienisch und bakteriologisch einwandfrei sind.

Wässer, die mindestens eine der nachfolgenden Voraussetzungen erfüllen, können den Heilwässern zugeordnet werden, soweit sie nicht Inhaltsstoffe oder Eigenschaften besitzen, die gegen die Benutzung als **Heilwasser** sprechen:

Wässer, die einen Mindestgehalt von 1 g/kg gelöste feste Mineralstoffe aufweisen.

Wässer, die besonders wirksame Bestandteile enthalten. Der Gehalt an wirksamen Bestandteilen muß mindestens folgende Werte erreichen:

1. Eisenhaltige Wässer	20 mg/kg Eisen
2. Iodhaltige Wässer	1 mg/kg Iodid
3. Schwefelhaltige Wässer	1 mg/kg Sulfidschwefel (S)
4. Radonhaltige Wässer	18 nCi/kg
5. Kohlensäure-Wässer oder Säuerlinge	1000 mg/kg freies gelöstes CO_2
6. Fluoridhaltige Wässer	1 mg/kg Fluorid

Wässer, deren Temperatur von Natur aus höher als 20 °C ist (Thermen).

Alle Mindestwerte (a–c) müssen auch am Ort der Anwendung erreicht bzw. überschritten werden.

Wässer, die keine der angeführten Voraussetzungen erfüllen, müssen krankheitsheilende, -lindernde oder verhütende Eigenschaften durch klinische Gutachten nachweisen.

Wässer, die in 1 kg über 5,5 g Natrium- und 8,5 g Chlorid-Ionen (entsprechend 240 mmol/kg Na^+- bzw. Cl^--Ionen) enthalten, können die Bezeichnung ‚Sole' führen (Nach den Begriffsbestimmungen für Kurorte, Erholungsorte und Heilbrunnen vom 30. Juni 1979, Ziff. 2005).

Quellwasser. Quell- und Grundwasser entstehen beide aus den Niederschlägen, sie unterscheiden sich aber durch die Art ihrer Bewegung im Erdboden. Quellwasser fließt nämlich in unterirdischen Kanälen und Rinnen in der Regel relativ rasch, während Grundwasser in den Kapillaren sich wesentlich langsamer weiterbewegt.

Die hygienische Beschaffenheit des Quellwassers wird in vielen Fällen überschätzt. Die meisten Quellen sind in ihrer Qualität als bedenklich einzustufen. Oft reagieren sie auf Regen mit der Abgabe eines trüben keimhaltigen Wassers, so daß ihre Nutzung mit einem erheblichen gesundheitlichen Risiko belastet ist.

Oberflächenwasser. Fast allen Oberflächenwässern (Bäche, Flüsse, Teiche, Seen usw.) werden durch die Niederschläge und Einleitung von Abwässern Verunreinigungen der verschiedensten Art zugeführt. Durch die Einleitung von Abwässern entstehen Infektionsgefahren, denn sie enthalten Abfallstoffe von Mensch und Tier, von Haushalten sowie Industriebetrieben, in denen nicht voll desinfizierte tierische Teile verwendet werden. Verschiedene Abwässer, wie z. B. aus Zuckerfabriken oder Zellstoffwerken besitzen erhebliche Mengen an organischen Substanzen, die das Selbstreinigungsvermögen der Flüsse überfordern. Zu beachten ist aber auch die Belastung mit nicht zersetzungsfähigen, mineralischen Stoffen (Beispiel: Chlorid im Rhein aus den Kalibergwerken). Wieder andere Verbindungen stören aufgrund ihrer Farbe oder sie erzeugen üblen Geruch und Geschmack. Selbst im Bodensee ließen sich in 60 m Tiefe noch menschliche Krankheitserreger ermitteln.

Unter Berücksichtigung dieser verschiedenen Gesichtspunkte ist es verständlich, daß man heute kein Oberflächenwasser ohne Reinigung und Desinfektion als Trinkwasser verwenden kann.

Meerwasser. Wegen des hohen Salzgehaltes (Nordsee 3,5% NaCl) ist eine weitgehende Entmineralisierung Bedingung für eine Nutzung als Trinkwasser. Die technischen Voraussetzungen wurden hierfür bereits geschaffen (Destillation, Elektrodialyse, Ausfrieren, Ionenfiltration, umgekehrte Osmose), doch stehen einer praktischen Nutzung noch die verhältnismäßig hohen Aufbereitungskosten im Wege.

Mikroorganismen und Viren im Wasser

Bei den im Wasser in Betracht kommenden pathogenen Bakterien und Viren handelt es

Tabelle 2. Infektionen durch Trinkwasser (nach G. WEBER: Hygienische Anforderungen an Wasser im Hinblick auf die Verbreitung von Infektionskrankheiten. Swiss Food 2 [1980] 16)

Art der Erkrankung	Krankheitserreger	Art der Ausscheidung durch den Menschen		
		Fäzes	Harn	Sonstiges
	Bakterielle Erkrankungen			
Typhus abdominalis	Salmonella typhi	+	+	
Paratyphus	Salmonella paratyphi A, B, C	+	+	
Säuglings-Enteritis	Escherichia coli, bestimmte Serotypen	+	−	
Traveller's disease	Escherichia coli, bestimmte Serotypen	+	−	
Bakterienruhr	Shigella sp.	+	−	
Cholera asiatica	Vibrio cholerae, Vibrio El Tor	+	−	
Tuberkulose	Mycobacterium tuberculosis	+	+	Sputum
Eiterungen, Ruhr	Pseudomonas aeruginosa	+	+	Eiter
	Virus-Erkrankungen			
Enterovirosen	Poliomyelitis-Viren, Coxsackie-Viren, Echo-Viren	+	−	
Hepatitis epidemica	Hepatitis-Viren Typ A	+	−	
Gastroenteritis	Rota- und Reoviren	+	−	
grippale Infekte	Adenoviren	+	−	
	Parasitäre Erkrankungen			
Amöbenruhr	Entamoeba histolytica	+	−	
Kokzidiose	Isospora hominis, Isospora belli	+	−	
Lambliasis	Lamblia intestinalis	+	−	
Larvenaufnahme: Medinawurm-Befall	Dracunculus medinensis	−	−	Haut

Tabelle 3. Überlebenszeiten der Mikroorganismen (nach J. BORNEFF: Hygiene. Thieme, Stuttgart 1977, S. 108)

Keimart	Krankheit	Infektiosität bleibt erhalten	
		in	bis
Vibrio comma	Cholera	Meerwasser	47 Tage
Salm. typhi	Typhus	Meerwasser	3–28 Tage
Salm. typhi	Typhus	Müll, Abfällen	4–115 Tage
Salm. paratyphi B	Paratyphus	Meerwasser	4–9 Tage
Salm. paratyphi B	Paratyphus	Abwasser	7–500 Tage
Salm. paratyphi B	Paratyphus	Müll	24–136 Tage
Salm. enteritidis	Enteritis	Abwasser	23 Tage
Salm. enteritidis	Enteritis	trockenem Kot	> 2 Jahre
Shigellen	Ruhr	Meerwasser	5–72 Tage
Brucella abortus	Morbus Bang	Abwasser	Monate
Leptospiren	Morbus Weil	Abwasser	60 Tage
Cl. tetani	Tetanus	Boden	Jahre
B. anthracis	Milzbrand	Boden	> 55 Jahre
Poliovirus	Kinderlähmung	Abwasser	180 Tage
MKS-Virus	Maul- und Klauenseuche	Dünger	1–3 Tage
Askarideneier	Spulwurmerkrankung	Abwasser	30 Tage
		Müll	120 Tage

Trinkwasser

sich vorzugsweise um Mikroorganismen, die den Einwirkungen der Außenwelt hinreichend Widerstand bieten. Eine Übertragung von Infektionskrankheiten auf dem Wasserweg ist also vorzugsweise zu befürchten bei Anwesenheit von Salmonella typhi und parathyphi, Choleravibrionen, Leptospiren und Ruhramöben (s. Tabelle 2). Am häufigsten werden Epidemien durch Typhus- und Cholerakeime ausgelöst (Tab. 2 und 3).

Zwar sind die Epidemien heute seltener, und auch die Erkrankungszahlen pro Epidemie sind wegen des besseren Schutzes in den großen Wasserwerken (Desinfektion des Trinkwassers) zurückgegangen, aber die Gefährdung ist trotzdem nicht zu unterschätzen.

Die häufigsten Gründe für akute Wasserepidemien sind gegenwärtig die Verunreinigungen von Trinkwasser mit technischem Gebrauchswasser und die Verseuchung von Einzelbrunnen infolge von unsachgemäßer Beseitigung von Jauche, Fäkalien usw. im Einzugsgebiet.

Chronische, wasserbedingte Epidemien wurden während des 19. und zu Beginn des 20. Jahrhunderts laufend beobachtet. Sie entstanden oft als Folge der Verwendung von nicht desinfiziertem Oberflächenwasser. Zu erwähnen ist, daß sich in den USA und in Kanada von 1920 bis 1960 540 Wasserepidemien ereignet haben. Etwa 70% dieser Epidemien traten in kleineren Gemeinden bis 5000 Einwohner und 85% bei kleineren Gruppenwasserwerken auf. Beispiele typischer Trinkwasserepidemien:

Choleraepidemie Hamburg 1892 (Erkrankungszahl: 16000, Todesfälle: 9000)
Typhusepidemie Gelsenkirchen 1901 (Erkrankungszahl: 3200, Todesfälle: 350)
Typhusepidemie Pforzheim 1919 (Erkrankungszahl: 4000, Todesfälle: 400)
Ruhrepidemie Ismaning (München) 1978 (Erkrankungszahl: 2450, stationäre Aufnahmen: 80)
Typhusepidemie Jena 1915 (Erkrankungszahl: 600)
Typhusepidemie Alfeld 1923 (Erkrankungszahl: 840)
Typhusepidemie Neuötting 1946/48 (Erkrankungszahl 415)

Weitere typische Beispiele für die Infektionen durch Trinkwasser siehe Tabelle 2.

Über Trink- und Oberflächenwasser können ferner die sehr resistenten, unbehüllten „Darmviren" verbreitet werden, während behüllte Viren - mit Ausnahme der Pocken - und Paramyxoviren im Wasser rasch an Infektiosität verlieren.

In Delhi (Indien) ereigneten sich 1955 ca. 29000 ikterische Erkrankungen, deren Ursache eine massive fäkale Umweltverschmutzung mit Einschwemmung großer Virusmengen in die Gewässer und in das Trinkwasserversorgungsnetz gewesen waren. 1944 trat in der Nähe von Philadelphia eine Hepatitis-Epidemie auf, bei der 344 Teilnehmer in einem Jugendlager erkrankten, nachdem eine Fäkalverunreinigung den Lagerbrunnen verseucht hatte.

Chemische Untersuchung

Grundsätzlich gilt, daß ein einwandfreier chemischer Befund nicht die gute Qualität eines Wassers sichert, da es trotzdem Infektionsüberträger sein kann. Umgekehrt genügt aber ein Nachweis von Nitrit oder Ammoniak in Dorfbrunnen, um diese als verjaucht zu erkennen.

Bei der **Probenahme** läßt man 10 Minuten lang pumpen oder den Hahn laufen. Für chemische Routineanalysen sind zwei Liter in völlig sauberen, mit dem zu untersuchenden Wasser ausgespülten Schliffstopfenflaschen erforderlich. Spurenstoffbestimmungen bedingen je nach Umfang meist größere Mengen (Polycyclische Aromaten: 2,5 l in dunklen Glasflaschen, für halogenierte Kohlenwasserstoffe, Pestizide und PCB: 5 l in ausgeheizten Metallkannen oder Glasflaschen, für Überprüfung von Schwermetallen für die analytische Überprüfung mittels Atomabsorption reichen wenige ml in Kunststoff-Flaschen.) Chemische Überprüfungen sind regelmäßig in einem Abstand von höchstens einem Jahr durchzuführen.

Toxische Stoffe im Wasser

Die Toxikologie ist die Lehre von den schädigenden Wirkungen chemischer Substanzen auf lebende Organismen. Ein Stoff ist dann als Gift zu bezeichnen, wenn er bei Inkorporation schädigende Wirkungen hervorruft. Nach heutiger Auffassung kommt es dabei nicht allein auf die Dosis an, sondern auch auf die im Organismus akkumulierte Stoffmenge, beziehungsweise auf die im empfindlichsten Organ auftretende Konzentration. Die durch Gifte verursachten Funktionsstörungen beruhen zum Teil auf Zerstörung der Zellstruktur, Blockierung der Enzymaktivität und ähnlichen Vorgängen.

Außer durch natürliche Bodenbestandteile (im Grundwasser) und durch gewisse Stoffwechsel- und Abbauprodukte der Mikroorganismen im Oberflächenwasser kann das Wasser auch durch industrielle, landwirtschaftliche und gewerbliche Tätigkeit, durch Mülldeponien, ungeeignete Materialien für Depots und Wasserleitungen sowie durch Zusätze bei der Aufbereitung zum Träger toxischer Substanzen werden. Die Zahl jener Stoffe, die sich trotz ihres im Wasser anzutreffenden niederen Konzentrationsbereichs (häufig weit unter 1 mg/l) für Wasserorganismen oder im Trinkwasser für Mensch und Tier als toxisch erweisen, geht in die Tausende, wobei die organischen Stoffe weitaus in der Mehrzahl sind. Sie alle jeweils einzeln analytisch zu erfassen, ist weder möglich noch nötig, mit Ausnahme der anorganischen Ionen. Bei der Bestimmung von organischen Stoffen wird mit entsprechenden Summenparametern und Leitsubstanzen für organische Stoffe gearbeitet.

Toxische anorganische Stoffe

Zu den anorganischen Elementen bzw. Stoffen, die infolge ihrer hohen Toxizität und zum Teil auch kumulativen Eigenschaft sowie infolge ihrer auch meist vielfältigen industriellen und gewerblichen Verwendung für das Trinkwasser von besonderem Interesse sind, zählen: Beryllium, Blei, Cadmium, Chrom, Quecksilber sowie Arsen und Selen; ferner Cyanid und Schwefelwasserstoff. Anionisch auftretende toxische Spurenelemente wie Arsenat, Selenat, Borat können auch als „Antimetaboliten" wirken, indem sie die Stelle von Phosphat und Nitrat einnehmen.

Toxische organische Stoffe

Die Vielzahl der in großen Mengen produzierten synthetischen organischen Stoffe können auch in das Wasser gelangen. Das Wirkungsspektrum der organischen Verbindungen ist breit gefächert, es reicht von harmlosen, leicht abbaubaren Stoffen bis hin zu schon in geringsten Mengen hochtoxischen, extrem persistenten und kumulativ in Wasserorganismen bzw. im Menschen sich anreichernden Stoffen. Die Wasserhygiene muß sich im allgemeinen auf jene Summenparameter, Gruppenparameter oder Leitsubstanzen, in gewissen Fällen auch Einzelsubstanzen beschränken, die insbesondere in Hinblick auf toxische Wirkungen für den Menschen von vorrangigem Interesse sind.

In Wässern können folgende toxische organische Stoffe vorkommen:
Pestizide (Schädlingsbekämpfungsmittel)
Polychlorierte Biphenyle (PCB)
Leichtflüchtige Halogenkohlenwasserstoffe
Polyzyklische aromatische Kohlenwasserstoffe (PAK; PAH)
Kohlenwasserstoffe (Mineralöl und Mineralölprodukte)
Grenzflächenaktive Stoffe (Tenside)
Phenole

Aufbereitung des Wassers zu Trinkwasser

Je nach Qualität des Rohwassers umfaßt die Aufbereitung stets eine Reihe von Arbeitsschritten. Sie werden im allgemeinen aus den Ergebnissen der chemischen sowie der mikrobiologischen Untersuchungen festgelegt. Außerdem sind die entsprechenden gesetzlichen Bestimmungen und Normen zu beachten.

Das Trinkwasser wird nach der vorherigen Aufbereitung und Desinfektion überwiegend aus Seewasser, Flußwasser und aus dem Grundwasser gewonnen. Die Aufbereitung des Wassers erfolgt in den meisten Fällen mittels Belüftung, Sedimentation, Koagulation und anschließender Filtration. Für die Desinfektion des Trinkwassers werden in den meisten Fällen Chlor-Präparate oder Ozon angewendet. Die Verteilung des Trinkwassers erfolgt dann über das Rohrnetz (Abb. 2).

Verbesserung der physikalisch-chemischen Qualität

Vorreinigung. Entfernung ungelöster Verunreinigungen. Die ungelösten groben Verunreinigungen werden von Grob- und Feinrechen zurückgehalten. Das Vorklär- oder Absetzbecken sind so gestaltet, daß dabei auch die Fließgeschwindigkeit verringert wird, sie dienen je nach Herkunft des Wassers zu Grobschlammabsetzung bzw. zum Absetzen und Entfernen von Schwebestoffen und Kolloiden. Durch Zusatz von Chemikalien kommt es zur Flockung, die eine neuerliche Sedimentation zur Folge hat, dabei entstehen durch Koagulation, aus

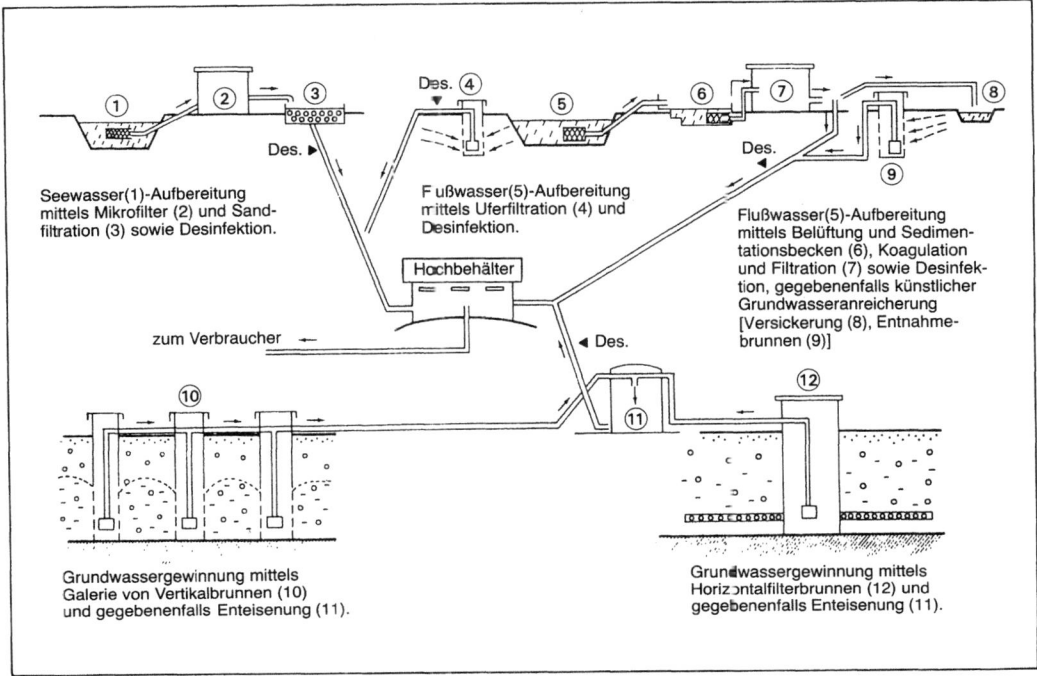

Abb. 2. Möglichkeiten der Trinkwassergewinnung (nach BORNEFF, J., Hygiene, Georg Thieme Verlag, Stuttgart, 1977)

kleinen und kleinsten Schwebstoffen, größere absetzbare Teilchen. Die Zugabe hochgeladener Kationen, z. B. Al^{3+} bzw. Fe^{3+} bewirkt mit den Hydrogencarbonat-Ionen des Wassers beim Rühren eine Ausflockung entsprechender Hydroxid-Teilchen, die Schwebstoffe adsorbieren und nach Erreichen einer gewissen Größe sedimentieren. Nach abgeschlossener Aufbereitung dürfen max. je 0,2 mg/l Al^{3+} bzw. Fe^{3+} im Wasser vorhanden sein. Die Aufenthaltszeit im Sedimentationsbecken – je nach Beckenart bis zu einigen Stunden – läßt sich zugleich als Reaktionszeit für weitere Aufbereitungsmaßnahmen nützen.

Filtration. Das durch die verschiedenen Verfahren, entsprechend den Gegebenheiten, vorbehandelte Wasser wird anschließend filtriert. Im *Langsamfilter* (Ähnlichkeit mit Bodenfiltration) kommt als Filtermaterial gewaschener Sand und Kies zur Anwendung. Die Filtergeschwindigkeit beträgt nur 5–20 cm/Stunde. *Schnellfilter* sind rückspülbar und werden in offener oder geschlossener Bauart hergestellt. Die Filtergeschwindigkeit beträgt etwa das 40- bis 50-fache der Langsamfilter. Als Filtermaterial dienen je nach dem Vorbereitungsweg z. B. Quarzsand, Anthrazit, Aktivkohle. Für spezielle Maßnahmen werden Filtermaterialien benutzt, die mit Inhaltsstoffen des Wassers reagieren und damit zugleich entfernt werden.

Belüftung des Wassers dient der Anreicherung des Wassers mit Luftsauerstoff und der Auswaschung von Gasen (CO_2, H_2S oder NH_3) und Stoffen mit hohem Dampfdruck (Geruchs- und Geschmacksstoffe). Bei der geschlossenen Belüftung wird dem Wasser mittels eines Kompressors und Injektors im geschlossenen System Luft zugeführt und in einem nachgeschalteten Mischgerät gründlich mit dem Wasser vermischt. Statt Luftsauerstoff kann man auch reinen Sauerstoff aus der Druckflasche oder Kontainer für die Belüftung verwenden.

Enteisenung ist notwendig, wenn der Eisengehalt des Rohwassers über 0,15 mg/l beträgt. Eisen liegt in sauerstoffarmem Wasser vorwiegend als Fe^{2+} vor. Zu seiner Abscheidung muß es zunächst zu Fe^{3+} oxidiert werden, dabei entsteht unlösliches Eisen(III)Oxidhydrat, das koaguliert und durch Filtration aus dem Wasser entfernt wird. Die Oxidation kann durch Belüftung (Luft oder Sauerstoff) oder auch durch Chlor erzielt werden.

Entmanganung wird bereits bei Gehalten von 0,07 mg/l Mn^{2+} durchgeführt. Sie erfolgt meist im gleichen Verfahrensschritt, wie die Enteisenung, jedoch erfolgt die Oxidation von Mn^{2+} weniger leicht als die des Eisens (Fe^{2+}).

Entsäuerung dient zur Entfernung der überschüssigen Kohlensäure (CO_2) und Einstellung des Kalk-Kohlensäure-Gleichgewichts. Die *mechanische Entsäuerung* wird als offene Belüftung des Wassers, Verrieselung, Verdüsung, Vakuumrieselung sowie Entgasung durchgeführt.

Bei der *chemischen Entsäuerung* wird entweder über Materialien filtriert, die alkalische Substanzen abgeben (Marmorfilterung) oder es werden solche zugesetzt.

10 mg freies CO_2 ergeben eine Härtezunahme von 1,27°dH, bzw. 1 g CO_2 bindet 2,3 g Marmor. Die Trinkwasseraufbereitungs-Verordnung gestattet den Zusatz von Calciumcarbonat, Magnesiumcarbonat, halbgebranntem Dolomit, Calciumoxid, Magnesiumoxid, Calciumhydroxid, Magnesiumhydroxid, Natriumcarbonat und Natriumhydroxid.

Schutzschichtbildung. Zur Verhütung von Korrosion und zur Verhinderung von Kesselsteinbildung können dem Wasser Phosphate und Polyphosphate sowie Kieselsäure und deren Salze oder Mischungen dieser Stoffe zugesetzt werden. Nach abgeschlossener Aufbereitung dürfen im Wasser max. 5 mg/l Phosphat (P_2O_5) bzw. max. 40 mg/l Silikat (SiO_2) vorhanden sein (siehe Trinkwasseraufbereitungs-Verordnung).

Die Phosphat- bzw. Polyphosphatimpfung führt zur Belastung der Gewässer mit Phosphaten. In einer normalen Kläranlage (mechan. und biolog. Stufe) werden Phosphate nicht abgebaut. Um eine Eliminierung der Phosphate aus dem Abwasser zu erreichen, ist eine dritte Reinigungsstufe in der Kläranlage notwendig. In der Schweiz ist die Phosphatimpfung nur für Warmwasseraufbereitung zugelassen. Die Phosphatimpfung bringt Sauerstoffabbau und Geruchsbildung sowie Keimvermehrungen mit sich. Aus diesen Gründen sollte das Wasser nach der Phosphatimpfung mit Chlor behandelt werden.

Entfernung von Nitrat. Als Verfahren kommen in Betracht:

Ionenaustausch, problematisch dabei ist eine entsprechende Erhöhung der Chlorid- und Sulfationenkonzentration im Wasser, sowie die bei der Regenerierung der Austauscher entstehenden nitratreichen Abwässer.

Umkehrosmose: Dabei besteht die Gefahr einer zu weitgehenden Eliminierung aller Ionen (keine selektive Abscheidung möglich; salzreiche Abwässer), dieses Verfahren ist nur für kleine Wassermengen anwendbar.

Biologische Verfahren sind noch nicht Stand der Technik. Nitrat wird im anaeroben Milieu durch Mikroorganismen zu Stickstoff reduziert.

Entfernung von Geruchs- und Geschmacksstoffen. Dazu können physikalische, chemische und biologische Verfahren verwendet werden, wie z. B.:

Belüftung – Entfernung flüchtiger Substanzen, z. B. Schwefelwasserstoff

Adsorption der geruchs- und geschmackstragenden Stoffe an Aktivkohle

Flockung und anschließende Schnellfiltration können emulgierte und hochmolekulare gelöste Geschmacksstoffe entfernen.

Oxidation mit den in der Trinkwasseraufbereitungs-Verordnung zugelassenen Chemikalien (Ozon, $KMnO_4$ und Chlor-Präparate)

biologische Verfahren, hauptsächlich sind Untergrundpassage und Langsamfiltration in Anwendung.

Enthärtung von Brauchwässern durch:
Kalkdosierung – Karbonathärte fällt aus
Impfverfahren mit Säuren
Kalk-Soda-Verfahren erreicht Entkarbonisierung

Ionenaustausch-Verfahren

Enthärtung von Brauchwasser durch Kationenaustausch (Permutit- und Levatit-Verfahren). Die Enthärter können sehr leicht verkeimen, dadurch sind sie ungeeignet für Trinkwasserversorgungsanlagen. Die Anlagen werden mit Kochsalz (NaCl) im Austausch (Natrium für Calcium und Magnesium) regeneriert.

Vollentsalzung. Dadurch wird eine vollständige Enthärtung und Entsalzung erreicht. Nachteile von Ionenaustauschverfahren: *Verkeimung*. Die Ionenaustauscher verkeimen sehr leicht, so daß schließlich 10-100000 Keime/ml resultieren. Die Ionenaustauscher müssen neben der Regeneration auch regelmäßig desinfiziert werden. Die Entkeimung der Ionenaustauscher kann mit 1%-iger Formaldehydlösung erfolgen, die Wirkungszeit liegt im Bereich von 10-15 Stunden. Für die Desinfektion der Ionenaustauscher kann man auch 2%-ige Hypochlorit-Lösung oder Chloramin T verwenden.

Entkeimung des Wassers durch Zugabe von Chemikalien oder Filtration

1. Chlor-Desinfektion
   a) gasförmig mit Cl_2
      $Cl_2(g) + 2 e^- = 2 Cl^-$
   b) Zusatz von Natriumhypochlorit-Lösung
      NaClO ca. 13% oder als Calziumhypochlorit $Ca(ClO)_2$
      ca. 60-75% wirks. Chlor
      $ClOH + H_3O^+ + 2 e^- = Cl^- + 2 H_2O$
      $ClOH = HCl + O_{(g)}$
   c) Zusatz von Chlor-Aminen, z.B. NH_2Cl, $NHCl_2$
      Chloramin-T (N-Chlor-4-Toluol-Sulfonsäureamid-Na)
      ca. 15% wirksames Chlor.
      Abhängigkeit der Desinfektion mit Chlor von Temperatur und pH
      freies Chlor - im Wasser als Gas oder Hypochlorit (aktives)
      gebundenes Chlor - organisch und anorganisch gebunden
      Gesamtchlor = freies Chlor + gebundenes Chlor
      Geschmacksgrenze für freies Chlor = 0,5 mg/l
      gesundheitsschädigende Wirkung über 50-90 mg/l freies Chlor

2. *Ozon*
   Stärkeres Oxidationsmittel zur Wasserdesinfektion als Chlor.
   $O_3(g) + 2 H_3O^+ + 2 e^- = O_2(g) + 3 H_2O$
   Wirkung von Ozon - schneller als Chlor
   Vorteile: keine Fremdstoffe
   Nachteile: höhere Toxizität als Cl_2
   MAK - Ozon = 0,2 mg/m³
   MAK - Chlor = 1,5 mg/m³
   Ozon wird im Wasser schneller reduziert: bei langen Wasserleitungen am Zapfhahn ozonfreies Wasser - sekundäre Infektion möglich
   Konzentration bei Einwirkungszeit von 10 Minuten 0,3-2 mg Ozon/l
   Restgehalt an Ozon bei Eintritt in das Verteilungsnetz = 0,05 mg O_3/l (wegen der toxischen Wirkung von *Ozon*).

3. *Oligodynamie-Effekt* bei Metallen - z.B. Silber
4. UV-Bestrahlung - unwirksam bei Trübungen
5. *Mechanisches Verfahren* - Filter
   Sandfilter - 1 m hohe Quarzsandschicht
   Korngröße 0,5-1,0 mm
   Klassische Filtergeschwindigkeit von 10 cm/h
   Schnellsandfilter - 50 cm/h - aber anschließend chemische Desinfektion

Es wurde für die BRD eine „Verordnung über den Zusatz fremder Stoffe bei der Aufbereitung von Trinkwasser" (Trinkwasseraufbereitungsverordnung) erlassen. Die Fassung vom 27.6.1969 (BGBl. I S. 479) schreibt u.a. vor:

§ 1 (2)
Zur Aufbereitung von Trinkwasser werden zugelassen:
1. Chlor, Natriumhypochlorit, Kalziumhypochlorit, Chlorkalk, Magnesiumhypochlorit, Chlordioxid, Ammoniak und Ammoniumsalze; die Stoffe dürfen in einem Liter Trinkwasser höchstens in einer Menge von 0,3 mg wirksames Chlor und 0,6 mg Ammoniumion, einschließlich des natürlichen Ammoniumgehaltes des Wassers, enthalten sein; der Chlorgehalt des Trinkwassers kann bis auf 0,6 mg im Liter erhöht werden, wenn dies für die ausreichende Entkeimung des Trinkwassers vorübergehend erforderlich ist;
2. Ozon;
3. Kalium-, Natrium- und Kalziumsalze der Mono- und Polyphosphorsäuren;
   die Stoffe dürfen in einem Liter Trinkwasser höchstens in einer Menge von 5 mg, berechnet als Phosphorpentoxid, enthalten sein;
4. Kieselsäure und ihre Natriumverbindungen;
   die Stoffe dürfen in einem Liter Trinkwasser höchstens in einer Menge von 40 mg, berechnet als Siliziumdioxid, enthalten sein;
5. Silber, Silberchlorid, Natriumsilberchlorid-Komplex und Silbersulfat; die Stoffe dürfen in einem Liter Trinkwasser höchstens in einer Menge von 0,1 mg Silber enthalten sein.

Die in den Nummern 1, 3 bis 5 festgesetzten Höchstmengen gelten für Trinkwasser nach abgeschlossener Aufbereitung.

§ 1 (3)
Zur Bindung von Kohlensäure im Trinkwasser werden zugelassen: Kalziumkarbonat, Magnesiumkarbonat, halbgebrannter Dolomit, Kalziumoxid, Magnesiumoxid, Kalziumhydroxid, Magnesiumhydroxid, Natriumkarbonat, Natriumhydroxid;
der pH-Wert des mit vorstehend bezeichneten Stoffen behandelten Wassers darf bei einer Karbonathärte von höchstens 5°dH 9,5 nicht übersteigen.

§ 1 (4)
Zur Herabsetzung einer erhöhten Alkalität oder zur Einstellung eines bestimmten pH-Wertes im Trinkwasser werden zugelassen: Schwefelsäure, saure Salze der Schwefelsäure und Salzsäure; die Stoffe dürfen höchstens in einer Menge zugesetzt werden, bei der das Kalk-Kohlensäure-Gleichgewicht erhalten bleibt.

§ 2 grenzt die technischen Hilfsstoffe (Eisensalze, Kaliumpermanganat, Aluminiumsalze, Sulfite, Thiosulfate und Aktivkohle) ab.

§ 3 schreibt die öffentliche Bekanntmachung einer Aufbereitung vor.

§ 4 enthält die Strafbestimmungen bei Zuwiderhandlungen.

Anforderungen an Trinkwasser

Trinkwasser muß frei sein von Krankheitserregern und *darf keine gesundheitsschädigenden Eigenschaften haben*. Die Forderung „frei von Krankheitserregern" leitet ihre Berechtigung von der Erfahrung ab, daß durch verunreinigtes Wasser eine Reihe von Infektionskrankheiten übertragen werden kann. Es handelt sich vor allem um Typhus, Paratyphus, Cholera, bakterielle Ruhr, Leptospirosen, Wurmkrankheiten sowie Viruserkrankungen (z. B. Hepatitis).

In der Trinkwasserhygiene wird der Grundsatz vertreten, daß alle menschlichen Ausscheidungen so anzusehen sind, als enthielten sie diese Krankheitserreger. Der Nachweis von menschlichen Ausscheidungen im Wasser ist deshalb gleichbedeutend mit Infektionsgefahr.

Das Trinkwasser darf keine gesundheitsschädigenden Eigenschaften haben, das bedeutet, daß Arsen, Blei, Chrom, Cadmium, Quecksilber, Cyanide, Fluor, Phenole, polyzyklische aromatische Kohlenwasserstoffe und radioaktive Stoffe nicht in gesundheitsschädigender Menge enthalten sein dürfen. Ein vollständiges Freisein von diesen Stoffen kann jedoch nicht gefordert werden.

Trinkwasser muß keimarm sein. Die hygienische Beurteilung des Trinkwassers ist auf der Bestimmung der Koloniezahl (früher als Gesamtkeimzahl bezeichnet) und dem Nachweis von normalen Darmbakterien aufgebaut.

Das bezieht sich nicht nur auf das Freisein von Krankheitserregern, sondern auch auf die Begrenzung von chemisch-toxischen Stoffen.

Die TVO bestimmt in § 1: Ein Trinkwasser muß frei sein von Krankheitserregern. Neben dem direkten Nachweis solcher Keime gilt als Kriterium hierfür der *Escherichia coli*-Gehalt. Die mikrobiologischen Anforderungen an Trinkwasser zeigt die nachfolgende Tabelle.

Escherichia coli	in 100 ml	negativ
Coliforme Keime	in 100 ml	negativ
Koloniezahl	in 1 ml	unter 100
Koloniezahl bei Wasser-Einzelversorgungsanlagen, verschiedene Sammelbehälter	in 1 ml	unter 1000
Koloniezahl bei desinfiziertem Wasser	in 1 ml	unter 20

In § 3 legt die TVO Grenzwerte für chemische Stoffe fest:

Arsen	0,04 mg/l
Blei	0,04 mg/l
Cadmium	0,006 mg/l
Chrom	0,05 mg/l
Cyanide	0,05 mg/l
Fluoride	1,5 mg/l
Nitrate	90,0 mg/l
Quecksilber	0,004 mg/l
Selen	0,008 mg/l
Sulfate	240,0 mg/l
Zink	2,0 mg/l
Polyzyklische aromatische Kohlenwasserstoffe	0,00025 mg/l

Die novellierte Trinkwasserverordnung vom 25. Juni 1980 schreibt weitere Begrenzungen für in Behältern abgefülltes und zur Säuglingsnahrung empfohlenes Wasser vor:

Nitrit	0,02 mg/l
Nitrat	10,0 mg/l
Natrium	20,0 mg/l

Nach der Trinkwasser-Verordnung ist der Unternehmer oder sonstige Inhaber einer Wasserversorgungsanlage verpflichtet, das Wasser zu untersuchen oder untersuchen zu lassen. Als Häufigkeit sind wie folgt vorgeschrieben:
Bei desinfiziertem Wasser eine mikrobiologische Probe/15 000 m³,
bei nicht desinfiziertem Wasser eine mikrobiologische Probe/30 000 m³.

Physikalisch-chemische Analysen sind in jährlichen Abständen vorzunehmen.

Der Inhaber einer Wasserversorgungsanlage muß Überschreitungen der Richt- und Grenzwerte dem zuständigen Gesundheitsamt anzeigen, dem auch grundsätzlich die Überwachung durch Ortsbesichtigungen und Kontrollen in den bestimmten Abständen obliegt.

Für die Beurteilung des Trinkwassers können auch der WHO-Standard sowie die EG-Richtlinie „Über die Qualität von Wasser für den menschlichen Gebrauch" vom 15. Juli 1980 herangezogen werden (siehe Tab. 4).

Anforderungen an die Wasserqualität in einem Krankenhaus

Das Leitungswasser im Krankenhaus soll mindestens die Qualität von Trinkwasser aufweisen. Dies bedeutet, daß das Wasser von Krankheitserregern frei sein muß und keine gesundheitsschädigenden Eigenschaften haben darf.

Die Forderung „frei von Krankheitserregern" leitet ihre Berechtigung von der Erfahrung ab, daß durch verunreinigtes Wasser eine Reihe von Infektionskrankheiten übertragen werden kann.

In den Krankenhausabteilungen, in denen das Wasser in irgend einer Weise Kontakt zum Patienten erhält, wie z.B. bei der Dialyse, an den Wascheinheiten in den OP-Waschräumen, bei der Zubereitung der künstlichen Säuglingsnahrung soll das Wasser eine wesentlich bessere Qualität als die des Trinkwassers aufweisen.

Verschiedene mikrobiologische Überprüfungen an den Wasserhähnen in OP-Waschräumen ohne Abflammen, wie es im Bereich der Krankenhaushygiene üblich ist, zeigen bei einem nicht chlorierten Leitungswasser eine mikrobiologische Kontamination des am Hahn entnommenen Wassers an. Die Ursache für die mikrobiologische Kontamination des in der Leitung keimfreien Wassers ist in der Verkeimung des Perlators zu suchen. Da sich die Perlatoren durch Kalkausscheidungen und andere Verschmutzungen aus der Wasserleitung sehr leicht verunreinigen, und somit eine Keimvermehrung ermöglichen (Kontakt-Kontamination oder aus dem Wasser), sollten sie durch sog. Wasserstrahlregler ersetzt werden. Um an den Wascheinheiten jederzeit ein mikrobiologisch einwandfreies Wasser zu bekommen, sollte das Wasser für den Bereich der OP-Waschräume ständig desinfiziert werden. Es bietet sich z.B. eine ständige Nachchlorung des Wassers mit 0,3 mg Chlor pro Liter durch eine lokale Chlordosieranlage an.

Eine ähnliche Situation ist bei der Wasserversorgung für zahnärztliche Behandlungseinheiten gegeben. Da bei nahezu allen zahnärztlichen Behandlungen Mikroläsionen der Mundschleimhaut möglich sind und somit eine Infektion durch Kühl- oder Spülwasser nicht ausgeschlossen werden kann, soll das Wasser, das zur zahnärztlichen Behandlung des Patienten benötigt wird, mindestens die Qualität von Trinkwasser aufweisen. Besser wäre jedoch völlig keimfreies Wasser. Unsere eigenen, sowie in der Literatur beschriebene Überprüfungen der mikrobiologischen Wasserqualität bei der Dental-Einheit zeigen, daß bei Verwendung eines nicht desinfizierten Wassers das Turbinenspray sowie das Wasser der Munddusche sehr hoch mikrobiologisch kontaminiert sind. Ein hygienisches Problem stellen die nicht seltenen Kontaminationen der Wasserschläuche dar, mit denen Turbinen, Winkelstück, Winkelmotor und Munddusche mit der Einheit verbunden sind. Die Keime, die mit dem Leitungswasser in die Dental-Einheit gebracht werden, können sich dort im stagnierenden Wasser vermehren. Die Mikroorganismen können jedoch durch die Wirkung der Rücksaugventile auch von der Patientenseite her eindringen. Eine Senkung der Koloniezahlen auf Werte, die im Bereich der gesetzlich erlaubten Trinkwasserbelastung liegen, ist nur durch Desinfektion des Wassers direkt in der Dental-Einheit möglich (siehe Kap. „Hygienische Aspekte bei der Wasserversorgung für zahnärztliche Behandlungseinheiten").

Tabelle 4. Grenz- bzw. Richtwerte für Trinkwasser in mg/l (Nach J. BORNEFF: Hygiene. 2. Auflage, Georg Thieme Verlag Stuttgart New York 1982, Seite 178)

	TVO	WHO	EG	USA[1]	Kanada[2]	UdSSR[3]
Arsen (As)	0,04	0,05	0,05	0,05	0,05	0,05
Blei (Pb)	0,04	0,05	0,05	0,05	0,05	0,10
Chrom (Cr)	0,05	0,05	0,05	0,05	0,05	–
Fluoride (F$^-$)	1,5	1,5	0,7–1,5	1,4–2,4	1,5	0,7–1,5
Kadmium (Cd)	0,006	0,01	0,005	0,01	0,005	–
Nitrat (NO$_3^-$)	90 (10[4])	50,0	50,0	10,0 (als N)	10,0 (als N)	10,0 (als N)
Quecksilber (Hg)	0,004	0,001	0,001	0,002	0,001	–
Selen (Se)	0,008	0,01	0,01	0,01	0,01	0,001
Sulfate (SO$_4^{2-}$)	240[5]	250	250	–	500	–
Zink (Zn)	2,0	5,0	–	–	5,0	–
Zyanide (CN$^-$)	0,05	0,05	0,05	–	0,2	–
Polyzyklen (C)[6]	0,00025	0,0002	0,0002	–	–	–
Aluminium (Al)	–	–	0,2	–	–	–
Ammoniak (NH$_4^+$)	–	0,05	0,5	–	–	–
Antimon (Sb)	–	–	0,01	–	–	–
Barium (Ba)	–	–	–	1,0	1,0	–
Beryllium (Be)	–	–	–	–	–	0,0002
Bor (B)	–	–	–	–	5,0	–
Chloride (Cl$^-$)	–	200	–	–	250	–
Eisen (Fe)	–	0,1	0,2	–	0,3	–
Kalium (K)	–	–	12	–	–	–
KMnO$_4$-Verbr. (O$_2$)	–	–	5,0	–	–	–
Kupfer (Cu)	–	0,05	–	–	1,0	–
Kohlenwasserstoffe (gelöst o. emulg.)	–	–	0,01	–	–	–
Magnesium (Mg)	–	30[7]	50	–	–	–
Mangan (Mn)	–	0,05	0,05	–	0,05	–
Molybdän (Mo)	–	–	–	–	–	0,5
Natrium (Na)	20[4]	–	175[8]	–	–	–
Nickel (Ni)	–	–	0,05	–	–	–
Nitrite (NO$_2^-$)	0,02[4]	–	0,1	–	1,0 (als N)	–
Phenole	–	0,001	0,0005	–	0,002	–
Phosphor (P$_2$O$_5$)	–	–	5,0	–	–	–
Silber (Ag)	–	–	0,01	0,05	0,05	0,05
Strontium (Sr)	–	–	–	–	–	2,0
Uran (U)	–	–	–	–	0,02	–
Organische Chemikalien						
Trihalomethane	0,025[9]	–	–	0,1	0,35	–
Nitrilotriazetat	–	–	–	–	0,05	–
Pestizide, gesamt	–	–	0,0005	–	0,1	–
Pestizide[10], je Subst.	–	–	0,0001	–	–	–
Aldrin + Dieldrin	–	–	0,0001	–	0,0007	–
Carbaryl	–	–	0,0001	–	0,07	–
Chlordan	–	–	0,0001	–	0,07	–
DDT	–	–	0,0001	–	0,03	–
2,4-D	–	–	0,0001	0,1	0,1	–
2,4,5-T	–	–	0,0001	0,01	0,01	–
Diazinon	–	–	0,0001	–	0,014	–
Endrin	–	–	0,0001	0,0002	0,0002	–
Lindan	–	–	0,0001	0,004	0,004	–
Methoxychlor	–	–	0,0001	0,1	0,1	–
Methylparathion	–	–	0,0001	–	0,007	–
Parathion	–	–	0,0001	–	0,035	–
Toxaphen	–	–	0,0001	0,005	0,005	–
Radioaktivität	–	10 pCi/l	–	15 pCi/l	–	–

[1] National Interim Primary Drinking Water Regulations EPA-570/9-76-003
[2] Guidelines for Canadien Drinking Water Quality 1978 (Entwurf)
[3] nach Chersinsky, Vod. San. Tek. 7/1974; ref. Aqua 4/1975, 6
[4] für in Behältern abgefülltes, zur Säuglingsnahrung empfohlenes Wasser
[5] ausgenommen bei Wässern aus kalziumsulfathaltigem Untergrund
[6] Summe von 6 typischen Vertretern (s. Abb. 3)

In den Krankenhausbereichen wie z. B. Dialyseabteilung, Milchküche usw. ist neben der einwandfreien mikrobiologischen Beschaffenheit auch eine wesentlich bessere chemisch-physikalische Qualität als eines Trinkwassers notwendig. Da ein Dialysepatient etwa mit der hundertfachen Menge des durchschnittlichen Trinkwasserverbrauches in Berührung kommt, ist es offensichtlich, daß für Wasser, das für die Herstellung von Dialysat verwendet wird, strengere Maßstäbe gelten müssen. Bei unbehandeltem Wasser können akut folgende Komplikationen auftreten: Hartwassersyndrom (Hypertonie, Kopfschmerzen, Erbrechen usw.), Pyrogen-Reaktionen, Sepsis, Hyperkaliämie. Sowohl Leitungswasser als auch gereinigtes Wasser kann einige oder alle Verunreinigungen nachfolgender Gruppen enthalten:

unlösliche Partikeln: z. B. Eisen, Sand und Silikate, Algen und verschiedene organische Stoffe

lösliche organische Substanzen: z. B. Pestizide, polychlorierte Biphenyle (PCB), leicht flüchtige Halogenkohlenwasserstoffe, polycyclische aromatische Kohlenwasserstoffe (PAK), Kohlenwasserstoffe als Mineralöl sowie Mineralölprodukte, grenzflächenaktive Stoffe - Tenside.

lösliche anorganische Stoffe: z. B. Calcium, Magnesium, Natriumchloride, Sulfate, Fluoride, Nitrate, Karbonate und Bikarbonate

Schwermetalle: z. B. Blei, Arsen, Kupfer, Zink, Quecksilber, Selen und Bor

Bakterien und Pyrogene
Ausmaß und Art der oben erwähnten Verunreinigungen des Leitungswassers sind von Ort zu Ort unterschiedlich. Außerdem kann die Qualität des Leitungswassers aus einer bestimmten Quelle infolge jahreszeitlicher Einflüsse und unterschiedlicher Effektivität der Wasseraufbereitung schwanken.

Die Keimzahl in Dialyselösungen sollte 100/ml nicht überschreiten, da sich die Bakterien im Dialysegerät vermehren können. Wenn die Keimzahl 1000/ml überschreitet, können beim Patienten pyrogene oder septische Komplikationen auftreten, besonders dann, wenn die Bakterien durch kleinste Durchbrüche in der Membran in das Blut gelangen.

Bakterien finden im Dialysat, das die Stoffwechselprodukte des Patienten enthält, optimale Lebensbedingungen. Wenn eine Keimkonzentration von 1000-10 000 Keime/ml erreicht wird, produzieren sie sowohl Endotoxine und Exotoxine, als auch andere potentiell toxische Substanzen in einem Umfang, daß sie durch die intakte Membran in das Blut des Patienten wandern und dort pyrogene und septische Komplikationen hervorrufen.

Pyrogene sind fieberverursachende Stoffe, wie Abbauprodukte abgestorbener Bakterien oder kolloidale Partikeln aus Eisen, Silikate und Erde. Auch bakterielle Endotoxine oder Polysaccharide werden als Pyrogene angesehen. Pyrogene Reaktionen sind gekennzeichnet durch Schüttelfrost, Kälteschauer, Temperaturspitzen, Erbrechen, Rückenschmerzen und Blutdruckabfall.

Unlösliche Partikeln, die sich in Leitungswasser gewöhnlich befinden, müssen entfernt werden - mechanische Filtration. Lösliche, organische Verbindungen, sind in Stadtwasser am häufigsten durch Chloramine vertreten, die bei Trinkwasserdesinfektion eingesetzt werden. Die Chloramine verursachen beim Dialysepatienten eine akute hämolytische Anämie. Zur Entfernung der Chloramine soll das Wasser über Aktivkohlefilter behandelt werden.

Lösliche, anorganische Stoffe:
Calcium und Magnesium. Die Verwendung von hartem Leitungswasser zur Herstellung von Dialyselösungen verursacht beim Patienten eine Hyperkalziämie und eine Hypermagnesiämie. Das daraus resultierende Hartwassersyndrom ist gekennzeichnet durch Übelkeit und Erbrechen während der Dialyse.

Nitrate. Die Anwesenheit von Nitraten im Blut verursacht eine Oxidation des Hämoglobins zu Methämoglobin. Methämoglobin ist nicht in der Lage, Sauerstoff zu transportieren. Eine hämolytische Anämie geht oft mit einer Methämoglobinämie oder umgekehrt einher.

Sulfate. Sulfatkonzentrationen über 200 mg/l im Wasser entwickeln ein Syndrom

---

◁ [7] bei mehr als 250 mg SO_4/l
[8] ab 1987: 150 mg/l
[9] Richtwert Trinkwasserkomm. BGA
[10] Unter Pestiziden sind hier zu verstehen: Insektizide (beständige organische Chlorverbindungen, organische Phosphorverbindungen, Karbamate), Herbizide, Fungizide, PCB und PCT

Tabelle 5. WHO-Grenzwerte für potentiell toxische Substanzen im Leitungswasser und Empfehlungen des AAMI (Aus SCHLEIPFER, Dialysetechnik, Bionic 1978)

Wasserverunreinigung	WHO-Grenzwerte (mg/l)	AAMI-Empfehlung (mg/l)
Blei (Pb)	0,1	0,05
Arsen (As)	0,05	0,01
Selen (Se)	0,01	0,01
Chrom (Cr, 6wertig)	0,05	0,05
Cadmium (Cd)	0,01	0,01
Cyanid (Cn)	0,05	0,01
Nitrat (No_3)	unter 50	2,0
Kupfer (Cu)	0,05	0,1
Eisen (Fe)	0,1	0,3
Mangan (Mn)	0,05	0,05
Fluorid (F)	0,7–1,7	0,2
Zink (Zn)	5,0	0,1
Magnesium (Mg)	unter 30	3
Sulfat (SO_4)	250	100
H_2S	0,05	–
Chlorid (Cl)	200	250
Phenolverbindungen	unter 0,001	0,0001
Ammoniak (NH_4)	0,05	–
Anionische Detergentien	0,2	
Barium (Ba)	1,0	0,1
Radioaktivität:		
α-Strahler	3 pCi/l	–
β-Strahler	30 pCi/l	–
extrahierbare, organische Substanzen		
CCE-Methode	0,2–0,5	0,2
Polycyclische aromatische Kohlenwasserstoffe als potentielle Karzinogene	0,2 µg/l	0
Pestizide	0	–

aus Übelkeit, Erbrechen und metabolischer Azidose. Die Symptome verschwinden sofort, wenn die Sulfatkonzentration im Wasser reduziert wird.

Fluoride. Fluoride werden bei Dialysepatienten akkumuliert. Da Fluoride auf Enzymsysteme toxisch wirken, sollte eine Akkumulation im Gewebe vermieden werden. Fluoride sollten aus dem Wasser zur Dialysataufbereitung entfernt werden.

Natrium. Hohe Natriumkonzentrationen im Leitungswasser können für Patienten mit salzrestriktiver Diät ein Problem darstellen. Derart hohe Konzentrationen sind entweder naturbedingt oder die Folge des Natriumaustausches bei der Wasserenthärtung.

Schwermetalle
Eisen. Lösliche Eisensalze wandern durch die Dialysatormembran in das Blut des Patienten und führen zu einer umfangreichen Ablagerung von Eisen in der Leber.

Kupfer. Kupfer verursacht Vergiftungen mit zahlreichen Symptomen: hämolytische Anämie, Leukozytose, gastroindestinale Symptome und metabolische Azidose.

Zink. Zink ist toxisch für die Dialysepatienten, wenn das zur Dialysataufbereitung verwendete Wasser über 1,6 mg/l Zink enthält. Die Intoxikationssymptome sind Übelkeit, Erbrechen und Fieber. Verzinkte Eisenrohre oder Enthärter können als Quelle für erhöhte Zinkwerte angesehen werden. Die Entfernung von Zink kann z. B. durch Aktivkohleabsorption erfolgen.

Für Wasser zur Dialysat-Aufbereitung gibt es weder von der Weltgesundheitsorganisation noch im Deutschen Arzneimittelbuch Richtlinien oder Vorschriften. Nur in den Vereinigten Staaten gibt es konkrete Ansätze der Association for the Advancement of Medical Instrumentation (AAMI) (Tab. 5). In der Bundesrepublik Deutschland wird die Wasserqualität zur Dialysat-Aufbereitung durch die Trinkwasserverordnung überwacht. Allerdings sind zur Dialysat-Aufbereitung für zahlreiche Schadstoffe sehr viel strengere Maßstäbe anzulegen. Bei der Wasseraufbereitung für die Dialysat-Herstellung werden folgende Verfahren angewandt: Filtration, Enthärtung, Entionisierung, Destillation und Umkehr-Osmose.

Bei den Heimpatienten wird in den meisten Fällen das Leitungswasser mit Hilfe eines Enthärters aufbereitet. Die schnelle Verkeimbarkeit des Enthärters bringt besondere hygienische Probleme mit sich.

In den Dialysezentren wird normalerweise das Wasser mittels einer Umkehr-Osmose-Anlage aufbereitet. Die Module der Umkehr-Osmose-Anlage müssen regelmäßig desinfiziert sowie gereinigt werden (siehe Kapitel „Infektionsprophylaxe in Dialysezentren unter besonderer Berücksichtigung der Hepatitis").

Sehr hohe Anforderungen an die mikrobiologische sowie chemisch-physikalische Beschaffenheit sind beim Wasser für die Zubereitung der künstlichen Säuglingsnahrung zu stellen. Um Infektionen vorzubeugen, muß ein keimfreies Trinkwasser verwendet werden.

Milch sowie Milchpräparate bieten verschiedenen Keimen sowie auch den pathogenen allerbeste Nährstoffe für ihre Vermehrung. Die Erwärmung der künstlichen Säuglingsnahrung auf die Körpertemperatur, die auch der optimalen Temperatur der meisten Krankheitserreger entspricht, kann sich auf die Keimvermehrung positiv auswirken. Für die Zubereitung der künstlichen Säuglingsnahrung wird normalerweise ein entkeimtes Trinkwasser verwendet. Für die Entkeimung sollten thermische Methoden oder eine „Sterilfilteranlage" in Frage kommen.

Es ist anzunehmen, daß in der Milchküche verwendetes Wasser für die Zubereitung der künstlichen Säuglingsnahrung neben der einwandfreien mikrobiologischen Beschaffenheit keine gesundheitsschädigenden Eigenschaften haben darf. Die Grenzwerte für die toxischen Kriterien, die in der Trinkwasserverordnung aufgeführt sind, sind strengstens zu erfüllen. Darüber hinaus ist der Nitratgehalt des verwendeten Wassers für die künstliche Säuglingsnahrung von Bedeutung. Sollte bei der Zubereitung der künstlichen Säuglingsnahrung ein nitratreiches Wasser genommen werden, kann dies bei abgestillten Säuglingen während der ersten drei Lebensmonate zu Methämoglobinämie, der sogenannten Blausucht führen. Über die Bedeutung der mikrobiologischen sowie chemisch-physikalischen Beschaffenheit eines Wassers in einer Milchküche wird in dem Kapitel „Krankenhausküchen" ausführlich berichtet.

Möglichkeiten der Wasseraufbereitung in einem Krankenhaus

Verbesserung der chemisch-physikalischen Beschaffenheit
Filtration
Enthärtung
Vollentsalzung durch Ionenaustausch
Umkehr-Osmose
Destillation
Aktivkohlefiltration

Verbesserung der mikrobiologischen Beschaffenheit
durch Chemikalienzusatz
Sterilfiltration bzw. Entkeimung
Destillation
Umkehr-Osmose
Abkochen von Wasser

Nachfolgend werden die oben aufgeführten Wasseraufbereitungsmöglichkeiten, die eine Anwendung im Krankenhaus finden, diskutiert:

Filtration, Sterilfiltration, Entkeimung. Ungelöste, organische und anorganische Verunreinigungen des Wassers und auch Mikroorganismen, können durch Filtration entfernt werden. Grundsätzlich unterscheidet man:
Tiefenfilter,
Sieb- oder Membranfilter.

Tiefenfilter haben keine definierte Porengröße. Die Filterschicht ist im Vergleich zu Membranfiltern dick und besteht aus Sand, Asbest, Keramik oder ähnlichem. Die Partikel werden aus der Flüssigkeit durch Adhäsion herausfiltriert oder sie verfangen sich aufgrund ihrer Form in der Filterschicht.

Mit Membranfiltern mit einer Porengröße von 0,45 bzw. 0,2 µm kann eine Sterilfiltration durchgeführt werden. Sieb- oder Membranfilter eignen sich nicht für die Vorfiltration von stark verunreinigtem Wasser.

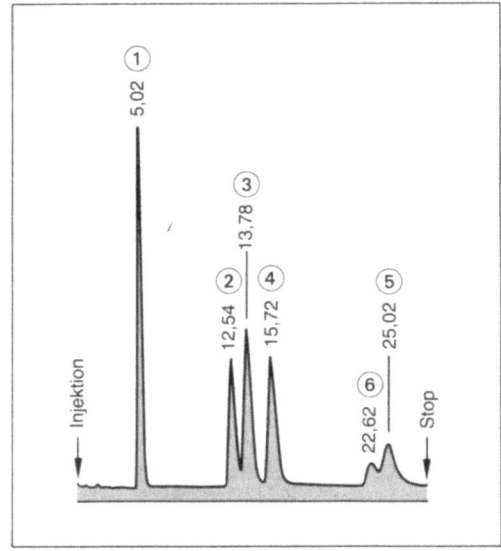

Abb. 3. Auftrennung der Fer-a-Pol Standardmischung an einer Fertigsäule (Knauer) 125 mm × 4,6 mm, gefüllt mit LiChrosorb RP-18, 5 µ. Elutionsmittel: Methanol–Wasser 9:1; Fließgeschwindigkeit: 1,2 ml/min. Detektion: Aminco Filterfluorometer. Eingespritzt wurden 10 µl einer Verdünnung 1:10 der Fer-a-Pol-Mischung. Peakfolge: *1*, Fluoranthen; *2*, Benzo(b)fluoranthen; *3*, Benzo(k)fluoranthen; *4*, Benzo(a)pyren; *5*, Indeno(1,2,3-cd)pyren; *6*, Benzo(ghi)perylen

Die Porengröße erlaubt nur eine bestimmte Durchsatzkapazität. Bei längeren Standzeiten kann es auch zu einer Verschlechterung der mikrobiologischen Wasserqualität kommen. Ursache ist das Durchwachsen der Keime von der unreinen auf die reine Seite des Filters. Durch regelmäßiges Autoklavieren des Filters kann eine ständig mikrobiologisch einwandfreie Wasserqualität gesichert werden (siehe Kap. „Wasseraufbereitung in der Milchküche").

Das Membranfilter verbessert die Wasserqualität auch in bezug auf eventuell noch vorhandene ungelöste Verunreinigungen, gestattet jedoch nicht pyrogenfreies Wasser zu gewinnen, d. h. Wasser, das frei von toxischen Stoffwechselprodukten, von Mikroorganismen ist. Ein pyrogenfreies Wasser wird z. B. für die Herstellung von Injektionslösungen sowie für Dialysat benötigt.

Enthärtung (basische Ionenaustauscher). Hierbei werden Kalzium und Magnesium im Austausch gegen Natrium entfernt. Weitere Kationen und Anionen passieren die Anlage, ebenso alle nicht ionisierten und ungelösten Stoffe. Bei schwankendem Härtebildnergehalt ergeben sich unterschiedliche Natriumkonzentrationen im aufbereiteten Wasser.

Prinzip des Ionentausches bei Enthärtern:

KNa_2 + $Ca(HCO_3)_2$ = KCa + $2\,NaHCO_3$

Natrium-beladenes Austauscherharz	+	Kalzium-hydrogenkarbonat	=	Kalzium-beladenes Austauscherharz	+	Natrium-hydrogenkarbonat

Enthärter wirken auch als Tiefenfilter für organische Verunreinigungen und bilden idealen Nährboden für Bakterien. Enthärtetes Wasser entspricht daher nicht der Trinkwasserverordnung. Schubweise Abgabe von Bakterien und Pyrogenen verursachen Komplikationen bei der Dialyse. Die Enthärter werden normalerweise für Wasseraufbereitung bei den Heimpatienten installiert.

Vorkehrungen:
Bei Inbetriebnahme mindestens zweifaches Füllvolumen des Enthärters verwerfen.
Regelmäßige Desinfektion des Enthärters mit Chloramin oder Formalin.
Einsatz von Bakterienfiltern.
Silberung (oligodynamischer Effekt).
Auf absolute Freispülung von Desinfektionsmitteln vor der Inbetriebnahme muß geachtet werden.

Regenerierung von Enthärtern - beim Enthärten ist eine eintretende Erschöpfung nicht leicht erfaßbar. Automatische Resthärtebestimmungsgeräte haben sich wegen verbleibender Unsicherheiten noch nicht durchgesetzt. Bei stark schwankender Wasserhärte kann es zum sogenannten Hartwassersyndrom kommen. Die Regenerierung des Enthärters erfolgt mit Kochsalzlösung. *Vollentsalzung durch Ionenaustausch.* Bei diesem Verfahren werden alle ionisierten Verbindungen im Rohwasser gegen Wasserstoff (H^+) bzw. Hydroxydionen (OH^-) ausgetauscht. Die Austauschprodukte H^+ und OH^- verbinden sich zu reinem Wasser.

Bei den Zweibett-Anlagen werden die beiden Harzkippen in zwei getrennten Gefäßen untergebracht. Bei dieser Methode wird eine el. Leitfähigkeit des Deionats von etwa 8 µS/cm erreicht. Eine bessere Wirkung ist bei Verwendung von Mischbett-Anlagen erzielbar. Die Kationen- und Anionen-Austauscherharze sind in bestimmtem Mengenverhältnis miteinander vermischt und in nur einem Filterbehälter untergebracht. Die erzielbare Reinheit des Deionats ist sehr hoch, es ist el. Leitfähigkeit bis 0,055 µS/cm (bei frisch regeneriertem Mischbett) erreichbar.

Regenerierung von Ionentauschern - Bei der Regeneration von Vollentsalzungsanlagen wird konzentrierte Salzsäure bzw. Natronlauge angewendet. Bei der Regeneration tritt ein gewisser Desinfektionseffekt ein, so daß - bei entsprechender Häufigkeit - das Verkeimungsproblem geringer ist als bei den mit Kochsalzlösung regenerierten Enthärtern. Um jedoch mikrobiologisch einwandfrei aufbereitetes Wasser zu erzielen, müssen diese Anlagen nicht nur regelmäßig regeneriert, sondern auch desinfiziert werden. Als Desinfektionsmittel eignen sich Präparate auf Aktivchlorbasis.

Mischbett-Ionaustauscher mit nachgeschalteten Aktivkohlefiltern und einem Membranfilter liefern ein Wasser von höchster Qualität. Das Wasser wird durch Mischbettionenaustauscher entionisiert, das Aktivkohlefilter besorgt zusätzlich die Eliminierung organischer Verunreinigungen (z. B. Pyrogene) und ein 0,2 µm-Membranfilter sorgt für die Entfernung von ungelösten Partikeln und Bakterien. Die Vollentsalzung eines Wassers findet z. B. in Dialysezentren Anwendung.

Umkehrosmose (auch Gegen-Osmose, Revers-Osmose) beruht auf einer Filtration unter sehr hohem Druck im Molekularbereich. An semipermeablen Membranen, die für Wasser, nicht aber für die in ihm gelösten Substanzen durchlässig sind, wandert das Lösungsmittel durch Osmose normalerweise von der Seite niedriger zur Seite höherer Salzkonzentration. Die treibende Kraft ist der osmotische Druck, der unmittelbar vom Konzentrationsunterschied abhängt. Setzt man die Seite hoher Konzentration unter einen hydrostatischen Druck, der den osmotischen Druck übersteigt, fließt reines Wasser in umgekehrter Richtung. Diesen Vorgang nennt man umgekehrte Osmose. Das unter einem Druck von 14 bis 100 atü stehende Rohwasser fließt parallel zur Membranoberfläche. Dabei wandern 30–60% der Menge als Reinwasser (Permeat) durch die Membran, so daß am Ende ein Konzentrat übrig bleibt, das die gesamte Menge der im Rohwasser gelösten Salze sowie organische Stoffe enthält (Abb.3). Dieses Konzentrat wird verworfen. Der Grad der Eliminierung der gelösten Stoffe aus dem Rohwasser wird durch die Einstellung des Verhältnisses Reinwasser zu Abwasser festgelegt. Bei intakten Membranen werden Bakterien, Viren, Pilze, Algen und Pyrogene bis zu 100% zurückgehalten. Sofern keine Verkeimung vorliegt, ist das Umkehr-Osmosewasser unter diesen Bedingungen steril und pyrogenfrei.

Aus diesen Gründen bietet eine Umkehr-Osmose-Anlage eine praktisch fast ideale Wasseraufbereitung in den Dialysezentren (siehe Kap. „Infektionsprophylaxe in Dialysezentren unter besonderer Berücksichtigung der Hepatitis").

Destillation. Zur Destillation verwendet man gewöhnliche Glasapparaturen, bei Einfachdestillation ist im allgemeinen eine el. Leitfähigkeit von 20 µS/cm, bei Bidestillation von etwa 2 µS/cm erzielbar. Bei Verwendung von Quarzapparaturen sind wesentlich niedrigere Werte zu erreichen:

El. Leitfähigkeit bei Mono-Destillat
bis 1,5 µS/cm

El. Leitfähigkeit bei Bi-Destillat
bis 0,4 µS/cm

Diese Werte können günstiger ausfallen, wenn eine Mischbett-Ionenaustauscheranlage vorgeschaltet wird. Durch diese Kombination wird die Destillationsanlage praktisch wartungsfrei (kein Ansetzen von Wasserstein).

Die Bidestillation liefert ein pyrogenfreies Wasser (Injektions- und Infusionslösung). Sie ist auch als Aufbereitungsverfahren für Dialysewasser anwendbar.

Steriles und wirklich pyrogenfreies Wasser wird bei diesem Verfahren nur bei exakter Einhaltung der vorgeschriebenen Betriebsbedingungen erzielt. Die chemische Reinheit des Wassers ist geringer als bei entionisiertem Wasser. Um diesen Nachteil auszuschalten, werden Destillationsapparate nicht selten mit Entionisierungsanlagen gekoppelt.

Desinfektion des Wassers durch Chemikalienzusatz. Die „Trinkwasseraufbereitungs-Verordnung" erlaubt zur Trinkwasserdesinfektion die Anwendung von Chlorpräparaten, Ozon oder Silberionen. Die max. zulässigen Werte dürfen nicht überschritten werden.

Chlor max. 0,6 mg/l
Ozon max. 0,05 mg/l
Silber max. 0,1 mg/l

Abb.4. Verhalten von Ionen und organischen Substanzen an der Umkehrosmosemembran. (Aus: SCHLEIPFER, TERSTEEGEN, Dialysetechnik, Bionic 1978)

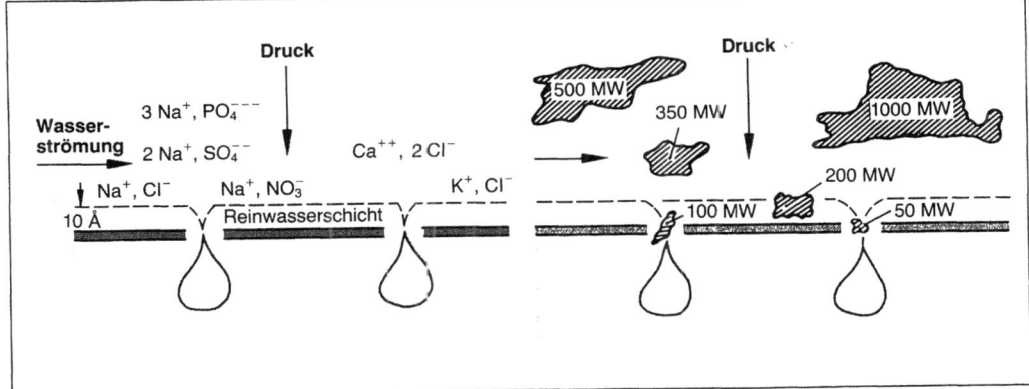

Die Trinkwasserdesinfektion mittels eines chlorabspaltenden Präparates findet z. B. im Bereich der OP-Waschräume eine Anwendung.

Eine aktuelle Dringlichkeit das Leitungswasser zu desinfizieren bietet sich bei der Wasserversorgung für zahnärztliche Behandlungseinheiten. In diesem Fall bieten sich neben den Chlorabspaltern auch andere Wirkungsgruppen wie Sauerstoffabspalter, Chlorhexidindigluconat und Silber an. Keine der genannten Gruppen hat sich aber bisher als alleiniger Wirkstoff bei der Wasserdesinfektion in den zahnärztlichen Behandlungseinheiten bewährt. Auch die Kombination aus Chlorabspaltern und Silber stellt noch keine ideale Lösung dar. Diese Problematik der Wasserversorgung wurde detaillierter in dem Kapitel „Hygienische Aspekte bei der Wasserversorgung für zahnärztliche Behandlungseinheiten" behandelt.

Im Katastrophen- und Einzelfall ist das Abkochen von Wasser die schnellste und weitgehend sicherste Methode der Trinkwasserdesinfektion.

Verordnungen, Gesetze, Normen, Richtlinien

Verordnung über Trinkwasser und über Brauchwasser für Lebensmittelbetriebe (Trinkwasserverordnung; TWVO) vom 31.01.1975 (BGBl. I S. 453) zuletzt geändert durch VO zur Änderung der TWVO und der VO über Tafelwässer vom 25.06.1980 (BGBl. I S. 764).

Verordnung über die Verwendung von Zusatzstoffen bei der Aufbereitung von Trinkwasser (Trinkwasser-Aufbereitungs-Verordnung; TW Aufb. VO) vom 19.12.1959 (BGBl. I S. 762) zuletzt geändert durch VO vom 13.12.1979 (BGBl. I S. 2328).

Gesetz zur Ordnung des Wasserhaushalts (Wasserhaushaltsgesetz; WHG) vom 27.07.1957 (BGBl. I S. 1110, 1386) i. d. F. der Bek. vom 16.10.1976 (BGBl. I S. 3017), zuletzt geändert durch Gesetz vom 28.03.1980 (BGBl. I S. 373).

DIN 2000 - Zentrale Trinkwasserversorgung. Leitsätze für Anforderungen an Trinkwasser. Planung, Bau und Betrieb der Anlagen. November 1973

DIN 2001 - Eigen- und Einzeltrinkwasserversorgung. Leitsätze für Anforderungen an Trinkwasser. Planung, Bau und Betrieb der Anlagen. Technische Regel des DVGW. Februar 1983

Richtlinie des Rates vom 15.07.1980 über die Qualität von Wasser für den menschlichen Gebrauch (80/778/EWG) (Abl. EG vom 30.08.1980 Nr. L 229/11)

Literatur

1. Beck EG, Schmidt P (1982) Hygiene - Präventivmedizin. Ferdinand Enke Verlag, Stuttgart
2. Borneff J (1982) Hygiene. Georg Thieme Verlag, Stuttgart
3. Deutsche Einheitsverfahren zur Wasser-, Abwasser- und Schlammuntersuchung, herausgegeben von der Fachgruppe Wasserchemie in der Gesellschaft Deutscher Chemiker, Verlag Chemie, Weinheim
4. Hippokrates Schriften. Die Anfänge der abendländischen Medizin. rororo Bd. 108/109. Rowohlt Taschenbuchverlag, Hamburg 1962
5. Höll K Wasser: Untersuchung, Beurteilung, Aufbereitung, Chemie, Bakteriologie, Virologie, Biologie. Verlag Walter de Gruyter, Berlin, New York

Bäder

J. PRUCHA

Nach dem Bundes-Seuchengesetz heißt es in § 11 Abs. 1 u. a.: „*Schwimm- und Badebeckenwasser in öffentlichen Bädern oder Gewerbebetrieben muß so beschaffen sein, daß durch den Gebrauch eine Schädigung der menschlichen Gesundheit durch Krankheitserreger nicht zu besorgen ist.*" Das bedeutet, daß das Wasser im Schwimm- und Badebecken seuchenhygienisch dem Trinkwasser gleichgestellt ist. Darüber hinaus muß das Badewasser frei sein von Eigenschaften und Inhaltsstoffen, die zu einer Beeinträchtigung der menschlichen Gesundheit führen können. Auch das Wasch- und Brausewasser muß Trinkwasserqualität aufweisen. Die 1972 neu erfaßte KOK-Richtlinie für den Bäderbau ist inzwischen in die DIN 19643 „*Aufbereitung und Desinfektion von Schwimm- und Badebecken*" überführt worden. Die Anforderungen für ein einwandfreies Badewasser gelten auch für das Wasser in medizinischen Bädern von Krankenhäusern.

Tabelle 1. Erkrankungsmöglichkeiten in Schwimmbädern (nach S. CARLSON, aus: K. HÖLL: Wasser. de Gruyter, Berlin – New York 1979, S. 281)

Erkranktes Organ	Erkrankung	Ursache	Ansteckungswege
Haut	Wundentzündung mit Eiterbildung	Staphylokokken und Streptokokken (Eitererreger)	Durch Kommensal- und Kontaktinfektionen. Kontaktinfektionen sowohl direkt als indirekt über Handtücher, Wände, Fußböden usw.
	Hautausschlag und Ekzeme	Chemikalien, mitunter ein Virus, toxische Stoffe aus Algen	Durch das Wasser
	Fußpilz	Pilze, Trichophyton und Epidermophyton	Durch Fußböden, die durch ihre Beschaffenheit den Pilzen gute Lebensbedingungen bieten
	Fußwarzen	Virus	Durch verschmutzte Fußböden und direkte Kontakte
	Schwimmergranulom	Mycobacterium (säuref. Bakt.)	Durch infizierte rauhe Beckenwände
	Zerkariendermatitis	Durch Einbohren von Zerkarien in die Haut	Durch zerkarienhaltige Freibadegewässer
	Quallendermatitis	Hautreizende Stoffe	Kontakt, Quallen, Nesseltiere im Meereswasser
Ohr	Otitis externa, Entzündung des äußeren Gehörganges	Staphylokokken und Streptokokken (Eitererreger)	Durch Kommensalinfektionen; auch Kontaktinfektionen auf dem Wege über das Wasser
	Otitis media, Entzündung des Mittelohres	Staphylokokken und Streptokokken (Eitererreger)	Kommensalinfektionen durch Schleim aus Nasen- und Rachenhöhlen
Auge	Schwimmbadkonjunktivitis und Pharyngokonjunktivitis	Virus	Durch infiziertes Wasser
Atmungswege	Erkältung, Halsweh, Bronchitis, Lungenentzündung usw.	Virus und Bakterien	Kommensalinfektionen (Erkältung); auch Kontaktinfektionen durch das Wasser
	Nasenkatarrh	Allergene aus Algen	Durch das Wasser
Innere Organe	Amöben, Meningo-Enzephalitis	Naegleria fowleri (Amöbenart)	Durch infiziertes Wasser
	Leptospirosen	Leptospira icterohaemorrhagiae (Weilsche Krankheit). L. pomona, L. canicola, L. grippotyphosum	Infizierte Freibadegewässer durch Ratten, Vieh, Hunde, Wühlmäuse
	Darmkrankheiten	Salmonellenarten, Mikroorganismen	Durch infiziertes Wasser
	Schistosomiasis (Bilharziose)	Schistosoma mansoni, S. japonicum, S. haematobium	Durch infiziertes Wasser (nur in den Tropen)

Infektionsgefährdung in künstlichen Frei- und Hallenbadebecken

Aus hygienischer Sicht müssen an künstliche Becken höhere Anforderungen bezüglich der Wasserbeschaffenheit gestellt werden als an natürliche Freibäder, weil sie oft bei verhältnismäßig kleinem Wasservolumen sehr hohe Besucherzahlen aufweisen. Mit jedem Badenden geraten zahllose Keime in das Badewasser. So können während des Vollbades von 3 Minuten Dauer ohne Verwendung von Seife oder Shampoo etwa 10^8 bis 10^9 Keime von der Körperoberfläche abgespült werden. Das Schwimmbad-Beckenwasser wird neben der großen Zahl an Keimen von der Körperoberfläche auch besonders durch Speichel aus dem Mund-, Nasen- und Rachenraum und durch Verunreinigungen im Bereich von Anus und Vulva sowie mit Urin belastet.

Jedes Schwimmbad- sowie Tauchbeckenwasser wird durch die Badenden mikrobiell und mit organischen sowie anorganischen Stoffen verunreinigt (Tab. 1).

Auf Haut und Schleimhäuten befinden sich neben Saprophyten häufig pathogene Bakterien, Dermatophyten und Protozoen, die z. T. in das Badewasser übergehen. Das Badewasser kann darüber hinaus von Keimträgern mit z. B. pathogenen Staphylokokken oder von Salmonellen-Ausscheidern sowie Entero- und Adeno-Virus-Ausscheidern kontaminiert werden. Da durch die Kälte des Wassers eine Kontraktion der Blasenmuskulatur bewirkt wird, kommt es zur Entleerung von Urin in das Badewasser (ca. 50 ml pro Badegast). Liegen Infektionen der Harnwege vor, so können auch auf diesem Wege vermehrt Keime in das Schwimmbadwasser sowie Tauchbecken und Bewegungsbecken eingebracht werden. Die Nachweishäufigkeit verschiedener Mikroorganismen in unterschiedlichen Bädertypen wurden von Exner und Thofern (1981) statistisch ausgewertet (Tab. 2).

Hot-Whirlpool-Bäder mit Temperaturen zwischen 36-45 °C begünstigen die Vermehrung von Pseudomonas aeruginosa. Mit diesen keimkontaminierten Badewässern können bei den Badenden Pseudomonas aeruginosa-Hautausschläge verursacht werden. Die Hautausschläge traten 8-48 Stunden nach dem Baden an den von den nassen Badeanzügen belegten Hautpartien auf. Darüber hinaus im Schwimmbadwasser enthaltene Pseudomonas aeruginosa können Krankheiten des Ohres und der Nebenhöhlen auslösen. Eine Korrelation zu Koloniezahl von Escherichia coli und coliformen Keimen besteht nicht. Es ist deshalb eine getrennte Bestimmung von Pseudomonas aeruginosa für die hygienische Beurteilung wichtig. In der DIN-Norm 19643 wurde Pseudomonas aeruginosa aufgenommen.

> *Wichtig ist in diesem Zusammenhang die Feststellung, daß der bislang als einziger Indikator herangezogene Escherichia coli keine Indikatoreigenschaften für Enterokokken, Staphylokokken, Pseudomonaden, Mikrobakterien und Hefen, die im Badewasser vorkommen können, hat.*

Mit dem Badewasser der künstlichen Frei- und Hallenbadebecken können auch Virus-Krankheiten übertragen werden. Es handelt sich vorwiegend um Infektionen durch Adenoviren.

Neben Bakterien und Viren wurden verschiedene Arten von Parasiten im Wasser von Hallenschwimmbädern nachgewiesen. Das Risiko einer Trichomonadeninfektion durch Badewasser kann weitgehend ausgeschlossen werden, da die Überlebenszeit der Parasiten in gechlortem Wasser nur wenige Minuten beträgt.

Tabelle 2. Nachweishäufigkeit verschiedener Mikroorganismen in unterschiedlichen Bädertypen in % (Aus Thofern, E., und Botzenhart (Hrsg.) „Hygiene und Infektion im Krankenhaus", Gustav Fischer Verlag, Stuttgart - New York, 1983, S. 494)

Bädertyp		*Enterokokken* $n=109$	*S. aureus* $n=52$	*P. aeruginosa* $n=49$	*E. coli* $n=39$
Öffentliche Bäder	(n=338)	10	5	4	5
Krankenhausbewegungsbäder	(n=147)	14	7	18	10
Schulbäder	(n=143)	20	10	3	1
Privatbäder	(n= 77)	32	20	6	4

Der Vollständigkeit halber muß auch die durch Amoeben verursachte Amoebenmeningoencephalitis erwähnt werden, über die erstmalig 1965 berichtet wurde. Die meisten in der Literatur beschriebenen Fälle sind tödlich verlaufen.

Wenn keine Aufbereitung des Badewassers erfolgt, muß bei dem sehr hohen Keimeintrag durch die Badegäste mit einer Übertragung von Infektionserregern gerechnet werden.

Anforderungen an die Wasserqualität

Ein seuchenhygienisch einwandfreies Schwimmbadewasser kann nur durch ein optimales Zusammenwirken dreier Faktoren erreicht werden:
Desinfektion (Begrenzung der Mikroorganismen durch Abtötung bzw. Inaktivierung)
Beckenhydraulik (optimale Verteilung des Desinfektionsmittels in gut durchströmten Becken und Austrag von Belastungsstoffen) und
Aufbereitung (Entfernung von Belastungsstoffen und Mikroorganismen mittels Filtration und Frischwasserzufuhr).

In der DIN 19643 „*Aufbereitung und Desinfektion von Schwimm- und Badebeckenwasser*" von April 1984 sind die mikrobiologische Anforderung sowie die physikalischen und chemischen Parameter des Rein- und Beckenwassers festgelegt (Tab. 3).

Die Norm gilt für Wasser in Schwimm- und Badebecken aller Art, einschließlich Meerwasser-, Mineralwasser-, Heilwasser- und Thermalwasserbäder, ausgenommen sind Einfamilienbäder und Planschbecken mit einem maximalen Wassertiefstand von 0,15 m.

Zweck dieser Norm ist es, eine gute, gleichbleibende Beschaffenheit des Beckenwassers in Bezug auf Hygiene, Sicherheit und Ästhetik zu erzielen, damit eine Schädigung der menschlichen Gesundheit, insbesondere durch Krankheitserreger, nicht zu befürchten ist.

Wenn man aber bedenkt, daß ein Nichtschwimmer bei einmaligem Baden etwa 30 ml, ein Schwimmer etwa 50 ml Wasser durch den Mund aufnimmt, und daß durch die Badenden ständig eine Vielzahl von Verschmutzungsstoffen eingetragen werden, z. B. Haare, Textilfasern, Hautschuppen, Seifenreste, Kosmetika, Schweiß, Speichel, Urin und damit ständig auch Krankheitserreger eingeschleppt werden können, sind diese Forderungen durchaus angemessen. In Freibadebecken erfolgt noch zusätzlich eine Verunreinigung durch Staub, Ruß, Sporen, Insekten, Vogelexkremente, Pflanzenteile usw.

Ein regelmäßiger Füllwasser-Frischwasser-Zusatz ist von besonderer Bedeutung. Er sorgt durch Verdünnung dafür, daß Stoffe, die durch Aufbereitung nicht aus dem Wasser entfernt werden (z. B. das durch Reduktion des Chlores entstehende Chlorid), keine unerwünschte Anreicherung erfahren. Der Wasserzusatz ist so zu bemessen, daß die für das Becken geforderten Kriterien nach der DIN 19643 eingehalten werden, im allgemeinen rechnet man mit 30 l pro Beckenbenutzer und Tag. Es sollten also je Besucher und Tag 30 l Wasser von der Oberfläche mit der Überlaufrinne („Überlaufwasser") entfernt werden. Dies ist von großer Bedeutung, denn gerade die oberen Wasserschichten sind auch bei ausreichender Aufbereitung und Umwälzung am stärksten belastet.

Die Wasseraufbereitung soll das verunreinigte Beckenwasser durch Reinigungs- und Desinfektionsverfahren wieder verwendbar machen. Die Umwälzkapazität muß so hoch sein, daß der Richtwert von 2 m^3 aufbereitetem Wasser pro Badegast eingehalten werden kann.

In der Aufbereitungsanlage werden grobe Schmutzstoffe durch Filtration und feine kolloidale Stoffe mit Hilfe eines Flockungsmittels und nachgeschalteter Filtration entfernt. Als Flockungsmittel werden Aluminiumsalze oder Eisen-III-Chlorid verwendet. Die Metalle Aluminium oder Eisen des Flockungsmittels bilden im alkalischen Bereich Hydroxide, die dann bei Ausflockung mit den feinen Badewasserverschmutzungen eine kolloidale Bindung eingehen. Dadurch ist die Möglichkeit gegeben, auch die kleinen Partikel aus dem Badewasser zu entfernen (Abb. 1).

Für die Desinfektion der von den Badegästen und aus der Umgebung eingebrachten Mikroorganismen, durch ein dem Beckenwasser zugefügtes oxydierendes Desinfektionsmittel, wurde eine Keimabtötungsrate an E. coli von 3 Zehnerpotenzen innerhalb 30 sec. zugrundegelegt. Das Verteilen des Desinfektionsmittels zum Schaffen und Erhalten einer ausreichenden Desinfektionsmittelkapazität an allen Stellen eines Beckens, insbesondere an seiner Wasseroberfläche, und das Abführen der abgetöteten Mikroorganismen und der Verunreinigung zur Entfernung durch die Aufbereitung, wird durch die Beckendurchströmung bewirkt.

Tabelle 3. Anforderungen an das Reinwasser und das Beckenwasser (aus der DIN 19643)

Anwendungsbereich	Nr	Parameter	Einheit	Reinwasser min.	Reinwasser max.	Beckenwasser min.	Beckenwasser max.
Allgemein	5.2.1	Mikrobiologische Anforderungen					
	5.2.1.1	Koloniezahl bei (20 ± 2) °C	1/ml	–	20	–	100
	5.2.1.2	Koloniezahl bei (36 ± 1) °C	1/ml	–	20	–	100
	5.2.1.3	Coliforme Keime bei (36 ± 1) °C	1/(100 ml)	–	n.n.[1]	–	n.n.[1]
	5.2.1.4	E. coli bei (36 ± 1) °C	1/(100 ml)	–	n.n.[1]	–	n.n.[1]
	5.2.1.5	Pseudomonas aeruginosa bei (36 ± 1) °C	1/(100 ml)	–	n.n.[1]	–	n.n.[1]
	5.2.2	Physikalische und chemische Parameter					
	5.2.2.1	Färbung (Bestimmung des spektralen Absorptionskoeffizienten bei $\lambda=436$ nm)	1/m	–	0,4	–	0,5
	5.2.2.2	Trübung (Messung des Streulichtes, Winkel 90°, Angabe in Trübungswerten bezogen auf Formazin-Standardsuspension, TE/F)	–	–	0,2	–	0,5
	5.2.2.3	Klarheit	–	–	–	–	einwandfreie Sicht über den ganzen Beckenboden
	5.2.2.4	pH-Wert	–	6,5	7,8	6,5	7,8
	5.2.2.5	Ammonium(NH_4^+)-Konzentration	mmol/m³	–	5,5	–	5,5
			mg/l	–	0,1	–	0,1
	5.2.2.6	Nitrat(NO_3^-)-Konzentration über der Nitrat-Konzentration des Füllwassers	mmol/m³	–	–	–	322
			mg/l	–	–	–	20
	5.2.2.7	Oxidierbarkeit Mn VII→II über dem Wert des Füllwassers[2] als O_2	mg/l	–	0	–	0,75
		$KMnO_4$-Verbrauch über dem Wert des Füllwassers[2] als $KMnO_4$	mg/l	–	0	–	3
	5.2.2.8	Redox-Spannung[3] gegen Kalomel 3,5 m KCl					
	5.2.2.8.1	für Süßwasser					
	a)	$6,5 \leq$ pH-Wert $\leq 7,5$	mV	–	–	700	–
	b)	$7,5 <$ pH-Wert $\leq 7,8$	mV	–	–	720	–
	5.2.2.8.2	für Meerwasser					
	a)	$6,5 \leq$ pH-Wert $\leq 7,5$	mV	–	–	650	–
	b)	$7,5 <$ pH-Wert $\leq 7,8$	mV	–	–	670	–
	5.2.2.9	Redox-Spannung[3]) gegen Ag/AgCl 3,5 mKCl					
	5.2.2.9.1	für Süßwasser					
	a)	$6,5 \leq$ pH-Wert $\leq 7,5$	mV	–	–	750	–
	b)	$7,5 <$ pH-Wert $\leq 7,8$	mV	–	–	770	–
	5.2.2.9.2	für Meerwasser					
	a)	$6,5 \leq$ pH-Wert $\leq 7,5$	mV	–	–	700	–
	b)	$7,5 <$ pH-Wert $\leq 7,8$	mV	–	–	720	–
	5.2.2.10	Redox-Spannung[3] für Wasser mit einem Chloridgehalt > 5000 mg/l sowie für bromid- oder iodidhaltige Wasser	mV	–	–	Grenzwert ist experimentell zu bestimmen	
Verfahrenskombination: Flockung + Filterung + Chlorung	5.2.2.11	freies Chlor	mg/l	0,3	nach Bedarf	0,3	0,6[4]
	5.2.2.12	gebundenes Chlor					
	a)	$6,5 \leq$ pH-Wert $\leq 7,2$	mg/l	–	0,3	–	0,3
	b)	$7,2 <$ pH-Wert $\leq 7,8$	mg/l	–	0,5	–	0,5
Verfahrenskombination: Flockung + Filterung + Chlor-Chlordioxid[5]	5.2.2.13	freies Chlor und Chlordioxid (Summe)	mg/l	0,3	nach Bedarf	0,3	0,5[4]
	5.2.2.14	gebundenes Chlor					
	a)	$6,5 \leq$ pH-Wert $\leq 7,2$	mg/l	–	0,2	–	0,2
	b)	$7,2 <$ pH-Wert $\leq 7,8$	mg/l	–	0,4	–	0,4
	5.2.2.15	Chlorit	mmol/m³	–	1,5	–	1,5
			mg/l	–	0,1	–	0,1
Verfahrenskombination: Flockung + Filterung + Ozonung + Aktivkornkohle-Filterung + Chlorung	5.2.2.16	freies Chlor	mg/l	0,3	nach Bedarf	0,2	0,5[4]
	5.2.2.17	gebundenes Chlor					
	a)	$6,5 \leq$ pH-Wert $\leq 7,2$	mg/l	–	–	0,1	
	b)	$7,2 <$ pH-Wert $\leq 7,8$	mg/l	–	–	0,2	
	5.2.2.18	Ozon	mg/l	Ablauf Aktivkornkohlefilter			
				–	0,05		
Verfahrenskombination: Adsorption an Aktivkohlepulver + Anschwemmfilterung mit Kieselgur und Aktivkohle + Chlorung	5.2.2.19	freies Chlor	mg/l	0,3	nach Bedarf	0,3	0,6[4]
	5.2.2.20	gebundenes Chlor					
	a)	$6,5 \leq$ pH-Wert $\leq 7,2$	mg/l	–	0,3	–	0,3
	b)	$7,2 <$ pH-Wert $\leq 7,8$	mg/l	–	0,5	–	0,5

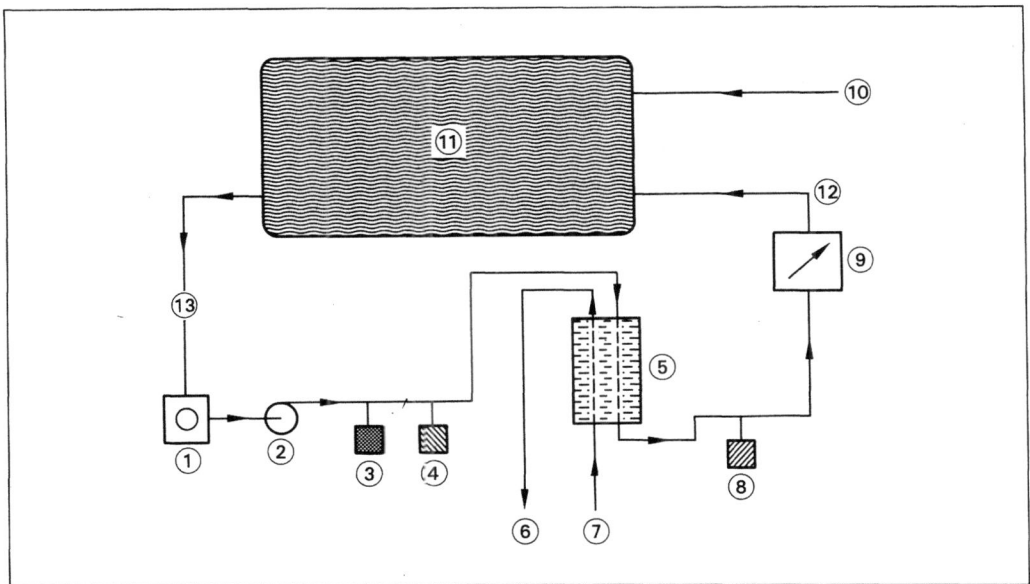

Zur Desinfektion dürfen im Rahmen der in Abschnitt 7.5 der DIN 19643 genannten Desinfektionsverfahren angewendet werden:
Chlorgas nach DIN 19607
Chlor-Chlordioxid, wobei Fußnote 5 in Tabelle 3 zu beachten ist,
Natriumhypochlorit nach DIN 19608
Calciumhypochlorit, mindestens 65% Ca(ClO)$_2$ und 5 bis 10% Wassergehalt
Natriumhypochlorit aus NaCl-Elektrolyse am Verwendungsort
Chlorgas aus NaCl-Elektrolyse am Verwendungsort
Bei der Verwendung von chlorhaltigen Desinfektionsmitteln soll der Gehalt an freiem wirksamen Chlor an allen Stellen des Beckens mindestens 0,3 aber maximal 0,6 mgl betragen. Alternativ zu Chlor kann Ozon als starkes Oxydationsmittel für die Wasserdesinfektion eingesetzt werden. Allerdings darf die Konzentration im Beckenwasser 0,01 mg/l, wegen der Ozon-Toxizität, nicht überschreiten. Da dieses Verfahren nicht nachwirkt, ist jederzeit eine

Abb. 1. Badewasseraufbereitungsanlage. *1*, Haar und Fasernfänger; *2*, Umwälzpumpe; *3*, Flockungsmittel-Dosieranlage; *4*, Neutralisations-Dosieranlage; *5*, Filter; *6*, Kanalisation; *7*, Rückspülung des Filters mit Leitungswasser; *8*, Desinfektionsanlage; *9*, pH- und Chloranzeige; *10*, Frischwasserzufuhr; *11*, Schwimm- und Badebeckenwasser; *12*, Reinwasser; *13*, Rohwasser

Rekontamination des Badewassers möglich und daher eine Kombination mit Nachchlorierung zu empfehlen. Ähnliche Nachteile treten auch bei der Anwendung der UV-Behandlung des Wassers auf. Auch in diesem Falle muß nachher das Badewasser für die desinfizierende Nachwirkung mittels eines chlorhaltigen Präparates behandelt werden.

In der Bundesrepublik Deutschland sind hierzu bislang nur Präparate auf Chlorbasis zugelassen, wobei nach der DIN 19643 0,3–0,6 mg Cl$_2$/l Badewasser vorhanden sein sollten. Organische und anorganische stickstoffhaltige Verunreinigungen bedingen jedoch ein

◁ 1 n.n.: nicht nachweisbar
2 Liegt die Oxidierbarkeit des aufbereiteten Wassers bei unbelasteter Anlage unter der des Füllwassers, so ist dieser niedrigere Wert als Bezugswert zu benutzen; liegt jedoch die Oxidierbarkeit des Füllwassers unter 0,5 mg/l O$_2$ bzw. unter 2 mg/l KMnO$_4$, gelten 0,5 mg/l O$_2$ bzw. 2 mg/l KMnO$_4$ als Bezugswerte.
3 Bei Messung der Redox-Spannung ist ein ortsfestes Meß- und Registriergerät mit kontinuierlicher Messung zu installieren. Fehlergrenzen ± 20 mV. Bei deutlicher Unterschreitung der Werte ist die Funktion der Aufbereitungsanlage zu überprüfen.
4 Unter bestimmten Betriebsbedingungen können höhere Konzentrationen erforderlich sein, um die mikrobiologischen Anforderungen einzuhalten. In diesen Fällen ist den Ursachen nachzugehen und für Abhilfe zu sorgen.
5 Das Chlordioxid wird durch Einwirkung von elementarem Chlor auf Natriumchlorit in wäßriger Phase im Gewichtsverhältnis 10:1 am Verwendungsort hergestellt.

Abbinden des wirksamen Chlores zu Chlorstickstoffverbindungen. Diese Chlorverbindungen haben eine wesentlich geringere Desinfektionswirkung und führen zu typischem Chlorgeruch sowie Augenreizungen.

Das Schwimm- bzw. Badebeckenwasser muß so beschaffen sein, daß eine Schädigung der menschlichen Gesundheit durch Krankheitserreger nicht zu besorgen ist. Dieses Erfordernis gilt als nicht erfüllt, wenn das Wasser in 100 ml E. coli oder Pseudomonas aeruginosa enthält. Coliforme Keime sollen in 100 ml nicht enthalten sein, die Koloniezahl soll 100/ml nicht überschreiten.

Der Nachweis von E. coli sowie von coliformen Keimen spricht in erster Linie für eine fäkale Kontamination durch badende Patienten. Ps. aeruginosa ist zusätzlich ein Indikatorkeim für eine mangelhafte Wartung der Filteranlage.

Das Badewasser jedes Beckens ist mindestens bei Betriebsbeginn in der Mitte der Betriebszeit und bei Betriebsende auf den Gehalt an Desinfektionsmitteln zu untersuchen oder untersuchen zu lassen. Falls die Chlorkonzentration kontinuierlich automatisch gemessen und registriert wird, ist es notwendig, mindestens einmal am Tag bei Betriebsbeginn die einwandfreie Funktion der Geräte durch eine Kontrollmessung zu überprüfen. Außerdem sind täglich die Wassertemperatur, die Besucherzahl, der Frischwasserzusatz, Zeitpunkt und Dauer der Rückspülung, Verbrauch an Desinfektions- und Flockungsmitteln, Art und Dauer von evtl. Betriebsstörungen sowie die entsprechenden Gegenmaßnahmen festzuhalten.

Sofern sich im Betriebsablauf seuchenhygienische oder sonstige gesundheitliche Gefahren ergeben, sind unverzüglich die entsprechenden Gegenmaßnahmen einzuleiten, der Badebetrieb ggf. einzustellen und die Gesundheitsbehörde bzw. ein Hygieneinstitut zu benachrichtigen.

Das Badewasser jedes einzelnen Beckens muß während der Betriebszeit in monatlichen Abständen mikrobiologisch sowie physikalisch-chemisch geprüft werden. Die Wasserproben sind während der Hauptbelastungszeit des Beckens in ca. 50 cm Abstand vom Beckenrand entfernt aus dem oberflächennahen Bereich zu entnehmen. Die Probenflaschen für die mikrobiologische Überprüfung sollen mit entsprechender Natriumthiosulfatmenge versehen werden, um den freien wirksamen Chlor gleich bei der Probenahme zu neutralisieren. Durch diese Maßnahme bleibt der Keimgehalt des Badewassers bis zu der mikrobiologischen Verarbeitung der Badewasserprobe praktisch unverändert. Es ist selbstverständlich, daß bei evtl. Transport zu dem mikrobiologischen Labor mit Hilfe einer Kühltasche so lange die Proben kaltgehalten werden.

Um die evtl. Beeinflussung der Bestimmung der Höhe der Chlorkonzentration durch Chlorzehrung zu umgehen, ist es empfehlenswert, direkt bei der Probenahme die Bestimmung des freien- und Gesamtchlor durchzuführen. Andernfalls findet man aufgrund der Chlorzehrung niedrigere Chlorwerte.

Darüberhinaus sollte ebenfalls sofort bei der Probenahme auch die Bestimmung des Redoxpotentials erfolgen.

Das Redoxpotential ist für die hygienisch-mikrobiologische Beurteilung des Beckenwassers von außerordentlicher Wichtigkeit. Es ist ein sicherer Maßstab für die Geschwindigkeit der Keimabtötung und der Virusinaktivierung. Die Verunreinigungen im Badewasser können den Bakterien darüberhinaus als sogen. Schutzkolloide dienen und die Desinfektion erschweren. Die Keimtötungsgeschwindigkeit ist also nicht allein vom Chlorgehalt, sondern auch von Art und Menge der vorhandenen Verunreinigungen abhängig.

Das Redoxpotential in einem gechlorten Wasser ist demnach ein genaues Maß für die oxidierende und desinfizierende Wirkung des Desinfektionsmittels, unter Berücksichtigung der im Augenblick vorliegenden Verunreinigung des Wassers. Für eine einwandfreie Desinfektion des Beckens sind folgende Werte zu erreichen:

gechlortes Süßwasser:
pH-Bereich 6,5–7,5 = 700 mV
pH-Bereich 7,5–8,3 = 720 mV
gechlortes Meerwasser:
pH-Bereich 6,5–7,5 = 650 mV
pH-Bereich 7,5–8,3 = 670 mV

Nach der DIN 19643 wird für die Überprüfung der Badewasserverschmutzung, neben der Redox-Potential-Bestimmung, auch die Überprüfung weiterer Kriterien wie: pH, Ammonium (NH_4^+), Nitrat (NO_3^-) und $KMnO_4$-Verbrauch sowie die sensorische Beurteilung vorgeschlagen. In der Tabelle 3 sind die Grenzwerte der physikalischen und chemischen Kriterien für das Beckenwasser nach der DIN 19643 aufgeführt.

Die chemische Badewasseranalyse kann durch die Bestimmung des Harnstoffs, des Nitrites, des Chlorides, der Gesamthärte und der elektrischen Leitfähigkeit (20 °C) erweitert werden, um alle Formen der Badewasserverschmutzung (organische und anorganische Stoffe) zu erfassen.

Krankenhausbäder

Die Krankenhausbäder haben eine Bedeutung bei der Therapie und Rehabilitation zahlreicher Erkrankungen. Hygienische Aspekte in den Krankenhausbädern dürfen nicht unbeachtet bleiben, da sich Infektionserreger sowohl im Badewasser als auch in den verschiedenen Feuchtstellen vermehren und auf badende Patienten übertragen werden können. Durch die nach dem Baden aufgeweichte Haut sind günstige Voraussetzungen für bestimmte Infektionen gegeben. Hinweise der einschlägigen Literatur zeigen, daß durch Baden mit dem Auftreten von Haut-, Ohr- und Racheninfektionen zu rechnen ist, die Gefahr von gastrointestinalen Erkrankungen tritt demgegenüber in den Hintergrund.

Ein Zusammenhang zwischen Ohr- und Hautinfektionen durch Pseudomonas aeruginosa und Baden ist gesichert.

Infektionen durch Staphylococcus aureus, Enterobacteriaceae oder Enterokokken nach dem Baden sind bislang epidemiologisch nicht abgesichert.

Durch Mycobacterium balnae können schwer heilende Haut-Ulzerationen nach Baden ausgelöst werden.

Candida albicans findet häufig in Zusammenhang mit Vaginal-Infektionen und Baden Erwähnung, obwohl ein entsprechender Zusammenhang bislang nicht abgesichert werden konnte.

Hinsichtlich viraler Erreger werden Echo- Coxsackie-, sowie Adenoviren genannt, die ausschließlich bei Kindern nach Baden zu Meningitis bzw. Pharyngitis und Conjunctivitis geführt haben sollen.

Die Übertragung von Trichomonaden durch Badewasser gilt nach dem derzeitigen Kenntnisstand als unwahrscheinlich. Eine extragenitale Übertragung über z.B. feuchte Leinbadeanzüge, Wärmebänke mit feuchten Handtüchern muß jedoch in Betracht gezogen werden.

Das Füllwasser von Bewegungsbädern besitzt in der Regel Trinkwasserqualität. Ein Eintrag von fakultativ-pathogenen Erregern über diesen Weg ist daher von untergeordneter Bedeutung.

Die meisten Keime kommen mit dem Badenden. Es wurden sehr häufig Enterokokken, *Staphylococcus aureus, Pseudomonas aeruginosa* und *E. coli* in öffentlichen Badeanstalten, Krankenhausbewegungs- und Kurbädern, Schulbädern sowie in Privatbädern nachgewiesen.

In den Krankenhausbewegungsbädern überwiegt gegenüber den anderen Bädern der Nachweis von *Ps. aeruginosa* und *E. coli* (s. Tab. 2).

Die Mikroorganismen können von verschiedenen Quellen eingeschwemmt werden, infrage kommen hierfür außer Wasser:
- Patient
- Aufbereitungsanlage bzw. Filter
- Beckenböden und -wände
- Beckenumgebung

Die wichtigste Quelle der mikrobiellen Verunreinigung des Badewassers stellt der Badende dar. Bei den medizinischen Bädern kommt es häufig bei Patienten mit neurologischen Erkrankungen zu ungewolltem Kot- und Urinabgang.

Bewegungsbäder in Krankenhäusern weisen gegenüber den öffentlichen Bädern im allgemeinen häufig Mängel auf: Die Wasseraufbereitung und Beckenhydraulik ist oft nicht dem neuesten Stand angepaßt. Es fehlt meistens die Oberflächenreinigung aufgrund ungünstiger Beckendurchströmung. Die technische Wartung erfolgt oft nicht durch Fachkräfte. Die Desinfektionsverfahren werden häufig nicht regelgerecht angewandt, was besonders im Hinblick darauf bedenklich ist, daß durch die Patienten in den Medizinischen Bädern vermehrt Krankheitserreger in das Wasser eingebracht werden.

Die BGA-Richtlinie für die Erkennung, Verhütung und Bekämpfung von Krankenhausinfektionen (Hrsg. Bundesgesundheitsamt Berlin, G. FISCHER, Stuttgart 1980) schreibt in der Ziffer 6.11 „Hygienische Anforderungen an Badeanlagen und an die Badewasserbeschaffenheit" vor:

Da Badeanlagen in Krankenhäusern zur Verbreitung von Erregern von Krankenhausinfektionen beitragen können, müssen z.B.:
- Badewannen- und Unterwassermassagewannen nach jeder Benutzung geleert, gereinigt

und desinfiziert werden. Die mikrobiologische Überprüfung des Badewassers sollte zusätzlich auf Vorkommen von Erregern von Krankenhausinfektionen erweitert werden.
- Liege-, Sitz- und Umgebungsflächen müssen regelmäßig gereinigt und desinfiziert werden.
- Ausreichende Anzahl von Toiletten, getrennt nach Geschlechtern, eine genügende Anzahl von Zapfstellen für Trinkwasser muß vorhanden sein.
- Bei Chlorgasanwendung sind die Chlorgasflaschen in einem abgeschlossenen Raum aufzubewahren, um bei evtl. Entweichen des Chlorgases niemanden zu gefährden.
- Das Bäderwasser muß folgenden Anforderungen entsprechen:
„Richtlinien für Bäderbau und Bäderbetrieb", Abschn. Technik des Koordinierungskreises (KOK) der Deutschen Gesellschaft für das Badewesen e. V., des Deutschen Schwimmverbandes und des Deutschen Sportbundes e. V. (Arch. Badewesen 25, 1972, 521–531).
DIN 19643 „Aufbereitung und Desinfektion von Schwimm- und Badebeckenwasser".

In den medizinischen Bädern sollten zusätzlich folgende Punkte beachtet werden:
- Verwendung von geeigneten Desinfektionsmitteln sowie Desinfektionsverfahren (BGA-Liste, DGHM-Liste).
- Verwendung von neutralen oder schwachsauer eingestellten Waschlotionen mittels eines Wandspenders.
- Einführung patientengebundener Handtücher oder noch besser Einführung von Einmalhandtüchern mittels Wandspender
- Maßnahmen zu Fußpilz- und Warzenprophylaxe
- Tragen von Bade-Sandaletten
- Verwendung von Rosten aus Kunststoff statt Holz. Das Holz ist sehr schwer desinfizierbar, Pilzgefahr.
- Einzelinhalationen (Einweg-Mundstücke) durch Sterilisation der Mundstücke.

In der Beckenumgebung auf Böden von Duschen, Umkleidekabinen, Toiletten können bei mangelhafter Hygiene Enterokokken, *Staphylococcus aureus, Ps. aeruginosa, E. coli* und Hefen sowie Dermatophyten nachgewiesen werden. Diese führen bei der nach dem Baden aufgeweichten Haut zu Fußpilzinfektionen. Neben Fußpilzinfektionen sind auch Warzenvirusinfektionen zu erwähnen. Durch das Tragen von Badeschuhen und entsprechender Fußspraydesinfektion nach dem Bad kann das Risiko einer Fußpilz- oder Warzenvirusinfektion gemindert werden. Die tägliche Reinigung und Desinfektion der Schwimmbadumgebung darf in ihrer prophylaktischen Wirkung der oben genannten Infektionen nicht überschätzt werden.

Therapiebecken. Maße und Ausbildung dieser Becken, die üblicherweise Wassertiefe kleiner als 1,35 m und Wasseroberflächen kleiner als 130 m² besitzen, richten sich nach den Bedürfnissen einer medizinisch indizierten Behandlung von Patienten. Für die Aufbereitung ist die Verfahrenskombination neben der Chlorung auch die Ozonung mit Aktivkohle-Filterung zu wählen. Der erforderliche Volumenstrom ist unter Berücksichtigung der Werte für Nichtschwimbecken nach Tab. 4 zu ermitteln, sein Zahlenwert muß jedoch mindestens gleich dem Zahlenwert des Beckeninhaltes in m³ sein.

Bewegungsbecken für therapeutische Maßnahmen sollen ebenfalls einen Volumenstrom aufweisen, der den Werten für Nichtschwimbecken entspricht. Bei Änderung der personenbezogenen Frequenz ist der Volumenstrom entsprechend zu erhöhen (Tab. 5).

Saunabad. Für die Sauna und die dazugehörigen Funktionsräume gelten die gleichen Bedingungen, wie für die Hygiene der öffentlichen Badeanstalten. Das Wasser im Tauchbecken hat ebenso wie das Schwimmbadewasser Trinkwasserqualität aufzuweisen.
DIN 19643 in Abschn. 9.3.5. - Becken in Schwitzbädern schreibt vor, daß Kaltwasser-Tauchbecken mit ständiger Frischwasserzuleitung in Sauna-Anlagen nach folgenden Voraussetzungen betrieben werden:

Tabelle 4. Kennwerte der Beckenarten zur Bemessung des Volumenstroms (aus d. DIN 19643)

Beckenart	Beckentiefe m	personenbezogene Frequenz n 1/h	Wasserfläche je Person α m²
Springerbecken	≥ 3,40	1	4,5
Schwimmerbecken	> 1,35	1	4,5
Nichtschwimmerbecken	0,6 bis 1,35	1	2,7

- Der Inhalt des Beckens darf 2 m³ nicht überschreiten.
- Das Becken muß täglich entleert, gereinigt und zu Beginn neu gefüllt werden.
- Die Temperatur des Füllwassers darf die Trinkwassertemperatur nicht überschreiten.
- Das Verdrängungswasser muß über eine, mindestens an einer Seite, vorgesehene Überlaufrinne in den Kanal abgeführt werden.
- Das Verdrängungswasser ist durch Zulauf leitungskalten Wassers zu ersetzen, die Nachfüll-Wassermenge darf 60 l je Benutzer nicht unterschreiten.
- Die Desinfektion des Beckenwassers muß sichergestellt sein.
- Der Zulauf des Füllwassers muß im unteren Beckenbereich erfolgen.
- Als Desinfektionsmethode bei den Sauna-Tauchbecken wurde grundsätzlich nur das Chlorungs- bzw. Chlorungs- mit Ozonverfahren zugelassen. In der DIN 19643 ist lediglich Chlor in verschiedenen Formen als Desinfektionsmittel für Badewasser aufgeführt.

Hot-Whirlpool. Die hygienischen Anforderungen bei den Whirlpools sind praktisch identisch mit den Auflagen für das Schwimmbecken. Für Warmbecken (Temperatur ca. 35 °C) wird der Volumenstrom nach Maßgabe des Beckeninhaltes bemessen und zwar:

Q = 2 × Beckenvolumen in m³/h

Der Volumenstrom Q muß so groß sein, daß der Beckeninhalt kontinuierlich mindestens 2 × innerhalb von 1 Stunde mit Reinwasser ausgetauscht wird.

Die entsprechende Frischwasserzufuhr sowie die richtig eingestellte Chlorkonzentration sind in einem heißen Sprudelbad besonders peinlich zu erfüllen. Untersuchungen aus den USA haben bei 53 bis 58% der Besucher von öffentlichen Sprudelbädern Ps. aeruginosa-Hautausschläge ergeben. Die Hautausschläge (z. T. mit Allgemeinsymptomen) traten 8 bis 48 Stunden nach dem Baden an den von nassen Badeanzügen bedeckten Hautpartien auf.

Moorbad. Die Moortherapie ist eine in Mitteleuropa seit fast 200 Jahren in Moorkur-Orten praktizierte Form der Therapie mit natürlichen *Peloiden*. Peloide sind nach den Bestimmungen (1979) durch geologische und biologische Vorgänge entstandene anorganische und organische Stoffe. Die Moorbademasse findet in der Heilkunde vorwiegend in Form von Schlamm- oder breiförmigen Bädern und Packungen Verwendung. Das für Bäder und Packungen verwendete Moor mit Heilanzeigen für chronische, gynäkologische und Bindegewebskrankheiten wird in verschiedenen Formen therapeutisch genutzt (Moorbrei, -Extrakt, -Suspension usw.). Bis vor wenigen Jahren verfügten die meisten der heutigen Moorkur-Orte über eigene Moorvorkommen, aus denen die Moormasse, der Badetorf gewonnen wurde. Einige Moorbäder mit oder ohne Moorvorkommen sind aus Naturschutz-, Wirtschaftlichkeit- oder anderen Gründen daran interessiert, Moore wiederholt balneologisch zu verwenden. Die Wiederverwendung von Mooren, die bereits balneologisch verwendet wurden, ist für verschiedene Moorbäder wegen der Knappheit im Moorvorkommen zu einer Notwendigkeit geworden. Die Begriffsbestimmungen für Kurorte, Erholungsorte und Heilbrunnen vom 30.6.1979, hrsg. vom Deutschen Bäderverband e.V. unter der Ziff. 322, Sonderuntersuchungen, schreibt vor:

„Vor Wiederverwendung und bereits therapeutisch benutzten und mindestens 10 Jahre gelagerten Peloiden ist eine Peloidanalyse sowie eine hygienische Untersuchung erforderlich".

Die Forderung der mindestens 10-jährigen Zwischenlagerung wurde offenbar in erster Linie aus Sicherheitsgründen, infolge von mangelhaften Kenntnissen über die Überlebensdauer, der von Haut- und Schleimhäuten in die abgebadeten Peloide gelangten, mehr oder weniger pathogene Mikroorganismen, erhoben.

In unseren Untersuchungen wurde der Frage nachgegangen, wie hoch die mikrobielle Belastung des Moores nach Anwendung ist und welchen Einfluß die Lagerzeit auf die Kontamination hat. Außerdem wurde geprüft, welchen Einfluß das Moor auf künstlich inokulier-

Tabelle 5. Kennwerte für Kleinbecken, Beckentiefe 1,35 m (aus d. DIN 19643)

Wasserfläche m²	Beckenvolumen m³	Volumenstrom m³/h	Personenanzahl je h max.
12	16,2	4,0	1
24	32,4	8,1	2
36	48,6	12,1	3
48	64,8	16,2	4
60	81	20,2	5

te Keime bei unterschiedlichen Temperaturen hat. Sowohl Laborversuche als auch Feldversuche haben ergeben, daß die Wiederverwendung von Moor zu balneo-therapeutischer Anwendung bereits nach einer Lagerzeit von 2 Jahren möglich wäre. Unter Berücksichtigung eines Sicherheitsfaktors wird die Wiederverwendung von Moor nach einer Lagerzeit von 5 Jahren empfohlen.

Natürliche Freibadegewässer. Wird Oberflächenwasser zu Badezwecken benutzt, z.B. natürliche oder künstliche Badeseen bzw. Badeteiche, können schon aufgrund der natürlichen Gegebenheiten keine so hohen Anforderungen an das Badewasser gestellt werden, als bei Becken, die mit Trinkwasser gespeist sind. Da auch eine Wasseraufbereitung nicht durchführbar ist, muß an dessen Stelle eine ausreichende natürliche Selbstreinigung des Gewässers treten.

Ein Oberflächengewässer darf grundsätzlich nur dann zu Badezwecken benutzt werden, wenn gewährleistet ist, daß keinerlei *Abwassereinleitungen* erfolgen und das Wasser frei von Krankheitskeimen ist. Die mikrobiologischen Kriterien für die Beurteilung eines natürlichen Freibadegewässers sind in der Richtlinie über die Qualität der Badegewässer vom 8.12.1975 von dem Rat der Europäischen Gemeinschaften verabschiedet worden. Die Richtlinie ist von den Mitgliedstaaten nach innerstaatlichem Recht zu vollziehen.

Die Sichttiefe (Transparenz) kann infolge von Algen- und sonstigen organischen Produktionen beeinträchtigt sein, sie sollte mindestens 2 m (Leitwert), sie muß 1 m (zwingender Wert) betragen.

Das Wasser darf keine anomale Änderung der Färbung aufweisen.

Das Wasser muß geruchlos sein, es darf sich kein sichtbarer Film, hervorgerufen durch Mineralöle, auf der Wasseroberfläche befinden, auch darf keine anhaltende Schaumbildung (Tenside) auftreten.

Allgemein-hygienischer Zustand: In dem Wasser dürfen sich keine Teer-Rückstände und schwimmende Körper wie Holz, Kunststoff-Flaschen, Gefäße aus Glas, Kunststoff oder sonstigen Stoffen sowie Bruch- oder Splitter befinden.

pH-Wert: 6-9 (zwingender Wert).

Ammonium (NH_4^+): maximal 0,2 mg/l. Höhere Werte weisen darauf hin, daß die Selbstreinigungskraft des Wassers gehemmt oder überfordert ist.

Oxidierbarkeit ($KMnO_4$-Verbrauch): kleiner als 25 mg/l

Sauerstoff (O_2): 80-120% Sättigung (Leitwert). In tiefen Seen (mit sommerlicher Temperaturschichtung) in 3 m Tiefe: mindestens 60% Sättigung. In Gewässern (ohne sommerliche Temperaturschichtung) mindestens 40% Sättigung. In Fließgewässern in der gesamten Wassermenge (mindestens 60% Sättigung).

Mikrobiologische Anforderungen:
Gesamtcoliforme Bakterien in 100 ml: 500 (Leitwert), jedoch max. 10000 (zwingender Wert)
Fäkalcoliforme Bakterien in 100 ml: 100 (Leitwert), jedoch max. 2000 (zwingender Wert)
Streptococcus faec. in 100 ml: 100 (Leitwert)
Salmonellen in 1000 ml: 0 (zwingender Wert).

Richtlinien

Richtlinie für die Erkennung, Verhütung und Bekämpfung von Krankenhausinfektionen. Bundesgesundheitsbl. 19, (1976) 1-7

KOK-Richtlinie für den Bäderbau, Ausgabe 1977 - Nürnberg

DIN 19643 - Aufbereitung und Desinfektion von Schwimm- und Badebeckenwasser - April 1984

Richtlinie des Rates vom 8. Dezember 1975 (Amtsblatt der Europäischen Gemeinschaften, Nr. L 31/1-7 vom 5.2.1976) über die Qualität der Badegewässer (76/160/EWG).

Literatur

1. Beck EG, Schmidt P (1982) Hygiene - Präventivmedizin. Ferdinand Enke Verlag, Stuttgart
2. Borneff I (1982) Hygiene. Georg Thieme Verlag, Stuttgart
3. Höll K (1979) Wasser: Untersuchung, Beurteilung, Aufbereitung, Chemie, Bakteriologie, Virologie, Biologie. Verlag Walter de Gruyter, Berlin, New York
4. Thofern E, Botzenhart K (Hrsg) (1973) Hygiene und Infektion im Krankenhaus. Gustav Fischer Verlag, Stuttgart - New York

Krankenhausküchen

J. Prucha

Einleitung

Die Erfahrungen sowie Statistiken der letzten Jahre zeigen, daß die Lebensmittelinfektionen und -vergiftungen trotz Anwendung besserer Techniken auf wesentlich höherem Hygieneniveau, ständig zunehmen. Ursächlich können dabei folgende Kriterien beteiligt sein:
- größere Siedlungsdichte in industriellen Ballungsräumen
- steigende mikrobiologische sowie chemische Verschmutzung des Oberflächenwassers
- Verbreitung der Salmonellenverunreinigungen des Viehfutters und dadurch auch in Nahrungsmitteln tierischen Ursprungs
- Bakterien und Parasiten ausscheidende Haustiere
- Zunahme der Gemeinschaftsverpflegung.

Die verschiedenen Arten der lebensmittelbedingten Erkrankungen (Lebensmittelinfektionen und Lebensmittelintoxikationen), die eine Küche belasten können, stellen bei einer Gemeinschaftsverpflegung ein besonders hohes Risiko dar (Abb. 1 und 2). Diese Risiken der „Massenverköstigung" bestehen in allen Großküchen und Kantinen, und ganz besonders dann, wenn es sich um diejenige eines Krankenhauses handelt. Da aus den Krankenhausküchen kranke Patienten, evtl. Risikopatienten, d. h. anfällige Menschen zu versorgen sind, ist es notwendig, hygienische Kriterien in einer Krankenhausküche stärker als in den normalen Küchen anzustreben. Die Verminderung bzw. Ausschaltung der Kontamination des Lebensmittels während der Lagerung, Zubereitung und Ausgabe in einer Küche stellt die wichtigste Aufgabe der Küchenhygiene dar.

Im folgenden werden verschiedene Möglichkeiten der Lebensmittelinfektionen oder Lebensmittelintoxikationen, die für eine Küche von Bedeutung sind, besprochen.

Lebensmittelinfektionen

Bei den lebensmittelbedingten Infektionen werden die Krankheitserreger mittels eines Lebensmittels transportiert. Am häufigsten handelt es sich um mikrobielle und virale Infektionen, verursacht durch
- Salmonella typhi und paratyphi A + B
- Brucellen
- Tuberkelbakterien
- Listerien
- Viren (z. B. Hepatitis A) u. a.

Abb. 1. Infektions-/Intoxikationskette

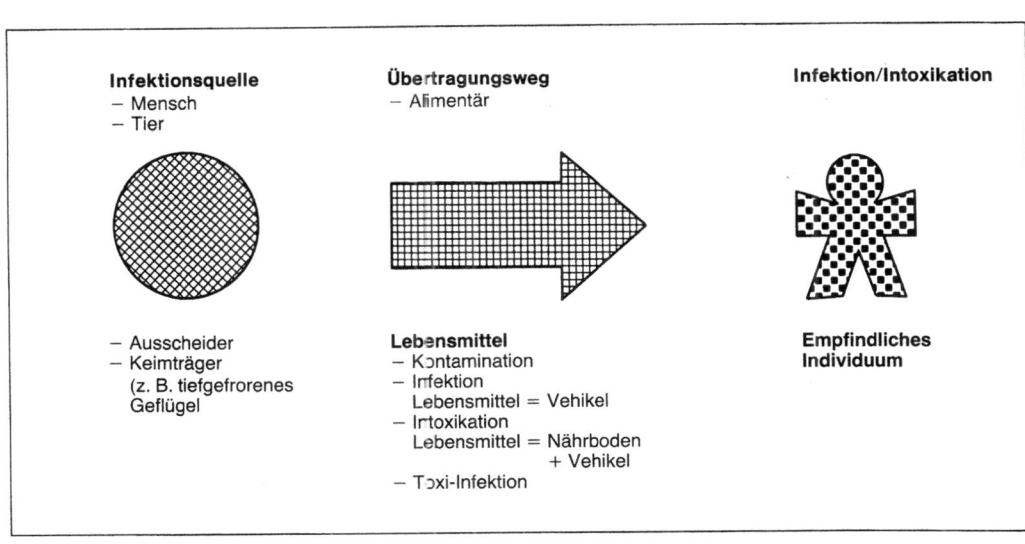

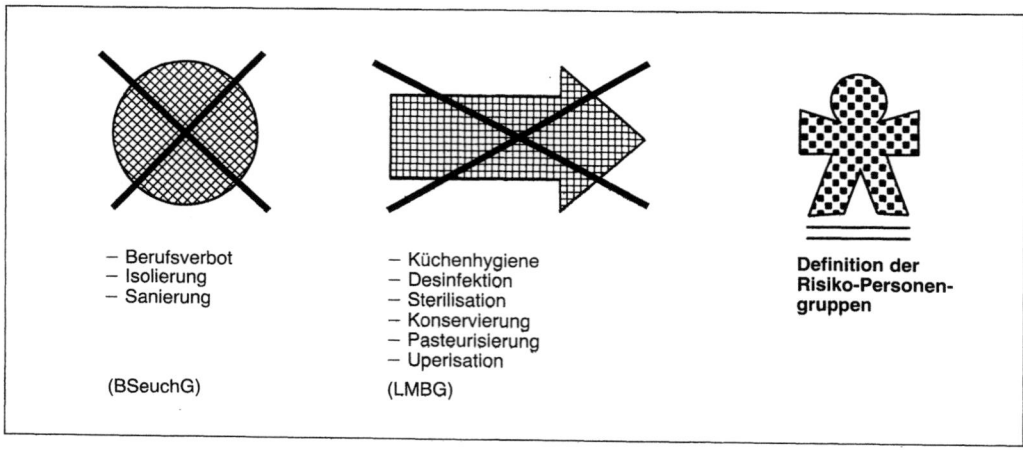

Abb. 2. Bekämpfung = Unterbrechung der Kette. (Aus E. G. BECK, P. SCHMIDT: Hygiene - Präventivmedizin. Ferdinand Enke Verlag, Stuttgart 1982)

Darüber hinaus sind zu den lebensmittelbedingten Infektionen noch die Protozoen-Infektionen (Ruhramöben, Toxoplasmen) und partasitäre Infektionen (Ascariden, Trichinen usw.) zu zählen.

Voraussetzung für das Entstehen einer durch eine Lebensmittelinfektion oder Lebensmittel-Toxi-Infektion verursachte Krankheit ist neben fördernden Faktoren die minimale Infektionsdosis (Keimzahl bzw. Möglichkeit der Keimvermehrung). Es ist bekannt, daß bei Salmonella typhi 100 bis 1000 Keime ausreichen, um eine Erkrankung zu verursachen. Zur Entstehung einer Salmonellose müssen mindestens 10^5 bis 10^6 Keime pro Gramm Lebensmittel aufgenommen werden. Voraussetzung für eine Lebensmittelvergiftung ist daher die vorherige Vermehrung der Toxin produzierenden Mikroorganismen im Nahrungsmittel. Das Erkrankungsrisiko ist umso größer, je höher die initiale Keimdosis ist.

Die Vermehrungsgeschwindigkeit ist bei den einzelnen Erregern unterschiedlich. Die Salmonella typhi benötigt für eine Teilung nur 30 Minuten, d. h. nach 17 Teilungen sind aus einer Zelle 100 000 Keime entstanden. *Eine Verringerung der Ausgangskeimzahl sowie Ausschließung der Möglichkeit weiterer Keimvermehrung soll das höchste Ziel der Küchenhygiene sein.*

Als Transportmittel steht Trinkwasser zur Verbreitung des Erregers an erster Stelle. Allerdings sind Trinkwasserepidemien in den Industrieländern heute nicht mehr so häufig wie früher. Es ist anzunehmen, daß verunreinigtes Trinkwasser früher bei 30% bis 40% aller Typhusfälle verantwortlich war. Im Hinblick auf andere Lebensmittel standen in den 20er Jahren vor allem Infektionen durch Milch im Vordergrund. Kontaminierte Milch, Eiscreme, Käse, Kartoffel- und andere Salate, Mayonnaise, Fleisch, Orangensaft usw. können die Ausbreitung von lebensmittelbedingten Erkrankungen verusachen.

Typhusepidemien können jederzeit aktuell sein, wie die „Kartoffelsalat-Epidemie" mit 6 Todesfällen und 417 Erkrankten in der Mensa in Göttingen im Jahre 1974 beweist.

Toxi-Infektionen. Die mikrobiellen Infektionserreger der Toxi-Infektionen gehören hauptsächlich zur Familie der Enterobacteriaceae wie: *Salmonellen, Shigellen* und *enteropathogene E. coli*, seltener *Proteus, Providencia, Citrobacter, Klebsiella, Enterobacter* und *Edwardsiella* und schließlich *Cholera-Vibrionen*. Die Entstehung der Lebensmittelinfektion oder -vergiftung durch Enterobacteriaceae hängt immer direkt oder auch indirekt mit einer fäkalen Kontamination zusammen.

Als ein Beispiel der Toxi-Infektion, die in letzter Zeit in der Küchenhygiene eine besondere Bedeutung annimmt, werden die Salmonella-Enteritiden beschrieben.

Salmonellen-Enteritiden sind meist akut verlaufende Lebensmittel-Toxi-Infektionen, die im Gegensatz zu Typhus und Paratyphus nicht von Mensch zu Mensch direkt übertragbar sind. Die wichtigsten Erreger der Enteritis-Salmonellose sind über 1000 verschiedene Enteritis-Salmonellen-Serotypen. Bei vielen Tieren sind Enteritis-Salmonellen verbreitet, aber für diese apathogen. Infolge der Fütterung von mit Salmonellen kontaminiertem Futter an Schlachttiere, Vieh und Geflügel, kann sich der Mensch an den Nahrungsmitteln tierischer Herkunft infizieren (siehe Abb. 3). Darüber hinaus können die Salmonellen auch über verunreinigtes Wasser transportiert werden. Schließlich können auch infizierte Menschen wie z. B. Rekonvaleszenten und Dauerausscheider Lebensmittel kontaminieren.

> Die Salmonellose ist die klassische Lebensmittelinfektion (Toxi-Infektion). Die Salmonellosen des Menschen nehmen, wie die Statistiken ausweisen, ständig zu (Abb. 4).

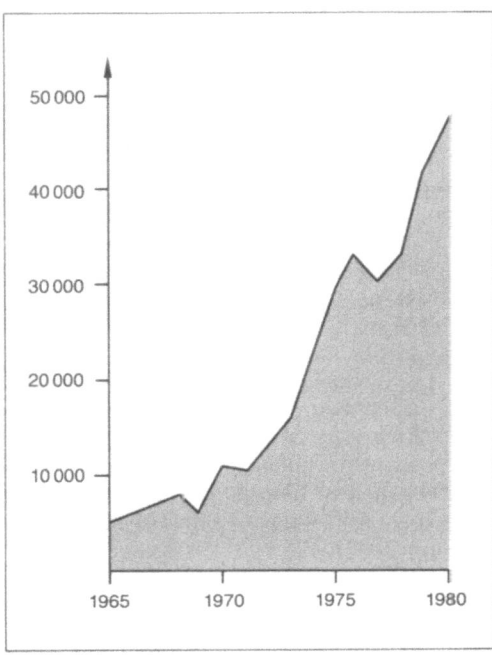

Abb. 4. Gemeldete Salmonellenerkrankungen in der Bundesrepublik. (Nach W. STEUER: Krankenhaushygiene. 2. Auflage. Gustav Fischer, Stuttgart-New York 1983, S. 311)

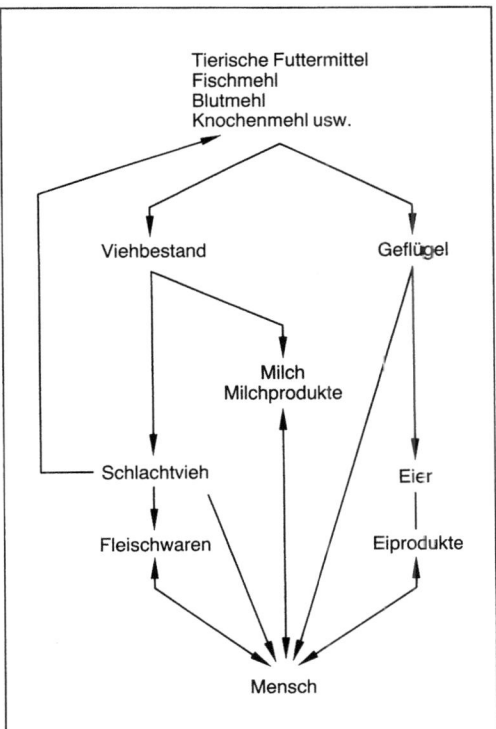

Abb. 3. Infektionswege der Salmonellen (nach H. BRODHAGE. Durch Bakterien verursachte Lebensmittelvergiftungen bzw. Infektionen. Alimenta 8 [1969] 150)

Lebensmittelintoxikationen

Lebensmittelintoxikationen mikrobiellen Ursprungs

Bei den mikrobiell bedingten Intoxikationen ist die schädigende Ursache ein Toxin, das von einem Mikroorganismus entweder bereits im Lebensmittel oder auch später im Darm des Menschen gebildet wird. Die bekanntesten Lebensmittelintoxikationen sind die Staphylococcus aureus-Enterotoxikose und der Botulismus.

Staphylococcus aureus-Intoxikationen. Bevor sich Staphylokokken-Enterotoxine im Lebensmittel bilden können, müssen zwei Voraussetzungen erfüllt werden:

Die Kontamination des Lebensmittels mit dem Erreger; als Kontaminationsquelle kann der Mensch angesehen werden. Etwa 50% aller gesunden Menschen beherbergen im Nasen-Rachen-Raum Staphylococcus aureus (1). Bei mangelhafter Küchenhygiene stellt Staphylococcus aureus einen Risikofaktor dar.

Vermehrung des Erregers im Lebensmittel. Die Vermehrung des Erregers im Lebensmittel ist für die Bildung des Toxins von ausschlaggebender Bedeutung. Bei einer Keimkonzentration von 10^6 Staphylococcus aureus pro Gramm Lebensmittel kann eine Toxin-Konzentration gebildet werden, die für den Menschen bereits bedenklich ist. Die Staphylokokken-Enterotoxine sind sehr thermostabil, Pasteurisierung und Kochtemperaturen sind praktisch nicht in der Lage, das Toxin zu zerstören. Erst Temperaturen über 120 °C (z. B. während des Backens) inaktivieren dieses Toxin. Die Vermehrung von *Staphylococcus aureus* erfolgt besonders in eiweißhaltigen Lebensmitteln wie Milch und Milchprodukten, Speiseeis, Mayonnaise sowie in fertigen Fleischgerichten usw.. Die Inkubationszeit ist sehr kurz und beträgt zwischen 30 Minuten bis 7 Stunden.

Botulismus. Bei dem Botulismus handelt es sich ebenfalls um eine Lebensmittelintoxikation. Die Intoxikation ist Folge des von dem Anaerobier *Clostridium botulinum* produzierten Toxins. Die Botulinum-Toxine sind sehr starke Gifte; 0,1–1,0 µg wirken für den Menschen tödlich. Voraussetzung für die Toxinbildung in Lebensmitteln ist neben einem Angebot an proteinhaltigen Nährstoffen wie Fleisch, Fisch, Knochenschinken der *absolute Sauerstoffabschluß*. Bei den meisten Botulismusfällen reichte die Kochtemperatur beim Einweckprozeß nicht aus, um die Erreger abzutöten. Verdächtige Konserven sind durch Gasentwicklung aufgetrieben bombiert.

Da das Botulinum-Toxin hitzeempfindlich ist, wird es bei Kochtemperatur bereits in wenigen Sekunden zerstört.

Lebensmittelvergiftungen durch massive mikrobielle Verunreinigungen

Clostridium perfringens
Bacillus cereus
Streptococcus faecalis

Clostridium perfringens ist ein Anaerobier, der ubiquitär verbreitet ist und thermolabile Enterotoxine produziert. Voraussetzung für die Vergiftung ist die Vermehrung der Clostridien im Lebensmittel. Nach Aufnahme des kontaminierten Lebensmittels kommt es im Darm zu Stimulation und bei Abfallen der Sporangien zum Freiwerden des Enterotoxins. Bei Bacillus cereus-Lebensmittelvergiftung handelt es sich um einen Sporenbildner, der Lebensmittel wie Fleisch, Milch und Pflanzen kontaminieren kann.

Durch Milch- und Fleischprodukte können auch pathogene β-hämolysierende Streptokokken übertragen werden.

Lebensmittelvergiftungen durch:
- Mykotoxine
- klassische Pilzgifte
- Fischgifte
- Toxine von Pflanzen

Einige Schimmelpilzarten produzieren Mykotoxine, wie z. B. Aspergillus flavus, nach dem sie auch als Aflatoxine bezeichnet werden. Neben der toxischen Eigenschaft wirken Aflatoxine mutagen, teratogen und onkogen. Die Bildung von Aflatoxinen kann vor allem an verschimmelten Nüssen sowie auf Mais, Hasel- und Kokosnüssen, Sojabohnen, Reis und Weizen erfolgen. Die Höchstmenge an Mykotoxinen ist in einer Reihe von Lebensmitteln durch gesetzliche Regelungen begrenzt. Die am 1. März 1977 in Kraft getretene *Aflatoxin-Verordnung* sieht für Aflotoxin B 1 einen Höchstwert von 1 µg/kg, für Aflatoxine B 2, G 1 und G 2 5 µg/kg vor. Offensichtlich verschimmelte Lebensmittel sind nicht zum Verzehr geeignet und dürfen in einer Küche nicht verarbeitet oder ausgegeben werden. Nur die sogenannten Kulturschimmelpilze, die bei der Herstellung einiger Käsesorten oder bei der Salami-Reifung verwendet werden, sind nicht toxinogen. Die Aflatoxine, die eine hohe Thermoresistenz besitzen, werden bei den üblichen Temperaturen während der Pasteurisierung, Kochen, Sterilisieren und anderen Vorgängen in der Küche nicht zerstört. In einer Großküche stellen diese Mykotoxine ein sehr hohes Risiko dar.

Die weiteren Lebensmittelvergiftungsmöglichkeiten, wie z. B. mittels der klassischen Pilzgifte (z. B. des grünen Knollenblätterpilzes) spielen in einer Großküche praktisch keine Rolle.

Bei Fischvergiftungen kann die Ursache sowohl vom rohen als auch vom zubereiteten Fisch ausgehen. Die toxische Wirkung kann von mikrobiellen Abbauprodukten oder toxischen Umweltchemikalien (verschmutztes Wasser) stammen, aber es kann sich auch um Toxine handeln, die in den Fischen physiologisch vorkommen.

Als letztes wäre die **Lebensmittelkontamination durch Fremdstoffe** zu erwähnen. Die Lebensmittel dürfen keine Zusatzstoffe und Rückstände, Beimengungen oder Verunreinigungen enthalten, die eine Gefahr für den Verbraucher darstellen können. In § 2 des Lebensmittel- und Bedarfsgegenständegesetzes werden die fremden Stoffe als Zusatzstoffe bezeichnet. Die in der Küche verwendeten Reinigungs- und Desinfektionsmittel dürfen in das Lebensmittel „in technisch nicht vermeidbaren Mengen" gelangen. Alle diese Mittel in der Küche sind als „Fremdstoffe" anzusehen.

Infektionsquellen in der Küche, primäre und sekundäre Kontamination

Die Infektionsquellen und -wege kann man in
- primäre Infektionen der Lebensmittel und
- sekundäre Kontamination während der Lebensmittelverarbeitung in der Küche aufteilen.

Im Sinne der Küchenhygiene gelten alle Produkte als infiziert und/oder primär kontaminiert, die die Erreger bereits bei der Anlieferung in die Küche enthalten, als sekundär kontaminiert, die bei der Lebensmittelherstellung übertragen werden.

Nicht zu vergessen ist weiterhin die einwandfreie Wasserqualität der Wasserversorgung für die Küchen. Nach dem Bundesseuchengesetz muß jedes Trinkwasser, sowie das Brauchwasser für Lebensmittelbereiche frei sein von Krankheitserregern und darf keine gesundheitsschädigenden Eigenschaften haben.

Als Infektionsquelle können auch Menschen anzusehen sein, was besonders bei Staphylokokkenintoxikationen der Fall ist. Für die Salmonellenübertragungen sind in den meisten Fällen tierische Lebensmittel verantwortlich.

Das Bundesseuchengesetz schreibt ein Beschäftigungsverbot für Personen vor, die an Cholera, Typhus, Paratyphus, Enteritis, Virus-Hepatitis oder Ruhr erkrankt oder dessen verdächtig sind, die an Tuberkulose der Atmungsorgane, an Scharlach oder an Hautkrankheiten, deren Erreger über Lebensmittel übertragen werden können, erkrankt sind sowie solche, die Salmonellen ausscheiden. Das Beschäftigungsverbot gilt besonders für Küchen in Gaststätten, Kantinen, Krankenhäusern, Säuglings- und Kinderheimen oder sonstigen Einrichtungen mit Gemeinschaftsverpflegung. Das Bundesseuchengesetz schreibt Einstellungs- und Wiederholungsuntersuchungen vor.

Die Untersuchungen in verschiedenen Ländern Europas ergaben z.B., daß bis zu 30% der gesunden Schlachtschweine mit Salmonellen befallen sind. (Natürlich können die Salmonellen auch von dem Koch bzw. von dem Küchenpersonal kommen.)

Die **infizierten oder primär kontaminierten Lebensmittel** wirken sich im Bereich der Küchen gesundheitsgefährdend aus, vor allem bei ungenügender Erhitzung sowie bei falscher Lagerung. Bei erhöhten Temperaturen während der Speisenzubereitung, z. B. Kochen, Backen usw., wobei die Temperaturen um 100 °C und höher liegen, ist die Chance gegeben, die Infektionserreger auszuschließen. Durch eine unsachgemäße Lagerung bei falscher Temperatur ist die Gefahr gegeben, eine weitere Vermehrung der Anfangskontamination zu ermöglichen. Aus den angeführten Gründen stellt sich dann besonders die Frage nach der Zulässigkeit der Ausgabe von Lebensmitteln und Speisen in rohem Zustand. Es darf nicht pauschalisiert werden. Die einzelnen Lebensmittel müssen differenziert nach ihrer epidemiologischen Bedeutung behandelt werden.

> In einer Großküche ist das gefährliche Produkt Fleisch, das auf keinen Fall roh oder durch mangelhafte Erhitzung behandelt, ausgegeben werden soll, da beim Fleisch das Infektionsrisiko als hoch einzustufen ist.

Verderb und Vergiftung mittels Fleisch

Bei einem gesunden Tier sind Mikroorganismen nur auf der Hautoberfläche, in verschiedenen Organen und besonders im Verdauungstrakt nachzuweisen, während der lebende Muskel normalerweise steril ist. Bei der Schlachtung wird das Fleisch durch direkten Kontakt mit obengenannten Infektionsquellen, außerdem durch Wasser, Luft, Hände und Kleidung des Personals kontaminiert. Zur Verringerung der Kontaminationsrate soll eine gute und rasche Kühlung des Fleisches im Anschluß an die Schlachtung erfolgen. Die Kühlkette soll erst direkt vor der Fleischverarbeitung in der Küche unterbrochen bzw. beendet werden.

Die normale Keimbesiedelung mit aeroben Keimen liegt beim Schweinefleisch zwischen $5 \times 10^3 - 10^6/g$, bei Rindfleisch zwischen 10^2 bis $10^5/g$. Zerkleinertes Fleisch (Hamburger) weist

Keimgehalte zwischen 5×10^6 bis 10^7 auf (Weise et al. 1971).

Sensorisch ist ein Fleischverderb erst ab einer Keimzahl von $10^8/cm^2$ festzustellen, da dann die vorhandene Glucose als Nährsubstrat nicht mehr ausreicht und Aminosäuren abgebaut werden. Die Verderbniserscheinungen sind in der Tab. 1 aufgestellt.

Beim Frischfleisch vermehren sich unter aeroben Bedingungen vor allem gramnegative Spezies, die zu den Gattungen Pseudomonas, Acinobacter und Moraxella gehören.

Im Kühlbereich zwischen 0 °C und 5 °C dominieren Pseudomonaden. Für ihr Wachstum verbrauchen sie vorzugsweise Glucose, sie sind aber auch in der Lage, die meisten natürlich vorkommenden Aminosäuren zu nutzen. Moraxella und Acinobacter-Arten sind für den Verderb von normalem Muskelfleisch von geringerer Bedeutung als die Pseudomonaden, da sie bei den im Fleisch üblicherweise vorliegenden pH-Werten (pH = 5,5) im Wachstum gehemmt werden.

Unter aeroben Bedingungen können ebenfalls fakultativ anaerobe Keime wachsen, z. B. die *Enterobacteriaceae*, deren Wachstumsgeschwindigkeit bei Kühltemperatur jedoch langsamer ist als die der strikt aeroben Keime.

Enterobacteriaceae bauen zunächst die im Fleisch vorhandene Glucose und das Glucose-6-phosphat ab, bevor sie Aminosäuren angreifen. Wie die Pseudomonaden bilden sie übelriechende Produkte beim Abbau von Aminosäuren.

Bei *vakuumverpacktem Fleisch* besteht die Keimflora hauptsächlich aus *Lactobacillus*-Spezies, die bei Kühltemperaturen die Begleitflora überwachsen und diese zusätzlich noch durch Bildung antimikrobieller Substanzen im Wachstum hindern. Bei höheren Temperaturen wachsen auch Enterobacteriaceae.

Neben den o. g. Verderbniserregern kann das Fleisch auch mit pathogenen Keimen bereits infiziert bzw. während der Zubereitung kontaminiert werden:

Im ersten Fall muß es zu keiner Vermehrung der pathogenen Mikroorganismen in Fleisch kommen, weil bereits die Aufnahme von einigen Zellen des Krankheitserregers als ausreichend zum Ausbruch einer Infektionskrankheit angesehen werden muß, z. B. Brucellose, Typhus und Paratyphus.

Eine andere Form liegt bei den Erkrankungen vor, die nur durch einen enorm hohen Gehalt des Fleisches an lebenden pathogenen Bakterien (10^4 bis $10^6/g$) ausgelöst wird. Die hohe Keimdosis wird durch *Vermehrung des Krankheitserregers* im Fleisch als eine notwendige Voraussetzung zum Krankheitsausbruch, ermöglicht. Es handelt sich z. B. um Salmonellen, *Cl. perfringens, Bac. cereus, Campylobacter, Yersinien* usw..

Bei der dritten Gruppe von Lebensmittelvergiftungen ist ebenfalls eine Vermehrung der erregenden Keimart im Fleisch notwendig, die Toxine biosynthetisieren können (z. B. durch *Cl. botulinum, Staph. aureus*).

Tabelle 2 verdeutlicht den Einfluß der Temperatur auf das Wachstum von verschiedenen Verderbnis- und pathogenen Keimen. Es ist zu erkennen, daß auch beim Fleisch von gesunden Schlachttieren die Haltbarkeit nur begrenzt ist. Die wichtigsten Faktoren des Fleischverderbs sind die *Keimbelastung* und die *Lagertemperatur*.

§ 35 LMBG schreibt z. B. für Fleisch und Fleischerzeugnisse die Bestimmung des Gehaltes an Salmonellen, Staph. aureus und mesophilen, sulfitreduzierenden Clostridien vor.

Ein geringes Infektionsrisiko in rohem Zu-

Tabelle 1. Verderbniserscheinungen von Fleisch. (Aus: MERCK, Spektrum 1, 1985, nach SCHMIDHOFER, T., SGLH-Schriftenreihe, Heft 7, 1977)

1. Oberflächenschleim	- Pseudomonas
	- Acinetobacter
	- Streptokokken
	- Leuconostoc
	- Bacillus
	- Mikrokokken
2. Grünfärbung	- Lactobacillus (Lb. viridescens: grüne Kern- und Oberflächenfäule)
3. Ranzigkeit:	- Pseudomonas
	- Acinetobacter
4. Phosphoreszenz:	- Photobacterium
	- Pseudomonas
5. Pigmentbildung:	- Serratia
	- Pseudomonas
6. Toxinbildung:	- Salmonellen
	- Cl. botulinum
	- Cl. perfringens
	- Streptokokken
	- Coli
	- Proteus
	- Yersinien
	- Campylobacter

Tabelle 2. Minimaltemperaturen für das Wachstum verschiedener Mikroorganismen in Fleisch. (Aus: MERCK, Spektrum 1, 1985, nach SCHMIDHOFER, T., SGLH-Schriftenreihe, Heft 7, 1977)

Temperatur	Gattung oder Keimart	Verderb	Vergiftung
+15 °C	Clostridium perfringens	+	+
+12 °C	Bacillus cereus	+	+
+10 °C	Bacillus	+	
	Clostridium	+	
	C botulinum Typ A, B, C		+
+ 7 °C	Proteus	+	
	Escherichia	+	+
	Staphylococcus aureus		+
+ 5 °C	Micrococcus	+	
	Citrobacter	+	
	Salmonella		+
+ 3 °C	C. botulinum Typ E, B*		+
± 0 °C	Lactobacillus*	+	
	Streptococcus*	+	
	Micrococcus*	+	
	Microbacterium*	+	
	Klebsiella*	+	
	Enterobacter	+	
	Proteus*	+	
	Escherichia*	+	
	Yersinia		+
− 5 °C	Pseudomonas*	+	
	Acinetobacter*	+	
	Flavobacterium*	+	
	Bacillus*	+	
− 8 °C	Mucor*	+	
	Rhizopus*	+	
	Thamnidium*	+	
−12 °C	Cryptococcus*	+	
	Cladosporium*	+	
−18 °C	Fusarium*	+	+
	Penicillium*	+	+

* einige Stämme

stand stellen z. B. grüne Salate, Gemüse, Obst usw. dar. Es ist anzunehmen, daß in Deutschland und vergleichbaren Gebieten der Genuß von Gemüse und Obst unter Abwägung der Vor- und Nachteile zu befürworten ist. Es ist selbstverständlich, daß die erwähnten Lebensmittel erst nach vorheriger Abspülung mit einem einwandfreien Trinkwasser in rohem Zustand ausgegeben werden können.

Die schon erwähnte *falsche Lagerung* bzw. Aufbewahrung mikrobiologisch anfälliger Lebensmittel betrifft in erster Linie die Temperatur des Kühlraumes, sowie sekundär den hygienischen Zustand dieser Räume (Sauberkeit usw.). Es ist auch von Wichtigkeit, nach den verschiedenen Lebensmittelarten separate Lebensmittellagerung vorzunehmen.

Mit den normalen Reinigungsmethoden in der Küche wird in den meisten Fällen optische Sauberkeit erreicht, jedoch mikrobiologisch gesehen können oft schwere Mängel bestehen. Die Desinfektion in der Küche ist mit anderen Maßstäben als im medizinischen Bereich zu beurteilen. Die Desinfektionsmittel, die in einer Küche anzuwenden sind, sollen nicht nur Bakterien, Viren und Pilze inaktivieren; sie müssen toxikologisch unbedenklich sein, weiter müssen sie farblos sein und dürfen keine Geruchs- und Geschmacksbeeinträchtigungen erzeugen. Die Desinfektionsmittel für den Küchenbereich müssen ihre Wirkung auch bei Eiweiß-Gegenwert voll aufweisen. Da Desinfektionsmittel in der Küche als „Bedarfsgegenstände" anzusehen sind, ist ihre Anwesenheit im Lebensmittel nur „in technisch nicht vermeidbaren Mengen" erlaubt.

Eßgeschirr und Küchengeräte müssen daher nach durchgeführter Desinfektion mit klarem Wasser (Trinkwasserqualität) abgespült werden, d. h. sie dürfen nicht ohne Abspülung mit klarem Wasser zum Trocknen gegeben werden. Die anderenfalls verbleibenden Reste des Desinfektionsmittels, die einen gewissen Schutz gegen Reinfektion bedeuten würden, werden nicht geduldet. Zulässig für die Desinfektionsbehandlung ohne Nachspülung sind nur die Mittel, deren aktive Substanzen der Verordnung für Trinkwasseraufbereitung entsprechen.

Das Material der Einrichtung sowie der Geräte in der Küche hat einen Einfluß auf die Durchführung der Reinigung und Desinfektion, d. h. auf den hygienischen Stand bzw. auf den Keimgehalt. Zu empfehlen sind nichtrostende Stahlsorten, in zweiter Reihe Aluminium. Neben den Metallen sind Kunststoffe, kunstharzbeschichtete Oberflächen, Keramik und Marmorplatten zu empfehlen.

Bei Holz sind z. B. nicht alle Reinigungs- und Desinfektionsmittel anwendbar. Auf jeden Fall sind die anderen Materialien besser zu reinigen und zu desinfizieren als Holz. Dies sollte mindestens bei Neueinrichtungen und Ersatzbeschaffungen berücksichtigt werden. Ein Hackklotz aus Holz sollte in einer Krankenhausküche nicht verwendet werden. Holz kann man durch geeigneten Kunststoff ersetzen.

Ein weiteres und sehr wichtiges Küchenhygieneproblem stellen die häufig nicht ausreichenden Reinigungs- und Desinfektionsleistungen der Geschirrspülmaschinen dar. Durch das nichtdesinfizierte Geschirr in einer Großküche, insbesondere im Krankenhaus, können die Infektionskeime an weitere Menschen übertragen werden.

Reinigung und Desinfektion des Geschirrs in einer automatischen Geschirrspülmaschine

Für eine optimale Reinigungs- und Desinfektionswirkung ist der vom Hersteller der Geschirrspülmaschine vorgeschlagene Wasserverbrauch erforderlich. Neben einer konstanten Konzentration des kombinierten Reinigungs- und Desinfektionsmittels und der vorgenannten Wassermenge, ist zum Erreichen des optimalen Reinigungs- und Desinfektionseffektes auch die Betriebstemperatur der Spüllauge von Wichtigkeit. Um eine über den gesamten Spülvorgang gewünschte Spüllaugenkonzentration einzuhalten und auch zum Ende einen ausreichenden Desinfektionseffekt zu erzielen, ist es empfehlenswert, die Spüllaugenkonzentration sowie die Dosierung am Spüllaugekonzentrat zu automatisieren.

Die Überwachung der Spüllaugenkonzentration arbeitet auf dem Prinzip der elektrischen Leitfähigkeit. Mit höherer Spüllaugenkonzentration steigt die elektrische Leitfähigkeit und bei Abnahme der Spüllaugenkonzentration sinkt sie wieder. Eine nach dem Prinzip der Leitfähigkeit arbeitende Dosieranlage gewährleistet zu jeder Zeit die gewünschte Konzentration an Reinigungs- und Desinfektionsmitteln.

Unsere Überprüfungen an einer automatischen Bandgeschirrspülmaschine haben gezeigt, daß bei Nichteinhaltung der notwendigen Wassermengen die organische Verschmutzung der Spüllauge wesentlich zunimmt, so daß zum Ende der Spülzeit durch hohe Chlorzehrung bei Anwendung von Chlor abspaltenden Präparaten sehr niedrige Chlorkonzentrationen resultieren. Da die Gesamtdurchlaufzeit des Geschirrs in einer automatischen Bandgeschirrspülmaschine nur ein paar Minuten (ca. 2 Minuten) dauert, ist dann eine einwandfreie bzw. sichere Desinfektion des Geschirrs nicht gewährleistet. Die Notwendigkeit, die Reinigung sowie Desinfektion des Geschirrs mit ausreichendem Frischwasserdurchfluß durchzuführen, verdeutlichen die Ergebnisse unserer Spülversuche mit verschiedenen Frischwassermengen an einer automatischen Geschirrspülmaschine in einer Großküche während der Hauptspülzeit (Mittagessengeschirr). Die Spüllaugentemperatur von *60°C* ist als *optimal* anzusehen. Bei 60°C-Spüllaugentemperatur in Verbindung mit einer Spüllaugenkonzentration von 5 g/l wurde bei einer Testkeimbelastung von $6,4 \times 10^8$ Keime pro Teller eine 100%ige Keimreduktion auf dem Teller sowie eine sofortige Desinfektion der Testkeime in den einzelnen Spüllaugen erreicht.

Für die optimale Reinigungs- und Desinfektionswirkung ist die Einhaltung weiterer technischer Bedingungen von Bedeutung:

Die Frischwassermenge sollte ständig überwacht werden. Dies kann z. B. mit Hilfe eines Kontaktmanometers erfolgen.

Die Temperatur des Nachspülwassers muß ständig überwacht werden. Sie sollte nicht unter 80 °C absinken.

Die Temperatur der Spüllauge in dem Desinfektionstank sollte bei 60 °C liegen und bei einer Temperatur unter 50 °C sollte das Transportband der Spülmaschine automatisch abgeschaltet werden.

Die Spülmittelkonzentration sollte wenigstens in dem Desinfektionstank, welcher an die automatische Spülmitteldosierung angeschlossen ist, kontinuierlich überwacht werden. Die Konzentration der Spüllauge sollte nicht unter 5 g/l absinken.

Eine einwandfreie Funktion der Umwälzpumpen für die Spüllaugen sollte gewährleistet werden. Beim Ausfall einer Umwälzpumpe sollte ebenfalls das Transportband der Spülmaschine automatisch abgeschaltet werden.

Bei Erfüllung der vorgenannten technischen Mindestanforderungen, in Verbindung mit der Anwendung eines geeigneten kombinierten Reinigungs- und Desinfektionsmittels ist ein hygienisch einwandfreies Geschirr zu erzielen.

Anforderungen der Hygiene an Krankenhausküchen

(aus: Bundesgesundheitsblatt 23/1980, Nr. 11, S. 166–168)

Aus einer Krankenhausküche können Infektionen, Intoxikationen und andere Schadstoffe verbreitet werden. Die Kontamination der hergestellten und behandelten Lebensmittel in einer Küche kann verursacht werden durch
- Menschen,
- Geräte,
- Wasser,
- Luft,
- tierische Schädlinge.

In Krankenhausküchen sind die hygienischen Regeln der Speiseherstellung und -zubereitung vor allem deswegen besonders zu beachten, weil
- es sich um eine zentrale Versorgungseinrichtung handelt,
- erkrankte, d. h. anfällige Menschen zu versorgen sind,
- zahlreiche Speisearten der Normal- und Diätverpflegung bereitgestellt werden.

Die Funktionsabläufe, insbesondere die verschiedenen Systeme der Speiseversorgung sowie die bauliche Gestaltung und Ausstattung der Krankenhausküche müssen den hohen hygienischen Anforderungen angepaßt werden.

Die Gesetze und Verordnungen des Bundes und der Länder wie z. B.
- Bundes-Seuchengesetz,
- Lebensmittel- und Bedarfgegenständegesetz,
- Lebensmittelhygieneverordnungen

müssen besonders in einer Krankenhausküche erfüllt werden.

Allgemeine Anforderungen der Hygiene:
- nachteilige gegenseitige Beeinflussung von Lebensmitteln vermeiden (Vorbereitungswege für Fleisch, Vegetabilien und sonstige Lebensmittel voneinander trennen)
- Trennung von nicht-reinen und reinen Arbeitsvorgängen

Nicht-reine Arbeitsvorgänge:
- Warenanlieferung
- Vorbereitung von Gemüse
- Auftauen von rohen tierischen Lebensmitteln,
- evtl. einschließlich des küchenfertigen Zerlegens
- Lagerung von Vorprodukten
- Geschirrspülen
- Abfallbeseitigung

reine Arbeitsvorgänge:
- Speisenzubereitung
- Kochen und andere Garungsvorgänge
- Portionieren
- Speiseausgabe
- Lagerung von fertigen und portionierten Speisen
- Bereitstellung von sauberem Geschirr und Transportgefäßen
- Längeres Warmhalten von Speisen bei Temperaturen unter 60 °C ist wegen der Gefahr der Keimvermehrung durch geeignete Maßnahmen (z. B. Zeitpläne für die Speisenausgabe und -verteilung) zu vermeiden.

Bei allen Arbeitsvorgängen darf nur Wasser verwendet werden, dessen Qualität der Trinkwasserverordnung entspricht.

Eine innerbetriebliche regelmäßige hygienische Überprüfung aller Arbeitsabläufe ist notwendig.

Das in Küchen tätige Personal:
- muß Schutzkleidung tragen
- vor Arbeitsbeginn und besonders nach Toilettenbenutzung sind die Hände zu reinigen und zu desinfizieren
- nach besonderen Arbeiten, z. B. Geflügelbearbeitung sind ebenfalls eine Händereinigung und Händedesinfektion erforderlich.

Personal aus den infektionsgefährdeten Bereichen (wie z. B. Milchküchen) darf nicht in der zentralen Küche tätig werden.

Personal aus den übrigen Bereichen darf nur nach Händereinigung und -desinfektion und nach Anlegen einer speziellen Schutzkleidung in den Küchen tätig werden.

Im übrigen gelten die **Vorschriften der §§ 17 und 18 Bundes-Seuchengesetz.**

BSG § 17 enthält Beschäftigungsverbot im Lebensmittelgewerbe für Personen:
- die an Cholera, Typhus, Paratyphus, Enteritis, Virushepatitis oder Shigellenruhr *erkrankt oder dessen verdächtig sind.*
- die an ansteckungsfähiger Tuberkulose der Atmungsorgane, an Scharlach oder an Hautkrankheiten, deren Erreger über Lebensmittel übertragen werden können, erkrankt sind.
- die Salmonellen, Shigellen oder Choleravibrionen ausscheiden.
- Bedingung für das Beschäftigungsverbot ist, daß die Personen gewerbsmäßig bei der Herstellung, dem Behandeln oder Inverkehrbringen der Lebensmittel tätig sind und dabei mit diesen unmittelbar in Berührung kommen.
- Das Beschäftigungsverbot gilt besonders für

Küchen in Gaststätten, Kantinen, Krankenhäusern, Säuglings- und Kinderheimen oder sonstigen Einrichtungen mit Gemeinschaftsverpflegung.

BSG § 18 schreibt Einstellungs- und regelmäßige Wiederholungsuntersuchungen vor.

Aus hygienischen Gründen sind für zentralisierte Küchen im allgemeinen folgende Räume erforderlich:
- Anlieferungsstelle
- Gelüftete, trockene, ggf. kühle Lagerräume für Kartoffeln und Gemüse sowie Trockenprodukte und Konserven u. ä.
- Kühlräume bzw. Kühlschränke, ggf. mit ausreichendem Platz zum Auftauen, z.B. für Fleisch, Fisch, Milch und Milchprodukte sowie vorbereitete und fertige Speisen
- Gefrierschränke, Gefrierräume
- getrennte Vorbereitungsräume für mit Erde behaftete und andere Lebensmittel, wie Frischfleisch, Geflügel und Fisch.
- Raum mit getrennten Arbeitsplätzen für die Speisenzubereitung (Kochen, Braten usw.) und die Portionierung warmer und kalter Speisen, sowie für Essenausgabe
- Raum für die Herstellung von Speiseeis, Back- und Konditoreiwaren, Desserts,
- Raum für die Reinigung von Eßgeschirr und Küchengeräten,
- Platz für Reinigungs- und Desinfektionsgeräte und -materialien
- Platz für benutzte Transportwagen und -behälter
- Platz für die Reinigung und Desinfektion der Transportwagen und -behälter
- Platz für gereinigte Transportwagen und -behälter
- Gelüftete, kühle Sammelräume für Speiseabfälle (zur Weiterverwertung) und der anderen Abfälle
- Verwaltungsraum
- Personalräume
- Aufenthaltsraum nur für Küchenpersonal
- Umkleideräume mit getrennter Unterbringung für Straßen- und Schutzkleidung
- Toiletten (ohne direkten Zugang zu den Lager- und Arbeitsräumen)

Baulich-hygienische Anforderungen – Krankenhausküche

A. *Hauptküche*
- Anlieferungsstelle soll überdacht sein,
- Lebensmittelbeeinträchtigende Faktoren (z. B. durch Entsorgung, Abgase) sind auszuschließen.
- Aufgabeseite zum Geschirrspülen muß
- weit von der Aufnahmeseite (Lagerung und Bereitstellung von sauberem Geschirr) entfernt liegen.
- Bereich der Geschirrspüle und der Containerreinigung muß baulich von der Speisenzubereitung und Portionierung abgeschirmt sein.

In der Nähe der Arbeitsplätze müssen Möglichkeiten gegeben werden, um Arbeitsschürzen für unreine Arbeiten beim Wechsel zwischen nicht reinem und reinem Arbeiten unterzubringen.

Fußböden
- leicht zu reinigen
- rutschhemmend
- wasserundurchlässig
- Bodenabläufe mit Geruchverschluß

Wände
- glatt
- hell
- abwaschbar

Deckenanstrich
- feuchtigkeitsfest
- feuchtigkeitsausgleichend

Fenster
- die sich öffnen lassen, müssen durch Fliegengitter gesichert sein.

Werkstoffe für Tischflächen und Einrichtungen von Krankenhausküchen
- gesundheitlich unbedenklich
- schlag- und kratzfest

Holz darf für die Oberflächen der Einrichtungsgegenstände nicht verwendet werden!

Wände, Fußböden und alle Einrichtungen müssen mit Desinfektionsmitteln und -verfahren desinfizierbar sein, die vom Bundesgesundheitsamt anerkannt sind.

Alle Anstattungen und Einrichtungen sollen druckwasserfest sein, um Verschmutzungen mit Hilfe von Hochdruckreinigern schnell und ausreichend sicher entfernen zu können.

In allen Küchenräumen mit Ausnahme der Verwaltungs-, Lager-, Kühl- und Gefrierräume sind in der Nähe der Arbeitsplätze Handwaschbecken vorzusehen, die mit Seifen-, Desinfektionsmittel- sowie Handtuchspendern ausgestattet sind. Die Armaturen sollen ohne Handkontakt betätigt werden können.

Die Bauausführung muß so erfolgen, daß tierische Schädlinge ferngehalten und evtl. bekämpft werden können.

Für die Entwesung gilt die Liste der vom

Bundesgesundheitsamt geprüften und anerkannten Entwesungsmittel und -verfahren zur Bekämpfung tierischer Schädlinge.

B. *Sonderküchen*
Diätküchen
- gleiche hygienische Anforderungen wie bei Hauptküchen

Milchküchen
- Milch und Milchprodukte guter Nährboden für Mikroorganismen
- Säuglingsnahrung stets kurz vor dem Gebrauch zubereiten.

Deshalb soll jede Neugeborenen- und Säuglingseinheit eine *eigene „Milchküche"* (Raum zum Ansetzen der Nahrung und Raum zur Reinigung und Sterilisation der Flaschen u. a.) zugeordnet werden.

C. *Verteiler- und Stationsküchen*
- Möglichkeit einer Zubereitung von Getränken und zusätzlicher Kost bestehen
- Sofern auf den Stationen nicht nur gelegentlich Geschirr gespült werden soll, ist aus *hygienischen Gründen eine Spülmaschine vorzusehen*.
- Einrichtungen zur Hände- und Gerätereinigung und -desinfektion müssen vorhanden sein.
- Im übrigen gelten die gleichen Anforderungen wie für die Hauptküche.

Hygienische Kontrolle in einer Krankenhausküche

Mikrobiologische sowie chemische Überprüfungen in einer Krankenhausküche kann man in folgende Bereiche einteilen:

Überprüfung der Reinigung und Desinfektion,
Umgebungsuntersuchungen,
Lebensmitteluntersuchungen,
Personaluntersuchungen,
Überprüfung des Hygieneplanes.

Gezielte regelmäßige Umgebungsuntersuchungen sind in einer Krankenhausküche notwendig. Bei Auftreten von Lebensmittelvergiftungen sollten die Umgebungsuntersuchungen auf Küchenpersonal sowie Speiseüberprüfung erweitert werden.

Bei den Umgebungsuntersuchungen in der Küche werden für die mikrobielle Untersuchung von Arbeitsflächen sowie glatten Geräteflächen Abklatscher mit „Rodac"-Platten verwendet. Für die Überprüfung von nicht glatten Gegenständen werden Abstriche mit sterilen Tupfern benutzt.

Gesamtkoloniezahlen weisen auf den allgemeinen Hygienezustand in der Küche sowie auf die Qualität der Lebensmittel hin. Weiter wird auf Indikatorbakterien, meist auf E. coli untersucht, die auf eine fäkale Belastung oder mangelhafte Küchenhygiene hinweisen. Lebensmittelvergiftende Bakterien direkt nachzuweisen, gehört zu einer umfassenden Untersuchung.

In einer Krankenhausküche werden folgende mikrobiologische Kriterien angestrebt:

an den Arbeitsflächen (Tische, Waagen usw.) max. 100 Keime/Rodac-Platte, Küchenfußböden - in der Regel über 500 Keime/cm², saubere Betriebe - weniger als 10 Keime/Rodac-Platte.
Kontrolle an der Spülmaschine
1. Nachspülwasser
   Temperatur, mikrobiologische und chemische Beschaffenheit
2. Wasserverbrauch
3. Spüllauge
   Temperatur, Konzentration an Spülmittel, Desinfektionswirkung wenigstens durch Chlorbestimmung
4. Überprüfung aller Spüldüsen und Pumpen
5. Überprüfung des desinfizierten Geschirrs (Mikrobiologisch und auch auf evtl. Spülmittelreste - chemische Überprüfung)

Erstellung des Hygieneplanes in einer Krankenhausküche

Im Hygieneplan sollen in einer einfachen Form aber übersichtlich alle Reinigungs- und Desinfektionsvorgänge in einer Krankenhausküche aufgestellt werden. Es sollte klar erkennbar sein, für welche Arbeitsvorgänge, welches Reinigungs- bzw. Desinfektionsmittel verwendbar ist. Die entsprechende Anwendungskonzentration der einzelnen Lösungen soll ebenfalls angegeben werden.

Nach Art der verschiedenen Küchenbereiche unter Berücksichtigung der örtlichen Gegebenheiten sollte auch die Häufigkeit der Durchführung der verschiedenen Reinigungs- bzw. Desinfektionsverfahren festgelegt werden.

Der Hygiene-Plan soll auch Klarheit über die Zuständigkeit verschaffen bzw. festlegen, wer für die einzelnen Reinigungs- und Desinfektionsvorgänge verantwortlich ist.

Es besteht bei den Hygiene- und Reinigungs-Verantwortlichen noch Unsicherheit über die jeweils geeigneten Hygiene- und Reinigungsmaßnahmen.

Zielsetzung aller Maßnahmen ist die Gesunderhaltung der Menschen, die aufgrund ihrer Tätigkeit gezwungen sind, Gemeinschaftseinrichtungen zu benutzen.

Als Basis für die Erarbeitung eines Hygiene-Planes einer Krankenhausküche kann die Check-Liste zur Sanitär- und Küchenhygiene des Fachausschusses für Hygiene der Deutschen Gesellschaft für Wohnungsmedizin e. V. dienen (zu beziehen über DGW e. V., Hagenbuchenstr. 3, 7513 Friedrichstal).

Mit einem Pflichtenkatalog, in Form der Check-Liste und den darin enthaltenen Hinweisen, soll den Verantwortlichen eine Orientierungshilfe an die Hand gegeben werden, deren, je nach Betriebsart unterschiedliche Anwendung weitgehend vor unerwünschten hygienischen und evtl. auch juristischen Konsequenzen schützen kann. Die Checkliste gibt die entsprechende Empfehlung für Reinigung- und Desinfektion in Großküchen. Sie beinhaltet die Hinweise für die Ausschaltung und Überprüfung der häufigsten **Infektionsquellen** in einer Großküche:
- Hände des Küchenpersonals
- evtl. Tröpfchen aus der Nase - Rachenraum
- Gemeinschaftshandtücher
- Wischlappen
- ungenügend desinfizierte Gefäße
- Küchenmaschinen
- Anrichte-Tische
- Erdverschmutzung

Beurteilung der Wasseraufbereitung in einer „Milchküche" aus hygienischer Sicht

Für die Zubereitung der künstlichen Säuglingsnahrung (in einer zentralen „Milchküche" eines Krankenhauses), muß keimfreies Trinkwasser verwendet werden, um evtl. Infektionen vorzubeugen. Milch sowie Milchpräparate sind für mikrobielle Kontamination sehr anfällig, sie kommen oft als Überträger von Erregern in Betracht. Milch sowie Milchpräparate bieten den Keimen allerbeste Nährstoffe für ihre Vermehrung. Bei der Zubereitung der künstlichen Säuglingsnahrung kann sich die Erwärmung auf die Körpertemperatur, die auch der optimalen Temperatur der meisten Krankheitserreger entspricht, auf die Keimvermehrung positiv auswirken. Die aufgeführten Gründe veranschaulichen deutlich die Notwendigkeit für die Zubereitung der Säuglingsnahrung ein vollkommen entkeimtes Wasser zu verwenden.

Bei den Aufbereitungsmöglichkeiten des Wassers für die Zubereitung von Säuglingsnahrung sollten Desinfektionsverfahren auf Chlorbasis aus bekannten Gründen (Haloforme) vermieden werden. Es bleibt nur die Möglichkeit, das Wasser thermisch oder mit Hilfe einer „Sterilfilteranlage" zu entkeimen. Die Praxis hat gezeigt, daß durch die Anwendung der Steril-Membranfilteranlage auf die Dauer die besten mikrobiologischen Ergebnisse zu erreichen sind. Von bedeutender Wichtigkeit ist die richtige Installierung der Entkeimungsanlage. Sie muß am Ende der Wasserleitung direkt an dem Wasserhahn angebracht werden.

Da mit dem Leitungswasser einige Keime (Trinkwasserqualität, Koloniezahl unter 100/ml) mitgeschleppt werden, die an der Filtermembrane (Porengröße 0,2–0,45) zurückgehalten werden, haben sie bei längeren Standzeiten die Möglichkeit zur Vermehrung; sie können die Filtermembrane durchwachsen und somit die reine Seite der Entkeimungsanlage infizieren.

Um das Durchwachsen der Keime an der Membran zu erschweren, empfiehlt es sich, eine zweistufige Filtermembran (Porengröße I. Stufe = 0,45 µm, II. Stufe = 0,2 µm) zu verwenden. Die Membrane sind mehrmals verwendbar, und durch Autoklavieren können sie wieder sterilisiert werden. Sie ertragen Temperaturen über 120 °C ohne ihre spezifischen Eigenschaften zu verlieren. Es ist empfehlenswert mit 2 kompletten Entkeimungsanlagen zu arbeiten. Dadurch wird es möglich, daß auch in der Zeit, in der eine Anlage sterilisiert wird, die andere an die Leitung anzuschließen. Unsere Überprüfungen haben gezeigt, daß bei Anwendung der einzelnen zweistufigen Filtermembran die Standzeit zwischen den Sterilisationen verlängert wurde. Unsere eigenen Untersuchungen haben gezeigt, daß die komplette Entkeimungsanlage mit der eingebauten Filtermembran regelmäßig, d.h. zweimal pro Woche autoklaviert werden muß, um auch auf Dauer ein sicher entkeimtes Wasser zu erzielen. Die Temperaturbeständigkeit der Filtermembran ist zu beachten.

Es ist selbstverständlich, daß in der Milchküche verwendetes Wasser neben der mikrobiologischen Beschaffenheit auch die zweite Anforderung nach der Trinkwasserverordnung erfüllen muß. Das Trinkwasser darf neben der einwandfreien mikrobiologischen Beschaffenheit auch keine gesundheitsschädigenden Eigenschaften haben. Die Grenzwerte für die toxischen Kriterien, die in der Trinkwasserverordnung aufgeführt sind, sind am strengsten zu erfüllen. Darüber hinaus ist der Nitratgehalt des verwendeten Wassers für die künstliche Säuglingsnahrung von Bedeutung.

Werden abgestillte Säuglinge während der ersten drei Lebensmonate mit Säuglingsnahrung gefüttert, die mit nitratreichem Wasser hergestellt wurde, kann dies zu Methämoglobinämie, der sogenannten Blausucht führen. Einige Bakterien, wie z.B. Bacillus subtilis können im Magen-Darm-Trakt des Säuglings Nitrat zu Nitrit, dem eigentlichen toxischen Agens, reduzieren. Bei mangelnder Wasser- und Küchenhygiene kann das Nitrat bereits bei der Zubereitung der Nahrung durch einige Enterobakterien sowie durch apathogene Sporenbildner zu Nitrit reduziert werden, welches das Kind dann mit der Nahrung aufnimmt. Nitrite oxidieren nach der Resorption in die Blutbahn Haemoglobin zu Methaemoglobin, wodurch es nicht mehr für den Sauerstofftransport zur Verfügung steht (4).

Es handelt sich um die alimentäre Nitrat-Methämoglobinämie der Säuglinge. Sie wurde in vielen Ländern beobachtet.

Eine Möglichkeit zur Prävention der alimentären Nitrat-Methämoglobinämie der Säuglinge ist vor allem die Verwendung von nitratfreiem Ersatzwasser.

Die WHO hat gefordert, daß der Nitratgehalt des Trinkwassers 45 mg/l nicht überschreiten soll. In der Trinkwasserverordnung liegt der Nitratgehalt immer noch bei 90 mg/l. Die Fassung der Trinkwasserversorgung vom 25.6.1980 schreibt für Trinkwasser in verschlossenen Behältnissen, welches als Säuglingsnahrung geeignet angeboten wird, zusätzlich folgende Begrenzungen vor:

Nitrat 10 mg/l
Nitrit 0,02 mg/l
Natrium 20 mg/l

§ 2 der Trinkwasserverordnung schreibt weiter für das Trinkwasser in verschlossenen Behältnissen, die zur Abgabe an den Verbraucher bestimmt sind, vor, daß das Trinkwasser frei von Krankheitserregern sein muß. Dieses Erfordernis gilt als nicht erfüllt, wenn dieses Trinkwasser in 250 ml E. coli, coliforme Keime, faecal-Streptokokken oder Pseudomonas aeruginosa sowie in 50 ml sulfidreduzierende sporenbildende Anaerobier enthält (Grenzwert).

Literatur

1. Beck EG, Schmidt P (1982) Hygiene – Präventivmedizin. Ferdinand Enke Verlag, Stuttgart
2. Brodhage H (1969) Durch Bakterien verursachte Lebensmittelvergiftungen bzw. Infektionen. Alimenta 8
3. Handbuch der Lebensmittelchemie. Springer-Verlag, Berlin, Heidelberg, New York 1969
4. Knotek Z, Schmidt P (1965) Dusičnanová alimentárni methemoglobinemie kojenců. St zdrav nakladetelství, Prag
5. Krüger S (1979) Reinigung und Desinfektion von Geschirr und Transportbehältern im Rahmen der Küchenhygiene. Schweizerische Zeitschrift für Medizin und medizinische Technik 10: 63–67
6. Prucha J (1983) Hygienische Fragestellung im Hinblick auf Reinigungs- und Desinfektionseffekt in einer automatischen Bandgeschirrspülmaschine. Hygiene + Medizin 8: 49–54
7. Steuer W (1983) Krankenhaushygiene. 2. Auflage. Gustav Fischer, Stuttgart-New York
8. Wallhäuser KH (1978) Sterilisation – Desinfektion – Konservierung (Keimidentifizierung – Betriebshygiene) Verlag Georg Thieme, Stuttgart

Dekontamination von Geschirr und Transportwagen in Reinigungs- und Desinfektionsanlagen

S. KRÜGER

Reinigung und Desinfektion in Krankenhausküchen

Nach der Richtlinie des BGA für die Erkennung, Verhütung und Bekämpfung von Krankenhausinfektionen gehören Krankenhausküchen und Diätküchen zum Bereich mit mittlerem Infektionsrisiko, d. h. Keimübertragungen sind durch entsprechende Maßnahmen auszuschließen. Dabei sind
- die Lebensmittellagerung, -zubereitung und -aufbewahrung,
- die Personalhygiene und
- die sachgerechte Reinigung und Desinfektion von Zubereitungsgeräten, Geschirr und Transportwagen sowie von Arbeitsflächen, Speiseverteilanlagen und Flächen im einzelnen zu betrachten.

Eine besondere, heute noch häufig vernachlässigte Rolle bei der Übertragung von Krankheitserregern spielen Geschirr und Speisetransporteinrichtungen, die bei ihrem täglichen Rundlauf Keime aller Art verschleppen können.

Die Richtlinie des BGA beschränkt sich auf den Hinweis, daß besondere Anforderungen zu stellen seien, die sich nach den konstruktiven Merkmalen und dem Risiko der Verbreitung von Infektionen zu richten haben. Diese Forderung ist nun zu konkretisieren und in die Tat umzusetzen.

Küchen- und Speiseverteilsysteme im Krankenhaus

Welche Speiseverteilsysteme sind im Einsatz und welche Transportelemente in den Verteilungskreislauf integriert?
1. Anlieferung des zubereiteten Essens in Menagen auf den Stationen und Portionierung im stationseigenen System. Die Geschirreinigung erfolgt in Spülmaschinen auf der Station, die Reinigung und Desinfektion der Menagen in der zentralen Küche. Dieses Speiseverteilsystem ist ein dezentrales System.
2. Portionierung der Speisen in der Zentralküche. Die Warmhaltung der Speisen erfolgt durch Portionierung auf vorgeheizten Tellern und Einstellen in Warmhaltesets mit Wärmeisolierung.

Die Sets mit den Speisen werden auf Tabletts in Transportwagen über vertikale und horizontale Transportsysteme zu den einzelnen Stationen gebracht. Auch Hubwagen oder andere Fahrzeuge sind zum Transport der Wagen bei getrennten Gebäuden im Einsatz.
3. Die Speiseversorgung kann auch auf der Verwendung portionierter, tiefgefrorener Gerichte aufgebaut sein, die nach Erwärmung auf den beschriebenen Transportsystemen zum Patienten befördert werden. Bei diesem System ist zum Teil Einweggeschirr im Einsatz, es fallen aber Bestecke und Tabletts zur Reinigung an.

Gemischte Speiseverteilsysteme aus den oben beschriebenen Elementen sind häufig zu finden.

> Infektionsstationen sind von dem allgemeinen Kreislauf ausgeschlossen und werden getrennt entsorgt.

Reinigungs- und Desinfektionsverfahren für Geschirr und Transportwagen

Auch wenn kausale Zusammenhänge zwischen dem gehäuften Auftreten von Darmerkrankungen und unzureichend desinfiziertem Geschirr und verkeimten Transportwagen nicht nachgewiesen werden konnten, so wurden doch bei Routineüberprüfungen immer wieder stark kontaminierte Transportwagen festgestellt und pathogene Keime auf Geschirrteilen gefunden. In Anbetracht der Tatsache, daß ein Großteil der Infektionsursachen unaufgeklärt bleibt, sollten in einer Krankenhausküche grundsätzlich zur maschinellen Spülung von Geschirr und Transportwagen geprüfte Reinigungs- und Desinfektionsverfahren eingesetzt werden, um Infektionsketten zu durchbrechen und Kreuzinfektionen zu vermeiden.

Wie können wirksame Verfahren aussehen, unter welchen Voraussetzungen sind sie einsetzbar, und wo liegen die Grenzen der Wirksamkeit? Prinzipiell stehen zwei Verfahren zur Verfügung:

Die thermische Desinfektion während oder nach der Reinigung und die chemisch-thermische Desinfektion oder chemische Desinfektion nach erfolgter Vorreinigung.

Thermische Desinfektion

Maschinen mit Wasserwechsel

Bei der thermischen Desinfektion werden hohe Temperaturen über längere Zeiträume angewendet, um bestimmte mikrobielle Wirkungsbereiche zu erfassen.

Mit einer Temperatur von 93–95 °C und einer Haltezeit von 3 Minuten wird der Wirkungsbereich A erreicht, bei dem vegetative Keime aller Art abgetötet werden. Wird die Haltezeit auf 10 Minuten ausgedehnt, so ist der Wirkungsbereich AB gegeben, bei dem auch Viren einschließlich Hepatitis B ausgeschaltet werden. Geschirrspülmaschinen, die in dieser Weise als Desinfektions- und Reinigungsautomaten arbeiten, sind in der Liste des BGA aufgeführt und bevorzugt in Bereichen einzusetzen, in denen meldepflichtige Krankheiten auftreten oder auftreten können.

Die Begutachtung erfolgt nach der zur Zeit gültigen BGA-Richtlinie für die thermische Desinfektion von 1981. Bei diesem Verfahren wird der Testkeim Streptokokkus faecalis eingesetzt, der thermisch und chemisch resistenter ist als z. B. Salmonellen, Staphylococcus aureus und Pseudomonas aeruginosa. Von weniger als 5% der Testkörper dürfen Testkeime reisoliert werden, wobei mit dem die gesamte Oberfläche erfassenden Abschwemmverfahren gearbeitet wird und enthemmte Nährlösungen verwendet werden.

In diesen Thermodesinfektoren wird im ersten Waschgang ein wirksames stark zersetzendes und emulgierendes Reinigungsmittel zugesetzt. Es enthält zur Zersetzung von Gerbstoffen ein Oxidationsmittel, vorzugsweise Aktivchlor. Jedoch spielt die chemische Desinfektion durch die Aktivchlorkomponente im Thermodesinfektor keine Rolle. Die Dosierung liegt zwischen 2 und 4 g/l. Beim Aufheizen der Waschlauge erfolgt bereits eine Umwälzung.

Bei Erreichen von ca. 60 °C ist die Zersetzung von stärke- und eiweißhaltigen Speisepartikeln sowie das Emulgieren der Fette abgeschlossen. Unlösliche Partikel sind in fein verteilter Form in der Waschlauge dispergiert und das Geschirr ist frei von fest anhaftenden Speiseteilen. Während der weiteren Aufheizzeit setzt die keimabtötende Wirkung ein, die sich als logarithmische Kurve darstellt, über 99% der abgeschwemmten und suspendierten Keime sind bereits nach einer Minute abgetötet.

Programmautomaten haben eine Leistung bis zu 1000 Teller pro Stunde, das entspricht dem Geschirr von 30–50 Personen, also in etwa dem Geschirr, das auf einer Station während einer Mahlzeit anfällt.

Anstelle der Thermodesinfektoren werden Stationsküchen auch mit Eintankmaschinen ausgerüstet. Werden diese mit einer konstanten Waschtemperatur von mindestens 60–62 °C gefahren bei Kontaktzeiten von 2 Minuten oder mehr, wird neben einer Keimabschwemmung durch den Reinigungsprozeß auch eine Keimreduzierung in den Waschlaugen erreicht. Durch die Inponderabilien in der Temperatursteuerung und Schmutzbelastung ist jedoch eine sichere chemisch-thermische Desinfektion nicht sicherzustellen. Nachweislich reicht auch die kurze Verdüsung von 2–3 l Nachspülwasser von 85–90 °C nicht aus, um eine bakteriologische Wirksamkeit sicherzustellen.

Abklatsche im Praxisbetrieb sind sicher nicht die richtige Methode, den in diesen Maschinen erzielten Desinfektionsgrad zu beweisen.

Chemisch thermische Desinfektion und chemische Desinfektion

Mehrtankgeschirrspülmaschinen mit Durchlaufsystem

Überwiegend wurden jedoch in modernen Krankenhausbauten und bei Sanierungsbauten zentrale Speiseverteilsysteme mit zentraler Entsorgung geplant. Der Rücklauf des benutzten Geschirrs erfolgt in Transportwagen in eine zentrale Spülküche. Die Geschirrteile werden dem Transportwagen entnommen, sortiert, von groben Speiseresten, Papier und Aluminiumfolien befreit und in Durchlaufmaschinen eingeordnet. In diesen Maschinen durchläuft das Geschirr aufeinander folgende Reinigungs-

und Desinfektionsvorgänge sowie Nachspülung und Trocknung. Nach Abnahme vom Band oder Entnahme aus Körben wird das getrocknete Geschirr in Spendern gestapelt und steht zur Wiederverwendung bei der nächsten Speisenverteilung bereit.

Transportwagen werden insbesondere bei integrierten AWT-Systemen in Container Reinigungs- und Desinfektionsanlagen dekontaminiert. Ersatzweise erfolgt die Reinigung und Desinfektion manuell mit gelisteten Desinfektionsmitteln aus der DGHM-Liste, Spalte 2b, mit Sprühlanzen unter Beachtung der Ausführungsbestimmung zur Richtlinie des BGA 4.7.3.

In solchen Durchlaufmaschinen wäre eine thermische Desinfektion sehr aufwendig, so bleibt das thermische Verfahren auf Desinfektions- und Reinigungsanlagen im Taktsystem für chirurgische Instrumente und zugehörige Steril- und Versorgungscontainer beschränkt.

Durchlaufspülmaschinen in Krankenhäusern mit 300–500 Betten haben Nennleistungen von 5000 bis 8000 Teller pro Stunde, d. h. das gesamte Geschirr von Patienten und Personal wird in ca. 2 Stunden gereinigt, getrocknet und gestapelt. Die Bandgeschwindigkeiten variieren zwischen 1,3 und 5,2 m pro Minute, die Kontaktzeiten mit den Reinigungs- und Desinfektionslösungen von ca. 2 bzw. nur 0,6 Minuten entspricht. Die Temperaturen schwanken zwischen 55 und 70 °C. Eine Reinigung und Desinfektion bei noch höheren Temperaturen wäre mit zu hohen Energiekosten verbunden. Im Gegensatz dazu gibt es heute Trends in Richtung einer Erniedrigung der Waschtemperaturen unter dem Aspekt weiterer Energieeinsparung; dampfbeheizte Maschinen mit Temperaturen über 60 °C haben Seltenheitswert. Im Zuge der Erneuerung und von Umbauten werden sie durch Kompaktmaschinen mit erhöhter Leistung, geringerer Kontaktzeit und Wärmerückgewinnungsanlagen ersetzt. Die Wärmerückgewinnung ist ein Energiesparsystem, das den gesamten Wärmehaushalt der Maschine umfaßt und Temperaturerhöhungen ausschließt. So verlagert sich das chemisch-thermische Reinigungs- und Desinfektionsverfahren früherer Jahre zur ausschließlich chemischen Desinfektion. Kürzere Kontaktzeiten und weniger Temperatur erfordern für die Reinigung einen höheren Einsatz der chemischen Komponenten. Dies gilt besonders auch für die Desinfektion, denn in Bereichen unter 60 °C fällt die unterstützende Desinfektionswirkung durch die Temperatur weg.

Aktivchlor als Desinfektionswirkstoff

Aktivchlor ist ein Desinfektionswirkstoff mit breitem Wirkungsspektrum (bakterizid, fungizid, tuberkulozid und virusinaktivierend) bei kurzen Einwirkzeiten. Organische und anorganische Chlorträger sind problemlos in pulverförmigen und flüssigen Reinigern zu integrieren, bei fachgerechtem Aufbau der Gesamtrezeptur lagerstabil und nicht korrosiv. Bei den äußerst kurzen Kontaktzeiten moderner Maschinen, die überwiegend unter einer Minute liegen, ist nur eine chemische Desinfektion mit einem Schnelldesinfektionsmittel wie Aktivchlor möglich. Da Mischungsvorgänge mit alkalischen Reinigungskomponenten und hohe mechanische Wirkungen in den Durchlaufmaschinen auftreten, kann außerdem nur ein Desinfektionswirkstoff zum Einsatz kommen, der im alkalischen Bereich voll wirksam ist, sich mit alkalischen Reinigungskomponenten verträgt und keinerlei Schaumentwicklung verursacht. Aktivchlor erfüllt diese Bedingungen.

Bei flüssig eingestellten Reinigungs- und Desinfektionsmitteln wird Natriumhypochlorit als Aktivchlorkomponente eingesetzt, für pulverförmige Einstellungen verwendet man überwiegend organische Chlorabspalter wie z. B. Natriumdichlorisocyanurat. Die sichere und schnellere Desinfektionswirkung von Aktivchlor ist seit langem auch aus anderen Anwendungsgebieten bekannt wie z. B. aus der Trink- und Badewasserdesinfektion sowie durch bewährte Desinfektionsverfahren für Melkmaschinen und im Lebensmittelbereich.

Aktivchlor zeigt schon bei Temperaturen unter 20 °C eine hervorragende bakterizide Wirkung, bei Temperaturen über 60 °C kommt die thermische Wirkung unterstützend hinzu und verkürzt die Abtötungszeiten. Der Chemismus der Abtötung beruht auf Chlorierungs- und Oxidationsvorgängen. Aktivchlor hat einen Eiweißfehler, so daß eine sichere Desinfektion nur in Systemen möglich ist, in denen Schmutzbelastungen begrenzt sind. Deshalb sind Desinfektionsverfahren für Geschirrspülmaschinen unter diesen Kriterien genauestens zu untersuchen, während die Probleme der Chlorzehrung bei Tablett- und Containerspülmaschinen wegen der geringeren Schmutzbelastung eine untergeordnete Rolle spielen.

Voraussetzungen für chemisch-thermische und chemische Desinfektionsverfahren

Welche Faktoren sind bei Durchlaufmaschinen zu überprüfen, um zu entscheiden, ob und wie eine Desinfektion sinnvoll durchgeführt werden kann?

Die Verschmutzung mit organischen Bestandteilen darf bestimmte Maximalwerte auch während der Mittagszeit bei Verabreichung von stark eiweiß- und stärkehaltigen Speisen und bei Spülzeiten von 2 Stunden und mehr nicht überschreiten. Dies kann bei Mehrtankmaschinen mit Vorabräumung sichergestellt werden durch gute manuelle Vorabräumung oder Pumpenvorabräumzonen. Weiterhin ist für eine ausreichend hohe Frischwasserzuführung zu sorgen, durch die eine übermäßige Anreicherung von organischen Bestandteilen vermieden wird. In Eintankmaschinen hingegen ist der Verschmutzungsgrad unkontrollierbar, und damit ist eine solche Spülmaschine für eine chemisch-thermische Desinfektion nicht geeignet.

Die Temperatur in den Waschtanks sollte über 60 °C liegen, damit durch thermische Unterstützung kurze Einwirkzeiten und geringere Einsatzkonzentrationen für das Desinfektionsmittel gewählt werden können. Dazu ist ausreichend heißes Nachspülwasser und eine Aufrechterhaltung der Waschtanktemperaturen notwendig.

Liegen die Waschtemperaturen unter 60 °C, erfolgt die Desinfektion ausschließlich chemisch und erfordert den Einsatz entsprechend geeigneter Desinfektionsspülmittel oder desinfizierender Zusatzkomponenten.

Die Kontaktzeit der Reinigungs- und Desinfektionslösung sollte keinesfalls 1 Minute unterschreiten, jede Verlängerung der Einwirkzeit der desinfizierenden Lösung ist zu begrüßen.

Das Reinigungsmittel oder das kombinierte Reinigungs- und Desinfektionsmittel muß in der Lage sein, auch angetrocknete oder verkrustete fettarme Diätspeisereste unter den praxisüblichen Bedingungen aufzuquellen und abzulösen, um die Voraussetzungen für eine chemische Desinfektion zu schaffen. In vielen Untersuchungen konnte festgestellt werden, daß eine gute Reinigung des Geschirrs eine Grundvoraussetzung für eine einwandfreie bakteriologische Wirkung ist. Verbleibende Speisereste bilden für die darin enthaltenen Mikroorganismen Schutzkolloide, die die chemische Abtötung erschweren. Antrocknungsgrad der Speisen, ihre Zusammensetzung, Aufheiztemperaturen in den Spendern, Mechanik der Spülmaschine, Kontaktzeiten, Reinigungstemperaturen sowie ausreichende Konzentrationen spielen u. a. eine entscheidende Rolle bei dem Reinigungsprozeß, auf die hier jedoch nicht weiter eingegangen werden soll. Es ist auch zu berücksichtigen, daß nicht alle Geschirrteile spülgünstige Formen und Oberflächen aufweisen. Kratzer, Bruchstellen und Kanten sowie rauhe Oberflächen unterstützen das Persistieren von Keimen.

Einstellung und Kontrolle des chemisch-thermischen oder chemischen Desinfektionsverfahrens

Die für die Desinfektion erforderliche Aktivchlormenge – ein Sicherheitsfaktor ist einzurechnen – muß in Abstimmung auf das Spülsystem und die oben genannten Faktoren ermittelt und die Aufrechterhaltung dieser Mindestkonzentration über den gesamten Spülzeitraum kontrolliert werden. Ist dies sichergestellt, so können die bakteriologischen Überprüfungen erfolgen.

Immer wieder ist festzustellen, daß sich bakteriologische Untersuchungen auf einige Abklatsche und eventuell noch auf die Untersuchung der letzten Spüllauge in der ersten Phase der Gesamtspülzeit beschränken. Dies ist völlig unzureichend, ja irreführend, insbesondere wenn in Temperaturbereichen unter 60 °C gefahren wird. Im Gegenteil ist es besonders wichtig, die Desinfektionswirkung mit kontaminierten Teilen in der letzten Phase der Mittagspülzeit oder sogar am Ende der Spülzeit zu prüfen, wenn die Schmutzbelastung am höchsten ist, und diese Untersuchungen an verschiedenen Tagen zu wiederholen.

Bei der bakteriologischen Überprüfung ist mit ausgewählten, in vitro vorgeprüften Testkeimen oder *Streptococcus faecalis* zu arbeiten und ein Kontaminationsverfahren zu verwenden, das reproduzierbare Ergebnisse zuläßt. Auch die Auswertungsmethoden, ob Tupferabstriche oder Abschwemmethoden, sind für die Erfassung von Restkeimen entscheidend. Aussagekräftige Methoden wurden auch für den Temperaturbereich unter 60 °C von Prucha (4) beschrieben. Quantitative Bestimmungsmethoden wurden von Spielmann und Krieg-Ritton dargestellt (5). Prüfmethoden für Container mit schwer zugänglichen Ecken und rauhen Schweißnähten, die in einer modernen Container-Reinigungs- und Desinfektionsanlage mit chemisch-thermischen, saurem Verfahren dekontaminiert wurden, wurden von Walter-Matsui und Seipp und mit parallel dazu durchgeführten in vitro-Versuchen verglichen (3).

Bei bakteriologischen Praxisuntersuchungen sollten grundsätzlich die korrelierenden physikalischen und chemischen Daten mit erfaßt werden, um Zusammenhänge besser erkennen und interpretieren zu können. Dies kann sehr einfach durch Einsatz eines Vier-Kanal-Schreibers erfolgen, mit dem Leitfähigkeit, Temperatur, Redoxpotential und pH-Wert erfaßt werden. Dazu sind über Titration oder kolorimetrische Methoden freie und gebundene Alkalität und Aktivchlor zu erfassen. Aufwendiger, aber sehr aufschlußreich, ist die Ermittlung der CSB-Werte in den einzelnen Waschtanks und die jeweilige Frischwassermenge. Starke Schwankungen können durch Druckabfall bei hohem Wasserbedarf in anderen Abteilungen auftreten, z. B. in der Wäscherei. Die Ursachen für starke Abweichungen, die den Desinfektionseffekt gefährden, sind aufzusuchen und abzustellen.

Vergleichende Untersuchungen der letzten Jahre zeigten, daß zwischen aktivchlorhaltigen

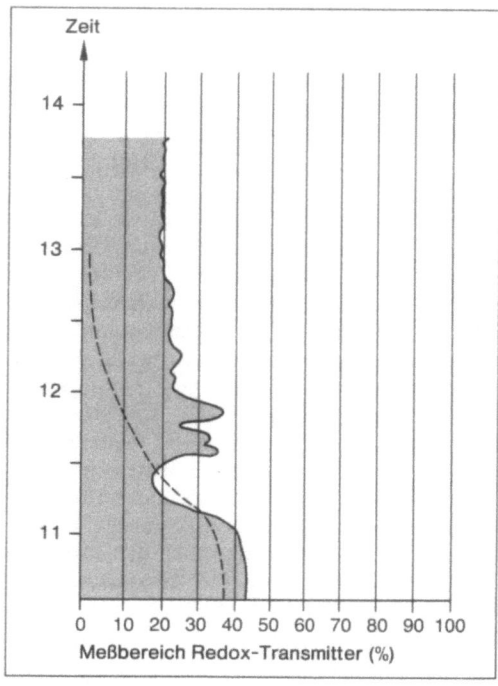

Abb. 1. Chlorzehrung in der Spüllauge in Abhängigkeit von anhaftenden Speiseresten während der Mittagsspülzeit bei Einsatz der Reiniger 1 und 2 (die Kurve von Reiniger 1 (- - -) wurde auf den Meßstreifen von Reiniger 2 (—) aufgetragen).

Tabelle 1. Ergebnisse der Chlor- und Temperaturmessungen sowie der hygienisch-mikrobiologischen Untersuchungen der Tankwasserproben unmittelbar nach dem Spülprozeß

a) nach dem Spülprozeß mit Reiniger 1 des von der Station kommenden Frühstücksgeschirrs

	Abräumtank		Waschtank		Klarspültank	
freies Chlor	15 ppm		17 ppm		11 ppm	
Temperatur	41 °C		55 °C		55 °C	
	Keimzahl	Keimart	Keimzahl	Keimart	Keimzahl	Keimart
Endoplatte 37 °C	∅		∅		∅	
Endoplatte 44 °C	∅		∅		∅	
Gesamtkeimzahl Agar 22 °C	2	Sporenb.	3	Sporenb.	∅	
Gesamtkeimzahl Agar 37 °C	∅		∅		∅	
Gesamtkeimzahl Gelatine 22 °C	∅		∅		∅	

b) nach dem Spülprozeß mit Reiniger 2 des von der Station kommenden Mittagsgeschirrs

	Abräumtank		Waschtank		Klarspültank	
freies Chlor	5 ppm		17 ppm		0 ppm	
Temperatur	40 °C		62 °C		61,5 °C	
	Keimzahl	Keimart	Keimzahl	Keimart	Keimzahl	Keimart
Endoplatte 37 °C	∅		∅		∅	

Tabelle 1. (Fortsetzung)

freies Chlor	5 ppm		17 ppm		0 ppm
Temperatur	40 °C		62 °C		61,5 °C
Endoplatte 44 °C	∅		∅		∅	
Gesamtkeimzahl Agar 22 °C	14	Sporenb. Sarcinen Mikrokok.	∅		1	Sporen
Gesamtkeimzahl Agar 37 °C	∅		∅		∅	
Gesamtkeimzahl Gelatine 22 °C	∅		∅		∅	

c) nach dem Spülprozeß mit Reiniger 2 des von der Station kommenden Frühstücksgeschirrs

	Abräumtank		Waschtank		Klarspültank	
freies Chlor	62 ppm		122 ppm		46,15 ppm	
Temperatur	42 °C		62 °C		62 °C	
	Keimzahl	Keimart	Keimzahl	Keimart	Keimzahl	Keimart
Endoplatte 37 °C	∅		∅		∅	
Endoplatte 44 °C	∅		∅		∅	
Gesamtkeimzahl Agar 22 °C	1	Sporenb. Mikrokok.	4	Sporenb. Mikrokok.	1	Mikrokokken
Gesamtkeimzahl Agar 37 °C	∅		∅		∅	
Gesamtkeimzahl Gelatine 22 °C	∅		∅		∅	

d) nach dem Spülprozeß mit Reiniger 1 der mit E. coli beimpften dreiteiligen Porzellanteller des Mittagsgeschirrs

	Abräumtank		Waschtank		Klarspültank	
freies Chlor	0 ppm		0 ppm		0 ppm	
Temperatur	42 °C		62 °C		62 °C	
	Keimzahl	Keimart	Keimzahl	Keimart	Keimzahl	Keimart
Endoplatte 37 °C	∅		∅		∅	
Endoplatte 44 °C	∅		∅		∅	
Gesamtkeimzahl Agar 22 °C	∅		1	Sporenb.	∅	
Gesamtkeimzahl Agar 37 °C	∅		∅		∅	
Gesamtkeimzahl Gelatine 22 °C	∅		∅		∅	

e) nach dem Spülprozeß mit Reiniger 2 der mit E. coli beimpften dreiteiligen Porzellanteller des Mittagsgeschirrs

	Abräumtank		Waschtank		Klarspültank	
freies Chlor	51 ppm		127 ppm		46 ppm	
Temperatur	43 °C		61 °C		57 °C	
	Keimzahl	Keimart	Keimzahl	Keimart	Keimzahl	Keimart
Endoplatte 37 °C	∅		∅		∅	
Endoplatte 44 °C	∅		∅		∅	
Gesamtkeimzahl Agar 22 °C	1	Sporenb. Mikrokok.	∅		∅	
Gesamtkeimzahl Agar 37 °C	∅		∅		∅	
Gesamtkeimzahl Gelatine 22 °C	∅		∅		∅	

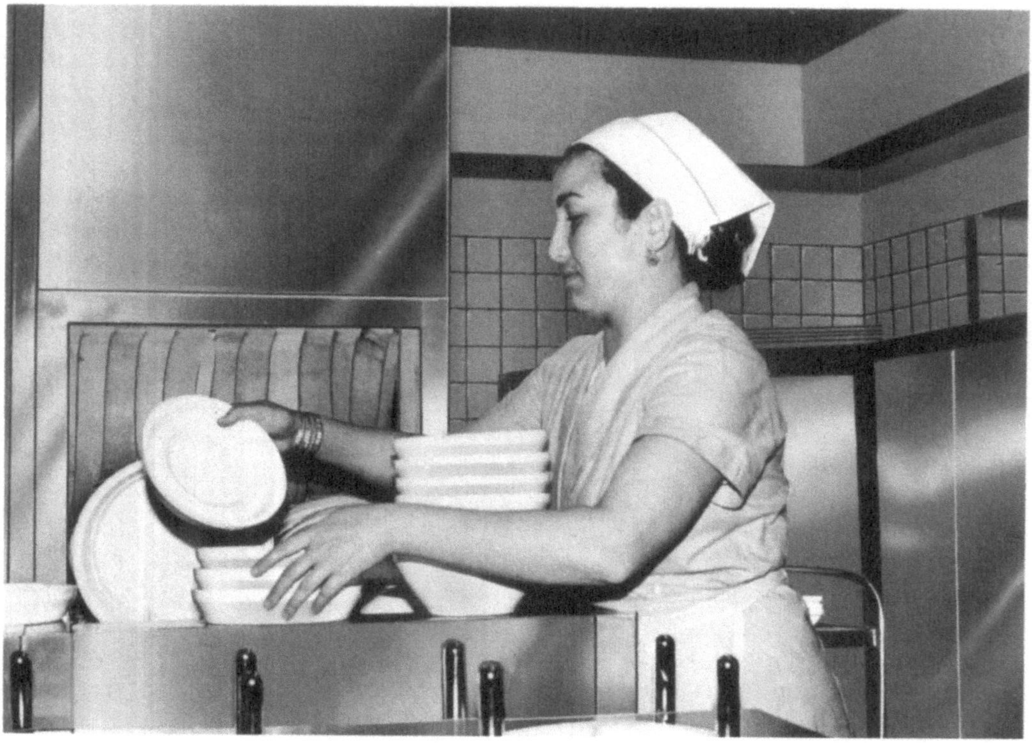

Abb. 2. Durchlaufspülmaschine für Porzellan- und Thermogeschirr

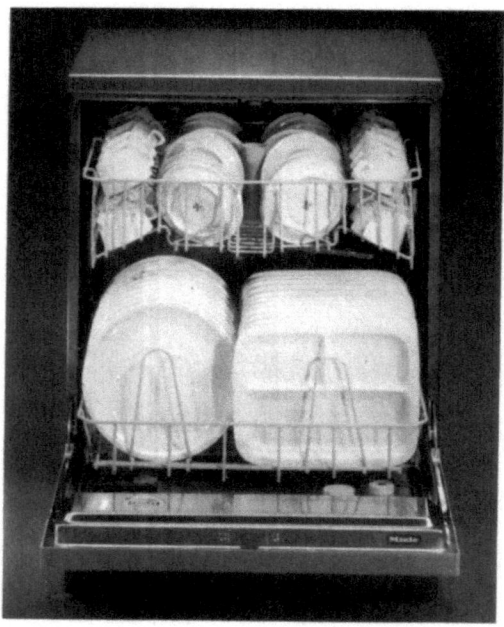

Abb. 3. Wasserwechselmaschine mit thermischen Desinfektionsprogramm. Werksfoto Miele

Reinigern in Abhängigkeit vom Aufbau des Alkaligerüstes Wirkungsunterschiede im Langzeittest aufgezeigt werden konnten, die nicht durch den Ausgangs-Aktivchlorgehalt des Produktes zu erklären sind. Da die Aufrechterhaltung der eingestellten Konzentration üblicherweise über Leitfähigkeitssteuerung erfolgt, wird jeweils bei Erreichen des voreingestellten unteren Grenzwertes nachdosiert bis das Meßgerät das Erreichen der Sollkonzentration anzeigt und die Nachdosierung ausgeschaltet wird. Eine solche Kurve zeigt Abb. 1.

Die Untersuchung ergab, daß bei Einsatz des Reinigers 1 mit hohem Polymerphosphatgehalt weniger häufig nachdosiert wurde als bei dem ebenfalls hochalkalischen, phosphatfreien Reiniger 2. Bei mehrstündiger Laufzeit konnte bei Reiniger 1 in der Waschflotte kein Aktivchlor mehr nachgewiesen werden, obwohl die gemessene Alkalität und Leitfähigkeit den Sollwerten entsprachen und der Reinigungseffekt sehr gut war. Dahingegen erforderte der Reiniger 2 in kürzeren Abständen eine Nachdosierung und konnte den gewünschten Aktivchlorgehalt von mindestens 70 ppm über die gesamte Waschzeit hinweg einhalten. Die Tabelle 1 zeigt die Ergebnisse.

Dekontamination von Geschirr und Transportwagen

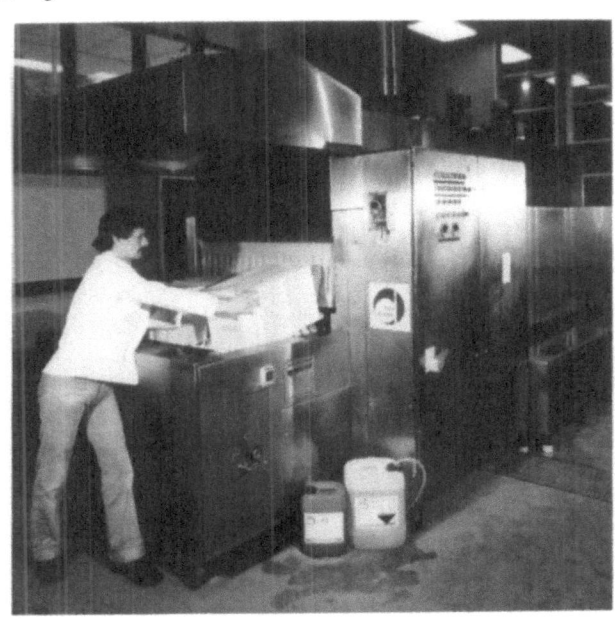

Abb. 4. Durchlaufanlage für Container

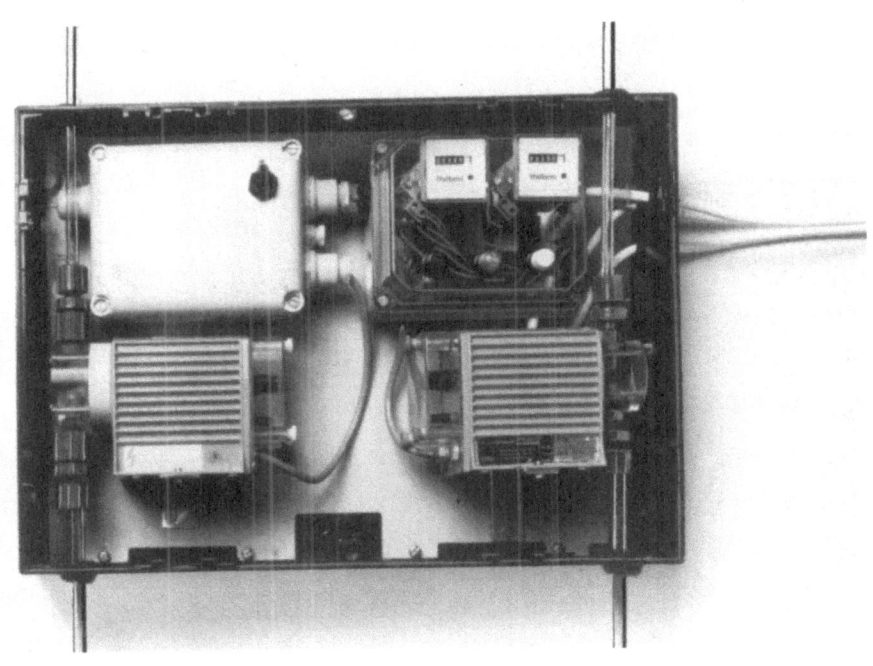

Abb. 5. Kompaktdosieranlage für zentrale Spülmittelversorgung. Werksfoto Dr. Weigert

Aufgrund der Untersuchungen kann gesagt werden, daß in geeigneten Durchlaufanlagen mit Vorabräumung oder Zweitanksystem sowohl eine chemisch-thermische Desinfektion ab 60 °C durchführbar ist wie eine chemische Desinfektion mit geeigneten Spülmitteln im Temperaturbereich unter 60 °C.

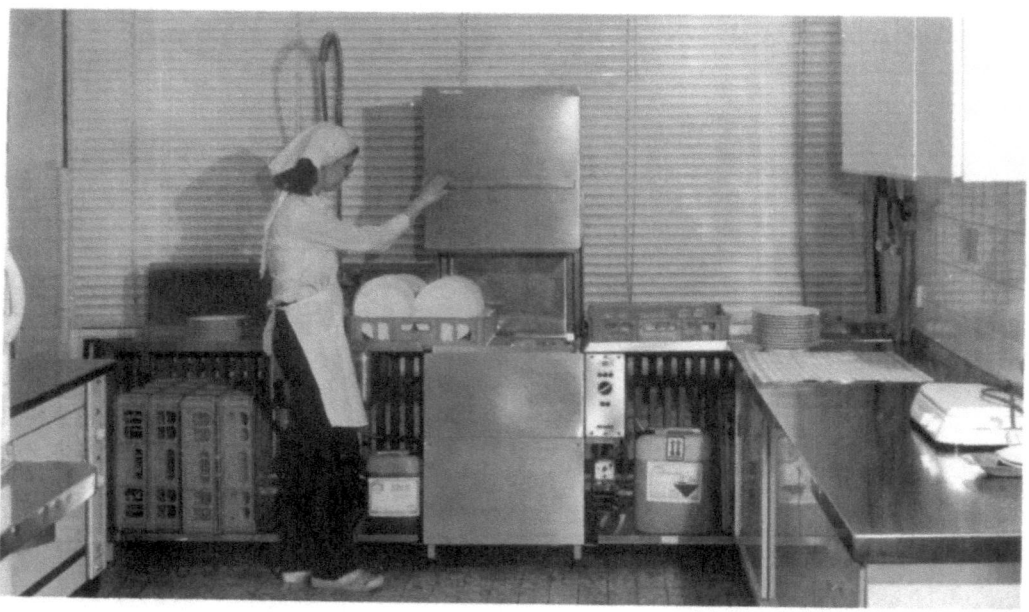

Abb. 6. Eintankmaschine für Stationsküchen

Keimreduktionswerte von über log 5 sind erreichbar, wenn der Einsatz der Desinfektionsspülmittel auf das Spülsystem und die organisatorischen Gegebenheiten sorgfältig abgestimmt wurde.

Im übrigen sind wie bei allen Desinfektionsaufgaben in Krankenhausbereichen die Richtlinien des BGA und der UVV zu beachten. Die Überwachung des Personals in Bezug auf Ausscheider pathogener Keime regelt das Bundesseuchengesetz. Alle Maßnahmen sind in einem individuellen Hygieneplan zu integrieren.

Literatur

1. Liste der vom Bundesgesundheitsamt geprüften und anerkannten Desinfektionsmittel und -verfahren, Stand vom 1. Dezember 1983 (9. Ausgabe) Bundesgesund. Hbl. 27 Nr. 3 März 84
2. Richtlinie zur „Erkennung, Verhütung und Bekämpfung von Krankenhausinfektionen" des Bundesgesundheitsamtes, Bundesgesundheit. Hbl. 19 (1976)
3. Spicher G, Peters J (1980) Kommentar zur Richtlinie des Bundesgesundheitsamtes zur Prüfung von thermischen Desinfektionsverfahren in Reinigungsautomaten. Bundesgesundheit Hbl 23: 365
4. Prucha J (1983) Hygienische Fragestellung im Hinblick auf Reinigungs- und Desinfektionseffekt in einer automatischen Bandgeschirrspülmaschine. Hyg + Med 2: 49–54
5. Spielmann M, Krieg-Ritton B (1983) Quantitative Bestimmung der Keimreduktion in den Zonen von Geschirrspül-Bandanlagen. Hyg + Med 2: 55–57
6. Seipp HM, Walter-Matsui R (1984) Containerdesinfektion in Reinigungs- und Desinfektionsanlagen. Hyg + Med 2: 68–70
7. Meyer: Mikrobiologische-hygienische Anforderungen im Küchenbereich. Gesellschaft für Lebensmittelhygiene Schweiz, Heft 8
8. Krüger S (1979) Reinigung und Desinfektion von Geschirr und Transportbehältern im Rahmen der Küchenhygiene. Swiss-med 10: 63–67
9. Hygienemerkblatt für Küchenbetriebe zur Vermeidung des Auftretens von Lebensmittelvergiftungen. II. Fassung Oktober 83, Hyg + Med 11: 449–457 (1983)

Versorgung und Entsorgung

K. H. KNOLL

Im Rahmen der Überwachung der Krankenhaushygiene gehören die Versorgungs- und Entsorgungsbereiche schon seit geraumer Zeit zu dem Kontrollrepertoire der Hygiene. Für die durchzuführenden Ortsbesichtigungen und die notwendigen Untersuchungen bediente man sich eigener oder vorgefertigter Check-Listen, die hygienerelevante Problembereiche enthielten. Schon relativ früh erkannte man, daß man hier das klassische Gebiet extremer Hygiene-Leistungen im Krankenhaus vorliegen hatte. Von überhaupt keinen Maßnahmen über pseudo-hygienische Tätigkeiten bis hin zu übertriebenen Leistungen.

Mit Einführung der BGA-Richtlinie zur Erkennung, Verhütung und Bekämpfung von Krankenhausinfektionen und der dazugehörigen Anlagen einerseits sowie neuer oder ergänzter Gesetze, Verordnungen und Normen andererseits, haben auch Versorgung und Entsorgung im Krankenhausbereich neue Akzente erhalten, die bei der Überwachung nunmehr Berücksichtigung finden müssen.

In Ziffer 6 der BGA-Richtlinie sind die in Frage kommenden Bereiche aufgeführt, deren Problematik bei hygienischen Maßnahmen bereits angesprochen wurde aber in Detail-Ausführungen noch ausführlicher abzuhandeln sein wird, wie z. B. Desinfektion und Sterilisation, Lüftungs- und RLT-Anlagen, Hygiene-Anforderungen an Intensivstationen, an Küchen u. ä.

In den folgenden Ausführungen sollen Versorgungs- und Entsorgungsbereiche angesprochen werden, in denen aus der Sicht der Hygiene Vorkehrungen zur Verhütung und Bekämpfung von Krankenhausinfektionen notwendig sind, wobei auch solche Bereiche behandelt werden sollen, die in der BGA-Richtlinie nicht erwähnt sind.

Welcher Stellenwert kommt nun diesen Funktionsbereichen im Krankenhaus zu, welche Tätigkeiten und Betriebsabläufe gehören hierzu und welche Hygiene-Relevanz haben sie?

Es sind dies im besonderen die hygienischen Anforderungen an die Wäsche, Wäscherei und den Waschvorgang, ein Bereich, der wiederum Beziehungen hat zu den hygienischen Anforderungen an Wasserversorgungsanlagen, der seinerseits eng zusammenhängt mit dem Bereich „Badeanlagen und Badewasserbeschaffenheit". Im Rahmen dieses Berichts sollen noch angesprochen werden die hygienischen Anforderungen an zentrale Sauerstoff-, Preßluft- und Vakuumversorgungsanlagen, ferner die hygienischen Anforderungen an die Abfallbeseitigung.

Welche Aufgaben kommen dabei den Hygienefachkräften im Rahmen der Überwachung zu und welche Voraussetzungen sind für diese Aufgaben erforderlich?

Grundsätzlich lassen sich dazu seitens der Krankenhaus-Hygiene folgende Forderungen aufstellen, die sich auf Grund der bereits angesprochenen Richtlinien ergeben und als Voraussetzung für die Tätigkeit der Hygienefachkräfte im Krankenhaus angesehen werden müssen.

1. Kenntnis der Versorgungs- und Entsorgungsbereiche für das jeweilige Krankenhaus sowie der einzelnen Systeme
2. Kenntnis der Betriebsabläufe in den jeweiligen Bereichen
3. Überwachung und Kontrolle der Funktions- und Betriebsabläufe
4. Optimierung aller Maßnahmen im Versorgungs- und Entsorgungsbereich, auch unter Beachtung der umwelthygienischen Forderungen.

Auch für den Krankenhausbereich müssen die in der Umwelthygiene bereits seit langem gültigen Forderungen, daß der Lösung von Entsorgungsproblemen Priorität gegenüber denen der Versorgung gebührt, in immer stärkerem Maße beachtet werden. Gerade deshalb wird auch die Einteilung hygienerelevanter Bereiche in einem Krankenhaus, wie sie von der BGA-Richtlinie und den zugehörigen Anlagen vorgenommen wird, in solche, die vor Infektionen geschützt werden müssen und in jene, von denen Infektionen ausgehen können, bei der Lösung auftretender Probleme bei Versorgung und Entsorgung stets Beachtung finden müssen.

In diesem Rahmen sind einige aktuelle Problembereiche anzusprechen, die auch bei den Überwachungsmaßnahmen der Hygienefachkraft beachtet werden sollten, und zwar unter den Aspekten der erwähnten vier Forderungen der Krankenhaushygiene, wobei zunächst mit der **Versorgung** begonnen werden soll.

An die interne *Trink- und Brauchwasserversorgung* eines Krankenhauses werden oft keine besonderen Überwachungsforderungen gestellt, liegt doch in der Regel ein Anschluß an eine kommunale Wasserversorgung vor, welche regelmäßigen Untersuchungen unterworfen ist. Mit dieser Auffassung bleibt aber die Tatsache unberücksichtigt, daß die Wasserversorgungsanlage einer Klinik oft schon von der Dimension mit einer gemeindlichen Anlage verglichen werden kann. Problemsituationen entstehen in Krankenanstalten, vor allem in solchen älterer Bauart, durch sogenannte Endstrang-Versorgungen; die Wasserversorgungsleitungen sind dabei nicht als Ringversorgung installiert, sondern enden auf jeder Station im letzten Raum, so daß es – insbesondere bei längerer Nutzungsunterbrechung durch Nichtbelegung oder Unterbelegung – zu Stagnationserscheinungen kommen kann, bei denen mikrobiell kontaminiertes Wasser deutliche Keimzahlerhöhung zeigt. Nicht selten können unter diesen Keimarten auch potentielle Hospitalismuskeime nachgewiesen werden, so daß dann kritische Situationen auftreten, wenn ausgehend von derartigen Stagnationszonen auch übrige Wasserversorgungssysteme in Reinraumbereichen beeinflußt werden.

Wenn man die in Verbindung mit § 11 BSG novellierte und ab 1.10.1980 gültige Trinkwasserverordnung richtig interpretiert, dann gelten die wesentlich verschärften Anforderungen an die Wassergüte aber in erster Linie für derartige Bereiche, in denen Patienten versorgt werden müssen. Daher sollten in die routinemäßigen Überwachungen des Trink- und Brauchwassers die Versorgungssysteme von Krankenhäusern einbezogen und Probeentnahmen aus Problemzonen durchgeführt werden.

Dies setzt natürlich die Kenntnis des gesamten Versorgungssystems voraus. Auch interne Wasseraufbereitungsanlagen in der Klinik stellen derartige Problembereiche dar: Entgasungs-, Entsäuerungs-, Enthärtungs- und Filteranlagen sind als gezielte Überwachungspunkte anzusprechen, stellen sie doch oft Nährmedien und Keimreservoire für die gesamte Versorgung dar. Die Erfordernis mancher dieser Anlagen muß sogar gelegentlich in Frage gestellt werden, so daß auch Untersuchungen in dieser Richtung angebracht erscheinen.

Für Phosphatierungsanlagen wird eine derartige Prüfung auch aus umwelthygienischen Überlegungen opportun, wendet man Waschmittelgesetz und Phosphatgesetz gezielt an.

In diesem Zusammenhang muß auch die Hydrazin-Aufbereitung erwähnt werden; sie sollte möglichst durch andere Verfahren ersetzt werden, bei denen keine gesundheitlichen Bedenken bestehen, bzw. für Klima- und Lebensmittelbereiche nur in Verbindung mit vorgeschalteten Filtersystemen mit ausreichender Reduktionswirkung zur Anwendung kommen.

Auch Ionenaustauschersysteme sollten in die mikrobielle, chemische und physikalische Überwachung einbezogen werden. Die für Solvens-, Infusions- und Dialysezwecke eingesetzten Wässer erwiesen sich bei gezielten Untersuchungen – sogar bei Wartung der Anlage durch den Hersteller – als sowohl in pH-Bereichen maximal sauer bis maximal alkalisch als auch mikrobiell und pyrogen – kontaminiert.

Für den Bereich „Badewasser im Krankenhaus" sind nach dem novellierten § 11 BSG erhöhte Anforderungen an Häufigkeit, Umfang und Art der Untersuchung gestellt worden. Im Rahmen der vierteljährlich durchzuführenden mikrobiologischen Kontrolle ist besonderer Wert auf den Nachweis von Pseudomonas aeruginosa, neben den Fäkalindikatoren, zu legen und auch chemisch - physikalische Analysen auf Belastungsindikatoren durchzuführen, wobei auch die Effektivität der Badewasseraufbereitung und -desinfektion geprüft werden soll.

Die Überwachung der allgemeinen **Bäderhygiene** und der in den KOK-Richtlinien niedergelegten Kriterien sollte in einem Krankenhausbereich besonders intensiv erfolgen. Analog zum balneotherapeutischen gelten auch im gesamten physikalischen Therapie-Bereich gezielte Hygienekontrollen. Badewannen, Duschen, Sauna, Tauchbecken, Vernebler, Aerosolgeräte stellen Ausgangsstellen mikrobieller Kontamination mit Problemkeimen dar; nur gezielte Desinfektionsmaßnahmen und entsprechende Kontrollen gewährleisten eine Sicherheit in präventivmedizinischer Sicht.

Für die Anforderungen der Hygiene an die **Krankenhauswäsche** liegen in der Anlage zu Ziffer 4.4.3 und 6.4 der BGA-Richtlinie detaillierte Ausführungen vor, aus denen speziell die Kontrollen hervorgehoben werden sollen, die zu den Aufgaben des Gesundheitsamtes gehören. Grundsätzlich sind krankenhausinterne wie externe Wäschereien zu kontrollieren, wobei der Nachweis der Sicherung des Desinfektionserfolges im Vordergrund steht; aber auch Rekontaminationsmöglichkeiten auf dem Transportweg, der Zwischen- und Endlagerung sauberer, keimarmer Wäsche sind zu überprüfen. Ebenso ist aber auch das Personal und wäschereiinterne Sterilisationsanlagen zu überprüfen (Schutzkleidung, Desinfektionsmaßnahmen), ob die BGA-Richtlinien eingehalten werden.

Im Bereich der Versorgung mit **technischen** und **medizinischen Gasen** in Steril- und Reinraumbereichen ist die Effektivität der Filterung zu überprüfen.

Möglichst sollte eine Zentralfilterung installiert sein, wie sie für moderne Gasversorgungen obligatorisch ist. Bei Druckluftanlagen muß ein besonderes Augenmerk auf die Ansaugstutzen gelegt werden, die nach Möglichkeit den Forderungen der DIN 1946, Teil 4, angepaßt werden sollten.

Der Einsatz von **UV-Strahlern** im Kliniksbereich hat in der letzten Zeit zu einigen Kontroversen geführt, bis hin zur Auffassung, daß UV-Strahlen keine Wirkung haben; dies kann berechtigt sein, wenn die Anordnung der Strahler verkehrt und der mikrobizide Wirkungsbereich nicht vorhanden ist.

Grundsätzlich müssen Effektivität und Intensität der UV-Röhren überwacht werden, denn es können gesundheitsschädliche Strahlenwirkungen auftreten. Unter Beachtung dieser Gesichtspunkte hat die Verwendung von UV-Strahlern in verschiedenen Funktionsbereichen des Krankenhauses nach wie vor ihre Berechtigung (vgl. auch Resolution in 5.).

Als weitere mögliche Hygiene-Problembereiche, die der Überwachung bedürfen, seien lediglich stichwortartig angesprochen: Raumheizung, Luftbefeuchter, Topfblumen, Mobiliar, Decken- und Wandanstriche; einer gezielten Kontrolle sollten schließlich die Reinigungs- und Desinfektionsmaßnahmen über interne oder externe Reinigungsdienste (einschließlich der Glasreinigung) unterzogen werden, wobei für diese Tätigkeiten die alte Hygiene-Regel befolgt und kontrolliert werden sollte, nämlich, daß nur gezielte Präventivmaßnahmen und keine symbolischen oder übertriebenen Hygieneleistungen die gewünschte Krankenhaushygiene einstellen und sichern können.

Für alle **Entsorgungs**bereiche des Krankenhauses und die dort durchgeführten Maßnahmen gilt die Anwendung des alten Hygienepostulats „Desinfektion am Krankenbett" in besonderer Weise als Präventivmaßnahme zur Verhinderung nosokomialer Infektionen. Hinsichtlich des unterschiedlichen Infektionsrisikos sind Steril- und Reinraumbereiche von Infektionseinheiten untereinander als auch gegenüber Normalstationen und sonstigen Funktionseinheiten zu differenzieren. Die Forderung, daß ein mit Krankheitserregern oder potentiellen Hospitalismuskeimen kontaminierter Gegenstand möglichst schnell am Ort der Kontamination zu desinfizieren oder aufzubereiten ist, beinhaltet zwangsläufig, daß die Desinfektion stets als erste Sofortmaßnahme – vor einer nachträglichen Reinigung oder weiteren Aufbereitung – durchzuführen ist. Dies gilt in gleicher Weise für die Entsorgung von Instrumentarium, Anaesthesiegeräten, Wäsche, Abfällen, Absaugflüssigkeiten, pathologischem Material, Betten, Matratzen usw.

Die Art der Instrumentenentsorgung kann kontinuierlich oder diskontinuierlich als Naß- oder Feuchtentsorgung vorgenommen werden und ist abhängig von den Entsorgungswegen, der Arbeitsweise und Lage der Zentralsterilisation; auch eine Trockenentsorgung kann bei direkten Andienungsmöglichkeiten der Zentralsterilisation und einer dort zentral durchgeführten Desinfektion in Frage kommen.

Für die Anwendung der BGA-Richtlinien in der täglichen Praxis dürfte auch von Interesse sein, daß die Anlagen M 1 und M 2 zur Beseitigung von Abfällen und Abwasser aus Krankenanstalten bereits vor Verabschiedung der BGA-Richtlinie vorlagen. Für die Anwendung beider Anlagen müssen auch die örtlichen und regionalen Gegebenheiten, entsprechende Ortsstatute, Vorschriften und die jeweils vorliegenden Entsorgungssysteme beachtet werden.

Für Einsammlung, Transport und Beseitigung dieser Abfallarten gelten ferner Bundesseuchengesetz und Abfallgesetzgebung des Bundes und der Länder.

Da hinsichtlich der Zuordnung von Abfallarten immer wieder Unklarheiten auftreten, sollte darauf hingewiesen werden, daß zu infektiösen Abfällen im Sinne der angesprochenen Richtlinien alle mit meldepflichtigen Mikroorganismen nach § 3 und auch nach § 8 BSG kontaminierten Abfallarten gezählt werden. (vgl. Tabelle 1)

Tabelle 1. Klassifizierung der im Krankenhaus anfallenden festen Abfälle

Abfallart Stoffgruppe u. Unterteilung	Einteilung nach M 1 BGA bzw. ZfA Nr. 8	Zusammensetzung	Entsorgungsbereiche	Art der Aufbereitung und Beseitigung
1. Hausmüllähnliche, in der Regel nicht infektiöse Abfälle				
1.1 Hausmüll	Ziff. 5.1	Verpackungsmaterial, Papier, Essensreste, Blumenabfälle, Holz, Metall, Glas	Pflege, Funktion, Untersuchung, Behandlung, Verwaltung, Kommunikation, Lehre, Unterricht, Technik	Alle Beseitigungsverfahren (evtl. nach Vorbehandlung, Zerkleinerung, Desinfektion)
1.2 Einwegartikel	Ziff. 5.1	Einwegwäsche, Wund- und Gipsverbände, Spritzen und Infusionsgeräte, wenn diese unbenutzbar gemacht wurden.	wie unter 1.1	wie unter 1.1
1.3 Stationsmüll	Ziff. 5.1	Vorbehandelte mikrobiell kontaminierte Abfälle aus Tierversuchsanlagen – wenn diese desinfiziert oder so verändert wurden, daß sie Hausmüllcharakter besitzen	Pflege, Untersuchung, Behandlung	wie unter 1.1
1.4 Sperrmüll	Ziff. 5.1	Kartonagen, Einrichtungsgegenstände und sperrige Abfälle aus Handwerkerbetrieben, Gartenanlagen u. ä.	Stationen, Verwaltung, Versorgungs- und Entsorgungszentralen, Betriebsstätten	zusätzlich für 1.4 evtl. Recycling (Glas, Papier)
2. Spezifische Krankenhausabfälle				
2.1 Mikrobiell kontaminierte Abfälle	Ziff. 5.2			In der Regel Verbrennung in zugelassenen Anlagen oder Autoklavierung, dann wie unter 1
2.1.1 Infektiöser Müll	Ziff. 5.2	Alle Abfälle, die nach § 2, Abs. 2 Abfallbeseitigungsgesetz zu beseitigen bzw. nach § 10 a ff. BSG zu behandeln sind.	Isolier- und Infektionsabteilungen, mikrobiologische und pathologische Abteilungen (Laboratorien) sowie Infektions-Tierstallungen	
2.1.2 Potentiell infektiöser Müll	Ziff. 5.2	Abfälle, Einwegmaterial, Verbände, Spritzen und Kanülen, Infusionsgeräte, die mit infektiösen Patienten in Berührung gekommen sind	wie unter 1.1–1.3, speziell OP, Dialyse, Intensiveinheiten	wie unter 2.1
2.2 Pharmaabfälle und Chemikalien	Ziff. 5.2	Arzneimittel, Infusions- und Austauscherlösungen, Chemikalien als Reste, Anbruch bzw. verfallene und verdorbene Substanzen.	wie unter 1.1–1.3 und Laboratorien	Sonderanlage oder Rückführung an Hersteller
2.3 Organabfälle	Ziff. 5.2	Körperteile, operatives und pathologisches Material, Blutabfälle, einschl. Tierkörperteile und Kleintiere	OP- und Eingriffsräume, Prosektur, Pathologie, Blutbank, sowie Laboratorien (einschl. Tierexperimente)	In der Regel Verbrennung in Spezialeinheiten (Krematorium)
2.4 Radioaktive Abfälle	Atomgesetz	alle Abfallarten nach 1.1–1.3, sowie andere nach entsprechender Vorbehandlung (z. B. Desinfektion)	Isotopendiagnostik u. -therapie, experimentelle Nuklearmedizin (einschl. Tierexperimente)	Abklinganlagen (Zwischenlager oder Endlagerstätten für radioaktives Material)
3. Sonderabfälle				
3.1 Speise- und Küchenabfälle (Drank)	Ziff. 5.3	Abfälle der Essenszubereitung und Rückläufe (sofern erforderlich nach Autoklavierung)	Zentralküche (evtl. Stationsküche)	Verwertung in der Landwirtschaft (Tieraufzuchten)
3.2 Versuchstiere	Tierkörperbeseitigungsgesetz	Tierkörper und Tierteile, soweit sie mengenmäßig nach TKB-Ges. beseitigt werden müssen	Tierstallungen	Tierkörperbeseitigungsanlagen
3.3 Bauschutt, Gartenabfälle und sonstige Sonderabfälle in großen Mengen	Ziff. 5.3 bzw. § 2, Abs. 2 Abfallbeseitigungsgesetz	Abfälle, die mengenmäßig oder als explosive, brennbare u. ä. Stoffe einer Sonderbeseitigung gem. Abfallgesetzgebung unterliegen	Zentraleinrichtungen u. -anlagen, Betriebswerkstätten, Balneotherapie, Apotheke u. ä.	Sonderabfallbeseitigungsanlagen, Verbrennung oder Deponie evtl. auch Recycling

Mit der Interpretation der Anlage M 2 durch das Bundesgesundheitsamt wird die Bewertung der möglichen Belastung durch Abwasser aus Krankenanstalten unterstrichen. Danach nimmt das Abwasser von Krankenanstalten einschließlich des Abwassers von Infektionsstationen im allgemeinen keine seuchenhygienische Sonderstellung ein.

Eine zusätzliche zentrale Desinfektion vor Einleitung in eine gemeindliche Kanalisation bewirkt keine wesentliche Verminderung der Krankheitserreger im Gesamtabwasser; sie ist daher in der Regel entbehrlich. Diese Beurteilung hat dann ihre Berechtigung, wenn in der Krankenanstalt optimale Hygienemaßnahmen durchgeführt werden, zu denen auch die bereits erwähnte Desinfektion am Krankenbett gehört.

Zur Überwachung der Beseitigung *flüssiger Abfallstoffe* sollen einige Problembereiche genannt werden: Überläufe, Abläufe und Siphons von Waschbecken, Badewannen, Duschen, Gully's und zentrale Fußbodenabläufe, auch solche mit Ringspülungs- und Desinfektionseinrichtung.

Steckbeckendesinfektionsautomaten dienen in der Regel nur zur Desinfektion des Steckbeckens, nicht für dessen Inhalt!

Abläufe von Laboratorien, Isotopen-, Foto- und Röntgenabteilungen sollten keine Schadstoffe enthalten.

Für die Beseitigung der *festen Abfälle* muß differenziert werden zwischen Hausmüll, krankenhausspezifischem Müll, Sondermüll (Pharma, Chemikalien, brennbare und explosible Stoffe), Organabfällen und Drank. Radioaktive Abfallstoffe, Tierkörper und Tierkörperteile unterliegen hinsichtlich ihrer Beseitigung einer besonderen Gesetzgebung. Die Aufgaben der Überwachung erstrecken sich auf die Einsammlung, Transport, Voraufbereitung (evtl. im Klinikum) Transportsysteme und die Beseitigung (vgl. Tabelle 1).

In diesem Zusammenhang sollte auch erwähnt werden, daß gemäß Gesetz in jedem Krankenhaus ein Abfallbeauftragter zu bestellen ist, der für die einwandfreie Entsorgung des Krankenhausbereiches verantwortlich ist.

Auch die Abluftfortführung gehört zur Funktionskontrolle der Krankenhaushygiene, wobei chemisch-physikalische Emissionen ebenso den Richtlinien des Immissionsschutzgesetzes unterliegen, wie die Geräuschpegel derartiger Anlagen.

Zuluftansaugungen sollten durch Abluft nicht beeinträchtigt, Wohn- und Arbeitsbereiche nicht gestört werden können. Besondere Kontrollen sind angebracht für die separate Narkosegasabsaugung, von Formaldehyd- und Äthylenoxidanlagen bzw. Entgasungs- und Desorptionskammern.

Äußerst problematisch entwickeln sich in letzter Zeit Beeinträchtigungen von Krankenhäusern durch **Schadtiere** verschiedener Art und die damit zusammenhängenden Desinfestationsmaßnahmen.

Die Rolle dieser Tiere als Lästlinge, Vektoren von Krankheitserregern und echte Schädlinge wird immer deutlicher und entsprechende gezielte Bekämpfungsmaßnahmen immer dringlicher, wobei vor allem für die Desinfestation auch die Priorität in der präventiven Verhütung eines Befalles mit Schadtieren liegt, denn nachträgliche Sanierungsmaßnahmen eines ungezieferbelasteten Krankenhauses gestalten sich meist recht schwierig.

Neben Insekten, wie Fliegen, Ameisen, Grillen, Kakerlaken und anderen gehören Nagetiere (Mäuse, Ratten) ja sogar schon Katzen zu den „Haustieren" von Kliniken.

Schädlingsbekämpfungsmaßnahmen sollten stets als zentrale Aktion durchgeführt werden und die tatsächliche Vernichtung auch überprüft werden.

Bei der Überwachung gehört unbedingt auch die Einbeziehung derartiger Desinfestationskontrollen zu den Aufgaben der Krankenhaushygiene.

Im Rahmen der persönlichen Hygiene sind die Forderungen von Arbeitsstättenrichtlinien, Fragen der Berufs- und Schutzkleidung, sanitärer Einrichtungen sowie von Aufenthaltsräumen und Kommunikationseinrichtungen ebenfalls in den Aufgabenkatalog der Hygieneüberwachung zu übernehmen.

Schlußbemerkung

Die Beachtung der Grundsätze der Krankenhaushygiene durch alle im Krankenhaus Tätigen ist die Voraussetzung für eine erfolgreiche Verhütung und Bekämpfung von Krankenhausinfektionen. Sämtliche Maßnahmen müssen unter Berücksichtigung des Grundsatzes der Verhältnismäßigkeit der Mittel getroffen werden derart, daß ein Optimum an Hygiene erreicht wird.

Anhang A

Merkblatt M 2 der BGA-Richtlinie. Einleitung von Krankenhausabwasser in Kanalisation oder Gewässer

1. Situation

Das Abwasser aus allgemeinen Krankenhäusern entspricht in seiner mikrobiellen Zusammensetzung dem gemeindlichen Abwasser. Beide enthalten zahlreiche Mikroorganismen, von denen die meisten wichtige Aufgaben im Stoffumsatz der Natur erfüllen. Ein geringer Anteil dieser Mikroorganismen, der aus den Ausscheidungen von gesunden und kranken Menschen sowie von Tieren stammt, gehört zu den Krankheitserregern. Die Krankheitserreger ausscheidenden Menschen sind nur zu einem sehr geringen Teil in Krankenhausbehandlung. Zum überwiegenden Teil leben sie in der häuslichen Gemeinschaft. Zum größten Teil entstammen also die im Abwasser vorhandenen Krankheitserreger dem häuslichen Bereich. Krankenhausabwässer erhöhen ihre Zahl nicht wesentlich. Abwässer aus allgemeinen Krankenhäusern sind demnach in ihrer seuchenhygienischen Beschaffenheit in der Regel nicht anders zu beurteilen als das Abwasser einer Gemeinde.

2. Einleitung von Krankenhausabwasser in die öffentliche Kanalisation

Abwasser aus Krankenanstalten ist im Regelfall in die öffentliche Kanalisation einzuleiten und mit dem Abwasser der Gemeinden in einer Sammelkläranlage entsprechend den Erfordernissen zum Schutz der Gewässer zu behandeln, da das Abwasser von Krankenanstalten einschließlich des Abwassers von Infektionsstationen im allgemeinen keine seuchenhygienische Sonderstellung einnimmt. Ob und inwieweit Abwasser aus Krankenanstalten vor Einleitung in die gemeindliche Kanalisation zu behandeln ist, muß im Einzelfall bei der Genehmigung entschieden werden. Eine zusätzliche zentrale Desinfektion vor Einleitung in die gemeindliche Kanalisation bewirkt deshalb keine wesentliche Verminderung der Krankheitserreger im Gesamtabwasser. Sie ist daher in der Regel entbehrlich. Sonderisoliereinrichtungen bedürfen in jedem Falle einer Abwasserdesinfektionsanlage. Auch für den Fall, daß ein oder mehrere Infektionskrankenhäuser überregionaler Bedeutung an die Kanalisation einer kleinen Gemeinde angeschlossen sind, könnte eine Desinfektion des Krankenhausabwassers notwendig werden.

3. Einleitung von Krankenhausabwasser in ein Gewässer

Nur wo es nicht möglich ist, Krankenhausabwasser einer öffentlichen Kanalisation zuzuführen und in einer zentralen Kläranlage zu behandeln, kann die Einleitung in ein Gewässer zugelassen werden. Über die Erlaubnis entscheidet im Einzelfall nach den für den Gewässerschutz allgemein gültigen Grundsätzen die für den wasserrechtlichen Vollzug zuständige Behörde.

Damit können Krankenhausabwässer mit dem Reinheitsgrad in ein Gewässer eingeleitet werden, wie er für gemeindliches Abwasser gelten würde. Das Abwasser ist mindestens nach den allgemein anerkannten Regeln der Technik zu behandeln.

Abwässer aus allgemeinen Krankenhäusern sind also in ihrer seuchenhygienischen Beschaffenheit in der Regel nicht anders zu beurteilen wie das Abwasser aus einer Gemeinde. Bei Zulassung derartiger Abwassereinleitungen sind daher in der Regel aus seuchenhygienischer Sicht keine besonderen Auflagen notwendig. Spezielle Anforderungen an die mikrobielle Beschaffenheit des Krankenhausabwassers sind für Abwässer aus Sonderisoliereinrichtungen und Infektionskrankenhäusern notwendig oder wenn Abwasser aus der Infektionsstation eines allgemeinen Krankenhauses ohne Vermischung mit dem Gesamtabwasser des Krankenhauses in ein Gewässer eingeleitet wird. Das gleiche gilt, wenn Abwasser aus überregionalen Krankenhäusern mit einem Infektionsanteil, der gegenüber dem allgemeinen Krankenhausteil überwiegt, oder aus überörtlichen Infektionsstationen in die Kanalisation oder in ein Gewässer eingeleitet wird. In diesem Falle ist die Desinfektion in der wasserrechtlichen Erlaubnis bzw. durch nachträgliche Anordnung sicherzustellen.

4. Desinfektion des Abwassers

Ziel der Abwasserdesinfektion ist es, das Abwasser in einen Zustand zu überführen, in dem es nicht mehr infizieren kann. Dieses Erfordernis gilt als erfüllt, wenn die Koloniezahl pro ml von 10 gleichzeitig untersuchten Proben des Abwassers in mindestens 8 Fällen = 0 ist.

Probeentnahme von mindestens 10 ml Abwasser, aufgeteilt in 10×1 ml Untersuchungsmenge, Bestimmung als Gußplatte mit Nähragar entsprechend Abschn. K 5 der 6. Lieferung, Ausgabe Oktober 1971 der Deutschen Einheitsverfahren zur Wasser-, Abwasser- und Schlammuntersuchung bei einer Bebrütungszeit von 20 ± 4 Stunden und einer Bebrütungstemperatur von $37 \pm 0,5$ °C. Sporenbildner werden bei der Koloniezahl nicht berücksichtigt.

Die mikrobiologischen Kontrollen sollen durch den Krankenhausträger mindestens wöchentlich veranlaßt werden. Über die Notwendigkeit von amtlichen Kontrollen entscheidet das Gesundheitsamt. Für die Probeentnahme des Abwassers ist eine Zapfstelle vorzusehen. Das Krankenhaus ist für den ordnungsgemäßen Betrieb der Abwasserdesinfektionsanlage verantwortlich. Einrichtungen und Betrieb der Anlage sind in geeigneter Weise zu überwachen (Aufzeichnen und Aufbewahren von Betriebskenndaten).

5. Desinfektionsanlagen

Desinfektionsanlagen sind Bestandteil der Abwasseranlage. Demzufolge bezieht sich die Genehmigung der Abwasseranlage auch auf Funktion, Bemessung und Betrieb von Abwasserdesinfektionsanlagen. Bei der Erteilung der Genehmigung ist darauf zu achten, daß die Anlage den allgemein anerkannten Regeln der Technik entspricht und ihr Betrieb nicht zu Störungen einer Abwasserbehandlung oder einer erheblichen Beeinträchtigung des Gewässers führt.

6. Außergewöhnliche Ereignisse
Die Ausführungen in den vorangegangenen Abschnitten schließen nicht aus, daß bei außergewöhnlichen Ereignissen Maßnahmen erforderlich werden können, die das Gesundheitsamt im Wege der allgemeinen Gefahrenabwehr veranlaßt.

Außerdem kann das Gesundheitsamt fordern, daß das Krankenhausabwasser frei von bestimmten Krankheitserregern sein muß. In diesem Falle hat sich die Untersuchung des Krankenhausabwassers über die Forderung in Abschn. 4 hinaus auf diese Erreger zu erstrecken.

Dieses Merkblatt wurde von der Kommission „Desinfektion von Krankenhausabwasser" des Bundesgesundheitsamtes erarbeitet. (Veröffentlicht im Bundesgesundheitsblatt 18, Nr. 9, 159–160 (1975))

Anhang B

Merkblatt M 1 der BGA-Richtlinie. Die Beseitigung von Abfällen aus Krankenhäusern, Arztpraxen und sonstigen Einrichtungen des medizinischen Bereichs

Aufgestellt im Auftrag von Bund und Ländern vom Arbeitsausschuß „Beseitigung krankenhausspezifischer Abfälle" der Zentralstelle für Abfallbeseitigung und des Instituts für Wasser-, Boden- und Lufthygiene des Bundesgesundheitsamtes (aus Bundesgesundheitsblatt, 17. Jg. 1974, S. 355–357).

1. Einleitung
Die Art der Beseitigung von Abfällen aus Krankenhäusern, Arztpraxen und sonstigen Einrichtungen des medizinischen Bereichs kann Auswirkungen haben auf
- die Gesundheit und das Wohlbefinden des Menschen (Patienten, Beschäftigte in diesem Bereich, zur Beseitigung der Abfälle eingesetzte Arbeitskräfte, Dritte)
- Tiere (mögliche Infektionsquellen für weitere Tiere und für Menschen)
- die Umwelt (Boden, Wasser, Luft)
- die Belange der öffentlichen Sicherheit und Ordnung.

Allerdings bestätigen die Erfahrungen der Praxis, daß von Abfällen aus dem medizinischen Bereich bei sachgemäßer Handhabung keine größeren Gefahren ausgehen als von ordnungsgemäß beseitigtem Hausmüll und sonstigen Siedlungsabfällen. Insgesamt sind diese Gefahren als sehr gering einzuschätzen. Befürchtungen, wie sie gelegentlich in der Öffentlichkeit geäußert werden, sind nicht begründet.

Das Merkblatt soll Empfehlungen für Planung, Organisation und Durchführung, der schadlosen Beseitigung der Abfälle aus den hier genannten Bereichen geben. Die anzuwendenden Verfahren müssen den Regeln der Hygiene entsprechen. Sie sollen ökonomisch einfach durchführbar sein und – nach dem jeweiligen Stand der Technik – Belästigungen und potentielle Risiken auf ein Mindestmaß beschränken.

Die für die Beseitigung von Abfällen geltenden Rechtsvorschriften sind zu beachten.

2. Rechtsgrundlagen
Für die Beseitigung von Abfällen aus Krankenhäusern, Arztpraxen und sonstigen Einrichtungen des medizinischen Bereichs gelten die Vorschriften des Abfallbeseitigungsgesetzes – AbfG – vom 7. Juni 1972 (BGBl. I S. 873), zuletzt geändert durch Gesetz vom 15. März 1974 (BGBl. I S. 721) und der in den Ländern dazu ergangenen Ausführungsgesetze.

Daneben sind die besonderen, sonst noch vorhandenen gesetzlichen Bestimmungen, namentlich diejenigen des Bundes-Seuchengesetzes – BSeuchG – vom 18. Juli 1961 (BGBl. I S. 1012), zuletzt durch Gesetz vom 24. Juli 1972 (BGBl. I S. 1284), zu beachten[1].

Grundsätzlich wird nach § 39 BSeuchG die Desinfektion oder Vernichtung verlangt, „wenn anzunehmen ist, daß Räume, Gegenstände oder menschliche Ausscheidungen mit Erregern meldepflichtiger, übertragbarer Krankheiten" (vgl. § 3 BSeuchG) „behaftet sind" (jetzt: § 10 BSeuchG, vgl. Fußnote 1) . Bei Gegenständen kann es sich auch um Abfälle handeln. Es soll also u. a. gewährleistet sein, daß kein infektiöser Abfall den Entstehungsort verläßt.

Nach § 1 Abs. 1 AbfG sind Abfälle solche beweglichen Sachen, deren sich der Besitzer entledigen will oder deren geordnete Beseitigung zur Wahrung des Wohls der Allgemeinheit geboten ist. Die in Krankenhäusern, Arztpraxen und sonstigen Einrichtungen des medizinischen Bereichs anfallenden Rückstände unterliegen danach grundsätzlich in ihrer ursprünglichen Entstehungsform den Vorschriften des Abfallbeseitigungsgesetzes.

Nach dem Abfallbeseitigungsgesetz wird unter Abfallbeseitigung das Einsammeln, Befördern, Behandeln, Lagern und/oder Ablagern der Abfälle verstanden. Damit fällt lediglich der vor dem Einsammeln liegende Abschnitt, also das Entstehen des Abfalls als Rückstand und sein Bereitstellen für das Einsammeln, aus dem unmittelbaren Einflußbereich des Abfallbeseitigungsgesetzes heraus. Die Möglichkeit einer innerbetrieblichen Vorbehandlung bleibt unberührt, soweit die Vorbehandlung nicht schon im wesentlichen die endgültige Vernichtung der Abfälle vorwegnimmt oder ersetzt.

---

[1] z. Zt. gültig: 4. Gesetz zur Änderung des BSeuchG vom 18. 12. 1979.

Für alle Maßnahmen gilt der im § 2 AbfG enthaltene Grundsatz, wonach Abfälle so zu beseitigen sind, daß das Wohl der Allgemeinheit nicht beeinträchtigt wird. Insbesondere ist zu gewährleisten, daß die Gesundheit der Menschen nicht gefährdet, ihr Wohlbefinden nicht beeinträchtigt und die öffentliche Sicherheit und Ordnung nicht gefährdet oder gestört werden.

Abfälle sind grundsätzlich von den nach Landesrecht zuständigen Körperschaften des öffentlichen Rechts (in der Regel Gemeinde, Kreise oder Verbände) zu beseitigen. Der Besitzer hat diesen Körperschaften seine Abfälle zu überlassen. Krankenhäuser, Arztpraxen und die sonst hier in Betracht kommenden Einrichtungen sollten sich daher zunächst erkundigen, wie die Abfallbeseitigung in ihrem Gebiet geregelt ist, insbesondere ob und ggf. welche speziellen Vorschriften für ihre spezifischen Abfälle gelten. Aufschluß darüber soll eine Satzung der jeweiligen Körperschaft geben.

Wenn und soweit bestimmte Abfälle von der Beseitigung durch die Körperschaft ausgeschlossen sind – es sollte sich allenfalls um Abfälle der Gruppen 5.2 und 5.3 handeln –, ist nach § 3 Abs. 4 AbfG der Besitzer dieser Abfälle – hier der Träger des Krankenhauses, der Arztpraxis oder der medizinischen Einrichtung – selbst zur Beseitigung der Abfälle verpflichtet.

Er kann sich dann zwar eines beauftragten Unternehmens oder eines sonstigen Erfüllungsgehilfen bedienen, die Verantwortung für die Abfallbeseitigung verbleibt jedoch bei ihm.

In jedem Falle dürfen die Abfälle nur in speziell für sie zugelassenen Anlagen oder Einrichtungen (Abfallbeseitigungsanlagen) behandelt – d.h. z.B. verbrannt, gelagert oder abgelagert – werden (§ 4 AbfG). Einrichtung und Betrieb solcher Anlagen sowie wesentliche Änderungen hieran bedürfen der vorherigen Planfeststellung durch die nach Landesrecht zuständige Behörde; in Ausnahmefällen genügt eine Genehmigung nach § 7 AbfG. Neben der Gemeinverträglichkeit der Anlage nach dem Grundsatz von § 2 AbfG wird im Planfeststellungs- bzw. Genehmigungsverfahren geprüft, ob die Abfallbeseitigungsanlage in das planerische Gesamtkonzept der Abfallbeseitigung der jeweiligen Region hineinpaßt.

Nach § 9 AbfG sind die Inhaber bestehender Abfallbeseitigungsanlagen verpflichtet, der zuständigen Behörde das Vorhandensein einer Anlage anzuzeigen.

Für den gewerbsmäßigen oder im Rahmen wirtschaftlicher Unternehmen durchgeführten Transport von Abfällen gilt nach § 12 AbfG eine besondere Genehmigungspflicht.

Im Interesse einer ordnungsgemäßen Durchführung der Vorschriften des Abfallbeseitigungsgesetzes haben die Besitzer von Abfällen und die zur Abfallbeseitigung Verpflichteten den Beauftragten der Überwachungsbehörde Auskunft über Betrieb, Anlagen und Einrichtungen und alle sonstigen in Betracht kommenden Gegenstände zu erteilen und Prüfungen zu dulden (§ 11 Abs. 4 AbfG).

Die Führung eines Nachweisbuches über Anfall und Beseitigung der Abfälle kann verlangt werden (§ 11 Abs. 3 AbfG).

3. Geltungsbereich

Die Empfehlungen des Merkblatts gelten für Abfälle aus

Krankenhäusern, Sanatorien, Pflegeheimen (Pflegestationen in Altersheimen)
Arztpraxen, Zahnarztpraxen, Tierarztpraxen
Praxen von Heilpraktikern
sonstigen medizinischen Einrichtungen.

Der sachliche Geltungsbereich entspricht dem des Abfallbeseitigungsgesetzes (vgl. Abschn. 2, 3. Absatz). Grundsätzlich werden also alle Abfälle erfaßt, zu denen im Sinne des Gesetzes auch abgetrennte Körperteile und Ausscheidungen zählen.

Abfälle aus dem medizinischen Bereich, deren Beseitigung durch besondere gesetzliche Vorschriften geregelt ist, gehören in Anlehnung an § 1 Abs. 3 AbfG nicht zum Geltungsbereich dieses Merkblattes.

Das gilt u.a. für Tierkörper und Tierkörperteile, die nach dem Tierkörperbeseitigungsgesetz vom 1. Februar 1939 (BGBl. III 7831-7) und nach den auf Grund dieses Gesetzes erlassenen Rechtsverordnungen zu beseitigen sind. – Nach § 1 Abs. 1 der Ersten Durchführungsverordnung zum Tierkörperbeseitigungsgesetz vom 23. Februar 1939 (BGBl. III 7831-7-1) ist der Geltungsbereich des Tierkörperbeseitigungsgesetzes auch auf alle in wissenschaftlichen Anstalten gehaltenen Tiere ausgedehnt worden – ;

radioaktive Stoffe im Sinne des Atomgesetzes vom 23. Dezember 1959 (BGBl. I S. 814), zuletzt geändert durch Gesetz vom 23. Juni 1970 (BGBl. I S. 805), und der auf Grund des Atomgesetzes erlassenen Rechtsverordnungen;

Abwasser, soweit es in Gewässer oder Abwasseranlagen eingeleitet wird.

4. Innerbetriebliche Überwachung und Beratung
4.1 Betriebsbeauftragter für Abfall

Die Überwachung der Abfallbeseitigung soll einem Betriebsbeauftragten obliegen. Bei Krankenhäusern, Sanatorien u.ä. ist der Name des Betriebsbeauftragten der für die Überwachung der Abfallbeseitigung zuständigen Behörde und der beseitigungspflichtigen Körperschaft des öffentlichen Rechts mitzuteilen.

Der Betriebsbeauftragte hat den Weg des Abfalles von seiner Entstehung bis zur Übernahme durch den Beseitigungspflichtigen zu überwachen. Dies gilt insbesondere für solche Betriebsvorgänge, von denen nachteilige Wirkungen auf Menschen oder Umwelt ausgehen können.

Die Bestellung eines Betriebsbeauftragten für Abfall wird voraussichtlich bei der bevorstehenden Novellierung des Abfallbeseitigungsgesetzes gesetzlich geregelt werden.

Versorgung und Entsorgung

4.2 Hygienebeauftragter

Die schadlose Beseitigung der im Krankenhausbereich entstehenden Abfälle gehört zu den Maßnahmen der Hygiene, für die grundsätzlich der ärztliche Leiter des Krankenhauses verantwortlich ist. Mit den einschlägigen Aufgaben wird jedoch in der Regel ein Mitarbeiter als Hygienebeauftragter betraut sein. In seiner Tätigkeit kann dieser durch eine Hygienekommission (z. B. Betriebsarzt, Pflegedienstleitung, Fachkraft für Arbeitssicherheit, Verwaltung) unterstützt werden.

Der Hygienebeauftragte berät den Betriebsbeauftragten für Abfall. Die Aufgaben des Betriebsbeauftragten und des Hygienebeauftragten können auch von einer Person wahrgenommen werden.

5. Einteilung der Abfälle

Im Hinblick auf die zu empfehlende oder notwendige Art der Beseitigung (grundsätzlich: geordnete Ablagerung (Deponie), Kompostierung oder Verbrennung) lassen sich Abfälle aus dem medizinischen Bereich je nach Art, Menge und Zusammensetzung in folgende Gruppen einteilen:

5.1 Abfälle, die grundsätzlich jeder Beseitigungsmethode zugänglich sind

Abfälle, die nach Art und mengenmäßiger Zusammensetzung dem Hausmüll entsprechen

Wundverbände, Gipsverbände, Einwegwäsche, Einwegartikel einschließlich Einwegspritzen, wenn diese unbenutzbar gemacht wurden

desinfizierte Abfälle aus Infektionskliniken, Infektionsstationen, mikrobiologischen Instituten und anderen medizinischen Einrichtungen, in denen mikrobiologisch gearbeitet wird

Streu und Exkremente aus Tierversuchsanstalten, durch die eine Übertragung von Krankheitserregern nicht zu besorgen ist

Abfälle aus Arztpraxen und Tierarztpraxen

5.2 Abfälle, die im allgemeinen verbrannt werden müssen

Körperteile und Organabfälle aus dem Bereich der Pathologie, Chirurgie, Gynäkologie und Geburtshilfe, Blutbank u.a.

Abfälle, die nach § 39 Abs. 3 BSeuchG vernichtet werden müssen

Versuchstiere, soweit deren Beseitigung nicht durch das Tierkörperbeseitigungsgesetz geregelt ist

Streu und Exkremente aus Tierversuchsanstalten, durch die eine Übertragung von Krankheitserregern zu besorgen ist

5.3 Abfälle, die einer besonderen Behandlung bedürfen

Speise- und Küchenabfälle (Drank), soweit sie wegen zu großer Menge nicht unter 5.1 einzuordnen sind

Medikamente und Chemikalien, soweit sie wegen zu großer Menge nicht unter 5.1 einzuordnen sind

besondere Abfälle, z.B. explosible Stoffe und brennbare Flüssigkeiten.

6. Innerbetriebliche Maßnahmen

Zu den innerbetrieblichen Maßnahmen gehören das Erfassen der Abfälle am Ort des Entstehens, das Sammeln und der Transport zu einer innerbetrieblichen Lagerstelle sowie das Bereitstellen für das Einsammeln und Befördern zur Abfallbeseitigungsanlage.

6.1 Sammelbehältnisse

Als Sammelbehältnisse sind grundsätzlich Einwegbehältnisse zu verwenden. Diese müssen feuchtigkeitsbeständig, transportfest, undurchsichtig und verschließbar sein.

Säcke sollen ein Fassungsvermögen von höchstens 70 l haben. Es wird auf den Normenentwurf DIN 55465 „Packmittel; Säcke für Müll", Ausgabe März 1973, verwiesen.

Zur Kennzeichnung derjenigen Sammelbehältnisse, deren Inhalt besonders behandelt werden muß (Abfälle der Gruppen 5.2 und 5.3), empfiehlt sich eine von den ortsüblich für den Hausmüll vorgesehenen Müllsackfarben abweichende Farbgebung (vgl. Normenentwurf DIN 55465).

6.2 Sammlung und Transport

Einzelheiten der Sammlung sind mit der für die Abfallbeseitigung zuständigen öffentlichen Körperschaft festzusetzen.

Die Abfälle sind entsprechend der Einteilung in Abschnitt 5 zu erfassen und möglichst umgehend und hygienisch einwandfrei, unter Vermeidung von Staub- und Aerosolbildung, am Ort des Entstehens in Einwegbehältnissen zu sammeln.

Abfälle, deren Beseitigung (Einsammeln, Befördern, Behandeln) zu Verletzungen führen kann oder deren mißbräuchliche Verwendung zu befürchten ist, sollten vorbehandelt (z. B. zerkleinert oder in besondere Behältnisse verpackt) werden.

Alle Abfälle sind ohne jedes Umfüllen oder Sortieren in den sorgfältig verschlossenen Einwegbehältnissen zu einer zentralen innerbetrieblichen Lagerstelle oder Übergabestelle (Standplatz) zu bringen. Auch der Transport hat so zu erfolgen, daß eine Ausbreitung von Krankheitserregern durch Staub- und Aerosolbildung vermieden wird. Die unbedenkliche Lagerung der Abfälle bis zum Einsammeln und Befördern zur Abfallbeseitigungsanlage muß gewährleistet sein.

6.3 Besondere Hinweise

Müllabwurfschächte sollen aus hygienischen Gründen nicht eingebaut werden.

Die Entscheidung über die Eignung pneumatischer Transportanlagen bleibt der zuständigen Behörde vorbehalten.

Anlagen zur Kompaktierung von Abfällen sollen nicht im Krankenstationsbereich, sondern nur in einem besonderen Raum, z. B. Abfall-Lagerraum, aufgestellt werden.

7. Einsammeln und Befördern der Abfälle zur Abfallbeseitigungsanlage

7.1 Allgemeines

Nach dem Abfallbeseitigungsgesetz muß das Einsammeln und Befördern von Abfällen aus dem medizinischen Bereich von den mit der Abfallbeseitigung betrauten Körperschaften des öffentlichen Rechts vorgenommen werden.

Private Transportunternehmen können als Dritte im Auftrage der beseitigungspflichtigen Körperschaft oder für Besitzer der nach § 3 Abs. 3 AbfG ausgeschlossenen Abfälle (vgl. Abschn. 2, Abs. 7) tätig werden.

Die Abfälle sollen in den für ihre Sammlung verwendeten Einwegbehältnissen zur Abfallbeseitigungsanlage befördert werden. Das Umfüllen und Sortieren der Abfälle ist zu unterlassen.

7.2 Hinweise für die einzelnen Abfallgruppen

7.2.1 Für Abfälle der Gruppe 5.1 besteht in der Regel Anschluß- und Benutzungszwang zur örtlichen Müllabfuhr. Sie sind in solchen Behältern bereitzustellen, die dem örtlichen System der Müllabfuhr entsprechen.

7.2.2 Sofern Abfälle der Gruppe 5.2 und 5.3 durch die beseitigungspflichtige Körperschaft des öffentlichen Rechts von der Beseitigung ausgeschlossen werden, muß der Krankenhausträger oder der sonst für die Beseitigung der Abfälle Verantwortliche diese einer nach § 7 in Verbindung mit § 4 Abs. 1 AbfG zugelassenen Verbrennungsanlage bzw. einer Sonderbehandlungsanlage zuführen (s. Abschnitt 8).

7.2.3 Für Abfälle der Gruppe 5.3 ist ein gesonderter Abholdienst vorzusehen.

8. Abfallbeseitigungsanlagen

Die Behandlung, Lagerung und Ablagerung der Abfälle ist grundsätzlich nicht Aufgabe des Abfallerzeugers. In der Regel ist hierfür die nach Landesrecht zuständige Körperschaft des öffentlichen Rechts verantwortlich. Schließt diese die Behandlung, Lagerung oder Ablagerung einzelner Abfallarten aus, insbesondere die unter Nr. 5.2 und 5.3 genannten, so ist gleichwohl die Einzelbehandlung durch den Abfallerzeuger zu vermeiden. Diese Abfälle sind einer zentralen, mehreren Einrichtungen dienenden Beseitigungsanlage zuzuführen, die sowohl von der beseitigungspflichtigen Körperschaft des öffentlichen Rechts als auch von einem größeren (Schwerpunkt-) Krankenhaus bzw. vom Inhaber einer Sonderbehandlungsanlage betrieben werden kann.

Es gelten für die Einrichtung und den Betrieb von Deponien ZfA-Merkblatt Nr. 3 „Die geordnete Ablagerung (Deponie) fester und schlammiger Abfälle aus Siedlung und Industrie" (Bundesgesundheitsblatt 12 (1969) 362–370)

Kompostierungsanlagen ZfA-Merkblatt Nr. 6 „Planung eines Kompostwerkes" (Bundesgesundheitsblatt 16 (1973) 74–77)

Verbrennungsanlagen ZfA-Merkblatt Nr. 5 „Planung einer Müllverbrennungsanlage (MVA)" (Bundesgesundheitsblatt 14 (1971) 30–31) Erste Allgemeine Verwaltungsvorschrift zum Bundesimmissionsschutzgesetz - TA Luft 1974 - (GVBl.)

Für Sonderbehandlungsanlagen wird auf DIN 58990 Blatt 2 „Verbrennungsanlagen für Abfälle aus Kliniken, sonstige Einrichtungen des Gesundheitswesens und Arztpraxen; Begriffe, Anforderungen", z. Z. Entwurf August 1973 (Beuth-Vertrieb, 1000 Berlin 30, Burggrafenstr. 7), VDMA-Einheitsblatt 24203 „Abfallverbrennungsanlagen mit einer Durchsatzleistung bis 1,5 t/h", Ausgabe Oktober 1973 (Beuth-Vertrieb, 1000 Berlin 30, Burggrafenstr. 7), VDI-Richtlinie 2301 „Auswurfbegrenzung - Abfallverbrennungsanlagen - Durchsatz bis 750 Kg/h", z. Z. Entwurf Januar 1974 (VDI-Verlag, 4000 Düsseldorf, Graf-Recke-Str. 84), Sicherheitsregeln SR 2 „Sicherheitsregeln für Abfallbehandlung und Abfallverbrennungsanlagen in Einrichtungen des Gesundheitsdienstes und der Wohlfahrtspflege", Stadt 1073 (Berufsgenossenschaft für Gesundheitsdienst und Wohlfahrtspflege, 2000 Hamburg 6, Schäferkampsallee 24) hingewiesen.

Aus rechtlicher und hygienischer Sicht bestehen keine Bedenken, Krematorien als Sonderbehandlungsanlagen für Körperteile und Organabfälle aus dem Bereich der Pathologie, Chirurgie, Gynäkologie und Geburtshilfe vorzusehen.

9. Schlußbemerkung

Es besteht keine Veranlassung, Abfälle aus dem medizinischen Bereich, mit Ausnahme derjenigen der Gruppe 5.2 und 5.3, von der Beseitigung durch die nach Landesrecht für die Abfallbeseitigung zuständigen Körperschaften des öffentlichen Rechts (§ 3 Abs. 3 AbfG) auszuschließen. Die Satzungen über die Müllabfuhr müssen deshalb entsprechend überarbeitet werden.

Anhang C

Anforderungen der Hygiene an die Abfallentsorgung. Anlage zu Ziffer 6.8 der „Richtlinie für die Erkennung, Verhütung und Bekämpfung von Krankenhausinfektionen

1. Einleitung

Erfahrungen der Praxis bestätigen, daß von Abfällen aus dem medizinischen Bereich bei sachgemäßer Handhabung keine größeren Gefahren ausgehen als von ordnungsgemäß beseitigtem Hausmüll und sonstigen Siedlungsabfällen[1]. Auch im Krankenhaus

---

[1] Siehe auch Merkblatt: Die Beseitigung von Abfällen aus Krankenhäusern, Arztpraxen und sonstigen Einrichtungen des medizinischen Bereichs. Bundesgesundhbl. 17 (1974) 355–357 (vgl. s. 491, Anhang B).

Versorgung und Entsorgung

sind bei ordnungsgemäßer Abfallbeseitigung die Gefahren als gering einzuschätzen.

Die sachgemäße Handhabung des Abfalles umfaßt: Sammeln des Krankenhausabfalles, Transportieren und Lagern inner- und außerhalb des Krankenhauses, ggf. Vorbehandeln sowie Beseitigen.

2. Art der Abfälle

Aus Gründen der Infektionsverhütung werden unterschieden:
A. Abfälle, die keiner besonderen Maßnahmen zur Infektionsverhütung bedürfen: hausmüllähnliche Abfälle.
B. Abfälle, die beim Sammeln, ggf. beim Transportieren innerhalb des Krankenhauses Maßnahmen zur Infektionsverhütung erfordern: Abfälle, die mit Blut, Sekreten oder Exkreten behaftet sind (z. B. Wundverbände, Stuhlwindeln, Einmalspritzen, Kanülen). Bei diesen Abfällen besteht nur im Krankenhaus die Gefahr einer Verbreitung von Krankheitserregern.
C. Abfälle, die beim Sammeln, Transportieren, Lagern innerhalb des Krankenhauses *sowie beim Beseitigen* besonderer Maßnahmen zur Infektionsverhütung bedürfen:
  1. Abfälle (z. B. aus Infektionsstationen, Dialysestationen, medizinischen Laboratorien und Prosekturen), die auf Grund § 10a BSeuchG behandelt werden müssen.
  2. Versuchstiere, deren Beseitigung nicht durch das Tierkörperbeseitigungsgesetz (Bundesgesetzbl. 1975 I S. 2313) geregelt ist, sowie Streu und Exkremente aus Versuchstieranlagen, soweit eine Verbreitung von Krankheitserregern zu befürchten ist.

Nicht berücksichtigt wurden in dieser Einteilung Abfälle, für die besondere gesetzliche Vorschriften bestehen (z. B. radioaktive Stoffe, Abwasser[2]), und solche, die zwar besonderer Maßnahmen bedürfen, die jedoch nicht unter Gesichtspunkten der Infektionsverhütung zu treffen sind (z. B. *Körperteile und Organabfälle,* Arzneimittel und Chemikalien, brennbare Flüssigkeiten sowie Speise- und Küchenabfälle).

3. Behälter zum Sammeln und Transportieren der Abfälle

Zum Sammeln und Transportieren der Abfälle kommen entsprechend den unterschiedlichen Anforderungen der einzelnen Entsorgungsschritte Einwegbehältnisse, Rücklaufbehälter oder ihre Kombinationen in Frage. Der Verwendung von Einwegbehältnissen ist der Vorrang zu geben; dies gilt insbesondere für Abfall der Gruppe C.

Einwegbehältnisse müssen verschließbar, geruchsdicht und feuchtigkeitsbeständig sowie dem jeweiligen Transportsystem entsprechend transportfest sein[3]. Die Behältnisse sollen nicht zu groß sein; Säcke sollten ein Fassungsvermögen von nicht mehr als 70 l haben. Die Behältnisse sind so aufzustellen, daß die Umgebung nicht gefährdet wird.

Rücklaufbehälter müssen leicht zu reinigen und mit Desinfektionsmitteln und -verfahren desinfizierbar sein, die vom Bundesgesundheitsamt anerkannt sind[4]. Sie müssen sorgfältig gewartet werden.

Werden Rücklaufbehälter benutzt, die auf die Station zurückgehen, so sind sie vor dem Rücktransport wie folgt zu behandeln:

Nach Transport von Abfall der Gruppe A bei Verschmutzung reinigen.

Nach Transport von Abfall der Gruppe B oder C bei Verschmutzung desinfizieren und reinigen.

Eine Verschmutzung liegt immer vor, wenn die Rücklaufbehälter Abfall der Gruppe B oder C direkt aufnehmen oder wenn Einwegbehältnisse beschädigt worden sind.

Behältnisse für Abfall der Gruppe C, ggf. auch der Gruppe B, sind zu kennzeichnen, z. B. durch eine Farbgebung, die von der ortsüblich für den Hausmüll vorgesehenen Farbe des Müllsackes abweicht.

4. Sammeln und Transportieren der Abfälle innerhalb des Krankenhauses

Die Abfälle sind entsprechend der Einteilung in Abschnitt 2 möglichst umgehend und hygienisch einwandfrei unter Vermeidung von Staub- und Aerosolentwicklung am Ort, an dem sie anfallen, zu sammeln. Abfälle, die zu Verletzungen führen können (z. B. Einmalkanülen, -nadeln, -skalpelle), müssen in stichfesten Einmalbehältern gesammelt werden[5].

Abfall der Gruppe B und C ist ohne Umfüllen oder Sortieren in sorgfältig verschlossenen Behältnissen, ggf. in Kombination mit Rücklaufbehältern, zur zentralen Lager- oder Übergabestelle zu befördern. Abfall der Gruppe C darf auch im zentralen Lager und bei der Übergabe nicht umgefüllt werden. Abfall der Gruppe B kann im zentralen Lager dem Abfall der Gruppe A ohne besonderes Umfüllen beigegeben werden. Der Transport und die Übergabe haben so zu erfolgen, daß eine Verbreitung von Krankheitserregern auf dem Kontakt- und Luftweg vermieden wird.

Abfallentsorgungssysteme sind störanfällig; mit dem Zerreißen von Müllsäcken ist zu rechnen. Der

---

[2] Siehe auch Merkblatt des Bundesgesundheitsamtes: Einleitung von Krankenhausabwasser in Kanalisation oder Gewässer. Bundesgesundhbl. 21 (1978) 34 (vgl. S. 490, Anhang A).

[3] Siehe Unfallverhütungsvorschrift „Gesundheitsdienst" (VBG 103).

[4] Die Liste der vom Bundesgesundheitsamt geprüften und anerkannten Desinfektionsmittel und -verfahren wird im Bundesgesundheitsblatt veröffentlicht; gültig ist jeweils die neueste, z. Z. die 8. Ausgabe (Stand vom 1.12. 1981). Bundesgesundhbl. 25 (1982) 35-43.

[5] Siehe Anlage zu Ziffer 5.1 der Richtlinie: Krankenhaushygienische Anforderungen in Pflege, Diagnostik und Therapie. Bundesgesundhbl. 28 (1985) 185-188.

Transport von Abfällen muß deshalb von anderen Transporten getrennt werden. Zentrale pneumatische Förderanlagen für Abfall sind problematisch; sie stellen nach dem derzeitigen Stand der Technik häufig eine Gefahr dar. Abwurfschächte sind aus Gründen der Hygiene unzulässig[6].

5. Lagern der Abfälle innerhalb des Krankenhauses
Die in den einzelnen Bereichen gesammelten Abfälle dürfen bis zum Abtransport zur zentralen Lager- oder Übergabestelle nur an hierfür geeigneten Plätzen, in der Regel für max. 24 Stunden, gelagert werden. Die Plätze müssen so belüftet sein, daß eine Geruchsbelästigung vermieden wird. In der Nähe des Platzes ist eine Möglichkeit zur Händedesinfektion und -reinigung vorzusehen. Die Abfälle dürfen nicht – auch nicht vorübergehend – auf Fluren, vor Aufzügen etc. gelagert werden.

Die Lagerung des Abfalles sollte so erfolgen, daß Staub- und Geruchsbelästigungen vermieden und Schädlinge möglichst ferngehalten werden.

Räume für die zentrale Lagerung sollen so gelegen sein, daß Beeinträchtigungen umliegender Bereiche (Küche, Pflegebereiche etc.) ausgeschlossen sind. Das zentrale Lager muß verschließbar und von außen für den Abtransport der Abfälle leicht zugänglich sein. Die Räume sind so zu gestalten, daß eine Anwendung von Desinfektionsmitteln und -verfahren, die vom Bundesgesundheitsamt anerkannt sind, jederzeit möglich ist.

In unmittelbarer Nähe der zentralen Abfallagerung sind Möglichkeiten zur Händedesinfektion und -reinigung sowie zum Schutzkittelwechsel vorzusehen.

Nicht gekühlt gelagerter Abfall sollte mindestens zweimal wöchentlich abgefahren werden.

Die zentrale Lagerung des Abfalles nach Gruppe C sollte in einem gesonderten Raum erfolgen. Eine gekühlte Lagerung bei Temperaturen unter +15 °C ist wünschenswert. Die Häufigkeit der Transporte zur Verbrennung bzw. Desinfektion soll so gewählt werden, daß der Abfall nach Gruppe C nicht zu lange (bei Kühlung längstens eine Woche) und nicht in zu großen Mengen gelagert werden muß.

6. Übernahme und Abfuhr von Abfällen aus dem Krankenhaus
Der Abfall der Gruppe C soll in den für seine Sammlung verwendeten Behältnissen zur Abfallbeseitigungs- oder Vorbehandlungsanlage befördert werden.

Hygienische Gründe sprechen nicht gegen eine gemeinsame Entsorgung der Abfälle der Gruppe A und B durch die örtliche Müllabfuhr.

Auf das Abfallbeseitigungsgesetz, die Abfallnachweis- und die Abfallbeförderungsverordnung wird hingewiesen.

---
[6] Siehe Anlage zu Ziffer 4.5.3 der Richtlinie: Anforderungen der Hygiene an die funktionelle und bauliche Gestaltung von Transportanlagen.

7. Vorbehandeln und Beseitigen der Abfälle
Bei der Beseitigung von Abfällen der Gruppe A und B sind keine besonderen Maßnahmen erforderlich, wenn die Abfälle einer zugelassenen Verbrennungsanlage oder Deponie zugeführt werden.

Abfall der Gruppe C ist entweder zu verbrennen (zentrale Spezialanlagen) oder vor der Endbeseitigung mit gespanntem gesättigtem Wasserdampf zu desinfizieren (siehe Liste der vom Bundesgesundheitsamt geprüften und anerkannten Verfahren; Verfahren mit den Wirkungsbereichen ABC). Desinfizierte Abfälle können wie Hausmüll beseitigt werden.

Bearbeitet von: M. ALEXANDER, Berlin; L. BARNISKE, Berlin; H. BÖSENBERG, Münster; K. BOTZENHART, Tübingen; H. BRANDIS, Bonn; S. CARLSON, Nürnberg; G. CLAUSS, Hamburg; F. DASCHNER, Freiburg; H. ESDORN, Berlin; F.W. GIERHAKE, Gießen; R. GRATENAU, Wiesbaden; K.O. GUNDERMANN, Kiel; E. HOLZER, München; W. KNAPP, Erlangen; F. LABRYGA, Berlin (Leiter der Arbeitsgruppe „Funktionell-bauliche Maßnahmen"); LÖBEL, Hannover; W. MARGET, München; G. PULVERER, Köln; H. RÜDEN, Berlin; W. STEUER, Stuttgart; G. TERBECK, Hannover; W. UNGER, Berlin; sowie: H. FLAMM, Wien; G. HENNEBERG, Berlin; W. SCHUMACHER, Überlingen; vom Bundesgesundheitsamt: J. PETERS (Geschäftsführer), H.-PH. PÖHN (Vorsitzender), G. SPICHER, J. WEGENER.

Literatur

1. Bundesminister des Innern (1974) Untersuchung über die Erfassung und Beseitigung von Abfällen aus Krankenhäusern und ähnlichen Einrichtungen einschließlich Pharma-Abfällen. Heft 10 der Beihefte zu Müll und Abfall, Erich Schmidt Verlag, Berlin
2. Bundesrepublik Deutschland (1977) Abfallbeseitigungsgesetz i.d.F. vom 21.6.1976, Bundesgesetzblatt I, S. 41/228
3. Knoll KH (1974) Abfallbeseitigung im Krankenhaus. Zbl Bakter Hyg I Abt Orig A 227: 552–525
4. Knoll KH (1978) Die hygienische Bedeutung der Entsorgung des Krankenhauses. Z. Unfallheilkunde 132: 133–136
5. Knoll KH (1984) Angewandte Krankenhaushygiene 1, 276–282 (Resolution)
6. Merkblatt M 1 (1974) Zu den BGA-Richtlinien, identisch mit ZFA-Merkblatt Nr. 8: Die Beseitigung von Abfällen aus Krankenhäusern, Arztpraxen und sonstigen Einrichtungen des medizinischen Bereichs. Bundesgesundheitsblatt 17. Jg. Nr. 23; 355–357
7. Merkblatt M 2 (1978) zu den BGA-Richtlinien, Einleitung von Krankenhausabwasser in Kanalisation oder Gewässer, Bundesgesundheitsblatt 21. Jg. Nr. 2: 34–36
8. Richtlinie für die Erkennung, Verhütung und Bekämpfung von Krankenhausinfektionen des Bundesgesundheitsamtes, Bundesgesundheitsblatt 19. Jg. Nr. 1: 1–8 (1976), mit entspr. Anlagen

Arbeitsmedizinische Vorsorge

J. CSEKE

Gefährdungen im Krankenhaus

Das Krankenhaus von heute ist ein komplexer Betrieb, dessen Abteilungen in ihren Funktionen eng miteinander verbunden, in ihrem Charakter aber vollkommen verschieden sind. Im Mittelpunkt dieses komplexen Betriebes steht der kranke Mensch. Um ihn zu untersuchen, zu pflegen und zu behandeln ist der ganze Betrieb überhaupt entstanden und hat seine Vielfalt entwickelt.

Die Beschäftigten in Krankenhäusern andererseits werden Gefährdungen ausgesetzt, die so manigfaltig sind wie der Betrieb selbst; der Arbeitsschutz muß sich dieser breiten Palette anpassen.

Nicht immer gelingt es den für den Arbeitsschutz Verantwortlichen, die Arbeitsplätze so sicher zu gestalten und die Arbeitnehmer so aufzuklären und zu überwachen, daß keine Schäden an ihrer Gesundheit entstehen. Die Folgen sind *Arbeitsunfälle* und *Berufskrankheiten*.

> *Arbeitsunfall:* Ein Vorgang, bei dem infolge eines Arbeitsvollzuges oder einer plötzlichen Außeneinwirkung unfreiwillig eine Gesundheitsschädigung hervorgerufen wird. Der Unfall muß sich ereignet haben bei der Erfüllung der sich aus dem Arbeitsverhältnis ergebenden Verpflichtungen und innerhalb eines angemessenen Zeitraums, der bis auf die Dauer einer Arbeitsschicht ausgedehnt sein kann.
>
> *Berufskrankheiten:* Krankheiten, die nach den Erkenntnissen der medizinischen Wissenschaft durch besondere Einwirkungen verursacht werden, denen bestimmte Personengruppen durch ihre Arbeit in erheblich höherem Grade ausgesetzt sind als die übrige Bevölkerung. Der Kausalzusammenhang zwischen beruflicher Einwirkung und Schädigung muß gegeben sein. Es muß sich um eine bleibende Schädigung handeln.

Berufskrankheiten müssen dem Versicherungsträger gemeldet werden. Das Unfallgeschehen im Gesundheitswesen ist statistisch schwer zu

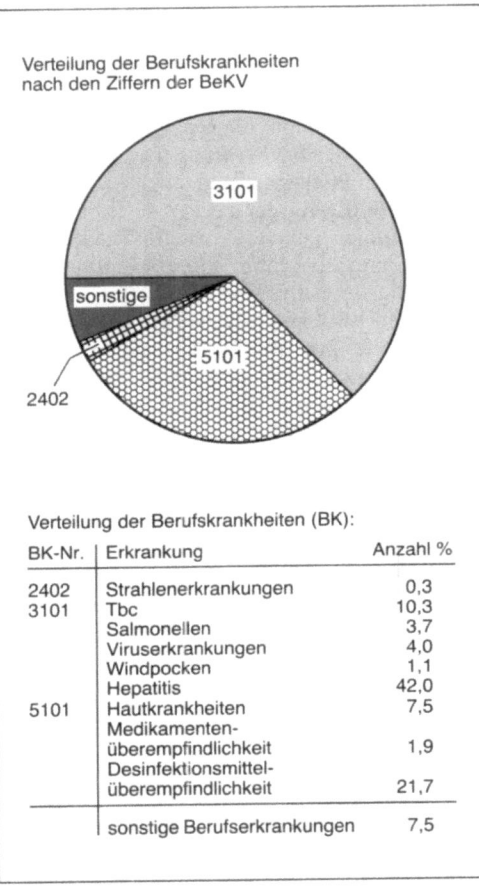

Abb. 1. Verteilung der Berufskrankheiten nach den Ziffern der BeKV

Verteilung der Berufskrankheiten (BK):

BK-Nr.	Erkrankung	Anzahl %
2402	Strahlenerkrankungen	0,3
3101	Tbc	10,3
	Salmonellen	3,7
	Viruserkrankungen	4,0
	Windpocken	1,1
	Hepatitis	42,0
5101	Hautkrankheiten	7,5
	Medikamentenüberempfindlichkeit	1,9
	Desinfektionsmittelüberempfindlichkeit	21,7
	sonstige Berufserkrankungen	7,5

erfassen. Kleine Verletzungen werden an Ort und Stelle versorgt und daher nicht gemeldet. Allgemein kann man aber annehmen, daß die Unfallhäufigkeit bei etwa 40 Arbeitsunfällen pro Jahr und pro tausend Beschäftigten liegt. Die Berufskrankheiten sind verhältnismäßig häufig; es handelt sich fast ausschließlich um Infektions- und Hautkrankheiten (Abb. 1, Tabelle 1).

Den Hauptanteil machen Hepatitis und Desinfektionsmittelüberempfindlichkeiten aus (ca. 60%). Dagegen wird ein Verdacht auf Erkrankung durch ionisierende Strahlen sehr selten gemeldet, und noch seltener läßt sich ein

Zusammenhang zwischen angegebenen Beschwerden und einer möglichen Strahlenbelastung bestätigen. Tabelle 2 zeigt die Entwicklung der maßgebenden Infektionskrankheiten.

Tuberkulose

Seit 1960 zeigt sich im Auftreten von Tuberkulose eine abfallende Tendenz. Ihre Häufigkeit ist jedoch in der Bevölkerung wesentlich geringer als beim Pflegepersonal eines Krankenhauses. Pro 100 000 Bürger werden 45 Tuberkulose-Erkrankungen gemeldet, davon 7–8 Fälle mit Bakterienausscheidung. Ältere Menschen sind am häufigsten betroffen.

Im medizinischen Bereich werden 81 Tuberkulose-Fälle pro 100 000 Angestellten gemeldet. Die Erkrankten sind meist junge Leute. Bei den sonstigen Krankenhausangestellten entspricht die Tuberkulose-Inzidenz der der Wohnbevölkerung.

Diese statistische Studie verdeutlicht, daß die Tuberkulose noch immer *eine besondere Gefährdung für das Pflegepersonal* darstellt. Unter Berücksichtigung der statistischen Daten ist eine Tuberkulose-Infektion bei einem Krankenhausbeschäftigten als Berufskrankheit zu betrachten.

Hepatitis

Diese häufige (meldepflichtige!) Infektionskrankheit ist heutzutage mit Sicherheit der am meisten gefürchtete Arbeitsunfall im Gesundheitswesen und wahrscheinlich auch einer der teuersten. Allein bei der BGW mußten für berufsbedingte Hepatitis-Erkrankungen 23 Mill. DM bezahlt werden. An der Universität Giessen wurden 1980 45 000 DM für Hepatitis-B-Immunglobulin ausgegeben.

In der BRDeutschland rechnet man mit einer Hepatitis-Inzidenz von 35 Fällen pro 100 000 Einwohner. Von der BGW wurden beim Krankenhauspflegepersonal 321 Erkrankungen pro 100 000 ermittelt. Fast alle diese Erkrankungen sind der Hepatitis B zuzuordnen. Dabei zeigt sich folgende statistische Verteilung:

1. Innere Abteilungen
   (Allg. Pflegedienst)   rd. 40 %
2. Medizinische Laboratorien   rd. 16,5 %
3. Chirurgie und Intensivstation   rd. 14 %

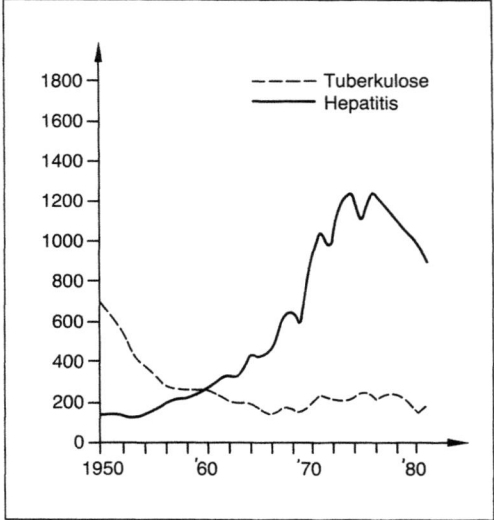

Abb. 2. Bei der Berufsgenossenschaft für Gesundheitsdienst und Wohlfahrtspflege gemeldete Fälle von Tuberkulose (---) und Hepatitis (....)

4. Kinderstation   rd. 6 %
5. OP/Unfallchirurgie   rd. 6 %
6. Gynäkologie   rd. 5 %
7. Infektions-/Isolierstationen   rd. 3,5 %
8. Sonstige   rd. 9 %

Bei der **Virushepatitis A** handelt es sich um einen sehr widerstandfähigen Erreger, der in erster Linie fäkal-oral übertragen wird. Direkter Kontakt mit Erkrankten, die gemeinsame Benutzung von Toiletten, Eßgeschirr oder Handtüchern kann zu Kontamination führen. Frische Düngung, fäkale Verunreinigung von Trinkwasser, Schwimmbändern oder Muscheln sind die Ursache von Epidemien. Die Patienten scheinen nur vorübergehend infektiös zu sein. Der Hepatitis A-Virus wird im Stuhl 2–3 Wochen vor und 1 Woche nach Einsetzen der Symptome ausgeschieden. Die Infektion wird besonders bei Kindern durch engen persönlichen Kontakt übertragen. Die Krankheit heilt fas immer ohne bleibende Schädigung aus.

Die **Hepatitis B** verbreitet sich meist auf parenteralem Weg (Spritzen mit unsauberen Kanülen, Bluttransfusionen...); aber auch andere Infektionswege sind möglich. HB-S-Antigen wurde in Speichel und Samenflüssigkeit identifiziert (orale Übertragung, Geschlechtsverkehr, zahnärztliche Behandlung, Friseure,

Tabelle 1. Berufskrankheiten 1980. Hautkrankheiten Ziffer 51.01 BeKV

	Versicherte	gemeldete Hautkrankheiten	
		absolut	pro 100 000 Vers.
Gewerbliche Berufsgenossenschaften	25 792 000	12 028	46
Friseurhandwerk	218 422	2 694	1233
Station. Gesundheitsdienst:			
Medizinische Betreuung im Krankenhaus[a]	471 000	1 730	415
Versorgung im Krankenhaus[b]	238 000	432	0,2
Amb. Gesundheitsdienst:			
Ärztliche Praxen	218 904	89	40
Zahnärztliche Praxen	113 052	256	226

[a] Medizinische Betreuung: z. B. Personen, die Kranke untersuchen, behandeln, pflegen und Laborarbeiten ausführen.
[b] Versorgung: z. B. Verwaltung, Küche, Wäscherei, Hausreinigung, Technischer Dienst.

Tätowierer, Fußpfleger...). Beim Labor- und Pflegepersonal bilden oft winzige Verletzungen der Hände die Eintrittspforte für die Viren.

Die Hepatitis B-Infektion ist gekennzeichnet durch eine verlängerte Inkubationszeit (40-180 Tage), schleichenden Erkrankungsbeginn und andauernde Virämie. Etwa 15% der Fälle müssen mit einer länger anhaltenden oder chronischen Erkrankung rechnen. Aufgrund der chronischen Leberschäden können sich Zirrhose und hepatozelluläre Karzinome entwickeln.

Eine sichere Diagnose für die *Non A Non B Hepatitis* gibt es zur Zeit noch nicht. Nach allgemeiner Erfahrung führt sie bei etwa 50% der Fälle zu schwerer Leberschädigung.

Einwirkungen von *unbekannten Infektionserregern* wurden lange Zeit in gentechnologischen Laboratorien befürchtet, erfreulicherweise haben sich diese Befürchtungen bis heute nicht bestätigt.

Beim Auftreten einer Infektionskrankheit muß nach den gesetzlichen Bestimmungen der Betriebsarzt unterrichtet werden. Die Meldung muß erfolgen, gleichgültig ob der Erkrankte ein Patient oder ein Arbeitnehmer ist. Aufgrund dieser Meldung kann der Betriebsarzt aufklärende Gespräche führen und sich an Ort und Stelle vergewissern, ob die entsprechenden Hygienemaßnahmen eingehalten werden. Eine sofortige Untersuchung des Personals, das der Einwirkung des Infektionserregers ausgesetzt war sowie die noch möglichen schützenden Maßnahmen müssen veranlaßt werden.

Hauterkrankungen

Der wiederholte Kontakt der Haut mit Reizstoffen wie Alkalien, Mineralölen, organischen Lösungsmitteln, Detergenzien etc. führt zunächst zu einer Schädigung der Barrierefunktion der Hornschicht. Dadurch können toxische Substanzen in die lebende Epidermis eindringen. Die Schädigung der Epidermis zeigt sich klinisch in einer trockenen, rauhen, feinschuppenden Hautoberfläche, nach längerer Einwirkung mit Pappeln und Lichenifikation. Dieses Krankheitsbild wird als *toxisch degeneratives Kontaktekzem* bezeichnet. Es stellt mit 80% der Kontaktekzeme den weitaus größten Teil der Berufsdermatosen dar.

Entstehen Hauterscheinungen durch den Kontakt mit sensibilisierenden Substanzen, so spricht man von einem allergischen Kontaktekzem.

Wo werden solche Hautreizstoffe angewandt? Fast in allen Bereichen des Gesundheitswesens. - Desinfektionsmittel für Hände, Flächen, Räume, Wäsche, Betten und Geräte. Chemikalien verschiedenster Art die in den Diagnostik- und Forschungslaboratorien gelagert oder gebraucht werden. Medikamente die mit den Händen geteilt, gezählt, vorbereitet und verabreicht werden, Detergenzien aller Art.

Diese Erkrankungen sind oft gravierend und können die Ursache von wiederholten Arbeitsplatzumsetzungen, ja sogar von Berufswechseln sein. Der Betriebsarzt muß dafür sorgen, daß die reizenden oder allergiesierenden Stoffe identifiziert und wenn möglich vom Arbeitsplatz entfernt werden, daß entsprechende Schutzvorkehrungen getroffen werden (Anwendung von Handschuhen oder Hautschutzcreme ...) und daß gegebenenfalls eine Behandlung erfolgt. Bei bleibenden Beschwerden muß ein Arbeitsplatzwechsel oder sogar ein Berufswechsel empfohlen werden.

Andere Gefährdungen

Neben den genannten Gefährdungen gibt es im Gesundheitsdienst viele andere Belastungen, die hier erwähnt werden sollen:
1. **Belastung körperlicher Art.** Zum Beispiel: Heben, Tragen und Schieben von Lasten bzw. Patienten auf Stationen, im Op-Bereich, in Balneologischen Abteilungen; Krankentransport etc.
2. **Belastungen körperlicher und psychischer Natur.** Zum Beispiel: Schicht- oder Nachtdienst und 3. **Belastungen psychischer** Natur, z. B. ein durch Streß angespanntes Arbeitsklima, oder das Erleben der tragischen Schicksale von so vielen Menschen (Intensivstationen, Onkologie, Kinderonkologie, Konservativstationen, Sektionsäle ...), um nur einige dieser seelisch belastenden Arbeitsplätze zu nennen.

Gefährliche Arbeitsstoffe

Der Begriff „gefährlicher Arbeitsstoff" ist nicht sehr geläufig, obwohl viele Krankenhausangestellte damit Umgang haben. Diese Substanzen werden wie folgt definiert: Stoffe sind als gefährlich einzustufen, wenn sie physikalisch-chemische Eigenschaften oder biologische Wirkungen aufweisen, die unter den in der Arbeitswelt üblichen Verhältnissen relevant werden können.

Der Gefährlichkeitsbegriff wird in Form von Gefährlichkeitsmerkmalen definiert (z. B. kanzerogene Stoffe). Die Arbeitsstoffverordnung und die Verordnung über krebserzeugende Arbeitsstoffe beinhalten Hinweise über die richtige Handhabung gefährlicher Arbeitsstoffe im Betrieb.

Man unterscheidet verschiedene Gefährdungsarten:

E	- Explosionsgefährlich
O	- Brandfördernd
F	- Leicht entzündlich
D	- Giftig
Xn	- Gesundheitsschädlich
C	- Ätzend
Xy	- Reizend

Die Verordnung fordert sachgerechte Verpackung und Kennzeichnung.

Gefährliche Arbeitsstoffe dürfen an Arbeitsplätzen nur in solchen Mengen vorhanden sein, die für den Vorgang der Arbeit notwendig sind. Abfälle und Rückstände sind regelmäßig und gefahrlos zu entfernen.

Beschäftigungsverbote oder Beschränkungen für besonders gefährdete Personengruppen sind in der Verordnung enthalten (Jugendliche, schwangere Frauen ...). Besondere technische Schutzmaßnahmen werden angegeben sowie die Art der Betriebsärztlichen Überwachung.

Um zu erfahren ob eine Einwirkung solcher Arbeitsstoffe besteht, kann man sich an den MAK-Werten orientieren.

MAK: Maximale Arbeitsplatzkonzentration. Definition:
Der MAK-Wert ist die höchste zulässige Konzentration eines Arbeitsstoffes als Gas, Dampf oder Schwebestoff in der Luft am Arbeitsplatz, die nach dem gegenwärtigen Stand der Kenntnis auch bei wiederholter und langfristiger Exposition (8 Std. am Tag und 5 Tage in der Woche) im allgemeinen die Gesundheit der Beschäftigten nicht beeinträchtigt und diese nicht unangemessen belästigt. Die MAK-Werte dienen dem Schutz der Gesundheit am Arbeitsplatz. Sie geben für die Beurteilung der Bedenklichkeit oder Unbedenklichkeit der am Arbeitsplatz vorhandenen Konzentrationen eine Urteilungsgrundlage ab. Die Einhaltung der Werte schützt jedoch nicht von evtl. Schadstoffaufnahme durch die Haut oder vor Allergiesierungen.

Zu den gefährlichen Arbeitsstoffen gehören auch die kanzerogenen Stoffe (krebserzeugende Stoffe). Diese Stoffe werden folgendermaßen unterteilt:

A 1:	Stoffe, die bei Menschen bösartige Geschwülste verursachen können.
A 2:	Stoffe, die sich bislang nur im Tierversuch eindeutig als krebserregend erwiesen haben.
B:	Stoffe mit begründetem Verdacht auf krebserzeugendes Potential.

Bei den Stoffen A 1 und A 2 werden keine MAK-Werte angegeben. Der Umgang mit ihnen wird als Einwirkung gleichgesetzt.

Besondere Aufmerksamkeit sollte man der Gruppe der **Zytostatika** widmen. Sie sind als gefährliche Arbeitsstoffe anzusehen, wenn sie vom pflegenden Personal inkorporiert werden. Die Zytostatika greifen in die Zellteilung ein. Bei Inkorporation muß mit Nebenwirkungen z. B. auf das Knochenmark, den Dünndarm, die Gonaden und mit Störungen der körpereigenen Abwehr gerechnet werden. Außerdem sind mutagene, teratogene und kanzorogene Wirkungen nicht auszuschließen.

Wiederholter Hautkontakt mit Zytostatika kann zu schweren Hautkrankheiten führen.

Alle Krankenhausangestellten, die Umgang mit Zytostatika haben, sollten mit dem Merkblatt GUV 28,3 (Sichere Handhabung von Zytostatika) vertraut sein.

Gesetzgebung zur arbeitsmedizinischen Vorsorge

Im Arbeitssicherheitsgesetz (Asig) vom 12. Dez. 1973 wird dem Arbeitgeber die Pflicht auferlegt, Betriebsärzte, Sicherheitsingenieure und andere Fachkräfte für Arbeitssicherheit zu bestellen und so dafür zu sorgen, daß der Arbeitnehmer bei seiner Tätigkeit keinen körperlichen, seelischen und geistigen Schäden erleidet.

Im § 3 des Gesetzes befinden sich Rechtsgrundlagen für die allgemeine medizinische Vorsorge. Die Aufgaben des Betriebsarztes werden detailliert festgelegt. Sie können in 3 Gruppen eingeteilt werden (Abb. 3).

Den Berufsgenossenschaften wird im § 708 Absatz 1, Nr. 3 der Reichsversicherungsordnung (RVO) die Aufgabe übertragen, Grundsätze für Arbeitsmedizinische Vorsorgeuntersuchungen zu erarbeiten mit dem Ziel, die erforderliche Betreuung der Arbeitnehmer zu intensivieren und zu koordinieren.

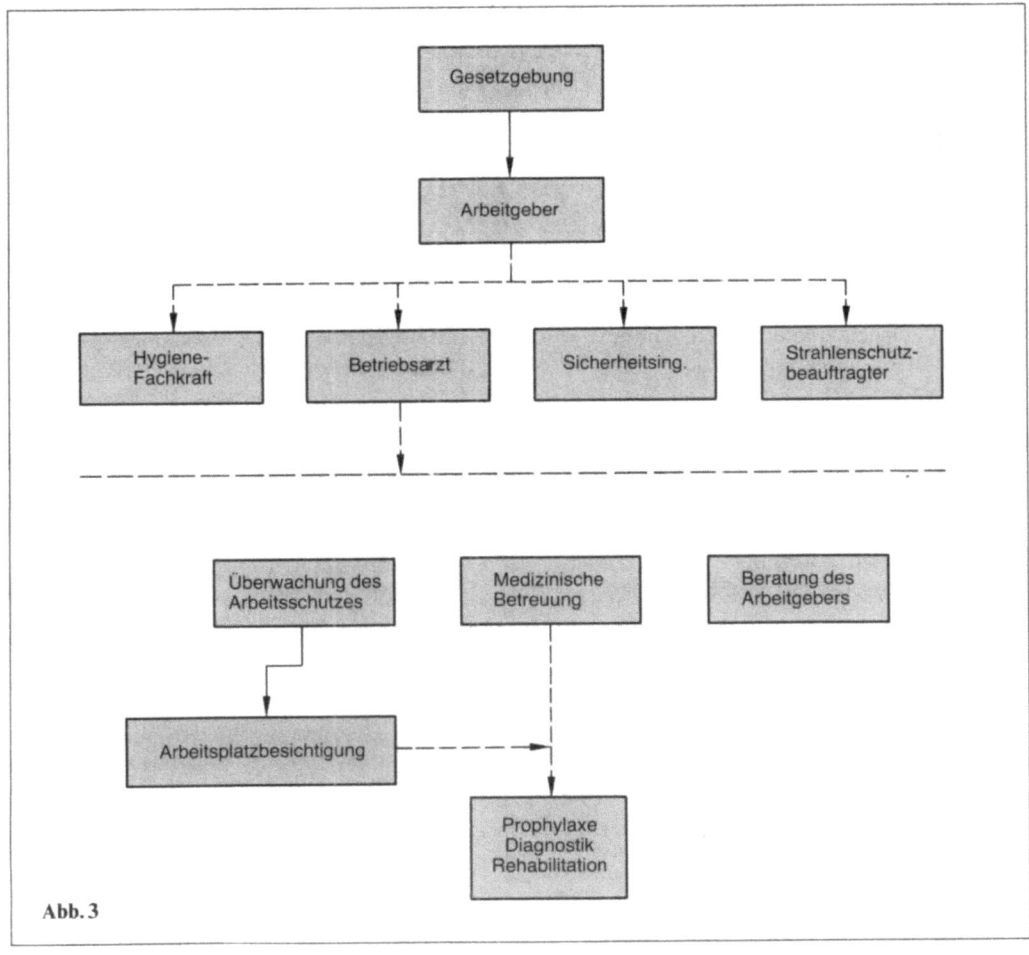

Abb. 3

Grundlegende Vorschrift der Berufsgenossenschaften ist die Unfallverhütungsvorschrift (UVV) „Allgemeine Vorschriften". Sie enthält den Katalog der Tätigkeiten, bei denen arbeitsmedizinische Vorsorgeuntersuchungen vorzunehmen sind. Die berufsgenossenschaftlichen Grundsätze wurden als Orientierung für den ermächtigten Arzt entwickelt. Sie geben Hinweise über:

Anwendungsbereich
Untersuchungsarten
Nachuntersuchungsfristen
Arbeitsmed. Kriterien
Ergänzende Hinweise (Einwirkungen, Gefahrenquellen, Aufnahme, Wirkungsweise, Krankheitsbild)

Für die medizinische Versorgung im Krankenhaus hat die UVV „Gesundheitsdienst" GUV 8,1 (in Kraft seit 1. April 1983) besondere Bedeutung. Sie löst die bisher für Krankenhäuser und medizinische Laboratorien gültige UVV ab und enthält in § 2 die Forderung nach Überwachung des Gesundheitszustandes der Beschäftigten durch arbeitsmedizinische Vorsorgeuntersuchungen. Einzelheiten über Art und Umfang dieser Untersuchungen werden in dem Merkblatt „Arbeitsmedizinische Vorsorge im Gesundheitsdienst" und in der UVV „Arbeitsmedizinische Vorsorgeuntersuchungen" angegeben.

Bei besonderen Gefährdungen und bei bestimmten Personengruppen müssen vom Betriebsarzt zusätzlich andere Verordnungen und Richtlinien berücksichtigt werden:

Jugendarbeitsschutzgesetz
Mutterschutzgesetz
Bundesseuchengesetz
Strahlenschutzverordnung
Röntgenverordnung
Verordnung über gefährliche Arbeitsstoffe
Arbeitsstättenverordnung
Berufsgenossenschaftliche Grundsätze

Medizinische Vorsorge

Die Aufgabe der arbeitsmedizinischen Vorsorge ist grundsätzlich die Prävention arbeitsbedingter Gesundheitsschäden. Dazu gehören die Verhütung von Unfällen, die Vorbeugung und Erkennung von arbeitsbedingten Erkrankungen, aber auch „das Erkennen der gesundheitsfordernden Wirkung der Arbeit und die Anwendung derselben als therapeutisches Mittel" (Zitat Dr. Losskamp).

Voraussetzung für die arbeitsmedizinische Betreuung sind gute Kenntnisse des Arbeitsplatzes. Bei der Besichtigung kann sich der Betriebsarzt an Ort und Stelle Informationen aneignen über:

Arbeitsumstände: z. B. Räumlichkeiten, Licht- und Luftverhältnisse, Temperatur ...
Arbeitsstoffe: z. B. Organische Lösungsmittel ..., frisches Gewebe ...
Arbeitszeit: z. B. Schichtdienst ..., Nachtdienst ..., Überstunden ...
Technischer Schutz: z. B. Entlüftungen ..., Hebevorrichtungen ..., Schutzkleidung ...
Hygienische Verhältnisse: z. B. Wasch- und Desinfektionsmöglichkeiten ..., Umkleideräume ..., Toiletten ...
Besondere Gefährdungen und Einwirkungen: z. B. Umgang mit kanzerogenen Stoffen ..., Strahlenexposition ...

Im Hinblick auf die Gefährdungen am Arbeitsplatz werden die Vorsorgeuntersuchungen durchgeführt. Sie müssen einen Mindestumfang haben und werden in Erst-, Nach- und Nachgehende Untersuchungen eingeteilt.

Erstuntersuchungen: müssen vor der Aufnahme einer Tätigkeit an gefährdeten Arbeitsplätzen stattfinden. Bei dieser Untersuchung stellt man fest, ob der Arbeitnehmer psychisch und physisch in der Lage ist, eine konkrete Aufgabe zu übernehmen. Für die Beschäftigten im Gesundheitsdienst wird folgender Untersuchungsumfang empfohlen:

1. *Feststellung der Vorgeschichte:* Eigene Anamnese und Arbeitsanamnese. Beschwerden, Behandlungen, chronisch schwächende Erkrankungen, Impfungen.
2. *Körperliche Untersuchung*
3. *Spezielle Untersuchung:*
A) *Bei Einwirkung von Infektionserregern:*
Tuberkulin-Test (damit wird geprüft, ob der Untersuchte Kontakt mit Tuberkel-Bakterien hatte),
Lungenaufnahme, die nicht älter als 6 Monate sein darf, Hepatitis B-Serologie mit Antikörper-Bestimmung im Hinblick auf eine Aktiv-Immunisierung, falls nötig, weitere immunologischen Untersuchungen z. B. bei Tätigkeiten in Infektions-Stationen, mikrobiologischen Laboratorien, gentechnologischen Laboratorien (in diesem Fall müssen 10 ccm Blut abgenommen und 10 Jahre aufbewahrt werden).

B) *Bei sonstigen Einwirkungen:*
Strahlenbelastung; gefährliche Arbeitsstoffe; Umgang mit kanzerogenen Stoffen ...
Wie verträgt der Arbeitnehmer die Belastungen und Gefährdungen seiner Arbeit? Ist er für seine jetzige Tätigkeit weiter geeignet? Müssen besondere Maßnahmen vorgeschlagen werden?
Diese Fragen sollen in der **Nachuntersuchung** beantwortet werden.
Folgende Untersuchungen werden verlangt:
1. *Allgemeine Untersuchung* (wie beschrieben bei Erstuntersuchungen).
2. *Spezielle Untersuchungen:*
A) Bei Einwirkung von Infektionserregern: Tuberkulin-Test, falls er bei der vorigen Untersuchung negativ ausgefallen war; Lungenübersicht bei früheren positiven Tuberkulin-Test je nach Eigen- und Arbeitsplatzanamnese und bei Konversion der Tuberlinreaktion.
B) Hepatitis B-Serologie, falls der Untersuchte entsprechend gefährdet ist. Weitere immunologische Untersuchungen, aufgrund besonderer Expositionen.
B) Bei sonstigen Einwirkungen (siehe Erstuntersuchungen).
Die Untersuchungsfristen orientieren sich an den Gefährdungen. Für die Einwirkungen von Infektionserregern sind Untersuchungsabstände von 12-36 Monaten vorgesehen; die Frist von 36 Monaten darf nicht überschritten werden. Es ist prinzipiell möglich, eine Nachuntersuchung vorzuziehen:
a) wenn der Betriebsarzt es in der arbeitsmedizinischen Bescheinigung ausdrücklich angefordert hat;
b) wenn es eine Erkrankung oder eine körperliche Beeinträchtigung des Arbeitnehmers notwendig machen;
c) wenn der Arbeitnehmer den Eindruck hat, daß zwischen seinen Beschwerden und den Gefährdungen am Arbeitsplatz ein kausaler Zusammenhang besteht.
Nachgehende Untersuchungen: Nach Ausscheidungen aus einer gefährdenden Tätigkeit zu empfehlen, besonders in den Fällen, wo die zu erwartende Erkrankung im Frühstadium nicht erkennbar ist, (z. B. nach Umgang mit krebserregenden Stoffen). Die nachgehende Untersuchung sollte 5 Jahre nach Verlassen des Betriebes wiederholt werden.

Aufgrund der Untersuchungsergebnisse beurteilt der Betriebsarzt die Eignung des Untersuchten für den vorgesehenen Arbeitsplatz:
keine gesundheitlichen Bedenken, wenn man annehmen kann, daß der Untersuchte die vorgesehene Arbeit verrichten kann ohne gesundheitliche Beeinträchtigung;
keine gesundheitlichen Bedenken unter bestimmten Voraussetzungen, wenn bestimmte Auflagen erfüllt werden müssen (z. B. Tragen eines Gehörschutzes);
gesundheitliche Bedenken können dauernd oder nur befristet bestehen; bedeuten prinzipiell kein Beschäftigungsverbot, aber erfordern besondere Schutzmaßnahmen evtl. Umsetzung. Diese Fälle müssen dem Unternehmer und dem Betriebsrat gemeldet werden.

Der Betriebsarzt ist verpflichtet, die in den Untersuchungen gewonnenen Daten schriftlich festzuhalten. Diese Daten werden nur auf Verlangen des Untersuchten weitergegeben, sonst unterliegen sie vollkommen der ärztlichen Schweigepflicht.

Der Verwaltung als Vertreter des Arbeitgebers darf man lediglich die Arbeitsfähigkeit oder -unfähigkeit des Untersuchten mitteilen, ohne jede Angabe von klinischen oder persönlichen Daten, die man während der Untersuchung erfahren hat. Bei Verlassen des Betriebes hat jeder Arbeitnehmer das Recht, seine eigenen klinischen Daten zu verlangen für eigene Zwecke oder zu fordern, daß sie dem neuen Arbeitgeber (bzw. der arbeitsmedizinischen Abteilung) zur Verfügung gestellt werden. Ist eine Einwirkung krebserzeugender Stoffe anzunehmen, so hat der Unternehmer den ermächtigten Arzt zu verpflichten, die Gesundheitsakte bis zum Ablauf des Jahres aufzubewahren, in welchem der Versicherte 75 Jahre alt geworden ist oder geworden wäre.

Anhang

Merkblatt* zur
„Infektionskontrolle beim Krankenhauspersonal"

1. Die zuständigen Personalärzte sind: _____

_____

Tel.: _____

An sie können Sie sich in allen Fragen, die Ihre Gesundheit am Arbeitsplatz betreffen, wenden.

Sprechzeiten: _____

2. Wenn Sie Abszesse, Furunkel, eiternde Wunden usw. haben, dürfen Sie während der Dauer der Erkrankung nicht in der Krankenversorgung arbeiten (Arbeitsunfähigkeitsbescheinigung durch einen Arzt ist erforderlich).

3. Wenn Sie noch keine Röteln gehabt haben und als Person weiblichen Geschlechts noch keine 40 Jahre alt sind, auf Kinderstationen, Infektionsstationen oder Intensivstationen arbeiten, wird dringend empfohlen, daß Sie sich einer Rötelnschutzimpfung unterziehen. Wenn Sie in der Frühschwangerschaft Röteln bekommen sollten, wäre Ihr Kind durch verschiedene Mißbildungen schwer gefährdet.

4. Wenn Sie noch nicht gegen Kinderlähmung, Tetanus, Diphtherie geimpft sind, wird empfohlen, dies nachzuholen.

5. Wenn Sie an der Dienststelle an Durchfall erkranken, so müssen Sie dies unverzüglich dem Personalarzt melden. Dies gilt besonders bei Durchfall mit schleimigem oder blutigem Stuhl sowie Durchfall, Übelkeit und Erbrechen nach Aufnahme von in der Klinik hergestellter Nahrung.

Wenn Sie bei Abwesenheit von der Dienststelle, vor allem aber auf Reisen in südeuropäische Länder, Afrika, Rußland, Asien, Süd- und Mittelamerika an Durchfall erkranken, so soll möglichst noch vor Dienstantritt dem Personalarzt umgehend eine ärztliche Bescheinigung vorgelegt werden, daß der Stuhl frei von pathogenen Keimen ist. Dies gilt ganz besonders bei Durchfällen mit blutigem oder schleimigem Stuhl.

6. Sie haben Anrecht auf eine Abschlußuntersuchung. Es wird empfohlen, diese vor Ausscheiden aus der Klinik beim Personalarzt durchführen zu lassen. Falls eine direkte Weiterbeschäftigung im öffentlichen Gesundheitswesen erfolgt, so kann die Untersuchung als Einstellungsuntersuchung auch am neuen Arbeitsplatz durchgeführt werden.

7. Wenn Sie tuberkulin-negativ sind, wird eine BCG-Impfung empfohlen. Bei negativer Tuberkulinreaktion muß die Tuberkulinprobe halbjährlich wiederholt werden. Bei Positivwerden des Testes ist eine Röntgenaufnahme des Thorax anzufertigen.

8. In Abhängigkeit von Ihrem Einsatzort im Klinikum müssen Sie sich in jährlichen bis 5jährlichen Abständen einer Überwachungsuntersuchung durch die Personalärzte unterziehen. Zu diesen Untersuchungen werden Sie schriftlich aufgefordert. Wenn Sie dieser Aufforderung nicht nachkommen, könnte dies für Sie gesundheitliche Folgen, aber auch dienst- bzw. arbeitsrechtliche Konsequenzen haben.

---

* Dieses Merkblatt erhält der Beschäftigte bei Einstellung ausgehändigt.

Nach DASCHNER F., Hygiene auf Intensivstationen, Springer Verlag Berlin Heidelberg New York 1981

Immunprophylaxe

G. ZOULEK

> Medizinisches Personal ist bedingt durch den täglichen Kontakt mit Patienten und Untersuchungsmaterial gegenüber Infektionskrankheiten stärker gefährdet als die Normalbevölkerung.

Die Exposition gegen Infektionserreger erfolgt durch:
Patientenkontakt
Kontakt mit infektiösem Untersuchungsmaterial
Kontakt mit kontaminierten Instrumenten, Oberflächen, Aerosolen.

Die Wahrscheinlichkeit eines infektiösen Kontaktes hängt im wesentlichen von folgenden Faktoren ab:
der Häufigkeit von Infektionserregern in der Arbeitsumgebung
der Beachtung von hygienischen Vorschriften.

Die Wahrscheinlichkeit einer Erkrankung nach infektiösem Kontakt hängt ab von der infektiösen Dosis und der Virulenz des Erregers, vom Inokulationsweg und insbesondere vom Immunstatus des Infizierten (immun, suszeptibel, immunsupprimiert).

> Die drei wichtigsten Determinanten für die Gefährdung durch Infektionen bei medizinischem Personal sind demnach die *Häufigkeit von Infektionserregern in der Arbeitsumgebung*, die *Beachtung der hygienischen Vorschriften* (Sterilisation, Desinfektion, körperliche Hygiene etc.) und der *Immunstatus des einzelnen*.

Das Spektrum der Erreger von Krankenhausinfektionen bei Patienten und Personal ist unterschiedlich (Tabelle 1). Bei Patienten sind insbesondere grampositive Kokken und Enterobakterien von Bedeutung (3). Da aber ein gesundes Immunsystem in der Regel mit diesen Erregern fertig wird, spielen die häufigsten nosokomialen Keime beim medizinischen Personal keine Rolle, obwohl dasselbe Personal bei der Übertragung dieser Infektionserreger maßgeblich beteiligt ist (1).
Bei den Berufserkrankungen bei medizinischem Personal stehen dagegen die virale Hepatitis und die Tuberkulose im Vordergrund (2).

> Für den Infektionsschutz des medizinischen Personals spielen *hygienische Maßnahmen* immer noch *die überragende Rolle,* allerdings gewinnt die Immunprophylaxe, insbesondere seit der Einführung der Hepatitis B-Impfung, immer mehr an Bedeutung.

Prophylaxe durch Immunisierung

Die aktive Impfung ist auf die Dauer die wirksamste und billigste Prophylaxe gegenüber Infektionskrankheiten.
Medizinisches Personal sollte deshalb besonders darauf bedacht sein, einen adäquaten Impfschutz gegen die häufigsten Infektionserreger zu besitzen. Der Impfschutz sollte ebenso die allgemeinen Impfungen (z.B. Polio, Tetanus) wie die speziell für medizinisches Personal empfohlenen Impfungen einschließen (z.B. Hepatitis B). Jeder Beschäftigte sollte darauf achten, durch Auffrischimpfungen einen optimalen Impfschutz zu besitzen.

Immunprophylaxe in Rahmen der empfohlenen Impfungen für die Allgemeinheit

> Jeder Beschäftigte im medizinischen Bereich sollte eine Grundimmunisierung gegen Diphterie, Tetanus, Poliomyelitis, Masern, Mumps und Röteln aufweisen.

Tabelle 1

Häufigste Infektionserreger bei Patienten im Krankenhaus	Häufigste Infektionserreger von gemeldeten Erkrankungen bei Personal im Krankenhaus
Staphylococcus aureus	Hepatitis B Virus
E. coli	Tuberkulose
Pseudomonas aerog.	Salmonellen, Typhus
Enterokokken	Varizellen-Zoster
Staph. epidermidis	Masern
Klebsiella pneumoniae	Röteln, Mumps

Ist die Grundimmunisierung nicht im Kindesalter erfolgt, so sollte sie unter Beachtung der entsprechenden Impfvorschriften nachgeholt werden. Eine Immunisierung gegen Röteln ist für männliche Erwachsene nicht notwendig.

In Tabelle 2 sind die zur Auffrischung empfohlenen Impfungen für Erwachsene aufgeführt.

> Diese Auffrischimpfungen sind insbesondere für Personal auf Kinderstationen wichtig, da es sich in der Regel um Erkrankungen im Kindesalter handelt und Kinder das wichtigste Erregerreservoir dieser Krankheiten bilden.

> Außerdem sollte Laborpersonal, das mit diesen Erregern in Berührung kommen kann, z. B. in der Mikrobiologie, ebenfalls die entsprechende Immunprophylaxe beachten.

Impfungen, die speziell für medizinisches Personal indiziert sind

Hepatitis B

Die Hepatitis B ist bei medizinischem Personal die am häufigsten gemeldete Berufskrankheit und macht etwa 76% aller berufsbedingten Infektionskrankheiten aus.

Bei der Berufsgenossenschaft für Gesundheitsdienst wurden im Jahre 1980 608 Neuerkrankungen gemeldet. Da bei dieser Berufsgenossenschaft etwa die Hälfte aller Krankenhäuser (und daher etwa auch die Hälfte aller medizinischen Angestellten) angeschlossen sind, dürften die Neuerkrankungen insgesamt etwa die doppelte Anzahl (1200) betragen. Die Zahl der tatsächlichen B-Hepatitiden dürfte jedoch 3–5mal so hoch sein, da viele Infektionen subklinisch verlaufen und nicht entdeckt werden.

Über 90% der Hepatitis B-Infektionen heilen komplikationslos aus und hinterlassen eine lebenslange Immunität. 5–10% der Hepatitis B-Erkrankungen verlaufen chronisch, wobei insbesondere Männer betroffen sind. Die chronische Hepatitis B kann zu Leberzirrhose und zu einem Leberzellkarzinom führen.

Chronische HBsAg-Träger und, in wesentlich geringerem Maße, akut Erkrankte bilden das Virusreservoir. Das Virus vermehrt sich in der Leber und wird in das Blut ausgeschwemmt. Die meisten Körperflüssigkeiten (s. u.) von HBsAg-Trägern enthalten infektiöse Viruspartikel, wobei im Blut die höchsten Konzentrationen gefunden wurden. Die Infektiosität eines HBsAg-Trägers korreliert im großen und ganzen mit dem Nachweis von HBeAg bzw. Antikörpern gegen HBeAg in seinem Blut. Bei 80–90% von HBeAg-positiven HBsAg-Trägern läßt sich virale DNS nachweisen, während dies nur in 15–30% von anti-HBe-positiven Trägern gelingt. In Deutschland sind etwa 0.5–1% der Bevölkerung HBsAg-Träger. Bei stationären und ambulanten Patienten dürfte die Anzahl der HBsAg-Träger doppelt so hoch liegen (1–2%) (4).

Tabelle 2

Diphtherie	bei Ausbrüchen oder regional erhöhter Morbidität	stark reduzierte Dosis (2–5 I. E.)
	bei Tetanusauffrischimpfungen	in Kombination mit Tetanusimpfstoff (Td)
Poliomyelitis	nach Grundimmunisierung im Kleinkindesalter und Auffrischung im 10. Lebensjahr Personen mit erhöhter Gefährdung in 10jährigem Abstand Riegelungsimpfung bei Ausbrüchen	grundsätzlich 1 Impfschluck; bei Erwachsenen, die noch niemals eine Schluckimpfung erhalten haben, kann aus Sicherheitsgründen (minimalerhöhtes Impfschadenrisiko) auch mit inaktivierter Vakzine (nach SALK) begonnen werden (2 Injektionen im Abstand von 4 Wochen); danach soll sich eine dreimalige trivalente Schluckimpfung anschließen (Mindestabstand zwischen den Impfschlucken: 4 Wochen)
Röteln	Frauen im gestationsfähigen Alter ohne Rötelnantikörper	nach der Impfung Konzeptionsverhütung für 2 Zyklen; Wochenbettimpfung; Impferfolgskontrolle erforderlich

Bei bestimmten Patientengruppen ist die Rate der HBsAg-Träger jedoch wesentlich höher. Bei Dialysepatienten, Transplantationspatienten, polytransfundierten Patienten (z. B. Hämophile) und bei immunsupprimierten Patienten sind 5–15% HBsAg-Träger. Bei Dialysepatienten und anderen immunsupprimierten Patienten sind die HBsAg-Träger meist auch hochinfektiös, d. h. hohe Konzentrationen der Viruspartikel befinden sich in ihrem Blut.

Übertragen wird die Hepatitis B durch Blut, Blutprodukte, Speichel, Sperma, Vaginal- und Wundsekret, die mit HBV kontaminiert sind und mit der verletzten Haut oder Schleimhaut einer suszeptiblen Person in Berührung kommen. Für Personal im medizinischen Bereich ist die Exposition gegenüber Körperflüssigkeiten, insbesondere Blut, erhöht (Blutabnahme, operative Tätigkeit, parenterale Maßnahmen, Blutuntersuchungen im Labor, Wundpflege etc.). Damit ist auch die Wahrscheinlichkeit eines infektiösen Kontaktes erhöht, denn etwa 1–2% der Krankenhauspatienten sind HBsAg-positiv. Auf Stationen mit immunsupprimierten Patienten ist das Risiko durch eine hohe HBsAg-Trägerrate und erhöhte Infektiosität der Patienten sowie durch Oberflächenkontamination vermehrt. Die Übertragung der Hepatitis B erfolgt meistens durch versehentliche Inokulation von infektiösem Material (Nadelstich, Instrumentenverletzung, Benetzung von kleinsten Hautwunden mit Blut). Die Erkrankungswahrscheinlichkeit nach versehentlicher Inokulation beträgt etwa 20%, wenn es sich um HBeAg-positives Blut handelte und etwa 2,5% wenn es sich um anti-HBe-positives Blut handelt (5).

Eine weitere Infektionsquelle dürfte die Oberflächenkontamination von Geräten und Gebrauchsgegenständen darstellen. In einem klinischen Labor waren 34% aller Oberflächen von Instrumenten, Blut- und Serumbehältern mit HBsAg kontaminiert (6). Die höchste Kontaminationsrate wiesen Blut- und Serumbehälter auf (55%). Da das HBV gegen Austrocknung relativ stabil ist (7) und durch Inokulation der Konjunktiva des Auges übertragen werden kann (8), kann der Infektionsweg „kontaminierte Oberflächen - Hände - Auge" im Labor und auf Stationen mit vielen HBsAg-Trägern ein nicht zu unterschätzende Rolle spielen.

Die HBsAg-Trägerrate bei medizinischem Personal ist etwa 1–2% und die Gesamtdurchseuchung zwischen 20% und 30% (9, 10). Das Risiko einer Hepatitis B korreliert mit dem Kontakt von Blut bzw. Serum und nicht mit Patientenkontakt (11).

> Personal im Krankenhaus hat ein 10faches Erkrankungsrisiko gegenüber der Normalbevölkerung (2). Für Angestellte in Arztpraxen ist das Risiko etwa 5mal so hoch, und in Zahnarztpraxen etwa 3mal so hoch (außer Zahnärzte) (2).

Mehr als 70% der berufsbedingten Infektionskrankheiten sind B-Hepatitiden. Die Folgekosten dieser Krankheit wurden beim medizinschen Personal auf etwa 60–70 Mio. DM jährlich geschätzt (2). Da es bisher noch keine erfolgreiche Therapie der Hepatitis B gibt, ist die Prophylaxe durch die aktive Impfung besonders wichtig.

Prophylaxe

Der Hepatitis B-Impfstoff wird aus dem Plasma der HBsAg-Träger gewonnen. Es besteht aus der hochgereinigten Hülle des Virus (HBsAg), die gegenüber intakten Viruspartikeln in hohem Überschuß vorkommt und keine virale DNA enthält und somit nicht infektiös ist. Antikörper gegen das HBsAg (anti-HBs) neutralisieren das Virus und verleihen Immunität.

Zahlreiche klinische Studien haben bewiesen, daß die zugelassenen Impfstoffe frei sind von Infektionserregern, die eventuell auch mit Blut übertragen werden können. Die Nebenwirkungen sind minimal und beschränken sich zumeist auf lokale Reaktionen.

Die hohe Schutzwirkung der Hepatitis B-Impfung wurde in mehreren Doppelblindstudien bei Hochrisikogruppen bewiesen (Dialysepersonal, Dialysepatienten, homosexuelle Männer, Kleinkinder und Neugeborene in Endemiegebieten). Diese Ergebnisse lassen sich kurz zusammenfassen (12):
der Impfschutz ist praktisch vollständig, wenn der anti-HBs-Spiegel vor Exposition größer als 10 IU/l ist.
Falls im Laufe der Zeit dieser Spiegel unterschritten wird, kann eine Infektion stattfinden, die in mehr als der Hälfte der Fälle subklinisch verläuft (13).
Bei Impfversagern verläuft eine Infektion wie bei Nichtgeimpften. Ein chronischer Verlauf ist nicht häufiger.

Wird in die Inkubationsphase der Hepatitis B geimpft, so wird die Infektion zwar nicht verhindert, aber sie verläuft meistens subklinisch, ohne daß sich eine chronische Hepatitis B entwickelt.

Persistenz von Anti-HBs und Wiederimpfung

Nach bisherigen Empfehlungen der Impfstoffhersteller ist eine Wiederimpfung nach 5 Jahren notwendig. Diese Empfehlung bedarf allerdings einer Modifizierung. Die Persistenz von anti-HBs hängt im wesentlichen vom Antikörperspiegel nach der Booster-Impfung ab (14): je höher der Spiegel, desto länger auch die Persistenz.

Aufgrund dieser Zusammenhänge werden von JILG et al. [14] die in Tabelle 3 aufgeführten Empfehlungen gegeben, die im wesentlichen eine Kontrolle bzw. Wiederimpfung in geringerem Zeitabstand vorschlagen.

Praktische Hinweise

1. Aktive Impfung
HB-Vax: Monat 0, 1, 6
20 µg HBsAg/Dosis intramuskulär
Bei Impflingen, bei denen eine intramuskuläre Injektion kontraindiziert ist, kann der Impfstoff auch subkutan verabreicht werden.

Tabelle 3. Vorläufige Empfehlungen zur Auffrischimpfung bzw. Anti-HBs-Kontrolle nach dreimaliger Impfung gegen Hepatitis B (14)

Anti-HBs nach Grundimmunisierung IU/l	empfohlenes Vorgehen
<10 IU/l	Wiederimpfung 3 Monate nach 3. Impfung
11- 100 IU/l	Wiederimpfung 3-6 Monate nach 3. Impfung
101- 1000 IU/l	Anti-HBs-Kontrolle ½-1½ Jahre nach 3. Impfung, ggf. Wiederimpfung[a]
1001-10000 IU/l	Anti-HBs-Kontrolle 1½-3½ Jahre nach der 3. Impfung, ggf. Wiederimpfung[a]
>10000 IU/l	Anti-HBs-Kontrolle 3½-6 Jahre nach der 3. Impfung, ggf. Wiederimpfung[a]

[a] wenn Anti-HBs ≤ 10 IU/l

Hevac-B-Pasteur: Monat 0, 1, 2, 12
5 µg HBsAg/Dosis subkutan
Die Boosterinjektion kann 6-12 Monate nach dem geplanten Datum gegeben werden, ohne daß eine neue Grundimmunisierung zu erfolgen hat.
Auffrischimpfung: alle 5 Jahre (beide Impfstoffe), siehe jedoch Tabelle 3.

2. Voruntersuchung
Die Voruntersuchung auf Hepatitis B-Marker dient zur Kostenersparnis, da anti-HBs oder HBsAg-positive Impfkandidaten keine Impfung benötigen. Allerdings hat eine Impfung von Personen mit Hepatitis B-Markern keine unerwünschten Nebenwirkungen, aber auch keine Wirkung. Bei Impfkosten von DM 300,- und Testkosten von etwa DM 30,- ist eine Durchseuchung von etwa 10% in der Risikogruppe erforderlich, um eine Kostenersparnis zu bewirken. Bei Beschäftigten im medizinischen Bereich ist die Durchseuchung meist höher (15-20%), so daß eine Voruntersuchung in der Regel sinnvoll ist.

3. Nachuntersuchung
Die Nachuntersuchung ist in der Regel nicht erforderlich, da mehr als 95% der Impflinge Antikörper bilden. Nur bei Impflingen in hohen Risikobereichen (z. B. Dialysepersonal) ist eine Nachuntersuchung empfehlenswert, damit im Falle eines Impfversagens keine falsche Sicherheit vorgetäuscht wird. Etwa einen Monat nach der dritten Impfung wird auf Anti-HBs untersucht.

4. Impfversager
Wenn nach dem üblichen Immunisierungsschema keine Serokonversion zu anti-HBs erfolgt, kann bis zu zweimal in etwa einmonatigen Abständen nachgeimpft werden. Weitere Impfungen erscheinen nach den bisherigen Ergebnissen nicht sinnvoll.

5. Schwangere Frauen
Die Hepatitis B-Impfung ist bei gefährdeten schwangeren Frauen nicht kontraindiziert. Auch wenn während der Immunisierung eine Schwangerschaft auftritt, ist die Impfung deswegen nicht zu unterbrechen.

6. Postexpositionsprophylaxe:
0,06 ml/kg Körpergewicht Hepatitis B-Immunglobulin intramuskulär innerhalb von 6 Stunden nach Exposition; gleichzeitige Gabe der ersten Impfdosis. In einigen Fällen kommt

es vor, daß die 48-Stunden-Frist für die HB IG-Gabe bereits verstrichen ist. Eine aktive Impfung sollte unter diesen Umständen dennoch durchgeführt werden, da nach bisherigen Studien die Infektion zwar nicht verhindert wird, jedoch die Krankheitserscheinungen in einem hohen Prozentsatz unterdrückt werden.

Als Postexpositionsprophylaxe ist die Kombination von Hepatitis B-Impfstoff und Hepatitis B-Hyperimmunglobulin wirksamer als die Impfung alleine.

Hepatitis B-Impfstoffe sind inaktiviert („Totimpfstoffe"). Deshalb sind für eine ausreichende und langdauernde Immunisierung drei (HB-Vax) bzw. vier (Hevac-B-Pasteur) Injektionen in geeigneten Zeitabständen notwendig. Nach der ersten Injektion bilden 10–50% der gesunden Impflinge Anti-HBs, nach der zweiten sind es 30–70% und nach der dritten Impfung 90–100%. Etwa 1–3% der Impflinge bilden keine Antikörper, auch nicht nach einer zusätzlichen Injektion (12).

Obwohl nach zwei bzw. drei Injektionen die meisten Impflinge Antikörper gebildet haben, sind die Anti-HBs-Spiegel noch sehr niedrig. Erst die dritte bzw. vierte Injektion führt zu hohen Antikörperspiegeln, die eine langdauernde Immunität gewährleisten.

Influenza

Influenzaviren gehören zu den häufigsten Erregern von Atemwegskrankheiten. Die Übertragung erfolgt durch Tröpfchen bzw. Aerosole, durch direkten Kontakt und auch durch Schmierinfektion. Bei gesunden Personen verläuft die Infektion selten schwer, und eine Gesundung nach einigen Tagen ist die Regel. Anders ist es bei älteren Personen (>60 Jahre) und solchen, die durch bereits bestehende Krankheiten geschwächt sind; in diesen Fällen verläuft die Erkrankung meistens schwer und nicht selten tödlich.

Besonders gefährdet sind immunsupprimierte Patienten, Patienten mit Herz-Lungen-Erkrankungen und Diabetiker. Durch die Impfung des Personals soll die Gefährdung der Patienten verringert werden.

Außerdem kann durch die gleichzeitigen Ausfälle durch Krankheit beim Personal der geregelte Betrieb gefährdet werden.

Aufgrund der Antigenvariation von Influenzaviren werden vom Paul-Ehrlich-Institut jährlich Empfehlungen herausgegeben, welche Stämme von Influenzaviren in dem jeweils aktuellen Impfstoff enthalten sein sollen. Der Impfstoff besteht aus inaktivierten Influenzaviren. Die Impfung sollte zwischen August und November erfolgen, um möglichst vor Exposition einen Impfschutz zu haben.

> Für medizinisches Personal ist insbesondere aus zwei Gründen eine Influenzaprophylaxe empfohlen (15):
> durch Kontakt mit zahlreichen Patienten ist die Infektionsgefahr erhöht. Dies trifft insbesondere für Personal in der ambulanten Versorgung zu, da bei Influenzaepidemien niedergelassene Ärzte die erste Anlaufstelle für Erkrankte sind.
> im Krankenhaus spielt die Gefährdung des Personals durch Patienten keine Rolle. Hier ist die Übertragung der Influenza vom Personal auf den Patienten wichtig, da durch die bestehende Erkrankung der Patienten eine Influenzainfektion fatal verlaufen kann.

Tuberkulose

Obwohl die Tuberkulose noch die zweithäufigste Berufserkrankung bei medizinischem Personal ist (2), wird aufgrund der epidemiologischen Situation und bedingt durch gut wirksame Chemotherapeutika, die BCG-Impfung bei medizinischem Personal nicht mehr durchgeführt. Dies gilt sowohl für Personal, das gelegentlich exponiert ist (z.B. allgemeine Krankenstationen) als auch für Personal bei ständiger Exposition (z.B. in Krankenstationen mit Tuberkulose-Patienten).

Stattdessen wird die gezielte Überwachung des Personals durch regelmäßige Tuberkulintests bevorzugt (16).

Prophylaxe durch Immunglobulin

Die Prophylaxe mit normalem Immunglobulin oder einem „Hyperimmunglobulin" spielt bei medizinischem Personal nur nach erfolgter Exposition eine Rolle.

Hepatitis B (s. S. 506)

Hepatitis Non A Non B

Der oder die Erreger der Hepatitis nonA nonB (HNANB) sind bisher nicht charakterisiert, und die Diagnose kann nur gestellt werden, wenn andere Ursachen einer Hepatitis ausgeschlossen wurden.

Die Übertragung der HNANB erfolgt ähnlich wie bei Hepatitis B insbesondere mit Blut und Blutprodukten. Bis zu 50% aller HNANB-Infektionen verlaufen chronisch, jedoch ist die Leberzirrhose seltener als bei Hepatitis B, und eine Ausheilung erfolgt oft nach Jahren. Man schätzt die Zahl der infektiösen Träger der HNANB auf etwa 1-2% in der Bevölkerung (17).

Medizinisches Personal ist durch ähnliche Risikofaktoren gefährdet wie bei Hepatitis B (s. dort).

Insbesondere korreliert bei medizinischem Personal die HNANB mit einer Nadelstichverletzung in der Anamnese. Das Infektionsrisiko ist etwa 10mal so hoch wie bei der Normalbevölkerung (17).

Eine gesicherte Prophylaxe der HNANB gibt es nicht. Einige Studien deuten darauf hin, daß normales Immunglobulin (NIG) als Postexpositionsprophylaxe (z. B. nach Nadelstichverletzung) eine gewisse protektive Wirkung zeigt. Die Infektion wird zwar nicht verhindert, aber ein ikterischer und ein chronischer Verlauf scheinen weniger häufig zu sein (18, 19). Zur

Tabelle 4. Richtlinien zur Immunprophylaxe bei Krankenhauspersonal

Krankheit, bzw. Krankheitserreger	Präexpositionsprophylaxe durch Immunisierung	Postexpositionsprophylaxe mit Gammaglobulin (nur bei *nichtimmunen* Personen)
Hepatitis A	Aktive Impfung in 2-5 Jahren möglich	0,02 ml NIG innerhalb einer Woche nach Exposition. Nur bei engem Kontakt mit Hepatitis A Patienten
Hepatitis B	Alle Angestellten im medizinischen Bereich, Auffrischimpfung etwa alle 3-5 Jahre, abhängig von Impftiter nach der letzten Impfung.	Hepatitis B Immunoglobulin 0,06 ml/kg Körpergewicht, innerhalb 6 h nach Exposition gleichzeitig aktive Impfung beginnen.
Hepatitis NonA NonB		Nach Verletzung mit Instrumenten, die mit Blut bzw. Blutderivaten kontaminiert sind. 0,15 ml NIG/kg Körpergewicht. (sichere Wirkung nicht bewiesen)
Varizellen-Zoster	aktive Impfung möglich. Impfempfehlungen noch nicht publiziert.	(Schwangere im 1. Trimenon. Varizellen-Zoster-immunglobulin 0,2 ml/kg Körpergewicht? Gabe innerhalb von 3 Tagen nach Kontakt.) Noch keine offizielle Empfehlung.
Poliomyelitis	Alle Angestellten im medizinischen Bereich sollten eine Grundimmunisierung aufweisen. Auffrischimpfung alle 10 Jahre für Personal, das besonders gefährdet ist (z. B. in der Pädiatrie).	Nur bei engem Kontakt mit Poliovirus infizierten Patienten. 0,15 ml/kg Körpergewicht normales Immunglobulin (NIG).
Influenza	Alle Angestellten im med. Bereich. Insbesondere Personal, das Risikopatienten betreut.	
Röteln	Weibliches Personal im gebärfähigen Alter ohne nachweisbare Antikörper.	Schwangere Frauen im 1. und 2. Trimenon, nach Rötelnkontakt, 0,3-0,5 ml/kg Rötelnimmunglobulin, Wiederholung nach 6 Wochen.
Mumps	Nichtimmunes Personal auf Kinderstationen, insbesondere Männer.	
Masern	Nichtimmunes Personal auf Kinderstationen.	Schwangere Frauen. 0,25 ml NIG/kg Körpergewicht innerhalb von 5 Tagen nach Exposition

Postexpositionsprophylaxe werden 0,15 ml NIG/kg Körpergewicht intramuskulär gespritzt.

Hepatitis A

Das Hepatitis A-Virus ist ein Enterovirus, das auf fäkal-oralem Wege übertragen wird.

Die Infektiosität, d. h. die Virusausscheidung im Stuhl, ist bei einem Erkrankten kurz vor Anstieg der Transaminasen am höchsten und fällt dann sehr schnell ab, so daß Patienten im ikterischen Stadium nicht mehr hochinfektiös sind.

Im Krankenhaus spielt die Übertragung von Patient zu Personal keine Rolle, wenn die regulären hygienischen Vorschriften eingehalten werden. Die Durchseuchung bei Krankenhauspersonal ist deshalb nicht erhöht. Nur in bestimmten Situationen besteht ein erhöhte Gefährdung für Personal:

in Heimen für geistig Behinderte,

auf Kinderstationen, wo ein großer Anteil der Patienten aus südlichen Ländern stammt (20). In psychiatrischen Heimen kann aufgrund der besonderen hygienischen Verhältnisse (z. B. Stuhlinkontinenz der Patienten, Kontamination von Oberflächen mit Fäzes etc.) zu Ausbrüchen von Hepatitis A kommen, wenn die Infektion eingeschleppt wird.

Bei Kindern von Gastarbeitern ist die Hepatitis A häufiger als bei deutschen Kindern. Bei Kleinkindern verläuft die Hepatitis A in mehr als 80% der Fälle ohne begleitenden Ikterus, so daß die Infektion häufig nicht erkannt wird. Da normalerweise enger körperlicher Kontakt mit den kleinen Patienten besteht (z. B. Windelwechsel, Waschen), ist eine Infektion des Personals leicht möglich und es wurde auch eine erhöhte Erkrankungsziffer auf Kinderstationen gefunden (20).

Zur Prophylaxe der Hepatitis A wird NIG angewendet. Eine Dauerprophylaxe ist für Krankenhauspersonal nicht notwendig.

Nur bei engem Kontakt mit Hepatitis A-Patienten ist die Postexpositionsprophylaxe indiziert: 0,02 ml/kg Körpergewicht NIG i.m. verhindern in über 80% der Fälle eine Erkrankung, wenn das Immunglobulin innerhalb einer Woche nach Exposition gespritzt wird.

Die **Postexpositionsprophylaxe** für empfängliches Personal nach Kontakt mit **Poliomyelitis**, **Rubella** und **Varizellen-Zoster** Patienten ist in Tabelle 4 aufgeführt.

Nur zur Postexpositionsprophylaxe gegenüber Polio- und Masern-Virus kann das normale Immunglobulin verabreicht werden. In allen übrigen Fällen ist ein Immunglobulin mit hohem Antikörpergehalt gegen das betreffende Virus zu verwenden.

Die Postexpositionsprophylaxe gegen Röteln und Windpocken bei Schwangeren dient zur Vermeidung von kongenitalen Schäden. Die Empfehlungen zur Varizellen-Prophylaxe sind keine offiziellen Richtlinien.

Literatur

1. Reybrouck G (1983) Role of the hands in the spread of nosocomial infections. J Hosp Infection 4: 103
2. Clauss G (1983) Personalinfektionen. In: Hygiene und Infektionen im Krankenhaus. Hrsg. von Thofern E, Botzenhardt K . Fischer, Stuttgart
3. Daschner F (1981) Krankenhausinfektionen in einem Universitätsklinikum. Prospektive Analyse von 39 802 Patienten. Dtsch Med Wschr 106, 101
4. Zoulek G (unveröffentlichte Ergebnisse)
5. Werner BG, Grady GF (1982) Accidental hepatitis B surface antigen positive inoculations. Ann Int Med 97, 367
6. Lauer JL, Van Drumen NA, Washburn JW, Balfour HH (1979) Transmission of hepatitis B virus in clinical laboratory areas. J Inf Dis 140, 513
7. Bond WW, Favero MS, Petersen NJ, Ebert JW Inactivation of Hepatitis B virus by intermediate-to-high level disinfectant chemicals. J Clin Microbiol 18: 535
8. Bond WW, Petersenn NJ, Favero MS, Ebert JW, Maynard JE (1982) Transmission of type B hepatitis via eye inoculation of a chimpanzee. J Clin Microbiol 15, 533
9. Schoppe WD, Kindler K, Waldorf E (1977) HBs-Antigen und Anti-HBs bei Krankenhauspersonal. Dtsch Med Wschr 102, 1712
10. Scheiermann N, Kuwert E, Pieringer R, Dermietzel R (1978) Risikogruppen einer Hepatitis B Infektion innerhalb eines Großkrankenhauses. Dtsch Med Wschr 103, 1082
11. Dienstag JL, Ryan DM (1982) Occupational exposure to hepatitis B virus in hospital personnel: infection or immunization? Amer J Epidem 115, 26
12. Zoulek G, Jilg W, Deinhardt F (1983) Immunprophylaxe der Hepatitis B (Übersichtsarbeit) Dtsch Med Wschr 108, 1135, 1175, 1123, 1163
13. Hadler SC, Francis DP, Thompson S, Maynard JE, Ostrow DG, Braff EM, Judson FN et al (1984) Longterm efficacy of hepatitis B vaccine. In: Viral Hepatitis, Gyrish VN Ed, Grune and Stratton, Orlando, Florida

14. Jilg W, Schmidt M, Zachoval R, Deinhardt F (1985) Persistenz von Antikörpern gegen Hepatitis B-Oberflächenantigen nach Impfung gegen Hepatitis B. Dtsch Med Wschr 110: 205
15. Virusreport der Deutschen Vereinigung zur Bekämpfung der Viruskrankheiten, August 1984
16. Deutsches Zentralkomitee zur Bekämpfung der Tuberkulose, 9. Informationsbericht, Hamburg 1979
17. Dienstag JL (1983) NonA NonB Hepatitis, Gastroenterology 85, 439, 743
18. Knodell RG, Conrad ME, Ginsberg AL, Bell LJ (1976) Efficacy of prophylactic gamma-globulin in preventing non-A non-B posttransfusion hepatitis. Lancet I: 557
19. Mirick GS, Ward R, McCollum RW (1963) Modification of posttransfusion hepatitis by gamma globulin. N Engl J Med 273, 59
20. Gensch RW, Bauer R, Lange W (1984) Zur Frage der haftungsbegründenden Kausalität bei berufsbedingter Hepatitis A. Bundesgesundheitsblatt 27: 173

Ökonomische Aspekte

W. G. FACK

Medizinische, bauliche, organisatorische, technische, personelle und andere Aspekte der Krankenhaushygiene kennzeichnen die Tatsache, daß Krankenhaushygiene keinesfalls ein homogenes Fachgebiet ist. Trotzdem ist man versucht, fast ketzerisch zu fragen: Was haben denn Ökonomie und Hygiene miteinander zu tun? Ist es wirklich notwendig und zweckmäßig, Hygienemaßnahmen im Krankenhaus durch die Geldbrille zu betrachten? Die Antwort lautet: Es ist nicht nur zweckmäßig, sondern sogar dringend notwendig, sich mit diesem Problemkreis zu befassen.

Die Krankenhaushygiene ist spätestens seit SEMMELWEIS ein Thema, das ärztliches Denken und Handeln - vor allem im operativen Bereich des Krankenhauses - zunehmend beschäftigt hat. Dennoch wird man sagen dürfen, daß erst in den letzten Jahren das ganze medizinische Gewicht der Krankenhaushygiene deutlich wurde. Dazu haben nicht zuletzt immer detailliertere Forschungen über die Zusammenhänge zwischen Krankenhaushygiene und deren Auswirkungen auf den Erfolg der Krankenhausbehandlung beigetragen. So weiß man heute, daß die Rate der Krankenhausinfektion sich etwa *zwischen 5% und 15%* bewegt, wobei detailliertere Untersuchungen zeigen, daß sich die Anteile der einzelnen spezifischen Infektionen z. B. Harnwegsinfektionen, Wundinfektionen, Hautinfektionen usw. erheblich voneinander unterscheiden. BECK hat beispielsweise in einer Untersuchung folgendes ausgeführt: Über die Häufigkeit von Krankenhausinfektionen in der Bundesrepublik liegen keine Gesamtstatistiken vor. Eine langfristige Studie in den USA, die 60 Kliniken mit ca. 60 000 Patienten monatlich erfaßt, ergaben einen Durchschnitt an Krankenhausinfektionen von 5% mit einer Sterblichkeit von wiederum 5%. Daraus ergibt sich bei ca. 30 000 Patienten per anno in einem Großklinikum eine Sterblichkeit an Krankenhausinfektionen von rd. 75 Patienten per anno. Der Häufigkeit nach stehen *Harnwegsinfektionen* (24-49%) an der Spitze der Krankenhausinfektionen, gefolgt von *Wundinfektionen* (17-40%), *Atemwegsinfektionen* (19-39%) und *Sepsisfällen* (2-6%).

Daß die relativ hohen Raten der Krankenhausinfektionen trotz aller Bemühungen, insbesondere dem massiven Einsatz von Antibiotika, nicht oder noch nicht auf ein tieferes Niveau gesunken sind, hat vielerlei Gründe.

Die trotz des medizinischen Fortschritts immer noch relativ hohe Infektionsquote im Krankenhaus läßt es verständlich erscheinen, daß der medizinische Aspekt von tatsächlich ergriffenen oder auch unterlassenen Hygienemaßnahmen immer noch im Vordergrund der Betrachtungen steht.

In jüngster Zeit haben jedoch die Ergebnisse der Rechtsprechung („Kunstfehlerprozesse") zunehmend dazu geführt, daß ärztliches Handeln auch juristische Konsequenzen in den Entscheidungsrahmen einbeziehen muß. Angesichts der in manchen Krankenhäusern offenkundigen baulichen und organisatorischen Hygienemängel ist deshalb mit Sicherheit vorauszusagen, daß das forensische Risiko jedes mit Hygienemaßnahmen Befaßten oder hierfür Verantwortlichen in Zukunft noch erheblich steigen wird.

Ohne Frage werden jedoch künftig neben den medizinischen und juristischen auch die ökonomischen Aspekte der Krankenhaushygiene stärker beachtet werden müssen. Der rapide Anstieg der Kosten für die gesundheitliche Vorsorge der Bevölkerung – insbesondere für die stationäre Behandlung im Krankenhaus – hat zwangsläufig das Problem der ökonomischen Grenzen des Gesundheitswesens sichtbar gemacht. Medizinisches Denken und Handeln sind damit in eine neue, bisher nicht im gleichen Ausmaß beachtete Dimension geraten: die der Wirtschaftlichkeit. Mehr und mehr setzt sich die Erkenntnis durch, daß neben dem Sachziel optimaler Patientenversorgung das Formalziel wirtschaftlichen Handelns ein angemessenes Gewicht erhalten muß. Der Gesetzgeber hat die Krankenhäuser bzw. deren Träger verpflichtet, ihre Leistungen zu sozial tragbaren Pflegesätzen zu erbringen und einen leistungsfähigen Krankenhausbetrieb bei gleichzeitiger sparsamer Wirtschaftsführung sicherzustellen.

Zweifellos gehört auch die Hygiene zu den Leistungen des Krankenhauses, die dieses im Rahmen seiner sparsamen Wirtschaftsführung zu erbringen hat. Im Hinblick auf die enormen ökonomischen Konsequenzen der Krankenhaushygiene erstaunt es daher um so mehr, daß dem ökonomischen Aspekt der Krankenhaushygiene bisher in der Praxis, aber auch in der Fachliteratur, kaum die entsprechende Beachtung zuteil wurde.

Sicher ist es nicht nur der Verwaltungsleiter des Krankenhauses, der sich über die ökonomischen Auswirkungen der Krankenhaushygiene Gedanken machen muß. Auch ärztliches und pflegerisches Handeln muß ja rationell, muß ökonomisch erfolgen. Aber selbstverständlich ist es in erster Linie Aufgabe des Verwaltungsleiters als Beauftragtem für den Haushalt, auch die ökonomische Seite der Krankenhaushygiene im Auge zu behalten. In der Hygienerichtlinie des Bundesgesundheitsamtes heißt es schlicht: „Der Verwaltungsleiter sorgt im Einvernehmen mit dem ärztlichen Leiter für die notwendigen personellen und sachetatmäßigen Voraussetzungen, die für die Durchführung der krankenhaushygienischen Maßnahmen erforderlich sind." Leider sagt diese Richtlinie aber nicht – und ich komme darauf noch später zurück – woher er das hierfür notwendige Geld bekommen soll, wenn weder ein ausreichender Pflegesatz vom jeweiligen Kostenträger zugestanden wurde, noch der Krankenhausträger entsprechende Zuschüsse leistet.

In der Bundesrepublik Deutschland werden nach den Bestimmungen der aufgrund des Krankenhausfinanzierungsgesetzes erlassenen Bundespflegesatzverordnung von den Krankenkassen den Krankenhäusern im Rahmen des Pflegesatzes nur diejenigen Selbstkosten erstattet, die bei sparsamer Wirtschaftsführung unter Berücksichtigung der Leistungsfähigkeit des jeweiligen Krankenhauses entstehen. Fallen 500,00 DM pro Bett und Jahr an Desinfektionsmittelaufwand noch unter eine sparsame Wirtschaftsführung? Bisher haben es die Kassen anerkannt. Wie lange noch? Muß sich eines Tages die Hygienekommission mit der Frage einer Reduzierung ihrer empfohlenen Maßnahmen aus rein wirtschaftlichen Gesichtspunkten befassen? Fordern die Richtlinien des Bundesgesundheitsamtes vielleicht zu viel? Ist ein gründliches Händewaschen, ein optimales Scheuern, ein sauberes Anziehen nicht Hygiene genug?

Jeder Verwaltungsleiter, der zu wirtschaften, zu rechnen verpflichtet ist, muß sich die Frage stellen: Lohnt aller Aufwand, den nun einmal Hygienemaßnahmen mit sich bringen? Ist es sinnvoll, aus rein hygienischen Gründen vermehrt Antibiotika, Einwegartikel, Desinfektionsmittel usw. einzusetzen? Lohnt es sich, zusätzliches Personal (Hygienefachschwestern!) einzustellen? Ist es berechtigt, daß Neubauten oder Umbauten auch durch gezielte Hygienemaßnahmen höhere Investitions- und Betriebskosten mit sich bringen? Ist durch alle diese Maßnahmen wirklich ein meßbarer Erfolg zu verzeichnen oder schlägt alles nur kostenmäßig zu Buche?

Wann handelt man demnach auf krankenhaushygienischem Gebiet wirtschaftlich, also ökonomisch?

Der Begriff der Wirtschaftlichkeit oder der sparsamen Wirtschaftsführung ist neben dem der Leistungsfähigkeit ein zentraler Begriff in der Krankenhausgesetzgebung. Deren Beitrag zur Klärung des Wirtschaftlichkeitsbegriffs besteht aber im Grunde nur in seiner wiederholten Erwähnung. Eine gesetzliche Präzisierung fehlt, so daß von größerer praktischer Bedeutung ist, daß die Krankenkassen im Rahmen der Pflegesatzverhandlungen wesentlichen Einfluß auf dessen Inhalt nehmen können und daß letztlich der Beweis für wirtschaftliches Verhalten den Krankenhäusern obliegt.

Das Wirtschaftlichkeitsprinzip ist abgeleitet aus dem formalen Prinzip rationalen Handelns, das besagt, wie Ziele bei vernunftmäßigem Handeln anzustreben sind, nämlich so, daß der Zweck des Handelns mit kleinstmöglichem Mitteleinsatz erreicht wird (Minimum- oder Sparsamkeitsprinzip) oder daß mit den gegebenen Mitteln die gesetzten Ziele in möglichst vollkommener Weise erreicht werden (Maximumprinzip). Das Problem dieser inhaltlichen Konkretisierung in Bezug auf Krankenhäuser besteht darin, den Zweckerfolg (output) und den Mitteleinsatz (input) durch Maßstabsgrößen auszudrücken, die Gegenstand des Krankenhaushandelns sind.

Gerade aber das ist das Problem! Wie lassen sich Effektivität und Effizienz, also Wirksamkeit und Wirtschaftlichkeit von Hygienemaßnahmen im Krankenhaus messen?

Sicherlich ist jede Maßnahme, die dazu führt, daß der gleiche Nutzen mit geringeren Kosten erzielt wird, wirtschaftlich bzw. wirtschaftlicher als alternative Maßnahmen.

Beispiel: Die Verwendung eines in medizinischer Hinsicht gleich wirksamen, aber höher konzentrierten Desinfektionsmittels, erlaubt kostengünstigere Beschaffung in Großgebinden und verursacht weniger Transportkosten.

Hygienemaßnahmen sind aber auch dann wirtschaftlich, wenn durch Einsatz alternativer Maßnahmen bei gleichen Kosten ein höherer Nutzen erzielt wird.

Beispiel: Gleiche Anschaffungs- und Betriebskosten für 2 Sterilisatoren, wobei das eine Gerät wesentlich leistungsfähiger ist.

Schließlich können Hygienemaßnahmen auch dann wirtschaftlich sein, wenn zusätzliche Kosten zu einem überproportionalen Nutzen führen.

Beispiel: Durch zusätzliche oder alternative Verwendung von Einwegmaterialien werden hohe Kosten für die Wiederaufbereitung erspart, andererseits entstehen jedoch zusätzliche Kosten für die Abfallbeseitigung.

Entgegen nicht selten anzutreffender Auffassung kostet jedoch nicht jede Hygienemaßnahme Geld; andererseits sind nicht selten Aufwendungen für Hygienemaßnahmen sinnlos, wenn sie nicht systematisch erfolgen oder durch gegenläufige Maßnahmen gefährdet werden.

Beispiel: Verbesserte Pflegetechniken kosten – außer einer ersten Investition in entsprechende Aus- und Fortbildungsmaßnahmen – nicht immer Geld, können aber ganz erhebliche positive Konsequenzen haben. Der Einbau hochmoderner Klimaanlagen im OP-Bereich nützt wenig oder nichts, wenn das OP-Personal z.B. die Händedesinfektion nicht ernst genug nimmt oder der medizintechnische Service nicht die Hygieneanforderungen beachtet.

Fragt man sich, was kostet eigentlich die Hygiene in einem Krankenhaus, so erlebt man bereits zu seiner Überraschung – oder auch nicht – daß das eigentlich niemand so richtig weiß! Jeder, der sich diese Frage stellt und nach einer Antwort sucht, kommt akut in Beweisnot! Weshalb? In erster Linie ist dies darauf zurückzuführen, daß die Kosten der Hygiene im Rechnungswesen der Krankenhäuser bisher nicht gesondert erfaßt werden.

So umfaßt z.B. die Aufwandsposition „Reinigungs- und Entwesungsmittel" außer den Kosten für Waschpulver, Scheuerlappen usw. auch diejenigen für Desinfektionsmittel. Der Anteil der letzteren läßt sich in solchen Fällen somit nur äußerst mühsam anhand der Einzelrechnungen heraussuchen. Gleiches gilt für zahlreiche andere Kostenarten.

Wir haben für das Gießener Klinikum den Versuch gemacht, die spezifischen Kosten der Krankenhaushygiene zu erfassen. Dabei sind wir für 1982 auf einen Betrag von rd. 4,5 Mio. DM an Personal- und Sachkosten (ohne Berücksichtigung baulicher Investitionen und technischer Folgekosten) gekommen, was einem Anteil von 12,00 DM pro Berechnungstag bzw. 4% des Pflegesatzes (1982 rd. 310,00 DM) entsprechen würde. Allein für Feindesinfektionsmittel wenden wir in Gießen pro Jahr eine ¾ Mio DM auf. Das ergibt pro Bett und Jahr rd. 500,00 DM Kosten. Die sogenannte „Mülltouristik", also der Transport und die Beseitigung von krankenhaushygienischen Abfällen, die nicht in eigener Regie beseitigt werden können, kostet in Gießen rd. ½ Mio. DM, also pro Bett und Jahr 360,00 DM und pro Tag rd. 1,00 DM.

Sicherlich ist es leichter, einzelne solcher Kostenarten zu erfassen und solche Rechnungen aufzumachen. Schwerer, wenn nicht sogar unmöglich ist es, für die gesamte Hygiene die Kosten festzustellen. Warum? Weil derzeit kaum jemand in der Lage sein dürfte, genau abzugrenzen, was zu den spezifischen Kosten der Krankenhaushygiene gehört und was nicht.

Beispiel: Sind spezielle Behälter für Zahnprothesen in den Krankenzimmern hygienewirksam? Zählen deren Kosten zu den Kosten der Krankenhaushygiene? Oder bieten derartige Behälter lediglich einen gewissen Komfort für die Patienten? Gehören die Kosten der gesamten Krankenhauswäscherei dazu oder nur etwa diejenigen Kosten, die über das Normalmaß z. B. einer gewerblichen Wäscherei hinausgehen, also z. B. die zusätzlichen Kosten der Desinfektion? In welchem Umfang gehören die Kosten für Schutzkleidung, Einwegartikel, technische Einrichtungen usw. zu den Hygienekosten? Fragen über Fragen.

Nicht selten ist es schwierig, die Kausalität zwischen Kosten auf der einen Seite und einem meßbaren Hygieneeffekt auf der anderen Seite herzustellen. Nur selten gelingt dies so gut wie im nachfolgenden Beispiel:

„Zur Verhütung von Harnwegsinfektionen wurden mehrmals täglich bei sämtlichen katheterisierten Patienten Spülungen mit Lokalantibiotika durchgeführt. Für diese Lokalantibiotika zu Blasenspülungen mußten jährlich 50 000,00 DM ausgegeben werden. Wir führten innerhalb relativ kurzer Zeit geschlossene Urindrainagesysteme ein, welche die Infektionsgefahr signifikant verringern.

Dadurch werden lokale Antibiotikaspülungen überflüssig. Wir sparten dadurch jährlich 50 000,00 DM; die geschlossenen Urindrainagesysteme kosten jährlich 18 700,00 DM. Wir erzielten damit eine Gesamtersparnis von rd. 31 000,00 DM."

Leider läßt sich der Einsparungseffekt, also die Wirtschaftlichkeit von Hygienemaßnahmen, nicht in allen Fällen so unmittelbar in Geld bewerten und nachrechnen. Nicht selten führen Hygienemaßnahmen im Krankenhaus zunächst nur zu einem meßbaren Effekt, nämlich zu zusätzlichen Ausgaben. Meßbare unmittelbare positive Effekte, entweder durch Senkung anderer Kosten oder durch höhere Einnahmen, treten nicht ein. In solchen Fällen ist es nur möglich, andere Parameter als Kosten und Erträge zur Messung des Erfolges von Hygienemaßnahmen heranzuziehen. Im Rahmen von Kosten/Nutzen-Untersuchungen, die über die einer Wirtschaftlichkeitsrechnung hinausgehen, wird versucht, auch andere als unmittelbar monetäre Aspekte mit in das Ergebnis einzubeziehen. So ist z. B. ohne weiteres einsichtig, daß zu den Kosten, die die stationäre Behandlung eines Patienten erfordert, auch mögliche Folgekosten im Hinblick auf psychische (Hospitalismus) und physische Schäden (Krankenhausinfektion, Kunstfehler, etc.) gerechnet werden müssen.

Während sich Hygienemaßnahmen im Krankenhaus in aller Regel unmittelbar zunächst auf der Ausgabenseite und weniger auf der Einnahmeseite niederschlagen, und so der Erfolg oder Mißerfolg von Hygienemaßnahmen ökonomisch zu Buche schlagen, so zeigt sich der medizinische Erfolg, die Effektivität von Hygienemaßnahmen in erster Linie in der Veränderung, sprich Senkung der Infektionsrate des betreffenden Krankenhauses. Die Infektionsrate wiederum läßt sich – grob vereinfacht – im wesentlichen durch folgende Maßnahmen beeinflussen:

1. Durch Veränderungen des Sachmitteleinsatzes (Antibiotikaeinsatz, Einsatz von technischen Hilfsmitteln wie Einmalkanülen, Einmalspritzen, Urindrainagesystemen usw.).
2. Baulich-technische Maßnahmen (Lüftungs- und Klimaanlagen, OP-Schleusen usw.).
3. Veränderungen der Arbeitsabläufe und Verhaltensweisen (Händewaschen, Pflegetechniken usw.).
4. Zusätzlicher Einsatz von Hygienefachkräften/Hygienikern.

Während der entsprechende Sachmitteleinsatz und baulich-funktionell-technische Maßnahmen immer selbstverständlicher geworden sind, kann sicherlich ohne weiteres behauptet werden, daß die Verhaltensweisen im Krankenhaus noch nicht ausreichend von hygienischem Verhalten beeinflußt sind. Hier nun liegt die wesentlichste Aufgabe der Hygienefachkräfte. Als einen der wichtigsten Schritte im Hinblick auf eine Verbesserung der Krankenhaushygiene der letzten Jahre darf die Institutionalisierung des Hygienikers, der Hygienekommission und der Hygienefachkräfte angesehen werden. Nach entsprechenden Schätzungen fehlen in Deutschland mindestens 3000 Hygienefachkräfte! 3000 zusätzliche Stellen für Personal, eine riesige Zahl, wenn man bedenkt, daß das Klinikum Gießen nur rd. 3300 Planstellen hat.

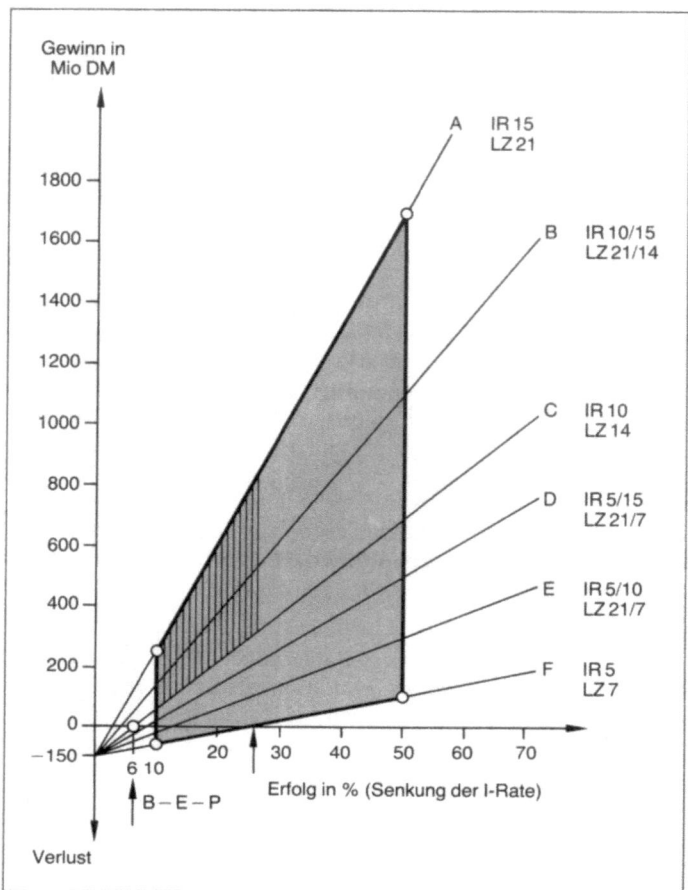

Abb. 1. *IR,* Infektionsrate (in %); *LZ,* Liegezeitverlängerung (in Tagen); *B-E-P,* Break-Even-Point

3000 Stellen bedeuten bei nur 50 000,00 DM pro Stelle und Jahr einen Jahresaufwand von rd. 150 Mio. DM! Lohnt sich ein solcher Aufwand?

Wenn man amerikanisches Zahlenmaterial auf deutsche Verhältnisse überträgt und anhand verschiedener Modellrechnungen versucht, den Zusammenhang zwischen den Kosten eines zusätzlichen Personaleinsatzes und den Einsparungen an Behandlungskosten herzustellen, so ergibt sich für Deutschland mit rd. 700 000 Betten folgendes Bild (Abb. 1).

Die Abszisse zeigt den Erfolg des Einsatzes zusätzlichen Hygienepersonals durch Senkung der Infektionsrate in %. Die Ordinate zeigt den Gewinn in Mio. DM für die gesamte Bundesrepublik. Die Funktion A gilt für eine Infektionsrate (IR) von 15% und eine Verlängerung der Liegezeit (LZ) um 21 Tage. Die Funktion B gilt für eine Infektionsrate (IR) von 10%, Verlängerung der Liegezeit (LZ) um 21 Tage oder einer Infektionsrate von 5% und Verlängerung der Liegezeit um 14 Tage. Die Funktion C gilt für eine Infektionsrate von 10% und eine Verlängerung der Liegezeit um 14 Tage. Sie sehen, wenn Sie z. B. die Funktion A verfolgen und einen Erfolg in Höhe von nur 10% Senkung der Infektionsrate annehmen, daß hier bereits ein Gewinn von rd. 250 Mio. DM entsteht. Bei rd. 25% Senkung der Infektionsrate würde der Gewinn bereits rd. 800 Mio. DM betragen. Die flacheren Funktionen B und C weisen bei entsprechenden Erfolgen in Bezug auf die Senkung der Infektionsrate geringere Gewinne aus.

Unterstellt man, daß die Infektionsrate in Deutschland zwischen 10% und 15% liegt, die Liegedauerverlängerung 14–21 Tage und der Rückgang der Hospitalinfektionen nach Einführung eines Kontrollprogramms durch zusätzlichen Einsatz von Hygienefachkräften rd. 10–25% beträgt, so liegen die Gewinne, die sich aufgrund dieser Schätzung ergeben, zwischen 63 Mio. und 800 Mio. DM p.a.

Vorläufige Daten aus den USA zeigen, daß durch eine Reduktion der Krankenhausinfektionen um nur 6% (IR 10%, LZ 14 Tage) die Kosten für eine Infektionskontrolle durch verstärkten Einsatz von Fachpersonal durch die ersparten Krankenhauskosten aufgehoben werden (Break-even-point).

Natürlich ist diese Betrachtung unvollständig, denn neben den laufenden Personalkosten, die hier im wesentlichen berücksichtigt wurden, sind andere Kosten, wie z. B. Sachkosten, Kosten für bauliche Maßnahmen und für die Ausbildung des Personals nicht berücksichtigt. Außerdem ist es selbstverständlich nur dann gerechtfertigt, die Verkürzung der Liegezeit bei erfolgreichen Maßnahmen mit dem Pflegesatz zu bewerten, wenn die dadurch freiwerdenden Betten nicht anderweitig belegt werden, sondern einschließlich des entsprechenden Personals langfristig abgebaut werden.

Man kann also durchaus eine Beziehung zwischen zusätzlichen Kosten (durch Personalaufwand) einerseits und Erfolg (Senkung der Infektionsrate) andererseits herstellen. Für das Gießener Klinikum würde sich z. B. folgende Rechnung ergeben:

6 zusätzliche Hygienefachkräfte (1 Kraft pro 250 Betten) würden mit 6 × 50000 DM = 300000 DM p.a. zu Buche schlagen. Bei einer angenommenen Infektionsrate von 10% und einer Liegedauerverlängerung durch Infektionen um 14 Tage würde eine 10%ige Senkung der Infektionsrate eine Bruttoeinsparung von 1,302 Mio. DM p.a. bringen (Berechnung: 30000 Patienten jährlich, 10% Erfolg = 1% der Patienten jährlich = 300; Pflegetageverkürzungen 300 × 14 Tage = 4200 Tage × 310,00 DM Pflegesatz = 1,302 Mio DM), wovon nach Abzug der Personalmehrkosten in Höhe von 300000 DM ca. 1,0 Mio. DM als Netto-Erfolg verbleiben würden.

Wo liegt denn nun eigentlich das *Problem*, wenn dies offensichtlich so einfach ist?! Warum ist die Forderung nach mehr Hygienefachpersonal bisher so wenig beachtet worden? Weil die Personalkosten zunächst im Etat des Krankenhauses bzw. des KH-Trägers kostenwirksam und die gleichzeitige Verringerung der Liegezeit zu weniger Pflegetagen und damit sogar geringeren Einnahmen führt. Der Nutzen von Hygienemaßnahmen tritt somit im wesentlichen nur auf der Seite der Kostenträger ein und nicht beim Krankenhaus bzw. -träger, die zumeist nicht nur höhere Kosten, sondern auch entsprechende Einnahmeausfälle zu verkraften haben.

Es bedarf sicher großer Überzeugungskraft gegenüber den Kostenträgern um zu verdeutlichen, daß eine Personalkostensteigerung sich zwar erhöhend auf den Pflegesatz auswirkt - dies könnte mit rd. 2,00 DM je Berechnungstag (bei 1 Hygienekraft für 250 Betten) zu Buche schlagen - aber gleichzeitig über niedrigere *Fall*kosten den Kostenträgern letztlich wieder zugute kommt.

Es bleibt somit auf die Einsicht der Kostenträger zu hoffen, daß den Krankenhäusern künftig die Mittel zur Verfügung gestellt werden, um ökonomisch sinnvolle, juristisch nahezu zwingende Hygienemaßnahmen finanzieren zu können.

Auch der beste Wille der Klinikleitung nutzt solange nichts, als völlig unzureichende Mittel zur Verfügung stehen. So ist und bleibt die Krankenhaushygiene wohl noch lange Zeit leider auch ein ökonomisches Problem. Es wird denn auch eine der wichtigsten gemeinsamen Aufgaben von Verwaltungsleiter und Hygieniker sein, diese Zusammenhänge noch mehr als bisher durch Zahlen und Fakten zu untermauern und damit einer ökonomischen Krankenhaushygiene zum Durchbruch zu verhelfen. Je mehr sich der Verwaltungsleiter auf dem Sektor der Hygiene kundig macht, ja selbst an einer Schulung teilnimmt, um so eher wird dies gelingen.

So sehr die Krankenhaushygiene ökonomische Relevanz besitzt, so wenig sollte man letztlich übersehen, daß sie nicht in erster Linie ein finanzielles, sondern vorwiegend ein organisatorisch-disziplinäres und psychologisches Problem ist und bleibt. In dem Ausmaß, wie die Aus- und Fortbildung des medizinischen und pflegerischen Personals auf dem Hygienesektor verbessert wird und alle Krankenhausmitarbeiter ein größeres Hygienebewußtsein erlangen, wird der Erfolg steigen oder sinken.

Daß der Weg steinig ist und nur in kleinen Schritten gegangen werden kann, ist leider eine Tatsache. Jeder, auch noch so kleine Erfolg aber zählt; denn Krankenhaushygiene bedeutet nicht primär vermehrte Investition oder Kostenersparnis, sondern weniger Schmerz und psychische Belastung für den Patienten und seine Angehörigen, kürzere Abwesenheit von der Arbeitsstelle, verringerte Liegedauer im Krankenhaus und damit verbesserte Lebensqualität.

E. Richtlinien und Verordnungen

Richtlinie für die Erkennung, Verhütung und Bekämpfung von Krankenhausinfektionen

W. STEUER

Ausgehend von der Tatsache, daß ca. 4-6% aller stationär aufgenommenen Patienten (bei ca. 11 Millionen stationärer Aufnahmen pro Jahr in der Bundesrepublik) eine Krankenhausinfektion erleiden, war es notwendig geworden, Regelungen zur Erkennung und Verhütung von Krankenhausinfektionen anzustreben.

Im Rahmen einer Kommission des Bundesgesundheitsamtes wurde die Richtlinie für die Erkennung, Verhütung und Bekämpfung von Krankenhausinfektionen erarbeitet und im Bundesgesundheitsblatt 19 (1976) 1-6, veröffentlicht.

Bei der Diskussion über die große Zahl nosokomialer Infektionen sollten die Hauptursachen der Krankenhausinfektionen beachtet werden:

> 1. Fehler in der Pflege oder Behandlung
> 2. Fehler in der Organisation
> 3. Kompliziertere Eingriffe
> 4. Erhöhtes Operationsrisiko
> 5. Aufnahme von Schwerstgeschädigten
> 6. Höhere Aufnahmezahl alter Menschen
> 7. Zunehmende Möglichkeiten zur Erhaltung des Lebens
> 8. Erhöhte Verwendung von Antibiotika
> 9. Zunehmender Einsatz der Technik im Krankenhaus
> 10. Baulich funktionelle Fehler

Gleichzeitig sollte auch mit den Festlegungen der Richtlinie versucht werden, die bestehenden *Schwierigkeiten* bei der Verhütung von Infektionen im Krankenhaus zu mindern:

> 1. Höhere Personal-, Betriebs- und Investitionskosten
> 2. Fixierte Gewohnheiten und Privilegien einzelner Personen
> 3. Bequemlichkeit und Gleichgültigkeit
> 4. Schlechte Beispiele von Schlüsselpersonen, Nachahmungseffekt
> 5. Betriebsblindheit
> 6. Furcht vor Kontrollen mit der Gefahr der Vertuschung von Fehlern
> 7. Mangelnde Kenntnisse in der Infektionsprophylaxe
> 8. Mangelnde Verantwortungsbereitschaft für bestimmte Zuständigkeitsbereiche
> 9. Berufliche Überlastung
> 10. Fehlende Erkennung von Infektionen und damit der Motivation zur Vermeidung von Krankenhausinfektionen

Die Richtlinie selbst hat - solange sie nicht Inhalt von Krankenhausgesetzen der einzelnen Bundesländer wird - nicht den Rechtscharakter eines Gesetzes oder einer Verordnung. Sie stellt lediglich eine Empfehlung des Bundesgesundheitsamtes nach einem Konsens von besonders qualifizierten Fachleuten dar.

> In ihrem Rechtsgehalt entspricht die Richtlinie daher in etwa einer DIN- oder VDI-Vorschrift oder einem vorweggenommenen Fachgutachten.

Das bedeutet, daß die Richtlinie in Straf- oder Zivilprozessen durchaus eine Rolle spielen wird und der jeweils Beschuldigte wird darlegen und begründen müssen, warum er sich im

Einzelfall nicht nach diesen Empfehlungen gerichtet hat.

Dies wird um so schwieriger sein, als nach anfänglicher Skepsis und sogar Ablehnung die Empfehlungen der Richtlinie inzwischen allgemeine Zustimmung gefunden haben.

Dabei war von Anfang an klar, daß es sich bei den Empfehlungen um Zielvorstellungen handelt, die nicht von heute auf morgen in die Tat umgesetzt werden können.

Nach der Veröffentlichung der Richtlinie im Jahr 1976 ist inzwischen eine große Anzahl von Anlagen zu den einzelnen Fragen der Krankenhaushygiene oder der personellen Ausstattung sowie eine Erläuterung zur Anwendung der Richtlinie im Bundesgesundheitsblatt veröffentlicht worden.

Definition der Krankenhausinfektion:
Eine Krankenhausinfektion ist jede durch Mikroorganismen hervorgerufene Infektion, die im kausalen Zusammenhang mit einem Krankenhausaufenthalt steht, unabhängig davon, ob Krankheitssymptome bestehen oder nicht.

Die Richtlinie sieht regelmäßige mikrobiologische Routinekontrollen mit der Feststellung der Einheitlichkeit der Erreger und ihrer Resistenzspektren sowie die Ermittlung der Infektionswege- und -quellen vor.

Grundsätzlich gibt die Richtlinie bestimmte Empfehlungen im Hinblick auf betrieblich organisatorische Maßnahmen. Dies insbesondere in der Einordnung von Krankenhausbereichen nach den Infektionsrisiken:
a) Bereiche, die in besonderem Maß vor Infektionen geschützt werden müssen –
b) Bereiche, von denen bevorzugt Infektionen ausgehen können –
c) Bereiche mit mittlerem Infektionsrisiko –
d) Bereiche mit geringen Infektionsmöglichkeiten

In personeller Hinsicht wird in der Richtlinie ausdrücklich festgehalten, daß der Ärztliche Leiter des Krankenhauses verantwortlich für die Krankenhaushygiene im Gesamtbereich des Krankenhauses ist.

Dies bedeutet, daß diese Verantwortung nicht delegiert werden kann, und sowohl Hygienefachkräften als auch Hygienebeauftragten zwar die Tätigkeiten im Rahmen der Infektionsprophylaxe übertragen werden können, jedoch die Verantwortung zur Verhütung von Krankenhausinfektionen beim Ärztlichen Leiter verbleibt.

Die Richtlinie hat die Empfehlung abgegeben, innerhalb des Krankenhauses **neue Institutionen** zu schaffen.

Dazu gehören:

1. Der Krankenhaushygieniker –
ein Hygieniker, bzw. Mikrobiologe, der auf dem Gebiet der Krankenhaushygiene Kenntnisse besitzt.

In den Krankenhäusern ab 800 Betten sollte ein hauptamtlicher Krankenhaushygieniker bestellt werden.

2. Der Hygienebeauftragte –
hier handelt es sich um einen Arzt mit einer besonderen Fortbildung auf dem Gebiet der Krankenhaushygiene. Nach den Vorstellungen der Richtlinien sollte – für jedes Krankenhaus ein Arzt als Hygienebeauftragter bestellt werden. (Anlage zu Ziffer 5.3.5 Bundesgesundheitsbl. 22 (1979), 449)

3. Die Hygienefachschwester, bzw. der Hygienefachpfleger –
hier soll es sich um eine Krankenschwester oder einen Krankenpfleger mit staatlicher Anerkennung und Ausbildung sowie mit dreijähriger Berufstätigkeit handeln. Es ist davon ausgegangen worden, daß die Hauptursachen der Krankenhausinfektionen in den Fehlern der Pflege oder Behandlung zu suchen sind und dort der Schwerpunkt für die Verhütung und Bekämpfung liegt.

Die Hygienefachkraft sollte eine entsprechende theoretische und praktische Weiterbildung im Thema „Krankenhaushygiene" und „Infektionsprophylaxe" erhalten. (Anlage zu Ziffer 4.2.3. Bundesgesundheitsbl. 20 (1977), 158 – sowie Anlage zu Ziffer 5.3.7. Bundesgesundheitsbl. 24 (1981), 391).

4. Hygienekommission –
in dieser Kommission, die in allen Krankenhäusern eingerichtet werden muß, sollen Dienstanweisungen, Hygienepläne etc. erarbeitet werden.

Ein weiterer Teil der Richtlinie befaßt sich mit den hygienischen Maßnahmen in Versorgungsbereichen und technischen Anlagen. Hier werden besonders in den Anlagen zur Richtlinie genaue, detaillierte Angaben zur baulich-funktionellen Gestaltung der einzelnen Bereiche gegeben.

So zum Beispiel:
Operationsabteilung, (Bundesgesundheitsbl. 22 (1979), 1983)
Intensivmedizin (Bundesgesundheitsbl. 22 (1979), 446)
Sterilisation und Desinfektion (Bundesgesundheitsbl. 23 (1980), 165)
Dialyse (Bundesgesundheitsbl. 22 (1979), 448)
Krankenhausküche (Bundesgesundheitsbl. 23 (1980), 166)
Bettendesinfektion (Bundesgesundheitsbl. 22 (1979), 187)
Krankenhauswäsche (Bundesgesundheitsbl. 22 (1979), 189)
Transportanlagen (Bundesgesundheitsbl. 22 (1979), 192)
Pflegeabteilungen (Bundesgesundheitsbl. 24 (1981), 212)
Ambulanzen (Bundsgesundheitsbl. 23 (1980), 164)
Physikalische Therapie (Bundesgesundheitsbl. 24 (1881), 393)
Abfallentsorgung (Bundesgesundheitsbl. 26 (1983), 24)
Infektionseinheiten (Bundesgesundheitsbl. 22 (1979), 186)
Schleusen (Bundesgesundheitsbl. 22 (1979), 181)

In der Richtlinie werden weitere Angaben über die Hausreinigung und Desinfektion sowie über die Durchführung der Sterilisation und Desinfektion gemacht. (Bundesgesundheitsblatt 23 (1980), 356 und 22 (1979), 193).

Die Darlegungen der Richtlinie können nicht als endgültige Festlegungen begriffen werden. Sie müssen laufend den gewandelten Erkenntnissen in der Krankenhaushygiene und Infektionsprophylaxe angepaßt werden.

Dies ist durch Novellierungen der Richtlinie selbst sowie der Anlagen vorgesehen.

Ausbildung und praktische Tätigkeit der Hygienefachkraft

P. HAUPENTHAL

Nach den Anlagen zur BGA-Richtlinie können Krankenschwestern bzw. Krankenpfleger nach einer mindestens dreijährigen Tätigkeit in der Krankenpflege den Weiterbildungskurs zur Hygienefachkraft absolvieren. Dieser Kurs umfaßt zur Zeit ca. 150 Unterrichtsstunden sowie ein zusätzliches Praktikum.

Künftig wird angestrebt, die theoretische Ausbildung erheblich zu erweitern, unter besonderer Berücksichtigung der psychologisch-pädagogischen Unterrichtsinhalte.

Die **Lehrinhalte** dieses Kurses liegen im Bereich der Erkennung, Verhütung und Bekämpfung von Krankenhausinfektionen, der Anleitung zur Erfassung und Auswertung von epidemiologischen Daten, der Anleitung zur Information und Schulung des Personals, der Erlangung von Kenntnissen über die gesetzlichen Grundlagen und Vorschriften und schließlich in einem sechswöchigen berufsbezogenen Praktikum in einem Krankenhaus unter der Anleitung einer Hygienefachkraft.

Länge und Aufteilung der berufsbezogenen Teilpraktika

Vor der Ausbildung 14 Tage als Orientierungspraktikum, nach der Ausbildung zweimal 14 Tage an zwei verschiedenen Krankenhäusern, oder einmal 4 Wochen an einem Haus mit mindestens drei Fachdisziplinen. Wird das Praktikum nach der Ausbildung in zwei Praktikumsschritten absolviert, kann ein Teilpraktikum in einem speziellen Bereich absolviert werden.

Anforderungen an die Praktikumsstelle

Ausbilden kann nur, wer als Hygienefachkraft mindestens ein Jahr hauptamtlich oder nebenamtlich als Hygienefachkraft auf der Grundlage der BGA-Richtlinie tätig ist.

Es muß gewährleistet sein, daß ein Praktikant mindestens 8 Stunden täglich mit Maßnahmen zur Erkennung, Verhütung und Bekämpfung von krankenhauserworbenen Infektionen beschäftigt ist. Die Hygienefachkraft als Praktikumsleiter muß mindestens einmal jährlich an einer vom Berufsverband anerkannten Fortbildung teilnehmen.

Ein Teilpraktikum von maximal 14 Tagen ist auch bei einem Krankenhaushygieniker möglich.

Anforderungen an das Praktikumsfeld

In folgenden Aufgaben und Maßnahmen ist der Praktikant **unbedingt** zu unterweisen:
Organisation der Krankenhaushygiene
innerbetriebliche Fortbildungen
Kontrolle von Sterilisations- und Desinfektionsmaßnahmen
Verhütung nosokomialer Infektionen vor Ort, am Patienten
Kontakt mit Firmen medizinischer Erzeugnisse betreffend Auswahl oder Beratung bei der Beschaffung von Desinfektionsmitteln und Einwegmaterial
Begehung von Küche, Wäscherei, Zentralen Versorgungseinheiten, einschließlich der Abfallentsorgung
Begehung der Risikobereiche I
Aufbereitung medizinisch-technischer Geräte (Inhaliergeräte, O_2-Strudler, Vernebler)
Probleme der Schädlingsbekämpfung
Reinigungssysteme
Erstellung von Hygieneplänen und Desinfektionsmittelplänen
Durchführung einer Schlußdesinfektion (Scheuer-Wischdesinfektion) in Zusammenarbeit mit dem Desinfektor
Information über amtsärztliche Begehungen
wenn möglich:
Durchführung von Umgebungsuntersuchungen
Teilnahme an Hygienevisiten
Erstellung des Ist-Zustandes
Aufbereitung spezieller Geräte (Endoskopie, Beatmungsgeräte)
Überprüfung von Dosiergeräten
Kontrollen im Bäderbereich
Besichtigungen: Zentralsterilisation, Bettenzentrale, Verbrennungsanlage
Vorbereitung und Teilnahme an Baubesprechungen, Sitzungen der Hygienekommission, Arzneimittelkommission
Teilnahme an amtsärztlichen Begehungen
Erfassung von nosokomialen Infektionen
Besichtigung der Funktionsbereiche

> Mit der Ausbildung und Einstellung einer Hygienefachkraft lassen sich notwendige Überwachungsmaßnahmen nicht ersetzen, ebenso wenig kann die Hygienefachkraft den Krankenhaushygieniker ersetzen.

Die Hygienefachkraft stellt ein wichtiges Bindeglied zwischen Krankenhausträger, externem Krankenhaushygieniker und der Krankenhauspraxis dar.

> Die Hygienefachkraft ist im Rahmen der ihr übertragenen Aufgaben für die Erkennung, Verhütung und Bekämpfung von Krankenhausinfektionen zuständig.

Nach den Richtlinien des Bundesgesundheitsamtes und den Erläuterungen der Deutschen Krankenhausgesellschaft soll jedes Krankenhaus entsprechend der Bettenzahl und dem Versorgungsauftrag, eine oder mehrere hauptamtlich tätige Hygienefachkräfte beschäftigen.

Nach den **Richtlinien des BGA** zählen zu den Aufgaben der Hygienefachkraft:
1. Die Aufdeckung von Krankenhausinfektionen durch regelmäßige Besuche auf den verschiedenen Stationen und Einsicht in die wesentlichen klinischen und mikrobiologischen Unterlagen.
2. Unterrichtung der Ärzte und des Krankenpflegepersonals über Verdachtsfälle
3. Verarbeitung der gewonnenen Daten
4. Mitwirkung bei Bekämpfungsmaßnahmen
5. Schulung des Personals

In der *Praxis* sieht danach die Tätigkeit einer Hygienefachkraft folgendermaßen aus:

Um die Zielsetzung der Krankenhaushygiene möglichst umfassend zu erreichen, muß die Hygienefachkraft Mitglied der Hygienekommission sein.

Bei Krankenhäusern ohne hauptamtlichen Krankenhaushygieniker muß die Hygienefachkraft geschäftsführendes Mitglied der Hygienekommission sein.

Dazu gehört die Erarbeitung von Problemlösungen durch Überprüfung und Überwachung von Arbeits- und Funktionsabläufen sowie der Pflegetechniken bei diagnostischen und therapeutischen Maßnahmen für die Beratung in der Hygienekommission, Berichterstattung über den Hygienestatus, Protokollführung sowie die praktische Realisierung von Hygienemaßnahmen zur Verhütung und Bekämpfung von Krankenhausinfektionen als Beschluß der Hygienekommission.

Zum Gesamtkonzept der infektionsverhütenden Maßnahmen muß von der Hygienefachkraft auf der Grundlage der BGA-Richlinien ein Hygienekontroll- und Überwachungsprogramm aufgebaut werden, wozu die eigenständige Erstellung und Aktualisierung hausinterner Desinfektionspläne, Hygienepläne, Überwachungsprogramme für Sterilisation und Desinfektionsgeräten und Merkblätter als Richtlinien für Arbeits- und Funktionsabläufe gehört.

In diesem Rahmen erfolgt die Auswahl der Präparate für die Desinfektionsmittelpläne und -listen unter Krankenhaus-, umwelt-hygienischen, unfallschutztechnischen, toxologischen und wirtschaftlichen Gesichtspunkten, wobei sich die Kontrollen in diesem Zusammenhang auf die Anwendungstechnik, Konzentration und Einwirkzeit beziehen.

Als Beispiel sind in Anhang A und B entsprechende Überwachungsmaßnahmen aufgezeigt für ein Krankenhaus der Regelversorgung mit etwa 300 Betten, wobei diese Pläne jeweils unter Berücksichtigung der spezifischen Einrichtungen und den Zielsetzungen eines Krankenhauses zu erstellen sind.

Zur Überprüfung aller krankenhaushygienischen Maßnahmen und Einrichtungen müssen von der Hygienefachkraft zur Aufklärung von Infektionsquellen und Verbreitungswegen gezielte bakteriologische Umgebungsuntersuchungen vorgenommen, die Ergebnisse und Daten analysiert, entsprechend interpretiert und als Information ggf. nach Rücksprache mit einem Krankenhaushygieniker der Hygienekommission zugeleitet bzw. entsprechende Stellungnahmen angefertigt werden.

Die Aktivitäten einer Hygienefachkraft beziehen sich auf die Mitwirkung bei allen Planungen im Rahmen der medizinisch-baulichen und technischen Weiterentwicklung des Krankenhauses sowie die Beratung der Wirtschaftsabteilung bei der Beschaffung von Pflegeartikeln und medizinisch-technischen Geräten, die eine Begutachtung unter hygienischen Gesichtspunkten erforderlich machen.

Um krankenhaushygienische Maßnahmen entsprechend koordinieren zu können, müssen von der Hygienefachkraft regelmäßig Besprechungen mit den jeweils Verantwortlichen der entsprechenden Berufsgruppen (Pflegedienstleistung, Chefärzte usw.) durchgeführt werden und bei Bedarf muß sie an den Sitzungen der Stationsleitungen und der Arzneimittelkommission beratend teilnehmen.

Um die Zielsetzung der Infektionsverhütung langfristig zu erreichen und zu stabilisieren, nimmt die eigenständige Planung, Vorbereitung und Durchführung von Personalfortbildungen für das gesamte Krankenhauspersonal schwerpunktmäßig einen breiten Raum im Tätigkeitsfeld einer Hygienefachkraft ein.

Zur Motivationserhaltung des Personals müssen von ihr kontinuierliche Informationen und Beratungen der Mitarbeiter vor Ort sowie formelle Schulungen auf den Stationen mit dem gesamten Stationsteam durchgeführt werden.

Zu ihrer Aufgabe gehört natürlich auch die Bewältigung laufender aktueller Hygieneprobleme in allen Abteilungen einschließlich den angegliederten Dienstleistungsbereichen, wie Krankenhausküche, Krankenhauswäscherei, Röntgen, Labor, Bäderabteilung sowie der Ver- und Entsorgung einschließlich der Abfallbeseitigung.

Um der Aktualität der Krankenhaushygiene gerecht zu werden, nimmt die Hygienefachkraft regelmäßig an Fortbildungsveranstaltungen teil, bzw. erarbeitet neue Erkenntnisse im Sachgebiet Krankenhaushygiene und Infektionsverhütung bei der Durchsicht aktueller Fachliteratur und Fachzeitschriften.

Nicht aufwendige Baumaßnahmen und teure Technologien tragen dazu bei, die Infektionsraten zu senken, sondern vor allem die Disziplin, das Verantwortungsbewußtsein und die Einsicht von qualifiziertem Personal sind letztlich entscheidend für den Erfolg bei der Infektionskontrolle.

Literatur

1. Bundesgesundheitsamt Berlin (1976) Richtlinien für die Erkennung, Verhütung und Bekämpfung von Krankenhausinfektionen. Bundesgesundheitsblatt 19
2. Zänker L: Die Hygienefachschwester – Der Hygienefachpfleger. Ein neuer Beruf im Krankenpflegebereich. Zeitschrift „Die Schwester, Der Pfleger"
3. Kaiser D: Krankenhaushygiene: Die Organisation ist geschaffen. Hygiene – Praxis I/80 Fachzeitschrift der Fa Schülke und Mayr

4. Hygiene und Desinfektion (1979) Sonderdruck aus Zeitschrift „Die Schwester – Der Pfleger" Heft 6
5. Werner H-P (1978) Hygiene im Krankenhaus. Sonderdruck aus Hygiene + Medizin 2
6. Nottebrock D (1981) Aufgabengebiete der Krankenhaus- und Umwelthygiene. Krankenhaus-Umschau 10
7. Praktikantenausbildungs-Katalog (1985) Vereinigung der Hygiene-Fachkräfte der Bundesrepublik Deutschland eV Essen 5
8. Schmidt-Burbach G (1982) Aktueller Stand der Richtlinien für die Erkennung, Verhütung und Bekämpfung von Krankenhausinfektionen. Krankenhaus-Hygiene + Infektionsverhütung 1

Anhang A. Hygieneüberwachungsplan für Arbeits- und Funktionsabläufe

Lfd. Nr.	Zu überwachen	Art der Überwachung	Frequenz	Monat des Jahres											
				1	2	3	4	5	6	7	8	9	10	11	12
1	Luftfilter der Ultraschallvernebler	Sterilisation	1/Mon.	x	x	x	x	x	x	x	x	x	x	x	x
2	Gassterilisator nach 400 Betriebsstunden	Techn. Wartung	2/Jahr				x					x			
3	Geräteaufbereitung	Reinigung, Desinfekt. ggfs. Sterilisation	4/Jahr			x			x			x			x
4	Instrumentenaufbereitung	Reinigung, Desinfekt., Sterilisation	4/Jahr		x			x			x			x	
5	O$_2$-Wandspender	Handhabung, Aufbereitung	6/Jahr	x		x		x		x		x		x	
6	Pflegearbeitsräume (Fäkalräume)	nach Checkliste	6/Jahr		x		x		x		x		x		x
7	Präoperative Vorbereitung der Patienten	Arbeitsablauf und nach Checkliste	2/Jahr				x					x			
8	Einsatz und Handhabung von Einwegartikeln	Verpackg., Verfalldatum, Lagerung, Resterilis.	2/Jahr	x						x					
9	Maßnahmen nach BSG	nach Plan		bei Verdacht u. Erkrankungen von Pat. nach § 3 BSG										
10	Handhabung und Umgang mit Ampullen, Infusionslösungen u. Venenkath.	Arbeitsablauf und nach Checkliste	2/Jahr			x					x				
11	Maßnahmen zur Senkung der Harnwegsinfektionen	Arbeitsabläufe und nach Checkliste	2/Jahr				x					x			
12	Maßnahmen zur Senkg. v. Wundinfekt., Wunddrainagen, Verbandtechnik	Arbeitsabläufe und nach Checkliste	2/Jahr					x					x		
13	Maßnahmen zur Senkg. von Atemwegsinfekt., Intubationen, Tracheotomien, Absaugtechnik	Arbeitsabläufe und nach Checkliste	2/Jahr						x					x	
14	Desinfektionsmaßnahmen, Art d. Mittel, Konzentration u. Verfahren	nach Checkliste und Plänen	4/Jahr			x		x			x			x	
15	Ver- und Entsorgung Hol- u. Bringdienste	Abfallbeseitigung, Speisen-, Wäschetransp.	2/Jahr	x			x			x			x		

Ausbildung und praktische Tätigkeit der Hygienefachkraft

Lfd. Nr.	Zu überwachen	Art der Überwachung	Frequenz	1	2	3	4	5	6	7	8	9	10	11	12
16	Spender für Seifen und Desinfektionsmittel	Funktionskontrolle	2/Jahr				x						x		
17	Maßnahmen im Bereich Urologie/Endoskopie	Arbeitsabläufe	2/Jahr			x						x			
18	Maßnahmen im Neugeborenenbereich, einschl. „Rooming-in"	Arbeitsabläufe	2/Jahr		x						x				
19	Stationsküchen	Arbeitsabläufe	2/Jahr	x							x				
20	Hauptküche/Diätküche	Arbeitsabläufe	2/Jahr			x					x				
21	Arbeits- und Funktionsabläufe Anästhesie	nach Checkliste und Hygieneplan	2/Jahr					x				x			
22	Arbeits- und Funktionsabläufe OP-Bereiche	nach Checkliste und Hygienepläne	2/Jahr						x				x		
23	Arbeits- und Funktionsabläufe Intensivstation	nach Checkliste und Hygienepläne	2/Jahr							x				x	
24	Krankenhausreinigung (Fremdfirma)	Arbeitsabläufe und Verfahren	2/Jahr				x					x			
25	Transportsysteme/Containerwagen	Funkt.-fähigkeit, Desinfektion, Sterilisation	4/Jahr		x		x			x			x		
26	Arbeits- u. Funktionsabläufe Allgemeine Stationen	nach Checkliste und Hygienepläne	2/Jahr						x						x
27	Röntgenabteilung/Labor	Arbeitsabläufe	2/Jahr	x						x					
28	Chirurgische Ambulanz	Arbeitsabläufe	2/Jahr			x					x				
29	Bäderabteilung/Physiotherapie/Gymnastikräume	Aufbereitung, Arbeitsabläufe	2/Jahr				x						x		

Anhang B. Hygienisch-bakteriologischer Überwachungsplan

Lfd. Nr.	Zu überwachen	Probenart	Frequenz	Monat des Jahres											
				1	2	3	4	5	6	7	8	9	10	11	12
1	Ultraschallvernebler und mechanische Aerosolgeräte	Wasserprobe	4/Jahr	x			x			x			x		
2	Beatmungsgeräte	Wasserprobe	4/Jahr	x			x			x			x		
3	O$_2$-Sprudler	Wasserprobe	4/Jahr	x			x			x			x		
4	Trinkwasserleitungen	Wasserprobe	2/Jahr				x						x		
5	Wasseraufbereitungsanlage (Ionenaustauscher)	Wasserprobe	2/Jahr	x						x					
6	Umgebungsuntersuchungen	Abklatsch, Abstrich	nur bei gezielt. Frage	Nach Aufforderung durch die Hygienekommission											
7	Luftkeimzahlmessungen Intensivstation	Luftkeime	4/Jahr	x			x			x			x		
8	Spülautomaten, Instrumentendesinfektionsmaschine	Abstrich, biol. Funkt.-Kontrolle	4/Jahr		x		x			x			x		
9	Spülmaschine – Stationsküchen	biolog. Funkt.-Kontrolle	2/Jahr					x					x		
10	Waschmaschine – Zentralwäscherei	(Waschverfahren) Abklatsch	2/Jahr	x						x					
11	Wäscherkammern RLT-Anlage 1000 KBE/ml	Wasserprobe	2/Jahr	x						x					
12	Betten- und Matratzendesinfektionsanlagen	biolog. Funkt.-Kontrolle	2/Jahr			x						x			
13	Luftfilterendstufen-RLT-Anlage (OP-Bereiche, Amb., Säugl. Z.)	Luftkeimzahl u. Partikelmessung	2/Jahr			x						x			
14	Sterilisatoren – Heißluft	biolog. Funkt.-Kontrolle	2/Jahr				x					x			
15	Sterilisatoren – Dampf Erdsporen Attest	biolog. Funkt.-Kontrolle	2/Jahr 1/Monat	x	x	x	x	x	x	x	x	x	x	x	x
16	Sterilisatoren – Gas Erdsporen Attest	biolog. Funkt.-Kontrolle	2/Jahr 1/Monat	x	x	x	x	x	x	x	x	x	x	x	x
17	Sterilisator, Dampf „sterile Lösung" (Apotheke)	Stichprobe													
18	Asept. Maßnahmen – OP-Bereiche		2/Jahr	Nach Aufforderung durch die Hygienekommission											
19	Luftkeimzahlmessungen, OP-Bereiche	Luftkeime	4/Jahr	x			x			x			x		
20	Eiswürfelbereiter	Wasserprobe	6/Jahr	x		x		x		x		x		x	
21	Versorgungsgase u. Vakuumanlage-Techn. Dienst (Bakterienfilter)	Luftkeimzahl u. Partikelmessung	1/Jahr								x				

Meldepflichtige Infektionskrankheiten

H. FORNFEIST

Die Zahl der Erkrankungs- und Todesfälle an Infektionskrankheiten ist dank der verbesserten Hygiene, der Seuchenbekämpfungs- und Vorbeugungsmaßnahmen, dem Impfschutz, aber auch infolge der intensivierten Bemühungen internationaler Gremien, z. B. der Weltgesundheitsorganisation, in den letzten Jahrzehnten erheblich abgesunken. Dennoch wäre es verfehlt, annehmen zu wollen, daß die Gefahren, die durch infektiöse Erkrankungen drohen, nun endgültig gebannt seien (Abb. 1).

Es ist vielmehr erforderlich, in den Anstrengungen bei der Erkennung, Bekämpfung und Vorbeugung von Infektionskrankheiten nicht nachzulassen, wie das Beispiel AIDS in jüngster Zeit deutlich gezeigt hat.

In allen Kulturnationen wird die Bekämpfung von Infektionskrankheiten gesetzlich geregelt.

In der Bundesrepublik Deutschland gilt das „Gesetz zur Verhütung und Bekämpfung übertragbarer Krankheiten beim Menschen *(Bundesseuchengesetz)*", dessen Ziel nicht nur die Bekämpfung, sondern auch der Einsatz wirkungsvoller Vorbeugungsmaßnahmen ist.

Dieses Gesetz trat in einer ersten Fassung am 1. Jan. 1962 in Kraft.

Nach einzelnen Änderungen gilt seit dem 1. Jan. 1980 die Neufassung des Bundesseuchengesetzes (BSeuchG) vom 18. Dez. 1979, die im Bundesgesetzblatt I, S. 2262, (ber. Bundesgesetzblatt I, S. 151), veröffentlicht worden ist.

Unter *übertragbaren Krankheiten* sind im Sinne dieses Gesetzes stets durch *Krankheitserreger* verursachte Krankheiten zu verstehen, die unmittelbar oder mittelbar auf den Menschen übertragen werden können (§ 1), wobei als Infektionsquelle nicht nur der Mensch, sondern auch das Tier in Frage kommen kann. Bei einer *unmittelbaren* Übertragung werden

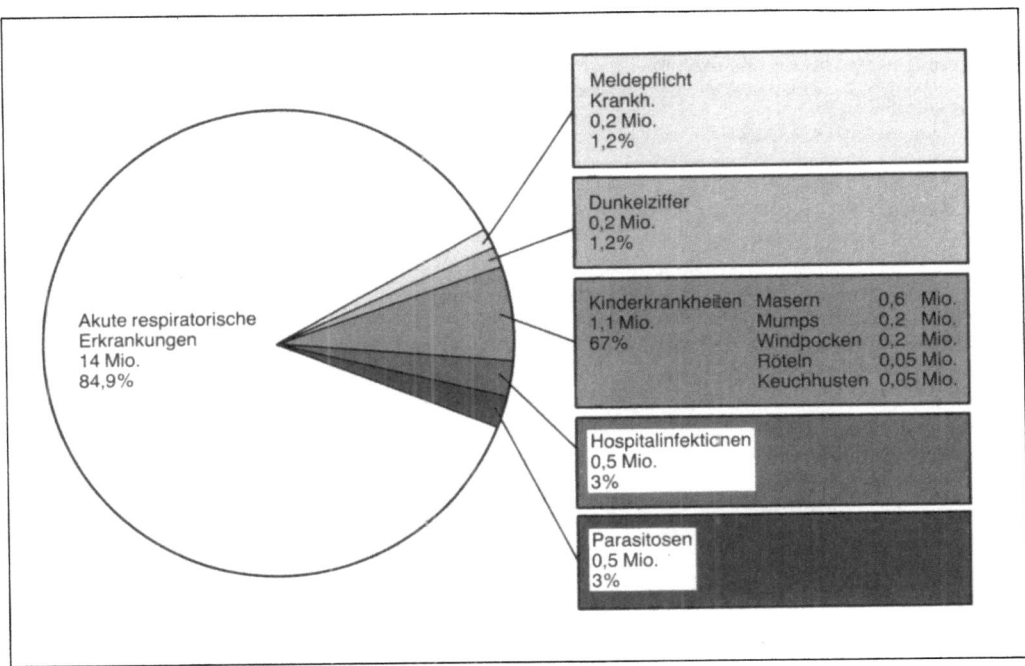

Abb. 1. Sämtliche Infektionskrankheiten in der Bundesrepublik Deutschland, geschätzter Jahresdurchschnitt (1971–1975). n = 16,5 Mio. (ohne Lokalinfektionen wie Mykosen, Karies, Wundinfektionen). (Nach H.-J. WEISE)

Krankheitserreger von der Infektionsquelle direkt (z. B. auf dem Weg der Kontakt- oder Tröpfcheninfektion), bei der *mittelbaren* Übertragung indirekt (z. B. über mit Krankheitserregern verunreinigte Lebensmittel, Gegenstände, aber auch über Zwischenwirte) auf den Menschen übertragen.

Außerdem werden in dem Gesetz einige weitere Begriffe verwendet und erläutert (§ 2):
So ist eine Person
1. *krank*, die an einer übertragbaren Krankheit erkrankt ist,
2. *krankheitsverdächtig*, wenn bei ihr Erscheinungen bestehen, welche das Vorliegen einer bestimmten übertragbaren Krankheit vermuten lassen,
3. *ansteckungsverdächtig*, wenn anzunehmen ist, daß sie Erreger einer übertragbaren Krankheit (Krankheitserreger) aufgenommen hat, ohne krank, krankheitsverdächtig oder Ausscheider zu sein.

In einer Familie mit 2 Kindern erkrankt der 17-jährige Sohn mit subfebrilen Temperaturen, Appetitlosigkeit, Mattigkeit und leichtem Husten, außerdem treten Nachtschweiße auf.

Röntgenologisch wird eine Lungentuberkulose festgestellt, die im Sputum auch bakteriologisch bestätigt werden kann.

Der Sohn ist nach der Begriffsbestimmung von 1. als „krank" zu bezeichnen, da bei typischen Krankheitserscheinungen einer Lungentuberkulose die Erkrankung sowohl röntgenologisch als auch bakteriologisch bestätigt werden konnte.

Wenige Wochen später erkrankt die Mutter mit Husten, erhöhten Temperaturen und stechenden Schmerzen im Thorax.

Der behandelnde Arzt äußert im Hinblick auf die nachgewiesene Erkrankung des Sohnes (entsprechend 2.) einen Krankheitsverdacht auf Tuberkulose. Ob es sich allerdings tatsächlich um eine solche handelt, muß erst durch weitere Untersuchungen erhärtet werden. Der Vater und die 12-jährige Tochter klagen über keinerlei Beschwerden. Infolge ihres engen Kontaktes innerhalb der Familie gelten sie jedoch als „ansteckungsverdächtig" und haben sich den nun folgenden Umgebungs-Untersuchungen zu unterziehen.

Nach § 2 BSeuchG gilt ferner als
Ausscheider eine Person, die Krankheitserreger ausscheidet, ohne krank oder krankheitsverdächtig zu sein, während
ausscheidungsverdächtig ist, von dem anzunehmen ist, daß er Krankheitserreger ausscheidet, ohne krank oder krankheitsverdächtig zu sein.

Bei dem Ausscheider kann es sich um eine Person handeln, die entweder

a) nach einer *früher überstandenen* Infektionskrankheit noch immer Krankheitserreger ausscheidet oder
b) nach einer *unbemerkt abgelaufenen* Infektion die im Körper angesiedelten Keime ausscheidet.

Es ist bekannt, daß z. B. nach überstandenem Typhus abdominalis unter Umständen jahrelang, manchmal auch lebenslang, Ausscheidertum bestehen kann. Auch andere Krankheitserreger, z. B. Diphtheriebakterien, Meningokokken etc. können über längere Zeit ausgeschieden werden.

Der sich völlig beschwerdefrei fühlende Keimausscheider bedeutet somit für seine Umwelt, aber auch für die Allgemeinheit, eine erhebliche Gesundheitsgefahr.

Gleiches kann auch für den Ausscheidungsverdächtigen gelten, wobei sich Verdachtsmomente auf Keimausscheidung, ähnlich wie beim Ansteckungsverdächtigen, meist aus der epidemiologischen Situation ergeben.

Die ärztlichen Aufgaben der Seuchenbekämpfung, aber auch der Seuchenprophylaxe, sind vom Gesetz den *Gesundheitsämtern* übertragen worden. Diese haben beim Auftreten von Infektionskrankheiten, aber auch beim Bekanntwerden von Krankheits- oder Ansteckungs-Verdachtsfällen, von Ausscheidern oder Ausscheidungsverdächtigen die notwendigen *Ermittlungen* über Art, Ursache, Ansteckungsquelle und Ausbreitung der Krankheit anzustellen. Gleiches gilt auch, wenn Todesfälle an meldepflichtigen Krankheiten aufgetreten sind (§ 31).

Ziel dieser Ermittlungen durch das Gesundheitsamt ist es, mögliche Infektionsquellen zu erkennen und geeignete Schutzmaßnahmen zur Verhütung der Weiterverbreitung infektiöser Krankheiten zu treffen, um damit die Infektkette wirkungsvoll unterbrechen zu können.

Hierzu ist es aber erforderlich, daß Kranke, Krankheits-, Ansteckungs- oder Ausscheidungsverdächtige sowie Ausscheider verpflichtet sind, die erforderlichen Untersuchungen durch Beauftragte des Gesundheitsamtes zu dulden und Vorladungen des Amtes Folge zu leisten. Außerdem besteht für diesen Personenkreis die Verpflichtung, erforderliches Untersuchungsmaterial, wie Stuhlproben, auf Verlangen bereitzustellen oder entnehmen zu lassen, wobei z. B. die Entnahme von Liquor etc. nur von Ärzten und nur mit Einwilligung des Betroffenen vorgenommen werden darf (§ 32). Auch ist den Ärzten des Gesundheitsamtes und dessen ärztlichen Beauftragten die Untersuchung der an meldepflichtigen Krankheiten Verstorbenen zu gestatten. Außerdem kann die zuständige Behörde (Ordnungsamt) auf Anraten des Gesundheitsamtes die innere Leichenschau anordnen.

Erst durch diese Ermittlungen vor Ort wird es möglich, entsprechende Schutzvorkehrungen einleiten zu können. Das Spektrum der vom jeweiligen Einzelfall bestimmten Maßnahmen kann von der Desinfektion, Entwesung, Entrattung (§ 10 a) und Schädlingsbekämpfung (§ 13), über die Vornahme von Schutzimpfungen der gefährdeten Umgebung (§ 14), bis zu Verboten des Schulbesuches (§ 45) oder der Ausübung bestimmter beruflicher Tätigkeiten (§ 38) reichen, kann aber z. B. auch die Beschränkung bzw. das Verbot von Volksfesten, Theater- oder Sportveranstaltungen etc. oder die Schließung von Badeanstalten beinhalten (§ 34).

Außerdem dürfen - falls notwendig - z. B. Ansteckungsverdächtige für die Dauer der Inkubationszeit einer Beobachtung unterworfen werden (§ 36), um bei diesen bereits frühzeitig eventuell auftretende Krankheitszeichen erkennen zu können.

Weiterhin sind Erkrankte an Cholera, Pest, virusbedingtem hämorrhagischem Fieber oder Pocken unverzüglich in einem Krankenhaus oder einer sonstigen geeigneten Absonderungseinrichtung unterzubringen. Sonstige Kranke, Krankheits- oder Ansteckungsverdächtige sowie - unter bestimmten Voraussetzungen - auch Ausscheider können in einem Krankenhaus oder in sonst geeigneter Weise abgesondert werden (§ 37).

Damit beim Auftreten von Infektionskrankheiten das Gesundheitsamt tätig werden kann, müssen diesem die nach § 3 BSeuchG meldepflichtigen Krankheiten mitgeteilt werden. Eine besondere Form der Meldung ist nicht vorgeschrieben. Diese kann *schriftlich, mündlich* oder *telefonisch* erfolgen, wobei jedoch zu beachten ist, daß besonders in den Fällen, die ein sofortiges Eingreifen des Gesundheitsamtes erfordern, die telefonische Übermittlung bevorzugt werden sollte.

Für die schriftliche Meldung kann das in der Anlage abgebildete Formblatt (s. S. 529), welches bei den Gesundheitsämtern erhältlich ist, verwendet werden.

Die Meldung ist dem für den *Aufenthalt* des Betroffenen zuständigen Gesundheitsamt spätestens innerhalb von 24 Stunden nach erlangter Kenntnis zu erstatten (§ 5).

Dabei ist zu beachten, daß unter „Aufenthalt" der Ort zu verstehen ist, an dem sich der Betroffene zum Zeitpunkt der Meldung gerade aufhält. Es kann sich dabei auch um einen vorübergehenden Aufenthaltsort, z. B. Krankenhaus, Sanatorium, handeln.

Die Meldung soll, außer der Art der Erkrankung, die vollständigen Personalien des Patienten, auch dessen genaue Wohnungsanschrift enthalten, damit das Gesundheitsamt am Wohnort Ermittlungen anstellen oder, falls der Patient im Bereich eines anderen Gesundheitsamtes wohnen sollte, das entsprechend zuständige Gesundheitsamt benachrichtigen kann.

Außerdem sollten - soweit bekannt - dem Amt alle wichtigen Daten (diagnostische Befunde, Angaben über evtl. Infektionsquellen, Kontakte, Reisen, besuchte Schulen etc.) unbedingt mitgeteilt werden.

Die Kosten für die Übermittlung der Meldung nach dem Bundesseuchengesetz werden aus öffentlichen Mitteln bestritten (§ 62).

Nicht unerwähnt darf bleiben, daß die Meldepflicht nach dem BSeuchG Vorrang vor der ärztlichen Schweigepflicht besitzt. *Die Erfüllung der gesetzlich vorgeschriebenen Meldepflicht stellt daher keinen Bruch der ärztlichen Schweigepflicht dar!*

Wer ist nach § 4 BSeuchG meldepflichtig?

1. *Der behandelnde oder sonst hinzugezogene Arzt*, wobei unter letzterem jeder Arzt zu verstehen ist, der mit dem Kranken, Krankheitsverdächtigen oder Ausscheider befaßt ist, gleichgültig, ob auf Veranlassung des Kranken, seiner Angehörigen oder eines Dritten, so z. B. auch der Vertrauensarzt oder Musterungsarzt.

Bei Verletzung eines Menschen durch ein tollwutkrankes oder -verdächtiges Tier sowie bei Berührung eines solchen Tieres oder Tierkörpers ist auch der *hinzugezogene Tierarzt* meldepflichtig, weil dieser aufgrund seiner Fachkenntnis beurteilen kann, ob ein Tier tollwutkrank oder -verdächtig ist.

2. Jede sonstige mit der Behandlung oder Pflege des Betroffenen *berufsmäßig* beschäftigte Person, wozu außer dem Krankenpflegeper-

sonal z. B. auch die Gemeindeschwester oder der Heilpraktiker gehören können.
3. Die hinzugezogene *Hebamme*.
Diese ist unbeschadet der Meldepflicht anderer Personen auf jeden Fall zur Meldung verpflichtet.
Hierdurch soll dem Gesundheitsamt die Möglichkeit gegeben werden zu verhindern, daß eine freiberuflich tätige Hebamme, evt. bei Kontakt mit Erkrankten aufgenommene Krankheitserreger weiterverbreiten kann.
4. Auf Seeschiffen der Kapitän.
5. Die Leiter von Pflegeanstalten, Justizvollzugsanstalten, Heimen, Lagern, Sammelunterkünften u. ä. Einrichtungen. In *Krankenhäusern* oder Entbindungsheimen ist für die Einhaltung der Meldepflicht der leitende Arzt, in Krankenhäusern mit mehreren selbständigen Abteilungen der leitende Abteilungsarzt, in Krankenhäusern ohne leitenden Arzt der behandelnde Arzt verantwortlich.
Die Meldepflicht der unter 2. bis 5. genannten Personen besteht nur, sofern eine der in obiger Reihenfolge genannten Personen nicht vorhanden oder an der Meldung verhindert ist.
Schließlich sind auch die Leiter von *Medizinaluntersuchungsämtern* und sonstigen öffentlichen oder privaten Untersuchungsstellen, so z. B. auch pathologische Institute, dem für den Aufenthaltsort des Betroffenen zuständigen Gesundheitsamt meldepflichtig, wenn ein Untersuchungsbefund auf einen meldepflichtigen Fall oder auf eine Erkrankung an Influenza schließen läßt, ausgenommen, wenn die Untersuchungsstelle Teil eines Krankenhauses ist und sich die Untersuchung auf Insassen des Krankenhauses bezieht (§ 8).
Nach § 3 BSeuchG sind die meldepflichtigen Krankheiten eingeteilt in
a) Krankheiten, bei denen *nur Krankheit und Todesfall,*
b) auch *zusätzlich* bereits der *Krankheitsverdacht* meldepflichtig sind.
Bei Verdachtsfällen ist bereits ein frühes Eingreifen des Gesundheitsamtes zur Verhinderung einer Weiterverbreitung der Krankheit angezeigt.
Außerdem besteht Meldepflicht
c) für *Todesfälle* an bestimmten Krankheiten,
d) für *Ausscheider* von bestimmten Krankheitserregern.

Im einzelnen sind meldepflichtig
(1) der *Krankheitsverdacht,* die *Erkrankung* sowie der *Tod* an
1. Botulismus
2. Cholera
3. Enteritis infektiosa
    a) Salmonellose
    b) übrige Formen einschließlich mikrobiell-bedingter Lebensmittelvergiftung
4. Fleckfieber
5. Lepra
6. Milzbrand
7. Ornithose
8. Paratyphus A, B und C
9. Pest
10. Pocken
11. Poliomyelitis
12. Rückfallfieber
13. Shigellenruhr
14. Tollwut
15. Tularämie
16. Typhus abdominalis
17. virusbedingtem hämorrhagischem Fieber.

(2) die *Erkrankung* sowie der *Tod* an
1. angeborener
    a) Cytomegalie
    b) Listeriose
    c) Lues
    d) Toxoplasmose
    e) Röteln-Embryopathie
2. Brucellose
3. Diphtherie
4. Gelbfieber
5. Leptospirose
    a) Weil'sche Krankheit
    b) übrige Formen
6. Malaria
7. Meningitis/Enzephalitis
    a) Meningokokken-Meningitis
    b) andere bakterielle Meningitiden
    c) Virus-Meningoenzephalitis
    d) übrige Formen
8. Q-Fieber
9. Rotz
10. Trachom
11. Trichinose
12. Tuberkulose (aktive Form)
    a) der Atmungsorgane
    b) der übrigen Organe
13. Virushepatitis
    a) Hepatitis A
    b) Hepatitis B
    c) nicht bestimmbare und übrige Formen

14. anaerober Wundinfektion
   a) Gasbrand/Gasödem
   b) Tetanus

(3) der *Tod* an
1. Influenza (Virusgrippe)
2. Keuchhusten
3. Masern
4. Puerperalsepsis
5. Scharlach

(4) jeder *Ausscheider* von
1. Choleravibrionen
2. Salmonellen
   a) S. typhi
   b) S. paratyphi A, B und C
   c) übrige,
3. Shigellen.

(5) Außerdem ist die Verletzung eines Menschen durch ein *tollwutkrankes* oder *-verdächtiges Tier* sowie die Berührung eines solchen Tieres oder Tierkörpers zu melden.

Im übrigen hat der Bundesminister für Jugend, Familie und Gesundheit die Möglichkeit – soweit die epidemiologische Lage es zuläßt oder erfordert – den Katalog der meldepflichtigen Krankheiten der wissenschaftlichen Entwicklung bzw. den epidemiologischen Besonderheiten entsprechend anzupassen, indem auf dem Verordnungswege die Meldepflicht für übertragbare Krankheiten aufgehoben, eingeschränkt oder erweitert bzw. auf andere übertragbare Krankheiten ausgedehnt werden kann, während den Landesregierungen vom Gesetzgeber im Bedarfsfall die Ermächtigung zur Erweiterung der Meldepflicht über die genannten Krankheiten hinaus gegeben ist (§ 7).

Eines besonderen Hinweises bedarf es für *Krankenhäuser*, aber auch für Entbindungs- und Säuglingsheime, Säuglingstagesstätten und für Einrichtungen zur vorübergehenden Unterbringung von Säuglingen, daß durch Krankheitserreger verursachte Erkrankungen, falls sie dort *nicht nur vereinzelt* auftreten, unverzüglich als Ausbruch zu melden sind, es sei denn, daß die Erkrankten schon vor der Aufnahme in die genannten Einrichtungen an diesen Krankheiten erkrankt oder dessen verdächtig waren (§ 8).

Es handelt sich in diesen Fällen also um Krankenhausinfektionen *(nosokomiale Infektionen)*, wobei zu beachten ist, daß hierbei nicht die Erreger der obengenannten, ohnehin meldepflichtigen, Erkrankungen gemeint sind.

Es sind vielmehr Erkrankungen, die im wesentlichen durch Erreger verursacht werden, die zum *infektiösen Hospitalismus* führen können, wie Colibakterien, Klebsiellen, Pseudomonaden, aber auch Staphylokokken, Enterokokken, Pneumokokken etc.

Die Angabe „nicht nur vereinzelt" bedeutet, daß ein Auftreten von bereits *mehr als zwei Fällen* einer Krankenhausinfektion dem zuständigen Gesundheitsamt gemeldet werden muß.

In diesem Zusammenhang ist zu erwähnen, daß nach § 47 der derzeit noch in den meisten Bundesländern (außer in Schleswig-Holstein und Berlin) gültigen dritten Durchführungsverordnung vom 30.3. 1935 (RMBl I, S.327) des Gesetzes zur Vereinheitlichung des Gesundheitswesens vom 3.7. 1934 (RGBl I, S.531), die Gesundheitsämter die nichtstaatlichen Anstalten zur Behandlung und Pflege von Kranken in gesundheitspolizeilicher Hinsicht zu überwachen haben, indem der Amtsarzt mindestens jährlich einmal diese Anstalten abwechselnd im Sommer und Winter unter Zuziehung des leitenden Arztes und eines Vertreters der Krankenhausverwaltung einer eingehenden Besichtigung unterzieht

Die Ausübung einer Aufsicht über die staatlichen Anstalten durch das Gesundheitsamt hat nur auf Anweisung, meist über die Aufsichtsbehörde, zu erfolgen.

Zwecks Feststellung übertragbarer Krankheiten oder zur Durchführung sonstiger Dienstaufgaben sind der Amtsarzt und sein Stellvertreter zum Betreten sämtlicher Krankenanstalten ohne weiteres befugt.

In den Ländern Schleswig-Holstein und Berlin gelten seit 1979 bzw. 1980 eigene Gesetze über den öffentlichen Gesundheitsdienst. Danach unterliegt in Berlin dem öffentlichen Gesundheitsdienst bzw. in Schleswig-Holstein der Kreis-Gesundheitsbehörde die Überwachung der Krankenhäuser.

Ausscheider von Choleravibrionen, von Salmonellen und Shigellen sind verpflichtet, bei jeder Aufnahme in ein Krankenhaus dem behandelnden Arzt mitzuteilen, daß sie Ausscheider sind.

Diese Mitteilungspflicht gilt auch bei der Aufnahme in ein Entbindungsheim oder bei Inanspruchnahme einer Hebamme. Ausscheider haben weiterhin jeden Wechsel ihrer Wohnung und jeden Wechsel ihrer Arbeitsstätte unverzüglich dem bisher zuständigen Gesundheitsamt anzuzeigen (§ 6). Durch diese besonderen Vorschriften für Ausscheider soll sichergestellt werden, daß rechtzeitig Schutzmaßnahmen gegen die von Ausscheidern ausgehenden potentiellen Gefährdungen der Umwelt getroffen werden können.

Verstöße gegen die Meldepflicht nach dem Bundesseuchengesetz gelten als Ordnungswidrigkeiten und können mit einer Geldbuße bis zu 50000,- DM geahndet werden (§ 69).

Die Praxis hat gezeigt, daß die Meldedisziplin mancherorts sehr zu wünschen übrig läßt.

Es soll aber stets bedacht werden, daß der an einer ansteckenden Krankheit erkrankte Mensch nicht nur ein behandlungsbedürftiger Patient, sondern gleichzeitig auch eine Infektionsquelle für andere sein kann, und daß rechtzeitige Maßnahmen ergriffen werden müssen, um eine Weiterverbreitung der Krankheit zu verhüten.

Hat z.B. ein Arzt bei einem Kindergartenkind eine Erkrankung an Hepatitis A festgestellt, so kann durch das Gesundheitsamt bei den übrigen Kindern des Kindergartens, mit dem das Erkrankte Kontakt hatte, eine Prophylaxe mit Gamma-Globulin vorgenommen werden. Da diese Prophylaxe aber nur dann wirkungsvoll ist, wenn sie relativ kurzfristig nach Kontakt mit dem erkrankten Kind erfolgt, muß das Gesundheitsamt auch rechtzeitig über die bestehende Erkrankung informiert worden sein.

Andernfalls ist damit zu rechnen, daß auch weitere Kinder an Hepatitis erkranken können.

Mit diesen Ausführungen soll auf die Notwendigkeit einer korrekten Einhaltung der Meldepflicht von Infektionskrankheiten hingewiesen werden.

Jeder sollte wissen, daß das Ausfüllen eines Meldeformulars nicht einen „Akt der Bürokratie" darstellt, sondern die Grundlage zur Infektionsquellenfindung mit allen sich daraus ergebenden Konsequenzen für die Einleitung von Schutz- und Verhütungsmaßnahmen liefert.

Gleichzeitig wird jede Meldung für die Aufstellung einer Seuchen-Statistik benötigt, um einen Überblick über Art, Häufigkeit und regionale Verbreitung der Infektionskrankheiten zu erhalten.

Literatur

1. Schumacher W, Meyn E (1980) Bundes-Seuchengesetz. Deutscher Gemeindeverlag und Verlag Kohlhammer Köln
2. Beck EG, Schmidt P (1982) Hygiene: Präventivmedizin. Enke, Stuttgart
3. Federhen L (1967) Der Arzt des öffentlichen Gesundheitsdienstes. Thieme, Stuttgart
4. Gesetz über den öffentlichen Gesundheitsdienst vom 28.7.1968 (Gesetz- und Verordnungsblatt für Berlin 1980, S.1495)
5. Gesetz über den öffentlichen Gesundheitsdienst vom 26.3.1979 (Gesetz- und Verordnungsblatt Schleswig-Holstein 1979, S.244)

Meldepflichtige Infektionskrankheiten

An das

....
Gesundheitsamt

Meldung einer übertragbaren Krankheit
(gem. Bundesseuchengesetz i.d. Fassung vom
18.12.1979 BGBl. Nr. 75 S. 2263)

Erkrankung: _____

Verdacht einer Erkrankung:

Tod:

Ausscheider von _____

Name: _____   Vorname: _____

geboren am: _____   männlich ☐   weiblich ☐

Aufenthaltsort: _____   Straße: _____

Wohnort: _____   Straße: _____

Beruf: (bzw. Beruf d. Vaters) _____

Erkrankt am: _____   Stationär aufgenommen: _____

Vorliegende labordiagnostische Daten: Entlassen am: _____

Bemerkungen:
(z.B. Tropenaufenthalt? Lebensmittelperson? Schule? Kindergarten?)

Anschrift des Meldenden   Datum   Unterschrift

(Stempel)   (Telefon)

Vom Gesundheitsamt auszufüllen:
Meldung durch:
am   :
schriftlich   :
mündlich   :

8.140 LBSt. 4.80

Gemäß dem Bundes-Seuchengesetz vom 18. Dezember 1979 (BGBl. I S. 2262)
ist

- krank eine Person, die an einer übertragbaren Krankheit erkrankt ist,
- krankheitsverdächtig eine Person, bei der Erscheinungen bestehen, welche das Vorliegen einer bestimmten übertragbaren Krankheit vermuten lassen,
- ansteckungsverdächtig eine Person, von der anzunehmen ist, daß sie Erreger einer übertragbaren Krankheit (Krankheitserreger) aufgenommen hat, ohne krank, krankheitsverdächtig oder Ausscheider zu sein,
- Ausscheider eine Person, die Krankheitserreger ausscheidet, ohne krank oder krankheitsverdächtig zu sein.
- ausscheidungsverdächtig eine Person, von der anzunehmen ist, daß sie Krankheitserreger ausscheidet, ohne krank oder krankheitsverdächtig zu sein.

meldepflichtig

der Krankheitsverdacht, die Erkrankung sowie der Tod an

Botulismus,	Fleckfieber,	Poliomyelitis,
Cholera,	Lepra,	Rückfallfieber,
Enteritis infectiosa	Milzbrand	Shigellenruhr,
a) Salmonellose	Ornithose	Tollwut,
b) übrige Formen einschließlich mikrobiell bedingter Lebensmittelvergiftung,	Paratyphus A, B und C, Pest, Pocken,	Tularämie Typhus abdominalis, virusbedingtem hämorrhagischem Fieber.

die Erkrankung und der Tod an

angeborener	Gelbfieber,	Trichinose,
a) Cytomegalie,	Malaria,	Tuberkulose (aktive Form)
b) Listeriose,	Meningitis/Encephalitis	a) der Atmungsorgane,
c) Lues,	a) Meningokokken Men.,	b) der übrigen Organe,
d) Toxoplasmose,	b) andere bakterielle,	Virushepatitis
e) Rötelnembryopathie,	c) virus-Meningoencephalitis,	a) Hepatitis A,
Brucellose,		b) Hepatitis B,
Diphterie,	d) übrige Formen,	c) nicht bestimmbare und übrige Formen
Leptospirose	Q-Fieber,	anaerober Wundinfektion
a) Weil'sche Krankheit,	Rotz,	a) Gasbrand/Gasoedem,
b) übrige Formen,	Trachom,	b) Tetanus.

der Tod an

Influenza,	Masern,	Scharlach,
Keuchhusten,	Puerperalsepsis,	

ist jeder Ausscheider von

Salmonellen	b) S. paratyphi A,B u.C.	Choleravibrionen,
a) S. typhi	c) übrige Formen,	Shigellen.

zur Meldung verpflichtet

der behandelnde oder sonst hinzugezogene Arzt, in Krankenhäusern oder Entbindungsheimen der leitende Arzt, in Krankenhäusern mit mehreren selbständigen Abteilungen der leitende Abteilungsarzt, in Krankenhäusern ohne leitenden Arzt der behandelnde Arzt, jede sonstige mit der Behandlung oder der Pflege des Betroffenen berufsmäßig beschäftigte Person, die hinzugezogene Hebamme, soweit sie freiberuflich ist in jedem Fall, auf Seeschiffen der Kapitän, der Leiter von Pflege- und Gefangenenanstalten, Heimen, Lagern, Sammelunterkünften und ähnlichen Einrichtungen.

die Meldung dem für den Aufenthalt des Betroffenen zuständigen Gesundheitsamt unverzüglich, spätestens innerhalb 24 Stunden nach erlangter Kenntnis zu erstatten.

Unfallverhütungsvorschrift (UVV) „Gesundheitsdienst"

D. BEYER

Unfallverhütungsvorschriften sind Rechtsvorschriften besonderer Art. Sie werden von den Trägern der gesetzlichen Unfallversicherung (z. B. Berufsgenossenschaft, Gemeindeunfallversicherungsverband) aufgrund eines gesetzlichen Auftrages erlassen. Sie enthalten Mindestforderungen zur Verhütung von Arbeitsunfällen und Berufskrankheiten und sind für die Mitglieder des Versicherungsträgers (das sind z. B. die Krankenhäuser und die Praxisinhaber) und für die Versicherten (die Beschäftigten) ebenso bindend wie Gesetze und Verordnungen des Staates für seine Staatsbürger.

Verstöße gegen Unfallverhütungsvorschriften (UVV) sind zwar nicht strafbar wie Gesetzesübertretungen, sie sind aber Ordnungswidrigkeiten und dementsprechend zu ahnden.

Den Unfallverhütungsvorschriften sind Durchführungsanweisungen (DA) beigegeben. Diese beschreiben, wie eine Forderung der UVV erfüllt werden kann und geben Erläuterungen und Hinweise auf andere Bestimmungen. Die DA sind keine Rechtsvorschrift, von ihnen darf abgewichen werden, wenn die gleiche Sicherheit auf andere Weise erreicht werden kann.

Die UVV „Gesundheitsdienst" ist nicht die einzige, die es gibt, aber die wichtigste für den Gesundheitsdienst. Unfallverhütungsvorschriften enthalten nur Forderungen zum Schutz der Beschäftigten, wie z. B. auch das Jugendschutzgesetz und das Mutterschutzgesetz, der Schutz der Patienten wird hier nicht geregelt. Trotzdem kommen viele ihrer Festlegungen auch dem Patienten zugute.

Die UVV beschreibt Maßnahmen, die der *Arbeitgeber* treffen muß, z. B. Einrichtung und Ausstattung der Arbeitsplätze und Beschäftigung nur bestimmter Personen, außerdem Organisation und Unterweisung. Sie fordert auch bestimmte Verhaltensweisen der *Beschäftigten*. Im Folgenden werden nur die Festlegungen erläutert, die hygienische Belange berühren.

Beschäftigungsvoraussetzungen

Zwei wichtige Voraussetzungen, die wesentlich für die Hygiene sind, sollen hier an erster Stelle genannt werden.
Fachkenntnisse und
Arbeitsmedizinische Vorsorge.
Der Arbeitgeber darf mit bestimmten Tätigkeiten, wie Untersuchen, Behandeln und Pflegen oder medizinischen Laborarbeiten, nur Personen beschäftigen, die entweder eine abgeschlossene Ausbildung in einem einschlägigen Beruf des Gesundheitswesens haben, oder die von einer fachlich geeigneten Person unterwiesen sind und beaufsichtigt werden. Völlig selbständig dürfen also nur diejenigen arbeiten, die ihre Berufsausbildung erfolgreich abgeschlossen haben. Alle anderen müssen beaufsichtigt werden. Wenn sich der Aufsichtführende überzeugt hat, daß sie das beherrschen, wofür sie unterwiesen sind, darf er zwar die Aufsicht auf Stichproben beschränken. Auf die Überwachung darf aber nicht verzichtet werden.

Mit den oben erwähnten Tätigkeiten darf der Arbeitgeber auch nur Personen beschäftigen, die arbeitsmedizinisch untersucht worden sind und für die der untersuchende Arzt bescheinigt hat, daß keine gesundheitlichen Bedenken bestehen. Diese Untersuchung und Bescheinigung sind vor Aufnahme der Tätigkeit erforderlich, und sie müssen in regelmäßigen Abständen wiederholt werden, im stationären Bereich mindestens jährlich, während in ärztlichen Praxen normalerweise ein dreijähriger Rhytmus ausreicht. Bei besonderer Infektionsgefahr, z. B. in Lungenfachpraxen, muß aber der kürzere Zeitraum eingehalten werden.

Schutzimpfungen

Zur Arbeitsmedizinischen Vorsorge gehört auch die Überlegung, welche Mitarbeiter durch Schutzimpfungen vor den besonderen Gefahren ihres Arbeitsplatzes geschützt werden müssen, und die Unterrichtung dieser Mitarbeiter über die Möglichkeiten zur Immunisierung sowie das Angebot zur Impfung auf Kosten des

Arbeitgebers, wenn die Impfung nicht anderweitig kostenlos zu erhalten ist.

Neben der aktiven Immunisierung gegen Hepatitis B, die für alle angezeigt ist, die mit Patientenblut, Serum, Sekreten etc. Kontakt haben, kommen je nach Arbeitsbereich und regionaler epidemiologischer Lage weitere Immunisierungsmaßnahmen in Frage. Die Rötelnschutzimpfung ist besonders bei jüngeren Damen immer in Betracht zu ziehen. Natürlich kann niemand gezwungen werden, sich impfen zu lassen. Der Arzt, der die arbeitsmedizinischen Vorsorgeuntersuchungen durchführt, muß aber bei seinem Urteil, ob er „keine Bedenken" bescheinigen kann, auch den Immunstatus der oder des Untersuchten berücksichtigen. Kann er wegen mangelnder Immunität diese Bescheinigung nicht ausstellen, darf der Arbeitgeber den oder die Untersuchte auf diesem Arbeitsplatz nicht beschäftigen. Wenn dann kein anderer Arbeitsplatz zur Verfügung steht, sind besonders in kleinen Betrieben arbeitsrechtliche Probleme vorprogrammiert. Der Schutz der gesetzlichen Unfallversicherung bleibt allerdings bestehen, auch wenn jemand die angebotene Schutzimpfung ablehnt. Eine Erkrankung wird auch in diesem Fall als Berufskrankheit anerkannt, wenn die sonst notwendigen Voraussetzungen vorliegen.

Hygieneplan

Die wichtigste Organisationsbestimmung in der Unfallverhütungsvorschrift ist die Forderung, einen schriftlichen Hygieneplan aufzustellen. Die UVV legt nicht bis in alle Einzelheiten fest, wie Hygiene zu erzielen ist, dazu gibt es für die verschiedenen Arbeitsbereiche zu unterschiedliche Anforderungen und zu viele Wege, das Ziel zu erreichen. Neben einigen Grundforderungen (s. u.) wird hier nur die Schriftform und die Gliederung festgelegt. Es muß ein schriftlicher Plan aufgestellt werden, der für jeden Arbeitsbereich beschreibt, was wie oft, nach welchen Verfahren und mit welchen Mitteln gereinigt, desinfiziert und sterilisiert werden muß, wer die Arbeiten ausführt und wer sie überwacht. Der Plan muß auch Angaben zur Abfallentsorgung enthalten. Hersteller von Desinfektionsmitteln stellen hierfür Vorlagen zur Verfügung, die recht einfach für den jeweiligen Arbeitsbereich angepaßt werden können.

Staubbindende Reinigung

Da Krankheitskeime am Staub haften und mit ihm verbreitet werden können, ist für bestimmte Bereiche vorgeschrieben, daß nur staubbindend gereinigt werden darf. Wo untersucht, behandelt oder gepflegt wird, sowie im Labor darf nicht trocken staubgewischt oder gefegt werden. Wenn dort Staubsauger eingesetzt werden, müssen sie besondere Filter haben, die feineren Staub zurückhalten, als normale Haushaltsstaubsauger. Zentrale Staubabsaugeanlagen sind ebenfalls geeignet. Empfohlen wird Wischen mit Tüchern, die mit Desinfektionsmittellösung angefeuchtet sind.

Schutz gegen Stichverletzungen

Stichverletzungen sind oft Eintrittspforten für Krankheitserreger. Die UVV stellt deswegen zwei wichtige Forderungen, bei der Instrumentenreinigung und bei der Abfallentsorgung.

> Wo bei der Reinigung die Gefahr von Verletzungen besteht, muß vor der Reinigung desinfiziert werden.

Dies ist wichtig bei zerbrechlichen und bei spitzen und scharfen Gegenständen, also Glasgeräten, Kanülen, Skalpellen, Lanzetten usw.

Werden Einmalartikel verwendet, besteht diese Gefahr nicht, sie können aber beim Wegtragen des Abfalls gefährlich werden.

> Spitze, scharfe, zerbrechliche Dinge dürfen nur so verpackt in den Abfall, daß sich später niemand daran verletzen kann.

Z. B. kann man sie in feste Papp- oder Kunststoffbehälter geben, auch stabile Flaschen können geeignet sein. Keinesfalls dürfen diese Dinge lose in den Müll.

Pipettieren

> Die Unfallverhütungsvorschrift verbietet das Pipettieren mit dem Mund. Dies gilt für alle Pipettiervorgänge einschließlich des Ausblasens und auch für das Aufziehen von Senkungen.

Das Verbot ist nicht nur damit begründet, daß man Ätzendes oder Ansteckendes versehentlich bis in den Mund aufziehen könnte, es soll auch den gefürchteten Weg der *Schmierinfektion* von der Hand über das Pipettenende an den Mund unterbrechen. Es gilt daher nicht nur für Säuren, Laugen und möglicherweise infektiöse Körperstoffe, sondern für *jedes Pipettieren* in der Medizin, auch für das Aufziehen von sterilem Wasser. Es müssen also geeignete Pipettierhilfen zur Verfügung stehen und *benutzt* werden. Wenn sie manchmal erst nach einigem Üben gut zu handhaben sind, sollten Hygiene und eigener Schutz dieser Mühe wert sein.

Händedesinfektion und Hautpflege

Weil die Hände häufig desinfiziert werden müssen, schreibt die UVV vor, daß hierfür hautschonende Mittel zur Verfügung zu stellen sind. Die strapazierte Haut neigt zu Hauterkrankungen; dem soll vorgebeugt werden. Falls erforderlich, müssen die Mittel gewechselt werden, es kann notwendig sein, daß im selben Arbeitsbereich verschiedene Händedesinfektionsmittel eingesetzt werden, wenn nicht alle dort Tätigen dasselbe Mittel vertragen.

Wann und wie oft die Hände zu desinfizieren sind, ist in der Unfallverhütungsvorschrift nicht festgelegt, weil die Anforderungen zu verschieden sind. Zeitpunkt und Häufigkeit müssen aber arbeitsplatzspezifisch im Hygieneplan beschrieben sein.

Außer Händedesinfektionsmitteln müssen auch Hautpflegemittel zur Verfügung stehen. Für beides sind Direktspender vorgeschrieben, um eine allfällige Keimübertragung durch die Mittel zu verhindern. Neben fest angebrachten Spendern, die immer zu bevorzugen sind, wenn es möglich ist, dürfen aber auch Spenderflaschen, z. B. Taschenflaschen benutzt werden.

Schutzkleidung

Schutzkleidung soll verhindern, daß die Kleidung der Beschäftigten mit Krankheitskeimen verschmutzt wird und daß Keime aus dem Arbeitsbereich, in dem diese Gefahr besteht, in andere Bereiche verschleppt werden. In solchen Arbeitsbereichen ist sie *vorgeschrieben*, der Arbeitgeber *muß* sie stellen, die Beschäftigten *müssen sie tragen*. Wenn es nicht Einmalartikel sind, muß der Arbeitgeber auch für die Reinigung und Instandhaltung sorgen.

Schutzkleidung im Gesundheitsdienst muß die Vorderseite des Rumpfes bis oben bedecken. Wenn sie Ärmel hat, sollen diese normalerweise kurz sein, denn die bloßen Unterarme lassen sich leichter desinfizieren als Textilien. Lange Ärmel sind notwendig, wenn die Kleidung darunter lange Ärmel hat, und z. B. bei Laborarbeiten.

Da Schutzkleidung nur in den gefährdeten Arbeitsbereichen getragen werden darf, muß sie leicht abzulegen sein. Sie muß abgelegt werden, wenn man zum Essen geht, und zwar bevor man den Raum betritt, in dem gegessen wird. Daß man damit nicht auf die Straße geht und die Keime von der Arbeitsstelle öffentlich verbreitet, sollte selbstverständlich sein. Dann werden auch keine neuen Keime von draußen in den Arbeitsbereich verbracht.

Schutzkleidung wird oft mit Dienstkleidung oder Tracht verwechselt. Die UVV meint etwas, das dem Schutz dient, und nicht etwas, woran man die Berufszugehörigkeit erkennt. Wenn solche Kleidung erforderlich ist, muß bei den gefährdenden Arbeiten die Schutzkleidung darüber getragen werden, dann kann die Dienstkleidung auch beim Essen getragen werden.

Schutzkleidung, sofern sie nicht Einmalkleidung ist, muß desinfizierbar sein. Geeignet sind Textilien, die einen ausreichenden Anteil an Naturfasern haben, etwa ab 35% Baumwolle.

In bestimmten Fällen ist über die eigentliche Schutzkleidung hinaus auch spezieller Kopf-, Rumpf-, Hand- oder Fußschutz notwendig, z. B. flüssigkeitsdichte Handschuhe bei der Flächendesinfektion, manchmal auch Schürzen.

Nur ein kleiner Ausschnitt

Die Unfallverhütungsvorschrift „Gesundheitsdienst" ist nur ein Teil der Bestimmungen, die Gesundheit und Sicherheit derer schützen sollen, die im Gesundheitsdienst arbeiten. Hier ist wiederum nur über einen Teil ihrer Festlegungen berichtet. Sie muß im Betrieb ausliegen, lesen Sie sie doch einmal in Ruhe durch.

Wenn sie nicht vorhanden ist, fordern Sie sie bei Ihrem Unfallversicherungsträger an.

Krankenhaushygiene aus der Sicht des Ministeriums

T. ZICKGRAF

Krankenhaushygiene dient in erster Linie dem **Schutz des Patienten** vor Infektionen, die zu lebensbedrohlichen Komplikationen bei einer Krankenhausbehandlung führen können. Auf jeden Fall stellen sie eine gesundheitliche Beeinträchtigung dar und verursachen im Prinzip vermeidbare Kosten. In zweiter Linie dient Krankenhaushygiene auch dem Selbstschutz der Beschäftigten im Krankenhaus. Hygienemaßnahmen sind folglich ein integraler Bestandteil pflegerischen und ärztlichen Handelns und damit der unmittelbaren Berufsausübung.

> Jede Pflegekraft und jeder Arzt ist zu gewissenhafter Beachtung der Krankenhaushygiene verpflichtet.

Fehlerhaftes Handeln durch Unterlassung der erforderlichen Sorgfalt ist ein **Kunstfehler** und hat Schadensersatzansprüche seitens des Patienten zur Folge, der dadurch zu Schaden kommt. Auch der Kostenträger des Patienten kann für zusätzliche Kosten, die durch eine fahrlässig herbeigeführte Krankenhausinfektion entstehen, den Verursacher in Regreß nehmen und die dadurch entstandenen Kosten zurückfordern.

Dementsprechend ist es Sache des Krankenhausträgers, die notwendigen organisatorischen Vorkehrungen zu treffen, so daß alle Erfordernisse der Krankenhaushygiene den Mitarbeitern bekannt sind und von ihnen auch beachtet werden.

Staatliches Handeln wird sich da, wo es um gewissenhafte Berufsausübung geht, große Zurückhaltung auferlegen müssen. Krankenhaushygiene kann also nicht in erster Linie Sache von Verwaltungsmaßnahmen sein. Andererseits ist es Aufgabe des Staates, in besonders kritischen Bereichen den Bürger vor Gefahren zu schützen. Auch der Staat muß also im Bereich der Krankenhaushygiene bestimmte Regelungen treffen. Dabei muß er sich auf das unbedingt Erforderliche beschränken: auf Kontrolle und Rahmenrichtlinien.

Gesetzliche Grundlagen

Gesetzliche Grundlagen für staatliches Handeln im Bereich der Krankenhaushygiene sind die 3. Durchführungsverordnung zum Gesetz über die Vereinheitlichung des Gesundheitswesens vom 30.3.1935 (BGBl. III S. 2120-1-3) und das Bundesseuchengesetz vom 18.12.1979 (BGBl. I S. 2262). Die 3. DVO regelt die Beaufsichtigung und Überwachung der Krankenhäuser durch den öffentlichen Gesundheitsdienst. Das BSeuchG konstatiert eine Meldepflicht für Infektionen, die in Krankenhäusern nicht nur vereinzelt auftreten. Das sind vergleichsweise bescheidene gesetzliche Regelungen.

Dagegen ist der Schutz vor ionisierenden Strahlen bei der medizinischen Anwendung auf den Menschen viel umfassender geregelt durch Strahlenschutzverordnung, Röntgenverordnung, Deckungsvorsorgeverordnung und Verwaltungsvorschriften des Bundesinnenministers mit z. T. einschneidenden Vorschriften für die ärztliche Berufsausübung. Die Rechtsgrundlage für all diese Vorschriften ist das Atomgesetz. Für eine derartig umfangreiche Regelung bieten die o. g. Gesetze bezüglich der Krankenhaushygiene keinen Raum. Dies liegt daran, daß der Bund im Bereich der Gesundheit keine wesentliche Gesetzgebungskompetenz hat, und die Verwaltung ist allein Sache der Länder.

Richtlinie des Bundesgesundheitsamtes für die Erkennung, Verhütung und Bekämpfung von Krankenhausinfektionen

Das Bundesgesundheitsamt hat 1976 diese Richtlinie veröffentlicht (1). Aus dem oben Gesagten ergibt sich, daß diese Richtlinie rechtlich nicht bindend für die Betroffenen ist. Sie soll aber vor allem durch ihre innere Überzeugungskraft und Richtigkeit - möglichst auf Grundlage einer großen Akzeptanz in Fachkreisen - auf das Verhalten der Beteiligten einwirken. So erleichtert sie z. B. den Landesbehörden ihre Aufgabe der staatlichen Überwachung. Die Richtlinie ist das Ergebnis der Arbeit einer Sachverständigenkommission, die den Stand des Wissens und der Technik widergibt. So kann sie auch für Gerichte als „vorweggenommenes Sachverständigengutachten" gelten, das der gerichtlichen Entscheidung zu Grunde gelegt wird. Vor allem aber soll die Richtlinie erreichen, daß die Beteiligten möglichst ohne obrigkeitliche staatliche Eingriffe selbst *aus eigenem Interesse* und *aus eigener Einsicht* entsprechend handeln (2).

In Ergänzung der Richtlinie hat das BGA im Lauf der Zeit eine Reihe weiterer Bekanntmachungen veröffentlicht, die einzelne Bereiche der Krankenhaushygiene präzisieren und dazu Vorschläge machen. Wie nicht anders zu erwarten, ist diese Richtlinie mit ihren Anlagen auf Kritik gestoßen, einmal von Seiten der Kostenträger wegen ihrer zum Teil erheblichen Kostenfolgen vor allem im Personalbereich, aber auch von anderen Seiten wegen der zum Teil sehr einschneidenden Regelungen. Die Deutsche Krankenhausgesellschaft hat deshalb Erläuterungen zur Anwendung der Richtlinie veröffentlicht und damit Hinweise gegeben für die schrittweise Verwirklichung und für die Prioritätensetzung (3).

Die Länderministerien haben ganz unterschiedlich auf die Richtlinie reagiert und einzelne Gesichtspunkte in Erlassen geregelt. Alles in allem haben die Länderbehörden sich in der Frage der Krankenhaushygiene sehr zurückgehalten, was deren Regelung über behördliche Anordnungen betrifft. Selbstverständlich wird beim Krankenhausbau stets der fachliche Rat eines sachverständigen Krankenhaushygienikers zugezogen und werden bestehende Normen beachtet, allerdings mit der Maßgabe, sehr kostenaufwendige, teilweise überzogene Normen auf ein vernünftiges Maß zurückzuführen. Dort aber, wo vor allem das berufliche Verhalten der im Krankenhaus Tätigen gefragt ist, sollte sich der Staat wirklich zurückhalten.

Nachdem die Richtlinie nun aber seit nahezu zehn Jahren existiert, sollte sich doch ein Kernbereich herausdestillieren lassen, für den eine Verwaltungsvorschrift sinnvolle Regelungen treffen kann.

Behördlicher Regelungsbedarf

Ganz im Vordergrund steht die Erkennung von Krankenhausinfektionen. So wäre durchaus an eine Dokumentationspflicht für Krankenhausinfektionen zu denken, die der Amtsarzt bei der Überwachung der Krankenhäuser zu überprüfen hätte und die für das Krankenhaus sofortige Gegenmaßnahmen auslösen müßte.

Weiterhin wäre die Beratung durch einen Krankenhaushygieniker verbindlich zu regeln. Ein eigener Hygieniker wird nur bei sehr großen Krankenhäusern möglich sein. Im wesentlichen sind hier die staatlichen Medizinaluntersuchungsämter gefordert, die den Krankenhäusern fachliche Beratung in den Fragen der Erkennung und Bekämpfung von Krankenhausinfektionen zu leisten haben. Dieses Beratungsverhältnis sollte möglichst vertraglich geregelt sein, um die erforderlichen Maßnahmen sicherzustellen und unnötige Dienstleistungen zu vermeiden. Im Rahmen eines solchen Mustervertrages bestehen dann auch keine Bedenken gegen die Inanspruchnahme privater Hygieneinstitute, gegen die aus fachlicher Sicht Bedenken geäußert wurden wegen der Gefahr, daß solche Firmen vor allem zahlreiche Umgebungsuntersuchungen vornehmen (4).

Weiterhin sollte ein Minimum der erforderlichen betrieblich-organisatorischen Maßnahmen verbindlich geregelt werden, um in allen Krankenhäusern eine einheitliche Grundlage zu schaffen und die Finanzierung über die Pflegesätze sicherzustellen, soweit diese Maßnahmen mit Kosten verbunden sind. Dies betrifft vor allem die Festlegung der Verantwortung für die Krankenhaushygiene, die Errichtung einer Hygienekommission im Krankenhaus, die Bestellung eines Hygienebeauftragten und nähere Bestimmungen über die Einstellung von Hygienefachkräften.

Literatur

1. Richtlinie für die Erkennung, Verhütung und Bekämpfung von Krankenhausinfektionen, Bundesgesundheitsbl 19: 1
2. Henning KJ (1980) Rechtliche Behandlung von Richtlinien des Bundesgesundheitsamtes. Bundesgesundheitsbl 23: 321
3. Erläuterungen zur Anwendung der BGA-Hygienerichtlinie (1981) Das Krankenhaus 4: 142
4. Daschner F (1980) Krankenhausinfektionen und das neue Bundesseuchengesetz, Fortschr Med 98: 151

Krankenhaushygiene aus der Sicht der ärztlichen Berufsvertretung

H.-J. Rheindorf

Welche Bedeutung muß einer medizinischen Lehre zugemessen werden, die ihren Namen der Göttin der Gesundheit, Hygieia, der Tochter des Asklepios, entlehnt? Eine überragende, wenn man sie daran mißt, was in den letzten 150 Jahren an Fortschritten in der Medizin erreicht wurde dank der Begleitung von Ärzten, die sich der Vorbeugung von Krankheiten und der Eindämmung von Seuchen verpflichteten. Sie waren Warner und Ratgeber zugleich und haben in Krieg und Frieden kaum Vorstellbares geleistet. Robert Koch, Rudolf Virchow, Paul Ehrlich und Emil von Behring seien genannt. Letzterer in Marburg/Lahn nicht nur als Forscher und Lehrer, sondern zugleich als Stadtrat tätig, in einer Eigenschaft, in der er seine wissenschaftlichen Kenntnisse zum Nutzen des Gemeinwesens umsetzen konnte. Mit durchschlagendem Erfolg, wie es die Geschichte dieser Stadt schreibt.

Die stürmische Entwicklung des Krankenhauswesens nach der Währungsreform 1948 in unserem Land mit dem Bau neuer großer Krankenhäuser und der Einrichtung moderner Operationszentren mit Wachstationen, der Aufbau von Intensivstationen, Entbindungs-, Frühgeborenen- und Neugeboreneneinheiten, von Dialysezentren und Einrichtungen, in denen Transplantationschirurgie betrieben wird, hatte zur Folge, daß dem Gebiet der Krankenhaushygiene, mehr als bisher geschehen, Beachtung und Bedeutung zufielen. Von den Massenmedien verbreitete Hiobsnachrichten von gelungenen Operationen, doch nachfolgenden Infektionen mit tödlichem Ausgang in renommierten Kliniken, taten ein Übriges, um die Aufmerksamkeit auf ein brennendes gesundheitspolitisches, vor allem aber auch ärztlich-fachliches Problem zu lenken. Verstärkt wurde dieses durch Klagen und Prozesse gegen Krankenhausträger und Ärzte. Ein Zuwarten oder eine untaugliche Reaktion im Einzelfall, ohne Angehen des Problems an der Wurzel, war nicht länger vertretbar. Vielfach war die Kritik berechtigt, weil Nachlässigkeiten vorlagen oder Unkenntnis über Entstehung und Bekämpfung eines Hygienezwischenfalls.

Die Ärzteschaft begrüßte daher die überfällige Initiative des Bundesgesundheitsamtes, eine Kommission zu beauftragen, um eine Richtlinie für die Erkennung, Verhütung und Bekämpfung von Krankenhausinfektionen zu erarbeiten. Das geschah 1975 unter Mitwirkung einer großen Zahl von Experten mit unbestrittener Kompetenz im ärztlichen Bereich. Diese Kommission gliederte ihre Vorstellung in die Abschnitte:
Definition der Krankenhausinfektion
Rechtliche Grundlagen
Erkennung von Krankenhausinfektionen
Verhütung und Bekämpfung von Krankenhausinfektionen durch funktionell-bauliche Maßnahmen
Verhütung und Bekämpfung von Krankenhausinfektionen durch betrieblich-organisatorische Maßnahmen
Verhütung und Bekämpfung von Krankenhausinfektionen durch hygienische Maßnahmen in Versorgungs- und technischen Betrieben
Durchführung der Sterilisation und Desinfektion.

Unschwer war dieser Gliederung zu entnehmen, daß allen Bemühungen, einwandfreie hygienische Verhältnisse im Krankenhaus zu schaffen, nur dann Erfolg beschieden sein würde, wenn das Zusammenspiel zwischen Krankenhausträger, Ärzten und Pflegekräften und schließlich dem Krankenhaushygieniker reibungslos funktioniert.

Der ärztliche Leiter des Krankenhauses trägt die Verantwortung für die Hygiene im Bereich des gesamten Krankenhauses mit der zusätzlichen Aufgabe, zugleich der Hygiene-Kommission des Krankenhauses vorzustehen. Er veranlaßt die Fortbildung der Ärzte und der Angehörigen der im Krankenhaus tätigen Heil-Hilfsberufe auf allen Gebieten der Krankenhaushygiene. Mit ihm muß der Verwaltungsleiter einvernehmlich die notwendigen personellen und finanziellen Voraussetzungen schaffen, ohne die die erforderlichen krankenhaushygienischen Maßnahmen nicht durchführbar sind.

Unabhängig von der besonderen Stellung des ärztlichen Leiters des Krankenhauses und seiner oben skizzierten Aufgaben ist jeder Arzt und jede Pflegekraft im Krankenhaus in ihren Tätigkeitsbereichen für die Beachtung der

Grundsätze der Asepsis, Desinfektion und Sterilisation verantwortlich. Dazu gehören auch ständige Kontrollen.

Dem Krankenhaushygieniker (medizinischer Mikrobiologe) kommt eine besondere Stellung zu. Ihn hat jedes Krankenhaus zur Beratung hinzuzuziehen. So hat er auch die Ärzte des Krankenhauses in allen Fragen seines Gebietes zu beraten und die Maßnahmen zur Erkennung, Verhütung und Bekämpfung von Krankenhausinfektionen vorzuschlagen und deren Durchführung zu überwachen. Eine Hygiene-Kommission, die gebildet wird, zur Beratung und Unterstützung des ärztlichen Leiters des Krankenhauses ist einzusetzen. Vorsitzender ist der ärztliche Leiter, der sich wiederum auf den Verwaltungsleiter, den Krankenhaushygieniker oder den medizinischen Mikrobiologen, den Infektiologen, den Hygienebeauftragten, die leitende Pflegekraft, die Hygienefachschwester, den Hygienefachpfleger, den Krankenhausdesinfektor und den technischen Leiter stützen kann.

Aus der Sicht der Ärzteschaft ist diese Richtlinie eine zumindestens auf dem Papier stehende hinreichende „Gebrauchsanweisung", mit der man die Krankenhaushygiene und die mit ihr aufgeworfenen mannigfachen Fragen sichern und beantworten könnte. Leider sind die gesteckten Ziele in praxi keinesfalls erreicht, auch nach fast 10 Jahren mühevoller Kleinarbeit nicht. Einerseits mag dabei eine gewisse, keinesfalls aber verantwortbare Sorglosigkeit - auch bei Ärzten - eine Rolle spielen, das Verlassen auf den Krankenhaushygieniker, der es schon richten wird. Andererseits aber kann man eine unverständliche Haltung gegenüber den Hygienefachkräften, ob Krankenschwester oder Pfleger, feststellen, die man zwar, wenngleich nicht freudig, zu Intensivkursen schickt, deren erfolgreichen Abschluß aber in tariflicher Hinsicht keinen Widerhall finden läßt. Kostenneutrales Denken mag für die verantwortlichen Krankenhausträger sicherlich ein Gebot im Zeichen von Kostendämpfung, Bettenabbau und erforderlichen Sparmaßnahmen sein, wird aber der Aufgabe und dem Rang der Krankenhaushygiene, ganz zu schweigen von der besonderen Verantwortung aller Beteiligten, keinesfalls gerecht.

Der 87. Deutsche Ärztetag 1984 hat mit der *Einführung eines ärztlichen Fachgebietes „Hygiene"* in die Weiterbildungsordnung ein Signal und sichtbares Zeichen gesetzt und damit die Bedeutung der Hygiene für die Medizin in unserer Zeit nachdrücklich zum Ausdruck gebracht. Mit diesem Beschluß der ärztlichen Berufsvertretung verbindet sich die Absicht, nicht nur die Begründung und Weiterentwicklung einer ärztlichen Disziplin als Fachgebiet anzuerkennen, sondern vielmehr auch dem ärztlichen Nachwuchs Gelegenheit zu einer systematischen Weiterbildung mit dem Ziel zu geben, den Krankenhäusern qualifizierte Hygieniker anzubieten. Keinesfalls soll es dabei bleiben, daß Krankenhäuser nur dann, wenn sie mehr als 800 stationäre Betten vorhalten, einen hauptamtlichen Hygieniker einstellen sollen; denn seine Aufgaben sind nicht geringer einzuschätzen als die anderen Fachdisziplinen.

Definiert ist das Gebiet „Hygiene":

Die Hygiene umfaßt die Erkennung aller exogenen Faktoren, welche die Gesundheit des einzelnen oder der Bevölkerung beeinflussen und entwickelt Grundsätze für den Gesundheits- und Umweltschutz.

Dazu gehört die Erarbeitung und Anwendung von Methoden zur Erkennung, Erfassung, Beurteilung sowie Vermeidung schädlicher Einflüsse. Sie unterstützt damit die im Krankenhaus, im öffentlichen Gesundheitswesen und in der Praxis tätigen Ärzte in der Krankenhaushygiene, Umwelthygiene, Epidemiologie, Sozialhygiene und Individualhygiene.

Neben einer einjährigen klinischen Tätigkeit im Stationsdienst in der Chirurgie oder Inneren Medizin oder Kinderheilkunde an einem Akut-Krankenhaus muß der zukünftige Hygieniker sich weitere 3 Jahre weiterbilden. Der Inhalt seiner **Weiterbildung:**

Vermittlung und Erwerb eingehender Kenntnisse und Erfahrungen in der Krankenhaushygiene, Mitwirkung bei Planung und Betrieb von Krankenhäusern, Beratung bezüglich Infektionsverhütung, Überwachung der Desinfektion und Sterilisation sowie der Ver- und Entsorgungseinrichtungen mittels physikalischer, chemischer und mikrobiologischer Verfahren; in der Prophylaxe und Epidemiologie von infektiösen und nichtinfektiösen Krankheiten einschließlich des individuellen und allgemeinen Seuchenschutzes; in der Umwelthygiene, Beurteilung der Beeinflussung des Menschen durch Umweltfaktoren und Schadstoffe in Boden, Wasser, Luft, Lebensmitteln und Gegenständen des täglichen Bedarfs in die Individual- und Sozialhygiene.

Unabhängig von dieser berufsständischen Lösung ist es aus der Sicht der Ärzteschaft erforderlich, daß
1. im Medizinstudium Kenntnisse über Krankenhaushygiene vermittelt werden, und das schon im Krankenpflegedienst und der Krankenhausfamulatur;
2. im praktischen Jahr des Medizinstudiums (6. Studienjahr) und in der Zeit als „Arzt im Praktikum" (AiP) die Krankenhaushygiene vertiefend vermittelt werden muß;
3. in der ärztlichen Weiterbildung und Fortbildung ständig Aspekte der Hygiene und Krankenhaushygiene behandelt und abgefragt werden;
4. eine integrierte Fortbildung von Ärzten und Angehörigen der Heil-Hilfsberufe in Krankenhaushygiene gefördert wird.

Wenn in diesem Sinne von allen, die sich dafür zuständig halten, entsprechende Initiativen ergriffen und Angebote gemacht werden, dürften Vorwürfe, auf dem Gebiet der Krankenhaushygiene sei die Bundesrepublik Deutschland rückständig, nicht mehr erhoben werden. Erfahrungen mit Fortbildungsseminaren und Weiterbildungskursen zur Hygienefachschwester und zum Hygienefachpfleger, die seit einer Reihe von Jahren die „Deutsche Akademie für medizinische Fortbildung", in Zusammenarbeit mit dem Hessischen Minister für Arbeit, Umwelt und Soziales und der Hessischen Krankenhausgesellschaft unter der Leitung der beiden Herausgeber in Bad Nauheim durchgeführt, geben Anlaß, mit verhaltenem Optimismus in die Zukunft zu schauen, auch in der Erwartung, daß es sich bei allen, die es angeht, herumsprechen wird, daß wir es mit einem heißen Eisen zu tun haben, vor allem aber mit Menschen, die in ihrer Hilfslosigkeit auf erfahrene Helfer einen Anspruch haben.

Rechtsfragen der Krankenhaushygiene

G. BIERLING

Nach den hygienischen Zuständen im Krankenhaus fragen Patienten erst dann, wenn sie – zusätzlich – Opfer einer Nosokomialinfektion geworden sind. Gelingt zudem der Nachweis, daß für diese Infektion unterdurchschnittliche hygienische Verhältnisse ursächlich waren, beginnt im allgemeinen die Suche nach dem haftungsrechtlich Verantwortlichen, sofern der Patient einen Schmerzensgeldanspruch oder den Ersatz von Behandlungskosten i.w.S. verfolgen möchte.

Hat der Patient seinen Rechtsanspruch durchsetzen können, stellen sich gleichwohl weitere Rechtsfragen. Sie betreffen regelmäßig den Regressanspruch zwischen Krankenhausträger und dem oder den eigentlich Verantwortlichen der unzureichenden Krankenhaushygiene. Hier spielen insbesondere dienst- und arbeitsvertragliche Rechtsfragen eine Rolle.

Jedoch dürfen auch strafrechtliche Aspekte nicht außer acht gelassen werden, da sich der Patient nicht selten gezwungen sieht, Strafanzeige zu erstatten, um über das so in Gang gebrachte Ermittlungsverfahren sich derjeniger Beweismittel zu versichern, die er im – zivilrechtlich – geführten Haftungsprozeß benötigt.

Unzureichende hygienische Verhältnisse im Krankenhaus haben die Gerichte verschiedentlich beschäftigt, wie die nachfolgenden Beispiele belegen:
- aufgrund mangelnder Hygiene auf der Entbindungsstation infiziert sich ein Neugeborenes mit Staphylokokken (1).
- bedingt durch Umbauten im Krankenhaus erhöht sich die Infektionsgefahr in einem solchen Maße, daß sich eine Operationswunde infiziert. Es kommt zu einer Zellgewebsentzündung, verbunden mit einer Knochenmarkentzündung, einem schweren Nierenversagen und erheblichen Leberschäden (2).
- ein nach einem Verkehrsunfall ins Krankenhaus eingelieferter Patient infiziert sich dort an Tuberkulose (3).

In allen diesen Fällen wurde ein Schadensersatzanspruch des Patienten, zumindest dem Grunde nach, sei es aus vertraglicher, sei es aus

deliktischer Haftung, von dem jeweiligen Gericht bejaht. Sie sollen in folgenden dazu dienen, Antworten auf die hier interessierenden Fragen zu geben:
1. Unter welchen Voraussetzungen kann jemand bei sogenannten Hygienezwischenfällen zur Verantwortung gezogen werden?
2. Wer kann zur Verantwortung gezogen werden?
3. Welche Risiken sind mit der Haftung verbunden, und wie kann sich der Verantwortliche soweit als möglich absichern?

Die erste Frage soll an dem folgenden Beispiel aus der Rechtssprechung erörtert werden [vergl. 1]:

Ein wenige Tage alter Säugling bringt sich auf der Entbindungsstation eines Krankenhauses leichte Kratzwunden an der Nase und am linken Bäckchen bei. Einige Tage darauf tritt eine fiebrige Infektion in Erscheinung, in deren späterem Verlauf sich die früheren Kratzwunden entzünden. Als Erreger der Infektion wird Staphylococcus aureus haemolyticus festgestellt; die Infektion, die auch durch Penicilin-Behandlung nicht vollständig beherrscht werden kann, führt zu einem schweren septischen Zustand mit akuter Knochenmarkvereiterung und Gelenksergüssen. Als Dauerschaden bleibt eine schwere Verkrüpplung des linken Beines und eine Verkürzung und Behinderung des rechten Armes.

Das Gericht betrachtete es als erwiesen, daß sich der Säugling die Infektion im Krankenhaus zugezogen hatte. Ferner hatte das Gericht nicht den vom Krankenhaus zu führenden Nachweis als erbracht angesehen, den allgemein erhöhten Anforderungen an die Hygiene auf Entbindungsstationen gerecht geworden zu sein. Aber dies sei gerade nötig, um dort eine besondere Infektionsgefahr zu verhindern. Denn auf der Entbindungsstation spiele erfahrungsgemäß Staphylococcus aureus haemolyticus für Neugeboreneninfektionen eine entscheidende Rolle.

Dem geschädigten Säugling kam vor Gericht zu Hilfe, daß die Gesundheitsbehörde vor diesem Hygienezwischenfall wiederholt die hygienischen Zustände in jenem Krankenhaus beanstandet hatte. Angesichts dieses Umstandes hätte das Krankenhaus der zivilrechtlichen Haftung nur unter zwei Voraussetzungen entgehen können:

Entweder es wäre ihm gelungen, besondere Anstrengungen auf dem Gebiet der Hygiene, insbesondere auch auf der fraglichen Entbindungsstation nachzuweisen, oder das Krankenhaus hätte zumindest dargelegt und bewiesen, die Mutter des Säuglings würde sich auch dann zur Entbindung in diesem Krankenhaus bereit erklärt haben, wenn sie zuvor über die dort herrschenden unterdurchschnittlichen hygienischen Verhältnisse aufgeklärt worden wäre (4). Mit dieser Entscheidung hat der Bundesgerichtshof zugunsten des geschädigten Säuglings dem Krankenhausträger den in der Praxis außerordentlich schwierigen Beweis auferlegt, „die Nichtursächlichkeit der festgestellten Fehler beweisen zu müssen, die allgemein als geeignet anzusehen sind, die Infektionsgefahr zu erhöhen" (5).

Zivilrechtliche Haftung

Anhand des vorstehenden Beispiels aus der Rechtsprechung ist zu ersehen, daß sogenannte Hygienezwischenfälle im Einzelfall genauso behandelt werden können wie ärztliche Behandlungsfehler (sog. ärztliche Kunstfehler); die Rede ist von der Umkehr der Beweislast.

Hiermit hat es folgende Bewandtnis:

Grundsätzlich muß derjenige, der Schadensersatz, sei es aus positiver Vertragsverletzung oder aus unerlaubter Handlung (§ 823 BGB) verlangt, nicht nur vor Gericht Beweis führen, daß der Schädiger den Tatbestand einer positiven Vertragsverletzung bzw. einer unerlaubten Handlung verwirklicht hat, sondern auch, daß dadurch der vom Geschädigten behauptete Schaden eingetreten ist (6).

Naturgemäß fällt es dem geschädigten Patienten, auch bei Einsicht in die Krankenunterlagen (7) schwer, die Ursächlichkeit zwischen einem möglichen Behandlungsfehler und dem eingetretenen Schaden nachzuweisen. Vermag nun der Geschädigte das Gericht nicht von einer solchen Ursächlichkeit zu überzeugen, trägt er die Last der fehlenden Beweisbarkeit, d. h. die Beweislast, und vermag im Rechtsstreit nicht zu obsiegen.

Dieser letztlich jedem Arzthaftungsprozeß anhaftenden Problematik wird der gut beratene Patient mit der Rüge begegnen, etwa über Komplikationen der Operation oder Medikation vom Arzt nicht ausreichend aufgeklärt worden zu sein. Diese Rüge zu erheben bietet sich deshalb an, weil der Patient nur aufgrund einer ausreichenden Aufklärung imstande ist, wirksam in die Risiken des geplanten ärztlichen Eingriffs einzuwilligen; fehlt es an einer solchen Einwilligung, muß sich der Arzt entlasten (8). Eine echte Umkehr der Beweislast findet ferner statt, wenn der Arzt nachweislich einen groben Behandlungsfehler begangen hat, der geeignet war, einen Schaden herbeizuführen, wie er tatsächlich eingetreten ist (9).

Neben den Fällen der echten Beweislastumkehr können dem Patienten auch Fallgestaltungen zuhilfe kommen, wo zumindest typische Geschehensabläufe nach den allgemeinen Lebenserfahrungen auf eine bestimmte Ursache hinweisen; in solchen Fällen mildert sich die Beweislast durch den sog. Beweis des ersten Anscheins. Der beweisbelastende Patient hat dann lediglich einen Umstand darzulegen (z. B. den Verbleib einer Arterienklemme in der Bauchhöhle), der ein Verschulden des Operateurs nahelegt. Diesem Anscheinsbeweis vermag der Arzt nur dann erfolgreich zu entgehen, wenn es ihm gelingt, eine dritte Ursache für die Gesundheitsbeschädigung darzulegen, um den Beweis des ersten Anscheins zu entkräften. Erst dann wäre die Beweislast wieder auf den Patienten zurückverlagert.

Die eigentlich zum Arzthaftungsrecht entwickelten Grundsätze werden von der Rechtsprechung indessen auch bei groben Hygienemängeln angewandt. Sind dem Krankenhausträger, wie in den vorerwähnten Entscheidungen (1, 2), diese Mängel obendrein bekannt, so trägt er die Beweislast dafür, daß der Patient entweder über die mangelhaften hygienischen Verhältnisse aufgeklärt worden ist oder sich – die unterlassene Aufklärung als erteilt unterstellt – gleichwohl zur Behandlung in einem Krankenhaus mit derartig schlechten hygienischen Zuständen bereit erklärt hätte. In diesen Fällen kam es dann auch zu einer Umkehr der Beweislast. Es sind aber auch Fälle der Hospitalinfektion denkbar, bei denen immerhin Beweiserleichterungen dem betroffenen Patienten helfen, vor Gericht ein Verschulden des Krankenhausträgers, bzw. seiner Erfüllungsgehilfen an dieser Infektion nahezulegen. Das könnte insbesondere dann der Fall sein, wenn nachzuweisen ist, daß im Krankenzimmer über längere Zeit hinweg desinfizierende Maßnahmen oder gar Reinigungsmaßnahmen überhaupt unterblieben sind oder Krankenpflegepersonal gebotene Hygienemaßnahmen, etwa bei der Wundpflege oder bei dem Anlegen von Kathetern, nicht beachtet hat.

Strafrechtliche Verantwortung

Eine Gesundheitsschädigung, durch mangelhafte Hygiene herbeigeführt, ist auch strafrechtlich von Bedeutung, und zwar unter dem Gesichtspunkt der fahrlässigen Körperverletzung (§ 230 StGB), oder der fahrlässigen Tötung (§ 222 StGB). Hat sich ein Patient im Krankenhaus durch fehlerhafte Hygiene infiziert und dadurch körperlichen Schaden genommen oder gar den Tod gefunden, so kann dies also ein Strafverfahren gegen die hierfür verantwortlichen Personen nach sich ziehen. Daß ein Strafverfahren einzuleiten für den Geschädigten oder dessen Angehörige wertvoll sein kann, sei in diesem Fall noch einmal hervorgehoben: Oft werden erst im Zuge der staatsanwaltschaftlichen Ermittlungen diejenigen Beweismittel zu Tage gefördert, die der Patient oder seine Angehörigen für den erfolgreichen Ausgang eines angestrebten Zivilprozesses benötigen.

Wer kommt als Anspruchsgegner in Betracht?

Gegen wen würde sich, um bei dem Eingangs geschilderten Beispielsfall zu bleiben (2), sinnvollerweise die Klage des geschädigten Säuglings richten?

Anspruchsgegner ist in erster Linie der Krankenhausträger, und zwar deshalb, weil er sowohl aus dem mit dem Patienten abgeschlossenen Krankenhausaufnahmevertrag als auch aus Verkehrssicherungspflichten allgemein verpflichtet ist, alle notwendigen Vorkehrungen zum Schutze des Patienten zu treffen, also auch für einwandfreie Hygiene zu sorgen.

Ferner kann sich der Anspruch gegen den ärztlichen Direktor und die für die Hygiene verantwortlichen Abteilungsärzte, aber auch gegen ärztliche Mitarbeiter und Pflegekräfte richten. Dabei ist nach dem zivilrechtlichen Haftungssystem folgendes festzuhalten:

Der Krankenhausträger kann im Haftungsfall auf zweierlei Weisen in Anspruch genommen werden: Zum einen auf vertraglicher Grundlage, insbesondere aufgrund des Behandlungsvertrages (§§ 611, 276, 278 BGB). Daneben bieten die bürgerlich-rechtlichen Vorschriften über die unerlaubte Handlung (§§ 823, 831 BGB) eine weitere Anspruchsgrundlage gegen den Krankenhausträger. Auf diese Vorschriften wird sich der geschädigte Patient immer dann zusätzlich stützen wollen, wenn er Schmerzensgeld begehrt. Schmerzensgeldansprüche gewähren nur die Vorschriften über die unerlaubte Handlung (§ 847 BGB). Der Verstoß gegen vertragliche Sorgfaltspflichten allein vermag also einen Schmerzensgeldanspruch nicht zu begründen.

Ferner haftet dem Patienten neben dem Krankenhausträger auch der leitende Arzt, wenn er die mangelhaften hygienischen Verhältnisse allein oder mitverschuldet hat. Ihn wird der Patient nur grundsätzlich aus unerlaubter Handlung in Anspruch nehmen können. Denn ein Anspruch aufgrund verletzter Vertragspflichten gegen den leitenden Arzt zu richten, ist nur dann rechtlich sinnvoll, wenn der Arzt dem Patienten aufgrund besonderer vertraglicher Beziehungen, und zwar bei den sog. gespaltenen Krankenhausaufnahmeverträgen, nicht nur eine sorgfältige ärztliche Behandlung schuldet, sondern auch die Sicherung vor Infektionsgefahren.

Außer dem Krankenhausträger und gegebenenfalls dem leitenden Arzt haften dem Patienten ferner die ärztlichen Mitarbeiter und Pflegekräfte, letztere jedoch ausschließlich nach den Grundsätzen der unerlaubten Handlung (§ 823, 831 BGB), weil vertragliche Beziehungen zwischen dem Patienten und diesem Personenkreis nicht bestehen.

Rückgriffsansprüche des Krankenhausträgers

Ist es dem Patienten gelungen, den Krankenhausträger mit Erfolg in Anspruch zu nehmen, so wird sich der Krankenhausträger seinerseits, je nach vorliegendem Verschulden, ggf. bei dem leitenden Arzt wegen Verletzung seiner dienstvertraglichen Pflichten, bei den ärztliche Mitarbeiter und Pflegekräften aus der Verletzung arbeitsvertraglicher Pflichten schadlos halten wollen. Ein solcher Rückgriffsanspruch ist dann begründet, wenn die mangelhaften hygienischen Zustände von den jeweils betroffenen Mitarbeitern in grob fahrlässiger Weise verschuldet worden sind.

Prozessuale Fragen

Will der Patient einen Schmerzensgeldanspruch durchsetzen, wird er sinnvollerweise eine Klage nicht allein gegen den Krankenhausträger richten. Denn gegen den Anspruch aus unerlaubter Handlung, der allein den Schmerzensgeldanspruch trägt, kann sich das Krankenhaus unter Umständen erfolgreich verteidigen. So könnte der Krankenhausträger beispielsweise nachweisen, er habe den Mitarbeiter, der die fehlerhafte Hygiene im Einzelfall zu verantworten hatte, sorgfältig ausgewählt und im übrigen auch sorgfältig überwacht (10). Das Krankenhaus wäre in diesem Falle vor einem Schmerzensgeldanspruch geschützt. Diese Verteidigungsmöglichkeit besteht für das Krankenhaus regelmäßig, es sei denn, es läge ein Verschulden des Direktors bzw. des Chefarztes vor. In diesen Fällen vermag sich das Krankenhaus nach dem Gesetz nicht zu entlassen (§§ 31, 89 BGB) (11).

Will der Patient seine Schmerzensgeldansprüche nicht gefährden, wird er zusätzlich - vorausgesetzt, er verfügt über die entsprechenden Informationen - auch den eigentlichen Schädiger, einen ärztlichen Mitarbeiter etwa oder das Pflegepersonal, verklagen.

Im Beispielsfall müßte also festgestellt werden, in wessen Verantwortungsbereich das Auftreten von Staphylococcus aureus in der Entbindungsstation fällt und welche Vorkehrungen diese Person getroffen hat, um diese oder ähnliche Infektionsgefahren zu verhindern.

Durfte sich der in erster Linie Verantwortliche darauf verlassen, daß seine Mitarbeiter seiner Anweisung entsprechend handeln würden und haben diese hiergegen verstoßen, so wird sich die Schadensersatzpflicht aus unerlaubter Handlung auf jene Personen erstrecken.

Zur Erläuterung: strafrechtlich haftet jeder Beteiligte nach seinem eigenen Verschulden. Hierbei kommt jeder Betroffene, wie auch bei der zivilrechtlichen Haftung aus unerlaubter Handlung in Betracht, der allein oder mitursächlich für die eingetretene Gesundheitsschädigung verantwortlich ist, sei es, daß er vorwerfbar falsch gehandelt oder pflichtwidrig die gebotenen Hygienemaßnahmen unterlassen hat.

Haftungsrisiken

Welche Risiken sind mit der Haftung verbunden, und wie kann sich der Verantwortliche, soweit als möglich absichern?

Zunächst hängen die Haftungsrisiken vom

Umfang des eingetretenen Gesundheitsschaden ab. Im Beispielsfall sind Kosten für die ärztliche und für die stationäre Heilbehandlung geltend gemacht worden, darüber hinaus aber auch Schmerzensgeld. Die Gerichte haben zunehmende höhere Schmerzensgeldforderungen für berechtigt erachtet; Schmerzensgeldbeträge bis DM 500000,- sind heute keine Seltenheit mehr (12).

Daß auch die Kosten einer ärztlichen und - unter Umständen - stationären Heilbehandlung oder eines Pflegefalles durchaus dieselbe Höhe erreichen können, bedarf keiner weiteren Ausführungen. Ein weiteres Kostenrisiko kommt hinzu: So ist vor allem an einen Verdienstausfall und weitere Unterhaltsansprüche zu denken, sei es seitens des Patienten oder seiner Angehörigen.

Ein nicht geringes Risiko bedeutet nicht zuletzt auch die Strafandrohung nach den Strafgesetzen. Sie lautet im Fall der fahrlässigen Körperverletzung auf Freiheitsstrafe bis zu 3 Jahre, im Fall der fahrlässigen Tötung auf Freiheitsstrafe bis zu 5 Jahren oder Geldstrafe.

Erforderliche Hygienemaßnahmen

Wie können sich die Beteiligten gegenüber der zivilrechtlichen Haftung und der strafrechtlichen Verantwortlichkeit schützen?

Die Antwort ist grundsätzlich einfach. Die Gerichte werden die zivilrechtliche Haftung oder die strafrechtliche Verantwortlichkeit bei Hygienezwischenfällen nur dann verneinen, wenn die erforderliche Sorgfalt beachtet worden ist. Was hierunter zu verstehen ist, läßt sich leicht nachvollziehen, sobald man sich in die Rolle des Richters versetzt:

Der Richter, der sich mit einem Hygienefall zu befassen hat, versteht im Zweifel von den Hygieneanforderungen im Krankenhaus zunächst nichts. Er wird sich also sachkundig machen wollen. Dabei kann er auf zweierlei Weise verfahren:

Entweder er studiert für sich die Fachliteratur und die bekannten gesetzlichen Grundlagen (z. B. die Vorschriften des Bundesseuchengesetzes, aber auch die Empfehlung des Bundesgesundheitsamtes und die einschlägigen Richtlinien, die Unfallverhütungsvorschriften der Berufsgenossenschaften etc.) (13) oder er läßt sich dieselben Informationen durch einen Sachverständigen im Rahmen eines ärztlichen Gutachtens geben, oder seine selbst erworbenen Kenntnisse insoweit ergänzen.

Kommt danach der Richter zu der Erkenntnis, eine bestimmte Infektion, etwa die im Beispielsfall vorliegende Infektion mit Staphylococcus aureus wäre bei Einhaltung der einschlägigen Hygienevorschriften nicht aufgetreten, so haben die Anspruchsgegner des Patienten den Rechtsstreit beinahe schon verloren, es sei denn, es gelingt ihnen, den Anscheinsbeweis zu entkräften oder durch den Beweis anderer Ursachen die Beweislast wieder auf den Patienten zu verlagern. Dies würde aber voraussetzen, den Nachweis zu führen, die erforderliche Hygiene im konkreten Fall sichergestellt oder den Patienten auf mangelhafte hygienische Zustände aufmerksam gemacht zu haben.

Der Nachweis, im konkreten Fall die erforderliche Sorgfalt beachtet zu haben, kann nur unter folgenden Voraussetzungen gelingen:

Durch Darlegung und Beweis der organisatorischen Maßnahmen wie Ausbildung und Überwachung, aber auch der geeigneten sachlichen Ausstattung, die etwa aufgetretene Krankenhausinfektionen zu erkennen erlaubt, und schließlich die Durchführung einer ordnungsgemäßen Sterilisation und Desinfektion. Läßt der Krankenhausträger dabei die erforderlichen Hygienemaßnahmen nicht durch eigenes Personal durchführen, sondern etwa durch eine Reinigungsfirma, wird ihn dieser Umstand im Schadensfall nicht entlasten können. Wie auch bei eigenen mit den Hygieneaufgaben betrauten Mitarbeitern wird dem Krankenhausträger bei Einsatz von Fremdfirmen der Entlastungsbeweis nur dann gelingen, wenn er geeignete Maßnahmen der Überwachung darlegen und erforderlichenfalls beweisen kann. War die Überwachung fehlerhaft, kommt sowohl die Haftung des Krankenhausträgers als auch die persönliche Haftung der mit der Überwachung betrauten Mitarbeiter des Krankenhausträgers in Betracht.

Literatur

1. BGH, Urt. v. 10.11.1970 - VI ZR 83/69 - NJW 1971, 241 ff.
2. OLG Köln, Urt. v. 16.03.1978 - 18 U 198/77 - NJW 1978, 1690 f.
3. LG Ravensburg, Urt. v. 10.11.1977 - II O 180/76 - NJW 1978, 1692 f.
4. BGH, a.a.O., S. 243; BGHZ 61, 118, 122.

5. BGH, a.a.O., S.243, 1.Sp.; OLG Köln, Urt. v. 17.12. 1984 – 7 U27/84 – NJW 1985, 1402f.
6. BGH LM § 282 BGB Nr.18, BGH, Urt. v. 18.06. 1969 – VIII ZR 148/67 – NJW 1969, 1708, 1709; BGHZ 61, 118, 120; OLG München, Urt. v. 06.12. 1984 – 24 U854/82 – NJW 1985, 1403f.
7. BGHZ Urt. v. 27.06. 1978 – VI ZR 183/76; BGHZ 72, 132ff. – NJW 1978, 2337ff.
8. Deutsch, E, Haftungsrecht, 1976, 209; Laufs, A, Die Verletzung der ärztlichen Aufklärungspflicht und ihre deliktische Rechtsfolge, NJW 1974, 2025, 2027; ders., Arztrecht, 1978, Rd. Nr. 192.
9. BGH Urt. v. 10.05. 1983 – VI ZR 170/81 – NJW 1983, 2080f.; Mertens, in Münch. Komm. § 823, Rdnrn. 411ff. m. w. N., BGH, Urt. v. 03.09. 1970 – VI ZR 171/68 – VersR 1970, 544.
10. BGH Urt. v. 30.06. 1959 – VI ZR 125/58 – NJW 1959, 2302f.; KG VersR 1979, 260; BGH LM (Fc) Nr.1 zu § 831
11. BGH Urt. v. 21.09. – 1971, VI ZR 122/70 – NJW 1972, 334f.; BGH Urt. v. 22.04. 1980 – VI ZR 121/78, BGHZ 77, 74ff.
12. LG Saarbrücken, Urt. v. 28.06. 1984 – 3 O 501/82 in DAR 1984, 323f.: Schmerzensgeld von DM 300000,- bei völliger Erblindung infolge einer Unfallverletzung, bei ⅔ Mitverschulden des Verletzten.
13. – Richtlinien für die Erkennung, Verhütung und Bekämpfung von Krankenhausinfektionen, herausgegeben vom Bundesgesundheitsamt Berlin, Bundesgesundheitsblatt 1981, 209ff.
 – Unfallverhütungsvorschrift, Gesundheitsdienst (mit Durchführungsanweisungen) der Berufsgenossenschaft für Gesundheitsdienst und Wohlfahrtspflege, vbg 103, Stand Febr. 1983.
 – Bundesseuchengesetz, BGBl 1961 I, 1012.

Sachverzeichnis

Abdecktücher 314
  Einwegmaterial 294
  Textilwäsche 294
Abdruckmassen 154
Abfälle 147, 483
  Art der 491
  Arztpraxen 488
  Behälter zum Sammeln und Transportieren 491
  Beseitigung 483
  Chemikalien 484
  Einsammlung 483
  Einsammeln und Befördern 490
  Einteilung 489
  Einwegartikel 484
  feste 484, 485
  Händedesinfektion 492
  Hausmüllähnliche 484
  infektiöse 483
  Innerbetriebliche Maßnahmen 489
  Krankenhaus 488
  Küchen- 484
  Lagern innerhalb des Krankenhauses 492
  Medizinische Einrichtungen 488
  Mikrobiell kontaminierte 484
  Müllabwurfschächte 489
  Organ- 484
  Pflegeheime 488
  Pharma- 484
  Praxen von Heilpraktikern 488
  Radioaktive 484, 485
  Sammelbehältnisse 489
  Sammlung 489
  Sanatorien 488
  Schutzkittelwechsel 492
  Sonder- 484
  Speise- 484
  Sperrmüll 484
  Spezifische Krankenhaus-Stationsmüll 484
  Tierarztpraxen 488
  Transport 483, 489
  Versuchstiere 484
  Zahnarztpraxen 488
  Zentrale Lagerung 492

Abfall 273
  Beseitigungsanlagen 490
  infektiöser 235
  Verbrennungsanlagen 490
Abfallbeseitigungsgesetz 487
Abfallentsorgung 532
Abfallgesetzgebung 483
Abfallstoffe, flüssige 485
Abflüsse 294
Abklatschkulturen 103
Abklatschplatten
  Kanz'sche 102
  Rodac 102
Abklatschuntersuchungen 102
Abkühlzeit 318
Abläufe 485
Absaugegefäße 271
Absaugtechnik 153
Absonderungseinrichtung 525
Abspülen 302
Absterbekinetik 315
Abszesse 163
  subfrenische 109
Abtötungszeit 318
Abwasser 431, 483
  Infektionskrankenhäuser 486
  Sonderisoliereinrichtung 486
Abwehrmechanismen, körpereigene 64
Abwehrschwäche 105
Achromobacter mucosus-Gruppe 139
Acinetobacter 463
Acinetobacter calcoaceticus 93
Actinomyces 110
Actinomyceten, thermophile 94
Adaptation 2
Adaptations-Anforderungen 129
Adenoviren 92, 119, 434, 455
Adeno-Virus-Ausscheider 450
Aerobacter species 91
Aerococcus viridans 93
Aeromonas species 94
Ärztliche Praxis 133
Ärztlicher Leiter 536
Äthanol, Wirkungsmechanismus 353
Äthylenoxid 386
  s. auch Ethylenoxid
Aflatoxine 462

Aflatoxin-Verordnung 462
AIDS 18, 25, 82
  Endoskopie 240
Aktivchlor 474
Aktivkohlefilter 215
Alcaligenes faecalis 156
Alcaligenes species 139
Aldehyde 354
  Wirkungsmechanismus 355
Alkohole, Wirkungsmechanismus 355
Ambulante Behandlung 169
Ameisen 485
Aminoglykoside 16
Ammoniak 397
Aminoinfektion 203
Amöben-Meningo-Enzephalitis 449
Amöbenruhr 27
Amöbiasis 28, 30, 31
  Behandlung 32
Ampicillin 16
Anaerobe Keime 109
Anaerobe Wundinfektion Gasbrand/Gasödem 527
  Tetanus 527
Anaerobier 203, 211, 244
  fakultative 109, 110
  strikte 110
Anästhesiologie 189
Ancylostomiasis 36
Angiographiekatheter 296
Anheizzeit 318
Anopheles species 29
Anpassungssyndrom 3
Anprolene-Verfahren 325
Anspruchsgegner 540
Antibiogramm 72, 287
Antibiotika 245, 509
  Definition 14
Antibiotikabehandlung 210
  perioperative 172
Antibiotikaprophylaxe 18, 211
Antibiotikaresistenz 91
Antibiotikaspülung 511
Antibiotikatherapie 194
Antigen 47
Antikörper 10, 47, 48
  Funktionen 52
  Klassen 50

Antimetabolite 282
Antimikrobielle Stoffe
 bakteriostatische 14, 15
 bakterizide 14, 15
 perioperative Prophylaxe 18
Antirefluxventil 257
Antisepsis 71, 314
Antiseptik 314
Antiseptika 314
Appendizitis 109
Aquarien 163
Arbeitskleidung 260
Arbeitsflächen 472
Arbeitsplätze
 Ausstattung 531
 Einrichtung 531
Arbeitsplatzwechsel 495
Arbeitssicherheitsgesetz 497
Arbeitsstoffe, gefährliche 496
 Gefährlichkeitsmerkmale 496
 Kanzerogene 496
Arbeitsunfälle 493, 531
 Verhütung 531
Argas reflexus 40
Arterienkatheter 292
Arthritis, rheumatoide 175
Arthropoda 39
Arthropoden 27
Arzneistoffe
 Mikrobielle Belastung 378
 Stabilität 376
Arzthaftungsprozeß 539
Ascariasis 37, 38
Ascariden 460
Asepsis 71, 314, 537
Aseptik 314, 399
Aseptor 215, 342
Askarideneier 434
Asklepios 536
Aspergillus fumigatus 94, 116
Astroviren 120
Atemmaske 232
Atemwegsinfektionen 508
Atomgesetz 488, 534
Auffrischimpfungen 502
Ausbildungsmaßnahmen 510
Ausgleichzeit 318, 323
Ausscheider 524, 526
Ausscheidungen 273
Autoimmunkrankheiten 60
Autoklav 196, 314, 318, 323
AWT-Systeme 474
Azathioprine 61

Bacillus 463
 anthracis 434
 cereus 461, 464
 species 94
 stearothermophilus 347
 subtilis 347, 470

Bacteroides-Arten 110
Bacteroides 244
Badeanlagen 481
Badebeckenwasser 448
Badewannen 482
Badewasser-Aufbereitungs-
 anlage 453
 -Beschaffenheit 481
 mikrobiologische Überprü-
  fung 454
 physikalisch-chemische Über-
  prüfung 454
Bäder 448
Bäderhygiene 482
Bakteriämie 101
 nach Intestinoskopie 237
 transistorische 236
Bakterien
 aerobe 97
 anaerobe 97
 Anaerobier 10
 apathogen 9
 Differentialfärbungen 95
 Färbeverhalten 94
 fakultativ pathogene 10
 Flagellen 7
 Genetik 7
 Gram-Färbung 95
 gramnegative 5, 96
 grampositive 5, 96
 Konjugation 8
 Monofärbung 94
 Mutation 8
 Pili 7
 Plasmide 7
 pathogen 9
 Resistenzeigenschaften 16
 Resistenzentwicklung 18
 Resistenzfaktoren 7
 Transduktion 8
 Transformation 8
 Wachstum 8
 Zellmembran 7
 Ziehl-Neelsen-Färbung 96
Bakterienflora, normale 401
Bakterienkapsel 7
Bakteriocine 11
Bandgeschirrspülmaschine 465
Bandwürmer 33
Barrierematerialien 401
 Einweg- 402
 textile 401
BCG-Impfung 114
Beatmung 107, 192, 198
Beatmungskomplikationen, Pro-
 phylaxe 193
Beckenwasser, Anforderungen 452
Bedarfsgegenstände 465
Befeuchtersysteme 271

Begehung 80, 285
Behandlungsfehler 540
Behandlung von Infektionen
 Anaerobier 108
 E. coli 106
 Enterobacter-Arten 106
 Enterobakterien 106
 Enterokokken 108
 Gasbrand 111
 Hämophilus influenzae 108
 Klebsiella pneumoniae 106
 Pilze 117
 Pneumokokken 108
 Proteus-Gruppe 106
 Pseudomonas aeruginosa 107
 Serratia-Stämme 106
 Sporenlose Anaerobier 112
 Staphylococcus aureus 107
 Streptokokken 107
 Tuberkulose 114
Behring, Emil von 536
Bernsteinsäuredialdehyd 251
Berufsgenossenschaft 531
Berufskleidung 200, 260
Berufskrankheiten 493, 502, 531
Berufsverletzungen 160
Berufswechsel 495
Beschäftigungsverbot 462, 467, 496
Besiedlung 62
Besiedlung, mikrobielle 62
 Auge/Ohr 62
 Genitaltrakt 62
 Haut 62
 Magen/Darm 62
 Mundhöhle 62
 Respirationstrakt 62
Beta-Laktam-Antibiotika 15
Bettenabbau 537
Bettenmachen 299
Bettenshelter 339
Bettwanze 43
Bewältigungs-Anforderungen 129
Bewegungsbäder 455
Beweislast 539, 540
BGA-Richtlinien 481
 Beseitigung von Abfällen 487
 Krankenhausabwasser 486
Bilharziose 36
Bioindikatoren
 Dampfsterilisation 370
 Ethylenoxidsterilisation 370
 Heißluftsterilisation 370
Biopsien 236
Bißverletzungen 160
Blasendauerkatheter 199
Blasenkatheter 272, 280
 Druckgeschwüre 280
Blasenkatheterismus 299

Sachverzeichnis

Blasensprung, vorzeitiger 210
Blasenspülung 199, 272, 300
Blasenverweilkatheter 298
 Liegezeit 299
Blut 303
Blutabnahme 271
Blutdruckmanschetten 142, 271
Blutentnahmen 242
 AIDS-Kranke 242
 Blutspritzer 242
 Einmalhandschuhe 242
 Nadelstichverletzungen 242
Blutkulturen 18, 236
Bluttransfusionsreaktionen 60
Bodendesinfektion 196
Booster-Gabe 51
Booster-Reaktion 20
Botulinum-Toxin 461
Botulismus 461, 526
Bowie-Dick-Papier 344
Braun'sches Lipoprotein 6
Brausewasser 448
Brille 153
Brownetubes 344
Brucellose 526
Brucella abortus 434
Bundesseuchengesetz 466, 523, 534, 542
Bunte Reihe 9

Calciumhypochlorit 453
Caliciviren 120
Campylobacter 463, 464
Candida albicans 75, 93, 101, 141, 211
 Austrocknung 115
Candida species 138, 141
Cava-Katheter 191
Cefataxin 17
Cefazolin 17
Cephalosporine 16
Cestoda 33
 Echinococcus granulosus 34
 Echinococcus multilocularis 34
 Taenia saginata 34
 Taenia solium 34
Cestodenbehandlung 38
Cetrimid 239
Chagas-Krankheit 30
Chemikaliengesetz 360
Chemiklav 326
Chemoprophylaxe 65, 66, 236, 237
Chemotherapeutika, Definition 14
Chemotherapie 66
 Protozoen-Infektionen 32
Chirurgische Händedesinfektion 333

alkoholische Einreibemethode 333
alkoholische Lösungen 166
mikrobiologische Wasserqualität 334
PVP-Jod 166
Waschmethode 333
Chlamydien 4
Chlor-Chlordioxid 453
Chlordosieranlage, lokale 441
Chlorgas 453
Chlorgehalt, Keimtötungsgeschwindigkeit 454
Chlorhexidin 239, 354
Chlorhexidindiglukonat 360
Cholangitis 243
Cholera 467, 526
Choleravibrionen 435, 460, 527
Cholezystitis 105
Citrobacter 211, 460
Citrobacter species 93, 139
Clostridien-Spezies 244
Clostridium botulinum 461, 463, 464
Clostridium perfringens 94, 109, 461, 463, 464
Clostridium tetani 94, 434
Coliforme Keime 454, 471
Coronaviren 92, 119, 120
Corticoide 61
Corynebacterium species 93
Coxsackie-Viren 434, 455
Cytomegalie 526
Cytomegalie-Virus 21, 25

Dampfdesinfektionsapparate, Überprüfung 350
Dampfdesinfektionsverfahren 328
Dampfsterilisationsverfahren, Dampfinjektionsverfahren 319
 fraktioniertes Vakuumverfahren 319
 fraktioniertes Strömungsverfahren 319
 Gravitationsverfahren 319
 Hochvakuumverfahren 319
 Strömungsverfahren 319
 Vakuumverfahren 319
 Verpackungsarten 320, 321
 Vorvakuumverfahren 319
Dampfsterilisatoren
 chemisch/physikalische Kontrolle 347
 mikrobiologische Überprüfung 347
 periodische Überprüfung 347
Darmegel 35
Darmerkrankungen 472
Darmkrankheiten 449
Decken 234

547

Deckenanstriche 483
Deckungsvorsorgeverordnung 534
Decubitus 198
Dekontamination, Geschirr 472
 Transportwagen 472
Dekubitus 335
Depilationscremes 165, 204
Depressionen 130
Dermatophyten 115, 456
Desorptionszeiten 246
Desinfektion 65, 73, 313, 525, 537
 Abdruckmasse 154
 Abwasser 329, 486
 Auswurf 336
 Badewasser 453
 Betten 270
 Bettwäsche 270
 BSeuchG 487
 chemische 327, 473
 chemisch-thermische 326, 473
 Dialysegeräte 229
Desinfektion 240, 246
 Endoskope 249
 Fieberendoskope 341
 Flächen- 196, 200, 267
 fraktioniertes Vakuumverfahren (VDV) 326
 Fußboden 134, 206, 270, 294
Desinfektion
 Geräte- 201, 243, 341
 Hände- 73, 152, 166, 174, 201, 206, 212, 214, 533
 chirurgische 166, 174, 329, 333
 hygienische 298, 329, 330, 332
 Haut- 134, 159, 168, 171, 190, 218, 271
 Instrumentarium 152, 329
 Inventar 135, 270
 Krankentransportfahrzeuge 343
 Matratzen 339
 Raum- 200, 329
 Reinwäschewagen 264
 Scheuer-/Wisch- 215
 Schleimhaut- 271
 Schmutzwäschewagen 264
 Strahlen 326
 Stuhl 336
 thermische 115, 326, 473
 Tuberkulose 114
 Umkehrosmose 228
 Urin 336
 Wachstumshemmung 354
 Wäsche- 342
 Zahnärztliche Behandlungseinheit 156
 Zielsetzung 354

Desinfektionsanlagen 472
Desinfektionsmaßnahmen
  Atemschutzmaske 360
  Überprüfung 343
Desinfektionsmittel 80, 509
  Abtötung 353
  -Aufwand 509
  Beeinflussende Faktoren 355
  Einwirkzeit 353
  Hydrophilie 355
  Konzentration 353
  Lipophilie 355
  Pilzbekämpfung 115
  Resistenz 356
  Überempfindlichkeiten 493
Desinfektionsverfahren 80
  automatische 395
Desinfektionsmitteldosieranlagen
  dezentrale 327
  zentrale 100, 327
Desinfektionsmittelwirkstoffe,
  Wirksamkeit gegen Viren
  354
Desinfektionsmittelwirkung,
  Beeinflussung 356
Desinfektionsplan 81
Desinfektionsmittelplan 285
Desinfektionsmittelwirkstoffe
  Alkohol 134
  Chlorabspalter 156
  Chlorhexidindigluconat 157
  Sauerstoffabspalter 156
  Silber 157
Desinfektionswirkstoffe
  Aktivchlorträger 361
  Aldehyde 361
  Alkohole 361
  Diphenylderivate 361
  Formaldehyd 360
  Giftklassenzugehörigkeit 361
  Halogenverbindungen 361
  Inhalationstoxizität 360
  Klassifizierung der Toxizitäts-
   daten 360
  Lokale Verträglichkeit 359
  metallorganische Verbindun-
   gen 361
  Oxidationsmittel 361
  Phenolabkömmlinge 361
  Phenole 361
  sonstige 361
  Toxizität 357, 358
Desinfizierende Chemisch-Reini-
  gung 329
Desinfektion 314
Diabetes mellitus 175
Diätküchen 468, 472
Dialysat 230
Dialysat-Aufbereitung 225
Dialysator 221, 229, 386

Dialyse 217
  Dialysat-Aufbereitung 444
  Mindestraumbedarf 234
Dialysedemenz 221
Dialyseenzephalopathie 221
Dialyseflüssigkeit 221
Dialysekonzentrate 221
Dialysemembranen 221
Dialysepatient 503
Dialysepersonal, Immunisierung
  231
Dialysezentrum 224
  Räume 233
Dicloxacillin 218
Dienstkleidung 533
DIN 1946, Teil 4 416
Diphterie 526
Direktspender 332, 533
Disposition 3
DNS 7
Döderleinsche Stäbchen 63
Domagk 14
Dosieranlagen, dezentrale 327
  zentrale 327, 356
Dracunculus medinensis 434
Drainagen 164
  Körperhöhlen- 194
  Wund- 194
Drank 484
Dreiwegehähne 199
Druckluftanlagen 483
Durchgangsflora 63
Duschen 482
D-Wert 369

Echinokokkose 34, 36, 37
Echo-Viren 434, 455
Edwardsiella 460
Egel 33
Egelbefall 36
Ehrlich, Paul 13, 536
Einmalartikel 152, 509
Einmalhandtücher 163
Einmalset 301
Einraum-Schleuse 235
Einwegartikel 489, 511
Einwegmaterialien, Abfallbeseiti-
  gung 510
Einwegwäsche 489
Einzelzubereitungen 374
Eiter 304
Ektoparasiten 26
  Bekämpfung 43
Elektronenmikroskopie 5
Endemie 67
Endokarditis 236
Endometritis 203
Endoparasiten 26
Endoskope, Gassterilisation 242
  kontaminierte 239

Endoskopie 236
  AIDS 238
  Hepatitiden 238
  Pseudomonas aeruginosa 238
  Salmonellosen 238
Endotoxin 7
Entamoeba histolytica 27, 31, 434
Enteritis 467
Enteritis infektiosa 526
Enteritis-Salmonellose 461
Enterobacter 99, 460
  species 92, 93, 139, 244
Enterobacteriaceae 463
Enterobakterien 98
Enterobiasis 37, 38
Enterocolitis, nekrotisierende
  (NEC) 212
Enterokokken 92, 105, 153, 203,
  205, 211, 254, 455, 456, 501
Enteroviren 92, 119
Enterovirus-Ausscheider 450
Entgasungsanlagen 482
Enthärter, Nährboden 446
Enthärtungsanlagen 482
Entkeimung 314
Entrattung 525
Entsäuerungsanlagen 482
Entsorgung 80, 165, 481
  Abfall 136, 143, 153
  Instrumente und Zubehör 135
Entsorgungsbereiche 483
Entwesung 314, 525
Entwesungsmittel 468
Epidemie 69
Epidemiologie 62
  Deduktive 69
  Experimentelle 70
  Induktive 69
  Infektions- 72
  Prospektive 70
  Retrospektive 70
Epstein-Barr Virus 21
Erregerspektrum, Neugeborenen-
  Intensivstation 212
Erstuntersuchung 498
Escherichia coli 63, 92, 93, 99,
  104, 105, 110, 156, 203, 205, 211,
  244, 254, 434, 454, 456, 460, 463,
  471, 501
Dyspepsie 99
  enteropathogene 119
Enterotoxin 99
Ethylenglykol 324
Ethylenoxid 386
  Auslüftzeiten 325
  Desorption 325
  Desorptionszeiten 246
Ethylenoxidsterilisator 323
  chemisch/physikalische Über-
   prüfung 350

Sachverzeichnis

mikrobiologische Überprüfung 350
periodische Prüfung 350
Eubakterien 4
Exposition 3

Färbung, Ziehl-Neelsen- 113
Fallzeit 318
Fertigarzneimittel 374
Fieberthermometer 271
Filtration 315, 324
Fingernägel 167
Finne 33, 34
Fischvergiftungen 462
Flächendesinfektion 196, 200, 267, 336
Flagellata 28
Flavobakterien 156
Fleckfieber 41, 526
Fleming, Alexander 13
Fleisch, Minimaltemperaturen für Mikroorganismen 464
vakuumverpackt 464
Verderb 463
Verderbniserscheinungen 463
Vergiftung 463
Fliegen 485
Flöhe 42
Geflügel- 42
Hunde- 42
Menschen- 42
Sand- 42
Flora, residente- 329
transiente- 329
Flucloxacillin 15
Formaldehyd, Allergie 359
Belästigungsschwellen 360
-Bericht 396
Formaldehyd-Kammern, Bioindikatoren 399
Formaldehyd
Desinfektionskammern 395
Eigenschaften 396
Geruchsschwelle 362
kanzerogene Wirkung 361
Konservierungsmittel 359
Langzeitexposition 360
-Rückstände 398
Toxizitätsdaten 360
Wirksamkeit 396
Formaldehyd-Dampfsterilisatoren, Überprüfung 350
Formaldehyd-Wasserdampfsterilisator 323
Fortbildungsmaßnahmen 510
Freibadebecken 450
Frei- und Hallenbadebecken, Infektionsgefährdung 450
Freibadewässer, natürliche 458
Abwassereinleitung 458

Fremdkörper, implantierte 104
Fruchtwasser 204
Frühgeborenen-Station 207
Frühinfektion 175
FSME 41
Funktionell-bauliche Anforderungen 402
Abfallbeseitigung 412
Bettenaufbereitung 412
Dialyse 234, 411
Infektionskrankenpflege 408
Intensivmedizin 408
Operation 405
Sterilgutversorgung und Desinfektion 411
Wöchnerinnen- und Neugeborenenpflege 411
Funktionseinheiten 403
Furunkel 163
Fußbodendesinfektion 206, 294
Fußböden 234
Fusobakterien 110
Fußpilz 115, 449
Holzoberflächen 116
Fußpilzprophylaxe 456
Fußschutz 533
Fußwarzen 449

Gallendrainage 293
Gammaglobuline 79
Ganzkörperwaschung 299
Gasbrand 109
-mycositis 111
-phlegmone 111
Gassterilisation, Äthylenoxid 242
Gassterilisator 196
Gastroenteritis, akute 119, 123
Gastrointestinale Endoskopie, Chemoprophylaxe 237
Geburtsdauer 203
Gelbfieber 526
Gemeindeunfallversicherungsverband 531
Gemeinschaftshandtuch 135, 152, 163
Gemeinschaftsseifen 163
Genitalinfektionen 109
Gentamicin 16
Geräteaufbereitung 195, 196
Gerätedesinfektion 201, 243, 341
Gerätesterilisation 201
Germanin 13
Geschirr 472
Geschirrspülmaschinen 465, 473
Abräumtank 476
Alkalität 476
Bandgeschwindigkeit 474
Betriebstemperatur 465
CSB-Werte 476

Durchlaufmaschinen 473, 474
Einstellung 475
Eintankmaschinen 475
Klarspültank 476
Kontrolle 475
Leitfähigkeit 476
Mehrtank- 473
Nachspülwasser 475
pH-Wert 476
Redoxpotential 476
Spüllaugenkonzentration 465
Temperatur 474, 476
Wärmerückgewinnung 474
Waschtank 476
Wassermenge 465
Gesichtsmasken 200
Gesundheit, Definition 1-3
Gesundheitsamt 525
Gesundheitsschädigung 493
Gewässerschutz 486
Gewebsmastzellen 50
Gewebsnekrosen 280
Gipsverbände 489
Giardia intestinalis 28, 32
Giardiasis 30, 32
Glasreinigung 483
Gliederfüßer 39
Glutaraldehyd 250
Glutardialdehyd siehe Glutaraldehyd
Glyoxal 396
GMP-Richtlinien 313, 372
Graft versus Host-(GvH) Reaktionen 61
Gramfärbung 5
Granulocytopenie 105
Granulozytenfunktion 183
Gravitationsverfahren 322
Grillen 485
Groß-Sterilisatoren 322
Grundimmunisierung 502
Diphterie 502
Masern 502
Mumps 502
Poliomyelitis 502
Röteln 502
Tetanus 502
Grundleiden 282
Grundwasser 431
Gullis 485

Haarentfernung 164, 335
Depilation 165
Enthaarungscreme 301
Präoperative 301
Rasur 164, 301
HBsAg-Träger 502
Hämodialyse 104, 383
Anforderungen an Installation 385

Anforderungen an Verbrauchs-
  materialien 385
Gefährdung durch die Dialy-
  sierflüssigkeit 384
Gefährdung durch das Dialyse-
  gerät 384
Gefährdung durch das Einmal-
  system 384
Geräteanforderungen 387
Sicherheitskriterien 383
Hämofiltration 222
Hämophilie-Patient 503
Hämophilus influenzae 105
Händedesinfektion 166, 201, 206,
  212, 214, 331, 492, 533
  Abszeß 334
  chirurgische 174
  hygienische 174, 232, 269, 298,
    329
  Panaritium 334
  Paronchie 334
  Reduktionsrate 331
Händehygiene 135, 203, 207, 232,
  267
Händetrocknung 137
Händewaschen 214, 269, 298,
  330, 331
  Reduktionsrate 331
  Voraussetzungen 331
Haftung 539
  strafrechtliche 540
  zivilrechtliche 539
Haftungsfall 540
Haftungsrisiken 541
Hakenwürmer 36
Hallenbadebecken 450
Haloforme 470
Halogene 354
  Wirkungsmechanismus 355
Handpflege 269
Handschuhe 298, 314, 495, 533
  Einmal- 219
  OP- 401
Handschutz 533
Handtücher 142
Harnableitung
  Antirefluxventil 257
  Forderungen 192
  suprapubische 256
Harnableitende Systeme 255
  geschlossene Systeme 255
  halboffene Systeme 255
  offene Systeme 255
Harnableitungssystem 199
  Pasteurscher Weg 257
  Tropfkammer 257
  Tropfkammerbelüftung 259
Harnwegsinfekte 254
Harnwegsinfektionen 291, 299, 508
  nosokomiale 254

Harnwegskatheterismus 254
Hauben 200
Hauptküche 467
Hauptwirt 27
Hausdesinfektion 337
Hausreinigung 337
Hautdesinfektion 168, 171, 190,
  218, 271, 334
  Postoperative 335
  Präoperative 335
Hautdesinfektion vor Injektionen,
  Blutentnahmen 335
Hauterkrankungen 495, 533
  Allergiesierungen 496
  Arbeitsplatzwechsel 495
  Berufswechsel 495
  Handschuhe 495
  Hautschutzcreme 495
  Kontaktekzem 495
  Schadstoffaufnahme 496
  Zytostatika 497
Hautflora 62
  residente 62, 329
  transiente 62, 329
Hautkeime 401
Hautkrankheiten 493
Hautpflege 533
Hautpflegemittel 533
Haut, Säureschutzmantel 10
Hautschutzcreme 495
Hebamme 526
Hefen 116, 456
Heißlufttrockner 135
Heißluftsterilisation 318
Heißluftsterilisatoren 314, 316,
  323
  chemisch/physikalische Über-
    prüfung 350
  mikrobiologische Überprü-
    fung 347
Helminthen 27, 33
Helminthosen 37
  Chemotherapie 38
Hepatitis 151, 493, 494, 501
  Erkrankungsrisiko 134
  Händedesinfektion 127
Hepatitis-Infektion 123
Hepatitis A 18, 124, 506, 507
  Immunisierung 127
  Schutzmaßnahmen 126
  Therapie 126
Hepatitis-A-Viren 92, 119
Hepatitis-Virus Typ A 434
  Ausbreitung 125
  Ausscheidung 124
  Nachweis 124
  Stabilität 124
  Übertragung 124
Hepatitis B 18, 125, 213, 220, 230,
  473, 502, 506, 532

aktive Immunisierung 532
  Dane-Partikel 125
  Dialyse-Station 126
  Endoskopie 239
  Hautwunden 503
  Infektionsquelle 125
  Instrumentenverletzung 503
  Nadelstich 503
  Risikogruppen 126
  Schleimhäute 126
  Schutzhandschuhe 333
  Schutzmaßnahmen 126
  Therapie 126
  Übertragung 126
  aktive Impfung 220
Hepatitis B-Impfung
  Impfversager 504
  Nachuntersuchung 504
  Postexpositionsprophylaxe
    504
  Schutzwirkung 503
  Schwangere Frauen 504
  Voruntersuchung 504
  Wiederimpfung 504
Hepatitis B-Virus 92, 119, 501
  Nachweis 125
Hepatitis non-A-non-B-Viren 92,
  113
Hepatitis non-A-non-B 127, 220,
  230, 495, 506
Herbstgrasmilbe 39
Herpes 203
Herpes simplex Virus (HSV) 21
Herzbeuteltamponade 281
Herzkatheter 296
Hexachlorophen 239, 354
Homöostase 2, 3
Hospitalismus
  infektiöser 72, 527
  nichtinfektiöser 72, 77, 128
  psychisch-neurovegetativer 77
Hospitalismusinfektionen, Ursa-
  chen 190
Hot-Whirlpool 457
Hot-Whirlpool-Bäder 450
HTLV III 240
Hydatide 34
Hydrazin-Aufbereitung 482
Hydrokulturen 163
Hygieia 536
Hygienebeauftragte 85, 516, 535,
  537
Hygienefachkraft 86, 517, 535
  Aufgaben 518
  Ausbildung 517
  Praktikumsstelle 517
  Praktische Tätigkeit 517
  Zusätzlicher Einsatz 511
Hygienefachpfleger 516, 537
Hygienefachschwester 516, 537

Sachverzeichnis

Hygienefehler 285
Hygienekommission 86, 516, 535, 537
Hygienemaßnahmen 285, 541
Hygieneplan 73, 80, 87, 201, 267, 285, 532
Hygieneschädlinge 27
Hygienevorschriften 542
Hygienezwischenfälle 539
Hygieniker, Weiterbildung 537
  Zusätzlicher Einsatz 511
Hygienisch-bakteriologische Untersuchung 103
Hygienische Händedesinfektion 174, 232, 269, 298, 329, 330
  Tuberkulose 332
  Virus-Hepatitis 332
Hypogammaglobulinämie 105

Immunadhärenz 52
Immundefekte
  primäre 161
  sekundäre 161
Immundefizienzen 58
Immunglobuline 79, 185
Immunisierung 51, 66, 501
  aktive 24, 51, 79
  passive 24, 51, 79
  Simultanimpfung 25
Immunität 532
Immunpathologische Reaktionstypen 59
Immunprophylaxe 65, 78, 501
  Richtlinien bei Krankenhauspersonal 506
Immunreaktionen, humoral 19
  zelluläre 19
Immunseren 79
Immunsuppression 61, 183
  Antigen-Erstkontakt 224
  humorale Abwehr 224
  Lymphozytenfunktion 217, 224
  Phagozytosefunktion 217
  zelluläre Abwehr 224
Immunsuppressiva 183, 282
Immunstatus 501
Immunsystem 47
  lösliche (humorale) Faktoren 47
  zelluläre Faktoren 47
Impfstoffe
  Lebend- 79
  Teilprodukt- 79
  Tot- 79
Impfungen 51
Implantatchirurgie 402
Implantationen 415
Infektiöser Hospitalismus 71
Infektiologe 537

Infektion 63
  aerogene 93
  Definition 9, 277
  Fremdkörper 160
  genitale 92
  Hospital- 71
  nosokomiale 71
  parenterale 92
  perinatal 210
  Pilz- 214, 224
  Röteln- 214
  Rotaviren 121
  Schmier- 92, 93
  Schwangerschafts- 210
  Shunt- 224
  Tröpfchen- 92
  Ursachen 160
  Virus- 224
  Zytomegalie 214
Infektionen
  Aerosole 18
  Anaerobier 108, 110
  Atemwegs- 72
  Enterobacter-Arten 106
  Enterobakterien 105
  Enterokokken 108
  E. coli 106
  fäkal-orale 25
  Gallenwegs- 104
  Hämophilus influenzae 108
  Harnwegs- 72, 99, 104, 105
  intraoperative 174
  Klebsiella pneumoniae 106
  Kontakt 75
  Kreuz- 75
  künstliche Herzklappen und Arterienprothesen 101
  nosokomiale 75, 527
  parenterale 19
  perinatal 203
  Pneumokokken 108
  Postoperative 174
  postoperative Wund- 100
  Proteus-Gruppe 106
  Pseudomonas aeruginosa 106
  Schmier- 75
  Serratia-Stämme 106
  Sporenbildner, Anaerobier 109
  Sporenlose Anaerobier 110
  Staphylococcus aureus 107
  Streptokokken 107
  tiefe Wund- 100
  unspezifische 104
  Ursachen 189, 190
  Wund- 72, 104
Infektionsanfälligkeit 160
Infektionsarten
  horizontal 19
  vertikal 19

Infektionsdosis 74
Infektionsepidemiologie 62
Infektionserfassung 298
Infektionsgefährdung
  Dialyse 224
  intrauterin 210
  Niereninsuffizienz 224
Infektionsimmunologie 47
Infektionskette 65, 73, 459
  Unterbrechung 65, 73, 460
Infektionskontrolle 76, 285, 298, 303
Infektionskrankheit 74
  abortive Form 65
  Definition 9
  inapparente Form 65
  manifeste Form 65
Infektionskrankheiten 278, 493, 525
  aerogene 67
  alimentäre 66
  klassische bakterielle 104
  Kontakt 67
  Meldepflichtige 523
  transmissive 67
Infektionsprophylaxe 163, 197
Infektionsquellen 65, 73, 76, 277, 298, 459, 503
  nosokomiale 75
Infektionsrate 512
  Senkung 513
  Verlängerung der Liegezeit 512
Infektionsrisiko 80, 173
Infektionsschutz 501
Infektionsstatistik 286
Infektionsüberwachung 70, 80, 286, 290, 303
  Prospektive 72
Infektionswege 277
Infektiosität 69
Influenza 505, 506, 527
Infusionen 271
Infusionslösungen 199, 213
Infusionsmischbeutel 292
Infusionspumpen 371
Infusionssysteme 212
Infusionstherapie 199, 371, 390
Inkubationszeit 64
Inkubatoren 214, 342
Inkubatorpflege 215
Instrumentarium
  Desinfektion 152
  Reinigung 152
Instrumentenaufbereitung 206
Instrumentendesinfektion 329, 340
  manuell 340
  maschinell 340
Instrumentenentsorgung,
  Feucht- 483

551

Naß- 483
Instrumentenspülmaschinenüberprüfung 351
Insuffizienz, myeloische 107
Interferon 19
Intensivbereich, Wichtige Erreger 191
Intensiveinheit 194
Intensivstationen 129
Intestinalflora 63
Intoxikationskette 459, 460
Intravasale Katheter 199
Intravenöse Verweilkatheter 281
Intubation 192, 193, 198
Inzidenz 70
Inzisionsfolie 164
Isolierung 65, 66
  Protektive 66, 67
  Standard 66, 68
  strikte 66, 68
Isopropanol, Wirkungsmechanismus 353
Isospora belli 434
Isospora hominis 434
Ixodes ricinus 40

Jodtinktur 363

Kakerlaken 485
  siehe auch Schaben
Kaltsterilisation 326
Kanalisation, öffentliche 486
Kanz'sche Abklatschplatten 102
Kapselbildung 13
Karbol 159
Katabolie 189
Katheter 164
Katheterisieren
  Desinfektion 300
  Material 300
  Technik 300
Katheterismus 192
  Einmal- 281
  intermittierender 256
  transurethraler Dauer- 254
Katheterspitzen 304
Keimausscheidung 524
Keime
  fakultativ pathogene 104
  Naß- oder Pfützen- 93, 98
  Trocken- oder Luft- 93
Keimfreisetzung 417
Keimquellen 206, 417
Keimreservoire 77
Keuchhusten 527
Kindbettfieber 71
Kinderlähmung 18
Kinderzimmer 202
Klebefolien 168
Klebematten 214

Klebsiella 99, 460
  pneumoniae 93, 501
Klebsiella species 92, 139, 244
Klebsiellen 105, 211, 254
Klein-Sterilisatoren 322
Klimaanlage 166
Knochenchirurgie 415
Koch, Robert 4, 72, 159, 536
  Koch'sches Postulat 5
Koch-Henlesches Postulat 104
Körperdesinfektionsmittel 362
Körperflora 133
Körperpflege 198
Körperteile 489
Körperverletzung 542
Kolonisation 62
Koloskopie 236
Kommensale 10
Kommensalismus 27
Komplementsystem, Funktionen 54
Kompostierungsanlagen 490
Konstitution 3
Kontagions-Index 69
Kontagiosität 69
Kontaktallergien 296
Kontaktekzem 495
Kontaktinfektionen 202
Kontaktkeime 63
Kontaktschleusen 235
Kontamination 63
  medizinischer Geräte 393
  Oberflächen- 503
  sichtbare 206
  Spraynebel 153
Kontaminationsquellen 73, 77
Kopfbedeckung 232, 261, 314
Kopfschutz 206, 218, 533
Kostendämpfung 537
Krätze 39
  Behandlung 40
Krankenhausaufenthalt, präoperativer 203
Krankenhausaufnahmevertrag 541
Krankenhausbäder, Infektion 455
Krankenhausbau 535
Krankenhausdesinfektor 537
Krankenhaushygiene 1, 534
  Gesetzliche Grundlagen 534
  Ökonomische Aspekte 508
  Relevanz 513
  Spezifische Kosten 510
Krankenhaushygieniker 84, 516, 535, 537
Krankenhausinfektionen 71, 276
  epidemische 71
  Erfassung 290
  Erregerreservoire 74
  Infektionsquellen 74

prospektive Analysen 291
Krankenhausküchen 459
  Anforderungen 466
  Hygieneplan 469
  Hygienische Kontrolle 468
Krankenhaussuperinfektion 276
Krankenhausträger 542
Krankenhauswäsche 262, 482
Krankheiten 3
  mittelbare Übertragung 524
  unmittelbare Übertragung 523
Kreißsaal 202, 206, 211
Küche
  Beschäftigungsverbot 467
  Desinfektion 465
  Händedesinfektion 467
  Händereinigung 467
  Desinfektionsverfahren 468
  Desinfektionsmittel 468
  Schutzkleidung 467
Küchenabfälle 489
Kühlschränke 271
Kühlwasser 153
  Turbine 154
  Winkelstück 154
Künstliche Beatmung 390
Kunstfehler 534
Kunstfehlerprozesse 508

Lactobacillus 463, 464
Lärm 1
Lästlinge 485
Läuse 41
  Filz- 41
  Kleider- 41
  Kopf- 41
  Scham- 41
Lagertemperatur 464
Lambliasis 32
Lamblia intestinalis 434
Laminar Air Flow-Anlagen 166
Laryngoskop 198
Lassa-Fieber-Virus 92, 119
Latex-Manschette 213
LAV 240
Lebendimpfung 25
Lebensmittel
  Infektion 459
  Intoxikation 459
  Kontamination 459
  Lagerung 464, 472
  Toxi-Infektion 459
  Zubereitung 472
Lebensmittelhygieneverordnungen 466
Lebensmittelkontamination, Fremdstoffe 462
Lebensmittelüberwachung 1
Lebensmittel- und Bedarfsgegenständegesetz 466

Sachverzeichnis

Lebensmittelvergiftung 526
Leberegel 35
Leeuwenhoek, A. v. 4
Legionella pneumophilia 94, 101
Legionalla species 94
Leishmania
　braziliensis 30
　donovani 30
　tropica 30
Leishmaniosen 30
Leitkeime, anaerobe 111
Lepra 526
Leptospira
　canicola 449
　grippotyphosum 449
　icterohaemorrhagiae 449
　pomona 449
Leptospiren 434, 435
Leptospirose 449, 526
　übrige Formen 526
　Weil'sche Krankheit 526
Letalität 70
Leukopenie 183
Leuconostoc 463
Lichtmikroskopie 5
Liegedauer 71
Liegedauerverlängerung 512
Liegezeit 512
　Präoperative 162
Life-Isles 195
Liquor 304
Listen von Desinfektionsmitteln und -verfahren
　BGA 328
　DGHM 328
　Tuberkulose 329
Lister 159
Listeria monocytogenes 94
Listerien 105, 211, 460
Listeriose 210, 526
Lues 526
Luftbefeuchter 483
Lugol'sche Lösung 363
Lungenegel 35
Lungeninfektion 211
Lungentuberkulose 206, 524
Lymphokine 48, 57
Lymphozyten 47
　B- 19, 47
　T- 19, 48
Lymphozytenreaktivität 183
Lysosom 10, 55

Madenwurm 36
Mäuse 485
Magensäure 293
Magensaft 10
Magensonde 272, 293
Malaria 29, 30, 32, 526
　Behandlung 32

Masern 18, 501, 506, 527
Mastitis 203, 216
Materialaufbereitung 196
Matratzenschonbezüge 339
Medikamente, mikrobielle Kontamination 381
Medizinaluntersuchungsämter 535
Medizinische Vorsorge 498
Meldepflicht 83, 525
　Infektiöser Hospitalismus 527
Meldepflichtige Infektionskrankheiten 523
Meldung 525
Membranfilteranlage 470
Meningitis 105
Meningitis/Enzephalitis 526
　andere bakterielle Meningitiden 526
　Meningokokken-Meningitis 526
　übrige Formen 526
　Virus-Meningoenzephalitis 526
Merozoiten 29
Mesosomen 7
Metazoen 4
Methämoglobinämie 470
Micrococcus luteus 93
Mikrobiologe, medizinischer 537
Mikrobiologische Identifizierungs-Merkmale 93
Mikrobiologie
　industrielle 4
　allgemeine naturwissenschaftliche 4
　medizinische 4
Mikrobistase 314
Mikrobizidie 314
Mikrokokken 463
Mikroorganismen, Überlebenszeiten 434
Mikroskopie
　Dunkelfeld- 93
　Fluoreszenz- 93
　Hellfeld- 93
　Phasenkontrast- 93
　Raster-Elektronen- 94
　Transmissions-Elektronen- 94
Milben 39
Milchküche 468
　Wasseraufbereitung 469
Milzbrand 526
Mischinfektionen 10
MKS-Virus 434
Mobiliar 483
Moorbad 457
Morbidität 70
Mortalität 70
Müllbeseitigung 153

Mukoviszidose 107
Mumps 18, 501, 506
Mundflora 63
　Durchgangsflora 63
　Standortflora 63
Mundhöhle 152
Mundschleimhaut 155
Mundschutz 153, 206, 214, 218, 262, 314
Mund- und Nasenschutz 174
Mundsoor 117
Mundtuch 174
Mutation 2, 75
Muttermilch 216
Mutualismus 27
Mycobacterium 449
Mycobacterium balnae 455
Mycobacterium bovis 113
　Fütterungsinfektion 113
Mycobacterium species 94
Mycobacterium tuberculosis 92, 113, 242, 434
Mycoplasmen 4
Mycoplasma pneumoniae 92
Mykosen 115
　Antibiotikabehandlung 116
　endogene 115
　Organ- 116
Mykotoxine 462
Myxo-Paramyxoviren 92, 119

Nachspülwasser 466
Nachtdienst 496
Naegleria fowleri 449
Nährböden, Indikator- bzw. Differential- 97
Nährmedien
　Anreicherungs- 9
　fest 9, 96
　flüssig 9, 96
　Indikator 9
　Selektiv- 9, 97
Nagelpflegesets 334
Na-Hypochlorit 256
Narkoseeinfluß, T-Lymphozyten 183
Narkose, Immunglobulinspiegel 185
Nasenschutz 153
Natrium 471
Natriumhypochlorit 453, 474
Nebenwirt 27
Neisseria meningitidis 92
Nematoda 35
　Ancylostoma duodenale 36
　Ascaris lumbricoides 35
　Enterobius vermicularis 36
　Necator americanus 36
　Trichuris trichiura 35
Nematodenbehandlung 38

Neonatologischer Intensivbereich 207
Nephritis 256
Neugeborene 105
　atemgestörte 208
　Risiko 209
Neurochirurgie 415
Nichtinfektiöser Hospitalismus
　begünstigende Momente 131
　Isolierung 131
Nierenversagen
　akutes 218
　chronisches 218
Nitrat 470, 471
Nitrit 471
Norwalk-Agens
　Nachweis 123
　Reinfektion 123
Norwalk-Agens 119, 122
Nosokomiale Infektionen 159
　aerogene 76
　alimentäre 76
　transmissive 76
Nosokomiale Keime 91

Obduktionen 277
Oberflächenaktive Verbindungen,
　Wirkungsmechanismus 355
Oberflächenwasser 431
Ökonomische Aspekte 508
Ökosphäre 1
Oocysten 29
Operationen
　Immunglobuline 185
　kleinere 169
Operationshandschuhe 167
Operationshaube 174
Operationskittel 401
Operationsmantel 167, 174
Operationswunden 161
Operative Intensivmedizin 189
Operativer Bereich 159
OP-Feld-Abdeckung 168, 171, 174
Opportunisten 64, 71, 75, 97, 156
OP-Raum, septisch 168
Ordnungswidrigkeiten 528
Organabfälle 489
Organmykosen 116
Organtransplantationen 104
Ornithose 526
Orthopädie 173
Osteosynthese 171, 172
Otitis externa 449
Otitis externa maligna 107
Otitis media 449
Oxacillin 218
Ozon 453

Packmittel 322
Panaritien 163
Pandemie 69
Pankreasabszedierung 245
Pankreatitis 243
Papier-Einmalhandtücher 135
Parasiten
　Endwirt 27
　fakultative 26
　obligate 26
　periodische 27
　permanente 26
　temporäre 27
　Wirtswechsel 27
　Zwischenwirt 27
Parasitismus 26
Parasitologie, Medizinische 26
Parasitosen 26
Paratyphus 467, 526
Parenterale Ernährung 192
Parenterale Langzeiternährung, Forderungen 192
Parenterale Medikation 190
Parenterale Therapie 371
Pasteur, Louis 72, 159
Pasteurisierung 314
Pasteurscher Weg 233
pathogen
　potentiell 64
　fakultativ 10, 64, 97, 104
Pathogenität 13
Pathogenitätsfaktoren 13
Patient, beweisbelastender 540
Patientenanamnese 151
Patientenisolierung 200
Patientenkontakt 501
Peitschenwurm 35
Penicillin 14, 15
Peptococcus-Arten 110
Peptostreptococcus-Arten 110
Peritonealdialyse 223, 233
Peritonitis 109, 224
Perlator 334, 441
Personal, Abgabe von Partikeln und Keimen 417
Personalhygiene 472
Perverbindung 354
　Wirkungsmechanismus 355
Pest 526
Pflege
　chirurgische Wunden 301
　postoperative 279
　Verweilkatheter 300
Pflegekraft, Leitende 537
Phagentypisierung 133
Phagolysosom 55
Phagosom 55
Phagozyten 55
　Aktivierung 55
Phagozytose 11, 12, 55

Phagozytose-Aktivität 183
Pharyngokonjunktivitis 449
Phenole 354
　Wirkungsmechanismus 355
Photobacterium 463
Pilze 153, 205
Pilzinfektionen 97, 115
Pilzsepsis 117
Pilze, Thermische Desinfektion 115
Piperacillin 16
Pipettieren 532
Pipettierhilfen 533
Plasmazellen 19
Plasmodium falciparum 29, 32
Plasmodium malariae 29, 30
Plasmodium ovale 29
Plasmodium vivax 29, 30, 32
Plastiküberschuhe 214, 262
Plattwürmer 33
Pneumokokken 92, 105, 211
Pneumonie 104, 198, 291
　nosokomiale 393
Pocken 526
Polio 501
　siehe auch Poliomyelitis
Poliomyelitis 506, 526
　Postexpositionsprophylaxe 507
Poliomyelitis-Viren 434
Polypektomien 236
Postoperative Wundinfektionen
　Laminar Air Flow-System 173
　Luftkeimzahl 173
Prävalenz 70
Primär-Prävention 1
Problembereich 72
Problemkeime 74
　fakultativ pathogene 97
Problemmilieu 72
Problempatient 72
Proglottide 33
Propanol, Wirkungsmechanismus 353
Prophylaxe
　Immunglobulin 505
　Immunisierung 501
Propionibacterium acnes 110
Prostatitis 280
Prothesen 281
　Herzklappen- 281
　Knochen- 281
Proteus 99, 205, 211, 460, 463
Proteus mirabilis 104
Proteus species 92, 93, 139
Protozoa
　Hämosporidien 29
　Leishmanien 30
　Rhizopoda 27
　Sporozoa 29

Sachverzeichnis

Trypanosomen 30
Protozoen 4, 27
Protozoen-Infektionen, Chemotherapie 32
Providencia 460
Providencia stuartii 93
Prozesse 536
Prozessuale Fragen 541
Pseudomonaden 254, 463
Pseudomonas 99, 105, 463
Pseudomonas aeruginosa 93, 100, 110, 153, 156, 211, 236, 243, 434, 450, 455, 456, 471, 473, 482, 501
Pseudomonas, Fluoreszenzgruppe 156
Pseudomonas species 92, 94, 100, 139, 141, 244
Puerperalsepsis 527
Pulmonalaterienkatheter 292
Polyvinylpyrolidon-Jod 360
PVP-Jod 256, 362, 363
  Abtötungskinetik 365
  Desinfektion 663
  Desinfektion von Haut und Schleimhäuten 367
  Epithelisierung 366
  Gesamtjodspiegel 362
  Händedesinfektion 367
  Hepatitis B-Viren 365
  Hypothyreose 362
  Infizierte Wunden 366
  Pharmakologie 366
  Resorption 366
  Salbengazen 366
  Toxikologie 366
  Verbrennungen 363
  Waschlotionen 335
  Wirkungsmechanismus 353, 365
  Wundbehandlung 363, 366
Pyelonephritis 105
Pyrogen 7

Q-Fieber 526
Quallendermatitis 449
Quarantäne 66
Quarternäre Ammoniumverbindungen 239
Quecksilber 356

Rasur 164, 204
Ratten 485
Raumbedarf, Dialyse 234
Raumdesinfektion 196, 200, 329, 336, 339
Raumgruppen 403
Raumluft 166
Raumlufttechnische Anlage 233, 314

Reaktionstyp, Immunpathologische 59
Reaktivierungen 276
Rechtsanspruch 538
Rechtsfragen 538
Rechtsprobleme 84
Rechtsprechung 539
Redon-Drainagen 172
Redoxpotential 454
Regenwasser 431
Reichsversicherungsordnung (RVO) 497, 509
Reinfektion 276
Reinigung
  Bestecke 472
  Endoskope 246, 248
  Fußboden 134
  Inventar 135
  staubbindende 532
  Tabletts 472
Reinigungsanlagen 472
Reinigungsbäder, präoperative 171
Reinwasser, Anforderungen 452
Reoviren 434
Resistente Flora 62
Resistenz 278
Resistenzbestimmung 287
Resistenz gegenüber Antibiotika 144-146
  Faktoren 75, 92
  Mehrfach- 75, 92, 101, 216
  Mutation 75
  Selektion 75
  Typen 91
  Übertragung 92
Resistenzsituation
  Pseudomonaden 145
  Staph. aureus 144
  Staph. epidermidis 145
Richtlinie des BGA 84, 402-415, 515, 542
  Kontrolle und Rahmenrichtlinien 534
  Rechtscharakter 515
  Rechtsgehalt 515
Rickettsien 4
Ringfolien 168
Risikobereiche 79
Risikofaktoren
  belebt 1
  unbelebt 1
Risikopatient 66, 77
RLT-Anlage 73, 415
  Atemluftsaughelme 420
  Außenluftbetrieb 418
  Betriebsunterbrechungen 426
  Hygienisch-mikrobiologische Anforderungen 418
  Körper-Absaugsysteme 420

Laminar-Flow-Anlage 420
Luftführungssysteme 419
Luftgeschwindigkeit 418
Messung des Luftkeimgehaltes 423
OP-Zuluftdecke mit Stützstrahl 422
Reinfeld-Verfahren 422
relative Luftfeuche 418
Schalldruckpegel 418
Senkung postoperativer Infektionsraten 417
Technische Anforderungen 417
Umluft 418
Ventilatorausfall 427
Wiederinbetriebnahme 428
Zuluftvolumenstrom 418
RNS 7
-Polymerase 7
Rodac-Platten 102, 139
Röteln 18, 501, 506
Röteln-Embryopathie 526
Rötelnschutzimpfung 532
Rötelnvirus 25, 92, 119
Röntgenbestrahlungen 282
Röntgenschürzen 246
Röntgenverordnung 534
Rooming-in-System 78, 205, 215, 216, 413
Rotaviren 92, 119, 120, 205, 434
-Ausscheidung 122
Desinfektionsmittel 121
Nachweis 122
Rotz 526
RS-Viren 92, 119
Rubella, expositionsprophylaxe 507
Rückfallfieber 526
Rücklaufbehälter 491
Ruhramöben 435, 460
Rumpfschutz 533

Sabin-Feldman-Test 31
Säuglingsheime 527
Säuglingstagesstätten 527
Sanierung 65
Sanitation 313, 314
Sauerstoffanfeuchter 198
Sauerstoffbefeuchtersysteme 267
Sauerstoffsysteme 271
Sauerstoffvernebler 198
Saugwürmer 33
Sauna 482
Saunabad 456
Salmonella agona 239
Salmonella enteritidis 434
Salmonella goerlitz 239
Salmonella kedougou 239
Salmonella oranienburg 239

Salmonella oslo 239
Salmonella paratyphi 434, 435, 527
Salmonella species 93
Salmonella typhi 239, 434, 435, 460, 527
Salmonella typhimurium 239
Salmonellen 99, 119, 461-464, 470, 473, 501
- Ausscheider 450
Enteritiden 460
Salmonellen Übrige 527
Salmonellose 239, 526
Salvarsan 13
Schaben 44, 45
Bekämpfung 45
Braunband- 44
Deutsche 44
Orientalische 44
Periplaneta americana 44
Schadenersatzansprüche 534
Schadstoffaufnahme 496
Schadtiere 485
Scharlach 527
Scheuerdesinfektion 338
Scheuer-/Wischdesinfektion 215, 338
Schichtdienst 496
Schimmelpilze 115, 116
Schistosoma haematobium 449
Schistosoma japonicum 449
Schistosoma mansoni 449
Schistosomiasis 38, 449
Schlafkrankheit 30
Schleimhautantisepsis 336
Schleimhautdesinfektion 271, 336
Schleimhautdesinfektionsmittel 256
Schleuse 73, 296, 297, 314, 342, 403
Besucher- 407
Intensivstationen 296
Kittel- 406
Material- und Geräte- 405
Operationssäle 296
Patienten- 165, 403
Personal- 165, 174, 405
Ver- und Entsorgungs- 407
Schließung von Badeanstalten 525
Schlußdesinfektion 336, 339
Schmerzensgeld 541
-anspruch 541
Schmierinfektion 190, 202
Schmuck 197
Schmutzwäsche
Einsammeln 263
Entsorgung 272
Transport 263

Schnittentbindung 204
Schürzen 533
Schuhe 262
Schutzfaktoren des Wirts
bakterielle 10
chemische 10
Interne Abwehr 11
mechanische 9
Schutzimpfungen 79
Kosten 531
Schutzhandschuhe 262
nicht sterile 269
sterile 232, 269
Schutzkittel 219
Schutzkittelwechsel 492
Schutzkleidung 80, 154, 201, 230, 232, 235, 260, 267, 269, 511, 533
Desinfektion 261
kurzärmelige 261, 533
langärmelige 261, 533
Materialien 260
OP-Mantel 167
Reinigung 261
Wechsel 261
Schutzmantel 314
Schutz des Patienten 534
Schutzverpackung, Sterilität 400
Schwerverbrannte, aseptische Bedingungen 181
Schwimmbadewasser, Anforderungen 451
Schwimmbadkonjunktivitis 449
Schwimmbäder, Erkrankungsmöglichkeiten 449
Schwimmbeckenwasser 448
Beschaffenheit 454
Schwimmgranulom 449
Scolex 33
Seifenstücke 142, 151
Sekret 304
Sekundär-Prävention 1
Selbstschutz 534
Selektion 75
Semmelweis, Ignaz 71, 159, 508
Sepsis 72, 102, 104, 243, 279, 291
Neugeborene 204, 213
puerperale 203
Staphylokokken- 218
Sepsisfälle 508
Sepsisrisiko 292
Septikämien 11
Septischer Operationsraum
Entsorgung 168
Wischdesinfektion 168
Serratia 1, 2, 99, 463
Serratia marcescens 93
Serumelektrophorese 49
Seuche 62
Seuchenhygiene 1
Seuchenprophylaxe 524

Shigella species 434
Shigellen 99, 119, 434, 527
Shigellenruhr 467, 526
Simultanimpfung 52
Siphons 485
Soforteingriffe 171
Sonderküchen 468
Soor 203
Spätinfektion 175
Speiseabfälle 489
Speisen, Warmhaltung 472
Speiseverteilsystem
dezentral 472
gemischt 472
zentral 472
Sporenerde 315, 370
Sporenbildner 109
Sporozoiten 29
Spritzenabszeß 278
Sproßpilze 115, 254
Sprühdesinfektion, alkoholische 339
Spüllaugenkonzentration 466
Spüllaugentemperatur 466
Spülmaschinen
Container- 474
Kontaktzeit 475
Tablett- 474
Vorabräumung 479
Spulwurm 35
Stagnierendes Wasser in Kunststoffleitungen 100
Standortflora 10
Standortwechsel 74
Staphylokokken 98, 105, 203, 205, 449
anaerobe 98
Enterotoxine 461
Erkrankungen 98
Exotoxin 98
Hospitalismus 98
Staphylococcus aureus 63, 92, 93, 98, 110, 138, 153, 203, 224, 244, 455, 456, 461, 464, 473, 501
Enterotoxikose 461
-Träger 91
Staphylococcus epidermidis 63, 92, 93, 98, 138, 244, 501
Staphylococcus saprophyticus 93
Staphylococcus species 97
Stationsküchen 468
Staubsauger 532
Staubsaugeanlagen 532
Stechampullen 199, 271
Steckbecken 271
Steckbeckenautomaten 485
Steigezeit 318
Sterblichkeit, neonatale 207
Sterilfiltration 314

Sachverzeichnis

Sterilgutversorgung 322
Sterilisation 65, 73, 196, 313, 316, 537
  chemische Methoden 324
  energiereiche Strahlen 323
  Ethylenoxid 324
  Laparoskop 245
  Ösophagoskop 245
  Rektoskop 245
  Thermische Verfahren 316
  Überprüfung 143, 151
  Geräte- 201
Sterilisationsgeräte
  Bioindikatoren 144
  Fehlerquellen 143
Sterilisationsmaßnahmen, Überprüfung 343
Sterilisationsverfahren
  Bioindikatoren 368
  Formaldehyd-Alkohol-Keton-Gemisch 325
  Formaldehyd-Wasserdampf-Gemisch 325
Sterilisatoren – Kontrolle 80
Sterilisiereinheit 322
  Definition 347
Sterilisierzeit 318
Sterilwassersysteme 391
Steroide 282
Stethoskope 142
Stichverletzung 532
Stoffwechselstörungen 162
Strafandrohung 542
Strafprozesse 515
Strahlen
  Beta- 315
  Gamma- 315
  Röntgen- 315
  UV- 315
Strahlenschutzverordnung 534
Streptokokken 98, 139, 141, 153, 205, 449, 463
  A 211
  B 211, 203
  β-hämolysierende 63, 461
  Faecal- 471
Streptokokken-B-Sepsis 210
Streptococcus agalactiae 92
Streptococcus faecalis 93, 244, 461, 473, 475
Streptococcus pneumoniae 92
Streptococcus pyogenes 92
Streptococcus species 2-4, 92
Streß 496
  Definition 2
Streßmomente 129
Stressoren 2, 129
Streßulkusprophylaxe 293
Strobila 33
Stückseife 332

Stuhl 303
Stuhlflora 63
Sulfonamide 14, 15
Surveillance 70

Taeniasis 36
Tauchbecken 482
Teppichböden 141
Tertiär-Prävention 1
Tetanus 109, 501
Therapiebecken 456
Thermodesinfektoren 473
Tier 527
Tierarzt 525
Tierkörper 488, 527
Tierkörperbeseitigungsgesetz 484, 488
Tierkörperteile 488
Todesursachenstatistik 71
Toilettenbesuch 165
Tollwut 526
Tonsillen 63
Topfpflanzen 294, 483
Totimpfung 25
Toxi-Infektionen 460
Toxoid 52
Toxoplasma gondii 29, 31
Toxoplasmen 460
Toxoplasmose 29, 31, 526
  Behandlung 32
Trachealsekret 303
Trachealtuben 279
Tracheo-Bronchialtoilette 198
Tracheostoma 198
Tracheotomie 192, 193
Trachom 526
Tracht 533
Transiente Flora 62
Transplantationen 415
Transplantationspatient 503
Transportwagen 472
  Desinfektion 474
  Reinigung 474
Transposons 8
Trematoda 33, 35
  Schistosoma haematobium 35
  Schistosoma intercalatum 35
  Schistosoma japonicum 35
  Schistosoma mansoni 35
Trematodenbehandlung 38
Treponema pallidum 92
Trichinen 460
Trichinose 526
Trichomonas vaginalis 29, 32
Trichomoniasis 30, 32
  Behandlung 32
Trichuriasis 37, 38
Trinkwasser 430
  Anforderungen 440
  Grenz- bzw. Richtwerte 442

Infektionen 434
Trypanosoma gambiense 30
Trypanosoma rhodesiense 30
Tuben 198
Tuberkelbakterien 460
Tuberkulintest 114
Tuberkulose 113, 151, 494, 501, 505
  Desinfektion 114
  Epidemiologische Situation 113
  mikroskopischer Nachweis 114
  Röntgenuntersuchung 114
  Schutzhandschuhe 333
Tuberkulose (aktive Form)
  der Atmungsorgane 526
  der übrigen Organe 526
Tularämie 41, 526
Tupferabstriche 102, 103
Turbinenspray 155
Typhus 467, 501
Typhus abdominalis 526

Überlaufe 485
Übertragung pathogener Keime
  Endoskopie 238
Übertragungsart 76
Übertragungsweg 65, 76, 162, 298, 459
  aerogen 73
  alimentär 73
  Auto-Infektion 73
  Kontakt 73
  Kreuz-Infektion 73
Überwachung 485
  Behandeln 531
  Pflegen 531
  Untersuchen 531
Überwachungsmaßnahmen 519
Überwachungsplan
  Arbeits- und Funktionsabläufe 520
  Hygienisch-bakteriologischer 521, 522
Uhren 197
Ultrafiltration 222
Ultraschallvernebler 163, 265
  Aufbereitung 265
  Desinfektion 266
  Reinigung 266
  Sterilisation 266
Umgebungsuntersuchung 80, 138, 285, 306
Umkehrosmose 226, 447
Umkehrosmoseanlagen 221
  Desinfektionsmittel 228
  Reinigung 228
Umwälzkapazität 451
Umweltschutz 1

Unfallchirurgie 170
Unfallverhütungsvorschriften 84, 260, 542
  Allgemeine Vorschriften 498
  Durchführungsanweisungen 531
  Gesundheitsdienst 231, 332, 498, 531
Unfallversicherung 531
Untersuchungen, endoskopische 236
Urimeter 258
Urin 303
Urinableitungssystem, geschlossen 300, 511
Urinflaschen 271
UV-Licht 152
UV-Strahlen, Intensität 483
UV-Strahler 214, 483

Vaginalflora 63
Vancomycin 218
Varizella-Zoster Virus 21
Varizellen-Zoster 501, 506
  postexpositionsprophylaxe 507
Venenkatheter 271
Venen-Verweilkanülen 191
Verbände 164, 194
Verbandvisite, Abfall 265
Verbandwagen 301
  Wischdesinfektion 265
Verbandwechsel 163, 164, 264, 298, 302
  Schutzkleidung 265
Verbot von Veranstaltungen 525
Verbrennungen 177
  Erstbehandlung 177, 180
  Isolierung 181
  Lokalbehandlung 181
  Inhalationstrauma 180
Verbrennungsanlagen 490
Verbrennungstoxin 182
Vernebler 482
Verneblersysteme 271
Vernichtung, BSeuchG 487
Versicherte 531
Versorgung 80, 165, 481, 482
  Brauchwasser- 482
Versorgungsanlagen
  Preßluft- 481
  Sauerstoff- 481
  Vakuum- 481
  Wasser- 481
Versorgung, Trinkwasser- 482
Verteilerküchen 468
Verwaltungsleiter 509, 537
Verweilkatheter 300
Vibrio comma 434
Vibrio cholerae 434

Vibrio El Tor 434
Virale Infektionen
  Frühgeborenenstation 119
  Kinderstation 119
  Säuglingsstation 119
Virchow, Rudolf 536
Viren 4, 18, 460
Virosen siehe Viruserkrankung
Virulenz 9, 69, 91, 160, 278, 501
Virus
  Antikörpernachweis 22
  Aufbau 23
  behüllt 23
  Diagnostik 21
  elektronenmikroskopischer Nachweiß 21
  Hämagglutinationshemmtest 22
  Infektionsweg 18, 25
  Isolierung 21
  Komplementbindungsreaktion 22
  nackt 23
  Neutralisationstest 22
  Serokonversion 22
  serologische Tests 21
  Vermehrung 23
Virusbedingtes hämorrhagisches Fieber 526
Viruserkrankung 18
  Inkubationszeit 19
  Prophylaxe 23
  Therapie 23
Virushepatitis 467
  A 494, 526
  B 494, 526
  nicht bestimmbare und übrige Formen 526
Virusinaktivierung 314
Virusinfektionen 75, 97, 118
Virusstatikum 24
Visiten, Intensivbereich 195
Vogelmilbe, rote 39
Vorsorge 498
  Arbeitsmedizinische 493
  Erstuntersuchung 498
  Nachuntersuchung 499

Wandanstriche 483
Wandflächen 234
Warzenprophylaxe 456
Wäsche 242, 481
  AIDS 242
  saubere 264
  Schmutz- 263
  Reine 163
  Unreine 163
Wäscheabwurfschächte 263
Wäschedesinfektion 329, 342
  Chemisch-Reinigung 343

Desinfektionswaschverfahren 343
  Kontrolluntersuchungen 351
  Überprüfung 351
Wäschedesinfektionsmittel, Wirkungsmechanismus 353
Wäscherei 481
Wäschesterilisation 322
Waschbecken-Siphons 294
Waschlotion 163
Waschschüsseln 271
Waschvorgang 481
Waschwasser 448
Wasser
  Anforderungen im Krankenhaus 441
  Aufbereitung zu Trinkwasser 436
  Belüftung 437
  Chemische Untersuchung 435
  Desinfektionsanlagen 486
  Dialyseabteilung 443
  Eisen 444
  Enteisenung 437
  Entfernung von Geruchs- und Geschmacksstoffen 438
  Entfernung von Nitrat 438
  Entgasung 482
  Enthärtung 438, 446, 482
  Entkeimung 439
  Entmanganung 438
  Entsäuerung 438, 482
  Filtration 437, 482
  Fluoride 444
  Keimreservoire 482
  Keimzahlerhöhung 482
  Kupfer 444
  Luftbefeuchter- 100
  Mikroorganismen und Viren im 433
  Milchküche 443, 445
  Nachchlorung 157
  Natrium 444
  Nitrate 443
  Pyrogene 443
  Ringversorgung 482
  Schutzschichtbildung 438
  Stagnationserscheinungen 482
  Sulfate 443
  Toxische anorganische Stoffe 436
  Toxische organische Stoffe 436
  Toxische Stoffe 435
  Verbesserung der physikalisch-chemischen Qualität 436
  Versorgungsleitungen 428
  Zink 444
Wasseraufbereitung 445
Wasserbäder 293

Sachverzeichnis

Wasserbedarf 431
Wasserhahn 332
Wasserproben
 Absauggeräte 390
 Beatmungsgeräte 390
 Dialysegeräte 390
 Inkubatoren 390
 Sauerstoffgeräte 390
 Ultraschallvernebler 390
Wasserstrahlregler 334
Wasserversorgung, Zahnärztliche
 Behandlungseinheit 155
Wasservorkommen 432
 Quellwasser 433
 Meerwasser 433
 Mineral- und Heilwässer 432
 Niederschlagswasser 432
 Oberflächenwasser 433
 Unterirdisches Wasser (Grundwasser) 432
3-Wegehähne 292
Weichmacher 386
Weilsche Krankheit 449
Windpocken 18
Wirtschaftlichkeit 509

Wirtschaftlichkeitsprinzip 510
Wirtsspezifität 27
Wirtswechsel 29
Wischdesinfektion 338
Wundabstriche 18
Wunden
 aseptische 264, 272
 offene 163
 septische 264, 272
Wundinfektionen 99, 105, 159, 279, 291, 301, 508
 Erregerspektrum 100
Wundverschluß 172
Wundverband 264, 489
Wundversorgung 172, 204

Yersinien 99, 463, 464

Zahnärztliche Behandlungseinheit 100
Zahnärztliche Praxis 151
 Hepatitis-Infektionsprophylaxe 151
Zahntaschen 63

Zahntechnisches Laboratorium 154
Zecken 39, 40
 Behandlung 41
 Holzbock 40
 Leder- 40
 Schild- 40
 Tauben- 40
Zeckenenzephalitis 41
Zeckenparalyse 41
Zellwand 5, 6
 Murein Sacculus 6
Zentralvenenkatheter 292
Zerkariendermatitis 449
Zivilprozesse 515
Zoonosen 67
Zwei-Eimer-System 338
Zyklosporin A 61
Zystitiden 164
Zystizerkose 34, 36
Zystopyelitiden 164
Zytomegalie 203
Zytomegalievirus 230
Zytostatika 183, 282, 496
 Merkblatt GUV 28,3 497

MIX
Papier aus verantwortungsvollen Quellen
Paper from responsible sources
FSC® C105338

If you have any concerns about our products,
you can contact us on
ProductSafety@springernature.com

In case Publisher is established outside the EU,
the EU authorized representative is:
**Springer Nature Customer Service Center GmbH
Europaplatz 3, 69115 Heidelberg, Germany**

Printed by Libri Plureos GmbH
in Hamburg, Germany